中华医学百科全书

临床医学

心脏外科学

国家出版基金项目
NATIONAL PUBLICATION FOUNDATION

中国协和医科大学出版社

图书在版编目 (CIP) 数据

心脏外科学 / 朱晓东主编 . —北京：中国协和医科大学出版社，2018.12
（中华医学百科全书）

ISBN 978-7-5679-1022-5

Ⅰ . ①心… Ⅱ . ①朱… Ⅲ . ①心脏外科学—基本知识 Ⅳ . ① R654

中国版本图书馆 CIP 数据核字 (2018) 第 259438 号

中华医学百科全书·心脏外科学

主　　编：朱晓东

编　　审：陈　懿

责任编辑：于　岚

出版发行：**中国协和医科大学出版社**
　　　　　（北京东单三条九号　邮编 100730　电话 010-6526 0431）

网　　址：www.pumcp.com

经　　销：新华书店总店北京发行所

印　　刷：北京雅昌艺术印刷有限公司

开　　本：889×1230　1/16 开

印　　张：36.25

字　　数：1000 千字

版　　次：2018 年 12 月第 1 版

印　　次：2018 年 12 月第 1 次印刷

定　　价：400.00 元

ISBN 978-7-5679-1022-5

《中华医学百科全书》编纂委员会

总顾问　吴阶平　韩启德　桑国卫

总指导　陈　竺

总主编　刘德培

副总主编　曹雪涛　李立明　曾益新

编纂委员（以姓氏笔画为序）

B·吉格木德	丁　洁	丁　樱	丁安伟	于中麟	于布为
于学忠	万经海	马　军	马　骁	马　静	马　融	马中立
马安宁	马建辉	马烈光	马绪臣	王　伟	王　辰	王　政
王　恒	王　硕	王　舒	王　键	王一飞	王一镗	王士贞
王卫平	王长振	王文全	王心如	王生田	王立祥	王兰兰
王汉明	王永安	王永炎	王华兰	王成锋	王延光	王旭东
王军志	王声湧	王坚成	王良录	王拥军	王茂斌	王松灵
王明荣	王明贵	王宝玺	王诗忠	王建中	王建业	王建军
王建祥	王临虹	王贵强	王美青	王晓民	王晓良	王鸿利
王维林	王琳芳	王喜军	王道全	王德文	王德群	
木塔力甫·艾力阿吉	尤启冬	戈　烽	牛　侨	毛秉智	毛常学
乌　兰	文卫平	文历阳	文爱东	方以群	尹　佳	孔北华
孔令义	孔维佳	邓文龙	邓家刚	书　亭	毋福海	艾措千
艾儒棣	石　岩	石远凯	石学敏	石建功	布仁达来	占　堆
卢志平	卢祖洵	叶　桦	叶冬青	叶常青	叶章群	申昆玲
申春悌	田景振	田嘉禾	史录文	代　涛	代华平	白春学
白慧良	丛　斌	丛亚丽	包怀恩	包金山	冯卫生	冯学山
冯希平	边旭明	边振甲	匡海学	邢小平	达万明	达庆东
成　军	成翼娟	师英强	吐尔洪·艾买尔	吕时铭	吕爱平
朱　珠	朱万孚	朱立国	朱华栋	朱宗涵	朱建平	朱晓东
朱祥成	乔延江	伍瑞昌	任　华	华　伟	伊河山·伊明	
向　阳	多　杰	邬堂春	庄　辉	庄志雄	刘　平	刘　进
刘　玮	刘　蓬	刘大为	刘小林	刘中民	刘玉清	刘尔翔
刘训红	刘永锋	刘吉开	刘伏友	刘芝华	刘华平	刘华生
刘志刚	刘克良	刘更生	刘迎龙	刘建勋	刘胡波	刘树民
刘昭纯	刘俊涛	刘洪涛	刘献祥	刘嘉瀛	刘德培	闫永平

米 玛	许 媛	许腊英	那彦群	阮长耿	阮时宝	孙 宁
孙 光	孙 皎	孙 锟	孙长颢	孙少宣	孙立忠	孙则禹
孙秀梅	孙建中	孙建方	孙贵范	孙海晨	孙景工	孙颖浩
孙慕义	严世芸	苏 川	苏 旭	苏荣扎布	杜元灏	杜文东
杜治政	杜惠兰	李 龙	李 飞	李 东	李 宁	李 刚
李 丽	李 波	李 勇	李 桦	李 鲁	李 磊	李 燕
李 冀	李大魁	李云庆	李太生	李曰庆	李玉珍	李世荣
李立明	李永哲	李志平	李连达	李灿东	李君文	李劲松
李其忠	李若瑜	李松林	李泽坚	李宝馨	李建勇	李映兰
李莹辉	李继承	李森恺	李曙光	杨 凯	杨 恬	杨 健
杨化新	杨文英	杨世民	杨世林	杨伟文	杨克敌	杨国山
杨宝峰	杨炳友	杨晓明	杨跃进	杨腊虎	杨瑞馥	杨慧霞
励建安	连建伟	肖 波	肖 南	肖永庆	肖海峰	肖培根
肖鲁伟	吴 东	吴 江	吴 明	吴 信	吴令英	吴立玲
吴欣娟	吴勉华	吴爱勤	吴群红	吴德沛	邱建华	邱贵兴
邱海波	邱蔚六	何 维	何 勤	何方方	何绍衡	何春涤
何裕民	余争平	余新忠	狄 文	冷希圣	汪 海	汪受传
沈 岩	沈 岳	沈 敏	沈 铿	沈卫峰	沈心亮	沈华浩
沈俊良	宋国维	张 泓	张 学	张 亮	张 强	张 霆
张 澍	张大庆	张为远	张世民	张志愿	张丽霞	张伯礼
张宏誉	张劲松	张奉春	张宝仁	张宇鹏	张建中	张建宁
张承芬	张琴明	张富强	张新庆	张潍平	张德芹	张燕生
陆 华	陆付耳	陆伟跃	陆静波	阿不都热依木·卡地尔		陈 文
陈 杰	陈 实	陈 洪	陈 琪	陈 楠	陈 薇	陈士林
陈大为	陈文祥	陈代杰	陈红风	陈尧忠	陈志南	陈志强
陈规化	陈国良	陈佩仪	陈家旭	陈智轩	陈锦秀	陈誉华
邵 蓉	邵荣光	武志昂	其仁旺其格	范 明	范炳华	林三仁
林久祥	林子强	林江涛	林曙光	杭太俊	欧阳靖宇	尚 红
果德安	明根巴雅尔	易定华	易著文	罗 力	罗 毅	罗小平
罗长坤	罗永昌	罗颂平	帕尔哈提·克力木			
帕塔尔·买合木提·吐尔根			图门巴雅尔	岳建民	金 玉	金 奇
金少鸿	金伯泉	金季玲	金征宇	金银龙	金惠铭	郁 琦
周 兵	周 林	周永学	周光炎	周灿全	周良辅	周纯武
周学东	周宗灿	周定标	周宜开	周建平	周建新	周荣斌
周福成	郑一宁	郑家伟	郑志忠	郑金福	郑法雷	郑建全
郑洪新	郎景和	房 敏	孟 群	孟庆跃	孟静岩	赵 平

赵　群　赵子琴　赵中振　赵文海　赵玉沛　赵正言　赵永强
赵志河　赵彤言　赵明杰　赵明辉　赵耐青　赵继宗　赵铱民
郝　模　郝小江　郝传明　郝晓柯　胡　志　胡大一　胡文东
胡向军　胡国华　胡昌勤　胡晓峰　胡盛寿　胡德瑜　柯　杨
查　干　柏树令　柳长华　钟翠平　钟赣生　香多·李先加
段　涛　段金廒　段俊国　侯一平　侯金林　侯春林　俞光岩
俞梦孙　俞景茂　饶克勤　姜小鹰　姜玉新　姜廷良　姜国华
姜柏生　姜德友　洪　两　洪　震　洪秀华　洪建国　祝庆余
祝陈晨　姚永杰　姚祝军　秦　川　袁文俊　袁永贵　都晓伟
晋红中　粟占国　贾　波　贾建平　贾继东　夏照帆　夏慧敏
柴光军　柴家科　钱传云　钱忠直　钱家鸣　钱焕文　倪　鑫
倪　健　徐　军　徐　晨　徐永健　徐志云　徐志凯　徐克前
徐金华　徐建国　徐勇勇　徐桂华　凌文华　高　妍　高　晞
高志贤　高志强　高学敏　高金明　高健生　高树中　高思华
高润霖　郭　岩　郭小朝　郭长江　郭巧生　郭宝林　郭海英
唐　强　唐朝枢　唐德才　诸欣平　谈　勇　谈献和　陶·苏和
陶广正　陶永华　陶芳标　陶建生　黄　峻　黄　烽　黄人健
黄叶莉　黄宇光　黄国宁　黄国英　黄跃生　黄璐琦　萧树东
梅长林　曹　佳　曹广文　曹务春　曹建平　曹洪欣　曹济民
曹雪涛　曹德英　龚千锋　龚守良　龚非力　袭著革　常耀明
崔　蒙　崔丽英　庾石山　康　健　康廷国　康宏向　章友康
章锦才　章静波　梁显泉　梁铭会　梁繁荣　谌贻璞　屠鹏飞
隆　云　绳　宇　巢永烈　彭　成　彭　勇　彭明婷　彭晓忠
彭瑞云　彭毅志　斯拉甫·艾白　葛　坚　葛立宏　董方田
蒋力生　蒋建东　蒋建利　蒋澄宇　韩晶岩　韩德民　惠延年
粟晓黎　程　伟　程天民　程训佳　童培建　曾　苏　曾小峰
曾正陪　曾学思　曾益新　谢　宁　谢立信　蒲传强　赖西南
赖新生　詹启敏　詹思延　鲍春德　窦科峰　窦德强　赫　捷
蔡　威　裴国献　裴晓方　裴晓华　管柏林　廖品正　谭仁祥
谭先杰　翟所迪　熊大经　熊鸿燕　樊飞跃　樊巧玲　樊代明
樊立华　樊明文　黎源倩　颜　虹　潘国宗　潘柏申　潘桂娟
薛社普　薛博瑜　魏光辉　魏丽惠　藤光生

《中华医学百科全书》学术委员会

梁文权	梁德荣	彭名炜	董　怡	温　海	程元荣	程书钧
程伯基	傅民魁	曾长青	曾宪英	裘雪友	甄永苏	褚新奇
蔡年生	廖万清	樊明文	黎介寿	薛　淼	戴行锷	戴宝珍
戴尅戎						

《中华医学百科全书》工作委员会

主任委员　郑忠伟

副主任委员　袁　钟

编审（以姓氏笔画为序）

开赛尔	司伊康	当增扎西	吕立宁	任晓黎	邬扬清	刘玉玮
孙　海	何　维	张之生	张玉森	张立峰	陈　懿	陈永生
松布尔巴图	呼素华	周　茵	郑伯承	郝胜利	胡永洁	侯澄芝
袁　钟	郭亦超	彭南燕	傅祚华	谢　阳	解江林	

编辑（以姓氏笔画为序）

于　岚	王　波	王　莹	王　颖	王　霞	王明生	尹丽品
左　谦	刘　婷	刘岩岩	孙文欣	李　慧	李元君	李亚楠
杨小杰	吴桂梅	吴翠姣	沈冰冰	宋　玥	张　安	张　玮
张浩然	陈　佩	骆彩云	聂沛沛	顾良军	高青青	郭广亮
傅保娣	戴小欢	戴申倩				

工作委员　刘小培　罗　鸿　宋晓英　姜文祥　韩　鹏　汤国星　王　玲　李志北

办公室主任　左　谦　孙文欣　吴翠姣

外科学

总主编

赵玉沛　　中国医学科学院北京协和医院

本卷编委会

主　编

朱晓东　　中国医学科学院阜外医院

副主编

易定华　　空军军医大学西京医院

刘迎龙　　首都医科大学附属安贞医院

张宝仁　　海军军医大学长海医院

徐志云　　海军军医大学长海医院

胡盛寿　　中国医学科学院阜外医院

孙立忠　　首都医科大学附属安贞医院

吴　信　　中国医学科学院阜外医院

编　　委（以姓氏笔画为序）

马维国　　首都医科大学附属安贞医院

王　巍　　中国医学科学院阜外医院

王水云　　中国医学科学院阜外医院

王红兵　　空军军医大学西京医院

朱俊明　　首都医科大学附属安贞医院

朱晓东　　中国医学科学院阜外医院

乔晨晖　　郑州大学第一附属医院

任　华　　解放军总医院第三医学中心

刘永民　　首都医科大学附属安贞医院

刘迎龙　　首都医科大学附属安贞医院

刘金成　　空军军医大学西京医院

刘维永　　空军军医大学西京医院

刘锦纷　　上海交通大学附属上海儿童医学中心

闫　军　　中国医学科学院阜外医院

许尚栋　　首都医科大学附属安贞医院

许建屏　　中国医学科学院阜外医院

孙立忠　　首都医科大学附属安贞医院

孙寒松　　中国医学科学院阜外医院

苏俊武　　首都医科大学附属安贞医院

李仲智　　首都医科大学附属北京儿童医院

吴　信　　中国医学科学院阜外医院

宋云虎　　中国医学科学院阜外医院

张宝仁　　海军军医大学长海医院

陈文生　　空军军医大学西京医院

陈良万　　福建医科大学附属协和医院

陈欣欣　　广州市儿童医院心脏中心

易定华　　空军军医大学西京医院

罗　毅　　首都儿科研究所附属儿童医院

金　梅　　首都医科大学附属安贞医院

郑　哲　　中国医学科学院阜外医院

郎希龙　　海军军医大学长海医院

胡盛寿　　中国医学科学院阜外医院

俞世强　　空军军医大学西京医院

莫绪明　　南京医科大学附属南京儿童医院

贾　兵　　复旦大学附属儿科医院

徐志云　　海军军医大学长海医院

徐志伟　　上道交通大学附属上海儿童医学中心

唐　昊　　海军军医大学长海医院

唐杨烽　　海军军医大学长海医院

阎兴治　　贵州省人民医院

蒋树林　　哈尔滨医科大学第二附属医院

韩　林　　海军军医大学长海医院

韩　玲　　首都医科大学附属安贞医院

程卫平　　首都医科大学附属安贞医院

前　言

《中华医学百科全书》终于和读者朋友们见面了！

古往今来，凡政通人和、国泰民安之时代，国之重器皆为科技、文化领域的鸿篇巨制。唐代《艺文类聚》、宋代《太平御览》、明代《永乐大典》、清代《古今图书集成》等，无不彰显盛世之辉煌。新中国成立后，国家先后组织编纂了《中国大百科全书》第一版、第二版，成为我国科学文化事业繁荣发达的重要标志。医学的发展，从大医学、大卫生、大健康角度，集自然科学、人文社会科学和艺术之大成，是人类社会文明与进步的集中体现。随着经济社会快速发展，医药卫生领域科技日新月异，知识大幅更新。广大读者对医药卫生领域的知识文化需求日益增长，因此，编纂一部医药卫生领域的专业性百科全书，进一步规范医学基本概念，整理医学核心体系，传播精准医学知识，促进医学发展和人类健康的任务迫在眉睫。在党中央、国务院的亲切关怀以及国家各有关部门的大力支持下，《中华医学百科全书》应运而生。

作为当代中华民族"盛世修典"的重要工程之一，《中华医学百科全书》肩负着全面总结国内外医药卫生领域经典理论、先进知识，回顾展现我国卫生事业取得的辉煌成就，弘扬中华文明传统医药璀璨历史文化的使命。《中华医学百科全书》将成为我国科技文化发展水平的重要标志、医药卫生领域知识技术的最高"检阅"、服务千家万户的国家健康数据库和医药卫生各学科领域走向整合的平台。

肩此重任，《中华医学百科全书》的编纂力求做到两个符合：一是符合社会发展趋势。全面贯彻以人为本的科学发展观指导思想，通过普及医学知识，增强人民群众健康意识，提高人民群众健康水平，促进社会主义和谐社会构建；二是符合医学发展趋势。遵循先进的国际医学理念，以"战略前移、重心下移、模式转变、系统整合"的人口与健康科技发展战略为指导。同时，《中华医学百科全书》的编纂力求做到两个体现：一是体现科学思维模式的深刻变革，即学科交叉渗透/知识系统整合；二是体现继承发展与时俱进的精神，准确把握学科现有基础理论、基本知识、基本技能以及经典理论知识与科学思维精髓，深刻领悟学科当前面临的交叉渗透与整合转化，敏锐洞察学科未来的发展趋势与突破方向。

作为未来权威著作的"基准点"和"金标准"，《中华医学百科全书》编纂过程中，制定了严格的主编、编者遴选原则，聘请了一批在学界有相当威望、具有较高学术造诣和较强组织协调能力的专家教授（包括多位两院院士）担任大类主编和学科卷主编，确保全书的科学性与权威性。另外，还借鉴了已有百科全书的编写经验。鉴于《中华医学百科全书》的编纂过程本身带有科学研究性质，还聘请了若干科研院所的科研管理专家作为特约编审，站在科研管理的高度为全书的顺利编纂保驾护航。除了编者、编审队伍外，还制订了详尽的质量保证计划。编纂委员会和工作委员会秉持质量源于设计的理念，共同制订了一系列配套的质量控制规范性文件，建立了一套切实可行、行之有效、效率最优的编纂质量管理方案和各种情况下的处理原则及预案。

《中华医学百科全书》的编纂实行主编负责制，在统一思想下进行系统规划，保证良好的全程质量策划、质量控制、质量保证。在编写过程中，统筹协调学科内各编委、卷内条目以及学科间编委、卷间条目，努力做到科学布局、合理分工、层次分明、逻辑严谨、详略有方。在内容编排上，务求做到"全准精新"。形式"全"：学科"全"，册内条目"全"，全面展现学科面貌；内涵"全"：知识结构"全"，多方位进行条目阐释；联系整合"全"：多角度编制知识网。数据"准"：基于权威文献，引用准确数据，表述权威观点；把握"准"：审慎洞察知识内涵，准确把握取舍详略。内容"精"："一语天然万古新，豪华落尽见真淳。"内容丰富而精炼，文字简洁而规范；逻辑"精"："片言可以明百意，坐驰可以役万里。"严密说理，科学分析。知识"新"：以最新的知识积累体现时代气息；见解"新"：体现出学术水平，具有科学性、启发性和先进性。

《中华医学百科全书》之"中华"二字，意在中华之文明、中华之血脉、中华之视角，而不仅限于中华之地域。在文明交织的国际化浪潮下，中华医学汲取人类文明成果，正不断开拓视野，敞开胸怀，海纳百川般融入，润物无声状拓展。《中华医学百科全书》秉承了这样的胸襟怀抱，广泛吸收国内外华裔专家加入，力求以中华文明为纽带，牵系起所有华人专家的力量，展现出现今时代下中华医学文明之全貌。《中华医学百科全书》作为由中国政府主导，参与编纂学者多、分卷学科设置全、未来受益人口广的国家重点出版工程，得到了联合国教科文等组织的高度关注，对于中华医学的全球共享和人类的健康保健，都具有深远意义。

《中华医学百科全书》分基础医学、临床医学、中医药学、公共卫生学、军事与特种医学和药学六大类，共计144卷。由中国医学科学院/北京协和医学院牵头，联合军事医学科学院、中国中医科学院和中国疾病预防控制中心，带动全国知名院校、科研单位和医院，有多位院士和海内外数千位优秀专家参加。国内知名的医学和百科编审汇集中国协和医科大学出版社，并培养了一批热爱百科事业的中青年编辑。

回览编纂历程，犹然历历在目。几年来，《中华医学百科全书》编纂团队呕心沥血，孜孜矻矻。组织协调坚定有力，条目撰写字斟句酌，学术审查一丝不苟，手书长卷撼人心魂……在此，谨向全国医学各学科、各领域、各部门的专家、学者的积极参与以及国家各有关部门、医药卫生领域相关单位的大力支持致以崇高的敬意和衷心的感谢！

《中华医学百科全书》的编纂是一项泽被后世的创举，其牵涉医学科学众多学科及学科间交叉，有着一定的复杂性；需要体现在当前医学整合转型的新形式，有着相当的创新性；作为一项国家出版工程，有着毋庸置疑的严肃性。《中华医学百科全书》开创性和挑战性都非常强。由于编纂工作浩繁，难免存在差错与疏漏，敬请广大读者给予批评指正，以便在今后的编纂工作中不断改进和完善。

刘德培

凡　例

一、《中华医学百科全书》（以下简称《全书》）按基础医学类、临床医学类、中医药学类、公共卫生类、军事与特种医学类、药学类的不同学科分卷出版。一学科辑成一卷或数卷。

二、《全书》基本结构单元为条目，主要供读者查检，亦可系统阅读。条目标题有些是一个词，例如"心包"；有些是词组，例如"风湿性心脏瓣膜病"。

三、由于学科内容有交叉，会在不同卷设有少量同名条目。例如《心脏外科学》《普通外科学》都设有"腹主动脉瘤"条目。其释文会根据不同学科的视角不同各有侧重。

四、条目标题上方加注汉语拼音，条目标题后附相应的外文。例如：

sānfángxīn
三房心（cor triatriatum）

五、本卷条目按学科知识体系顺序排列。为便于读者了解学科概貌，卷首条目分类目录中条目标题按阶梯式排列，例如：

肺静脉异位引流 ………………………………………………………
　部分性肺静脉异位引流 ……………………………………………
　完全性肺静脉异位引流 ……………………………………………
　　雪人征 …………………………………………………………
体静脉引流异常 ………………………………………………………
　永存左上腔静脉 ……………………………………………………
　下腔静脉肝段缺如 …………………………………………………
室间隔缺损 ……………………………………………………………

六、各学科都有一篇介绍本学科的概观性条目，一般作为本学科卷的首条。介绍学科大类的概观性条目，列在本大类中基础性学科卷的学科概观性条目之前。

七、条目之中设立参见系统，体现相关条目内容的联系。一个条目的内容涉及其他条目，需要其他条目的释文作为补充的，设为"参见"。所参见的本卷条目的标题在本条目释文中出现的，用蓝色楷体字印刷；所参见的本卷条目的标题未在本条目释文中出现的，在括号内用蓝色楷体字印刷该标题，另加"见"字；参见其他卷条目的，注明参见条所属学科卷名，如"参见□□□卷"或"参见□□□卷□□□□"。

八、《全书》医学名词以全国科学技术名词审定委员会审定公布的为标准。同一概念或疾病在不同学科有不同命名的，以主科所定名词为准。字数较多，释文中拟用简称的名词，每个条目中第一次出现时使用全称，并括注简称，例如：甲型病毒性肝炎（简称甲肝）。个别众所周知的名词直接使用简称、缩写，例如：B超。药物名称参照《中华人民共和国药典》2015年版和《国家基本药物目录》2012年版。

九、《全书》量和单位的使用以国家标准GB 3100～3102—1993《量和单位》为准。援引古籍或外文时维持原有单位不变。必要时括注与法定计量单位的换算。

十、《全书》数字用法以国家标准GB/T 15835—2011《出版物上数字用法》为准。

十一、正文之后设有内容索引和条目标题索引。内容索引供读者按照汉语拼音字母顺序查检条目和条目之中隐含的知识主题。条目标题索引分为条目标题汉字笔画索引和条目外文标题索引，条目标题汉字笔画索引供读者按照汉字笔画顺序查检条目，条目外文标题索引供读者按照外文字母顺序查检条目。

十二、部分学科卷根据需要设有附录，列载本学科有关的重要文献资料。

目　录

xīnzàng wàikēxué

心脏外科学（cardiac surgery）

用手术或手法操作治疗心脏和大血管外伤、畸形和疾病的临床医学分支，研究和总结心脏外科的临床实践和科研成果，规范对疾病诊疗法则和行为，并指导心血管外科发展和人才培养的一门新型学科。又称心血管外科学（cardiovascular surgery）。

心脏外科学范围与相关学科联系　心血管疾病是多发常见病，随着人口老龄化，发病率正在上升，严重影响着人类寿命和生活质量。心血管外科发展与进步为人类健康做出了重大贡献。心脏外科学的范围主要包括研究与矫治先天性心血管畸形，手术治疗冠心病及其并发症、心脏瓣膜病、大血管病，还有心脏创伤、肿瘤、心律失常等外科治疗，以及终末期心脏病心脏移植和心肺移植等。心脏外科发展与当代科学技术水平是分不开的，更与医学领域相关学科关系密切：人体解剖学、心血管生理和病理生理学是医学基础，更是心血管外科学发展的基础。当前医学影像学发展迅速，在疾病诊断上不仅对病变性质、范围和功能有了深入的了解，还对组织代谢能做出判断，使拟订手术方案更为准确；医学影像学也是当前进行介入治疗、胸腔镜手术、机器人手术和复合手术的先决条件，且正引导着这类新技术日新月异地变化。当代不少物理和化学上新成就相继应用于心血管外科领域，例如射频、微波、冷冻消融等治疗心律失常，提示学科间的相关技术正在交叉融合、相互促进和发展。当前医学科学发展分科越来越细，然而外科基本知识与技能，如创伤、感染、休克、麻醉和水电解质平衡等，

不但不能忽视，反而提出了更高要求。心脏外科和心脏内科的范畴一直是相对而言。一部分心脏内科疾病发展到一定阶段时可能需要手术治疗。不仅如此，随着当代心血管腔内介入治疗的问世，单纯先天性分流性心脏病以及冠状动脉狭窄等，原来都应用手术治疗，现在心脏内科也在进行介入治疗，其中对多支冠状动脉病变施行复合手术，当前尚需要心脏外科和心脏内科医师密切合作，对从事心血管外科医务工作者也提出了更高的要求。

心脏外科发展简史　心脏外科的出现可追溯到1896年9月，德国雷恩（Rehn）对1例右心室刀刺伤患者成功进行开胸缝合术。20世纪新技术革命在全球兴起后，医学领域形成了许多新兴学科，并分出了胸腔外科。20世纪50年代初，低温麻醉，特别是体外循环的临床应用，开创了心内直视手术，大大促进了心脏外科的发展。随后心脏外科逐步从胸腔外科或胸心外科中分出，成为心脏外科或心血管外科中心。心脏外科发展简史大致可归纳为三个时期。

心外闭式手术期　19世纪末到20世纪初，外科医师只能在心脏外面进行一些简单的手术操作，包括对心脏外伤缝合术、部分心包切除术［布鲁尔（Breuer），1902年］、动脉导管结扎术［格罗斯（Gross），1938年］和促进冠心病缺血心肌侧支循环形成的贝克手术（Beck operation）等。1945年布莱洛克（Blalock）等还成功开展左锁骨下动脉-肺动脉吻合术治疗法洛四联症肺动脉狭窄。1923年美国卡特勒（Cutler）、1925年英国苏塔（Souttar）曾分别报道应用手指经左心耳进行闭

式二尖瓣分离术获得成功，但由于难以防止瓣膜反流未能及时推广。20世纪50年代经贝利（Bailey）和哈肯（Harken）等努力此术式开始引起重视。1952年贝利（Bailey）成功经左室施行了主动脉瓣狭窄扩张术。1953年特雷西（Trace）和布罗夫曼（Brofman）等进行了二尖瓣和三尖瓣扩张术。此外，1947～1952年科恩（Cohn）、默里（Murray）、斯旺（Swan）和贝利（Bailey）等还分别应用示指经右心耳探查房间隔缺损，将右房壁或左、右心耳反向翻转，闭式缝合于房间隔缺损边缘上以闭合房间隔缺损，称为心房间隔固定术。

心内直视手术期　体外循环临床应用前后，1951年瓦尔科（Varco）首先在全麻常温下阻断上、下腔静脉回心血流，切开肺动脉，直视进行肺动脉瓣交界粘连切开术。1952年刘易斯（Lewis）首次在全麻体表降温到28℃（肛温）为1例儿童直视下成功施行房间隔缺损修补术。1954年斯旺（Swan）等还进一步介绍了低温直视下肺动脉瓣和主动脉瓣交界粘连切开术。直到1953年吉本（Gibbon）首先在体外循环下成功修补1例房间隔缺损后，体外循环迅即成为心内直视手术的平台，是心脏外科发展史上一个重要里程碑，带来了心血管外科划时代的发展。

先天性心脏病外科　由对单纯病变手术迅速发展到对复杂畸形处理，1959年和1964年森宁（Senning）和马斯塔德（Mustard）分别报道了完全性大动脉转位心房内折流术。1966～1969年罗斯（Ross）、麦贡（McGoon）和拉斯泰利（Rastelli）等分别应用带瓣管道矫治法洛四联症伴肺动脉闭

锁、永存动脉干和大动脉转位合并室间隔缺损和肺动脉狭窄等。并且随着体外循环性能的完善，膜式氧合器发明以及小儿人工心肺机问世，患儿接受手术的年龄也逐渐降低。20 世纪 90 年代后，婴幼儿包括新生儿复杂发绀型心脏病完全性大动脉转位调转术、尼凯多赫手术（Nikaidoh operation）和勒孔特手术［Lecompte（REV）operation］均安全应用于临床，手术疗效和成功率明显提高。

冠状动脉外科 1959 年索恩斯（Sones）冠状动脉造影成功奠定了冠状动脉外科良好的发展基础。1964 年加勒特（Garrett）首次成功进行了大隐静脉-冠状动脉旁路移植术。20 世纪 60 年代法瓦洛罗（Favaloro）和约翰逊（Johnson）进一步为大隐静脉-冠状动脉旁路移植术标准化和多支冠状动脉病变完全再血管化做出卓越贡献。一般病例手术死亡率下降至 1%，是 20 世纪 50 年代以来一项辉煌成就。1965 年科列索夫（Kolessov）在非体外循环心脏搏动下成功施行了左胸廓内动脉-左前降支吻合术。经改良后的非体外循环心脏搏动下冠状动脉旁路移植术，当前已列为微创冠状动脉旁路移植术。2005 年估计此类手术约占冠状动脉旁路移植术 50%（20%~90%），对高龄和高危病例可降低手术死亡率和并发症，可选择应用。

心脏瓣膜外科 体外循环临床应用后得到迅速发展。1957 年利乐海（Lillehei）率先应用后瓣环折叠术治疗二尖瓣关闭不全。1960 年哈肯（Harken）和斯塔尔（Starr）等首先分别成功应用笼球瓣置换主动脉瓣和二尖瓣；随后同种和异种生物瓣亦安全应用于临床。生物瓣存在钙化和衰败问题，应用受限；笼球瓣很早被淘汰，侧倾瓣，特别双叶瓣以其良好血流动力学和耐久性能，现广泛应用于临床。心脏瓣膜置换术是当前治疗慢性瓣膜病的一种主要手段，手术死亡率仍高达 4%~7%。

大血管外科 1950 年斯旺（Swan）首先应用保存的同种主动脉成功修复 1 例胸主动脉瘤，1952 年人造血管的问世为大血管外科发展奠定了基础。1955 年德贝基（DeBakey）报道对 6 例主动脉夹层进行了手术治疗。20 世纪 60 年代末，德贝基（DeBakey）、库利（Cooley）、克劳福德（Crawford）等进一步发展了胸主动脉瘤切除技术，包括升主动脉、主动脉弓和降主动脉瘤切除术。传统的大血管置换术难度大，据 1 组 1131 例累及弓部动脉瘤的手术报道，手术病死率高达 14.6%，神经系统并发症高达 21.7%。

心律失常外科 是从 1968 年科布（Cobb）在心外膜标测下切割房室旁道治疗预激综合征开始。1978 年开展经导管射频消融治疗室上性心律失常以来，已基本取代了旁道切割术。1991 年考克斯（Cox）报道应用迷宫手术治疗房颤取得满意效果。1994 年简化的迷宫Ⅲ型术式进一步减少了并发症，得到广泛推广。1999 年梅洛（Melo）首先在 1 例二尖瓣置换患者手术中，利用射频模仿迷宫手术线路经心外膜消融治疗房颤取得成功。随后微波、冷冻等技术亦被用于外科直视下房颤消融术。

心脏和心肺移植术 首例心脏移植是 1967 年由南非开普敦巴纳德（Barnard）完成。1999 年斯坦福大学（Stanford University）报道 30 年来 885 例同种心脏移植 1 年、5 年和 10 年生存率分别为 85%、68% 和 46%，目前每年约完成 3000 例。心肺联合移植于 1981 年首先由斯坦福大学赖茨（Reitz）完成。到 2006 年国际心肺移植学会第 23 届年会上全世界共有 139 个中心完成心肺移植 3154 例。供体缺乏是阻碍器官移植发展的主要原因。

多种治疗技术交叉发展期 20 世纪 70 年代后期介入治疗和微创手术兴起，已逐渐成为分流性先天性心脏病治疗的优选方法，并逐渐在改变外科治疗模式，然传统心脏手术仍是当前心脏外科领域主要治疗手段，重症复杂婴幼儿，包括新生儿手术成功率和安全性进一步得到提高。

介入治疗 随着新型器材快速发展和封堵器设计上日趋合理，先天性分流性心脏病介入治疗在近 10 年来迅速发展，成功率稳定于 97% 上下，手术死亡率<0.1%；2002 年克里比耶（Cribier）首次成功经导管完成 1 例主动脉支架瓣膜植入术，至 2010 年全球共完成手术 2 万例，对高龄重症主动脉狭窄患者展示了诱人前景。B 型主动脉夹层、降主动脉瘤腔内支架血管隔绝术，给大血管外科带来了重大变革，当前胸腹主动脉瘤分支开窗支架移植术，正逐步取代开放手术。

微创手术 21 世纪后胸腔镜技术已成为现代微创外科重要技术平台：20 世纪 90 年代中国台湾和美国先后成功应用胸腔镜辅助加小切口开展房间隔缺损、室间隔缺损修补术和二尖瓣成形和置换术。2000 年博伊德（Boyed）等进一步报道应用全胸腔镜-机器人成功施行冠状动脉旁路移植术，当前仍主要限于左胸廓内动脉与左前降支和（或）右冠状动脉近端 1~2 支血管桥的吻合。2000 年第四军医大学西京医院在动物实验基础上，首先开展单纯全胸腔镜下心脏手术。与机器人相比，除无远程手术功能外，费用低，更容易在临床推广应用，现已有 2000 余例报道，取得良好效果。

复合技术 1996 年安格利尼（Angelini）率先应用小切口加介入方法治疗多支冠状动脉病变。2007 年霍尔茨海（Holzhey）等报道应用分期和一站式手术方式对 117 例多支病变施行冠状动脉复合手术，提示有良好的发展前景。2002 年石原（Ishihara，音译）首先报道应用改良支架象鼻手术治疗 A 型主动脉夹层，又称主动脉复合手术，大大提高了这类复杂危重病例手术安全性。近年来有了重大发展，主动脉弓去分支手术，可根据能否保留右无名动脉，选用分叉人造血管经颈部切口或开胸切口预先建立脑血流后，再在升主动脉远端或右无名动脉开口远端向降主动脉释放腔内支架血管，进一步简化手术操作，缩短手术时间，增加了安全性。

终末期心脏病外科治疗 心脏移植仍是当前治疗终末期心脏病主要手段，然供体有限。20 世纪 80 年代中期作为心脏移植前过渡治疗手段的心室机械辅助，2003 年美国食品和药物管理局（Food and Drug Administration，FDA）已同意作为终末替代治疗，用于那些不适合或等不到供心的终末期心力衰竭患者。2009 年公布的 Heart Mate II 目标治疗，反映了左室辅助治疗顽固性心力衰竭的最新进展，应用的是新一代持续轴流式心泵系统，体积小、噪声轻，血液成分破坏少。虽然尚处于临床研究阶段，还存在着血栓栓塞、出血、感染及机械失灵等并发症，但提示已进一步向安全、高效、耐用方向发展，并终将有望成为终末期心力衰竭治疗的主要手段。

中国心脏外科发展概况

1940 年张超昧首先成功缝合 1 例室壁刺伤获得成功。1944 年和 1947 年吴英恺分别完成未闭动脉导管结扎和缩窄性心包炎部分心包切除术，是中国心脏外科起步阶段。1949 年新中国成立后，心血管外科加快了发展步伐，1953 年石美鑫首先成功开展法洛四联症左锁骨下动脉-肺动脉吻合术。1954 年兰锡纯开展闭式二尖瓣交界分离术。1957 年梁其琛首先在低温麻醉下成功施行肺动脉瓣直视切开术。1958 年石美鑫和侯幼临分别成功开展低温下房间隔缺损缝合术和主动脉窦瘤破裂修补术。同年苏鸿熙等首先成功应用体外循环修复 1 例室间隔缺损，标志着中国进入了心内直视手术发展阶段。随后在体外循环下进一步开展了法洛四联症根治术和左室室壁瘤切除术（石美鑫，1959 年、1962 年）。大血管外科继 1956 年谢陶瀛在低温麻醉下进行胸主动脉瘤切除后，1958 年顾恺时与上海纺织研究所协作研制成功无缝人造血管。1960 年李迎汉在国内首先成功施行主动脉弓瘤全弓切除及人造血管移植术，促进了中国大血管外科发展。1965 年蔡用之在国内率先与上海医疗器械研究所研制成功笼球瓣和进行二尖瓣置换术取得成功。

20 世纪 60 年代，中国心脏外科跌入低谷。70 年代后开始复苏。1974 年郭加强首先成功开展冠状动脉旁路移植术，与此同时上海丁文祥和北京阜外医院几乎同步开展了深低温体外循环和婴幼儿先天性心内直视手术。1978

年张世泽开展了首例心脏移植术。1979 年刘维永应用自制带瓣管道进行拉斯泰利（Rastelli）手术治疗矫正型大动脉转位和右室双出口；1985 年并报道应用心尖-主动脉带瓣管道治疗复杂左室流出道梗阻 2 例，均长期存活。1983 年汪曾炜报道 1 组 550 例法洛四联症根治术，手术死亡率下降到 3.6%；1989 年又报道一大组复杂先天性心脏病包括法洛四联症、右室双出口、完全型大动脉转位、埃布斯坦畸形（Ebstein malformation）、三尖瓣闭锁、单心室和肺动脉闭锁等 9 种心脏畸形，根据不同病理采取不同治疗策略和进行不同类型手术共 1880 例，总手术死亡率 4%，达到国际先进水平。1986 年丁文祥等首先成功开展心房内调转术和 1992 年开展大动脉调转术治疗完全性大动脉转位。2007 年胡盛寿等报道在深低温下应用改良尼凯多赫手术治疗室间隔缺损合并左室流出道梗阻复杂性大动脉转位等，亦取得满意效果。

随着上海、兰州 C-L 侧倾瓣和北京 G-K 钩孔瓣开发，特别优质双叶瓣流入中国，不仅迅速取代了早期国产生物瓣，并大大推动了中国瓣膜外科发展。1997 年张宝仁等报道心脏瓣置换术 3656 例，包括多瓣置换术，总手术死亡率 5.86%。20 世纪 90 年代是中国冠状动脉外科快速发展期，以北京阜外医院为例，冠脉旁路移植手术量 1996 年为 165 例，2004 年增加到 1300 余例，8 年内递增了 8 倍。单纯冠脉病变手术死亡率下降到 1% 左右。非体外循环心脏搏动下冠脉旁路移植术也保持了与国际同步发展。2007 年高长青并在电视胸腔镜-机器人下成功开展冠脉旁路移植术。2008

年胡盛寿还介绍了一站式多支冠脉病变的复合技术。

近年来大血管外科得到迅速发展，1985年孙衍庆率先应用本托尔手术（Bentall operation）治疗升主动脉瘤伴主动脉关闭不全35例，手术死亡率3.77%，2006年孙立忠等报道1780例主动脉瘤，包括A型主动脉夹层191例、主动脉弓置换加腔内置入支架血管复合手术191例，手术死亡率3.14%。心脏移植、射频消融治疗心律失常以及以腔镜为平台的微创手术等，都呈现了蓬勃发展景象，无论在设备、技术和开展手术病种数量和治疗效果上，均迅速与国际接轨，并取得令人注目的成就。

（刘维永）

xīnzàng wàikē yìngyòngjiěpōu

心脏外科应用解剖（surgical anatomy of the heart）

外科手术需要研究掌握的心脏结构特点。心脏是主要由心肌构成的中空性血液动力器官。中国的成年人心脏长12~14cm，横径9~11cm，前后径6~7cm，重量约为体重的1/200，男性平均重量约为276g，女性平均重量247g。

结构特征 心脏的外形近似圆锥状，钝圆的心尖指向左前下方，心底朝向右后上方（图）。心脏有三个面和两个边缘。其前面向前凸出，称为胸肋面，大部分有右心房和右心室构成，左侧小部分有左心耳和左心室构成。其下面又称膈面，主要为左心室和右心室。其后面主要是左心房和左心室。此外，心脏的表面有五条沟，是四个心腔的表面分界，沟内有心脏重要的血管、神经和淋巴管经行，并有较多的脂肪组织。冠状沟（房室沟）是心脏表面分割心房和心室的标志，近心底部呈冠状位几乎环绕心脏一周。在心脏的前、后面各有一条自冠状沟向心尖延伸的浅沟分别称为前室间沟和后室间沟；在心房的前后面还有前房间沟和后房间沟。心脏的内腔分为左半心和右半心，左半心又分为左心房和左心室，两者通过二尖瓣口相连；右半心分为右心房和右心室，中间由三尖瓣口相连。左、右两侧心腔互不相通，由房间隔和室间隔分开，左半心内流动的是动脉血，右半心流的是静脉血，血液只能从心房向心室单向流动。

功能 作为一个肌肉泵，心脏终生不停地从静脉回血经肺氧合后射入动脉以供身体需要。安静状态下，心率按70次/分、每搏输出量70ml计算，24小时要搏出7200L血液，1年就要搏动3700万次。心脏能完成泵血功能，除依赖心肌形态结构完整外，也依赖传导系统、瓣膜结构和冠状循环系统结构正常。

毗邻关系 心脏位于胸腔的前下部的中纵隔内，外被覆心包，2/3位于胸腔正中偏左，1/3位于中线的右侧。心脏的前上方与胸腺相邻，向上与上腔静脉、升主动脉及肺动脉相连。两侧与前面的大部分被肺和纵隔膜所覆盖。后方与食管、左迷走神经和胸主动脉等结构相毗邻。心脏的下方有心包腔和膈肌将肝和胃隔开。

应用解剖要点 心脏体积小，结构复杂，在实施手术时既要合理矫正畸形又要避免重要解剖结构的损伤。掌握心脏结构和形态在体表投影对选择合适的手术体位和切口、达到充分显露手术野非常重要。牢记冠状动脉走行心腔解剖，包括心脏瓣膜装置、传导组织行径对心脏切口选择和手术方案设计和拟订亦十分重要。

（陈文生）

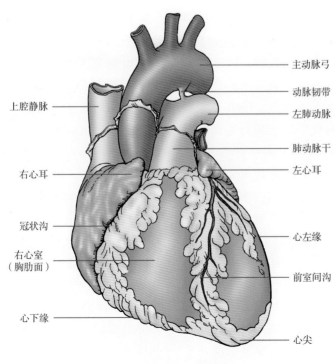

图 心脏的外形（前面观）

主动脉弓
动脉韧带
左肺动脉
肺动脉干
左心耳
心左缘
前室间沟
心尖

上腔静脉
右心耳
冠状沟
右心室（胸肋面）
心下缘

xīnbāo

心包（pericardium）

心脏外被的纤维性包膜。心包外形与心脏

外形相似呈圆锥形，它将心脏和大血管根部包裹并形成一个密闭的囊腔。包盖在心脏及大血管表面的心包称为脏层心包，未与心脏大血管直接接触的心包称为壁层心包，脏层与壁层心包之间的囊腔称为心包腔（图）。

结构特征 心包脏层较薄，由表面光滑的浆膜及纤维组织构成。壁层心包较厚，有外面坚韧的纤维结缔组织和内面的浆膜组成，活体为淡红色，平均厚度1mm。

功能 心包有固定心脏作用，使心脏保持在一定的位置。壁层致密的纤维结构可以在某种程度上防止心脏过度扩大。心包内层可分泌少量的浆液，在心脏搏动时起润滑作用。此外，心包把心脏和胸腔内的其他器官和组织分开，能有效地阻止肺和胸膜等部位的感染波及心脏。心包对心脏也起一定的保护作用。

毗邻关系 心包围绕出入心脏的大血管并反折形成心包窦和隐窝。脏层心包包裹升主动脉和肺动脉并向后方反折形成的左右贯通的窦道，称为心包横窦，它的前方是升主动脉和主肺动脉，后方是上腔静脉、左心房和右肺动脉，心脏直视手术时可通过此处置阻闭钳阻断升主动脉和主肺动脉。在左心房表面的脏层心包在肺上静脉平面向下反折形成的窄长的隐窝，称为心包斜窦，其右方为右肺静脉和下腔静脉，左上方为左肺静脉，后方为食管及降主动脉，当缩窄性心包炎施行心包部分切除术时，心尖和心膈面的游离范围应接近斜窦。

应用解剖要点 心包的前方大部分被两侧的胸膜和肺所覆盖，右侧胸膜反折可达中线，左侧胸膜反折的上部接近中线，下部仅达胸骨旁，这样在心包的左前下方就有一个三角形未被胸膜遮掩的心包裸区，成年人约为8cm×10cm。在此行心包穿刺术、心包开放引流术或安放心外膜起搏电极时均不会损伤胸膜腔。心包在心脏下面与膈面心包之间的大间隙称为心包大隐窝，当坐位或站立位时心包积液大都集聚在此，临床上心包穿刺时常选择从剑突下或胸骨旁途径接近此心包隐窝。心包的后方除食管及降主动脉外，最硬的部分是脊柱，没有弹性，

心包及纵隔胸膜前方的胸骨与肋弓为较硬的组织，但胸骨体下段仍有一定弹性，这是急救时胸外心脏按压的解剖学基础。心包的下部借心包与膈肌连接，上部与大血管起始部连接，从而将心脏相对固定起来，尤其是大血管的起始部起主要作用，而心脏两侧对心脏固定作用较小，心脏容易向两侧移位。膈神经在心包的两侧紧贴心包由肺门的前方自上而下走行到达膈肌，在行心包部分切除术或心包造口时应注意避免损伤。

（陈文生）

yòuxīnfáng

右心房（right atrium） 三尖瓣开口上方的薄壁心腔。正常均位于右上方，接受上、下腔静脉的回心血流。右心房位于心脏的右上部，大致呈卵圆形，上部小，下部大。中国人右心房容量约为57ml，壁厚约2mm。

结构特征 右心房壁薄，表面光滑，在解剖学上的判断标志是右心耳、卵圆窝及卵圆窝缘、界嵴、上下腔静脉及冠状静脉窦开口（图），出口为三尖瓣开口。

功能 接受上腔静脉和下腔静脉的体循环回流血液以及来自冠状静脉窦的大部分心脏冠状静脉的回流血液。

毗邻关系 右心房以房间沟与右心室前壁相连，以房间隔和左心房相邻，前下方有连接右心房和右心室的三尖瓣口。前外侧壁靠近胸骨的后部。后壁为界嵴后方的右房壁，位于上、下腔静脉之间；内侧壁为房间隔。

应用解剖要点 右心耳上缘外侧与上腔静脉交界处的心外膜下有窦房结。右心房的后下方有下腔静脉的开口，开口的前方有一半月形的下腔静脉瓣，有时此

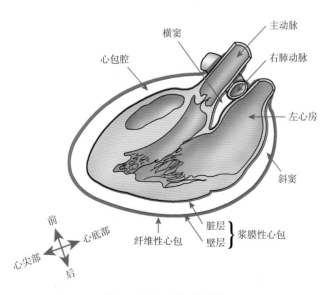

图 心包与心包腔结构

（图中标注：横窦、主动脉、右肺动脉、心包腔、左心房、斜窦、前、心底部、心尖部、后、纤维性心包、脏层、壁层、浆膜性心包）

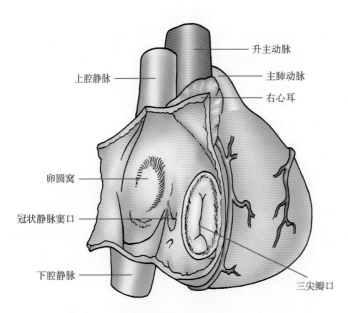

图 右心房内腔结构

瓣膜较明显，在房间隔缺损修补术时应予注意。在三尖瓣环与下腔静脉开口的内上方有冠状静脉窦开口，其边缘往往有残留的瓣膜，称为冠状窦瓣（Thebesian valve）。房间隔下缘在冠状窦口、卵圆窝腱和三尖瓣隔瓣附着线之间的三角形区域称为传导三角（Koch 三角），其顶端延伸至中心纤维体和膜部间隔，房室结位于此三角顶点的心内膜下。术中勿损伤该三角内的组织，以免导致三度房室传导阻滞。

（陈文生）

zuǒxīnfáng

左心房（left atrium）

二尖瓣开口上方的薄壁心腔。正常均位于左上方，接受左、右肺静脉回心血流。左心房是四个心腔中最靠后侧的一个心腔，横卧于左心室上方。壁较右心房稍厚，约为3mm，房腔可分为左心耳和左房体部，入血口为四个肺静脉口，出血口为二尖瓣口（图）。

结构特征 左心房腔略成一个长方体。左心耳呈指状向前突出，内壁为海绵状小梁，外壁可见若干切迹，基底部较窄，2～

3cm 宽。与基底部宽大、边缘较钝的右心耳形成明显对比，容易区分。左心房体部内壁光滑，仅有一些细的小梁状结构。

功能 主要是接受和储存从肺静脉回流的血液。另外，左心房也有较弱的收缩功能。

毗邻关系 左心房前壁的上部与升主动脉相邻，中间隔以心包的横窦，下部与主动脉左窦及部分后窦相接触。左心房后壁有

左、右各两个肺静脉入口，后方为食管，当左房扩大时食管则被挤压向后移位。上方有右肺动脉和支气管分叉，左房扩大时可将此分叉部左右支气管抬高。左心房通过房间隔与右心房相邻，从左房腔可以看到房间隔前方有一半月形皱襞，它是第一房间隔的痕迹，也是判定左心房的一个重要标志。

应用解剖要点 左心耳掩盖肺动脉根部、左冠状动脉回旋支、前降支和对角支的起始部，手术时应避免损伤。心耳内血流缓慢，心房颤动时左心耳常是最先发生血栓的部位。由于左右心房仅以菲薄的卵圆窝相隔，可经右心房穿刺或切开房间隔到达左房腔或进行二尖瓣手术。

（陈文生）

yòuxīnshì

右心室（right ventricle）

三尖瓣口与肺动脉瓣口间的心腔。正常情况下经三尖瓣口直接与右心房交通，位于右前下方除形态与左心室不同略呈三角形外，右心室腔内尚有粗大的肌束相鉴别。

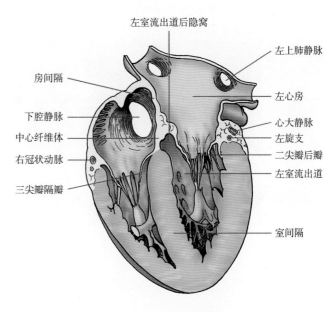

图 左心房内腔结构

右心室是一个扁平的略呈三角形的锥形心腔，位于右心房的左前下方，是心脏最靠前的部分，腔的容积为85ml。入口为三尖瓣口，出口为肺动脉瓣口（图）。

结构特征　它的壁较左心室薄但比右心房壁厚，壁厚 3～4mm。右心室的大部分都有纵横交织的肌小梁分布，其中一个位于右心室流入部和流出部之间增厚的肌肉嵴称为室上嵴。室上嵴向右侧延续的肌肉与右心室游离壁融合称为壁束，壁束位于主动脉右冠窦的前方，并对它起着支持作用。室上嵴向左侧延续的肌肉称为隔束，其后方与左室流出道相对应。所以手术时修剪肥厚的壁束或（和）隔束时要注意防止伤及主动脉瓣和剪穿室间隔。在右心室较多的肉柱中有一条粗大的桥状肌束，其上端起于室间隔右侧面的中部，室上嵴隔带的下端，呈圆束索状，跨越室腔下部，止于前乳头肌根部，称为调节束，又称隔缘肉柱或节制索，长约 1.3 cm，宽 0.5 cm。一般认为它有防止右心室过度扩张的作用，内有传导系统的右束支终末段通过，故在疏通右室流出道肌性狭窄时要避免误伤调节束和前乳头肌。在右心室乳头肌的内侧乳头肌中有一较大的乳头肌，起自室上嵴的下缘，接受三尖瓣隔前瓣交界处的腱索，它是右心室内手术时的主要外科标志，也是判定室间隔缺损的重要标志。由室间隔的圆锥间隔、壁束、隔束及调节束共同组成右心室后下方的窦部和前上方的流出部之间的自然分界线，该区域也是室间隔缺损的好发部位。右心室腔可分为三部分：①右心室漏斗部：为右心室流出道，上界为肺动脉瓣口，下界为室上嵴，和主动脉右瓣及肺动脉瓣紧密连接。它由胚胎圆锥部发展而来，为漏斗样肌肉结构。②右心室窦部：内壁光滑，为右心室流入道，由胚胎期原始肌部室间隔不断生长所隔开的右室腔。③右心室小梁化部：该处心腔的内壁都布满肌小梁，三尖瓣的乳头肌也从该部发出。它位于右室腔的下部，由胚胎期心室海绵样结构吸收扩张所形成。由于该处为大小不等的肌束和陷窝，此处适于放置和固定心内起搏电极末端。

功能　主要是收缩功能将右心房输入的静脉血射入肺动脉进行氧合。

毗邻关系　右心室覆盖于左心室的右前方，前壁为右心室游离壁的胸肋面，大部分被胸膜和肺所遮盖，最外侧是胸前壁。顶部为肺动脉瓣及瓣环。下壁是右心室膈面，借膈肌与肝和胃等腹内脏器相邻。底部为三尖瓣口，连于右心房，左侧借室间隔与左心室相邻。

应用解剖要点　心脏收缩时右心室压力远较左心室压力低，对维持全身的血液供应的重要性也不及左心室，但在先天性心脏病的手术治疗上有非常重要意义。当前正中切口显露心脏时首先可以看到的是右心室全貌、右房室沟和前室间沟。右室前壁切口常选择在其上半部，该部位置较浅肌肉也较薄，下方因有三尖瓣前乳头肌附着点和纵横交错的肌小梁结构，无法在该处切开。尽管右冠状动脉和左前降支走行于右房室沟和前室间沟，不妨碍手术切口，某些先天性心脏畸形冠状动脉有巨大分支横跨于右室表面是可能影响切开。膜部室间隔缺损常经右心房切口修补，但房室束穿过中心纤维体后沿膜部隔的后下缘走行，手术时要注意避免损伤。右束支沿室上嵴通过调节束到达右心室前壁，右心室手术由于过度牵拉或将调节束切断会发生右束支传导阻滞。

（陈文生）

图　右心室内腔结构

主动脉弓
动脉韧带
肺动脉干
肺动脉瓣
上腔静脉
右心耳
壁束
前瓣
三尖瓣隔侧瓣
后瓣
前乳头肌
漏斗隔
圆锥乳头肌
隔束
隔缘肉柱

zuǒxīnshì

左心室（left ventricle）二尖瓣口与主动脉瓣口之间的心腔。正常情况下经二尖瓣口直接与左心房交通，位于其左后下方，左心室腔内壁光滑，无粗大肌小梁。左心室略呈圆锥形，位于右心室的左后下方，内腔容积约为85ml，左、右心室由室间隔相隔开。左心室腔分为窦部和小梁化部。左心室入口为二尖瓣孔，出口为主动脉瓣孔（图）。

结构特征　左心室的壁为厚而有力的环形肌肉组织，其厚度为9~10mm，约为右心室壁的3倍，横断面为圆形。左心室壁可以分为室间隔壁、后壁（即膈面）和侧壁。窦部位于左心室上部，内壁光滑，小梁化部位于心尖，内壁为小梁。心室壁上的肌肉向心室腔突出如柱状的肌肉，称为乳头肌，它主要分为两组：前乳头肌和后乳头肌。前乳头肌，又称左乳头肌，位于心尖区的前壁，连接于二尖瓣前瓣和后瓣左半部分的腱索；后乳头肌位于后壁，连接于二尖瓣前瓣和后瓣右半部分的腱索。

功能　左心室是心脏最主要的排血泵，保持体循环正常的血流量和血压。

毗邻关系　左心室的室间隔壁与右心室相邻，相当于前室间沟和后室间沟之间。室间隔略向右膨出，其上方为膜部室间隔，它将主动脉前庭或主动脉瓣右窦与右心房下部和右心室上部隔开。主动脉前庭或主动脉瓣下窦呈管状，内壁光滑，为左室流出道室间隔，其前壁外侧为肌肉组织，由邻近的室间隔和心室壁组成，后内侧壁为纤维组织，由二尖瓣大瓣附着部分和有关的室间隔膜部组成。左心室后壁与膈肌相接触，不易显露。当施行主动脉-后降支冠脉旁路移植手术时操作较为困难。侧壁又称外科壁，是左心室左前方的游离壁，位于冠状动脉前降支（前室间沟内）和左钝缘支之间。

应用解剖要点　心尖壁薄而且血管较少，需作切口时常在此处进行。心尖也是室壁瘤易发部位。

（陈文生）

房间隔（atrial septum）　左、右心房之间的间隔。房间隔整体形状大致呈刀片状，其位置向左前方倾斜，与人体正中矢状面呈45°，总面积约953mm²。

结构特征　房间隔的两侧为心内膜，中间为心房肌纤维和结缔组织，厚度为3~4mm。

功能　将左右心房分开。

毗邻关系　房间隔的左侧面光滑，其前方可以看到一个半月形的皱襞，这是卵圆窝的标志（图1）。房间隔的前方接近二尖瓣的后交界。房间隔的右房面构成右心房的内侧壁（图2）。其中部有一个卵圆形的陷窝称为卵圆窝，它是手术时重要的临床标志。有时卵圆窝的前上缘可见到未闭合的小孔称为卵圆孔未闭。卵圆窝的前缘为一马蹄形的边缘，此隆起的肌性缘称为维厄桑斯（Vieussens）环，此环的上缘称为上缘支，其肌肉纤维通过腔静脉前肌束而与终嵴相延续，此环的下缘称为下缘支，向后下方走行与下腔静脉相连。该处的腱索样结构称为托达罗腱（Todaro tendon），它与中心纤维体、静脉窦后壁和心房顶相延续。房间隔的前缘正与主动脉后窦的中点相邻，因此，主动脉后窦与右心房、左心房均为一壁之隔。所以该处的主动脉窦瘤既可破入右心房也可破入左心房。房间隔的下缘在右侧和三尖瓣环尚有一段距离，但在左侧则与二尖瓣环相近，二尖瓣的后交界大致位于房间隔下缘的中点，中心纤维体的后端，所以经房间隔显露二尖瓣时后交界最浅。

应用解剖要点　房间隔缺损是临床上常见的先天性心脏病，缺损可在房间隔的不同部位。房间隔与二尖瓣环相近，临床上二

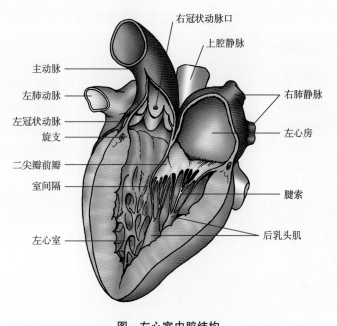

图　左心室内腔结构

（图中标注：右冠状动脉口、上腔静脉、右肺静脉、左心房、腱索、后乳头肌、主动脉、左肺动脉、左冠状动脉、旋支、二尖瓣前瓣、室间隔、左心室）

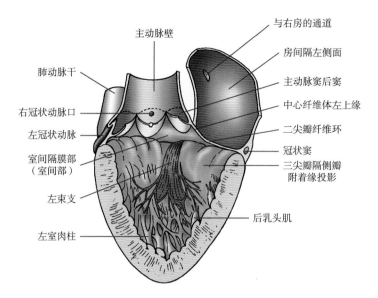

图1　房间隔和室间隔左侧面观

肺动脉干
主动脉壁
与右房的通道
房间隔左侧面
主动脉窦后窦
中心纤维体左上缘
二尖瓣纤维环
冠状窦
三尖瓣隔侧瓣附着缘投影
后乳头肌
右冠状动脉口
左冠状动脉
室间隔膜部（室间部）
左束支
左室肉柱

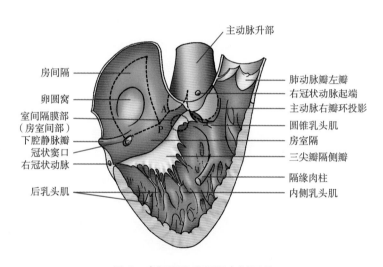

图2　房间隔和室间隔右侧面观

主动脉升部
肺动脉瓣左瓣
右冠状动脉起端
主动脉右瓣环投影
圆锥乳头肌
房室隔
三尖瓣隔侧瓣
隔缘肉柱
内侧乳头肌
房间隔
卵圆窝
室间隔膜部（房室间部）
下腔静脉瓣
冠状窦口
右冠状动脉
后乳头肌

尖瓣手术常经房间隔入路。左房黏液瘤的蒂也常自房间隔发出，当左房黏液瘤较大或其蒂较长时瘤体易堵填于二尖瓣的后交界或随心动周期往返于二尖瓣口在左房和二尖瓣口之间来回飘动。

（陈文生）

shìjiàngé

室间隔（ventricular septum）

左、右心室之间的间隔。室间隔大部分由很厚的肌肉组成，向右心室腔突出。

结构特征　室间隔的右室面外观大致呈三角形，近三尖瓣和肺动脉瓣的部分较薄，越近心尖部肌肉越厚，可分为漏斗部、膜部和肌部三部分。也有将右心室的室间隔分为流入部、小梁部和流出部三部分。

功能　将左右心室分开。

毗邻关系　漏斗部室间隔又称圆锥部室间隔，由胚胎圆锥部发育而来。它位于肺动脉左瓣环之下，前室间沟之后，为室上嵴的隔缘肉柱上下支、体部和调节束的起始部所覆盖，它的上界是肺动脉瓣环，下界为室上嵴，内壁比较光滑。漏斗部间隔位于左、右心室的流出道之间，部分紧贴于主动脉根部的前壁。主动脉右窦一部分骑跨与此间隔上，所以该处缺损的修补时易伤及主动脉瓣。圆锥间隔把肺动脉、主动脉和三尖瓣隔开，它只有部分位于两心室之间，在右室双出口等圆锥动脉干畸形中，圆锥间隔或许全都不位于两心室之间。因此，严格地说，远端右心室流出道间隔并不是室间隔的一部分，因为在正常心脏，肺动脉瓣发自肌性圆锥的顶端并没有附在室间隔之上。肌部室间隔又可进一步分为窦部（光滑部）和小梁部两部分。窦部室间隔即右心室流入道，位于三尖瓣隔瓣之下，表面光滑，有三尖瓣隔瓣、部分后瓣及其腱索和相应的乳头肌所覆盖，此为胚胎期原始肌部室间隔。小梁部室间隔靠近心尖，为室间隔的最下部，布满肌小梁，肉柱较为粗大，通常情况下此处的外科意义不大。此处的单纯缺损少见，常为多发性室间隔缺损的一部分，由于该处缺损常位于纵横交错的肌束之间，术前和手术时容易被疏忽和遗漏，经右心室修补也不易修补完善。膜部室间隔是室间隔上缘中部较小的一个区域，由胚胎时期的室间孔闭合而成，主要有纤维组织组成，两侧表面为右心房和左、右心室内膜所覆盖，正常者其中不含肌肉和血管。它位于右心室、右心房和左心室之间、肌部室间隔上方、主动脉右瓣叶和后瓣叶瓣环交界的下方。室间隔膜部厚度不及1mm，大小在50mm² 左右，形态以五边形（48%）和（33%）四边形居多，膜部完全位于心房部占2%，完全位于心室部占9%，大多数情况下被三尖瓣的隔瓣横跨其间将它分为膜样间隔心房部和膜样间隔心室部两部分。所以膜部室间隔边界的后上方以三尖瓣环与膜部间隔心房部相邻，其下方为肌部室间隔的嵴，前缘为漏斗部肌肉，上方为隔瓣前端与主动脉瓣环相邻。传导束在膜部间隔的后下方通过。

应用解剖要点 膜部室间隔面积虽小但临床意义很大，因为许多复杂心脏畸形均在此处发生。膜部室间隔是胚胎期室间孔的最后闭合部分，它在胚胎期和心内膜垫、圆锥动脉干等都有密切关系，室间隔缺损多发生在此处。修补膜部室间隔缺损要注意避免损伤其上方的主动脉瓣和后下方的传导系统。室间隔的左室面光滑，没有乳头肌附着。上部为室间隔的膜部，此处较薄。下部为窦部室间隔和小梁化室间隔，窦部室间隔位于二尖瓣下，又称流入部室间隔，其余部分称为小梁部室间隔。相对于室间隔的右室面，室间隔左室面的临床意义较小。

(陈文生)

xīnzàng bànmó

心脏瓣膜 (cardiac valves)

位于心脏房室之间和两组大动脉出口位置起着单向阀门作用的组织结构。心脏瓣膜按其形态和功能分成房室瓣（二尖瓣、三尖瓣）和半月瓣（主动脉瓣、肺动脉瓣）两组（图）。位于右心房和右心室之间的为三尖瓣，右心室和肺动脉之间的为肺动脉瓣，位于左心房和左心室之间的为二尖瓣，位于左心室和主动脉之间的为主动脉瓣。瓣膜的功能是只允许血液单向流动。

三尖瓣 三尖瓣位于右心房与右心室之间，即右心室的房室瓣。结构包括瓣叶、瓣环、腱索以及乳头肌。正常成年人三尖瓣口的周经为8~10cm。

三尖瓣叶 包括前瓣、隔瓣和后瓣三个瓣叶。前瓣最大，是维持三尖瓣功能的主要部分；隔瓣贴于室间隔上，以许多小腱索起于室间隔并有一小部分起于乳头肌；后瓣最小，形似贝壳。三个瓣叶的交界处也有一定宽度的瓣叶，其中前瓣-隔瓣交界与膜部室间隔相邻，该处室间隔的手术经常涉及三尖瓣。当右心室压力过高或右心室扩大时常在后瓣-隔瓣交界处首先出现反流。

三尖瓣环 是三尖瓣附着的纤维环，略呈三角形。它是心脏纤维支架的一个组成部分。隔瓣环前端与右纤维三角相连，向前横跨膜样间隔中部，将其分为膜样间隔心房部和心室部两部分。三尖瓣环本身不在同一个平面上，与二尖瓣环也不在一个水平面上。三尖瓣隔瓣和前瓣交界下方紧靠心脏传导系统和主动脉瓣，瓣环的前缘对应于心脏表面的右房室沟，与右冠状动脉平行，手术时都要避免损伤。

腱索和乳头肌 三尖瓣通过三组乳头肌（前、后乳头肌和圆锥乳头肌）和腱索与右心室壁相连。前乳头肌最大，附着于右室前外侧壁，它发出的腱索主要连于前瓣叶，其中一条较粗的肌束称为调节束连于前乳头肌和室上嵴之间；后乳头肌较小，其腱索附着于后瓣和隔瓣。圆锥乳头肌由室上嵴下缘发出其腱索附着于前瓣和隔瓣，它是右心室手术时常用的标志之一。

肺动脉瓣 位于肺动脉根部，为心脏四组瓣膜中最表浅者。它为三个半月瓣，分别称为左瓣、右瓣和前瓣。每个瓣叶游离缘的中点是一个纤维性的半月瓣结，新月形，根部与瓣窦相连。肺动脉瓣的瓣环和瓣叶比较薄弱。左瓣和右瓣分别与漏斗部的隔束和壁束相延续，前瓣连于右室的游离壁。左、右瓣叶的内1/2与主动脉壁相贴，左、右瓣之间的交界与主动脉瓣的左、右瓣叶交界相对应。施行肺动脉瓣交界切开时，应注意避免伤及主动脉。

二尖瓣 位于左心房与左心室之间，即左心室的房室瓣。它借瓣环附着于左房室孔，结构包括瓣叶、瓣环、腱索以及乳头肌，

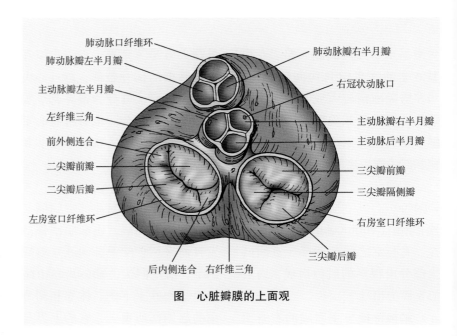

图 心脏瓣膜的上面观

正常成年人二尖瓣口的周经为6~10cm。

二尖瓣叶　二尖瓣叶包括前瓣和后瓣两个并不完全分割的瓣叶构成。它是一条连续的宽窄不等的膜样组织，质地柔软，富有弹性。前瓣较大，又称大瓣，近似长方形，附着在约占1/3的二尖瓣环上，主动脉瓣无冠瓣和左冠瓣的交界就在二尖瓣前瓣的中点上方。这一区域邻近有纤维三角，手术时要避开房室结和房室束。前瓣与主动脉瓣纤维连接形成左心室流出道的部分边界，是左心室流入道的重要界线。后瓣较小，又称小瓣，但占瓣环周围的2/3，近似长条形，被小的切迹分为三部，好似三个扇叶，又称三扇贝形结构。两个瓣叶的交界分别称为前外交界和后内交界，交界处常有瓣叶组织，又称连合瓣叶。前外交界在心室表面的投影正位于左冠状动脉前降支和回旋支的分叉部，二尖瓣手术时缝合过深可能损伤此血管。瓣叶本身结构可分为基底部、粗糙部和光滑部。瓣叶的总面积相当于二尖瓣孔的两倍，所以两个瓣叶的对合面积相当大。基底部，附着于瓣环；粗糙部，位于瓣叶边缘；光滑部，位于中间。粗糙部借腱索与左心室相连，它为瓣叶的接触面，前瓣的粗糙部占瓣叶的1/3，后瓣的粗糙部占1/2，所以当瓣膜关闭时两个瓣叶的粗糙部紧密接触，后瓣叶的接触面比前瓣叶多。

腱索和乳头肌　腱索附着在瓣叶的边缘和瓣叶的心室面，另一端附着在乳头肌顶部，也有少数腱索直接连于左心室肌肉。坦德勒（Tandler）把腱索分为三组：第一组为连接瓣叶游离缘的腱索；第二组为连接在距离瓣叶游离缘几毫米处的腱索；第三组为连接瓣叶基底部的腱索（只有后瓣才有）。前瓣有两个支柱腱索，比其他腱索要粗大。后瓣一般没有支柱腱索。二尖瓣乳头肌分为两组，即前乳头肌和后乳头肌。前乳头肌位于前外侧起于左心室侧壁又称左乳头肌，连接于前瓣和后瓣左半部分的腱索。后乳头肌位于后内侧，位于室间隔与左心室后壁交界之间，连接着前瓣和后瓣右侧部分的腱索。

主动脉瓣　由三个半月瓣所组成，分别称为左瓣（左冠瓣）、右瓣（右冠瓣）和后瓣（无冠瓣）。三个瓣叶大小基本相同，位置同高，在左室流出道的顶端。瓣叶的基底部附着在呈弧形弯曲的瓣环上，每个瓣叶的游离缘比其他部分要坚韧，其中点往往局部增厚，形成游离缘结节，又称莫尔加尼（Morgagni）结节。左心室收缩排血时，主动脉瓣口开放，瓣叶贴于主动脉窦内，舒张时主动脉瓣口关闭，瓣叶游离缘紧密对合以防止关闭不全。主动脉瓣的瓣环为致密的纤维组织索带，由三个弧形环连接而成，弧的底部和顶部不在同一个平面上，如将主动脉瓣环切断展开，就是一条波浪形曲线。某些疾病如马方综合征，主动脉环高度扩张使瓣叶不能相互靠拢，导致主动脉瓣关闭不全。另一些病例可能因为瓣环过小导致手术困难。由于右冠窦大部分埋藏于右室室上嵴的漏斗间隔内，所以手术疏通流出道时，注意在壁束与隔束交接处不宜过多修剪，否则可能造成右窦壁破裂。

(陈文生)

xīnzàng xiānwéi zhījià

心脏纤维支架（fibrous skele-ton of heart）

由四个心脏瓣环和连接瓣环的两个纤维三角，以及主动脉瓣和肺动脉瓣环之间的圆锥韧带所组成的纤维支架。心脏纤维支架位于主、肺动脉口和房室口周围以及主动脉口与左、右房室口之间，作为心肌纤维束及瓣膜的附着点。

结构特征　它由四个瓣环、左、右两个纤维三角和圆锥韧带构成，外观为灰白色，坚韧如软骨样组织，不仅支持心脏瓣膜结构，而且与心肌、血管、传导系统有密切关系。

功能　心脏纤维支架的主要功能是在心脏的搏动过程中起支点和稳定作用。心脏纤维支架的存在使心房肌和心室肌完全分隔，从而保证了心房和心室在心脏传导系统的沟通下呈序贯性和协调性的收缩和舒张。

毗邻关系　主动脉瓣环位于心脏支架的中央，是支架的中心，其底部即左心室流出道的顶部，肺动脉瓣环位于主动脉瓣环的左前方，其底部为右心室流出道的顶部，形状与外观与主动脉瓣环相似。二尖瓣环即左房室环，三尖瓣环即右房室环，分别环绕在左房室口和右房室口的周围。右纤维三角又称中心纤维体，呈三角形，为连接于主动脉后瓣环、二尖瓣环和三尖瓣环之间的纤维软骨片，其心房面有房间隔的肌肉附着，相当于卵圆窝的下脚，约长10mm，宽5mm，厚2mm。中心纤维体前方和主动脉后瓣环的连接约11 mm，左缘与二尖瓣的延续约15 mm，右缘相当于三尖瓣隔瓣的上方延续约13mm。左纤维三角位于主动脉左瓣环外侧、二尖瓣前瓣和左心室侧壁之间的纤维组织，结构坚韧但面积较小，约为右纤维三角的一半（图）。

应用解剖要点　中心纤维体的前面为膜部间隔和左室流出道，

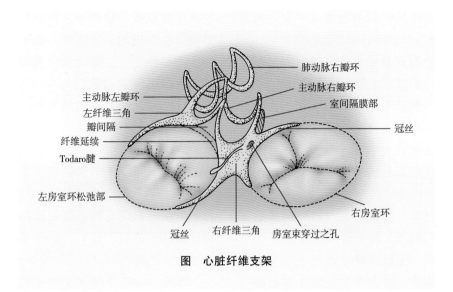

图　心脏纤维支架

尾端是托达罗（Todaro）腱与下腔静脉延续。房室束穿过中心纤维体进入心室，在室间隔缺损修补时要注意避免损伤。中心纤维体从右心观相当于冠状静脉窦开口的前方，从左心观位于二尖瓣后交界之前。二尖瓣手术时注意在前瓣基部近后内交界处缝合不要过深，主动脉瓣替换时在后瓣基底部缝合时也不宜太深，以免损伤传导束。左纤维三角的外侧在心室壁的对应部位是左冠状动脉回旋支与前降支的分叉部，在二尖瓣手术时此处缝合过深可能伤及冠状动脉。

（陈文生）

xīnjī

心肌（myocardium）

心脏的主体，由心肌细胞即心肌纤维及其间质组合排列而成。心房的心肌最薄，左心室的心肌最厚。心房肌与心室肌被心脏支架完全隔开。心肌按照功能的不同分为两大类：一类是一般工作心肌，又称收缩心肌，它们构成心房和心室壁，心房和心室工作心肌又各有自己的特点。另一类是特殊心肌，它们组成心脏的传导系统，能发出和传导冲动来控制心脏的节律性活动。通常所说的心肌指工作心

肌：①心房壁的肌肉层很薄，分为深、浅两层。浅层心肌纤维横行，包绕左右心房壁，然后进入房间隔，呈8字走行于房室环上。深层肌肉左、右心房壁各自固有，呈环行和纵行分布，环行肌纤维主要环绕上、下腔静脉、左右肺静脉、心耳和冠状静脉窦的开口，当心房收缩时这些纤维也稍收缩，有括约肌作用，可阻止血液逆流。纵行肌纤维主要连在两端纤维环上。右心房的外侧壁有一条纵行肌束称为终嵴，走行于上、下腔静脉之间，在上腔静脉口前方走向房间隔。②心室肌肉强厚，左室肌明显比右室肌发达。心室壁由不同方向排列的三层心肌细胞组成，各层的心肌细胞按照一定的方向排列，结构复杂。这三层包括：浅层（外膜下层）、中层和深层（内膜下层）。浅层和深层左右心室均有，中层在左心室才有，呈环形排列。浅层和深层在心腔出口处附着于心脏中心纤维体的纤维结构上，这说明心肌的收缩对瓣膜的功能有一定的影响。在三层之间没有纤维层分隔，而是通过心肌走行方向的不同来区分。由于部分心肌纤维呈螺旋形走行，收缩时其合力可使心尖

做顺时针旋转，造成收缩时心尖向前顶击的作用，其搏动可在体表摸到。

功能　心房肌的功能是构成心房收容回心血流；心室肌的主要功能是泵血，排出心内血液。

结构特征　工作心肌主司心脏收缩功能，其长 $50 \sim 100 \mu m$，宽 $10 \sim 20 \mu m$。胞质内充满平行排列的肌原纤维，其间像三明治样夹有线粒体，核居中，与细胞长轴平行。工作细胞主要通过端端相接的闰盘与移行细胞、浦肯野细胞或彼此相连接。几个细胞合在一起成为心肌纤维，多数互相平行排列。心房心肌一般为卵圆形，不分枝，宽 $6 \sim 8 \mu m$，长 $20 \sim 30 \mu m$，其内部结构同一般心肌，但表面无凹陷，缺少横管系统，常见2个、3个细胞紧密排在一起，边边相依呈带状或束状。心室心肌是心肌细胞中最长者，为分枝细胞，常呈片状排列在一起，横管系统发育完善。心肌本身的再生修复能力很低。

应用解剖要点　心肌本身的病变与外科有关的疾病是心肌病，终末期常需心脏移植。心尖部缺乏环行纤维，仅为心内膜下肌纤维组成，此处心壁最薄，易发生室壁瘤。

（陈文生）

guānzhuàng xuèguǎn

冠状血管（coronary vessels）

维持心肌营养的血管。冠状血管包括冠状动脉和冠状静脉。冠状动脉包括左冠状动脉和右冠状动脉，它们分别起自主动脉的左窦和右窦，为升主动脉第一对支，从主动脉瓣环上0.7cm，相当于主动脉瓣游离缘水平发出，通过分支分布到心脏各个部位，在组织内进行气体交换，再由各自的伴行冠状静脉，回流到冠状静脉

窦和右心房。

结构特征 冠状动脉主干和分支均位于心外膜下，较细小的分支穿入心肌内，再逐级分支供应心肌细胞等组织的血液。尽管心脏仅占体重的0.5%，但冠状动脉的血流量却占心脏总输出量的5%。偶尔这些动脉的部分走行于心肌之下，这些心肌纤维就像桥一样搭在血管的表面，又称心肌桥。

功能 冠状血管构成冠状循环是心脏血供的唯一来源。

毗邻关系与应用解剖要点 包括以下几方面。

左冠状动脉 主干由左冠状动脉窦开口发出长10~15 mm，走行于主肺动脉后方和左心耳之间，到达主肺动脉左侧时分为沿室间隔向下的前降支和沿左房室沟到达左室后壁的左回旋支（图）。

前降支 沿室间沟下行至心尖部，表面有少量脂肪组织覆盖，近端常有部分埋在浅层心肌内。其主要分支有：①对角支：可为1支或数支。在前降支和回旋支之间斜行，供应左心室前侧壁。有时左主干在发出前降支同一水平还发出另一支与对角支平行的血管，称第一对角支，又称中间支。②右心室前支：分布到右心室前壁。③左心室前支：分布到左心室前壁。④前间隔支：几乎从前降支垂直发出，分布到室间隔。前降支的供血范围包括室间沟两旁的左前壁、右前壁、心尖部、膈面下1/3及室间隔前2/3区、右心室的前乳头肌和房室束。

回旋支 常在左冠状动脉的主干上约成90°角分出，开始位于左心耳内侧基底部沿冠状沟左行，然后绕至心脏后面的左心室膈面。左心耳撕裂或二尖瓣手术中缝针过深都可能损伤回旋支，导致难以制止的出血或造成左心严重供血不足。回旋支的主要分支有：①窦房结支：约45%的窦房结动脉来自回旋支。②左心房支。③左心室前支。④左缘支或左钝缘支。⑤左心室后支。

右冠状动脉 右冠状动脉起自右冠状动脉窦，走行于右房室沟内，其后绕至心脏右后方达后室间沟形成后降支并发出室间隔后动脉供应室间隔后部血运，在走行过程中沿途还发出窦房结支、右室圆锥支、右房支、右室支、左心房支、右缘支和房室结支等提供相应部位的血液供应。除起始部常被右心耳遮盖外其前半段位于右室前方，手术时容易显露。

冠状静脉 心脏的静脉系统包括浅、深两个系统。深静脉系统起于心肌各部，直接流入各心腔，但以流入右房最多。冠状静脉一般指其浅静脉系统，它们起于心肌。在心外膜下汇成较大的网干，最后大部分回流于右心房的冠状静脉窦。它们的主要分支有：①心大静脉：起自心尖，走行于前室间沟，再沿左冠状沟到心脏膈面进入冠状静脉窦。②心中静脉：在膈面起于心尖，与冠状动脉后降支并行，常与心小静脉汇合入冠状静脉窦。③心小静脉：走行于右房室沟，接受右心房和右心室后面的血液，变异较大。其他分支包括左心室后静脉、右心室前后静脉和左心房斜静脉，其中左心房斜静脉如未退化变细即为左上腔静脉。

（陈文生）

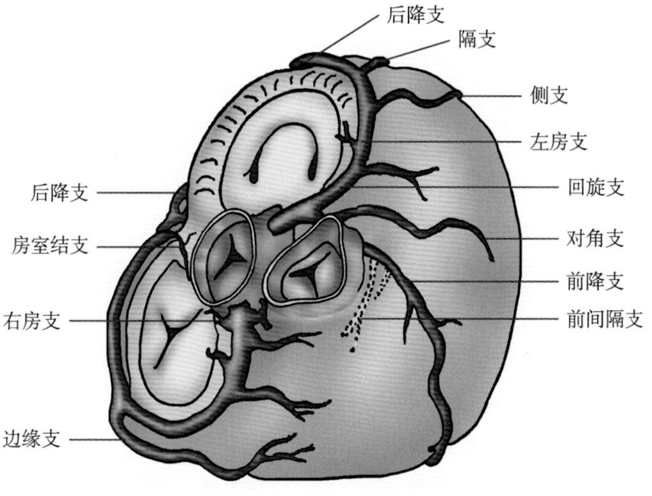

图 冠状动脉及其主要分支（上面观）

xiōngbù dàxuèguǎn jí zhǔdòngmài gēnbù

胸部大血管及主动脉根部

（thoracic great vessels and aortic root） 胸部大血管是指上腔静脉、下腔静脉、肺动脉和主动脉（见大血管），主动脉根部为升主动脉心包内段包括主动脉瓣和瓣下组织（图）。

上腔静脉 由无名静脉在右侧第1肋软骨下缘水平形成。长约7cm，上半段位于心包外，下半段位于心包腔内。上腔静脉右侧有心包上膈神经，左侧为升主动脉，后方有右肺动脉横过。窦房结位于上腔静脉与右心房相接的右前外方。游离或阻断上腔静脉时应避免损伤。

下腔静脉 甚短，在心包腔内仅为2cm。开口于右心房的下部，外侧有胸膜和膈神经，前方

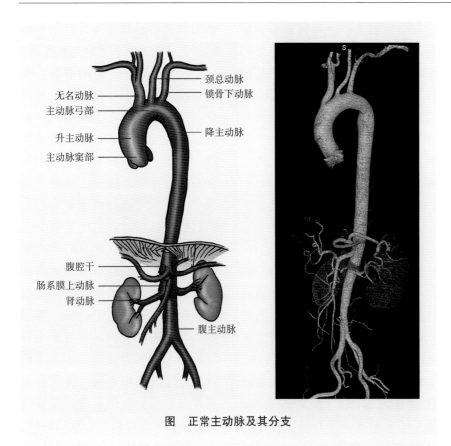

无名动脉
主动脉弓部
升主动脉
主动脉窦部

颈总动脉
锁骨下动脉

降主动脉

腹腔干
肠系膜上动脉
肾动脉

腹主动脉

图 正常主动脉及其分支

有膈肌，后方有奇静脉和内脏大神经。下腔静脉开口处有一半月形瓣膜，修补房间隔缺损时要避免将此瓣膜误认为是缺损下缘予以缝合。

肺动脉 是右心室发出的大血管，主干长约5cm，在主动脉弓下分为左、右肺动脉。肺动脉干和升主动脉之间有一个疏松接触面，中间为结缔组织，手术时可做钝性分离。左、右肺动脉分叉处有动脉导管韧带与主动脉弓相连，左喉返神经由韧带的左侧绕过返回颈部，手术时要避免损伤。右肺动脉横行于主动脉和上腔静脉的后方，牵开上腔静脉即可看到右肺动脉。主动脉-肺动脉分流术和双向格林手术常在此处进行。

主动脉 起自左心室并发出体循环动脉和冠状动脉的大血管。它包括升主动脉、主动脉弓、胸主动脉和腹主动脉。升主动脉长约5cm，然后向左呈弓形转向后、

向下形成主动脉弓。主动脉弓上方发出有无名动脉、左颈总动脉和左锁骨下动脉，通过头臂血管的起源可以确认主动脉。升主动脉右侧为上腔静脉，左前方为肺动脉。主动脉弓前方有胸腺和左无名静脉，右后方毗邻气管和食管，下方毗邻左支气管、右肺动脉和动脉导管韧带。

主动脉根部 指在心包内段，包括升主动脉下段、主动脉窦、主动脉瓣环、主动脉瓣叶和主动脉瓣下组织。由于主动脉根部位于心脏的中心部位，无论左心手术或右心手术都会涉及主动脉根结构，所以该处的局部解剖有重要的临床意义。主动脉阻断、灌注停搏液和主动脉瓣手术均在主动脉根部进行。主动脉窦又称瓦尔萨尔瓦窦（sinus of Valsalva），它是指与主动脉瓣叶开放时相对应的主动脉管腔向外呈壶腹样膨出部分，下方即主动脉瓣环，上方为主动脉嵴，分为右冠状动脉

窦（右窦）、左冠状动脉窦（左窦）和无冠状动脉窦（无窦）。左、右冠状动脉起自左窦和右窦，较其他部位主动脉壁薄。主动脉窦的基底部完全包埋在周围的组织中，主动脉窦的后半周被左右心房所包绕，房间隔正对后窦的中点，主动脉窦的右侧与右房、右室的壁部分相贴，前方与肺动脉壁相邻。由于主动脉窦被周围组织包绕，所以当主动脉窦瘤破裂时很少直接破入心包腔内，而是破入相应的心腔内。主动脉窦瘤以右窦居多，常破入右心室流出道、右室的室上嵴下和右心房。

（陈文生）

xīnchuándǎoxìtǒng
心传导系统（conduction system of heart） 由特殊的心肌细胞组成，具有自律性、兴奋性和传导性的心肌组织。

结构特征 心脏的传导系统包括窦房结、结间束、房室结区、房室束及其分支（图）。窦房结主要由负责发出冲动的P细胞和具有传导功能的T细胞组成，为正常心律的起搏点。结间束接受来自窦房结的冲动然后传至房室结，呈梭状，大小约15mm×5mm×1.5mm。房室结为宽3mm、长8~10mm的圆柱形。结内有少数P细胞，过渡细胞较多。房室束又称希氏（His）束，长10~20mm、宽1~2mm略呈扁平的束体，内有浦肯野细胞，分为左、右两束支，右束支为一单束为房室束总干的延续部分，1~3mm粗，呈扇形分布在右心室壁。左束支呈扇形，宽2~3mm，厚0.5~1mm，分成前后两束铺于室间隔的左侧面。

功能 产生和传导兴奋，控制心脏的节律性搏动。

毗邻关系 ①窦房结：位于

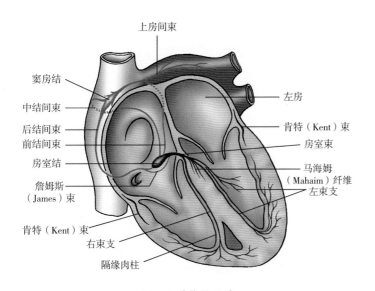

图 心脏传导系统

上腔静脉与右心房交界处前外侧壁界沟处心外膜下约 1mm 深处，上端在脏层心包膜下，下端深达心脏内膜。窦房结的血液供应来自右冠状动脉近端 2~3cm 处分出的窦房结动脉，约占 55%，来自左冠状动脉旋支近端者约占 45%。②结间束：窦房结和房室结之间存在三条径路分为前束、中间束和后束。它们位于房间隔右侧的心内膜下，前结间束自窦房结的前缘发出，自卵圆窝至房室结。中结间束自窦房结后方发出下降入房间隔，在卵圆窝前缘与前结间束相连至房室结的上缘。后结间束自窦房结的后方发出右心房壁外缘向下走行于右房壁的终嵴内，沿下腔静脉瓣附着部位到达房室结后下缘。这三条结间束如发生异常或损害可出现结性心律。③房室结：位于房间隔后下部、中心纤维体的右侧心内膜下，室间隔膜部的后上方和冠状静脉窦开口的前下方，在右纤维三角的前部靠右侧穿过。④房室束：自房室结发出后穿过右纤维三角至三尖瓣隔瓣之下到达膜部间隔的下缘，然后分为左、右两束支，

房室束的左右分支跨于肌部室间隔的两侧。⑤右束支：沿室上嵴下缘于右侧心内膜下向前下方走行，通过调节束到达前乳头肌基底部，然后呈扇形分布在右心室壁。⑥左束支：呈扇形，在室间隔膜部下缘穿过间隔达左心室内膜下，以扇形分成前后两束铺于室间隔的左侧面，称为左前束支和左后束支。

应用解剖要点 熟悉心脏传导系统的解剖行径、毗邻关系及其血液供应非常重要。心脏手术时不慎损伤均可引起传导异常，应以预防为主。

(陈文生)

chāoshēngxīndòngtú
超声心动图（echocardiography）

应用超声波技术探查心脏和大血管的解剖结构、运动状态及其血流动力学的医学影像学检查方法。超声心动图按成像方式分为：M 型超声心动图、二维超声心动图、多普勒超声心动图和实时三维超声心动图。按成像途径分为：经胸超声心动图、经食管超声心动图和血管腔内超声。通过运动或注射特定的药物增加心脏负荷

时进行超声心动图检查，称为负荷超声心动图试验。通过注射声学造影剂进行超声心动图检查，称为造影超声心动图。

成像原理 超声诊断仪通过换能器（探头）将电信号转换为机械振动发射声束，经过各层组织到达心脏和大血管，在声阻抗不同的组织界面产生反射和散射；在发射超声波的间隙，探头接收返回的反射和散射信号，再其将转换为电信号，经检波、放大等，在荧光屏上显示为强弱不同的光点。不同时间反射回来的超声波信号，依反射界面的先后顺序排列成一系列纵向的光点，而探头内的一系列晶片发射的一组超声波反射回来的信号产生一系列横向排列的光点，这些光点显示于荧光屏上组成超声心动图显像。①M 型超声心动图：仅发射一条声束。该声束经过的心脏各层结构反射的光点沿纵坐标排列，这些光点随时间展开组成横坐标，从而形成一幅显示光点强弱、位置和运动幅度的曲线图。②二维超声心动图：发射多条呈扇形扫描的声束。根据探头放置部位和扫描角度的不同，声束进入胸壁后可获得不同层次和方位的心脏断面图，是目前心脏超声检查的主要方法。③多普勒超声心动图：是利用多普勒原理检测心脏及大血管内血流的技术。红细胞在心脏和大血管内流动时，与探头之间形成相对运动，导致探头发射与接收频率出现差异；红细胞朝向探头运动时，频率增加，反之则降低。这种红细胞运动所产生回声频率的差值称为多普勒频移。利用多普勒频移可以显示心血管内血流的速度、方向和性质。多普勒超声心动图又分为脉冲波多普勒超声心动图、连续波多普勒

超声心动图和彩色多普勒超声心动图。脉冲波多普勒超声心动图和连续波多普勒超声心动图分别是声束上的一个取样点和一条声束上所有红细胞运动所产生的多普勒频移，以频谱图的形式显示；彩色多普勒超声心动图是多条声束上众多取样点的红细胞运动所产生的多普勒频移，以彩色编码信号显示在二维超声心动图上。

临床应用 M 型超声心动图主要通过心脏结构运动曲线观察其运动规律、幅度等，如瓣膜、室壁的运动。二维超声心动图可实时观察心脏和大血管结构，对各种先天性心脏病、瓣膜病、冠状动脉粥样硬化性心脏病、心肌病、高血压性心脏病、心脏肿物、心包疾病以及大血管疾病等具有诊断价值。多普勒超声心动图可探测心脏和大血管内的血流类型和血流速度，对心脏内分流、瓣膜狭窄血流和反流可进行检测和半定量或定量分析。

（易定华　张　军）

jīngxiōng chāoshēngxīndòngtú

经胸超声心动图（transthoracic echocardiography） 将超声探头放置于胸壁扫查进行心脏超声成像的检查方法。包括二维超声心动图、M 型超声心动图和多普勒超声心动图。其中以二维超声心动图为基础检查方法，将探头置于胸壁不同部位、向不同方向扫查，声束进入胸壁后获得不同层次和方位的心脏扇形断面声像图。此法能在透声窗较窄的情况下，避开胸骨、肋骨和肺脏气体的阻挡，显示胸腔内部较大范围的心脏结构。1953 年瑞典英厄·埃德勒（Inge Edler）和赫尔穆特·赫兹（Hellmut Hertz）用西门子公司制造的工业用脉冲回波探伤仪检查人体心脏，并于

1954 年在他们发表的论文中将所记录到的心脏结构运动曲线图称为"超声心动图（ultrasound cardiogram）"，亦即"M 型超声心动图"的雏形。1967 年日本东北大学的海法名和田中等应用超声心脏断层图记录了心脏结构。1973 年，荷兰博姆（Bom）和克洛斯特（Kloster）报道了第一台能用于心血管疾病诊断的平行扫描的实时断面显像超声仪。1974 年格里夫（Griff）和亨利（Henry）报道了可放置在胸前肋间隙扫查，进行心脏显像的机械扇形扫描仪；同年瑟斯通（Thurstone），冯·拉姆（von Ramm）和基斯洛（Kisslo）研制了电子相控阵扇形扫描超声仪并应用于临床，使二维超声心动图成为临床心血管疾病检查不可缺少的工具之一。在多普勒超声显像方面，1955 年日本里村茂夫（Shigeo Satomura）和仁村泰治用连续波多普勒开始评估外周血管血流。1966 年里德（Reid），贝克（Baker）和沃特金（Watkin）研制了第一台脉冲波多普勒仪，使定位检测血流成为可能。1982 年日本阿洛卡（Aloka）公司首先推出了 SSD-880 彩色多普勒超声仪。此后，超声心动图多普勒技术在临床心内血流的检测方面得到了广泛的应用。经胸超声心动图依据成像方式不同，其扫描方式和所观察的内容也有所不同。超声心动图基本成像方式可分为下述三类。

基本技术 包括以下几种。

M 型超声心动图　患者平卧位或左侧卧位。探头置于胸骨左缘第 3 或第 4 肋间，探头由心底部向心尖部扫查。一般划分为四个区。4 区：又称心底波群。显示右室前壁、主动脉根部及左房后壁的运动曲线；3 区：显示右

室前壁、室间隔、二尖瓣前叶、左心房或房室后交界处的运动曲线；2（b）区：又称二尖瓣波群。显示右室前壁、室间隔、二尖瓣前后叶及左室后壁的运动曲线；2（a）区：又称心室波群。显示腱索水平右室前壁、室间隔、左室后壁的运动曲线。心室的内径、室间隔及左室后壁的厚度一般均在此区测量。1 区：声束指向心尖部，显示乳头肌水平室间隔和左室后壁的运动曲线。

二维超声心动图　患者平卧位或左侧卧位，探头置于胸骨旁左侧、心尖剑突下及胸骨上窝扫查心脏。二维超声心动图为扇形心脏超声断面图像，通常采用三组相互垂直的基本断面观察心脏。胸骨旁长轴切面将探头置于胸骨左缘第 3 或第 4 肋间，与前胸壁体表垂直，声束断面平行于心脏长轴。图像上方（扇尖）为前胸壁，图像下方（扇弧）为心脏后部，图像左侧为心尖部，图像右侧为心底部。心脏短轴切面为横断心脏的扫查平面，声束断面与心脏长轴垂直，扇尖为前胸壁，扇弧为心脏后部，图像左侧为心脏右侧，图像右侧为心脏左侧。心尖四腔切面将探头置于心尖处向心底方向扫查，声束断面分别垂直于胸骨旁长轴切面和心脏短轴切面。扇尖为心尖部，扇弧为心底部，图像左侧为心脏右侧，图像右侧为心脏左侧。由于心脏体积较大、结构复杂，上述三组断面不足以观察到全部的心脏结构，还可将探头置于心脏附近的其他透声窗，获得不同方位的心脏超声断面图。常用的基本图像有 10 种。包括：①胸骨旁左室长轴图。②主动脉根部短轴图。③二尖瓣水平短轴图。④乳头肌水平短轴图。⑤心尖四腔图。

⑥心尖二腔图。⑦剑突下四腔图。⑧下腔静脉长轴图。⑨主动脉弓长轴图。⑩主动脉弓短轴图。

多普勒超声心动图 是利用多普勒效应进行成像的技术。当红细胞与探头之间发生相对运动时，发射频率与接受频率出现差值，即多普勒频移。利用多普勒频移可以显示血流方向、性质和速度。多普勒超声心动图分为脉冲波多普勒、连续波多普勒和彩色多普勒超声心动图。

脉冲波多普勒超声心动图 是在二维超声心动图的指引下，将脉冲波多普勒取样容积放在心脏或大血管内的一定部位，以频谱方式显示选定部位的血流方向、性质和速度。据此可以判断各瓣膜口有无狭窄、反流，了解心内有无分流，并且计算心排血量和跨瓣口的压力阶差等。频谱图的纵坐标反映血流方向和速度，横坐标代表时间。红细胞朝向探头流动时形成由基线起向上的频移，反之则形成向下的频移。当血流过快时，将发生混叠显像，使测量受到限制。正常人血流经过各瓣口时为层流，表现为频谱带窄、中间空虚的频谱图，并可听到柔和、平滑的多普勒音频。当血流经过狭窄的瓣膜或管腔时产生湍流，血流速度增加，其频谱特点是频谱带宽、中间充填的频谱图，并可听到粗糙、刺耳的多普勒音频。

连续波多普勒超声心动图 是显示一条声束通过所有部位的血流频谱。该方法不易发生混叠显像，可以测量高速血流，但不能进行定点测量，因而不能明确产生最高流速度的具体位置。一般只用于瓣膜或血管狭窄远端血流速度、瓣膜反流速度和分流速度的测定。

彩色多普勒超声心动图 是以不同的色彩和亮度反映心脏和大血管内的血流多普勒信号。采用彩色编码处理显示血流图，并重叠于黑白的二维或 M 型超声心动图上，可显示心内结构与血流分布的关系。一般将流向探头的血流标记为红色，背离探头的血流标记为蓝色，并以色彩的明暗表示血流速度的高低。出现湍流时，由于血流方向、速度不同，发生红蓝等色彩相嵌的杂色血流信号。彩色多普勒超声心动图可用于观测心脏或大血管内血流方向、性质和途径。该技术的主要优点：①快速判断正常和异常血流。②准确检测异常的分流和反流的部位。③通过射流部位的显示，指导连续波或脉冲波多普勒准确测量血流速度及定量分析心排血量及压力阶差等。

临床应用 ①M 型超声心动图：观察瓣膜、室壁的运动和测量运动幅度，判断有无瓣膜狭窄、室壁运动异常等，并可测量心腔大小及据此计算心脏收缩功能。②二维超声心动图：显示心脏结构，诊断结构性心脏病及其他心脏结构病变，如先天性心脏病、瓣膜病、心脏肿瘤、心包疾病、心腔内附壁血栓等。实时显示心腔大小、运动状态等，结合 M 型超声心动图判断心肌运动障碍，如缺血性心肌疾病、高血压性心脏病、心肌病等。诊断心肌梗死的并发症，如室间隔穿孔、乳头肌断裂、室壁瘤、假性室壁瘤。显示大血管结构，诊断大血管疾病，如动脉瘤、动脉狭窄等。测定心脏功能，如心排血量、射血分数、左室心肌重量等，对指导临床治疗、观察药物疗效及判断预后具有重要作用。③多普勒超声心动图：观察、测量心脏和大

血管内血流方向、性质、时相和速度，诊断分流性疾病、瓣膜狭窄血流、瓣膜反流等。④运动或药物超声心动图负荷试验：可以提高对冠状动脉粥样硬化性心脏病心肌缺血区的检测能力、判断存活心肌，检测瓣膜狭窄和其他心脏疾病的负荷耐受能力并判断预后等。

实时三维超声心动图经过 30 多年的研究，目前已有商用的实时三维超声心动图仪上市，有望从两个方面进一步加强超声心动图的显像作用：①实时显示心脏立体结构和毗邻关系，提高医师对结构性心脏病的影像学认识。②可对各种形态的心腔容积进行成像和测量，避免 M 型超声心动图和二维超声心动图采用模拟心腔形态计算心腔容积所造成的误差。心肌声学造影目前的各类心脏声学造影剂均用于心腔显像，心肌显像尚未获得食品和美国药物管理局（Food and Drug Administration，FDA）批准。如心肌声学造影剂获批，则可为心肌血流灌注显像提供又一有用的工具，将在冠状动脉粥样硬化性疾病的诊断及冠状动脉介入治疗和旁路移植术的评估方面起到重要的作用。此外，靶向声学造影技术也正处于研究阶段，有望将来在血栓性疾病的评价、携带基因或药物治疗心血管疾病方面发挥重要的作用。

（易定华 张 军）

jīngshíguǎn chāoshēngxīndòngtú

经食管超声心动图（transesophageal echocardiography） 将经食管超声探头送入食管腔内进行心脏超声成像的检查方法。属于侵入性检查。因食管紧邻心脏后方，从此处向心脏扫查透声窗良好，无其他结构干扰声传导。

此外，经食管探查心脏比经胸探查心脏距离更近，可以采用更高频率的探头，获得分辨率更高的图像。因此经食管超声心动图可以弥补经胸超声心动图的不足，使超声心动图检查得到进一步扩展。目前使用的经食管超声探头为电子相控阵探头，分为双平面和多平面，粗约12mm，小儿经食管超声探头较细，可达4.5mm，探头频率3.5～7MHz。1971年英国赛德（Side）和戈斯林（Gosling）首先将直径5mm的压电晶片镶嵌于胃镜顶端，发射5MHz的连续波多普勒观察胸主动脉血流频谱，开创了经食管超声检查的先河。1976年美国弗雷恩（Frazin）等报道了M型经食管超声心动图。1980年日本久长（Hisanaga，音译）等报道第一代二维切面经食管超声心动图。1982年德国施吕特（Schlüter）等推出电子相控阵食管探头，推动了经食管超声心动图的临床应用。1988年日本阿洛卡（Aloka）公司推出儿童经食管彩色多普勒超声心动图探头，使经食管超声心动图在儿童心脏手术中监测得以应用。1992年美国惠普（Hewlett Packard）公司推出可作180°旋转扫描的多平面相控阵经食管探头，极大地方便了经食管超声心动图的多切面扫查。

基本技术 需注意以下几方面。

适应证 ①术前经食管超声心动图检查适应证：经胸超声心动图观察不清晰的病例，如除颤前和心导管介入治疗前检查心耳有无血栓、瓣膜上较小的赘生物、夹层主动脉瘤、透声窗不好的房间隔缺损、卵圆孔未闭等。尤其适用于人工瓣膜较小的血栓、赘生物形成的检查。②术中经食管

超声心动图检查适应证：存在急性持续性威胁生命的血流动力学紊乱的手术、需体外循环的先天性心脏病手术、瓣膜成形术、肥厚型梗阻性心肌病左室流出道疏通术、术前诊断不明确的心脏手术、感染性心内膜炎可能累及瓣周组织、病情不稳定的主动脉夹层、主动脉瘤或血管撕裂及主动脉夹层可能累及主动脉瓣的手术、心包开窗术等。③术后经食管超声心动图监测适应证：术后病情不稳定、血流动力学紊乱、怀疑血栓栓塞等患者的ICU中的监测。

禁忌证 ①绝对禁忌证：食管肿瘤和狭窄导致的吞咽困难、食管撕裂和穿孔、食管憩室、活动性上消化道出血、食管手术后不久、重度心力衰竭、重症心律失常等。②相对禁忌证：严重的颈椎病变，在考虑术中经食管超声心动图监测时要权衡利弊。

并发症 包括一过性心律失常，如室性早搏、短阵室上性心动过速、血压降低、一过性高血压、食管损伤甚至穿孔及死亡等。术中经食管超声心动图，因其是在手术室进行，急救设施较完善，比在术前超声检查室行经食管超声心动图更为安全。

检查准备 检查前禁食4～6小时。患者取左侧卧位。用2%利多卡因咽喉喷雾局麻2～3次或用胃镜胶提前5分钟挤入咽喉部。对精神紧张的患者可给予镇静剂。术中全麻状态下经食管超声心动图监测可取仰卧位，免除咽喉局部麻醉步骤。

插管方法 按胃镜消毒法常规消毒食管超声探头，探头前端前曲约150°，涂以润滑剂，嘱患者咬住牙垫，术者将探头经口腔向咽部快速、轻柔插入食管。术

中全麻状态下经食管超声心动图插管可采用喉镜协助进行。将食管超声探头插入不同的食管深度可获得不同平面的心脏断面图。双平面探头可通过探头手把上的旋钮左右摆动探头前端及曲展探头获得不同角度的心脏断面，多平面探头通过探头手把上的旋钮进行0°～180°旋转扫查，从而获得一系列心脏断面图。

观察断面与内容 ①心底部断面图：探头距门齿25～30cm处可查及心底部图像。变换探头角度，可分别显示主动脉根部短轴、主动脉瓣、升主动脉、主肺动脉长轴、肺动脉瓣、肺动脉分叉、左右肺动脉、肺静脉、右室流出道、左心耳、房间隔等。②四心腔断面图：继续插入食管探头，可显示类似于经胸超声心动图的胸骨旁四心腔断面图，即左心房、左心室、右心房、右心室、二尖瓣、三尖瓣，此外还可以显示冠状窦、下腔静脉、左室流出道至主动脉瓣等。③左室短轴断面图：探头继续插入至胃底部水平，可显示左室短轴断面图，观察到左室横断面、二尖瓣、乳头肌、右室斜断面，胸主动脉等。④观察内容：与经胸超声心动图相同，经食管二维超声心动图观察心脏结构和运动、测量和计算心功能等；彩色多普勒超声心动图进行血流显像，频谱多普勒测定血流速度、血流量等。

临床应用 术中经食管超声心动图应用在手术室中进行的经食管超声心动图检查，包括麻醉后手术前的术前诊断、术中监测和手术效果的即刻评价。术中经食管超声心动图在心血管外科手术中已成为必不可少的监测方法。

术中监测 ①术中心腔内气体探测：心内直视手术后心腔内

可能残留过多气体，术中经食管超声心动图能有效地观察气体的强回声反射，准确判断心腔内有无气体及其存在的部位，指导外科医师排出气体，以避免导致脑血管、肺血管或冠状动脉的气体栓塞。②插管定位：麻醉医师在颈外静脉穿刺时，采用术中经食管超声心动图有助于显示穿刺导丝是否进入上腔静脉或右心房。对放置漂浮导管、主动脉内球囊反搏导管也具有定位作用。③左心室功能：在心血管手术麻醉中采用术中经食管超声心动图测量患者左室的收缩和舒张变化，可监测左室每搏量和射血分数，为手术安全提供保障。④冠状动脉粥样硬化性心脏病：心肌缺血时超声心动图节段性室壁运动异常的发生早于心电图异常。术中经食管超声心动图可以清楚地显示室壁运动异常的节段，为心肌缺血的判断提供依据。探查室壁瘤的大小和运动状态，为外科医师切除室壁瘤提供参考。探查室间隔破裂穿孔的部位，为手术修补提供定位。⑤先天性心脏病：术中探查有无新的病变，是否需要改变原定手术方案。⑥肥厚型梗阻性心肌病：术中经食管超声心动图可提示术者需切除的肥厚室间隔的部位、长度和深度。⑦大血管病变：术中显示夹层的部位和范围、破口的部位和大小、夹层是否累及冠状动脉及头臂动脉以及评价主动脉瓣功能等。

手术效果即刻评价 ①瓣膜成形术：术中经食管超声心动图能够了解成形术的即刻效果。如效果不佳，可以进一步完善成形术或改行瓣膜置换术，从而减少二次开胸的机会，并且可有效地降低术后的复发率和死亡率。②人工瓣膜：术中即刻观察人工瓣结构和活动状态。经食管超声心动图探头位于左心房后方，可有效避开二尖瓣位人工瓣的声影及多次反射等干扰，清晰显示人工瓣反流。如机械瓣出现卡瓣，可观察到人工瓣启闭减小，发生狭窄湍流，反流程度较重。如发生瓣周漏，可见其反流起源于人工瓣环外侧。如发现上述异常可术中进行纠正。③冠状动脉粥样硬化性心脏病：即刻探查冠状动脉旁路移植术后原有的室壁节段性运动异常有否改善，从而间接推断血管桥是否通畅。④先天性心脏病：缺损修补后有无残余分流，并观察梗阻性病变的解除情况、瓣膜反流修复情况及术后心功能耐受情况等。⑤肥厚型梗阻性心肌病：术后即刻测量左室流出道压力阶差的变化，对梗阻的解除具有明确的指导作用。

ICU中经食管超声心动图监测对于术中血流动力学不稳定的患者，可将经食管超声心动图探头和超声诊断仪带入ICU，继续监测术后的心排量、左心室射血分数、室壁运动、心包积液等，为手术后监测期的治疗提供依据。随着超声技术和计算机技术的不断进步，实时三维经食管超声心动图探头有望研发成功，从而在术中超声心脏三维结构的认知和功能的评判中发挥更大的作用。

（易定华 张 军）

xuèguǎnqiāngnèi chāoshēng

血管腔内超声（intravascular ultrasound） 将装置有微型超声换能器的心导管插入血管腔内进行超声成像和诊断血管病变的方法。主要包括血管内超声显像和血管内多普勒血流频谱描记两个方面。前者主要进行血管的横断面成像，可对血管腔的形态和管壁各层的回声特征进行观察。后者主要对冠状动脉内多普勒血流频谱进行描记，可测量其血流速度，进而评价冠状动脉循环的病理生理功能。1967年，斯特格尔（Stegall）等首次应用安装在心导管顶端的连续波多普勒探头记录了冠状动脉的血流频谱。1972年博姆（Bom）进行血管腔内显像探头的研制。1988年霍奇森（Hodgson）和潘典（Pandian）等报道血管腔内超声可用于动脉管壁结构和粥样硬化的显像。

基本技术 包括以下几种。

血管内超声显像 血管腔内超声仪由超声导管和超声成像系统两个部分组成。超声导管分为两种主要类型：机械旋转型和相控阵型。在机械旋转型中，常用的为换能器旋转型，由驱动器带动换能器以一定的速度在保护鞘内做360°旋转，可达每秒30帧的成像速度。相控阵型导管顶端环行安置32~64个换能器晶片，由仪器控制晶片发射成像，不会产生旋转伪像和导丝伪像，易于与其他的介入装置如支架、定向旋切等结合在一起应用。目前临床上所用的血管腔内超声导管的直径多为2.6~3.5F（0.96~1.17mm），可用于冠状动脉或周围血管的成像。

冠状动脉内多普勒血流频谱描记 冠状动脉内多普勒血流频谱描记仪由冠状动脉内多普勒导丝和超声成像系统组成。冠状动脉内多普勒导丝直径为0.014~0.018in（0.36~0.46mm），频率为12~15MHz，能精确测定高达4m/s的血流速度。

临床应用 包括以下几种。

血管内超声显像 在血管疾病的诊断和指导介入治疗方面具有重要作用。主要用于：①斑块性质的判断：可显示粥样硬化斑

块纤维帽的厚度、斑块内回声强度，从而对斑块的易损性进行判断。也可对斑块是否破裂进行观察，包括内膜的完整性是否破坏、斑块表面有无溃疡和血栓形成以及斑块内有无空腔等。有助于介入治疗方法的选择。②冠状动脉狭窄程度的判断：可对冠状动脉斑块横截面积及其造成的面积狭窄率进行定量测定，对冠状动脉造影判断冠脉狭窄程度进行补充。此外，对冠状动脉介入治疗的即刻和长期效果也可进行有效判断，以帮助确定进一步的治疗方案。③指导冠状动脉介入治疗：支架植入术是目前临床应用最多的介入治疗技术，冠状动脉造影不易识别支架贴壁效果。血管内超声显像可以显示支架和冠状动脉管壁之间的关系，从而有效地判断支架放置效果。④其他血管病变应用：可用于评估主动脉夹层破裂和破口情况，以及和重要分支血管的关系，从而指导带膜支架的腔内治疗。对于带膜支架置入即刻和晚期支架贴壁不良的判断也具有价值。

冠状动脉内多普勒血流频谱描记　在评价冠状动脉循环和介入治疗方面具有应用价值。主要用于：①判断冠状动脉狭窄程度：根据测定的冠状动脉血流速度可对冠状动脉狭窄程度做出判断。②判断介入治疗的效果：急性心肌梗死介入治疗术后，梗死相关冠状动脉的血流速度、频谱形态以及冠脉血流储备的变化与心肌灌注和ST段的恢复有关，因而可用于预测冠状动脉微循环功能恢复的情况。③判断旁路移植术的效果：旁路移植术后通过观察冠状动脉的血流储备的恢复情况可以判断旁路移植术的效果。

（易定华　张　军）

xīn dǎoguǎnshù

心导管术（cardiac catheterization）　在X线透视引导下，经外周血管送入各种功能的导管到达心脏各腔和（或）血管，检测血流动力学变化，并根据需要进行心血管造影的技术。又称心导管检查。1844年，伯纳德（Bernard）经颈静脉和颈动脉，首先完成了马的右心室和左心室的心导管检查。1929年，福斯曼（Forssmann）将一根长65cm的导管，经自己左侧肘前静脉在X线透视引导下成功地送至右心房。随后，克莱因（Klein）和帕迪略（Padillo）等分别于1930年和1932年开展了右心导管检查，包括依据菲克（Fick）原理测量了右心室输出量。1947年，德克斯特（Dexter）将导管送到肺动脉远端，从肺动脉楔入处获得了肺毛细血管血氧饱和度和血液来源。在此基础上，其他学者测量了肺动脉的楔入压。1950年，齐默尔曼（Zimmerman）和利蒙·拉松（Limon-Lason）等首先完成了逆行左心导管检查。1953年，赛尔丁格（Seldinger）建立了经皮穿刺血管插管技术，并很快应用到左右心导管的检查。这一技术一直沿用至今。选择性冠状动脉造影首先由索恩斯（Sones）等在1959年完成。1970年，斯旺（Swan）和甘兹（Ganz）介绍了一种实用的顶端附有球囊和血流导向的导管，使心导管检查可以在导管室以外进行。1959年，弗曼（Furman）经静脉送入电极导管，对重症缓慢心律失常实施人工起搏。1964年，多特（Dotter）等在诊断性血管造影基础上开展了下肢动脉腔内成形术。1977年，格林齐希（Grüntzig）等成功进行了经皮冠状动脉腔内成形术。

1984年，井上（Inoue，音译）等报道了经皮穿刺二尖瓣球囊成形术。

基本技术　包括以下几种。

经皮血管穿刺入路　经皮血管穿刺技术简单、方便、快捷，避免了患者不适和血管结扎以及因导管反复更换对血管的损伤。穿刺部位确定后，给予局部浸润麻醉，然后经皮穿入特制的穿刺针达血管腔，经穿刺针送入导引导丝，沿导丝送入血管鞘组，血管鞘带有防反流阀和侧臂端口。最后经血管鞘送入大小合适的导管达心血管腔进行系列心导管检查。检查结束后拔出导管与血管鞘，采用局部压迫或者各种血管闭合装置止血。经皮穿刺的血管一般选用股动脉和股静脉。

肱动脉切开方法　经皮血管穿刺入路广泛应用，使经肱动脉切开行心导管检查越来越少，一般不到10%。肱动脉切开的部位常选在肘窝前皮肤皱褶上2~3cm的动脉搏动处做横切口。寻找分离动脉后，在动脉上做一个长2mm的横切口，逆血流送入心导管并使其先端到达拟检查部位。检查结束后撤出导管缝合伤口。

应用范围　心导管术最初应用于心血管疾病的诊断。部分复杂性先天性心脏病手术治疗前，手术指征的选择与手术方案的制订不仅需要详细的解剖资料，更重要的还要有详细的生理资料。因此，心导管检查仍是某些心脏病治疗前重要的检查方法。随着各种介入器材改进和方法进步，心导管术在诊断的基础上进一步发展成为心脏病重要的治疗手段，即心脏病介入治疗。

目前，心血管解剖资料的获取可以借助心脏超声、多层螺旋CT以及MRI，而心血管生理资料的获得仍需依赖心导管检查。在心导管检查基础上发展起来的介入性心脏病学发展非常迅速，新技术不断出现。可以预见心脏病的介入治疗在未来将发挥越来越重要的作用。

（易定华　孙立军）

yòuxīn dǎoguǎnshù

右心导管术（right cardiac catheterization）

经外周静脉送入导管，沿静脉管腔使导管先端到达右心房、右心室、肺动脉及其分支，检测右侧心脏血流动力学改变的方法。外周静脉包括股静脉、颈内静脉、锁骨下静脉、肘正中静脉等。20世纪40年代，库尔南（Cournand）和理查兹（Richards）等对正常人和心脏病患者开展了系统而全面的右心导管检查，证实其为研究血液循环生理和病理方面的一种安全有效的方法。目前，右心导管检查已广泛应用于临床，它不仅对先天性心脏病的诊断，对二尖瓣、三尖瓣和肺动脉瓣疾病中的血流动力学改变，肺循环的生理和病理生理以及心脏、肝脏、肾脏代谢功能方面等能提供许多宝贵的资料，且已发展到能够以右心导管技术为基础进行更多的检查项目，甚而可作为治疗的一种措施。右心导管检查在技术上也有了较大的改进，例如采用经皮穿刺插入心导管而无需做静脉切开，应用附有气囊的漂浮导管可无需X线透视而能在床旁进行心导管检查。

基本技术　在临床上主要采用经皮血管穿刺技术行右心导管检查，它具有操作方便、快速，避免了静脉切开与结扎；导管鞘保证了各种诊断与治疗性导管更换容易，扩大了心导管术的应用范围以及与静脉切开法相比，局部感染的发生率大大降低。临床上常常选用股静脉入路，一般选用右股静脉。在影像实时监控下，借助导引导丝将导管小心、轻柔地送至上、下腔静脉及右心房、右心室及肺动脉等处。采集各部位血液和记录压力曲线，了解各部位血氧含量，计算心排血量及血流动力学指标。在插管过程中观察导管的走行路径，确定各心腔及大血管间是否有畸形通道。如有肺动脉高压，可直接推送导管嵌入肺小动脉。若肺动脉狭窄，需要记录肺动脉到右心室的连续压，了解狭窄程度和判定狭窄部位。

球囊漂浮导管检查　球囊漂浮导管由导管体和球囊组成。导管体质地较软，呈双腔结构，其中一个腔和导管顶端的端孔或侧孔相通，用于压力和血氧的测量；另外一个腔与导管先端球囊相通，注入二氧化碳可使球囊扩张。当导管先端到达右心房后，扩张的球囊在血流的作用下，将导管带入右心室及肺动脉，最后楔入肺小动脉。利用漂浮端孔导管、侧孔导管可分别测压和造影。漂浮导管广泛用于床边监护及心导管检查。在床边实施监护时可不用X线透视监控，根据压力曲线即可判断导管先端到达的位置，并以此了解危重患者的血流动力学变化，指导临床治疗。

临床电生理检查和经导管射频消融术　心电生理检查可用于诊断和评价多种临床心律失常。如心脏停搏、不能解释的反复晕厥、反复发作的持续性室性心动过速、并发症状性心律失常的预激综合征、室上性心动过速、心动过缓等较为经典的心电生理检查适应证。目前，电生理检查作为指导心律失常介入治疗的主要工具，用于术前诊断、术中标测定位和鉴别诊断、术后疗效和并发症评价及远期随访等。

心内膜人工起搏　任何原因引起的持续性和不可逆的儿童缓慢性心律失常，起搏治疗是唯一选择。目前儿童安装起搏器最广泛应用的是心内膜导线埋植方式。

心内膜下心肌活检　利用活检钳夹取心脏内壁组织，以了解心脏组织结构及其病理变化。一般多采用经静脉右心室途径。对心肌病、心肌纤维化等疾病的诊断，对心脏移植后排异反应的判断及疗效评价均具有重要意义。

应用范围　右心导管检查可用于：①了解上下腔静脉、右心房、右心室、肺动脉主干及分支的压力变化。②通过测定右心系统各部位血液的氧含量，联合动脉血氧含量与每分钟氧消耗量的测定，可以推算出心排血量、心脏内或大血管间左向右或右向左的分流量。③通过导管进入途径，可判断有否其他心血管异常存在。④通过肺动脉楔压的测定，可间接了解肺静脉、左心房的压力变化。⑤导管经右房进入冠状静脉窦并采血，可以了解心脏静脉血化学成分的变化。⑥还可用于选择性心血管造影和进行腔静脉不同平面及主要属支的相关检查。

既往右心导管检查包括右心造影术，在先天性心脏病的诊断、治疗中占有重要地位，促进了先心病手术治疗的不断发展。自20世纪80年代以来，超声心动图在临床广泛应用，尤其是近几年高端心血管多层螺旋CT和MRI的开发与广泛应用，使得先心病右心导管术应用适应证更具选择性，一些常见的先心病的术前诊断已被这些无创性检查技术所取代。右心导管术由以诊断为主要目的手段转为心血管疾病治疗的重要手段，并逐渐发展成为介入性心脏病学。不过，对于某些重症与复杂型先天性心脏病，如新生儿、婴幼儿以及复杂先心病外科手术的开展，要求术前生理资料、解剖畸形诊断以及心脏功能检测更加精确，右心导管检查结果为合适治疗方案的制订仍具有重要的参考价值。

(易定华　孙立军)

zuǒxīn dǎoguǎnshù

左心导管术（left cardiac catheterization）

在导引导丝帮助下，将选定的导管送至主动脉、左心室以及左心房等处，进行压力测定和心血管造影，借以了解左心系统解剖、功能以及血流动力学改变的方法。又称左心导管检查。无论心脏病尤其是先天性心脏病的腔内介入治疗还是外科手术治疗，均要求在术前对患者解剖、功能以及血流动力学等资料必须做到精确地掌握。当其他非创性影像技术难以获得准确诊断，右心导管检查又不能直接提供左心病变相关资料时，左心导管术则成为必须的检查。心血管循环是一个完整的系统，无论右心或者左心系统，一旦一侧发生病变，必将引起整个循环系统的变化。在心导管检查时，往往两侧同时进行，这样即可获得完整的左、右心解剖和生理学诊断资料。1951年，博斯杜迈耐克（Ponsdomenech）等开展经右心室和室间隔穿刺行左心室检查术；1956年，布鲁克（Brook）报道了经心尖穿刺左心室术。1959年，罗斯（Ross）和科普（Cope）分别采用经房间隔穿刺术；1960年，布洛肯布罗（Brockenbrough）进一步将此技术加以改良，使其更趋完善。在左心导管检查基础上相继开展了左心腔内的心电图、心音图、房室束电图测录，床边左心导管监护以及借助特制球囊开展主动脉瓣与冠脉成形术等。

基本技术　一般采取经外周动脉入路方式开展左心导管检查，下面简要介绍经皮动脉穿刺方法和动脉切开方法。

经皮穿刺股动脉入路　采用塞尔丁格（Seldinger）技术，经皮股动脉穿刺成功后，送入导丝退出穿刺针，沿导丝送入具有防反流作用的导管鞘。然后，在长导引导丝的帮助下，通过导管鞘送入选定的导管。导管逆行至主动脉、左心室等处后，撤出导引导丝，进行压力测定和心血管造影，可以了解左心室功能、室壁运动以及心腔大小、主动脉瓣和二尖瓣发育情况，观察导管走行途径，记录各部位的压力曲线，采取各部位的血标本，测其血氧含量，计算心排血量以及血流动力学指标。

动脉切开法　可选取肱动脉、股动脉等，具体见心导管术。临床上较少使用。

应用范围　左心导管检查应包括生理资料检测及心血管造影两个方面。在先天性心脏病诊断中，可用于以下疾病的诊断：①主动脉疾病。②主动脉水平左向右分流性病变。③冠状动脉病变。④心室水平左向右分流病变。⑤复杂性先心病。还可用于后天性主动脉病变以及冠脉腔内介入治疗。

非创性心血管影像诊断技术迅速发展，使得左心导管检查的诊断作用越来越小，有逐渐被取代的趋势。但是，经皮冠状动脉腔内介入治疗如冠脉药物洗脱支架植入、动脉导管未闭、室间隔缺损封堵以及主动脉瘤和主动脉夹层腔内隔绝术等的开展十分普遍，表明左心导管检查往往用于介入治疗。对于复杂性先天性心脏病的治疗，左心导管检查仍具有重要的作用。

(易定华　孙立军)

xīnxuèguǎn zàoyǐng

心血管造影（cardiac angiography）

借助于多种类型的造影导管，将含碘造影剂选择性地注入心脏和大血管内，通过X线摄影技术显示心脏大血管的解剖结构，评价心脏大血管血流动力学功能的检查诊断方法。心血管造影可以明确心房、心室以及大血管的解剖和功能。左心室造影可以提供心室整体和局部功能、二尖瓣反流情况，还能显示诸如室间隔缺损、肥厚性心肌病等疾病存在与否、部位以及严重程度。因此，它常作为冠心病、主动脉以及某些复杂先心病等患者诊断性心导管检查的一部分。右心室造影可以提供右心室整体和局部射血功能的信息，对先心病患者的诊断有帮助。

基本技术　离子型碘造影剂为三碘苯甲酸盐类，在溶液中分解为与造影无关的阳离子和含有三个碘原子的阴离子。它对周围血管有扩张作用，能使血压下降。对肺循环则使肺动脉压升高。它对心脏传导系统和心肌收缩有抑制作用，外围血管内注射引起明显的疼痛。非离子型碘造影剂为非盐类三碘苯甲酸衍生物，碘浓度高，在溶液中不分解成离子。与离子型相比，它表现为低张低渗，对周围血管、肺循环和心脏传导系统的影响较小，对心肌收缩无抑制作用，为较理想的心血管造影剂。

高压注射器可有效控制造影剂注射总量及注射速度，保证了高质量心血管造影图像的获得。一般选用高浓度的造影剂，以便于心腔、大血管轮廓清晰显示和疾病的正确诊断。小儿心血管造影检查造影剂用量可按每次 1～2ml/kg 计算，总量一般不超过 6ml/kg。为确保造影安全有效，多采用顶端有多个侧孔或端侧孔（如猪尾导管）的造影导管，导管不能顶对心壁或嵌在心肌小梁内。

心血管造影按造影剂注射部位可归纳为三类：静脉心血管造影；心腔和大血管造影，包括左、右房室、主动脉和肺动脉造影；选择性血管造影，包括冠状动脉、肾动脉、支气管动脉、腹腔动脉等。轴位心血管造影是复杂先天性心脏病造影诊断的常用技术。心脏各房、室和大血管存在结构相互重叠，正、侧位投照体位不能满足临床需要。轴位投照技术使观察部位与 X 线束成切线位，这样有利于清楚显示病变部位的解剖细节。

应用范围 血管造影后通过观察心腔、大血管的充盈情况及显影顺序，可了解心腔大血管的形态、大小、位置和相互连接关系等解剖情况；有无异常分流、反流存在；瓣膜活动、心室收缩舒张状态等功能情况。根据心血管造影图像并结合临床、超声心动图检查结果，对心血管畸形可做出全面、准确的诊断，为进一步的介入治疗或手术治疗提供可靠的依据。

由于心脏彩色多普勒超声显像、磁共振成像、多排螺旋 CT 的开发、应用和推广，心血管造影的临床应用范围已有明显变化，用于心脏病的诊断较少。但是对于某些复杂、复合先天性心脏病诊断和大血管疾病如主动脉夹层、

动脉瘤介入治疗心血管造影仍是重要的成像手段。

（易定华　孙立军）

yòuxīn zàoyǐng

右心造影（right angiocardiography） 经外周静脉将选定的造影导管先端分别送到右心系统，包括腔静脉、右心房、室以及肺动脉内，注入碘造影剂进行 X 线电影摄影的检查诊断方法。腔静脉造影可以显示上下腔静脉正常解剖、变异以及异常，对疑有腔静脉、右心房血栓或肿瘤者，宜将造影导管放置在病变的远心端，以免在推送导管时造成脱落引起肺动脉栓塞。右心房造影用以显示三尖瓣病变、心房水平右向左分流以及右心房的血流动力学变化。右心室造影往往与右心导管检查联合进行，通常是在右心导管检查结束后进行。右心室造影主要用以诊断复杂先天性心脏病和其他右心室及其流出道的病变。其除可以清晰显示心室轮廓外，还可以避免其他心腔与它的重叠。当出现心室水平右向左分流时，还可显示室间隔缺损的解剖细节。肺动脉造影主要用于显示肺动脉主干及其分支的病变。一般将造影导管先端放置在肺动脉主干中部高压注入造影剂。也可根据需要分别进行左、右肺动脉造影。

基本技术 包括腔静脉、右心房、右心室以及肺动脉造影。一般选择经右股静脉入路，采用塞尔丁格（Seldinger）经皮股静脉穿刺插管技术。穿刺点位于腹股沟韧带下方 1～2cm，股动脉搏动最强点内侧 0.5～1.0cm 处。选用 2% 利多卡因对穿刺点皮肤和血管两侧局部浸润麻醉，然后穿刺处皮肤切一个 3mm 小口。穿刺针经皮肤切口并与皮肤呈 45°角度进针。建议选用股动脉前壁穿刺针，

套上装上肝素生理盐水的注射器，边进针边抽吸，当股静脉血液回抽通畅时，即可经穿刺针插入导丝。导丝进入血管约 20cm 后保留导丝，退出穿刺针，沿导丝送入血管鞘组（扩张管和连有侧管及防反流阀的导管外鞘），再退出导丝和扩张管，经导管鞘送入导管即完成整个插管过程，然后根据需要将导管先端放置在选定的部位造影。如行右心室造影，造影导管需要经过腔静脉、右心房、三尖瓣口，最后将导管先端置于右心室的心尖部，高速注入含碘造影剂。导管先端置于心尖部的优势是有助于右心室腔全部显示；导管不会回弹进入三尖瓣口和右心房内；当三尖瓣闭锁时可试经右房-左房-左室-室间隔缺损送入导管，显示右室流入道、心尖；流出道的位置、形态以及与心房、大动脉的连接关系。检查结束后，撤出导管和导管外鞘，局部指压止血约 10 分钟，加压包扎伤口。腔静脉与右心房造影一般选用正位投照，必要时可辅以侧位投照。在复杂先天性心脏病右心室造影诊断时，为了清晰显示右心室位置、形态、大小以及与周围结构连接、毗邻关系，有否心室水平异常分流及位置等，常常选择正侧位辅以多角度轴位投照技术。轴位成角投照的常用体位包括长轴斜位（左前斜 60°～70°，复合向头成角 20°～30°）、肝锁四腔位（左前斜 40°，复合向头成角 40°）以及半坐位，又称坐观位（正位复合向头成角 40°）（图）。长轴斜位投照由于 X 线与前部室间隔相切，使得左、右心室相互分开，复合向头成角又使室间隔适当拉长，室间隔的显示更加清楚、直观。还有利于显示心室与大血管的连接关系等。肝锁四腔位投照

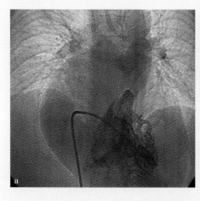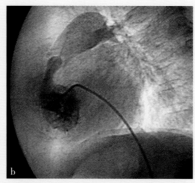

图　肺动脉瓣狭窄右心室数字造影
a. 半坐位；b. 侧位

时，由于 X 线与房间隔以及后部室间隔相切，因此导致右心房与左心房、右心室与左心室分开，这样避免了四个心腔的相互重叠。肝锁四腔位可清晰显示房间隔、后部室间隔解剖细节。半坐位主要用于显示肺动脉主干与分支。由于此时 X 线与肺动脉垂直，肺动脉主干、分叉部以及左右肺动脉起始部均能良好显示。

应用范围　右心造影主要用于右心系统梗阻性疾病的诊断，如三尖瓣狭窄、闭锁及关闭不全、三尖瓣下移畸形（Ebstein anomaly），右心室漏斗部和肺动脉狭窄、闭锁，发绀属先心病（包括法洛四联症、右心室双出口、大动脉转位以及肺静脉异位引流）等。既往右心造影通常与右心导管检查同时进行，为心脏病尤其是复杂先天性心脏病的诊断、处理发挥了重要作用。近年来，由于其他心血管成像技术的快速进步和临床广泛应用，单纯应用 X 线造影剂的右心造影率逐渐减少，部分医院已将选择性心室造影不列为手术前或者疾病诊断的常规检查方法。尽管如此，由于右心导管检查、右心造影具有同时显示心血管血流动力学和解剖细节、心脏功能等优势。目前，这项技术主要用于某些复杂先天性心脏病的诊断，对于某些疑难患者，选择性右心造影仍具有不可替代的作用。

（易定华　孙立军）

zuǒxīn zàoyǐng

左心造影（left angiocardiography）　经外周动脉入路，借助导丝将心导管送达左心系统的选定部位，高压快速注入含碘造影剂，同时进行 X 线摄影的检查诊断方法。依据术前选定部位，可分为左心室造影、左心房造影以及升主动脉造影等。当常规经动脉入路有禁忌或失败时，也可直接穿刺降主动脉、左心室或左心房等处注射造影剂造影。但直接穿刺法并发症多，不宜推广。现代心血管外科手术治疗前要求对心血管疾病解剖、功能以及血流动力学资料需要精细、准确掌握。目前，心脏多层螺旋 CT、MRI 以及超声心动图等所提供的相关资料已成为制订手术方案的主要依据，使得传统心血管造影术受到极大地挑战。近年来，心血管腔内介入治疗的发展，要求实时做出准确诊断和治疗效果评价。因此，左心造影已成为指导介入治疗的必备技术。

基本技术　左心造影通常选用动脉入路，并且以经皮穿刺股动脉入路首选。常选用 5F 或 6F 猪尾导管造影。

主动脉造影　一般选用右股动脉入路，依据需要可将导管先端置于升主动脉、主动脉弓、胸主动脉或者腹主动脉，正位投照。升主动脉造影应加照左前斜位。造影剂总量 40~60ml，注射速度 20ml/s。升主动脉造影导管先端置于主动脉瓣上 2~3cm 处，这样既能清晰显示主动脉瓣，导管又不会弹入左心室内；若了解主动脉弓区域有否病变，导管先端以接近弓部或弓降部为宜。

左心室造影　一般选用猪尾造影导管，常将导管先端置于心室中部。这个位置有助于心室体部和心尖部显影；不会妨碍二尖瓣功能及造成心肌染色。一般建议注射总量 30~36ml，注射速度 20ml/s 或 10~12ml/s，注射时间 3 秒。投照体位除常规正侧位外，根据需要还可选择右前斜 30°位和左前斜长轴斜位。

左心房造影　通常选用经右心房通过未闭的卵圆孔或房间隔缺损进入左心房的途径。当房间隔完整时则采取穿刺房间隔送入导管的方法。该技术难度较大，有一定的危险性。此外，还可以借助左心导管，从左心室再插入左心房的技术以及肺动脉造影借助造影剂经肺静脉回流使左心房显影的方法。

应用范围　左心房造影由于操作困难，已经很少应用。左心室造影可用于评价左心室解剖、功能变化，还可用于诊断二尖瓣、主动脉瓣病变，心室水平左向右分流，心室、大动脉先天畸形以及室壁瘤等病变（图）。主动脉造影可用于诊断先天性或后天性主动脉病变，也可应用于锁骨下动

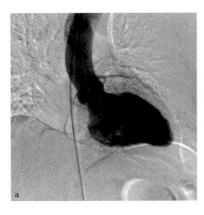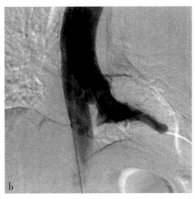

图 左冠状动脉前降支狭窄左心室 DSA（右前斜30°）显示心尖收缩功能降低

a. 左室舒张末期；b. 左室收缩末期

脉与肺动脉分流术、升主动脉与肺动脉分流术后复查以及冠状动脉瘘等的诊断。

尽管经食管超声心动图（TEE）、心脏多层螺旋CT和MRI已应用于左心系统大部分疾病的诊断，但是由于先心病介入治疗的广泛开展，左心室、主动脉造影仍然占有重要的位置，这些技术包括经导管室间隔缺损封堵术、二尖瓣和主动脉瓣球囊成形术、动脉导管未闭封堵术、冠状动脉瘘及主动脉-左心室隧道封堵术、主动脉缩窄球囊成形术及支架植入术，以及主动脉夹层、主动脉瘤腔内隔绝术等。

（易定华 孙立军）

guānzhuàng dòngmài zàoyǐng

冠状动脉造影（coronary angiography） 经外周动脉（如股动脉或桡动脉）送入特制的造影导管，在X线透视导引下和导引导丝帮助下，将导管的先端送至左、右冠状动脉开口处，手推注入含碘造影剂并X线摄影的检查、诊断、治疗方法。目前，诊断性冠状动脉造影已成为心导管检查重要的组成部分，据估计，美国每年要进行200万次。其目的就是了解冠状动脉树的情况，包括冠

状动脉和任何外科建立的旁路移植物，记录冠状动脉解剖细节，包括：动脉分布类型、解剖或者功能的病理改变（动脉粥样硬化、血栓形成、先天性异常或局部痉挛）以及是否存在冠脉间和冠脉内的侧支循环等（图）。目前，非创伤性影像检查技术，包括CT和MR成为冠心病或疑似冠心病患者治疗前、后评价冠脉或旁路移植物是否通畅有效的筛查技术，而冠状动脉造影基本用于冠状动脉腔内治疗。X线冠脉血管造影的局限性包括不能显示血管内皮表面、粥样斑块成分、血管壁以及直接评价冠脉血流动力学等。

基本技术 选择性冠状动脉造影常常选用股动脉入路和桡动脉入路。

股动脉入路 经股动脉入路行冠状动脉造影操作方便、左右冠状动脉造影成功率大于98%，应用广泛。股动脉穿刺插管成功后，经血管鞘送入特制的造影导管，在导引导丝的帮助下，导管先端分别送至左、右冠状动脉开口并造影。一般选用 Judkins 5F 或 6F 左、右冠状动脉造影导管。手推注入含碘造影剂，左冠状动脉每次平均7ml，速度为2ml/s；

右冠状动脉每次平均5ml，速度为2ml。为保证左、右冠状动脉主干与分支清晰显示，需要多次注射造影剂和多体位投照。右冠状动脉主干单一、分支少，左、右前斜位即可满足诊断需要。左冠状动脉分支多，常需较多体位投照。右前斜位+尾向有助于显示左冠主干、左前降支和左旋支动脉近段；右前斜位+头向有助于显示左前降支动脉的中、远段，并且与间隔支或对角支动脉不重叠；左前斜位+头向有助于显示左前降支动脉的中远段；左前斜位+尾向有助于显示左主干与左回旋支动脉近段。有时辅以后前位、侧位向头或侧位向尾。左前斜位有利于右冠主干近段显示；右前斜位头向有利于后降支和后外侧支动脉的显示；侧位有利于右冠主干中段的显示。

桡动脉入路 由于股动脉位置较深，术后穿刺点的压迫困难，局部还可发生血肿、假性动脉瘤形成、皮肤破溃感染等，患者需卧床制动 8～24 小时，给患者生活和肢体恢复带来困难。因此，1989 年加拿大康波（Campeau）首先报道了经皮穿刺桡动脉实施冠脉造影术，1992 年荷兰基门内捷（Kiemeneij）成功报道了经桡动脉冠脉球囊成形术以及支架植入术。目前，国内许多医院基本都采用了这个技术。

应用范围 冠脉造影适用于：①冠心病患者外科手术治疗前。②冠心病患者拟行冠状动脉腔内治疗前后（图）。③人工瓣膜替换术前；排除是否合并存在冠心病者。④排除是否存在冠脉畸形或其他冠状动脉疾病者。

尽管选择性冠脉造影能全面、清晰地显示冠脉解剖细节，但有创、价格昂贵是其主要缺点。未来的无创、高端心脏影像检查技

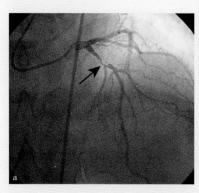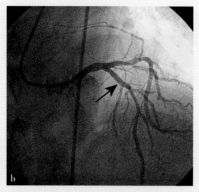

图　左冠状动脉前降支第六段狭窄支架植入前后造影改变

a. 支架植入前左冠前降支第六段重度狭窄（箭头）；b. 示支架植入动脉狭窄消失（箭头）

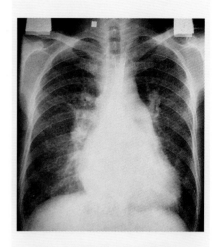

图　X线后前位片显示肺淤血

两肺纹理呈网状，两肺野透光度减低，两肺门影增大，肺门血管边缘模糊，结构不清

术将有可能成为评价冠心病患者冠脉解剖的主要手段。

（易定华　孙立军）

xīnzàng X xiàn jiǎnchá

心脏 X 线检查（cardiac x-ray examination）

采用胸部 X 线透视和心脏 X 线摄片对心血管疾病进行诊断的常规检查方法。1895年伦琴在研究阴极射线管中气体放电现象时，偶然发现一种人眼看不见、但能穿透物体的射线，因当时无法科学解释其产生的原理，就称为 X 射线。后来人们发现 X 线通过人体后，能在荧光屏或胶片上形成影像，开始应用于医学诊断。强度均匀的 X 线透过人体不同部位时的衰减程度不同，在荧光屏或摄影胶片上引起的荧光或感光作用就有强弱差别，经过显影、定影而出现不同密度的阴影，根据浓淡阴影的对比，判断体内病变。心脏 X 线检查主要是通过透视和心脏三位摄片来实现对心血管疾病的诊断。近十余年来数字化 X 线摄影是指在具有图像功能的计算机控制下，采用一维或二维的 X 线探测器，直接把 X 线影像信息转化为数字化信息的技术，提高了图像的分辨和显示能力，图像宽容性较大，后

处理功能较强。计算机 X 线摄影技术的开展无需更换原有 X 线设备，成本低。投照的 X 线辐射剂量更小，操作更简便而迅速，获得的数字化信息通过传输系统还可为远程医疗服务。

基本技术　包括以下几种。

胸部 X 线透视　可以从不同角度动态观察心脏、大血管的形状、搏动及其与周围结构的关系，但由于图像清晰度差、X 线辐射量大等缺点，现已基本弃用。

心脏 X 线摄片　常规吞钡后拍摄立式后前位（图）、左前斜位、右前斜位和左侧位，简称心脏三位片。

应用范围　心脏 X 线平片能显示心脏整体及各房、室及大血管变化及其程度，结合透视观察其搏动功能。同时可以反映继发于心血管疾患的肺循环障碍，观察肺血管纹理增多、减少，肺充血，有无肺动脉高压、肺出血、肺水肿、肺感染征象，以及纵隔阴影等。由于此项检查已规则化，可作为心血管外科诊断和手术前后随诊观察方法。当前临床上还在利用其性能特点较普遍用于高考、大专入学、机关干部查体；心脏大血管手术后重症病例床旁

X 线检查；基层医疗单位和边远地区对部分胸部心血管病患者的初步筛选和普查工作。

心脏 X 线在心血管的临床应用价值已基本被 CT 心血管造影及磁共振检查等现代影像技术所取代，但其操作简便、快捷，费用低，可床旁检查和远程医务服务，临床上尚正在发挥其资源优势，还可能在胸部心血管战伤救治中发挥其具有的远程医疗作用。

（易定华　郑敏文）

xīnzàng jìsuànjī duàncéng sǎomiáo

心脏计算机断层扫描（cardiac computed tomography）

通过静脉注射造影剂经 CT 扫描显示心脏结构和冠状动脉情况的检查诊断方法。1963 年，亨斯菲尔德（Hounsfield）首先建议用 X 线扫描进行图像重建，并提出精确的数学推算方法。到 1970 年发明了计算机体层摄影（CT）。1972 年，首台 CT 机问世。尽管当时还是单层 CT 机，采用扇形线形像束，每旋转 360°扫描获得一层图像，为两层相邻横断面间有停顿的一种机械扫描方式，速度慢，不能用于心血管病的诊断，然而对无创

影像学的发展奠定了坚实基础。1983 年，道格拉斯·博伊德（Douglas Boyd）开发出超高速扫描的电子束 CT（electron beam computed tomography，EBCT）。与前几代 CT 机不同的是，它消除了 X 线发射源和探测器的机械运动，由一个电子束发射 X 射线，使扫描速度提高至 50ms/帧。1984 年，电子束 CT 被应用于诊断冠状动脉疾病，结束了 CT 不能进行心脏及冠状动脉检查的历史。但由于是非螺旋连续扫描，一次屏气扫描心脏层厚最多 3mm，Z 轴的空间分辨率受到限制，从而钙化积分检查也受到影响；当然更不能满足冠状动脉三维重建的需要。这些特点限制了它在心脏成像或普通成像上的应用。由于没有安装防散射准直器，随之而来图像质量被散射线、纵隔低密度区明显的伪影，大大影响了心脏冠脉的成像。对心脏成像来说，对钙化数量的评价，探测非钙化粥样斑块的性质以及三维重建后冠状动脉空间分辨率的要求等都难以胜任，逐步被多排螺旋 CT 取代。

基本技术　心脏 CT 检查对 CT 设备及患者自身均有较高要求。从 CT 设备的角度来说，首先扫描速度要快，才能克服不断搏动心脏的搏动伪影。其次，扫描时必须采用心电门控技术以减少或消除心脏的搏动对图像造成的影响。临床常用的心电门控技术主要有两种。

回顾性门控技术　在整个心动周期中 X 线触发和图像采集都在进行，同时把心电信息融合到 CT 成像系统中，把每个心动周期中相似时相的 CT 原始图像用于重建一幅图像，可明显减少运动伪影。如果选择多时相重建，则整个心动周期的 CT 原始图像都可被利用，不同时相的 CT 原始图像用于重建不同时相的图像，利用电影形式可以观察整个心动周期中各房室收缩和舒张情况，并可用于计算射血分数等生理学指标。优点是扫描后可以任意时相重建；缺点是患者接受的 X 线剂量大。

前瞻性门控技术　即心电触发技术。在根据患者心率确定一个扫描时相后，每一层扫描触发点都是在这一时相进行，最后经重建得到这一时相的三维图像。优点是射线少，但扫描中如果心率变化就会导致扫描失败。此外，患者的配合屏气，也是扫描成功的重要因素。心脏 CT 扫描分为平扫及增强扫描两步。平扫不注入造影剂，自气管分叉下方约 2cm 处向下扫描至心底部。平扫的目的是显示冠状动脉钙化并进行钙化计分。增强扫描需注入含碘造影剂，从而使冠状动脉及心腔显影。增强扫描后可以进行三维重建，在重建图像上对冠状动脉的斑块及狭窄进行评价分析。

应用范围　早期多排 CT 和 EBCT 临床应用范围：①冠状动脉钙化积分：通过评分系统对钙化病变进行分类，可以预测冠状动脉事件的发生。一些专家甚至建议将钙化积分用于筛查低危至中危的患者。钙化积分为 0，预示着极低的冠心病风险，较传统的危险因素预测方法更准确。②评价冠状动脉斑块及狭窄：早期的多排 CT 和电子束 CT 对冠状动脉狭窄的诊断尽管敏感性、特异性和阳性预测值都不高，但初步结果仍令人鼓舞。③显示心脏和冠状动脉解剖：心脏 CT 可以提供心脏各房室间和冠状动脉血管的三维结构，而不是单纯的评价血管狭窄。三维重建可用于确定先天性心脏病，如房间隔缺损和主动脉缩窄等；可以显示冠状动脉起源的异常；可用于治疗心房颤动进行肺静脉隔离前确定左房和肺静脉之间的关系；也可用于心脏再同步化治疗确定起搏器的植入位置。

从最早心脏 CT 和电子束 CT 应用以来，历经了多排螺旋 CT 的更新换代和近年的飞速发展，在心脏大血管与冠状动脉疾病等心血管成像与诊断领域正发挥着越来越重要的作用。

（易定华　郑敏文）

duōpái luóxuán jìsuànjī duàncéng sǎomiáo xuèguǎn zàoyǐng

多排螺旋计算机断层扫描血管造影（multi-sliced spiral CT angiography，MSCTA）

经静脉内注入造影剂后加强血管造影的 CT 扫描的检查诊断方法。扫描后对原始断层图像再进行三维重建，可完美、立体地显示血管影像。目前多排螺旋 CT 血管造影已广泛应用于全身各种心血管疾病的成像与诊断，如颅脑及颈部血管、主动脉及其分支血管、肺动脉和四肢血管等。对中小血管包括冠状动脉都可清晰显示。1998 年 GE 公司率先推出 4 排螺旋 CT，显示了最初的冠状动脉图像，但尚无法应用于临床。2000、2002 年又相继推出了 8 排和 16 排螺旋 CT。16 排螺旋 CT 在心脏与冠状动脉成像方面有了较大的突破，达到了临床实际应用的阶段。但真正满足诊断并广泛应用于临床的是 2004 年 64 排螺旋 CT 的投入使用，无论是时间分辨率还是空间分辨率都有了显著的进展，冠状动脉检查的成功率和图像质量均明显提高。但仍需将心率控制在 70 次/分以下才能获得诊断性冠状动脉图像质量。2005 年西门子公司推出的双源 CT（dual source

CT，DSCT），使扫描的时间分辨率达到83毫秒，几乎可以忽略心率对CT图像的影响；患者接受的射线量也明显减少，得以在临床更加广泛应用。另外，多排螺旋CT及其三维重建技术使得主动脉疾病的成像与诊断更为简便易行且更趋完美，已基本替代了主动脉造影。

基本技术　除了亚毫秒级的扫描速度和心电门控技术保证对心脏和冠状动脉的成像没有搏动伪影，多排螺旋CT的优势还在于强大的三维后处理功能。这些三维重建技术使得心血管的成像更加立体、形象和具有直视的解剖效果。CT三维重建技术主要有四种。①多平面重组（multiplanar reconstruction，MPR）：在CT任意断面上按需要画线，然后沿该画线将断面上的层面重组，即可获得该画线平面的二维重建图像。MPR可较好地显示组织器官内复杂解剖关系，有利于病变的准确定位。②曲面重建（curved planar reformation，CPR）：在容积数据的基础上，沿感兴趣血管的中心线画一条曲线，以二维的图像形式显示出来。曲面重建将扭曲、重叠的血管等结构伸展拉直显示在同一平面上，较好地显示其全貌，是MPR的延伸和发展。③最大密度投影（maximum intensity projection，MIP）：MIP是取每一线束的最大密度进行投影，反映组织的密度差异，对比度较高。临床上常用于显示具有相对较高密度的组织结构，例如骨骼、钙化、显影的血管、明显强化的肿块等，对于密度差异较小的组织结构则难以显示。④容积再现（volume rendering，VR）：是利用全部体素的CT值，行表面遮盖技术并与旋转相结合，加上伪彩色编码和不同程度的透明化技术，使表面与深部结构同时立体地显示。图像立体、逼真。多用于骨骼的显示和心血管CT造影后的显示。

应用范围　包括以下几方面。

评价冠状动脉斑块及狭窄　64排螺旋CT和双源CT均可以很好地显示粥样硬化斑块并评价狭窄。其对>50%狭窄的诊断具有很高的敏感性、特异性、阴性预测值和阳性预测值。尤其是接近100%的高阴性预测值对于筛查冠状动脉正常人群，避免不必要的冠状动脉造影有重要的价值。但重度钙化会明显影响CT对狭窄准确性的评价。另外CT检查有高估管腔狭窄程度的趋势。CT目前可以准确显示冠状动脉斑块的部位、大小及体积等，但尚无法准确区分非钙化斑块的组织类型，但CT对冠状动脉非狭窄性斑块的检出价值值得肯定。

再血管化术后评价　冠状动脉CT血管造影有助于排除支架内再狭窄，但其准确性尚有待进一步提高。CT及其三维重建技术也可以很好地显示桥血管及有无再狭窄，尤其是容积再现技术可以立体直观地成像桥血管。

诊断主动脉疾病　CT三维重建可以立体显示各种主动脉瘤，显示真性动脉瘤的位置、大小及距离肾动脉开口的距离；显示假性动脉瘤的破口位置及大小；显示主动脉夹层内膜片撕裂的范围、破口的位置及大小；显示壁内血肿及溃疡的位置。并对腔内隔绝术后进行随访评价有无支架术后漏。

肺动脉栓塞　CT对亚段以下的肺栓塞也有很高的诊断准确性，对栓塞的检出明显优于磁共振和核素。经CT排除没有肺栓塞的患者不作治疗是可靠的。

先天性心脏病　CT不受起搏器和金属植入物影响，可提供详尽的心血管解剖信息。尤其对于心外大血管畸形，如主动脉先天性异常、肺血管解剖结构等的显示，CT具有明显的优势，而超声心动图则无法很好的显示这些。

风湿性心脏病　相对于评价瓣膜疾病最具优势的超声检查来说，CT对风心病的评价并非必须，但术前排除冠心病则是CT的优势。对于超声心动图及磁共振等常用手段无法提供确切检测信息的主动脉或二尖瓣相关疾病，CT则可能成为该类疾病的检测手段之一。

多排螺旋CT血管造影在心血管疾病的应用越来越广泛。但需要指出的是，X线辐射剂量在心血管CT的应用中仍大于其他CT检查，值得注意。尤其对于先心病患儿来说，必要时可使用磁共振代替CT检查，以减少放射线危害。目前，由于严重钙化、金属植入物及心律失常可能造成对有些患者的冠状动脉部分节段无法评价。随着CT技术的飞速进展，这些限度有可能被克服，CT血管造影将作为心血管疾病诊断和临床实践中不可分割的一部分。目前，临床已有256及320层螺旋CT扫描仪，旋转一次即可覆盖整个心脏。相信螺旋CT在心血管的应用前景将会越来越广阔。

（易定华　郑敏文）

fǎngzhēn nèijìng

仿真内镜（virtual endoscopy，VE）　将螺旋CT容积扫描获得的图像数据进行后处理，重建出空腔脏器内表面的立体图像的检查诊断方法。因其类似纤维内镜所见，故名仿真内镜，是CT三维重建技术的一种。仿真内镜技术于

20 世纪 90 年代初开始应用于临床，主要作为其他三维重建技术的补充应用于各种空腔脏器的内显示。优点是可对常规内镜无法到达的区域进行观察，还可以越过腔内阻塞病变进行观察。缺点是无法提取组织活检。

基本技术 在原始增强扫描图像的基础上，调整 CT 域值及透明度，将不需要观察的组织透明度变为 100%，而需要观察的组织透明度为 0，从而保留其图像，再加以人工伪彩，即可获得类似纤维内镜观察到的仿真彩色图像，并可静动和转向观察。

应用范围 主要应用该技术显示任何与血管内支架相关的异常。孙（Sun）等将 VE 技术应用于腹主动脉瘤支架植入术后对腹主动脉分支血管，尤其是双侧肾动脉及肠系膜上动脉开口变化的随访评价，以及支架的移动和侵蚀等情况的显示。多数腹主动脉瘤支架术后 30 ~ 40 个月的随访研究发现，支架术前及术后肾动脉开口的管径及肾功能并没有统计学意义的变化。该结果可很好地帮助临床医师评价位于肾动脉开口附近的主动脉支架对于两侧肾动脉及肾功能的影响。2008 年德斯瑞驰（Deithrich）并介绍在主动脉弓横部动脉瘤的复合手术中于手术前后应用仿真内镜显示了主动脉弓分支开口，指导主动脉腔内支架释放和术后随诊观察非常清晰而方便。

VE 目前在心血管疾病的应用有限，但其特殊的腔内仿真成像与血管内超声的图像有异曲同工之妙。已有人还将其用于评价冠状动脉支架内再狭窄和广泛钙化的狭窄评价，相信这一技术将在主动脉弓和腹主动脉分支开窗和经分支开窗腔内支架移植术和冠状动脉狭窄和再狭窄的评价中发挥更大作用。

（易定华 郑敏文）

xīnzàng cígòngzhèn chéngxiàng

心脏磁共振成像（cardiac magnetic resonance，CMR）

利用人体组织中 H 质子在磁场内共振产生的磁共振信号为基础并在心电门控技术的辅佐下，运用不同的序列进行影像重建的技术。并可通过计算机进行影像三维重建，无任何创伤构建出详细的心脏结构和心脏内外的血管结构图像，从而能够对心脏的结构和功能进行准确的评价，同时避免了电离辐射、放射性核素及碘造影剂等对人体的不良影响。磁共振扫描仪的磁场强度现已多为 1.5T 及以上的为主，较高的磁场强度有利于增加空间分辨率及成像的时间分辨率。常用成像技术主要有：①显示心脏解剖结构的黑血解剖成像技术。②可测试心室体积、射血分数、心脏输出量和心肌质量的心脏电影成像技术。③判定心腔内血流动力学变化的相位对比技术。④可精确显示心肌纤维化和瘢痕组织的心肌标记技术。⑤显示心肌梗死的延时增强技术。⑥区分缺血及坏死组织的心肌灌注成像技术。⑦观察冠状动脉狭窄情况的冠状动脉成像技术等。保罗·劳特布尔（Paul Lauterbur）等于 1977 年首次进行磁共振医疗成像，因呼吸及心脏运动影响，无法得到清晰的心脏影像。1984 年利用心脏心电门控技术和更快的扫描成像技术和屏气这一问题才得以解决。

原理 心脏磁共振成像运用磁共振快速成像方式成像。大体分为显示心脏解剖结构的黑血技术、显示心脏及瓣膜运动功能的亮血技术（或白血技术），以及功能成像技术。黑血成像技术是指采用自旋回波序列进行成像时，利用血液的流空效应，心脏及大血管腔内快速流动的血液呈无信号区，同管腔壁形成鲜明对比，从而显示心脏解剖结构。亮血成像技术可对心腔和血管内的快速血流进行特殊显像，并准确检测心室体积和功能。功能成像技术的相位对比和标记技术均使用扰相梯度回波脉冲序列获取心电门控电影成像和血流速度成像。

临床应用 心脏磁共振成像主要运用于：①充血性心力衰竭：CMR 可评估左心室及右心室体积、几何形态和功能，并识别诸如心肌淀粉样变、心肌致密化不全等形态学异常。对比成像通过测定血流速度评估心脏收缩功能。②冠状动脉疾病：CMR 可测量左室体积和功能，识别无症状心肌梗死。该技术还可观测静息和负荷状态下的心肌灌注成像，并通过多巴酚丁胺负荷试验检测隐匿型冠心病。③瓣膜性心脏病：在评估瓣膜性心脏病患者的左、右心室功能方面 CMR 有重要价值。该技术可精确显示瓣膜解剖形态，识别二叶型主动脉瓣及疣状赘生物等病变，也可测定瓣膜性心脏病导致的心脏内血流动力学变化。④先天性心脏病：对于单纯型和复杂型先天性心脏病的诊断，CMR 具有独特的价值。⑤血管疾病：磁共振血管造影（MRA）以 CMR 技术为基础，对于包括主动脉在内血管疾病的评估有重要价值，并能及时发现动脉夹层、动脉瘤及颈动脉和肾动脉疾病。⑥其他：CMR 还可用于急性心肌炎和肺动脉栓塞的诊断，缩窄性心包炎等心包疾病的评估，心脏内良性与恶性肿物的鉴别诊断。

磁共振快速成像技术的实现

使其成像质量开始具备临床实用价值，心脏MRI朝着更快速、更清晰的成像发展。心脏磁共振能够显示冠状动脉狭窄或阻塞。在未来，心脏MRI有可能取代冠状动脉造影这项有创的检查技术，更好地显示阻塞的冠状动脉阻塞程度与心肌的关系。此外随着心脏MRI技术的不断完善、创新，以及结合电影成像、造影剂首次通过灌注和延迟增强等成像方式，可以实现包括心脏结构与功能、心肌灌注与存活性、冠状动脉成像在内的一步到位（one-stop-shop）的心脏影像学检查。

（易定华　印弘）

cígòngzhèn xuèguǎn zàoyíng
磁共振血管造影（magnetic resonance angiography，MRA）

利用磁共振饱和效应和相位效应，区分流动血液和静止组织，在横断面、冠状面或矢状面上采集一系列连续薄层的断面图像，进行血管重建的检查诊断方法。重建的血管图像不仅类似于常规血管造影图，并可进行三维（3D）显示，即显示任意角度的血管投影图像。磁共振血管造影适合于检查与成像平面相垂直的血管，可广泛用于心脏血管检查，具有无创性、无需电离辐射和不使用碘造影剂、可提供血流动力学、血管形态学信息和心脏三维结构信息以及低于传统心血管造影术的检查费用等优点，是一种高效筛查冠心病的技术手段。可供选择的磁共振血管成像技术有多种。目前比较常用成像方法有通过静脉内注射顺磁性造影剂行感兴趣区血管容积扫描的增强磁共振血管成像法（contrast-enhanced magnetic resonance angiography，CE MRA），以及不使用注射造影剂的时间飞跃法（time-of-flight，TOF）、相位对比法（phase contrast，PC）等。在心脏方面，主要为冠状动脉成像，现在常用容积目标屏气成像和基于导航-回波技术校正运动伪影的自由呼吸成像。包括容积、目标型三维屏气冠脉MRA成像技术、对比增强的FLASH成像技术、三维屏气容积目标型TrueFISP成像技术、自由呼吸和实时层面校正的冠脉造影成像技术等。

原理　磁共振血管造影的研究始于20世纪80年代，时间飞跃法血管成像采用流动相关增强机制，是最广泛采用的MRA方法。TOF血管成像使用具有非常短重复时间（repetition time，TR）的梯度回波序列。由于TR短，静态组织没有充分弛豫就接受下一个脉冲激励，在脉冲的反复作用下，其纵向磁化矢量越来越小而达到饱和，信号被衰减，对于成像容积以外的血流，因为开始没有接受脉冲激励而处于完全弛豫状态，当该血流进入成像容积内时才被激励而产生较强的信号。TOF MRA的对比极大地依赖于血管进入的角度，所以在用TOF法进行血管成像时扫描层面一般要垂直于血管走行。另外，在TOF血管成像中，通过在成像区域远端或近端放置预饱和带，去除来自某一个方向的血流信号，因而可以选择性地对动脉或静脉成像。

相位对比法血管成像最常用的方法是利用双极梯度对血流进行编码，即在梯度回波序列的层面，于选择与读出梯度之间施加一个双极的编码梯度，该梯度由两部分组成，这两部分梯度脉冲的幅度和间期相同，而方向相反。PC MRA过程基本上由三步构成：首先，采集两组或几组不同相位的运动质子群的影像数据；然后，选取一种适宜的演算方法对采集的相位进行减影，静态组织减影后相位为零，流动组织根据不同的速度具有不同的相位差值；最后，将相位差转变成像素强度显示在影像上。流动组织相位偏移不仅与速度成正比，而且与梯度的幅值和间期成正比。通过改变梯度的幅值和间期，使某种速度的血流产生的相位差最大，则该速度的血流在图像上信号最高。采集前可根据所要观察的血流速度，选择一个速度编码值，即选定梯度的幅值和间期，则在图像上能突出显示该速度的血流。

增强磁共振血管成像是通过静脉内注射顺磁性造影剂Gd-DTPA明显缩短血液的T1值，利用快速梯度回波技术行感兴趣区血管屏气容积扫描，把扫描原始图像经计算机后处理成类似于常规血管造影的投影图像（图）。该技术与血液流动效应无关，所以克服了常规MRA（TOF和PC）中慢血流的饱和作用，明显减轻了湍流产生的信号丢失伪影，成像时间很短，消除了多次屏气造成的图像错位，另外空间分辨率及信噪比大为提高。

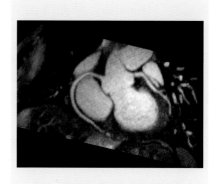

图　磁共振增强冠状动脉成像

临床应用　目前TOF MRA在临床上应用最为广泛，主要用于脑部血管、颈部血管、下肢血管等检查。在心脏方面，磁共振血管成像主要集中在以下几方面。

冠状动脉显示 首要问题是解决冠状动脉显示的可重复性，冠状动脉走行迂曲、运动不规则且受呼吸运动的干扰，在当前有限的层厚范围内，准确合理地定位显示正常冠状动脉尚存在一定的困难。显示冠状动脉狭窄是CMRA的主要临床应用目标，早期在空间分辨力和显示长度有限的条件下，CMRA仅可以粗略显示冠状动脉近段的狭窄。冠脉走行异常的发生率约1%，是导致猝死和心律失常的主要病因之一，用CMRA显示异常走行的冠脉有其独特的优势，没有血管造影的风险。冠状动脉支架术后的显示目的主要是判断支架通畅情况，CMRA的最大困扰来自支架伪影的干扰而非磁环境的安全性，支架导致局部信号缺失导致过低评价通畅程度，使用造影剂可以增强对管腔通畅的显示。

主动脉局限性扩张和主动脉夹层 MRA可显示主动脉瘤或瘤样扩张的部位、长度及扩张情况，测定动脉瘤外径。可以直接显示主动脉夹层的真假腔，清楚显示内膜撕裂的位置和剥离的内膜片或血栓。能确定主动脉夹层范围和分型，以及与主动脉分支的关系。

先天性心脏病 MRA可以客观地显示心脏、大血管形态，也同时能显示心脏房、室腔的血流情况、腔静脉和右心房连接以及心外解剖异常。

随着MRI软、硬件的不断完善和发展，MRI在心血管的应用显示出了巨大的潜力。其中MR冠状动脉成像的发展主要依赖于呼吸导航技术的进一步提高。目前，MR冠状动脉成像尚未能达到

和DSCT、MSCT水平，相信随着MRI技术的不断发展和后处理软件不断更新，MR冠状动脉成像技术未来会更加成熟。

（易定华 印 弘）

cígòngzhèn xīnjī guànzhù chéngxiàng
磁共振心肌灌注成像（myocardial perfusion magnetic resonance imaging）

利用磁共振造影剂（Gd-DTPA）强化成像效应，以团注造影剂方式检测观察造影剂首过期及延迟期心肌和心腔的强化表现形式，从而评价心肌缺血、心肌梗死的程度，为临床治疗提供依据的影像学检查方法。目前研究认为正常心肌、缺血心肌和坏死心肌在首过灌注、延迟灌注时相信号强度有差异。MR首过灌注时相缺血心肌显示灌注缺损，提示微血管，包括穿支小动脉受损及供血障碍，心肌缺血；延迟时相心肌的延迟强化提示心肌细胞死亡，细胞间质容积增加，造影剂排出时间延长。通过注射造影剂Gd-DTPA不仅可以动态跟踪造影剂分布从而鉴别心肌缺血，而且还可以通过延迟扫描识别瘢痕组织。目前常用的研究心肌灌注的方法有：造影剂增强心肌首过灌注法（图）和动脉血质子自旋标记法。自1980年心血管磁振成像被用于评价心脏疾患以来，首先应用的常规脉冲序列是自旋回波（spin echo，SE）和梯度回波（gradient echo，GE）技术，随着快速和强磁场系统的发展，新型射频线圈的使用，快速二维和三维梯度回波、平面回波、螺旋及其他成像序列的成熟，并与造影剂相结合，越来越多的科学报道显示MRI在缺血性心脏病中的应用具有极大潜能，它具有检查安全、无电离辐射、图像分辨率高、重复性好的优点。

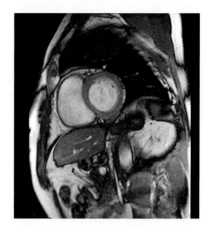

图 造影剂增强磁共振心肌灌注

原理 MRI心肌灌注的机制为：静脉注入Gd-DTPA造影剂到达左心后，在首过期中造影剂于左室显像的同时迅速向心肌细胞外液扩散，缩短T_1弛豫时间，可使正常心肌强化。而梗死区域再灌注，心内膜下微血管损伤甚至闭塞，导致Gd-DTPA流入时间延长，即在首过期上出现心内膜下灌注缺损，经灌注后，造影剂可通过冠脉大血管和侧支循环血管灌注并弥散，滞留于被破坏的心肌细胞和细胞间质内，形成波及心肌全层的延迟强化。应用这一机制，经灌注Gd-DTPA的同时，采用1.5T以上高场强MRI扫描仪配合心电门控，快速扫描电影序列，及相应的心脏软件包可以达到上述的观察要求。MRI心肌灌注成像磁共振序列包括：反转恢复快速梯度回波序列和回波平面成像（EPI）序列等，其时间和空间分辨力足以分别评估心内膜下层、心外膜及心外膜下层灌注。

临床应用 ①可发现梗死心肌，区别梗死和梗死后再灌注，冠状动脉狭窄或阻塞可引起心肌血流灌注异常，心肌细胞不同程度损伤。仅心肌功能异常而心肌细胞结构尚未破坏时，冠状动脉

血流恢复后，心肌功能可恢复正常，这种状态被称为可逆性心肌损伤，又称冬眠心肌或顿抑心肌。②评价存活心肌的功能改变。③评价心肌梗死后心脏重构的临床试验，包括监测药物治疗。

负荷超声心动图和 ^{99m}Tc（锝）SPECT 为普遍应用的第一线技术。PET 仍是心肌灌注和代谢成像的金标准，但空间分辨率较低，不能反映坏死心肌的透壁程度。MRI 被认为是测量心肌厚度、心肌质量、收缩期心肌增厚、心腔容积、射血分数和其他局部或全部收缩、舒张功能的最佳成像方法。MRI 评价这些参数具有很高的可重复性和可靠性，随着其方法学的进一步发展，如特异性造影剂的发展、数据处理的更加准确和自动化以及计算机软件的发展，在心肌灌注成像上将占有重要地位。

（易定华 印弘）

xuèliú biānmǎ cígòngzhèn sǎomiáo

血流编码磁共振扫描（blood coding cardiac magnetic resonance） 利用血液流动产生的相位变化测量血流速度，既能显示血管解剖结构，又能提供血流方向、血流速度及流量等血流动力学信息的磁共振成像技术。又称相位对比磁共振成像（phase-contrast magnetic resonance imaging，PC-MRI）。PC 成像法是一种有效评价血管疾病的无创检查方法，其成像参数选择灵活性较大，常用的 PC 方法有：三维（3D）PC 成像法、二维（2D）PC 单层面成像法、电影 PC 成像法。在心脏血管成像中，PC-MRA 具有好的背景抑制，高的血管对比，能区分高信号组织（例如脂肪和增强的肿瘤组织）与血管，能提高小血管或慢血流的检测敏感度。另外，利用 PC 的速度-相位固有关系可以获得血流壁的生理信息及血流动力学信息，有利于血流定量和方向研究。自 20 世纪 70 年代初，应用 PC-MR 进行流速测定以来，PC-MRI 已经成为大家熟悉，但常被低估的可获取血流定量信息的 MR 技术，最近才被用于心脏血管检查。

原理 在 PC 法中对流动分别有不同的敏感性，一幅图像中流动的相位为正，另一幅图像中流动的相位为负，而静止组织的相位不变。将两幅图像的相位相减组成一幅相位图像，静止组织的相位被减去而表现为黑色信号。流动血流的相位相加而表现为亮色信号。要编码三个坐标轴方向的流动，至少要采集 4 幅图像，相应地就要显著延长扫描时间。

PC-MRI 是利用流动所致的横向磁化矢量的相位变化来抑制背景、突出血管信号的一种方法。相位编码采用双极梯度场对血液进行编码，即在射频脉冲激发后，于层面选择梯度和读出梯度之间施加两个大小、持续时间完全相同，但方向相反的梯度场。当应用第一个梯度场时，静止和运动组织的质子都开始累积 Mxy 相位变化。随即应用第二个梯度场，静止组织自旋质子回绕并失相位，相位变化等于零；而流动自旋质子由于位置发生了移动，即使遇到两个大小和持续时间相同但方向相反的梯度场，其相位变化也不可能回到零，故流动质子群的 Mxy 相位变化得到保留，与静止组织存在相位差别，利用这种差别即形成相位对比。流动质子群的相位变化与流速呈线性关系，流速越快，相位变化越明显；通过对速度编码梯度场的调整，观察流动质子的相位变化，可检测出流动质子的运动方向、流速和流量等信息。

临床应用 包括以下几方面。

评价大动脉血流动力学改变 PC-MRI 可以通过测量缩窄部分两端的压力阶差来评价狭窄程度：①主动脉夹层：PC-MRI 有助于主动脉夹层的诊断，并能鉴别真腔、假腔及显示破口。②肺动脉血流动力学：可测量通过主肺动脉，左、右肺动脉的血流量及流速，且可通过峰值流速估计狭窄两端的压力阶差。

定量评价心功能及心肌运动收缩功能 PC-MRI 能够计算每搏输出量及心排血量：①舒张功能：回顾性心电门控 PC-MRI 能够定量测量心室舒张功能，所测量的功能指标也类似于多普勒超声心动图。②心肌运动不同步：心脏有节律地同步收缩和舒张是实现正常泵血功能的必要条件。

先天性分流性心脏病病变的评价 PC-MRI 是评估先天性分流性心脏病病变的有价值的方法。能够直接测量畸形血管的血流方向和血流定量信息。

评价瓣膜病变 PC-MRI 能够评价并定量测量瓣膜病变的严重程度。

评价动脉管壁切应力 管壁切应力是评价斑块稳定性非常重要的因素。由于血流速度与管壁切应力成负相关，PC-MRI 可以通过测定血流来评价管壁切应力的大小。

随着 MRI 场强的提高，梯度切换速度的提高和发展，血流编码磁共振扫描技术的应用将更加广泛，不论是在血管形态学方面还是在血流动力学方面，都展现出巨大的潜力。

（易定华 印弘）

xīnzàng fàngshèxìng hésù xiǎnx

心脏放射性核素显像（cardiac radionuclide imaging）

应用放射性核素或放射性核素标记的药物进行心脏显像检查，评价心肌的血流、代谢、活性以及心室功能的方法。1964年卡尔（Carr）等应用^{131}Cs进行心肌灌注显像，后来采用过^{43}K。20世纪70年代中期开始，^{201}Tl开始应用于心肌灌注显像。进入20世纪80年代，单光子发射型计算机断层成像（single photon emission computed tomography，SPECT）技术广泛应用，心肌断层显像成为常用的心肌显像方法；20世纪90年代^{99m}Tc标记的化合物应用于心肌灌注显像以及与负荷结合的负荷-静息心肌灌注显像对诊断冠心病有很高的准确性和特异性，在判断冠心病患者预后方面也有重要价值，心脏放射核素检查由此进入一个崭新的时代。

基本技术 从静脉注入放射性核素或核素标记药物，利用心肌细胞对这些核素或其标记物的选择性摄取进行心肌显像，进而判断心肌缺血或坏死；或利用核素标记的蛋白或红细胞等短期内不会透过血管壁的物质，测量心室大小及功能，这些方法都是心脏放射性核素检查的技术。

应用范围 目前临床上常用的心脏放射性核素检查有：①核素心肌灌注显像：是心肌显像最常用、也是最重要的方法，能够准确反映心肌局部的血流情况，也是评价心肌细胞存活及其活性的重要标志。②核素心肌代谢显像：利用放射性核素标记心肌代谢的能量底物或底物类似物，通过显像了解心肌的代谢状态。③核素心室显像（核素心功能显像）：利用核素标记的蛋白或红细胞等从静脉注入，因其短期内不透过血管壁，均匀地分布在心腔与大血管内，通过γ照相机显像可显示心室的功能，包括左室射血分数、收缩末期、舒张末期容量等指标，常用的有平衡门电路血池显像与首次通过心血池显像。④核素心脏受体显像：用放射性核素标记的神经递质类似物进行心肌显像，评价心脏交感神经支配状态，为心脏疾病的诊断、药物治疗提供信息。

近20年来，心脏放射性核素检查在心脏疾病尤其是心肌疾病的诊断与治疗指导中扮演越来越重要的角色。首先是将正电子发射型计算机断层（positron emission computed tomography，PET）和CT结合而形成的PET/CT，因为能在一次检查中获得解剖、功能和代谢的图像，在临床评价病变的病理生理变化，显示了其独特的优势；核心脏病学还可以对心脏神经受体、冠状动脉包块、细胞凋亡以及基因表达等分子水平的病理生理变化进行显像，可以探测最小到$10 \sim 12$mmol/L浓度的变化，这些核素心脏显像方法开拓了新的研究领域，对深入研究冠心病病因和病理、早期预警、预后评价和疗效判断等方面都有重要研究价值，有可能在未来成为临床评价冠心病的重要方法。2002年美国进行心肌灌注显像的病例数为600万例以上，而中国仅8万例。因此，核素心脏检查在中国还有极大的推广应用空间。

（易定华 汪 静）

hésù xīnjī guànzhù xiǎnxiàng

核素心肌灌注显像（radionuclide myocardial perfusion imaging）

利用正常或有功能的心肌细胞选择性摄取某些碱性阳离子核素或核素标记的化合物的原理，应用γ照相机和单光子发射型计算机断层成像（SPECT）进行心肌平面或断层显像使正常或有功能心肌显影，坏死或缺血心肌不显影或显影不良，了解心肌血供情况、诊断心肌疾病的方法。是简便、准确、无创检查心肌血流灌注情况，评价心肌活性方法，早期用于心肌灌注显像的药物多为碱性离子如钾离子（^{43}K）或钾离子的类似物（^{131}Cs），^{201}Tl静息与负荷显像以及SPECT技术的广泛为临床提供了更清晰准确的心肌灌注影像。^{99m}Tc-sestamibi（^{99m}Tc-MIBI）因其更佳的显像效果、廉价的显像剂制备使心肌灌注显像更加广泛的应用于临床心肌疾病的诊断，疗效监测，核素心肌灌注显像进入一个更加开阔的时代。

基本技术 显像方案：目前最常用^{99m}Tc-MIBI负荷-静息两日或一日显像法，^{201}Tl显像法在国内基本未应用。显像方法：目前最常用的为SPECT断层显像，静脉注射显像剂^{99m}Tc-MIBI后1小时，采用SPECT进行断层采集，采集结束后经过心脏断层软件重建得到左心室短轴、水平长轴、垂直长轴的断层图像，同时可以将短轴图像展开组成平面图像，构成彩色的靶心图，直观显示心室各壁的心肌灌注情况。显像方法还有门电路心肌断层显像，是在采集时以心电图的R波为门控触发信号，在每个心动周期内采集8帧图像，这样经过重建的图像不仅可以得到心肌的灌注情况，而且可以同时获得心室运动状态及收缩功能指标如左室射血分数（LVEF）、舒张末期容量、收缩末期容量等。为提高诊断的敏感性和特异性，对于可疑冠心病或心肌缺血者，应进行负荷心肌灌注显像。负荷心肌显像是为了增大心脏代谢需求，测试冠脉循环在心脏需求血量增大的情况下，扩大正常冠脉与病变区心肌血流分布的差异。静息状态下，狭窄冠脉可能仍能维持所供应心肌的血供，与正常心肌无明显差异；然而在负荷状态下，正常冠脉供血量大量增加，狭窄冠脉不能变化供应更多的血量，从而增大与正常心肌显像剂分布的差异，与静息心肌灌注显像结合有利于鉴别心肌是否为可逆性缺血。负荷试验有两种方案：运动负荷试验与药物负荷试验。

应用范围 核素心肌灌注显像的适应证主要包括：冠心病心肌缺血的早期诊断，冠心病危险度分级，估计心肌细胞活性，心肌梗死的评价，心肌缺血治疗效果评价，心肌病与心肌炎的辅助诊断等。可以在以下一些疾病或情况中应用：

冠心病心肌缺血的评价 心肌灌注显像不仅能够判断有无心肌缺血，还能够帮助确定缺血是否为可逆性以及冠状动脉的储备功能。①早期诊断冠心病心肌缺血，典型表现是负荷试验心肌灌注影像出现显像剂分布稀疏或缺损，静息影像正常或填充，即为可逆性心肌缺血。②冠心病危险度分级，该方法对于估计进一步心脏事件的发生危险性非常有效，可以作为冠状动脉造影检查的筛选试验。③帮助筛选需要血运重建治疗的患者，为血管造影选择高危患者，估计心肌缺血的严重程度和范围。④通过治疗（冠状动脉旁路移植术、经皮冠状动脉内成形术）前后的对照，可以简便、无创的评价术后心肌血流灌注的恢复情况。

心肌梗死的评价 通过缺血范围的判断评价心肌梗死的范围、梗死心肌中死亡心肌与可逆心肌的范围，评价急性胸痛患者的病情。

心肌病的鉴别诊断 肥厚性心肌病与扩张性心肌病的鉴别，应用心电门控灌注显像可以同时得到心肌的运动情况与射血分数等指标，并做治疗前后的治疗评价。

心肌炎的辅助诊断 阳性率可达80%以上，表现为左室心肌不规则显像剂分布稀疏（花斑样改变）。

核素心肌灌注显像作为心肌疾病的重要诊断方法，具有简便、经济、无创等诸多优点，能够提供其他影像学不能提供的生理意义结果，能够提供更准确的心脏事件预测，评价心肌缺血治疗效果。目前在中国的主要问题是，无论医师与患者，对于该方法的认识程度不够，更大力地推广、更好地应用这一方法是目前应当主要发展的方向，随着对这一方法的深入了解，必将在心脏检查中扮演越来越重要的角色。

（易定华 汪 静）

hésù xīnjī dàixiè xiǎnxiàng

核素心肌代谢显像 (radionuclide myocardial metabolism imaging)

利用核素标记的心肌代谢底物或类似物，进行核素心肌显像，通过观察底物的分布，了解心肌的代谢状态、判断心肌的活性和诊断心脏疾病的方法。心肌能够利用多种能量底物，正常禁食情况下心脏主要以脂肪酸为能量底物；进餐后（血浆葡萄糖水平升高），心脏主要利用葡萄糖作为能量底物；禁食或运动时，缺血心肌能够以葡萄糖为能量底物，而正常心肌和坏死心肌则不能；进餐后，正常心肌与缺血心肌都可以摄取葡萄糖。因此以放射性核素标记不同的底物进行代谢显像，可以了解心肌的代谢状态。当前临床上主要应用 PET 心肌葡萄糖代谢显像，与 SPECT 心肌灌注显像相比，有更高的空间分辨率。

基本技术 显像方案：①葡萄糖代谢显像，是目前最常用的心肌代谢方法，其采用的显像剂为发射正电子的 ^{18}F 标记的脱氧葡萄糖（^{18}F-deoxyglucose，^{18}F-FDG），其结构类似于葡萄糖，但是在己糖激酶磷酸化后，不再进一步代谢，"陷入"心肌细胞，从而进行正电子发射型计算机断层（PET）显像，显像前禁食12小时以上，测定空腹血糖，注射显像剂后45分钟，进行 PET 显像。②脂肪酸代谢显像，采用 ^{11}C 标记棕榈酸（^{11}C-palmitate，^{11}C-PA），禁食情况下行 PET 显像。③有氧代谢显像，显像剂为 ^{11}C-乙酸（^{11}C-acetate），目前尚无临床广泛应用。

应用范围 ①葡萄糖代谢显像：^{18}F-FDG 心肌葡萄糖代谢显像一般与心肌灌注显像结合应用。禁食状态下，正常心肌主要利用游离脂肪酸维持能量需要；缺血心肌由于血供减少，耗氧量大的游离脂肪酸氧化受到限制，需氧较少的葡萄糖氧化或不需氧的糖酵解成为供应能量的主要渠道，因此葡萄糖成为最主要的能量底物；梗死心肌在禁食与葡萄糖负荷的情况下，均不摄取 ^{18}F-FDG；葡萄糖负荷后，正常心肌与缺血但仍有活性的心肌均可摄取 ^{18}F-FDG。因此对于心肌灌注减低的区域，葡萄糖负荷后 ^{18}F-FDG 代谢显像显示相应区域的 ^{18}F-FDG 摄取正常或相对增加（灌注-代谢不匹配），提示缺血的心肌仍有活性；

反之，心肌灌注减低区域，代谢显像也显示显影区域^{18}F-FDG摄取减低（灌注-代谢匹配），提示缺血心肌没有活性。^{18}F-FDG心肌显像是目前最可靠的心肌存活评价方法，是冠状动脉旁路移植术和冠状动脉成形术的适应证选择、估计预后与疗效评价的重要手段。②脂肪酸代谢显像：禁食状况下进行PET显像，^{11}C-PA在正常人心肌显影分布均匀，缺血区显像剂稀疏缺损，与^{18}F-FDG显像表现相反。

核素心肌代谢显像能够通过无创的心肌细胞代谢评价，判断心肌存活状况，是最重要的评价心肌存活的方法，其缺点是显像核素为正电子药物，显像剂较昂贵。但是其独有的优势，尤其与血流灌注显像结合判断心肌缺血与活性，是其他方法所不能取代的，随着回旋加速器及PET的逐渐普及，这一良好的方法必然会迅速推广。

（易定华　汪　静）

hésù xīnshì xiǎnxiàng

核素心室显像（radionuclide ventricle imaging）

利用电脑装置的心电图门电路技术，将R-R（心电图R波）间期分为若干部分，通过核素显像、获得心动周期各个阶段的心室容积，测定静息或负荷状态下心室功能状态，得到整体与局部功能、收缩与舒张功能的指标的检查诊断方法。核素心室显像能够获得较全面心室功能指标：①心室功能参数：反映心室收缩功能的参数——左/右心室射血分数（ejection fraction，EF）、心排血量（cardiac output，CO）、每搏输出量（stroke volume，SV）、高峰射血率（PER）、1/3射血分数（1/3EF）等；反映心室舒张功能的参数——高峰充盈率（peak filling rate，PFR）、高峰充盈率时间（time of peak filling rate，TPFR）、1/3充盈率（1/3FR）和1/3充盈分数（1/3FF）；反映心室容量负荷的参数——收缩末期容积（end-systolic volume，ESV），舒张末期容积（end-diastolic volume，EDV）。②局部室壁运动与功能分析：通过电影显示可以直观了解心室各壁的运动幅度，并定量测定左心室局部功能。③时相分析：心室显像的每一个像素可生成一条时间-放射性曲线，它随着心室的周期运动呈周期变化，经过拟合可获得心室局部（每个像素）开始收缩的时间（及时相）以及收缩幅度（振幅）两个参数，对这两个参数重建获得心室的时相图、振幅图和时相电影三种功能影像及时相直方图。

基本技术　临床应用最多而且较为准确的方法有γ照相机平衡门电路心血池显像，此外还有首次通过法。平衡门电路心血池显像显像方案：最常用显像剂为^{99m}Tc标记红细胞，也可用^{99m}Tc标记人血清白蛋白，成人剂量为555~740MBq（15~20mCi），显像时患者连接心电图，应用γ照相机分别进行前位、45度左前斜和左侧位平面采集，或应用单光子发射型计算机断层成像（SPECT）进行断层采集。可以对患者进行运动或药物负荷试验，了解心脏的储备功能，提高诊断缺血性心肌病的敏感性，反应负荷状态下的心功能。首次通过法是通过"弹丸"注射方式，利用高灵敏的γ照相机进行快速心血管动态照相，获得显像剂首次通过左、右心室的系列影像及心室容积曲线，由此得到有关心功能的参数。

应用范围　①冠状动脉粥样硬化性心脏病：心肌缺血的早期诊断，冠心病病情程度与预后估计，冬眠心肌与心肌顿抑的评价。②室壁瘤的诊断。③心脏传导异常的诊断。④心血管疾病疗效评价。⑤充血性心力衰竭。⑥心肌病的辅助诊断：扩张型心肌病、肥厚型心肌病。⑦慢性阻塞性肺疾病与肺心病。⑧化疗对心脏毒性的监测。

核素心室显像是一种很好的评价心室功能的检查方法，相对于超声心动图而言，不受操作者的主观影响，该方法具有良好的重复性，定量准确，随着目前^{99m}Tc-MIBI作为心肌显像剂的广泛应用，可以在注射心肌显像剂时进行心室显像，达到一次注射完成心室显像与心肌显像的效果，提高心室显像的应用。

（易定华　汪　静）

hésù xīnjī cúnhuó xiǎnxiàng

核素心肌存活显像（radionuclide myocardium survival imaging）

用核素心肌灌注显像及心肌葡萄糖代谢显像进行心肌细胞活性判断的方法。在慢性冠状动脉疾病患者中，左心室功能是预后最重要的决定因素，因此判断左室心肌是否为瘢痕或可抢救的存活心肌是临床的当务之急。近年的研究发现，随着缺血的发生范围、速度、程度及侧支循环的建立，缺血心肌出现三种不同结局：坏死心肌、冬眠心肌、顿抑心肌，区别三种心肌损害，对于心绞痛、心肌梗死、左室功能障碍患者制定治疗方案、评价疗效、估计预后有重要的临床价值。心肌灌注显像通过心肌的血流灌注、显像剂摄取反映细胞的存活状态，只有保留完整膜的存活细胞才能蓄积和保留MIBI等心肌灌注显像剂，但该法在某些病例会低估了心肌的活性。所以，PET心肌葡萄糖代谢显像是目前最准确的方法，被称为心肌细胞存活判断的金标准。

基本技术 ①心肌灌注显像：目前最常用^{99m}Tc-MIBI负荷-静息两日或一日显像法，还可进行门电路心肌断层显像（具体方法见核素心肌灌注显像）；同时可进行心肌显像摄取比值测定，应用感兴趣区技术（region of interest）计算梗死周边带与非梗死区显像剂摄取的比值，也可反映心肌细胞的活力，当比值<30%时，心肌细胞存活的可能性较小；30%~70%时为存活的缺血心肌；>70%为正常。②心肌葡萄糖代谢显像（具体方法见核素心肌代谢显像），当心肌灌注缺损区^{18}F-FDG摄取正常或增高时，提示心肌细胞存活；当心肌灌注缺损区无^{18}F-FDG摄取时，则提示心肌坏死。

应用范围 在常规心肌静息显像表现为不可逆缺损的心肌中，约有50%的患者经过血运重建，左室功能有所改善，表明部分心肌仍然存活，低估了心肌的活性。通常心肌灌注显像与葡萄糖代谢显像是结合起来分析的，根据血流-代谢匹配情况判断心肌活性，有三种情况：①血流-代谢显像心肌的显像剂分布均匀，提示正常。②心肌局部灌注减低，葡萄糖摄取正常或相对增加，是心肌存活的有力证据。③心肌局部灌注与葡萄糖摄取一致减低，为瘢痕心肌和不可逆损伤的标志。葡萄糖代谢显像对于术前预测血管再通术后室壁运动的改善有意义。尤其是临床表现为心绞痛和慢性左室功能障碍的患者，心肌灌注呈缺血，葡萄糖代谢显像有摄取的冬眠心肌节段冠脉再通后疗效最佳，这部分患者随访的死亡率明

显低于药物治疗者；而葡萄糖代谢显像摄取减低的心肌节段再通后改善不明显，其采用再通治疗术与药物治疗的随访死亡率无明显差异。

目前公认PET心肌葡萄糖代谢显像是评价心肌细胞活性的最准确方法，但是由于检查设备昂贵，难于广泛推广。单光子发射型计算机断层成像（SPECT）心肌血流灌注显像判断心肌活性，费用较低，尚在应用。然前者对心肌存活的判断对于临床具有极高的指导意义，作为金标准尚需要广大心血管医师、核医学医师的进一步努力推广。

（易定华　汪　静）

hésù fèiguànzhù xiǎnxiàng

核素肺灌注显像（radionuclide lung perfusion imaging）

静脉注射大于毛细血管直径（9~60μm）的放射性核素标记的颗粒后，这些颗粒与肺动脉血混合均匀并一过性嵌顿在毛细血管或肺小动脉中，其肺内的分布与局部肺血流量成正比，通过体外测定肺内放射性分布而反映肺动脉血流灌注情况的检查诊断方法。肺灌注显像和肺通气显像是肺部最重要的一种核素显像方法。检查中一次注入20~70万颗粒，阻塞的肺毛细血管仅占全部肺毛细血管的1/1500，不会引起肺部血流动力学变化，放射性颗粒在肺中的半衰期为2~6小时，分解后被巨噬细胞吞噬，该方法是安全的。

基本技术 显像剂：目前常用显像剂为^{99m}Tc标记的大颗粒聚合人血清白蛋白（macroaggregated albumin，MAA），其颗粒直径10~90μm，剂量为74~185MBq。检查方法：平卧位缓慢注射（需判断有无原发性肺动脉高压时，坐位注射）；平面显像取前位、后

位、左侧位、右侧位、左后斜位、右后斜位、左前斜位、右前斜位；断层显像每6°一帧，360°采集。

应用范围 ①肺动脉血栓栓塞症的诊断与疗效判断：肺动脉栓塞时，肺灌注显像呈肺叶、肺段或亚段性缺损，结合肺通气显像及下肢深静脉核素显像可明显提高诊断的准确性，肺灌注与肺通气显像的不匹配是肺栓塞的特征表现；还可以通过定量分析进行溶栓前后的疗效评价。②慢性阻塞性肺疾病（COPD）：典型表现为多发散在的放射性减低或缺损区，与通气显像基本匹配，适合于肺减容术适应证的选择、部位与范围的确定。③肺动脉高压及先天性肺血管病变患者评价：肺动脉高压时，肺血流分布发生逆转使肺上部放射性反而高于肺底部，常见于肺心病和二尖瓣狭窄，90%COPD患者可合并不同程度的肺动脉高压，且左侧出现频率明显高于右侧。④观察各种肺部疾病对肺血流的影响及程度，为选择治疗方法、判断疗效提供参考。⑤全身性疾病（胶原病、大动脉炎等）可疑累及肺血管者，肺血管病或全身性疾病累及肺动脉时，肺灌注表现为肺段性分布的缺损区，通气功能大多正常，肺灌注显像可以判断肺血流灌注受损的范围与程度。

肺灌注显像是肺功能显像的重要方法，与肺通气显像的联合应用，在急性肺栓塞诊断中具有重要的诊断价值，在急性胸痛疾患的鉴别中有重要意义；对于肺部手术的功能判断与术后预测也具有较高的应用意义。肺灌注显像作为早期、无创的肺功能显像检查，将越来越广泛的应用于肺部疾病的诊断。

（易定华　汪　静）

xīnxuèguǎn yǐngxiàng de yōuxuǎn
心血管影像的优选 (optimized application of cardiac imaging technique)

从临床实际出发，达到完全满足临床诊断治疗要求，同时兼顾方便和经济的原则，综合衡量各种影像技术的优点和不足，为心血管病患者择优选择影像学检查的方法和策略。20 世纪 70 年代 CT 研制成功，超声心动图开发与应用，80 年代电子束 CT，90 年代多层面 CT、磁共振体层成像、放射性核素显像等逐步兴起，这些新技术与普通 X 线检查，以及各种 X 线造影技术相结合，共同构成了现代医学影像学，可以准确显示解剖形态、功能、血流动动力学变化和代谢异常等。在心血管疾病的诊疗中具有非常重要的作用。当前众多影像学新技术，如多层面螺旋 CT、MRI、正电子发射断层/X 线断层显像（PET/CT）、超声心动图、放射性核素心血管显像以及普通 X 线检查等技术应用于临床心血管病的检查诊断，各种影像检查技术充分满足了不同诊疗需求。但各种心血管影像学检查方法特点不同，在诊断疾病方面针对的病种和所起到的作用有所不同，同时存在有创和无创的差别，在操作的难易程度、方便程度、时间长短和花费均存在很大差别。因此，医师应根据诊断和治疗的不同要求，为不同心血管病患者择优选择心血管影像检查方法。

优选策略 从临床实际出发，不同疾病和疾病不同阶段，在诊断和治疗上对影像学选择有不同要求，心血管影像检查优选原则是在满足心血管疾病诊断和治疗要求的前提下，应遵从无创、少创到有创次序，以及方便、经济和合理应用的原则。多普勒超声心动图是大多数先天性和后天性心脏病的主要诊疗技术。核素成像结合负荷试验或 PET/CT，为冠心病心肌缺血或心肌梗死的首选技术，检测心肌存活，效果优良。心血管造影或数字减影血管造影（DSA）属于有创技术，可选择性地应用于某些特殊适应证，如显示、证实特殊的心血管畸形、血管发育情况等。冠脉造影仍为冠心病手术或介入治疗适应证选择的金标准。对心脏肿瘤、心旁肿块的诊断和鉴别，超声心动图检查简便，MRI 检查更准确、全面。主动脉瘤、夹层动脉瘤和主动脉弓畸形等大血管疾患的有效检查目前更多依赖于 MRI、多层螺旋 CT、DSA 等技术。近 20～30 年来随着介入和微创心脏外科的兴起，又对各种影像学技术的应用提出了新的要求。并成为当代心血管疾病诊治中一个重要课题。

意义 根据患者临床表现和症状，结合诊疗要求，择优选择最合适的心血管影像检查技术既能达到满足心血管疾病诊断和治疗要求，又能以最少代价向患者提供方便、经济的服务。

（刘金成 杨 剑）

xiōngbù X xiàn píngpiàn yōuxuǎn
胸部 X 线平片优选 (optimized application of X-ray examination)

为了满足临床诊断要求和兼顾方便经济的原则，医师为心血管疾病患者优先选择胸部 X 线平片的策略。胸部 X 线平片一直作为心脏病变常规检查，主要用于观察胸部疾患和心脏形态。随着医学影像学新技术相继问世，胸部 X 线平片临床应用范围大为缩小。但由于普通 X 线设备普及，价格低廉，简便易行，能同时观察胸部各器官形态和结构，显示肺循环敏感、准确，对于常见病种，结合临床资料可做出初步诊断，所以作为心血管疾病的常规影像学检查方法之一，目前仍在临床广泛应用。近 10 年来计算机 X 线摄影应用了成像板取代传统 X 线胶片作为 X 线影像的载体，实现了常规 X 线摄影信息数字化，提高了 X 线图像的分辨和显示能力，图像的宽容度较大，后期处理功能较强，可拍摄床旁片，投照的 X 射线辐射剂量更小，操作更加简便、快速，还可为远程医学服务。

优选策略 无论是先天性心脏病或获得性心脏病都会累及心、肺两个器官，胸部 X 线平片是初步诊断心脏和肺部病变一种简便手段。是目前心血管病患者手术前作为常规选择的检查方法之一。胸部 X 线平片检查虽不能直接显示心脏的内部结构，但可通过分析心脏边缘和轮廓、测算心胸比率来判断心脏及各房室有无增大及其增大程度。对于大血管疾病如升主动脉瘤样扩张、夹层动脉瘤等的诊断，在进行 CT、MRI、心血管造影等进一步检查之前，可优先选择胸部 X 线平片检查作为初步检查手段，通过观察心旁和大血管的形态结构，观察升主动脉及主动脉弓部形态，确定进一步检查手段的选择。胸部 X 线平片检查在显示肺循环情况、明确肺血多少的状况，有直观、简便易行等独特的优势。这对于分流型先天性心脏病、肺少血型心脏病的诊断、手术指征的确定、预后判断、指导治疗及术后复查随访具有重要意义。另外，胸部 X 线平片普遍用于高考、大专入学和机关团体查体，心脏大血管手术术后 ICU 重症病例床旁摄片；对胸部心血管战伤的救治中还可以发挥胸部平片操作简便、快捷和远程医疗的优势。

意义 胸部 X 线平片检查是心脏大血管疾病最基本的无创诊断技术之一,对常见心血管病和有典型畸形或病变的复杂病例,可显示心脏整体大小、大血管位置形态特点及肺循环状况,提供重要的初步诊断和鉴别诊断信息,可作为心血管疾病初步诊断手段的优选。但其不足之处是不能直接显示心内畸形或病变的解剖结构。

(刘金成 杨 剑)

chāoshēng xīndòngtú yōuxuǎn

超声心动图优选 (optimized application of echocardiography)

根据临床实际需要对心血管疾病患者优先选择超声心动图作为有效合理检查方法的策略。超声心动图是应用超声波回声探查心脏大血管结构和血流特点获取心血管系统有关信息的一组无创性检查方法,主要包括二维超声心动图、多普勒超声心动图、M 型超声心动图及实时三维超声心动图等。它可以在人体上直接观测心脏大血管结构、空间方位、心脏各部分连接关系、瓣膜运动、血流方向、性质等情况,并测算心脏大小、各部分内径、心脏功能、血流速度、血流量、确定异常分流量及分流时相等。多普勒超声心动图已成为心血管疾病诊治中不可缺少的无创检查技术。

优选策略 二维超声心动图能清晰显示心脏结构,可择优选择作为结构性心脏病的检查方法,如先天性心脏病、瓣膜病、心脏肿瘤、附壁血栓和心包疾病等,以及诊断心肌梗死并发症如室间隔穿孔、乳头肌断裂、室壁瘤等,测定心功能,射血分数、心排血量、左室重量等的首选诊断方法。

多普勒超声心动图可以通过血流多普勒效应观测心脏大血管血流方向、性质、时期和时速,进一步完善对分流性心脏病和瓣膜病的诊断。通过二维超声心动图结合多普勒检查对大多数常见结构性异常的心血管疾病均能做出明确诊断。近年来随着心血管疾病介入治疗的迅猛发展,结合放射线超声引导下进行室间隔缺损、房间隔缺损、动脉导管未闭的介入封堵以及超声引导下的介入瓣膜置换,已迅速普及。多普勒超声心动图在引导介入治疗和治疗效果评估中发挥着非常重要的作用。经食管心脏超声成像方法紧邻心后透声窗好,图像分辨率更高,以下情况可选用以弥补经胸超声的不足:①瓣膜病介入治疗和除颤前检查心房和瓣膜上有无血栓和赘生物。②肥厚型梗阻性心肌病、左室流出道疏通术及二尖瓣综合成形术术中监测,即刻判断手术效果,从而减少二次开胸手术的概率。在确诊病例复查及术后病例的随访和功能评价方面,超声心动图因其直观、实时、动态、价格低廉、门诊检查等优势,早已成为临床优选的检查手段。

意义 超声心动图是心脏大血管疾病最重要的无创诊断技术之一,对常见心血管病和有典型畸形或病变的复杂病例,可直观显示心脏大血管结构、空间方位、心脏各部分连接关系、瓣膜运动、血流特点,并测算心脏大小、功能、血流速度、血流量、异常分流量及时相等,提供重要的诊断和鉴别诊断信息,已成为各种心血管疾病诊断的优选,缺点是超声心动图空间分辨率低,不能有效显示冠状动脉疾病和肺循环状态。

(刘金成 杨 剑)

xīnxuèguǎn duōpái luóxuán jìsuànjī duàncéng sǎomiáo yōuxuǎn

心血管多排螺旋计算机断层扫描优选 (optimized application of multi-sliced spiral CT)

根据临床实际需要对心血管疾病患者优先选择多排螺旋 CT 作为有效合理检查方法的策略。当代多排螺旋 CT 具有扫描速度快、图像清晰度高,安全可靠无创的特点。通过三维立体重建、多层面重建、器官表面重建等,能实时逐层显示心内及心外血管结构,可获得立体感、直观的 3D 图像。多排螺旋 CT 可以清晰显示主动脉病变、冠状动脉主干及分支病变,对大血管和冠状动脉的诊断及手术方案的制定有很大的帮助,对评估治疗效果以及术后形态学和功能分析方面有显著的优越性。

优选策略 ①对主动脉病变,64 排和双源 CT 是快捷而准确的诊断优选手段之一。可清楚显示主动脉瘤,主动脉缩窄,假性动脉瘤的破口位置及大小,主动脉夹层内膜撕裂范围、破口的位置及大小,显示壁内血肿及溃疡的位置,有助于迅速确立治疗方案和评价主动脉病变手术和腔内隔绝治疗效果,多排 CT 是动脉瘤腔内修复术后随访的首选检查方法。②64 排和双源 CT 显示有临床意义的冠状动脉狭窄(≥50%),准确性很高,对冠状动脉中、高度狭窄的阴性预测值很高,有助于优先对疑诊冠状动脉病患者预先进行无创性筛选检查,可以取代部分传统的有创或导管法冠状动脉造影检查;冠状动脉介入治疗和旁路移植术后随访复查,多排螺旋 CT 对显示支架的位置和形态结构以及非支架部位尤其支架近侧和(或)远侧的冠脉管腔定量评价具有重要价值，对冠状动脉旁路移植术后桥血管及通畅程度也有较清楚显示，多排螺旋CT对冠状动脉畸形和变异的诊断具有优选价值。③多排CT对亚段以下的栓塞也有很高的诊断准确性，明显优于磁共振和核素显像。④64排CT应用于先天性心脏病检查，可以清晰显示大血管、心房、心室以及瓣膜间的关系，对于复杂先天性心脏病可提供详尽的临床分析依据，对于心外大血管解剖结构与畸形的诊断正确率高达95%，明显优于其他相关检查。

意义　多排螺旋CT作为一种精确、快速、大范围的无创成像技术，对于心血管疾病的诊断、手术治疗以及术后形态学和功能分析方面有显著的优越性，已经越来越多地应用于心脏大血管疾病的筛查、诊断及术后随访中，多层螺旋CT血管造影，为CT血管成像的临床应用创造了影像检查中的必要条件，改变了传统医学影像学的诊断模式。但其也存在放射线剂量高，心脏检查受心率限制的不足，同时由于支架的金属合金丝与腔内的高密度造影剂相重叠，对支架管腔的定量评价仍稍受限，尚需进一步改进技术，以实现更为安全、广泛的临床应用。

（刘金成　杨　剑）

xīnxuèguǎn cígòngzhèn zàoyǐng yōuxuǎn

心血管磁共振造影优选（optimized application of cardiac magnetic resonance）

根据临床实际需要对心血管疾病患者优先选择心血管磁共振造影作为有效合理检查方法的策略。心血管磁共振造影是利用人体组织中H原子核在磁场内共振产生核磁共振信号为基础，并在心电门控技术的辅导下，运用不同的序列进行影像重建的检查心血管病变的一种对人体无创伤的技术。在所有医学影像学成像方法中，MRI的软组织对比度最高，可以清楚地分辨肌肉、肌腱、筋膜、脂肪等软组织，准确区分心内膜、心肌与心外膜；具有任意方向直接切层的能力，结合不同方向的切层，可全面显示心脏大血管的结构，无观察死角。容积扫描可行各种平面、曲面或不规则切面的实时重建，进行解剖结构或病变的立体追踪。并可进行三维重建和增强磁共振血管造影。磁共振对心脏检查有很大的优势，主要是组织对比分辨率高，同时没有射线的影响，成像参数多，信息量大，结合电影成像造影剂首次通过灌注和延迟增强等成像方式，可以实现包括心脏结构与功能、心肌灌注与存活性、冠状动脉成像在内的"一步到位"的心血管影像学检查，已成为心血管疾病诊治中不可缺少的检查手段。

优选策略　在常规应用超声心动图检查还诊断不清楚的情况下，对以下疾病可选用磁共振造影，尤其是在肾功能不好的情况下选用，避免应用多排螺旋CT和心导管造影检查需用造影剂对肾功能的影响及射线对机体的影响。①心脏肿瘤、心肌病和心包积液做磁共振显像比较好，能清楚显示各心腔大小，心肌厚薄程度、心肌质量、收缩功能及其部位，通过注射造影剂了解血供特点，了解心包厚度和积液程度。②主动脉瘤和主动脉夹层，直接显示内膜撕裂范围、真假腔和血栓，以及分支情况。③磁共振心肌灌注成像还被认为是测量心腔容积、射血分数和室壁局部收缩、舒张功能的最佳成像方法。④对复杂性先心病，磁共振造影检查也可以明确心房、心室和大动脉位置，了解房室连接、心室与大动脉连接，还可显示腔静脉与肺静脉异常，以及外周肺动脉变化。

意义　由于MRI的软组织对比度最高，具有任意方向直接切层的能力，结合不同方向的切层，可全面显示心脏大血管的结构。通过不同平面、曲面或不规则切面的实时重建，可进行解剖结构或病变的立体追踪，为临床应用研究提供了广阔的领域。MRI局限性在于其设备尚不如普通X线、超声心动图和CT普及，检查费用较高，MRI显示钙化灶不敏感，成像速度慢，心脏大血管MRI检查通常必须采用心电图门控等措施消除心跳所致的伪影，其不能对已行金属瓣膜置换以及心脏起搏器植入术后的患者进行检查和随访。

（刘金成　杨　剑）

zhèngdiànzǐ fāshè jìsuànjī duàncéng xiǎnxiàng yōuxuǎn

正电子发射计算机断层显像优选（optimized application of PET-CT）

根据临床实际需要对心血管疾病患者优先选择正电子发射断层成像作为有效合理检查方法的策略。正电子发射断层成像可以对心脏血流灌注、代谢、斑块形成受体表达、化学介质乃至于基因转运等多方面显像。与CT结合检查又提供了心内结构和心外脏器血管等高分辨率的解剖结构图像，有助于排除其他非冠心病的影响。达到早期发现病灶和诊断疾病的目的，在肿瘤、心血管疾病诊断方面显示了良好的效果。

优选策略　目前在冠心病、大动脉炎、心力衰竭的诊断中应用超声心动图、多排螺旋 CT 等诊断还不完全清楚，尤其是对心功能较差的患者手术适应证不太确定时选用 PET-CT。①PET 血流-代谢显像是诊断存活心肌的金标准，PET-CT 对冠心病的诊断灵敏度、特异性和准确率分别为90%、98% 和 97%，可无创对冠状动脉狭窄程度、部位以及生理意义进行准确诊断，并可指导临床判定个体化治疗方案。PET-CT 阴性预测值更达到了 99%，也是理想的冠心病排除检查方法。②心肌灌注显像检查对于冠心病冠状动脉旁路移植术（CABG）适应证的选择、术后疗效和预后评价具有重要价值，是预测 CABG 术后患者心源性死亡、心脏事件和非致死性心肌梗死的独立预测因子，具有无创伤性的特点，具有极大的应用潜力。③PET-CT 技术对动脉粥样硬化斑块显像提供了新的思路。大多数急性心血管事件是由于冠状动脉内易损粥样硬化斑块的糜烂或破裂引起的，因此对易损斑块的早期发现和处理是减少人群急性心血管事件的迫切需求。④PET-CT 对大动脉炎诊断也体现出巨大的优势，大动脉炎病变血管的炎性细胞能够摄取 ^{18}F-FDG，^{18}F-FDG 是 ^{18}F 标记的葡萄糖的类似物，^{18}F-FDG 在血管的聚集程度实际上反映了血管的炎症活性，应用 PET-CT，可大大提高大动脉炎诊断率。⑤对于心力衰竭患者，在判断心室功能和心室重构方面，PET-CT 也是优选的影像学检查手段，具有可进行静息、负荷状态下心室功能连续检测的优点。对于扩张性心肌病，可将心肌灌注受损与室壁运动情况相结合，其中门控心肌灌注显像鉴别缺血性心肌病和扩张性心肌病的灵敏度、特异性和准确率分别为 92%、82% 和 90%。

意义　PET-CT 技术是目前唯一的用解剖形态方式显示脏器功能、代谢的技术，对于冠心病、心力衰竭、扩张性心肌病和多发性大动脉炎等均具有较强的诊断价值。PET-CT 代谢显像也存在缺陷，心脏检查时辐射剂量较高，CT 行衰减校正时，易受受检者移动、心脏搏动和呼吸运动的影响，造成 CT 与 PET 数据配准误差而产生伪影，心脏搏动和 PET 的空间分辨率有限可使 PET 探测的冠状动脉病变的敏感性降低。总之，PET-CT 在心血管疾病的应用机遇与挑战并存，临床应用价值和潜能有待进一步的验证和开发。

（刘金成　杨　剑）

xīnzàng wàikē mázuì
心脏外科麻醉（anesthesia for cardiac surgery）

心血管外科手术时麻醉医师为患者对所实施的手术完全无知晓，无痛觉的一个复杂的医疗操作过程，包括对患者术前状况的评估、术中对患者情况进行全面管理和监护以及术后的复苏与监护。

术前评估　麻醉医师对于要实施心脏手术的患者进行术前访视，了解患者既往手术史、麻醉史、既往服药史、过敏史、小儿发育状况，术前查体和检查结果、重要器官（心、脑、肺、肝、肾）的功能状态、牙齿情况、张嘴程度、颈部后仰程度等，以此来评估患者的麻醉耐受，设计麻醉方案，选择用药，并告知患者术前禁食水的时间等。

监测指标　处于全麻状态下的患者必须进行持续的监测以确保患者安全。心血管手术常规监测包括心电、脉搏氧饱和度、无创血压（术前）、有创动脉压、中心静脉压、呼气末气体（氧气、二氧化碳、吸入麻醉剂）、体温（鼻咽温、膀胱温、肛温）、尿量；选择性监测项目有：肺动脉压、心排血量、食管超声心动图、麻醉深度。

术中管理　进入手术室后麻醉医师要给患者先开放一条外周静脉通路，并实施一系列监测：心电、脉搏氧饱和度，还要在桡动脉、肱动脉或股动脉穿刺插管持续监测动脉压，颈内静脉穿刺插管监测中心静脉压和输血输液用。部分患者还需要在颈内静脉选择性置入肺动脉导管监测肺动脉压和心排血量。麻醉医师通过静脉输入麻醉药，使患者进入麻醉状态，即无痛、无意识、无记忆、肌肉松弛。全麻期间麻醉医师严密的监护患者生命体征和器官功能。麻醉维持可通过持续静脉泵入、间断静脉推注，也可通过气管导管吸入麻醉剂。

体外循环期间管理　绝大部分心血管手术患者需要心肺机在心脏操作期间代替心肺工作，即体外循环。体外循环前要给予肝素使全身肝素化。心脏操作转机期间患者心脏停止搏动，呼吸机即停止工作。视手术需要患者体温维持在 18～36℃ 平均动脉压维持在 40～80mmHg。转机初期麻醉医师要监测判断麻醉深度是否足够以免术中知晓。心脏复跳、肺动脉血流恢复后开始机械通气。停止体外循环前麻醉医师要与手术医师和灌注师进行良好的沟通，温度、酸碱度、血细胞比容一定要恢复到理想的状态。在这一阶段，麻醉医师要根据血流动力学、代谢指标对心肺功能和外周血管的功能进行评估，判断是否需要使用正性肌力药、扩血管药和缩血管药。停止体外循环后用鱼精蛋白中和肝素。

停机后管理 心血管手术麻醉都采用气管插管全麻,小儿多采用经鼻气管插管。气管插管将持续到术后,待患者心肺功能恢复后,血流动力学平稳,确定伤口引流量正常后,才拔出气管导管。有的麻醉医师采用全麻合并椎管内麻醉。椎管内麻醉术中可以加强镇痛,减少阿片类用药,术后可以持续阵痛。近年来对于心肺功能良好一般的心脏手术采用快通道麻醉技术,即采用短效的麻醉药或减少阿片类用量,术后1~6小时进行拔管。

(易定华 陈 敏)

xiāntiānxìng xīnzàngbìng shǒushù mázuì

先天性心脏病手术麻醉(anesthesia for congenital heart surgery) 针对先天性心血管病手术所实施的麻醉。麻醉医师要制定麻醉计划,应对术中突发事件必须了解先天性心脏病变的解剖和病理生理特征。先天性心脏病手术麻醉根据其病变种类及血流动力学变化不同略有区别。

先心病的分类 ①发绀性:根据肺血流情况又有肺血流正常亚型,如单心室、右室双出口、伴有 ASD 或 VSD 完全性大血管转位;及肺血流减少亚型,如三尖瓣闭锁、法洛四联症、肺动脉闭锁、埃布斯坦畸形(Ebstein malformation)等。②非发绀性:又可分为两个亚型,即肺血流增加亚型,如房间隔缺损、室间隔缺损、动脉导管未闭、主肺动脉窗、心内膜垫缺损;肺和体循环血流梗阻亚型,如肺动脉狭窄、主动脉狭窄、大动脉缩窄、主动脉弓中断等。

术前评估 麻醉医师要了解患者的病理和病理生理变化,是否并存其他畸形;以往修复手术或姑息手术的效果;以前的麻醉记录;当前患者的健康状况,活动能力、生长情况、婴儿适当的喂养和体重增长常能反映心脏的储备,术前访视时仔细观察小儿举动有助于评估。严重发绀的患者红细胞比容>60%处于高凝状态。上呼吸道感染可增加喉痉挛发生概率,宜延长带管时间。围术期的高危因素:<1 岁、早产儿、严重发绀、失代偿性充血性心力衰竭、肺动脉高压、急诊手术和多发并存疾病。

监测 诱导前:心电图、脉搏氧饱和度、无创血压。诱导后:有创动脉压、中心静脉压监测、尿量监测、鼻咽温或肛温监测。

术中管理 麻醉管理关键就是要预测麻醉药对肺循环阻力、体循环阻力和心室功能的影响,一般目标是保持心室功能和适当体循环阻力,通过降低肺循环阻力维持良好的氧合。麻醉管理针对不同类型的手术略有不同。先心病手术可分为:体外循环心内直视手术,非体外循环闭合式心脏手术,深低温停循环心内直视手术和胸腔镜心脏手术。

体外循环心内直视手术麻醉 分为简单开心手术麻醉和复杂开心手术麻醉。

简单开心手术麻醉 麻醉多用于房间隔缺损、室间隔缺损等。血流动力学变化一般比较简单,心内病变多可直接修补。采用标准全身麻醉气管插管心脏手术麻醉,这类患者左向右分流,右室负荷增加,负性肌力药物耐受较差,管理目标是避免心肌抑制和肺血流过多。增加肺血管阻力,对伴肺动脉高压者特别不利,甚至可导致右向左分流。

复杂开心手术麻醉 麻醉多用于复合心脏病变。麻醉的关键是预先估计到有可能出现右室功能不全,体外循环结束后尽可能降低肺循环的阻力,改善心室收缩力。右向左分流的管理目标是通过降低肺循环阻力提高体循环阻力来增加肺动脉血流。下列因素可增加肺循环阻力:低氧、血液黏滞、呼吸终末正压/高碳酸血症、酸中毒、肺不张、红细胞比容增高、手术刺激、交感神经兴奋等。扩血管药和吸入麻醉剂可降低体循环阻力。①肺动脉血流正常的发绀:肺动脉血流依赖于前负荷增加肺血管阻力将减少心排量。②肺动脉血流减少型发绀:肺动脉血流依赖于体循环血压,增加全身血管阻力可改善氧合。麻醉操作要增加吸入氧浓度。维持正常的功能残气量,避免酸中毒。体循环阻力降低、肺循环阻力增加可加重右向左分流,加重发绀。术后可能需要用正性肌力药物。③非发绀血流梗阻型:常伴有心室衰竭,对负性肌力药物耐受很差,心率过快可加重症状。

非体外循环闭式心脏手术麻醉 分为根治性麻醉和非根治性手术麻醉。

根治性手术麻醉 动脉导管结扎术、主动脉缩窄修补术多为左胸切口手术。右侧卧位,动脉导管结扎手术可选择下肢动脉测压,以防止结扎降主动脉。动脉导管分离时和结扎前,要进行控制性降压。肺塌陷易引起低氧血症和高碳酸血症,术后有可能出现左室容量超负荷,应予以注意。主动脉缩窄可用双腔气管导管,同时建立右上肢和下肢两路动脉通路进行有创血压监测,有时上肢血压远远高于下肢血压,血压过高时可考虑降压,但要提防远端低灌注。

非根治性手术麻醉 肺动脉

环缩术和分流术均属于姑息性手术。分流术又分为体肺分离术和全腔-肺动脉或双向腔-肺分流术。后者在分流术后中心静脉导管测得压力可反映肺动脉压，有赖于前负荷。肺动脉环缩手术中，环缩肺动脉时可用 21% 氧气通气，观察动脉氧分压不能低于 30mmHg，如果血氧过低，则应将缩环放松。

深低温停循环心内直视手术麻醉　适用于重病、心内畸形复杂、侧支循环丰富、心内手术时有大量回血者：如粗大动脉导管未闭直视缝合术、部分大血管手术、严重发绀型先心病矫治术等。需同时监测鼻咽温和肛温，鼻咽温降至 15℃ 左右，肛温降至 20℃。复温时麻醉不能太浅，否则外周血管收缩，延长复温时间。

胸腔镜心脏手术麻醉　一般患者采用仰卧位右躯干垫高 25°～30°，右上肢悬吊于前上方，手术切口一般在右侧胸壁。做 3 个小切口，一个放置胸腔镜，另两个为手术操作孔，并经股动、静脉插管的外周体外循环下进行心内直视操作。采用标准心脏手术麻醉和监测。采用双腔支气管插管，术中胸腔镜操作期间，进行左肺单肺通气。胸腔镜操作完毕，更换成单腔气管导管，进行通气。手术过程、体外循环、停机前后的麻醉处理，同一般心脏手术。

（易定华　陈敏）

xīnzàng bànmó shǒushù mázuì
心脏瓣膜手术麻醉（anesthesia for valvular surgery）　为心脏瓣膜的修复或置换所实施的麻醉。通常是全身麻醉体外循环下进行手术。麻醉医师应根据瓣膜病变的严重程度、心脏功能的状态、心脏扩大程度、是否存在肺动脉高压和术前是否存在心力衰竭及其严重程度选择用药品种、用药量和注药速度。

术前评估　①主动脉瓣狭窄：主动脉瓣狭窄患者通常都有较长时间无症状的临床代偿期。随着病程发展将出现心绞痛、呼吸困难和昏厥等。患者会有呼吸困难主要不是由于心肌收缩力受损而是由于心室顺应性降低，左心室舒张末压力和肺动脉压增加所致。一旦出现症状则预后不良。主动脉瓣狭窄伴有射血分数降低提示患者风险高。②主动脉瓣关闭不全：主动脉瓣关闭不全分为急性和慢性两种。急性关闭不全会出现急性症状如呼吸困难和低血压，是左心不能适应急性血容量增加的结果。慢性主动脉瓣关闭不全可以多年或几十年无症状，只有当心脏显著扩大和心功能出现代偿障碍时才会出现症状。其症状有呼吸困难端坐呼吸、乏力、夜间心绞痛。主动脉压差>120mmHg 危险性增加。心绞痛往往是晚期症状，提示疾病终末期。③二尖瓣狭窄：瓣口面积在 $1～2cm^2$ 时，是轻度二尖瓣狭窄。小于 $1cm^2$ 则为重度二尖瓣狭窄。严重的二尖瓣狭窄可并发显著肺血管系统病变，并难以维持正常的心排血量，临床表现为乏力和虚弱。④二尖瓣关闭不全：心室扩大其舒张末容积大于 $80ml/m^2$，围术期死亡率升高，术后心功能较差。慢性二尖瓣关闭不全患者心肌收缩力常受抑制，并发展为不可逆性损害，但是临床症状一般出现较晚。

监测　诱导前：心电图、脉搏氧饱和度、无创血压、有创动脉压监测；诱导后：中心静脉压、尿量、鼻咽温或肛温监测和选择性对肺动脉压监测。

术中管理　①主动脉瓣狭窄：造成左心室压力过负荷，全身性血管扩张剂不能明显减低左心室后负荷。心动过速舒张期缩短，心室充盈更少，诱导期常容易发生明显的低血压和心搏量减少。要进行瓣膜置换的患者常伴有肺动脉高压，严重的心室功能不全和慢性心律失常。麻醉管理前提是改善前后负荷，保护代偿机制，维持循环稳定，保持较慢心率，预测术前和术后有可能出现的问题。可积极使用 α 受体激动剂以维持外周血管阻力。肺动脉漂浮导管有助于评估心脏情况。②主动脉瓣关闭不全：是容量超负荷。处理原则降低后负荷，避免心动过缓，左室功能差可使用正性肌力药物。并存冠心病的患者在明显心动过缓、舒张压非常低时，可出现失代偿，应备有快速起搏和紧急体外循环的措施。③二尖瓣狭窄：是左心室容量和压力都下降，而右心室则要面对逐渐增加的左房压力和肺动脉压。代偿机制包括心房扩大，右心负荷增加，心肌肥大。这些改变又激发进一步的变化，包括心室顺应性下降、心肌缺血、慢性心律失常，进而心脏功能衰竭。维护血流动力学目标是尽可能维持窦性心律，维持较慢的心率<100 次/分，体外循环前不要增加前负荷，避免降低体循环阻力。可用肺动脉漂浮导管评估心脏充盈程度及是否需要使用正性肌力药物。④二尖瓣关闭不全：是容量超负荷。维护血流动力学目标是维持足够的血容量、心肌收缩力、正常和稍快的心率和降低体循环阻力。此类患者常能较好地耐受麻醉所致体循环阻力降低。瓣膜置换后左心室做功增加，可能导致心力衰竭需要肾上腺素支持。肺动脉漂浮导管对评估左心室收缩力和适

当的充盈非常重要。⑤混合型瓣膜损害：麻醉处理目标是根据血流动力学影响最显著的瓣膜损害而定。

（易定华 陈 敏）

guānzhuàng dòngmài shǒushù máz

冠状动脉手术麻醉（anesthesia for coronary surgery） 针对手术治疗冠心病所实施的麻醉。麻醉处理的关键：①增加动脉血氧含量，维持冠状动脉灌注压、避免其痉挛，保证充足心肌氧供。②预防心动过速、平均动脉压（MAP）过高和室壁应激性增高，维持 MAP/HR>1.0，降低心肌氧耗。③防止麻醉、手术操作和体外循环异常引起冠状动脉痉挛和自发性血栓形成所致的心肌缺血。④及时发现和处理围术期心肌缺血，维持心肌氧供需平衡。

术前评估 冠心病手术麻醉术前评估和准备的目的是为了预防和降低围术期可能出现的心血管意外及风险。病情评估主要包括两方面。①心肌氧供与氧耗平衡状况。②心脏泵功能：假如患者尚未出现衰竭，处于心肌氧供与氧耗平衡边缘状态，即应尽量避免和防止破坏其平衡。如患者术前已并存心脏泵功能衰竭，应积极纠正泵功能，待好转后再考虑手术。评估心血管功能常用方法包括以下几种。①心电图检查：可发现心肌梗死部位、心律失常和心肌肥厚等，但心电图正常也不能排除冠心病存在，因有25%~50%冠心病患者的心电图属正常。②超声心动图：可清晰观察到冠状动脉狭窄后出现的节段性心室壁运动异常，且这种异常变化早于心电图变化。二维超声心动图可计算每搏输出量（SV）、心排血量（CO）和心室射血分数（EF），观察室壁活动情况，评估

心功能。③冠状动脉造影：可以显示冠状动脉病变部位及其严重程度，以及病变远端血供情况。冠脉堵塞范围越广，对氧供失衡的耐受越差。麻醉期间必须谨慎处理好氧供与氧耗之间的平衡。临床上最危险的是多支病变。

术前药物治疗 目的是减少心肌氧耗，改善心肌氧供。硝酸甘油类药物仍是治疗心绞痛主要药物，应持续应用至术前，甚至携带到手术室以防急需。术前一天晚给予镇静催眠药，如咪达唑仑和地西泮等。患者心功能尚可者，术前 1~2 小时给予吗啡0.1mg/kg 肌注，达到抗焦虑、降低心肌氧耗作用。术前服用的心脏治疗药物应继续服用，如 β 受体阻断剂，可减轻手术、麻醉操作对心脏反应，减慢心率，减轻心肌收缩力，降低血压，减少心肌氧耗；相反，术前突然停药，可诱发心肌缺血。钙通道阻滞剂与 β 受体阻断剂合用，较单独应用更有助于降低心肌缺血发生率。服用阿司匹林的患者，术前停用5~7 天。对不稳定心绞痛患者给肝素治疗者，应在术前 6 小时停用，并行激活全血凝固时间（ACT）监测，保证手术安全。

术中麻醉管理 包括麻醉监测、诱导和维持，原则是增加心肌氧供，减少心肌氧耗，维持或改善心肌氧供与氧耗间的平衡。其中冠状动脉血流量、阻力及灌注压和动脉血中氧含量是决定心肌氧供的主要因素；心室收缩压、舒张末容量、心率和心肌收缩力是影响心肌氧耗的主要因素。①麻醉监测：心电图是最常用的无创监测，可监测心率、心律和心肌缺血变化，最好连接 5 个导联。常规行桡动脉穿刺、置管，用于检测动脉压和血气。经右颈

内或右锁骨下静脉穿刺置管，用于输液、给药和监测中心静脉压（CVP）。肺动脉导管（PCA）不作为常规应用。食管二维超声心动图，能较好地了解心肌缺血后心肌舒张功能受损及节段室壁收缩运动异常。心肌耗氧量监测方法：心率收缩压乘积（RPP），是评估心肌氧耗简便、可靠指标，麻醉期间最好维持在12 000 以下；三联指数（TI），TI=心率（HR）×收缩压（SBP）×肺毛细血管楔压（PCWP），较 RPP 更敏感，宜维持在 150 000 以下；张力−时间指数（TTI）和心内膜活力比（EVR）也可作为评估心肌耗氧的指标。②麻醉诱导：冠状动脉旁路移植术（coronary artery bypass grafting，CABG）麻醉方法和药物选择，主要取决于患者心功能，维持心肌供氧与耗氧间的平衡。全麻诱导以静脉为主，不宜用强效吸入麻醉剂。依托咪酯（0.3mg/kg）和咪达唑仑（0.05mg/kg）静注一般不影响心率和心排血量，适用于心功能差（EF<40%）的患者，并辅用芬太尼或舒芬太尼；丙泊酚有较明显剂量相关性心肌抑制，心功能差的患者不宜选用。芬太尼 5μg/kg或舒芬太尼 2~3μg/kg，具有较好抑制气管插管引起的心血管应激反应；肌松剂选用应考虑与其他麻醉药物相匹配效果。对左冠状动脉痉挛及合并多支狭窄的危急患者，诱导时应特别防止低血压。因此，麻醉药切忌快速静脉推注，应分次、小剂量、个体化注射或缓慢泵注。③麻醉维持：通常采用静吸复合麻醉，具有相互取长补短的优点，既能满足手术中不同刺激强弱的需要，又保持循环稳定。在切皮、锯胸骨、分离上下腔静脉和缝合胸骨等刺激较大

时，可预先静注芬太尼 0.1~0.2mg，达合适的麻醉深度，维持 HR 60~70 次/分，SBP 110~120mmHg，以防氧耗增加。左室功能尚可的患者，CVP 可作为评估血容量指标。左心功能不佳的患者，最好通过 PCA，全面及时了解血流动力学信息。避免过度通气和低氧血症，预防心动过速和血压增高，加强氧供和监测，对预防心肌缺血十分重要。

微创冠状动脉旁路术麻醉

微创冠状动脉旁路移植术（MIDCAB）在体外循环或非体外循环下，心脏停搏或不停搏的情况下行冠脉血管吻合术。MIDCAB 麻醉处理方法和原则基本同常规 CABG，但在麻醉管理中，应特别注意以下几点：①由于术中需暂时钳闭冠状动脉分支，则可诱发心肌缺血，表现心律失常，低血压或急性循环虚脱，因此，加强监测十分重要。②在心脏不停搏情况下吻合血管，要求控制心率在 60 次/分以下，通常给予维拉帕米 5mg 或艾司洛尔 10~30mg 或美托洛尔 0.5~1.0mg，依心率追加调整剂量。③为预防血管吻合口血栓形成，应部分或全部肝素化。④动脉显露不满意、病变估计不足或血流动力学严重不稳定等，均有可能改变手术方案，故应常规准备体外循环。

（易定华 陈绍洋）

dàxuèguǎnbìng shǒushù mázuì

大血管病手术麻醉 （anesthesia for great vessel surgery）

针对胸腹部大血管手术，主要指为胸、腹主动脉瘤、动脉夹层和主动脉破裂等的修复，人工血管置换和（或）腔内隔绝术的麻醉。

术前评估　主动脉夹层动脉瘤往往急性起病，通常危重。实验室检查具有以下特征：①动脉瘤或主动脉夹层若破裂可引起血红蛋白下降。②心电图可表现左室肥厚，尚有心肌缺血表现。③胸部 X 线显示纵隔扩大，主动脉结增宽，升、降主动脉直径差异明显，有时可见双阴影。④多层面或双源 CT 增强扫描是诊断有效手段和金标准。主动脉瘤致主动脉瓣关闭不全时，可出现左心室肥厚、扩张，心肌缺血和心功能不全；瘤体扩大可致气管移位、肺组织受压、引起肺不张和感染；若病变累及头臂血管，可导致脑供血不足；瘤壁血栓脱落，可出现脑卒中；病变累及肾动脉，可导致少尿或无尿，肾功能不全；血红蛋白、血小板和凝血因子减少提示夹层范围较大。

麻醉准备　①控制血压：理想收缩血压应控制在 100~115mmHg，心率 60~80 次/分，心排血指数（CI）降至 2.0~2.5L/(min·m²)。常用的降压药：硝普钠起效快，可控性好；尼卡地平具有扩张冠状动脉、降低外周阻力和心肌氧耗、增加肾血流、对心率影响不明显特点。②降低射血速率：硝普钠与 β 受体阻断剂配伍应用，有助于减慢心率，降低心肌收缩力。③充分镇痛镇静：夹层动脉瘤患者常伴焦虑和剧烈疼痛，减轻疼痛和焦虑，有助于降低血压和防止瘤体破裂。但也要避免镇痛过度，影响病情观察。

术中监测　①循环监测：常规监测心电图（ECG）、血氧饱和度（SpO₂）、尿量和有创动脉压、中心静脉压（CVP），必要时行上、下肢动脉压监测。经食管超声心动图（TEE）有助于实时监测左心功能和心肌缺血，指导扩容，评价瘤体大小和范围。②脊髓监测：体感诱发电位（SSEP）可间接评估脊髓血供，但 SSEP 监测对脊髓前侧缺血不敏感，同时还受吸入麻醉药和低温干扰。运动诱发电位（MEP）可成功监测脊髓前侧缺血，但技术要求高，低温和吸入麻醉药可影响其监测结果。常规监测外周和中心温度，指导降温和复温。

术中管理　大血管手术麻醉管理具有挑战性，不仅要充分了解其病理生理变化特点；还应熟悉手术操作过程，加强术中监测，准确判断和处理血流动力学改变，尤其当出现不可预知情况时，有各种应急预案。严密监测、控制血压，防止因血流动力学剧烈变化致瘤体破裂。主动脉弓部手术麻醉管理的重点在于脑保护，而降主动脉处理重点维护肾功能。麻醉诱导、维持药物和方法的选择，应根据病情确定，取决于病变部位、手术范围、体外循环方式等。血流动力学不稳定者，选用对心肌、体循环抑制最小的麻醉药和肌松药，以及最小有效剂量。芬太尼镇痛充分，有助于控制高血压，维持氧供和氧耗的平衡。主动脉阻断和开放是麻醉管理难点：①主动脉阻断近段血压显著升高，远端明显降低，仅为近端的 10%~20%；阻断越高，对血流动力学影响越大，可引起内脏缺血、心脏后负荷升高、心排血量下降，导致急性左心衰竭，以及并发脑血管意外和肾、脊髓血流下降。处理包括：减轻后负荷（硝普钠、硝酸甘油），维持正常前负荷，应用米力农等正性肌力药调节心功能。②主动脉开放对血流动力学影响主要取决于阻断水平、时间和血容量等。低血压是开放后最主要的循环变化。处理措施：及时补充血容量，纠正酸中毒，暂时停用各种麻醉和血管扩张药，必要时给血管收缩药。

脏器保护 ①脊髓保护：低温，是最可靠、有效地减轻缺血性损伤的保护方法，脊髓温度降至34℃，可使阻滞时间延长1倍；脑脊液引流，脊髓血供依赖于脊髓灌注压，降低脑脊液压，改善脊髓血供；巴比妥类药、吸入麻醉药、糖皮质激素和钙通道阻滞剂均被认为有一定的保护作用。②脑保护：主动脉弓部手术，由于术中需中断脑血流，故应积极预防和减轻脑缺血。低温同样是最重要的保护措施；选择性脑逆行灌注，经上腔静脉逆行灌注脑组织，维持压力20~30mmHg；选择性脑正行灌注，以10ml/（min·kg）流量，40~60mmHg压力灌注；药物：与脊髓保护相似。③肾保护：肾对缺血耐受相对较脑和脊髓好，选择性肾动脉灌注可有效保护肾脏，甘露醇和多巴胺等药物保护作用尚有争议。

（易定华　陈绍洋）

xīnzàng yízhí shǒushù mázuì
心脏移植手术麻醉（anesthesia for heart transplantation）针对终末期心力衰竭患者接受同种心脏移植手术的麻醉。与一般心脏手术麻醉不同之处是除对有终末期心力衰竭的受体麻醉处理外，还需给脑死亡的供体进行麻醉处理。

供体的评估与处理 当脑死亡者确定为供体后必须认真判断供心功能，在切取供心过程中要求有完善的监测系统，维持好供体呼吸和循环功能，以保证氧供充分：①气管内插管，纯氧通气。②维持BP>80mmHg，可用胶体液或去氧肾上腺素维持血压。③切开心包后静注肝素2mg/kg。④游离心脏时静注甲泼尼龙

30mg/kg和抗生素。⑤阻断升主动脉后，用4℃停搏液1000ml灌注心脏。供心停搏越快越好，取下的供心立即存放到4~6℃冷停搏液中，冷藏保存、运输。受体评估必须考虑心力衰竭原因、使用药物、心脏手术史、肺肾、肝功能状态，有无药物过敏史等。接受心脏移植的患者大多心肌收缩功能严重减退，心排血量依赖心率维持，而且对负性肌力药和减慢心率药物相当敏感，极易发生低血压。当术中血压升高，后负荷增加时，易诱发心脏失代偿，麻醉过程安全系数小。监测指标包括心电图、脉搏氧、有创性动脉压、中心静脉压、肺动脉漂浮导管测压等。

麻醉处理 术前用药酌情决定，对严重心、肺功能障碍者，为了避免镇静药对心肺功能进一步抑制，术前不主张应用镇静药。对于心理负担重，可给予适量的镇静药，减少心脏氧耗。

诱导至体外循环前 由于麻醉药物具有剂量相关性抑制心脏收缩和降低交感神经张力等影响，因此全麻诱导用药必须少量、分次、谨慎使用，并准备好正性肌力药备用。氯胺酮与依托咪酯或咪达唑仑联合是全麻诱导一种选择；芬太尼采用静滴或泵注，对术前已接受正性肌力药治疗者，应予以同样剂量和速度维持；潘库溴铵和维库溴铵均可依据心率水平有针对性地选择。此类患者对麻醉药耐受力差，个体差异大，体循环缓慢，起效时间延长，故要密切注意心率、血压变化缓慢给药。对术前已接受正性肌力药治疗者或机械辅助，麻醉前和中应予以同样剂量和速度维持，密切观察循环血容量变化，及时、合理补充容量。麻醉维持多采用

以镇痛药为基础的静脉复合全麻，较少应用吸入麻醉药。具有较强镇痛作用的芬太尼和舒芬太尼，均可有效抑制手术、麻醉刺激所致的应激反应，且对心肌抑制较轻。辅用小剂量咪达唑仑（1mg），既可防止术中知晓，又较为安全。

移植后心脏复跳期 因为供心失去神经支配，移植后心率往往缓慢，故应及时给予异丙肾上腺素0.05~0.2g/（kg·min），维持心率100~120次/分；若不能提高心排血量，则合用多巴胺等正性肌力药。停止体外循环前体温、电解质和血红蛋白应调整到最佳水平。

脱离体外循环后 移植术后早期最严重的并发症是右心衰竭，肺动脉高压是常见而最主要的原因。除强心治疗外，应及时应用硝酸甘油或前列腺素E。尤其是在采用相对体质较小的供心时，脱离体外循环后右心衰竭的风险就大大增加，在处理这类患者时，正确选用上述正性肌力药物和改善后负荷支持尤为重要。同时，应该在保证适当心排血量基础上严格控制高血容量，减轻心脏负担，必要时需要暂时右心辅助装置［主动脉内球囊反搏（IABP）或体外膜肺氧合（ECMO）］支持。

（易定华　陈绍洋）

tǐwài xúnhuán
体外循环（extracorporeal circulation）广义的是指将人体血液持续不断地引流到体外，在体外进行处理后，再持续不断地输回到体内的过程。这个定义不但包含了心脏手术过程中常用的心肺转流技术，而且包含了持续肾脏功能替代、持续肝脏功能替代、体外膜肺氧合（extracorporeal membrane oxygenation，ECMO）、

机械辅助循环等多种技术。狭义的体外循环，是指将静脉血液引流到体外，经过氧合和排出二氧化碳后，再由血泵输入到人体动脉系统的过程，在这个过程中，体外循环可以完全或者部分代替人体心脏和肺脏的功能，所以又称心肺转流（cardiopulmonary bypass，CPB）。体外循环技术肇始于20世纪50年代。外科医师为了能够打开心脏进行手术，不得不寻找一种可以代替心脏和肺脏工作的机械装置，体外循环应运而生。首先将体外循环技术成功应用于临床心脏手术的是美国的吉本（Gibbon），他于1953年9月在自己研发的体外循环装置辅助下，为1例先天性心脏病房间隔缺损患者进行心脏手术，获得成功，标志着心脏外科进入体外循环时代。1958年6月，苏鸿熙在第四军医大学西京医院心血管外科采用指压式人工心和德沃尔（De Wall）鼓泡式氧合器，为1例室间隔缺损患者进行了直视室间隔缺损修补手术，取得成功，标志着中国体外循环的诞生。此后，随着电子电路技术、机械制造技术和新材料技术的不断进步，操作简便，安全性能高的滚压泵和离心泵系统不断发展完善，在全世界普及应用。氧合器则沿着两条路线发展，鼓泡式氧合器逐渐发展成为集氧合、变温、祛泡和储血功能为一体的一次性使用氧合器，可以进行大规模工业化生产。第四军医大学西京医院研发成功的西京87型鼓泡式氧合器系列产品于20世纪80年代末上市，在全国范围内广泛使用，标志着鼓泡式氧合器的发展顶峰，进入21世纪后，随着性能更好的膜式氧合器的普及应用，鼓泡式氧合器使用量已经逐渐下降，有望在不久的将来退出市场。膜式氧合器则经历了气血直接接触的直立垂屏式氧合器、转碟式氧合器后，由于半透膜的发明出现了现代意义上的膜式氧合器。现代膜式氧合器同样将变温器、储血器集成在一起，一次性使用，氧合效能、安全性能更高、操作更简便，对血液的破坏更小，已经成为体外循环的基本配置。

体外循环系统构成 ①人工心：常用的人工心有滚压式血泵和离心泵两种。滚压式血泵由泵槽、泵管（弹性良好的塑料管或者硅塑管）和滚柱构成，滚柱将安置在泵槽内的泵管压迫，使泵管处于闭合状态，滚柱转动推动泵管内血液按照滚柱转动方向单向流动。离心泵的工作原理在于液体在密闭状态下高速旋转会产生外向的压力，同时在旋转中心形成负压，在密闭空间的侧壁和中心各开一孔，就会形成从中心向外侧的单向流动。②人工肺：又称氧合器。其作用是将静脉血氧合成动脉血。现在最常用的氧合器是膜式氧合器，是模仿人体肺的原理设计的。其核心部件是半透膜。膜的一侧是流动的血液，另一侧是反向流动的氧气或空氧混合气。气体中的氧气分子通过半透膜扩散进入血液，而血液中的二氧化碳则通过半透膜弥散到气体中，静脉血就变成动脉血。③变温器：作用是改变血液温度。变温器由不锈钢薄膜或者导热性能良好的塑料薄膜制成，薄膜一侧是流动的血液，另外一侧是反向流动的水。通过改变水的温度，改变血液的温度。④储血器：是塑料制成的容器，其作用是在体外储存一定量的血液。⑤动脉滤器：滤网孔径为 $20\sim40\mu m$，其进口在上，出口在下，顶端有排气装置，可以滤除大部分固体和气体栓子。⑥动脉和静脉插管：是将人体循环系统与体外循环系统连接起来的导管。常用的动脉插管有主动脉插管、股动脉插管和腋动脉插管。常用的静脉插管有右心房上腔静脉插管，右心房下腔静脉插管、股静脉插管和右心房下腔静脉双级插管。⑦管路：将上述各组件连接在一起的塑料管。

基本技术 ①抗凝与抗凝状态的逆转：对于人体，体外循环管路系统都是异物，血液与其接触会发生凝血。因此，体外循环前必须对患者进行全身抗凝。最常用的抗凝剂是普通肝素，在体外循环插管前，静脉给予肝素 $3\sim4$ mg/kg，使激活全血凝固时间（active clotting time，ACT）超过480秒，即可安全进行体外循环。体外循环结束后，采用硫酸鱼精蛋白静脉注射即可中和肝素的作用，血液恢复凝血功能。②体外循环插管技术：体外循环插管是体外循环管路与人体循环系统的连接组件。进行心脏手术时，根据需要，动脉插管的位置可以选择升主动脉、腋动脉或股动脉；静脉插管可以选择上、下腔静脉双插管、右心房下腔静脉双级管单插管或股静脉插管。小儿EC-MO的插管多采用颈动静脉插管，因为小儿颈动静脉是外周最粗大的血管。近年来出现的经皮穿刺建立外周动静脉插管的技术，主要用于体外循环心肺支持治疗和微创心脏外科手术。成人VV-EC-MO辅助呼吸的双腔颈静脉经皮插管系统也已用于临床。③体外循环预充和血液稀释技术：体外循环管路系统必须预充适当的液体，以完全排除管路中的空气。血液稀释是体外循环的常用技术，适度的血液稀释在保证足够的携氧能力前提下，有利于组织灌注的改善。常用的体外循环预充液成分有平衡盐液、代血浆、人血白蛋白、血浆和甘露醇等。为了保证足够的抗凝、各种离子浓度和pH处于正常范围，需要预充肝素、碳酸氢钠、硫酸镁和葡萄糖酸钙等。一般认为，体外循环过程中，红细胞比容不应该低于0.18，理想值应该介于0.25～0.30，小儿体外循环时应该更高。如果达不到这一要求，应适当预充库存红细胞。④体外循环期间的温度管理技术：体外循环过程中必须监测患者的体温，鼻咽温度、直肠温度、膀胱温度和鼓膜温度都可反映患者的体温，前两种监测最方便，最常用。体外循环心脏手术过程中，往往合并采用一定程度的全身低温，一方面有利于重要脏器的保护，另外一方面一旦发生意外情况，有相应比较长的安全时限用于处理。体外循环过程中，体温35℃以上为常温，30～34℃为浅低温，23～29℃为中低温，13～22℃为深低温。体外循环期间患者体温的控制主要依靠氧合器的变温装置改变血液温度，进而改变体温来实现的。⑤体外循环期间的流量管理技术：成人体外循环过程中，动脉血流量达到2.2～2.4 L/m² 体表面积，可以满足机体代谢需要。如果流量低于2.2 L/m² 体表面积，则属于低流量灌注。

体外循环的其他应用 体外循环是伴随着心脏外科的发展而发展起来的，现在体外循环技术也主要用于心脏手术过程中的辅助与支持，但是体外循环技术已有更加广泛的用途。

心肺功能衰竭患者的支持治疗 体外膜肺氧合（extracorporeal membrane oxygenation，ECMO），又称体外生命支持（extracorporeal life support，ECLS）是采用专门的体外循环装备进行心肺功能支持治疗。其人工心一般采用离心泵，不使用储血器和动脉滤器。氧合器、管路和插管多采用肝素涂层或其他生物相容涂层技术。目前ECMO已经普遍用于成人和小儿的呼吸、循环衰竭的治疗，也常用于急性心跳、呼吸骤停患者的抢救。

深低温停循环技术在神经外科手术中的应用 见深低温停循环。

体外循环在胸外科手术中的应用 在体外循环支持下，气管隆嵴部手术、气管手术和中心性肺癌手术会比较容易。体外循环主要代替肺脏工作，可行静脉-动脉转流，也可行静脉-静脉转流。肺动脉栓塞在体外循环辅助下进行血栓清除，更加安全，急性患者甚至需要首先建立体外循环以维持生命才能赢得时间进行救治。

下腔静脉手术 下腔静脉的手术（巴德-吉利亚综合征、下腔静脉外伤、肝癌侵犯下腔静脉等）时，采用体外循环方式引流腹腔脏器和下半身回流到下腔静脉的血液，同时维持全身脏器的灌注会使手术的风险下降，手术操作也相对容易。

经过半个多世纪的发展，体外循环已经相当成熟，并在世界范围内广泛应用。但体外循环仍然是对人体生理状态干扰和损伤最大的一种临床技术，非生理性的血流灌注模式、体外循环引起的全身炎症反应综合征（systemic inflammatory reaction syndrome，SIRS）等被认为是体外循环造成机体损伤的主要原因。很多临床操作都尽可能避免使用体外循环，如近年来发展起来的不停搏冠状动脉搭桥技术等。体外循环技术也在不断改进和完善，生物相容性更好，带有各种涂层的体外循环管路、氧合器逐渐推广应用，新的体外循环模式如迷你体外循环（mini extracorporeal circulation，MECC）也开始应用于临床。随着这些新技术出现，体外循环会变得更加安全，其应用范围也会更广阔。

（易定华　陈绍洋）

quánshēn guànzhù
全身灌注（whole body perfusion） 体外循环的一种运行状态。在这种状态下，体外循环将身体全部或者大部分静脉血引流到体外，经过变温、氧合后，泵入身体动脉系统，灌注全身脏器。这时，肺循环血流量很小，甚至完全停止，心脏左心系统只有很少的血液，心脏处于空跳状态甚至可以停搏。全身所有脏器的血液灌注都由体外循环提供。对于成年人，全身灌注时2.2～2.4L/m² 体表面积的流量可以满足全身脏器的灌注，对于小儿，其流量要相应提高。大多数的心脏手术心内操作过程中，为了保持心脏内部一个安静无血的手术视野，体外循环都必须采用全身灌注模式。为了达到这个目的，如果心脏手术需要切开右心系统，则必须建立上、下腔静脉分别插管，在切开右心房前阻闭上下腔静脉，使全身静脉血回流到体外循环系统中；如果心脏手术不需要切开右心系统，也可以采用右心房-下腔静脉双级插管，上下腔静脉不需要阻闭，但是必须注意静脉引流通畅，以免过多血液经肺循环，或经冠状静脉窦逆行灌注冠脉系统进入左心系统影响手术视野，并造成心肌保护效果不佳和肺损伤。动脉插管多选择升主动脉插管，以利于全身脏器的充分灌注。如果是主动脉弓部手术，也可以采用腋动脉插管或者股动脉插管。

（易定华　金振晓）

shàng-xià bànshēn fēnbié guànz

上下半身分别灌注（upper and lower body perfusion）

体外循环的一种方式。主要用于弓、降部主动脉手术过程中需要阻闭主动脉时，下半身由体外循环维持灌注，上半身可以由体外循环维持灌注，也可以由患者自身心脏搏动维持灌注。由于上下半身血液灌注分离，故名。

降主动脉手术　降主动脉手术要求阻闭下半身血液供应。为了维持下半身重要脏器和脊髓的血液灌注，可采用股动静脉插管建立体外循环。心脏不停搏，呼吸机辅助呼吸也不停止，上半身和大脑的动脉血由心脏提供，下半身脏器动脉血由体外循环提供。其要点是控制股静脉引流量，使患者心脏处于一定程度充盈状态，以维持上半身足够的血流量。同时，引流至体外循环系统的血液也足够用于下半身脏器的血液灌注。体外循环应在常温或浅低温进行。

主动脉弓中断合并心内畸形手术　小儿主动脉弓中断矫治一般在深低温停循环或深低温低流量体外循环下完成。为了保证患儿全身均匀降温，必须同时行升主动脉和降主动脉插管。降主动脉插管可经未闭动脉导管插入，也可直接在降主动脉建立插管。要求两根动脉插管型号和口径相同，经过三叉接头与体外循环的动脉灌注管连接，同时对上下半身进行灌注。全身温度降低到深低温水平后，拔除并夹闭降主动

脉插管。完成主动脉弓部和心内畸形手术操作后，只需要单根升主动脉插管即可满足全身灌注。

（易定华　金振晓）

zuǒxīn zhuǎnliú

左心转流（left heart bypass, LHB）

将左心房或者左心室的血液引流到体外再泵入到人体动脉系统的过程。由于这部分血液不经过左心室，所以称为左心转流。

技术要点　左心转流系统包括左心房或左心室引流管、离心泵、动脉灌注管和动脉插管。其中，左心房或左心室插管为特别设计的引流管。根据左心转流用处不同，动脉插管位置可选择升主动脉、降主动脉或股动脉。

临床应用　①心衰的辅助治疗：心脏手术后严重心衰难以脱离体外循环情况下，可以建立左心转流进行左心室辅助，其动脉插管一般采用升主动脉插管，等待心脏功能好转后再撤离。左心转流过程中，必须全身肝素化。②降主动脉手术：动脉插管可以选择手术位置的远端降主动脉，也可以选择股动脉，左心转流的目的主要是保证下半身脏器和脊髓的血液灌注。左心转流的同时必须保证左心系统处以一定的充盈状态，以保证上半身和大脑的血液供应。③特殊的左心转流方法在导管室的应用：对于严重左室功能不全或需要对左主干进行支架治疗的冠心病患者，介入操作可能会引起严重的循环障碍。这时可以采用特殊设计的左心转流装置进行循环辅助。这种装置采用股静脉插管进入右心房后通过房间隔进入左房以引流左心房血液，通过小型离心泵获得动力，动脉插管采用特殊的股动脉插管，上行到腋动脉位置。形成左心房→离心泵→主动脉的左心转流模

式。其流量可以达到2~5 L/min，足以满足左心室辅助的需要。

（易定华　金振晓）

xuèyè chāolǜ

血液超滤（hemo-ultrafiltration）

在血液静水压存在下，血液内的水分沿着压力梯度（跨膜压）跨过半透膜转移到半透膜另外一侧的过程。溶解在水中的小分子可溶性物质也一并被滤出。超滤过程中，半透膜的另一侧不需要液体的存在。超滤排出的液体称为超滤液。超滤使用的半透膜一般为中空纤维半透膜，其直径为180~200 μm，半透膜上的微孔直径为5~10nm。数千根这样的中空纤维聚成一束密闭在一个柱状塑料容器中，就成为超滤器。血液在纤维内流过，形成由内向外的跨膜正压，在这个正压的驱动下，水分和可溶性小分子物质穿过半透膜的微孔并排出。除了血液流动过程中产生的静水压，跨膜压还可以通过在中空纤维膜外侧增加负压产生。跨膜压（transmembrane pressure，TMP）可以采用以下公式表示：TMP = (Pin + Pout)/2+V。其中Pin为超滤器进口血压，Pout为超滤器出口血压，V为施加在超滤液流出口的负压。分子量小于65kD的物质可以被超滤器滤出，而分子量更大的蛋白质、细胞成分以及与大分子蛋白质结合在一起的小分子物质不能被滤出。体外循环过程中，患者往往伴有液体负荷增高、电解质紊乱、毛细血管通透性增高、液体向血管外间隙转移以及系统性炎症反应。超滤可以将血液中多余的水分滤出，同时也能将小分子的炎性介质滤出，有助于缓解上述现象。同时，随着超滤液的排出，血液逐渐浓缩。超滤已成为体外循环不可缺少的补充组

件。血液超滤装置可以与体外循环管路并行安装，由独立的泵控制。多数情况下，为了方便，可以将超滤器安装在体外循环管路上任何有压力阶差的两点，由压力阶差产生的被动分流驱动超滤过程。根据体外循环过程中对超滤控制和使用方式，可以将超滤分成几类。

零平衡超滤（zero-balanced ultrafiltration，ZBUF）　指在不断将体外循环血液中水分和可溶性小分子物质滤出的同时，等量添加平衡盐液。这种超滤方式其实是一种血液洗涤方法，可以将体外循环过程中产生的小分子炎性介质排出，降低患者体内炎性介质的浓度，进而缓解全身炎性反应综合征。此外，零平衡超滤还可以用于体外循环过程中高血钾、高血糖和高乳酸血症的纠治。

超滤用于体外循环后余血的回收　体外循环结束后管路内的余血处于稀释状态，采用超滤将管路内余血浓缩后输回给患者，一方面可以避免术后患者血容量过负荷，另一方可以尽量避免使用库血。

改良超滤（modified ultrafiltration，MUF）　指体外循环结束后，借助于体外循环插管和管路系统，将患者体内血液持续引流到体外经过超滤浓缩后再输注回体内的过程，因为超滤液排出导致的血容量下降则由氧合器内余血补充。这种超滤模式可以将患者体内的血液进一步浓缩，对于减轻婴幼儿术后水负荷、改善循环动力学状况和脏器功能均有明显作用，已经成为婴幼儿体外循环的标准操作之一。

常规超滤（conventional ultrafiltration，CUF）　指体外循环过程中用于控制血容量和滤除多余水分的超滤模式。

体外膜肺氧合（extracorporeal membrane oxygenation，ECMO）过程中使用超滤　采用ECMO辅助支持的患者常常伴有肾功能不全，可以将超滤装置整合到ECMO管路中，需要时开动超滤排出过多水负荷。

（易定华　金振晓）

shēndīwēn tíngxúnhuán

深低温停循环（deep hypothermia and circulatory arrest，DHCA）　采用体外循环方法，将患者体温降到深低温水平，然后停止体外循环，使患者全身处于完全无血流灌注状态，外科医师在有限的安全时间内完成必要的手术操作后，重新开始体外循环，将患者体温恢复到正常的操作。在深低温条件下，分子运动下降，细胞代谢率和细胞膜的流动性都降低到极低的水平，在相对较长时间缺血情况下，细胞的代谢需求和细胞膜的稳定性可以维持。表现在整体水平就是机体的氧耗量显著降低，假定37℃下氧耗量为100%，32℃下氧耗量为60%，30℃下氧耗量为50%，28℃下氧耗量为40%，25℃下氧耗量为25%~30%，20℃下氧耗量为20%，10℃下氧耗量只有10%。一般来讲，机体温度降低到20~22℃，停循环40~60分钟是比较安全的。

基本技术　①术前准备：除了按照常规体外循环进行各项准备外，深低温停循环手术前应常规建立鼻咽温度和直肠温度监测，上下肢血压监测，有条件的心脏中心应尽可能采用经颅脑组织氧含量监测。超滤装置应该与体外循环管路同时安装和预充。术前还可给予大剂量激素或者蛋白酶抑制剂，以利于脏器保护。②体外循环插管：按照手术的要求在相应位置建立插管，成人主动脉弓部手术时尽可能采用右侧腋动脉插管，停循环时可以进行大脑灌注。小儿主动脉弓中断或者主动脉弓缩窄手术时，应该同时行升主动脉和降主动脉插管，动脉插管的口径应该尽可能大，以保证降温和复温过程中有足够的流量保证全身均匀变温。③降温过程：体外循环启动后即开始降温，一般设定水温与体温（鼻咽温度或者直肠温度）之差不超过10℃，体外循环要尽量采用较高流量，以保证全身组织降温比较充分。鼻咽温度和直肠温度之间的差值最好不要超过5℃，差值过大表明降温不均匀，应该使用扩血管药物，同时暂停降温，待其差值低于5℃后再降温。降温过程不应该低于20分钟。体外循环血细胞比容也应处于较高水平（0.25或更高）。停循环前几分钟应提高循环血液的氧分压到250mmHg以上，使全身组织氧含量处于较高水平，尽可能降低停循环后的无氧代谢。④停循环操作：全身温度降低到设定的深低温水平后，进入停循环操作程序。首先逐渐停止体外循环泵，夹闭体外循环动脉管，等到全身血液被充分引流到储血器中后，夹闭静脉回流管。开启氧合器自带的内循环管路，缓慢开动体外循环，维持血液在体外循环管路中的流动状态，避免血液凝集。手术医师应该加快手术操作，尽可能缩短停循环时间。间断开动体外循环进行大脑灌注（每15~20分钟灌注1~2分钟）是比较常用的脑保护方法。如果采用腋动脉插管，可以阻闭无名动脉保证主动脉弓部手术野无血的同时，维持大脑的顺行灌注。⑤恢复体外循环和复温：手术操作完成后，首先恢复动脉灌注，待左心系统气体排尽后，增加灌注流量，中心静脉压力上升到满意程度后，恢复静脉引流，开始全流量灌注。待静脉血氧饱和度升高到 80% 以上后，开始复温，设定水温与体温差值不超过 10℃。同时保持鼻咽温度和直肠温度的差值不超过 5℃。如果血细胞比容比较低，应开动超滤，或添加红细胞，维持较高的血液携氧能力。恢复灌注时，还应该注意动脉血氧分压处于较低水平（100～150mmHg），有利于缓解再灌注损伤。复温过程中，应该尽量避免鼻咽温度超过 38℃。停止体外循环后，可以进行改良超滤，进一步浓缩体内血液，减轻水负荷，同时将体外循环管路内的余血输回体内。⑥深低温停循环过程中的血液酸碱平衡管理：血液酸碱平衡管理有两种不同方法，分别为 α 稳态酸碱管理策略（不采取温度矫正）和 pH 稳态酸碱管理策略（温度矫正）。这两种酸碱平衡管理策略的出发点都是二氧化碳在血液中的溶解度随着温度的降低而增加，血液的 pH 也相应升高，补充外源性的二氧化碳才能维持血液 pH 处于正常范围。采用 α 稳态酸碱平衡管理进行血气分析时，不管循环血液的实际温度是多少，都要将检测温度控制在 37℃，并以 pH 7.4 为纠正酸碱平衡紊乱的目标值。采用 pH 稳态酸碱平衡管理进行血气分析时，采用数学矫正方法将温度对血液 pH 的影响进行矫正，仍然以 pH 7.4 为纠正酸碱平衡紊乱的目标值。在中度低温的情况，采用何种酸碱平衡管理策略并不重要，温度对大脑细胞内 pH 的影响较小。而在深低温情况下，采用 pH 稳态策略，添加额外的二氧化碳，可以引起大脑血管扩张，相应的大脑组织降温比较均匀，由于氧合血红蛋白氧离曲线的右移，氧更容易从血液中弥散到脑组织中。发绀型先心病和伴有大量主动脉到肺动脉侧支循环的先心病患儿，在体外循环降温阶段采用 pH 稳态策略可以减少侧支循环流量，有利于肺的保护，而且使更多的血液流向大脑等重要脏器。也有人在深低温停循环时采用 α 稳态策略进行酸碱平衡管理，其理由是在停循环前使组织处以一定程度的碱性状态，有利于细胞跨膜 pH 梯度和各种酶功能的维持。为了尽量从两种酸碱平衡管理策略中汲取优点，可以采用一种折中的办法，就是在降温初期采用 pH 稳态，而在停循环前采用 α 稳态。具体哪一种策略更好，还处于争论中。

临床应用　由于深低温停循环过程不可避免的伴有组织缺血/再灌注损伤，原则上要求停循环时间应尽可能短。为了尽可能减少重要脏器的损伤，单纯的深低温停循环操作已经比较少用，临床应用中往往结合使用局部大脑灌注或间断灌注。深低温停循环主要用于以下几个方面。①婴幼儿复杂先天性心脏畸形的手术矫治：婴幼儿复杂先天性心脏畸形的矫治过程中，往往由于主动脉到肺动脉的侧支循环过于丰富，干净无血的手术视野难以保证，许多医师采用深低温停循环下进行心内手术操作，同时能缩短总体外循环时间，侧支循环的停止也有利于肺保护。在有的心脏中心，在停循环的同时，阻闭降主动脉，低流量灌注大脑以增强大脑保护。②成人主动脉弓部手术：深低温停循环用于成人主动脉弓部手术时，多采用右侧腋动脉插管，在停循环过程中可以阻闭无名动脉，经右侧颈总动脉低流量灌注大脑。由于大脑基底动脉环的存在，可以使大脑组织获得较好的保护。对于基底动脉环不完全的患者，应该在停循环时加用左侧颈总动脉和锁骨下动脉的灌注管，进行大脑灌注。③某些难以处理的颅内动脉瘤的切除手术：在深低温停循环下进行颅内复杂动脉瘤的切除手术可以保证手术视野干净无血，也不用担心致命性的大出血。但是，有些颅内手术要求患者采用俯卧位，因此体外循环的建立往往需要后侧径路，这对于心脏外科医师来说比较困难。如果颅内手术可以在仰卧位状态完成，可以选择开胸建立体外循环，也可以经股动静脉插管不开胸建立体外循环。大多数颅内动脉瘤患者相对比较年轻，一般不合并冠心病等心脏疾患，不开胸进行深低温停循环操作的过程中，心脏处于颤动和膨胀状态，可能对术后心脏功能的维持造成不利影响，必须予以注意。④泌尿生殖系肿瘤沿下腔静脉进入右心房：肾脏来源的肿瘤包括肾上腺样瘤、肾细胞癌、子宫肌瘤和儿童肾母细胞瘤（Wilms tumor, nephroblastoma）等。其瘤组织沿着下腔静脉生长，如果不超过膈肌水平，一般不需要体外循环即可手术治疗。如果超过膈肌水平或进入右房，有的甚至发生肺动脉栓塞，为了将肿瘤全部清除，则需要采用体外循环甚至深低温停循环策略，以充分显露和切除下腔静脉内的肿瘤。

（易定华　金振晓）

xīnjī bǎohù

心肌保护（myocardium protection）　广义的心肌保护是指围术期进行的有利于缓解心肌损伤的

各种策略和措施，包括低温、围术期心肌保护药物治疗、远端缺血预处理、后处理等，不停搏冠脉搭桥手术本身也被认为是一种心肌保护措施。狭义的心肌保护则指专门针对体外循环心脏手术过程中心肌缺血期施行的心肌保护措施。对心肌保护的认识起始于对心肌缺血/再灌注损伤的认识。1910 年，亚历克西斯·卡雷尔（Alexis Carrel）用犬进行降主动脉到冠状动脉搭桥试验时，发现循环阻断 3 分钟后心室开始颤动，术后 2 小时试验犬死亡，因此认为这种手术必须在 3 分钟内完成。20 世纪 50 年代开始采用体外循环进行心脏手术时，心脏畸形比较简单，手术操作时间较短，对心肌保护还没有明确的认识。随着手术复杂程度的增加，完成心内手术操作需要更长的心脏停搏时间，单纯低温对心脏的保护明显不足，往往造成心肌不可逆损伤，甚至发生石头心现象。1955 ~ 1957 年，梅尔罗斯（Melrose）采用枸橼酸钾溶液诱导心脏停搏，具体做法是在主动脉阻闭后，0.5%枸橼酸钾溶液与血液混合后用注射器经主动脉根部灌注心脏，这种办法确实能够诱导心脏停搏，但是其心肌保护效果仍然比较差。随后，伦敦圣托马斯（St. Thomas）医院的赫西（Hearse）等人研制出 St. Thomas 液，其诱导心脏停搏和心肌保护效果显著提高。20 世纪 70 ~ 80 年代，盖伊（Gay）和埃伯特（Ebert）等人进一步改进了 St. Thomas 液。现在，采用心肌保护液诱导心脏停搏（心脏麻痹）和心肌保护已经成为心脏手术过程中最常用的心肌保护策略，心肌保护液往往被称为心肌麻痹液。

基本技术 包括以下几方面。

心肌保护液的灌注方式 心肌保护液的灌注可以采用多种不同的方式，其目的都是为了保证心肌保护液对心肌组织充分均匀的灌注。①顺行灌注：通过主动脉根部、左右冠状动脉开口和远端已经吻合好的静脉桥进行心肌保护液的灌注都属于顺行灌注的范畴。其优点是符合生理性的冠脉灌注，简单易用，是最常用的灌注方式。但在严重冠状动脉狭窄的患者，会发生心肌保护液分布不均匀，心肌保护效果不佳的情况。顺行灌注时，手术视野有较多血液，需要暂时停止手术操作。②逆行灌注：指通过冠状静脉窦插管进行心肌保护液的灌注。进行逆行灌注时，注意保持灌注压力在 20 ~ 35mmHg，压力过低提示逆行灌注插管可能移位，压力过高可能造成冠状静脉窦撕裂。逆行灌注的优点是不管是否有冠脉狭窄，心肌保护液的分布都比较均匀，即使持续灌注也不会影响手术操作的进行。缺点是，由于右心室静脉引流开口靠近冠状静脉窦，逆行灌注管往往遮蔽其开口，造成右心室和室间隔灌注不佳。③顺行逆行联合灌注：由于单纯采用顺行灌注或者逆行灌注方法各有优缺点，很多心脏中心都根据术中情况选择顺行或逆行灌注进行心肌保护。同时采用顺行和逆行灌注可以获得更加均匀的心肌保护液分布和更好的心肌保护效果。④持续和间断灌注：单纯就心肌保护效果来说，心肌保护液持续灌注优于间断灌注。但是持续灌注会造成手术野不干净，影响手术操作，同时大量的心肌保护液灌注会引起严重高钾血症，比较难以处理。实际临床应用中，间断灌注应用较多，一般要求，心

脏停搏期间，每 20 ~ 30 分钟灌注 1 次。

心肌保护液的组成成分 世界各地心脏中心采用的心肌保护液组成成分千差万别，但是用于诱导心脏停搏的基本组分是钾离子，其浓度在 10 ~ 40mmol/L。根据心肌保护液组成成分的不同，可以分为细胞内液型和细胞外液型心肌保护液，前者以低钠低钙为特征，典型代表为 HTK 液，后者以高钠高钙以及添加镁离子为特征，典型代表为 St. Thomas 液。根据心肌保护液内是否含有血液成分，可以分为含血心肌保护液和晶体心肌保护液。理论上含血心肌保护液比晶体停搏液优越，如携带氧、良好的缓冲能力和自由基清除能力等。

心肌保护液的温度 根据心肌保护液灌注时温度的不同，可以将心肌保护液分为温（34 ~ 35℃）心肌保护液、冷（-4℃）心肌保护液和半温心肌保护液。

心肌保护液中的添加成 分 临床常用的高钾心肌保护液并非完美，其本身也会造成一定程度的心肌损伤。临床应用过程中，人们总是希望进一步改进其心肌保护效果，常用方法就是添加有心肌保护作用的药物，尼可地尔、腺苷、磷酸肌酸和多种氨基酸等强化的心肌保护液有更好的保护效果。

其他增强心肌保护液保护效果的方法 在心脏手术过程中，使用吸入麻醉剂、给予促红细胞生成素、乙酰半胱氨酸以及地塞米松等药物，根据报道有一定心肌保护作用。缺血预处理、缺血后处理、远端预处理以及远端后处理等操作，也有一定的心肌保护效果。

其他心肌保护技术 包括以

下几种。

体外循环下间断诱导室颤停搏进行心肌保护 对于二次冠脉搭桥的患者,由于心肌保护液灌注比较困难,操作复杂,而且效果较差,可以在体外循环下,采用全身低温结合间断诱导心室颤动的方法进行心肌保护,升主动脉可以阻闭,也可以不阻闭。

不停搏搭桥手术患者的心肌保护 在不停搏搭桥手术(off-pump coronary artery bypass, OP-CAB)操作过程中,为了显露远端吻合口,往往需要短暂阻闭靶血管的血液供应,这会造成局部心肌损伤并引起全心心功能不全,因此有必要进行心肌保护。其心肌保护策略有:①腺苷注射诱导心脏短暂停搏。②短效β受体阻断剂减慢心率。③负压吸引局部心肌组织稳定器和心尖牵引器的恰当应用,在增加吻合局部冠脉显露的同时,维持血流动力学稳定。④缺血预处理。⑤冠脉内分流器的应用。⑥术中调整前后负荷维持理想的灌注压,使缺血区域获得侧支循环的灌注。⑦仔细选择远端吻合口的手术顺序,尽可能缩短局部心肌缺血时间也属于心肌保护范畴。

(易定华 金振晓)

xīnfèi fùsū

心肺复苏(cardiopulmonary resuscitation, CPR) 针对心跳、呼吸骤停所采取的一系列抢救措施。心肺复苏主要目的之一还需保证大脑氧供防止中枢神经系统损害,又称心肺脑复苏。现代CPR 始于 20 世纪 50 年代末期~60 年代初期。随着医学科学的进步,医疗技术及设备的发展,进一步确立了胸部按压、口对口呼吸及电击除颤三大核心技术的临床广泛应用。特别是 20 世纪末

体外自动除颤的应用,使建立在循证医学基础上的现代心肺复苏技术提升到一个新的高度。21 世纪初美国心脏病协会首次推出了《2000 年心肺复苏和心血管急救国际指南》,之后又进行了修订,旨在进一步简化 CPR 程序,提高 CPR 有效性。心肺复苏时应充分重视:①心脏骤停的早期识别。②第一时间 CPR 救助。③尽早电击复律。④早期高级生命支持等紧急救助环节。

基本技术 包括基础生命支持即胸部按压临时性循环辅助、电击除颤复律、人工呼吸三项基本技术和高级生命支持即由专业急救人员实施的建立人工气道机械辅助呼吸、循环辅助设备、药物支持以及复苏后心肺功能维持等。主要应用于原发性心脏疾病及各种非心源性因素导致的急性心搏呼吸骤停。

复苏方法 随着心肺脑复苏理论和实践的进步,已从过去的心肺复苏三阶段法演变成初级心肺脑复苏三阶段 ABCD 四步法和高级心肺脑复苏五阶段四步法。

心肺脑复苏三阶段 ABCD 四步法 ①最初阶段处理:A(airway)开放气道,B(breathing)正压通气,C(circulation)胸外按压,D(defibrillation)除颤。②第二阶段处理:A 气管插管,B 正压通气,C 建立静脉通道给药,D 识别停搏原因并做处理。③刚复苏后处理:A 保持呼吸道通畅,B 给氧,C 评估生命体征,D(differential diagnosis)鉴别诊断,找出潜在可逆性停搏原因,进行可能性治疗。

高级生命支持五阶段四步法 ①最初 ABCD 处理。②再次 ABCD 处理。③刚复苏后 ABCD 处理(给氧-开放静脉-监测-补

容)。④确保气道通畅:选用机械通气-监测体温、血压,心肺脑功能状态。⑤对自主循环恢复后患者持续生命支持:包括容量-周围血管阻力-心泵功能(复苏后综合征的识别与处理)。

复苏可行性评估 对一位自主循环恢复患者做出合理的可治性评估,目前难度还很大,以下临床征象可供参考:①窒息或缺氧性损伤后 72 小时无皮质反应。②24 小时无角膜反应。③24 小时无瞳孔反应。④24 小时无运动神经反应。⑤24 小时肌肉无收缩反应。由于中国尚缺乏脑死亡相关法律,只要有心跳就不能轻易停止抢救。

疗效评价 心脏骤停心肺复苏成功率及生存率均较低,生存者远期效果相对良好,多数最终死亡原因均为其原发疾病。影响心肺复苏疗效主要因素包括:基础疾病的程度及影响;心脏停搏的类别(以心室颤动复苏率为高);心脏停搏-心肺复苏间歇时间最短(5 分钟内复苏效果较好),心肺复苏方法是否得当,以及后续生命支持手段是否及时完善等。原发心源性心脏疾病及并发症较重、恶性心律失常及弥漫性冠脉病变所致左室功能不全或泵衰竭,引起的心搏骤停复苏成功率及远期疗效较差。

随着国际现代心肺复苏理论和实践的发展,中国现代心肺复苏已有长足的进步,目前制约心肺复苏存活率的主要原因,包括区域急救网络不健全,公共急救意识淡薄,急救知识普及率低,急救技术不规范及效率低下等,因此如何提高心脏骤停复苏成功率是社会公共医疗卫生事业面临的严峻挑战。

(易定华 孙国成)

xīnbó zhòutíng

心搏骤停 （sudden cardiac arrest，SCA） 心脏机械活动突然停止，泵血功能消失，无有效心排血量维持心脑功能的紧急病理状态。患者对外界刺激无反应，大动脉无搏动，无自主呼吸。多数由心脏本身因素所致。心搏停止后随即呼吸停止，因此又称心跳呼吸骤停。如不及时有效予以复苏即刻死亡，即为心源性猝死（sudden cardiac death，SCD）。

病因 心源性心搏骤停多见于成人，主要原因为冠心病及相关并发症，约占 80%。其他原因包括扩张性心肌病、瓣膜病、复杂先天性心脏病所导致心室肥大、急性心力衰竭及恶性心律失常等心脏疾病。小儿心搏骤停多为非心源性因素所致，如呼吸系统疾病、中毒等。

临床表现 突发性意识丧失、呼之不应、呼吸停止、动脉搏动消失应高度怀疑心搏骤停。心搏骤停的类型包括以下四种。①心室颤动（ventricular fibrillation，VF）：室肌肉呈现不规则的颤动，无有效收缩，心电图显示心室颤动波形。②无脉性室性心动过速（pulseless ventricular tachycardia，PVT）：心肌呈规则的扑动，心电图可显示快速规则的室性心律，无有效心肌收缩与脉搏。③心室停搏：心室肌电活动完全丧失，心肌无收缩，心电图无波形。④无脉性电活动（pulseless electrical activity，PEA）：心电图虽有缓慢、宽大的畸形波群，但无有效心肌收缩，又称电-机械分离。心室纤维颤动最常见，及时电除颤复苏成功率高，心室停搏复苏成功率极低。

诊断与治疗 在临床实践中，患者如出现：①意识突然丧失。②无自主呼吸。③大动脉（颈或股动脉）无搏动，心搏呼吸骤停诊断即成立，应迅速启动心肺复苏程序。

评估 突发因素如触电以及无严重广泛心源性疾病及并发症所致心搏骤停心肺复苏率相对较高，弥漫性冠脉病变及泵功能衰竭者复苏效果差。

（易定华 孙国成）

xīnzàng ànyā

心脏按压 （cardiac massage） 对急性心搏骤停患者通过施加外力，直接压迫位于胸骨与脊柱间的心脏，同时改变胸腔内压力，改善调整心脏前后负荷，促进心脏排血以保证相对有效的心脑灌注压的紧急救治措施。心脏按压为心肺复苏基本技术之一及首选实施措施。心脏按压可分胸外按压和开胸按压两种。前者简便易行，胸廓畸形创伤性肋骨折、内脏损伤等不适合胸外按压；而胸内按压，一般只能在急诊室和医院内施行，而且医师应有开胸经验者。

胸外心脏按压 通过施压于胸壁规律的挤压心脏的方法。

按压方法 即将双手重叠掌心向下置于胸骨下 1/2 处实施连续规则的按压，直接压迫心脏产生适当的心排血量供应心、脑和其他重要脏器。同时人工呼吸及电击除颤可有效提高复苏率。胸部按压应快速、有力，成人频率为 100 次/分以上，幅度应使胸骨下陷 5cm 左右，每次按压后要使胸廓完全复位，下压/复位时相大致相等，尽量避免按压中断。压/通气比应保持 30∶2；儿童及婴幼儿按压/通气应保持 5∶1；新生儿按压频率为 120 次/分以上，按压/通气比为 3∶1。

注意事项 ①患者应仰卧于硬质平面（或背后置平板），以保持按压效果。②按压者手掌着力部位应位于胸骨，不要按压剑突，防止肋骨或胸骨骨折。③按压者肘关节伸直，上肢呈直线，手掌重叠置于按压部位，保证每次按压力的方向均与胸骨垂直，确保按压效果。④按压胸廓下陷幅度保证在 4~5cm，并根据患者体型调整幅度。⑤每次按压后随即放松使胸骨（廓）复位，此时胸膜腔内压下降，保证相对充分回心血流（前负荷），双手位置、姿势保持不变。⑥按压/放松时相等，波动性血流可产生有效的冠状动脉及脑灌注压。⑦心肺复苏应在事发现场进行，除非环境不安全应避免不必要的搬动。

效果的判定 若被按压者瞳孔缩小有对光反射，颜面转红，神志转清，且有自主脉搏及呼吸者视为有效。按压时周围动脉收缩压高低及按压相应的大动脉搏动仅能显示有效按压，不能判定疗效。

心脏按压的并发症 即使专业的心胸外科医师按压，亦难避免造成肋骨骨折、胸骨骨折及继发性心血管损伤、血气胸-肺挫裂伤甚至肝脾破裂等，应根据具体情况进行相应处理。

胸内心脏按压 即采用紧急开胸直视下，直接挤压心脏，促进其被动排血。胸内按压有效成功率高于胸外按压。

按压方法 一般认为心搏骤停常规胸外按压 15 分钟左右仍无法恢复有效心跳，应考虑行胸内心脏按压，特别在外伤性心跳停搏（胸部创伤、血胸、气胸等），心源性（冠心病、心脏瓣膜病、心脏外伤等）心搏骤停，胸心手术过程中或胸廓严重畸形无法进行有效心脏按压更为适合。一般选择左前外侧第 4 或 5 肋间入路，亦可选择可同期进行矫治手术的切口，迅速进入胸腔，进行有效心脏按压，频率在 70~80 次/分。按压的方法可采用：①单手按压法即右手拇指置于心室前方，其余 4 指置于心室后方连续挤压。②单手推压法即右手置于左心室后方将心脏向胸骨后推压。③双手按压法即左右手除拇指外分置心脏前后进行连续对合挤压。

注意事项和效果评定　胸内心脏按压应及时有效，并与其他复苏措施同时应用复苏效果更好。按压时注意保持足够频率及幅度，争取挤压瞬间动脉收缩压 70mmHg 左右，复苏完成后充分冲洗胸腔、安置胸腔闭式引流，并采取相应抗感染措施。若患者恢复自动心搏、大动脉波动可触及视为按压有效；若患者瞳孔缩小意识恢复、出现自主呼吸可视为心肺脑复苏成功，应视具体情况进行相应的处理或进一步生命支持治疗。

（易定华　孙国成）

xīnzàng chúchàn

心脏除颤（cardiac defibrillation）　使用除颤设备（AED）采用高能量电流通过心脏，使心肌纤维瞬间同步去极化，抑制异位起搏信号，重新恢复窦性心律，保证正常有效的心排血量的医疗方法。此为心搏骤停心肺复苏基础生命支持的核心技术之一。

基本技术与方法　①胸前叩击：当施救者未经专业训练不会使用除颤仪或无相关仪器时可采用，右手握拳用力向胸骨中部心前区锤击 1~2 次，适用于心搏骤停即刻，无脉性室速或心室颤动等。②电击除颤：是提高复苏成功率的关键环节。对于临床最常见的心室颤动应早期实施，从电

击开始至生命终结，每延迟除颤 1 分钟，患者存活率即下降 10%。建议单次电击除颤，随即继续进行心肺复苏措施。停搏时间超过 5 分钟或不知情时应先进行 5 个周期约 2 分钟的 30：2 心肺复苏后再电击除颤。有条件时可与体外自动除颤仪（AEDS）联合使用。单相波除颤器首次和后续除颤电击能量可用 360J，双相波除颤电击能量选择 150~200J。目前，主张对一时无法判断的如急性心肌梗死、急性心肌缺血等所致心搏骤停（心室颤动，室性心律失常）可采用盲目除颤，有效提高复苏成功率。

效果评定　电击 5 秒内心室颤动消失，心搏停止或非室颤无电活动均视为除颤成功。

注意事项　①实施心肺复苏时，一旦确认患者发生心室颤动或无脉性室性心动过速应立即予以单次电击除颤。②尽量缩短电击除颤前、后中断心脏按压时间，提高除颤成功率。③做好电击前心脏按压-电击-电击后心脏按压等心肺复苏技术的衔接，有效提高抢救成功率。④安装有永久性心脏起搏器或埋藏式自动除颤起搏器患者，除颤时电极勿靠近起搏器，以免造成其功能障碍。⑤对单形性或多形性室性心动过速（VT）、心房颤动或影响血流动力学的疑难性室性心动过速，可选择 100J 能量或递增能量方式电击复律。⑥电击除颤等基础心肺复苏成功后应随即启动高级生命支持程序。

（易定华　孙国成）

réngōng hūxī

人工呼吸（ventilation）　通过外力使气体进出呼吸道进而通过肺进行气体交换的方法。为心搏骤停基础生命支持（初级复苏）

三项核心技术之一，当患者无自主呼吸或一时无法判定有无自主呼吸时应进行人工呼吸，其他心肺复苏措施应同步进行。

基本技术　对心搏骤停自主呼吸者采用人工或机械辅助方式进行通气，改善呼吸生理及血气内环境，提高复苏率。

人工通气　①口对口人工呼吸：常作为心肺复苏的首选，是一种快捷、有效的通气方式，施救者捏住患者鼻孔，与患者口对口密封吹气，每次不小于 1 秒，确保足够进气量并可见其胸廓明显起伏，然后"断开"呼气，再进行第 2 次。吹气频率为 12 次/分。②口对鼻人工呼吸：适用于各种原因所致患者不能张口或无法口对口密封呼吸时可采用。③口对面罩呼吸：适用于各种原因无法口对口吹气时，可采用特制单向活瓣透明面罩人工呼吸，实施时双手下压面罩紧贴患者面部，加强密闭性保证通气效果。

机械通气　自动心搏恢复后，患者仍无自主呼吸，高度提示已有严重中枢神经系统缺氧性损害，应立即启动高级生命支持程序，考虑进行气管插管或气管切开呼吸机辅助呼吸，通气模式可采用控制呼吸或同步间歇指令性模式，潮气量设定为 10ml/kg，呼吸频率 12 次/分，呼气末正压（Peep）一般设置为 4mmHg，吸入氧浓度 40%，吸/呼比 1：1，根据动、静脉血气分析指标随时调整呼吸机参数。

注意事项　人工呼吸应及时有效，保证足够频率及进气容量，如有气道异物影响复苏应予以及时清理，并仰头托（推）举下颌保证气道通畅。如有条件必要时可建立人工气道（气道插管）进行机械辅助呼吸。

疗效判定 良好的人工呼吸可是明显的胸廓起伏、动静脉血气分析结果基本正常，氧张力低多由于肺间质水肿等导致的换气功能障碍，而 CO_2 分压过高则多由于气道阻塞等所致通气功能障碍。

（易定华 孙国成）

xīnzàng qǐbó

心脏起搏（cardiac pacing）

采用外源性脉冲直流电刺激使心脏起搏，维持循环功能的医疗方法。主要适用于心搏骤停并高度房室传导阻滞无法恢复自主节律。对于严重广泛心肌损害、心肌兴奋、收缩功能丧失及泵功能衰竭者人工起搏无效。对于原发心脏疾病，如冠心病、心肌梗死及室性心律失常等心源性心搏骤停可先行电击除颤，根据心电变化决定相应药物支持及起搏治疗。

基本技术 人工心脏起搏器由电源、脉冲发生器及电极导线三部分组成。电源供应能量，使脉冲发生器发射起搏电脉冲并传导至心脏电极，刺激心肌引起心脏兴奋与收缩，并使其按一定节律收缩，保证脏器血流供应。

临时性心脏起搏 治疗性临时心脏起搏适用于：①各种原因导致急性心搏骤停并高度房室传导阻滞。②冠心病及严重并发症：如心肌梗死、急性病毒性心肌炎、病态窦房结综合征等器质性心脏病变引起的缓慢型心律失常。③其他因素：如中毒、电解质紊乱等引起的缓慢心律失常。④心脏直视手术导致房室传导阻滞。

紧急临时起搏，即紧急状态下所采用的临时性心脏起搏方式，包括以下几种。

经皮穿刺钢丝电极起搏 ①在剑突下刺入带有钢丝电极的9号针，进针 7~8cm 至右心室心肌或心腔内，植入钢丝电极使其固定于心内膜或心肌内，退出穿刺针，将电极末端连接起搏器负极。②普通起搏导线置于胸部皮下并连接起搏器正极。③连接心电监护仪进行心电监测。④调整起搏参数，输出电压设置在 3~5V，输出电流 10mA，感知灵敏度 0.5~1.0mV，频率可视具体情况设置在 60~80 次/分，有自主心率者应设置于超过自身心率10%较合适，即可进行起搏。⑤心电图或监护仪显示脉冲信号后有固定 QRS 波群视为起搏有效。

经静脉穿刺心内膜电极起搏 ①由锁骨下静脉穿刺置入带有引导钢丝的6F电极，开启起搏器在心电示波导引下转动推进电极，将其植入右心室腔固定于乳头肌间。②心电图显示高大的 QRS 波群，确认电极与心内膜接触良好，起搏有效后即退出导引钢丝，固定导线。

心外膜临时电极起搏 在行心脏直视手术后于右心室表面心外膜下缝置临时性起搏（导线）电极，连接起搏器负极。胸部皮下普通起搏导线连于正极，即可起搏。

永久性心脏起搏 多为埋藏式起搏器。即经肱动脉穿刺将起搏电极置于右心室内膜，固定于乳头肌之间，由此引出起搏导线，并将起搏器安置于胸部皮下肌间隙内，调整参数即可起搏。注意起搏阈值及频率确认接触起搏正常。

适应证 ①二度Ⅱ型以上高度房室传导阻滞并心动过缓伴严重症状。②多束支阻滞并严重心动过缓及阿-斯综合征发作。③病态窦房结综合征（长 R-R 间期，快-慢综合征）。④顽固性室性心律失常，药物治疗无效。

起搏器类型 ①非同步型（固定频率型）心室起搏：非生理性，房室不同步，按固定频率起搏心室、血流动力学效果较差。②心室同步型：包括 R 波触发型和 R 波抑制型。又称心室按需起搏器。③心房同步型。④心房同步心室起搏型（VAT）。⑤心房同步心室按需型（VDD）。⑥房室顺序心室按需型（DVI）。⑦房室全能型（DDD）。以上心房同步型和房室顺序起搏方式均为生理性起搏，由于保持了心房和心室的顺序收缩，故血流动力学效果明显优于单纯心室起搏。

（易定华 孙国成）

nǎofùsū

脑复苏（cerebral resuscitation）

心肺复苏成功、自主呼吸心跳恢复后的后续治疗，利用各种生命支持技术、继续改善机体组织内环境，促进中枢神经功能的恢复的医疗方法。是系列高级生命支持重要环节之一。心搏骤停后的脑损伤与缺血、缺氧时间有关，其功能能否恢复可通过心搏骤停至有效复苏的时间、心肺复苏持续时间及复苏后昏迷持续时间做出初步判断，而患者意识的恢复是大脑复苏的重要标志。

基本技术 一般初级心肺复苏成功，自主循环恢复后需继续进行高级生命支持即进一步实施机械辅助呼吸确保气道通畅，各种血管活性及抗心脏失常药物维持自主循环，以改善中枢神经及脑血流灌注，必要时采用人工心脏辅助装置、急诊体外循环心肺转流或体外膜肺氧合等机械辅助手段支持循环功能，最大程度减轻脑损害，恢复脑功能。

脑复苏方法 ①改善脑灌注：提高脑组织血流灌注是改善脑血供的关键，而提高动脉压和脑灌注压在改善脑循环，防止缺氧性脑损害及恢复脑功能方面有重要作用。因此，可在补足血容量基础上，适当选用血管活性药物提升血压，但应防止长时间血压过高加重脑水肿，可选择性监测颅压，使其保持在 15mmHg 以下。同时可运用 20% 甘露醇及渗透性利尿剂脱水利尿减轻脑水肿及给予一般性支持治疗。②头部低温治疗：可有效减低大脑神经细胞氧耗减少乳酸堆积，稳定细胞膜保护血管内皮细胞，抑制炎性介质释放。主张尽早采用，可利用头部冰帽，颈部、腋窝及腹股沟大血管处放置冰袋，降温幅度控制在肛温 33~35℃，并应适当应用丙嗪类镇静及肌松剂，防止寒战，保持呼吸血压平稳。持续时间以意识和神经系统反应恢复情况判定。③高压氧治疗：利用高压氧舱，增加细胞氧含量，使氧弥散能力增大，收缩脑血管减小脑体积，减轻脑水肿，减低颅压，有效改善神经组织缺氧性损害。④药物应用：巴比妥类可用于脑复苏辅助治疗，预防和控制癫痫发作，降低脑代谢及颅压。钙通道阻滞剂应用可防止钙超载引起的一系列脑神经细胞损害。激素、前列腺素抑制剂等。改善脑细胞代谢药物：包括胞磷胆碱、能量合剂、肌氨肽苷及多种维生素等。⑤注意纠正反应性高血糖及机械辅助过度通气，二氧化碳分压过低所致血管收缩加重脑损害。

注意事项　心搏骤停心肺复苏成功后患者们无意识及自主呼吸应高度怀疑缺氧性中枢神经及脑损害，应立即启动高级生命支持或继续生命支持程序及各种脑复苏措施，最大程度帮助恢复脑功能。

效果评定　患者神志恢复是恒量脑复苏成功的最重要标志，

成功的脑复苏后不排除遗留部分并发症如抽搐、癫痫、缺氧性肌痉挛、皮质盲、健忘等认知功能及肢体运动功能障碍，应加强康复治疗。脑复苏失败则可能表现为脑死亡、植物状态等。

（易定华　孙国成）

xīnzàng wàikē zhòngzhèng jiānhù

心脏外科重症监护 （intensive care for cardiac surgery）

对心脏外科患者在手术前和术后早期进行重点监测、治疗和护理的一系列措施及过程。心脏外科重症监护主要作用是应用现代化的设备监护患者，及时发现病情变化，迅速做出明确诊断，进行有针对性地处理。重症监护在第二次世界大战前就已出现，20 世纪 50 年代，欧美一些国家为集中救治一些危重患者，建立了重症监护病房，并取得了良好的临床疗效。60 年代，随着心脏手术的开展，心脏外科的重症监护工作也得到了开展，并且发展迅速。心脏外科重症监护是以心脏的解剖、生理、病理和药理理论为基础，结合了内科和外科的临床治疗原则，不断融合重症医学的最新进展，逐渐形成了具有自己独特风格的专业学科。

心脏外科重症监护的主要内容包括：术前检查、术前诊断、术前全身及心脏功能调整，手术方式确定，手术风险评估，手术后呼吸恢复，循环维持，感染预防，全身脏器功能支持等内容。主要监测指标包括：意识状态、血流动力学、呼吸功能、肝、肾功能、消化道功能以内环境状态监护等。心脏外科重症患者的主要处理措施包括：循环功能和呼吸功能支持与治疗，脑保护和肝、肾功能保护与治疗，消化道功能支持治疗，酸碱平衡及电解质调

节，营养支持等。由于原有心脏畸形或心脏疾病得到手术矫治，患者术后心脏状态和功能应得以良好的恢复。但是，心血管手术，由于麻醉及体外循环的影响，术后早期机体都会出现不同程度的病理生理学紊乱，如开胸引起的呼吸功能不全，心脏停搏造成的心肌抑制，体外循环引起的全身炎症反应和内环境的紊乱等。此外，一些经过手术矫治的先天性心脏病，对于矫治后的血流动力学，心脏需要一个适应的过程。所以，心脏术后患者应持续监测意识状态、循环、呼吸及全身脏器的功能情况。一些危重患者术后仍需要依靠人工呼吸，主动脉内球囊反搏、体外膜肺氧合（ECMO）、心室辅助，肾替代治疗和高压氧等技术，对术后"脆弱"的心、肺、肾、脑等脏器功能进行辅助。心脏外科重症监护的主要目标就是维持患者循环稳定，等待自主呼吸恢复，纠正机体内环境紊乱，使患者平稳度过术后早期危险期。实施这些技术需要相对无菌、少干扰的工作环境，以及具有一定经验的专业监护人员进行操作和管理，并建立一套相应的管理制度和技术规范。

目前，不少医院已经建立了相对独立的心脏外科监护病房或监护病区，配备了先进的监护、治疗和抢救仪器，以及具有丰富救治经验的专业监护人员，能够承担绝大多数心脏直视手术的术后监护工作。并且，中国心脏外科重症监护的专业人员在不断增多，他们与国际上许多著名心脏外科中心的专业技术人员不断进行学术交流，努力提高自己的专业技术水平，为中国心脏外科事业的蓬勃发展尽心尽力地辛勤工作，心脏外科重症监护将得到很

大发展，技术水平将得到很大提高。

（易定华 赵 荣）

xīnxuèguǎn shǒushùqián zhǔnbèi

心血管手术前准备（preparation before cardiac surgery）

心脏外科患者在手术前进行诊断、手术风险评估、患者心脏功能和身体机能调节、患者心理准备以及与手术相关的准备工作的一系列措施及过程。它关系到手术的成败及患者术后的康复。心血管手术前准备包括：询问病史、体格检查、实验室检查、支持治疗、手术方式的确定、手术风险评估、与患者及家属进行交流沟通及其他术前准备工作等。

病史 包括心脏疾病的病史及与心脏疾病相关的病史。心脏疾病的病史包括：症状发生的时间、诱因、加重及缓解因素、有无新症状出现等。与心脏疾病相关病史主要是有无心脏病的并发症，如体循环栓塞、感染性心内膜炎病史等。此外，患者是否有高血压、糖尿病病史，是否有慢性阻塞性肺疾病，以往是否患过肝炎、肾炎及消化道溃疡等。

体格检查 包括全身、心脏及周围血管检查。①全身查体：应注意患者的精神状态、营养状况、发育情况。怀疑有感染性心内膜炎时应注意皮肤、黏膜及甲床有无出血点，脾脏是否肿大。与左心功能相关的体征，如呼吸音是否为肺泡呼吸音、双肺内是否有湿啰音；与右心功能相关的体征，如颈静脉是否充盈、怒张，肝脏是否肿大、腹腔内是否有积液，双下肢是否有凹陷性水肿。②心脏查体：包括心脏的大小，心尖搏动的强弱，心前区是否有震颤，心脏听诊中应注意心脏的节律、速率、心音的强弱及有无

心脏杂音。心脏杂音是心脏疾病特异性的体征，不同听诊部位不同性质的杂音往往提示不同的心脏器质性病变。③周围血管体征的查体：包括毛细血管搏动征、水冲脉、动脉枪击音、杜氏双重杂音等，多提示脉压增大。而冠状动脉病变患者常合并颈动脉病变，颈动脉血管杂音是颈动脉疾病的标志性体征。一些动脉血管疾病，如动脉缩窄、动脉离断、主动脉夹层动脉瘤或大动脉炎都会影响到远端的血液供应，使远端动脉的脉搏减弱、消失或两侧动脉搏动不对称。

实验室检查 血、尿、粪常规，出、凝血时间；肝功能检查：白蛋白、球蛋白和总蛋白，胆红素，碱性磷酸酶，丙氨酸转氨酶和天冬氨酸转氨酶，凝血酶原时间和纤维蛋白原；肾功能检查：肌酐、尿素氮，怀疑肾功能障碍者应做尿浓缩试验和内生肌酐清除率检查；常规测定血清钾、钠、氯、钙离子；成年患者还应做血糖、血脂和血黏稠度检查。对风湿性心脏病患者应检查血沉、C反应蛋白、抗"O"和类风湿因子。术中预计需要输血的患者应做血型检查。

影像学检查 心脏X线平片、彩色多普勒超声心动图是术前必要的检查。而复杂先心病仅做心脏超声检查不能明确诊断的应做心血管造影检查。怀疑动脉瘤的患者应做胸、腹部联合CT检查或磁共振检查。冠心病患者需要做多排螺旋CT或冠状动脉造影检查等。

心电图检查 术前常规做九个导联的心电图检查；需要手术治疗心律失常的患者，术前应做必要的电生理检查。

术前准备 ①调整心脏功能：

休息，吸氧；根据病情进行强心、利尿、扩血管；治疗心律失常；纠正电解质紊乱。②改善呼吸功能：以往吸烟的患者术前至少戒烟8周；有呼吸道感染的患者应积极控制感染；有呼吸功能不全的患者应做肺功能检查，并进行呼吸训练，还可服用盐酸氨溴索以改善肺功能。③控制感染：术前需全面查体，如发现感染灶应积极进行治疗，等感染控制两周后才能进行心脏手术。④控制血糖、血压。⑤改善全身营养状况。⑥患者手术区皮肤和口腔准备以及消化道准备。

术前药物调整 ①抗凝药及抗血小板药均应在术前停用，不同的药物停用的时间可不同，普通肝素可持续用至术前，低分子肝素应停用12小时以上，华法林应提前4天停用，阿司匹林术前3~7天、氯吡格雷术前5~7天应停用，而短效的Ⅱb/Ⅲa抑制剂应在术前4小时停用。②所有抗心绞痛药应持续用至手术时。③抗心律失常药物应持续用至手术时。④抗高血压药物应持续应用至术晨，以访患者因紧张发生高血压危象。⑤预防性使用的抗生素可根据患者的病情、手术复杂程度等选择一代或二代头孢菌素，对术前已有感染，且感染无法控制的患者，应行细菌培养，并根据培养结果选择敏感抗生素。

术前风险评估 对患者进行手术风险评估是术前一项重要工作，它既可使患者及家属了解手术风险及死亡发生率，也可使麻醉、手术、体外循环和监护等相关人员对治疗中的每一个环节都有充分的认识和高度的重视。术前风险评估的内容包括：①患者的性别、年龄、既往病史等。②心脏疾病的类型、病变程度及

心室功能状态，是手术风险的重要决定因素，如复杂先天性心脏病，24小时内的心梗导致的严重左室功能障碍（EF<20%），心梗后的机械性并发症，如室间隔穿孔或急性二尖瓣关闭不全，重症瓣膜疾病及急性主动脉夹层动脉瘤。③一些合并症，如慢性阻塞性肺疾病（COPD），肝、肾功能不全，胃肠道功能受损等，可能成为决定手术成败的关键因素。一些大型数据库对心脏术后死亡率已经进行了分析，如冠心病患者手术的风险因素由高到低的排列顺序是：①急诊手术，特别是循环功能受到严重影响的重症患者。②肾功能不全。③二次手术。④高龄。⑤心功能低下（EF<30%）。⑥女性。⑦冠状动脉左主干病变。⑧有其他合并症，如COPD、糖尿病、脑血管疾病或周围血管疾病。对于手术风险已有帕森奈特（Parsonnet）、北新英格兰（NNE）和克利夫兰临床风险层化模型等可以进行"计算"预测。心脏术后并发症的整体发生率较高，有些并发症危险程度较小，如瓣膜置换术后的房颤；而有些并发症，如顽固性心律失常、急性心脏压塞等，可导致术后死亡率显著升高。

（易定华　赵　荣）

xīnxuèguǎn shǒushùhòu chǔlǐ

心血管手术后处理（routine management after cardiac surgery）

心血管手术后早期，特别是72小时内的各种监测、治疗、护理措施及过程。体外循环术后早期，由于心脏功能和循环状态尚不稳定，大多数患者都会出现程度不同的病理生理学改变，需要及时发现、纠正。术后患者早期处理的目标包括：维持血流动力学稳定，保证全身组织、脏器的灌注；观察患者的意识状态，等麻醉完全清醒后争取尽早脱离呼吸机的辅助，拔出气管插管；术后还需要观察纵隔或胸腔引流液的性质、数量，判断是渗出还是出血；维持内环境稳定，并尽量调整至正常范围。

一般性处理　患者手术结束返回监护室时，麻醉和手术医师应向监护医师介绍患者的术前诊断、手术方法、手术过程中的病情变化等。监护医师应观察患者的心率、动脉血压、中心静脉压、呼吸状况、意识状态，使用的血管活性药物、输注的液体，输液管、引流管、导尿管、胃管等，并详细记录。监护医师应及时进行血气分析、血常规、血清钾、钠、氯、钙的检查，并拍摄床旁胸部X线平片。根据检查结果及时调整气管插管、呼吸机参数，并调整输注的药物的剂量和速度，保证患者循环稳定。随后，应根据患者情况制定出一套有效的监护、治疗方案。

循环系统监测与支持　有效的血液循环是机体器官功能正常的基本保障，ICU的一项重要工作就是维持体外循环心血管手术后患者循环功能的稳定。对于心脏直视手术的患者，由于缺血再灌注损伤，心肌功能出现抑制，导致心脏收缩乏力，这是术后循环不稳定最根本的原因。此外，心脏畸形矫治不完善、术前就有全身多脏器功能不全、术后发生顽固性心律失常等，都会导致不同程度的循环功能欠缺。因而，术后应持续、密切监测与循环功能相关的各项指标，如心脏的节律和速率、动脉血压、中心静脉血压、肺动脉楔压。如条件许可，还应持续监测心排血量、心脏指数和混合静脉血氧饱和度。循环稳定的目标是维持心脏指数在 $2.2L/(min \cdot m^2)$ 以上，心率、动脉血压和中心静脉压在适合的范围内，混合静脉血氧饱和度应大于65%。对于术后循环不稳定的患者，应先判断原因。因为术中、术后尿量多导致的有效循环血容量不足，应尽快补足循环血容量。因为心脏功能差导致的心排量低下，可给予正性肌力药物，如儿茶酚胺类药物：肾上腺素、去甲肾上腺素和多巴胺等；磷酸二酯酶抑制剂：米力农、氨力农。因为低温引起外周血管收缩，导致循环阻力增大，影响心排血量，则应选用扩血管药物，降低后负荷，改善心脏的收缩功能，包括硝普钠、硝酸酯类药物。当然，如果因为手术效果不理想，或心脏畸形矫治不满意而引起的心脏功能不全，明确诊断后应尽快再次实施手术。

呼吸系统监测与支持　患者手术结束返回监护室时，通常还处于麻醉状态，仍需要进行机械通气。此时机械通气的目的，一是保障患者在麻醉苏醒前有充分地氧供和防止二氧化碳蓄积，等待自主呼吸的恢复；二是对于一些心脏功能较差的患者，可以减少呼吸做功，减轻心脏术后的负担。所以，大多数患者在全麻清醒后，如呼吸、循环平稳，纵隔、胸腔引流量不多，无低心排血量综合征时可以尽早停用呼吸机，拔出气管插管。而有些患者则需要较长时间的呼吸机支持，如术前心功能较差的患者；手术时间较长，特别是体外循环时间长的患者；术后循环不稳定，或肺氧合较差的患者；术后胸引流量较多的患者。

泌尿系统及水、电解质监测与支持　体外循环手术中由于血液稀释，可造成术后的尿量增多。即使体内液体量偏多，术后也应输注足量的液体，以保证有效的循环血容量，维持循环的稳定。如果容量不足主要是因为毛细血管渗漏造成的，补充胶体液会加重组织水肿影响脏器功能；而血管扩张引起的血容量不足，则以补充胶体液为主。尿量增多会引起血钾降低，需定时监测并及时纠正。术后早期还要注意血糖和电解质，特别是血钾的变化。体外循环手术后由于胰岛素抵抗、内源性儿茶酚胺释放以及使用儿茶酚胺类药物，可造成机体应激性的血糖升高，高血糖可增加术后感染和手术死亡率。体外循环术中使用的高钾心肌保护液会使血钾升高；输注的库血中也含有大量的钾离子；术后如果有血细胞的持续破坏，血细胞中的钾也会大量释放入血。术中、术后的利尿则会引起低钾血症。不论是高钾还是低钾，都会导致心律失常，危及生命，所以术后要定时监测血钾和血糖的变化，并根据检测结果及时纠正。

抗感染和营养支持　心血管手术后抗生素属预防用药，应根据所在地区、医院常见致病菌选择有针对性的抗生素，一般选择第一、二代头孢菌素类抗生素即可。感染性心内膜炎的患者，术前应做血培养，根据药敏结果选择敏感抗生素。如无药敏结果，应联合使用针对革兰阴性杆菌和革兰阳性球菌的有效抗生素。由于心脏手术创伤大，侵入性操作多，瓣膜置换和动脉瘤手术还要置入人工瓣膜和血管，故引发血源性感染的可能性增加。一些心脏功能不好的患者术后呼吸机辅助时间较长，气管插管超过3天就有引发呼吸机相关性肺炎的可

能。这些患者，术后一旦出现高热，白细胞急剧增多，应及早进行痰、血培养，尽快明确致病菌，选用敏感抗生素。心血管手术后的患者，如能尽早脱离呼吸机的辅助，拔出气管插管后3~6小时就可经口进食，身体所需的蛋白质、糖、脂肪、维生素和微量元素是能够得到保证的。由于种种原因，一些患者短时间内不能脱离呼吸机的辅助，营养支持常常成为这些患者能否顺利康复的关键因素之一，需高度重视。根据患者情况可给予肠内或肠外营养，不论哪种营养方式都必须保证每日所需的热卡和蛋白质供应量。

（易定华　赵　荣）

xīnxuèguǎn shǒushù chángjiàn bìngfāzhèng

心血管手术常见并发症

（common complications after cardiac surgery）　由于心血管手术操作、麻醉和体外循环给机体脏器造成的病理生理学影响，导致机体脏器及全身的解剖和功能失调，引起的不良反应和结果。心血管手术并发症通常包括两类：一类是开胸手术、体外循环引起的，均有可能出现的一般并发症；还有一类是心血管手术引起心脏本身的特殊并发症。常见的一般并发症有以下几种。

呼吸系统　常见并发症包括：气胸、胸腔积液、肺部感染、呼吸功能不全、气管痉挛和膈肌麻痹。①气胸：开胸手术中胸膜腔的完整性被破坏；肺部原有疾患如肺气肿、肺大疱，术后发生破裂；术中、术后应用呼吸机辅助呼吸时发生气压伤等，都会引发气胸。术后患者如突然出现血流动力学不稳定，呼吸急促，呼吸道阻力增高，动脉血气恶化等情况时，应考虑气胸的可能。拍摄

床旁胸部X线平片可明确诊断。如情况紧急，胸腔穿刺有气抽出时也可明确诊断。实施正压通气的患者，皮下气肿可能是最早的表现。根据胸腔积气量的多少，可进行胸穿抽气或安装胸腔闭式引流管。②胸腔积液：心脏术后的患者约60%会出现胸腔积液。如术中胸膜腔破裂，术后纵隔出血会流入胸腔内，形成血胸。右心功能较差的患者，术后常发生胸腔积液，少量胸腔积液可以逐渐吸收消退，但中等量以上的胸腔积液则会引发呼吸困难。胸部X线平片、胸腔超声检查都可明确诊断。一旦明确有中等量以上的胸腔积液应积极进行胸穿抽液，如果是术后早期的胸腔积液，可以考虑放置胸腔闭式引流管。③肺部感染：气管插管使上呼吸道的黏膜屏障被破坏，各种致病菌可顺利进入下呼吸道，引起呼吸系统感染，使呼吸道分泌物增多，支气管平滑肌痉挛，气道阻力和呼吸做功增加，最终导致通气/血流比例失调，加重缺氧和二氧化碳潴留。术后如患者病情稳定，应尽早脱离呼吸机，拔出气管插管，恢复上呼吸道的屏障作用。如必须长期应用呼吸机时，应特别注意操作过程中的无菌技术，每天更换呼吸机管道，吸痰管一次性使用。确实做好呼吸道分泌物的引流，严密监控呼吸道分泌物的性质、数量，以及体温和白细胞计数的变化，及时进行痰培养检查，选用敏感抗生素进行治疗。④呼吸功能不全：心脏病患者术前呼吸系统本身疾患或异常的血流动力学状况对呼吸系统的影响，开胸手术及体外循环对呼吸系统的影响，都会造成术后呼吸功能不全甚至衰竭。引起呼吸功能不全的原因主要包括：

术前肺部病变、气管插管、开胸手术、体外循环、大量输血、术后心功能不全引起的肺淤血及肺部感染等。呼吸功能不全可以表现为低氧血症，也可以表现为高碳酸血症，或两者兼而有之。诊断呼吸功能不全主要依靠动脉血气分析，在呼吸空气的情况下，$PaO_2 < 60mmHg$，或 $PaCO_2 > 50mmHg$ 即为呼吸衰竭。轻微的呼吸功能不全可以通过吸氧，促进排痰保持呼吸道通畅，预防感染，应用支气管扩张剂，加强肺部物理治疗等措施进行治疗，严重的呼吸衰竭时则必须尽早应用呼吸机进行治疗。呼吸机治疗可以改善氧合，辅助呼吸，减少术后患者的心脏做功。目前常用的呼吸模式有间歇正压通气（IP-PV）、同步间歇指令通气（SIMV）、压力支持通气（PSV）、持续气道正压（CPAP）和呼气末正压（PEEP）等。当患者的呼吸功能改善后应尽早停用呼吸机，拔出气管内插管。⑤气管痉挛：体外循环术后的患者，由于体内存液较多、药物作用、输血或使用β受体阻断剂等原因，可引发气管痉挛。而术前就有慢性阻塞性肺疾病（COPD）等呼吸道病变的患者，术后发生气管痉挛的概率会增大。在应用呼吸机期间发生气管痉挛时，可出现机械通气困难及类似心脏压塞的血流动力学改变。拔出气管插管的患者一旦发生气管痉挛，主要通过雾化吸入支气管扩张剂，如：沙丁胺醇、异丙托溴铵及奥西那林（间羟异丙肾上腺素）等药物；或静脉给予支气管扩张剂，如氨茶碱、多索茶碱和激素类药物。在支气管痉挛发作期间禁用β受体阻断剂。⑥膈神经损伤引起的膈肌麻痹：心包腔内冰盐水冷冻损伤是膈神经受损的主要原因；其次，手术过程中直接损伤也是膈神经受损的一个原因。单侧膈神经受损患者一般不会出现呼吸困难的症状，而双侧膈神经受损患者往往会出现气短、反常呼吸或脱机时 CO_2 潴留现象。膈神经损伤所致膈肌麻痹的诊断主要依靠胸部X线检查，进行膈肌荧光透视时可发现受损侧的膈肌固定或矛盾运动；超声检查也可发现受损侧膈肌的运动不良、固定或矛盾运动。进一步的检查还包括：经皮膈神经刺激并记录第 7~8 肋间的膈肌活动度，并可测量膈神经的传导速度和反应时间；经膈肌压力测定可判断单侧或双侧膈肌麻痹。膈神经功能的恢复治疗时间较长，可达两年，为了尽快改善呼吸功能，可实施手术治疗，应用膈肌折叠的方法来治疗膈肌麻痹，效果比较理想。

泌尿系统　体外循环手术对肾功能会有一定程度的影响，包括：非搏动性灌注及血液稀释虽可以增加有效的肾血流量，但会造成肾小球滤过率、滤过分数及肾血管阻力降低。体外循环过程中还可以激活许多作用于血管的活性物质：补体、缓激肽和血管舒缓素，它们可以改变血管张力，造成全身广泛的炎性反应，使血管通透性升高。体外循环中低温使肾血管收缩，降低肾皮质的血流量，同时还会降低肾小球的滤过率，影响肾小管的功能并减少自由水和渗透清除率。体外循环中的各种激素对肾脏都会产生一定的影响，如血管紧张素Ⅱ可以使肾脏血管收缩和钠潴留，肾素和醛固酮引起钠潴留和钾排泄，加压素使肾血管阻力升高，而肾上腺素和去甲肾上腺素则使全身血管阻力都提高。而术前就有肾功能不全，以及术后发生低心排综合征和使用大剂量缩血管药物的患者，也会导致肾功能不全。术后尿素和肌酐轻微升高，可以不做特别处理。而适当应用利尿剂有助于减少术后早期液体负荷过重及防止尿少性肾衰竭的发生。对于渐进性血尿素氮和肌酐升高，同时体内水和盐超负荷，应调整药物使血压维持在正常稍高的水平，减少血管紧张素转化酶抑制剂（ACEI）的应用，利尿剂也应减少使用，保持充足的有效循环血量。只要心排血量满意，血流动力学稳定，大多数患者的肾功能不全是暂时的。如液体潴留影响循环和呼吸，并且应用利尿剂治疗效果欠佳，必要时应做超滤和透析治疗。

神经系统　心脏术后神经系统并发症虽不多见，但如发生则预后较差。导致术后神经系统并发症的因素较多，术前因素包括：高龄、糖尿病、吸烟、高血压、外周血管病和肾功能不全，脑血管病，左室功能不全，再次手术或急诊手术等。术中及术后因素包括：体外循环过程中出现气栓或血栓，主动脉瓣或二尖瓣的钙化，升主动脉及主动脉弓的粥样硬化和钙化，左室附壁血栓，围术期低血压或心脏停搏。其中，主动脉内微栓是引发神经系统并发症最常见的原因，而体外循环过程当中的低血压、颈动脉或脑动脉疾病所引起的脑血流减少都会造成脑组织的低灌注。神经系统损伤的临床表现取决于脑损害的部位及范围，绝大多数发生在术中并在第一个 24~48 小时即有表现。术后一旦发现患者有神经系统并发症，及时行脑CT或磁共振检查常可发现梗死灶。常见的临床表现包括：病灶性损害常见偏瘫、失语或构音困难；短暂脑缺血发作或可逆的神经损伤；严重的意识模糊或谵妄；昏迷。预防神经系统并发症需重视术前对颈动脉和脑动脉病变的检查，对有症状的颈动脉疾病的治疗应前期做颈动脉内膜切除或同期冠状动脉旁路移植术（CABG）加颈动脉内膜剥脱术（CEA）手术。有严重钙化的瓣膜置换手术，术中一定要注意防止钙化瓣叶上的碎屑脱落掉进心脏，瓣膜置换完毕后仔细冲洗心腔。防止体外循环管道中出现气栓、血栓。升主动脉严重钙化的患者，如要进行体外循环，可以考虑更换动脉插管位置或更换体外循环方式，避免钳夹升主动脉。对于高血压病患者，体外循环过程中保持较高的平均动脉压将有利于脑组织的灌注。一旦CT或MRI证实有脑梗发生，可以考虑应用肝素治疗栓塞性脑卒中，但应注意发生梗死后出血的可能性。减轻颅压的方法包括激素、甘露醇和利尿治疗。小或短暂的脑损伤预后良好，但如持续脑卒中，则死亡率将达到25%。而持续昏迷患者超过50%死亡或持续植物状态。

消化系统 心脏术后胃肠道并发症包括：食欲减退、恶心、厌食，麻痹性肠梗阻和急腹症等，而最严重的是消化道出血。心脏术后低心排可以导致内脏血管收缩，引发低灌注和低氧，而组织灌注不足会导致黏膜缺血，引发应激性溃疡、黏膜萎缩、胃酸分泌增加。上消化道出血量大时可经胃管引出或呕出鲜红血液，出血量小或慢性出血多造成黑便。下消化道出血多为经直肠的鲜红血液、混血便或黑便。一些迟发性消化道出血的初期表现常是原因不明的血红蛋白下降，进行性

心动过速或全身低灌注状态。心脏手术的患者，不论术前是否有溃疡病或胃炎病史，术后都需要应用药物预防，尤其是那些有低心排的患者。现在常用的预防和治疗药包括：质子泵抑制剂、H_2受体阻断剂和胃黏膜保护剂等。质子泵抑制剂和H_2受体阻断剂均可提高胃液pH，有效防止应激性溃疡。胃黏膜保护剂不提高胃液pH，可减少与提高胃液pH药物相关的院内感染肺炎。如单纯应用药物无法控制出血，应行上消化道胃镜检查明确出血部位，并通过激光双极凝血治疗控制出血，90%以上患者可达到止血目的。而手术切除出血的胃体或十二指肠则是迫不得已的选择。下消化道出血可做乙状结肠镜或结肠镜检查。下消化道出血一般很少考虑外科治疗，多选择静脉持续滴注血管加压素，或奥曲肽（50μg30分钟以上）、生长抑素（50μg继之以250μg/h静脉滴注）等以减少内脏血流而达到治疗目的。

心血管系统 心脏术后心血管系统的并发症无疑是最多的，常见的并发症包括：①心律失常：心脏手术后最常见的心律失常是房颤，其病因多种多样。房颤如能转复为窦性心律应尽量进行转复，但大多数房颤，特别是慢性房颤，即使在心脏畸形被矫治后也不能恢复窦性心律，这时应以控制心室率为主，同时需抗凝治疗。室性心律失常的出现常意味着心肌组织有较严重的受损，需要特别的关注。②低血压：体外循环术后出现低血压的原因有：血容量不足、使用扩血管药物或一些抗心律失常药物、突发心肌缺血或梗死、发生心脏压塞等。③再发心肌缺血：部分患者术后

再次发生心肌缺血，可导致低心排、充血性心力衰竭及肺水肿、急性心肌梗死、室性心律失常或心搏骤停等情况。其原因主要有：置换的人工主动脉瓣影响冠状动脉开口；新移植的冠脉旁路血管发生阻塞，或吻合口狭窄影响冠脉灌注；患者原有冠状动脉病变加重或发生冠脉痉挛。此外，心脏术后出血、心脏压塞、低心排血量综合征及心包切开综合征等都是很严重的心血管术后特殊并发症。

（易定华　赵　荣）

xīnzàng shùhòu chūxuè

心脏术后出血（bleeding after cardiac surgery） 心脏手术后各种原因导致的血液流（渗）到血管之外。体外循环（CPB）对凝血功能产生显著影响，导致心脏术后出现不同程度出血。多数患者的心脏手术后出血多在术后数小时内减少，但5%~7%患者第1个24小时出血量大于2L，有3%~5%患者会因术后纵隔持续出血需要进手术室探查止血。虽然出血引起的低血容量，可以通过补充血容量进行纠正，但大量输血会引发众多输血问题，如呼吸功能衰竭、右心功能不全、肾衰竭，输血还有可能引起病毒性疾病的传播及血源性感染，大宗病例统计显示，大出血后行二次手术止血的患者其死亡率为无二次手术患者的2倍，因此必须强调对心脏术后出血的预防与控制。

病因及发病机制 引起心脏术后出血增多的原因较多，主要由于：①CPB后凝血功能紊乱，肝素中和不全或鱼精蛋白中和后肝素反跳，纤维蛋白溶解功能增强以及血小板及其他凝血因子数量减少或功能降低。②严重发绀

患者侧支丰富且压力较高，导致术中止血困难，术后广泛渗血。③术中止血不彻底、手术切口缝合不确实或血管断端结扎或电凝不牢固，术后缝线撕脱或结扎线及电凝结痂滑脱，造成大失血。④胸部切口或纵隔创面止血不彻底、老年人骨质疏松、胸骨切口渗血等。

临床表现 心脏术后患者均可能有不同程度出血，绝大部分患者出血量在每小时数十毫升，但是有少部分患者每小时出血量达上百毫升，且在数小时内无减少迹象，有些患者胸腔引流液并无明显增多，但出现无法解释的中心静脉压（CVP）和动脉压下降、血细胞比容（HCT）降低，胸部 X 线平片显示纵隔影宽度增加或胸腔积液，应警惕血液淤积在纵隔或胸腔内，对于出血情况应及时做出判断。

诊断与鉴别诊断 如果在关胸时手术创面无渗出或出血，但回监护室后突然出血，且量比较大，多考虑外科性出血；如果引流液颜色红、引流管暖、出血不仅量多而且有凝血块，应考虑活动性出血；如果引流量不多时，但 CVP、动脉压和 HCT 无明原因的降低，应警惕出血聚积在胸腔内，床旁胸部 X 线平片或 B 超有助于诊断；如果 CVP 上升、动脉压下降而又无其他原因解释，应怀疑心脏压塞的可能，可经食管超声（TEE）协助诊断。

预防 术后出血的预防十分必要。①术前常规检测凝血功能，包括凝血酶原时间（PT）、部分凝血酶原活性（PTT）及血小板（PLT）计数，如有异常，应在术前加以纠正。②术前按药物代谢周期停用抗血小板及抗凝制剂：术前 3 天停用阿司匹林、术前 4 天停用华法林、术前 1 周停用氯吡格雷；对那些需要用此类药物维持抗凝状态的患者，可以采用短效抗血小板制剂肝素或低分子肝素进行抗凝。③精细的外科技术是确保减少术后出血的关键，应从手术进路时即开始注意，以减少手术早期切口的持续渗血，术中应认真处理每个手术切口，特别是血管桥的分支血管及胸骨缘。

治疗 术后出血治疗主要包括：①保持引流管通畅，定时记录引流量。②维持患者体温在 37℃ 左右，以防止低温对血小板及凝血功能的影响。③选择输入凝血因子：当 PT 延长时，可用新鲜冰冻血浆（FFP）或冷沉淀处理，以提供外源性凝血因子予以纠正；若 PTT 延长，主要考虑肝素中和不全或肝素反跳所致，可进一步追加鱼精蛋白进行中和；如果血小板下降小于 10^9/L，应输入血小板，即使血小板计数正常时，若凝血功能明显异常，也可考虑输入血小板；如果大量输入凝血因子或 FFP 导致血液稀释血细胞比容降低时，也可影响凝血功能，此时应适量输入红细胞，一方面纠正贫血，另一方面增加血小板之间及血小板与血管内皮间的相互作用，增加凝血功能。④控制血压：过高的血压可致吻合口裂开而致出血，可选用血管扩张剂，保持血压在理想范围。⑤呼气末正压（PEEP）：高 PEEP 可增加胸腔及纵隔腔内压力，达到减少纵隔出血的目的。但应注意其对循环功能的影响，可适当补充血容量予以预防及纠正。⑥开胸探查止血：如果判断出血是外科性质或确诊存在急性心脏压塞；或经输血、输液后循环功能仍不能维持；或引流量 12 小时达 1500ml；或引流液突然增加 300~500ml 均应考虑开胸探查止血，如情况危急，也可在 ICU 床旁进行。

（易定华　崔勤）

dī xīnpáixuěliàng zōnghézhēng

低心排血量综合征（low cardiac output syndrome，LCOS）

多种原因导致的心排血指数（CI）低于 2.0L/（min·m²），同时伴有血压下降，组织器官灌注不足、微血管收缩等一系列临床表现的病理状态。术后 6~8 小时心脏功能均会有所下降，机体通过代偿，如交感神经兴奋、内源性儿茶酚胺物质释放，使心率增快、血压升高、心排血量增加，维持 CI 在 2.2 L/（min·m²）以上，通常可以满足机体氧供和代谢之需，但是对于一些复杂、重症心脏手术患者由于心脏收缩功能低下、体外循环时间过长等原因，使心肌收缩力进一步下降，不能维持有效心排血量［CI < 2.0L/（min·m²）］时，导致组织细胞处于低灌注状态，乳酸水平显著上升，是心脏手术后非常危险的并发症，必须给予足够重视和积极处理。

病因及发病机制 低心排血量综合征主要原因是心肌受损及心脏前后负荷异常。①心肌收缩力下降：术前心脏功能不全或术中心肌保护不充分、术后血管桥痉挛或再次出现心肌梗死，导致心肌受损，收缩力下降。②前负荷严重不足：术后大量失血导致血容量不足、影响心脏每搏射血量。③后负荷增加：补液过多或过快、血管张力增加、心肌肥厚以及肺动脉高压等引起舒张功能下降等，均可导致心脏射血阻力增加，心排血量下降。④心律失常：心律失常也可影响心脏排血，从而导致心排血量下降，如房颤或结性心律，心室舒张期血容量减少，使心排血量减少 20%～25%，室性心律失常则影响更大，如室性早搏使心搏出量显著减少，短阵室性心动过速使搏出量减少至近乎为零程度，从而影响心排血量。⑤手术矫治不完善：如纠正右室流出道狭窄时存在的残余梗阻、矫治房室间隔缺损时出现的残余分流、换瓣术后的瓣周漏以及冠状动脉移植术时再血管化不完全等，均可能影响心脏功能，从而导致患者出现比术前更为严重的循环问题。⑥其他：胸膜腔内压增高，如张力性气胸、过高呼气末正压（PEEP）以及心脏压塞等，均可导致心脏舒张受限及心肌灌注不足，使心排血量减少。酸碱失衡及电解质紊乱，也可能影响心肌细胞对内源性或外源性血管活性药物的反应，从而影响心脏功能。

临床表现 低心排血量综合征主要表现为心率增快、脉搏细数、血压下降（收缩压<90mmHg）、脉压减小（<20mmHg）、尿量减少、末梢湿冷、组织器官灌注不足、CI<2.0 L/（min·m²）、血乳酸水平增加、混合静脉血氧饱和度降低等。

诊断 根据临床表现，应用无创检测手段能对低心排血量综合征做出正确判断，胸部 X 线平片可以明确有无血气胸存在，而心脏 B 超可以明确是否存在心肌收缩力下降或心包有无填塞，这些对于判断低心排血量综合征原因很有帮助。利用 Swan-Ganz 导管进行的血流动力学检测，是诊断低心排血量综合征的金标准，它可以准确测定各心腔及肺动脉压力、氧合指标，并根据所测数据进行血流动力学计算，得出心脏指数及血管阻力等参数。

治疗 低心排血量综合征一旦确诊，应积极处理，以免长时间组织灌注不足影响其他器官功能，其治疗包括：①排除和纠正心外因素：如张力性气胸、内环境紊乱等。如胸部 X 线平片显示有张力性气胸存在，则应积极行经皮胸腔穿刺术，逐步排气，降低张力性气体对心脏的压迫，但是排气不宜过快过急，以防止纵隔摆动；并可通过穿刺留置导管，进一步排气；通过血气分析动态监测内环境，及时调整酸碱及电解质平衡。②调整前、后负荷，使之处于最佳状态：如血容量不足者，补充血容量使 CVP 维持在 10～15mmHg，对于肺动脉高压或体循环阻力增加患者，可采用扩血管药物如硝普钠等，通过降低循环阻力，来增加每搏心脏射血量。③改善心脏功能：若低心排血量综合征是以心肌收缩力下降为主，可以启用正性肌力药物如肾上腺素、多巴胺、多巴酚丁胺、米力农等。如果上述治疗效果不佳时，应尽早启用主动脉内球囊反搏。

多巴胺和多巴酚丁胺是儿茶酚胺类药物，是临床上最常应用的血管活性药物，多巴胺主要作用于多巴胺受体及 α 受体，具有强心和增加血管张力的作用，常用剂量为 3～5μg/（kg·min），适应于心肌收缩力减弱伴外周血管阻力下降者；多巴酚丁胺主要作用于 β₁ 受体，因此其特点在强心同时具有较强扩张血管、降低外周血管阻力的作用，适应于心脏功能低下同时伴外周血管阻力增高患者，多巴酚丁胺临床常用剂量与多巴胺相同，米力农为磷酸二酯酶抑制剂，其正性肌力作用主要是通过抑制磷酸二酯酶，使心肌细胞内环磷酸腺苷（cAMP）浓度增高，细胞内钙增加，心肌收缩力增强，心排血量增加。米力农尚有强烈扩张小动脉作用，从而可降低心脏前、后负荷，降低左心室充盈压，改善左室功能，增加心脏指数，米力农常用剂量为 0.25～1μg/（kg·min），适应于心脏功能低下同时伴外周血管阻力增高患者，如果应用上述药物低心排综合征仍不能纠正、血压不能维持者，可加用肾上腺素，剂量为 0.02～0.1μg/（kg·min），以增加强心及升高血压的作用。

主动脉内球囊反搏是临床上应用最多的循环功能辅助装置，其特点为导管前端的气囊在心脏舒张期充盈，使球囊部分占据主动脉空间（一般为 40ml），当主动脉弹性回缩时，可以使其向外周血管排血量增加，同时增加冠脉血供，心脏收缩时球囊收缩、放气、排空，使主动脉内压力及容积减小，左心室射血时血管阻力下降，减少心脏做功，达到改善组织灌注、降低心肌氧耗及做功的目的。

（易定华 崔 勤）

xīnbāo tiánsè

心包填塞（cardiac tamponade） 心脏手术止血不彻底或引流不畅，造成心包腔内血液积存并严重影响循环功能的病理状态。是心脏手术重要致死原因之一。韦茨曼（Weitzman）及同事通过心脏超声发现在心脏手术后恢复期，有 84% 的患者（103/122）出现心包积液，其中有 30% 左右患者出现大量心包积液，主要原因来自心脏术后的出血或同时伴有引流管堵塞。大多数出现少量心包积液的患者可以没有症状也无需特殊处理，但有 1.2%～3.4% 的患者可发展成为急性心包填塞。心包填塞对血流动力学产生的影响主要与心包积液量和积液发生速度有关，急性心包积液时，尽管积液量可能仅有 10～20ml，即可压迫心脏引起静脉血液回流减少及心脏舒张功能受限，导致急性循环功能衰竭，严重时出现心搏骤停，而慢性心包积液时，积液量达到 500ml 左右时，患者才出现心脏压塞症状。急性心包填塞多由于活动性出血，导致急剧血流动力学改变，严重威胁患者生命，而慢性心包填塞多由抗凝剂的使用及心包切开综合征所致，瓣膜置换手术及小切口手术后迟发性心包填塞的发生率要高于其他心脏手术。如果不加认识，可能导致较高死亡率。

病因及发病机制 ①止血不利：老年女性患者骨质疏松，胸骨正中入路时，胸骨渗血，术中不易察觉，可造成术后出血；发绀患者侧支丰富而且压力偏高也易造成术后渗血；心脏或血管手术切口缝合不确实，或血管断端结扎不牢固，术后可能因血压升高等原因造成缝线撕脱或结扎线滑脱，造成大失血。②引流不畅：引流管位置摆放不合适，或活动性出血导致血凝块阻塞引流管可加重并加速病情变化。③凝血机制紊乱：患者自身因素：如瓣膜病患者由于长期肝淤血导致肝功能异常，凝血因子合成受限；冠心病患者长期服用抗血小板药物致凝血功能障碍等均可导致术中止血困难，术后广泛渗血；手术期间大剂量肝素应用以及体外循环过程中造成血小板及凝血因子数量减少及功能降低等，也可造成凝血功能紊乱，导致术后渗血。④周围组织压迫：如水肿的胸腺、心脏或大血管表面附着的血块以及严重心肌水肿造成心脏增大等，亦可限制心脏舒张，引起心脏压塞。

临床表现 急性心包填塞可由大量心包积液或增长迅速的少量心包积液，使心脏舒张受阻，心排血量降低导致以急性循环衰竭为主的一系列临床表现，如血压下降、心率增快、呼吸困难、发绀、面色苍白、出汗、颈静脉怒张等。延迟性心包填塞往往发生于术后 1 周至 1 个月，表现可不典型，如出现下列情形中的一种或数种改变，应予高度警惕：逐渐加重且无法解释的虚弱或嗜睡、逐渐加重的呼吸困难或端坐呼吸、无法解释的肝大、腹水及胸膜腔积液、颈静脉怒张，另外在胸部 X 线平片上可以见到心影扩大，这些改变容易和心力衰竭相混淆，临床上应予注意。

诊断 根据临床表现，结合心脏 B 超对急性心包填塞的诊断可提供较大帮助，对术后高危或临床上难以鉴别的患者可以采用行此项检查。当条件有限而诊断存在困难时，试验性治疗也是重要的鉴别。

治疗 心包开窗减压是救治急性心包填塞患者的有效手段。当发现术后患者有进行性血压下降、面色苍面、心率增快、心音遥远、颈静脉怒张、神志烦躁时，应首先考虑到心包填塞的可能，如条件允许可在心脏 B 超引导下行心包穿刺，若情况紧急，可在床旁行心包开窗术，一般经剑突下原切口或原引流口进行纵隔、心包腔探查，吸除积血、清除血块，以排血减压、缓解填塞，为开胸手术探查争取时间，同时输注液体及血液纠正失血性休克，病情改善后再送手术室做进一步处理。开胸探查手术主要是清除心包腔积血及凝血块，恢复心脏舒张功能，开胸探查术后应严密监测循环功能及引流情况，合理

使用血管活性药物。对于延迟性心包填塞患者可在心脏 B 超引导下行心包穿刺抽液术，同时放置 7F 单腔静脉导管，便于后期引流。

（易定华　崔　勤）

xīnbāo qiēkāi zōnghézhēng

心包切开综合征（postpericardiotomy syndrome，PPS）　心脏手术后 2～3 周出现的以发热、胸痛、胸腔及心包腔积液为特征的一系列临床表现的病理状态。心包切开综合征最早被索洛夫（Soloff）及同事所描述，是心脏手术后经常遇到的问题，发病率在 10%～60% 不等。其特征表现为心脏手术后 2 周左右，出现发热、心前区或胸部疼痛、气短、心包或胸膜摩擦音、胸部 X 线平片可见心包腔或胸腔积液等，病程一般为 2～4 周，有的可以长达数月，极少引起慢性心包积液与缩窄性心包炎。一般采取对症治疗，适当限制活动，在确诊心包切开综合征时，应首先排除感染的可能。通常心包切开术后综合征是一种预后较好的自限性疾病，但也可能转为迁延性的。

病因及发病机制 导致心包切开综合征的原因尚不清楚，以往认为与风湿、病毒等因素有关，目前认为可能与高敏反应导致心包内自身免疫组织损伤有关。有研究表明约 70% 心包切开术后综合征患者血浆抗心肌抗体效价升高，而无此综合征的仅有 8% 患者出现血浆抗心肌抗体效价升高。这些抗体包括抗心肌细胞膜抗体 IgG、抗心肌纤维抗体 IgM，但是应用免疫抑制剂不能完全阻断心包切开综合征的发生，说明抗原-抗体免疫复合物机制不能完全解释心包切开综合征。

临床表现 心包切开术后综合征患者主要表现为发热、乏力、

胸痛。胸痛是急性心包炎的特征，胸痛的性质类似胸膜炎。几乎所有的患者在心脏手术后数天内可闻及心包摩擦音，B超或胸部X线平片可检测到少到中量心包腔和（或）胸膜腔积液，有时会发生延迟性心包填塞。

诊断与鉴别诊断 心包切开综合征的症状不典型，临床医师应对患者出现的一些无法解释的症状给予足够重视，心包切开综合征的诊断是一种排除性的，诊断前应充分考虑并排除引起发热、不适和胸痛的其他原因。主要依据是心脏或心包术后其他原因无法解释的发热、心包或胸膜摩擦音、胸部疼痛；血沉加快、C反应蛋白上升、白细胞增多、心包或胸腔积液等。体温多为38～39℃，而且易于出现与发热不成比例的心动过速，这可能与发热及心包积液两种因素影响有关；心脏术后早期的心包摩擦音有助于PPS的诊断；PPS患者白细胞计数中度增多，一般在（10～15）×10^9/L，血液沉降率和C反应蛋白升高；心电图上肢体导联和胸导的ST段抬高有助于PPS的诊断，但有可能被手术引起的心电图改变所干扰，床旁胸X线检查可以提供心脏增大及心包积液的证据，但对PPS的诊断不是特异性指标，近年的抗人IgG单克隆抗体检测增加了PPS诊断的准确性。

治疗 心包切开综合征有自限性，但长期迁延可致残。发热、胸痛及心包腔、胸腔积液需要卧床休息，在药物治疗上，可选用阿司匹林或非激素类抗炎药，如吲哚美辛进行缓解。如用药数天后病情仍无缓解，则可使用激素治疗，如泼尼松，但必须是在明确诊断且无感染情况下应用，应用时还应注意副作用。阿司匹林、吲哚美辛、布洛芬是目前治疗心包切开综合征的一线用药，秋水仙碱、氨甲蝶呤和静脉内注射免疫球蛋白可用于慢性、复发性心包切开术后综合征患者，但其疗效尚未肯定。手术后前6个月此综合征多有复发，约1%成年人心脏手术后发生迟发型心脏压塞，同时伴有发热、心包摩擦音及典型心包痛。抗凝治疗与心包切开术后综合征伴发心脏压塞无关。心脏压塞导致血流动力学异常时行心包穿刺处理，反复的心脏压塞需要进行心包开窗或切除术。发生缩窄性心包炎较罕见，多出现在心包切开术后的数月至数年。

(易定华 崔勤)

xīnzàng jīxiè fǔzhù

心脏机械辅助（cardiac mechanical assistance） 通过心脏机械辅助装置将血液由人体静脉系统或心脏引出，直接泵入动脉系统，部分或全部代替心室做功的治疗方法。根据辅助部位的不同，可分为左心室辅助装置、右心室辅助装置和全人工心脏。最常用的是左心室辅助装置。1953年，坎特罗维茨（Kantrowitz）等首先提出应用机械辅助心功能很差的心脏。同年，吉本（Gibbon）首次成功于临床应用体外循环进行心内直视手术，开创了心脏机械辅助的新纪元。1957年，由科尔夫（Kolff）和阿库苏（Akutsu）首先开始人工心脏的研究。1962年，克拉斯（Cluss）报道在主动脉中部植入气囊实施舒张期反搏法发展到现代的主动脉内球囊反搏。1963年，德贝基（DeBakey）首次将带有瓣膜的搏动泵用于心脏术后的低心排患者，进行左心辅助。1周后成功脱机。1968年，库利（Cooley）等首次将人工心脏用于心脏移植前的短期过渡，获得成功。此后，机械辅助装置在临床上得到进一步的应用。

分类 心脏机械辅助临床常用的种类：①体外循环（cardiopulmonary bypass，CPB）。②主动脉内球囊反搏（intra-aortic balloon counterpulsation，IABP）。③心室辅助装置（ventricular assist devices，VAD）。④人工心脏（artificial heart，AH）。⑤体外膜肺氧合（extracorporeal membrane oxygenation，ECMO）。

应用范围 心脏辅助装置主要用于以下情况：①心功能恢复前的辅助治疗：包括心源性休克、心脏直视手术后无法快速脱离体外循环或术后发生严重低心排综合征的患者。②终末期心力衰竭患者等待心脏移植过程中的过渡治疗。③终末替代治疗：对于因各种原因无法接受心脏移植、据NYHA分级心功能为Ⅳ级的严重心力衰竭终末期患者，心脏机械辅助装置作为替代治疗可以明显减轻患者的临床症状，改善生活质量，提高生存率，效果明显优于常规药物治疗。

随着科技的进步，未来心脏机械辅助装置正向着微型便携、微创、完全植入、更好的生物相容性、高效低损的趋势发展。非搏动型恒流泵包括轴流泵、离心泵以及磁悬浮泵能较好地满足上述要求，将是今后的发展主流。随着研究的深入和技术的进步，更多性能优良的心脏机械辅助装置将越来越多地用于临床，挽救更多重症心脏病患者的生命。

(易定华 顾春虎)

zhǔdòngmài nèi qiúnáng fǎnbó

主动脉内球囊反搏（intra-aortic balloon counterpulsation，IABP） 通过安放在胸主动脉部位的圆柱形气囊的充气和放气，提高主动脉的舒张压，增加冠状动脉血供和改善心脏功能。是机械性辅助循环方法之一。1952年，坎特罗维茨（Kantrowitz）的实验证明，血液从股动脉吸出，舒张期回注入动脉可增加冠脉血流。1962年，莫洛普洛斯（Moulopoulos）研制了IABP，利用气囊的充气与排气，取得了良好的反搏效果。1967年，坎特罗维茨（Kantrowitz）首先将IABP用于临床治疗心源性休克获得成功。主动脉内球囊反搏已成为心功能不全等危重病患者的抢救和治疗中最常用的机械性辅助循环方法。

结构原理 IABP是由固定在导管的圆柱形气囊、控制驱动和监测警报系统组成。将圆柱形气囊安放在胸主动脉部位，近端位于左锁骨下动脉开口远端，导管远端位于肾动脉。当心脏舒张时气囊充气，心脏收缩时气囊放气。由此产生双重血流动力学效应：心脏舒张气囊充气，突然阻止降主动脉内血流，使得近端主动脉内舒张压升高，提高了冠脉的灌注，改善心脏的血供和氧供。气囊在心脏收缩之前放气，主动脉内压力骤然降低，降低心脏后负荷，从而改善左室射血，减低心肌耗氧量。通过控制系统可以在每一心动周期内气囊充放气1次（1∶1模式），也可以每两个心动周期内气囊充放气1次（1∶2模式），每三个心动周期内气囊充放气1次（1∶3模式）。控制台可以根据进入气囊的气体量的多少来调整气囊的大小。

基本技术 首先做好准备工作，包括氦气检查与准备，安装心电图导线，安装压力换能器（AP），调试机器，选好促发模式与时相。插管操作主要步骤：①两侧腹股沟消毒、铺好无菌单。

②静脉内推入1 mg/kg的肝素。③局部利多卡因麻醉。④动脉穿刺针穿刺股动脉，扩张器扩张后置入导丝，以胸骨角为标志，测量好导管长度，沿导丝将气囊导管送入预定位置。⑤将气囊导管的充放气管路及中心测压管与反搏机连接，1∶2方式观察后换为1∶1模式。⑥选择R波高尖、T波低平的心电图导联促发反搏，否则选用动脉压力触发。⑦调节充放气，获得最好反搏效果。导管的位置还可借助超声和X线加以判断。

辅助有效表现：①动脉压力波形改变，患者舒张压升高，辅助后的收缩压及舒张末压力下降。②患者临床状况改善，包括血管活性药用量逐渐较少，心排指数增加，心率、心律恢复正常，血压逐渐回升，尿量增加等。

适应证 ①各种原因引起的心脏功能衰竭，包括急性心肌梗死并发心源性休克、冠状动脉旁路移植术围术期的心肌梗死、体外循环直视心脏手术后低心排综合征、心脏挫伤、中毒性休克、病毒性心肌炎。②急性心肌梗死后发生室间隔穿孔或二尖瓣乳头肌断裂致急性关闭不全。③缺血性心脏病变，包括药物治疗效果不佳的不稳定性心绞痛、心肌缺血所致心律失常、进展性心肌梗死。④围术期对重症患者的支持和保护性措施，包括严重心肌缺血患者做冠脉造影、溶栓术或PTCA。⑤辅助和过渡支持治疗，包括心脏移植前、后的辅助治疗。

禁忌证 ①主动脉关闭不全。②主动脉夹层动脉瘤、胸主动脉瘤。③不可逆性脑损害。④严重的凝血功能障碍。⑤严重的主-髂动脉病变。

应用指征 ①心排血指数（CI）小于2.0L/（m²·min）。②平均动脉压（MAP）小于6.7kPa（50mmHg），收缩压小于10.7 kPa（80mmHg）。③左房压（LAP）大于2.4kPa（18mmHg）。④中心静脉压（CVP）大于1.47kPa（15cmH$_2$O）。⑤尿量少于1ml/（kg·h）。⑥动、静脉血氧饱和度低等。

主要并发症 ①下肢缺血。②感染。③出血。④导管插入形成动脉夹层、动脉穿破。⑤血栓、气栓。

IABP以其快速、安全、有效的特点，已成为临床抢救危重患者的常用手段。目前IABP在心脏内外科的应用过程中，大大降低了诸如重症CABG、重症瓣膜手术等心脏直视手术的风险，极大地促进了心脏内外科的发展。随着技术的进步，IABP必将在危重患者的救治方面起到更加重要的作用。

（易定华　顾春虎）

tǐwài mófèi yǎnghé

体外膜肺氧合（extracorporeal membrane oxygenation，EC-MO） 将患者的静脉血引流至体外，经人工氧合器进行气体交换后，再回输至患者的动脉或静脉的技术。又称体外生命支持系统（extracorporeal life support，ECLS）。ECMO接近于传统的体外循环技术，用于暂时部分心肺替代治疗。在心脏功能衰竭的患者，ECMO可以提供30%~50%的心排血量。目前已成功地应用于各种呼吸和循环障碍的支持治疗。1965年，首次在临床应用于心衰的救治。1971年，希尔（Hill）等首次在临床实行ECMO 75小时，成功救治了一名多发伤所致呼衰的24岁男患者。1975年巴特利特（Bartlett）等首次采用 ECMO 救治了 1 例新生儿，以后 ECMO 越来越多的用于新生儿领域。国内报道使用 ECMO 辅助的生存率为 50%～55.6%，而国外文献报道其生存率为 50%～75%，新生儿治疗的生存率则高达 80%。

结构原理 ECMO 的本质是一种改良的人工心肺机，最核心的部分是膜肺和血泵，分别起人工肺和人工心的作用。ECMO 运转时，血液从静脉引出，通过膜肺氧合，排出二氧化碳。经过气体交换的血，在泵的推动下输回到静脉（VV 通路），也可输回到动脉（VA 通路）。前者主要用于体外呼吸支持，后者因血泵可以代替心脏的泵血功能，既可用于体外呼吸支持，又可用于心脏支持，使衰竭的心肺得以休息。当患者的呼吸衰竭，对常规治疗无效时，可以应用 ECMO 治疗，使肺处于休息状态，避免了长期机械通气可能引发的损伤，为患者的康复获得宝贵时间。同样患者的心脏衰竭时，血泵可以代替心脏泵血功能，维持血液循环，为心功能恢复赢得时间。

基本技术 ECMO 装置和管路包括：①人工肺：ECMO 的人工肺绝大多数应用 SciMed 硅橡胶膜肺。②血泵：可选用滚轴泵或离心泵。③储血袋及血泵控制器。④插管及管路。⑤热交换器。⑥压力监测、变温水箱、激活全血凝固时间（ACT）监测仪等。

操作方法 ①根据患者体重和体表面积选择 ECMO 的管路、插管及氧合器。②ECMO 系统的预充，预充液包括血液、血浆、碳酸氢钠、肝素，预充液红细胞比容（HCT）应维持在 35%～40%。③插管：根据转流方式的不同选择不同的插管部位。④转流方法及处理：婴儿 ECMO 前应停用所有缩血管药物，开始 10 分钟内流量逐步达到心排血量的 80%，或静脉血氧达到 75% 以上。开始 1 小时内应及时输血，随后及时调整呼吸机参数使肺处于休息状态。ECMO 早期应 15 分钟测 1 次 ACT，肝素持续滴入，ACT 时间维持在 180～200 秒。此外，血小板应维持在 $100×10^9/L$ 以上。⑤停机的方法：当心肺功能改善后，ECMO 的流量降到原先的 20%～30%，可以试停 ECMO。

适应证、禁忌证和及应用指征 ECMO 主要用于急性严重的呼吸衰竭，常规治疗无效，其原发病为可逆性，体外循环手术后心力衰竭，心搏骤停的抢救，以及心脏移植前后的辅助治疗。根据人群和辅助器官的不同，适应证、禁忌证也不全相同。①用于新生儿呼吸衰竭的适应证包括：新生儿持续肺高压、胎粪吸入、新生儿透明膜肺疾病、败血症和肺炎、先天性膈疝。禁忌证包括：体重小于 1.5kg、胎龄小于 35 周、严重的染色体异常、颅内出血、肺发育不良或有严重的支气管发育异常。②用于成人呼吸衰竭的适应证包括：患者用呼吸机合理通气和药物治疗后气体交换功能极差，年龄小于 60 岁，呼吸机使用短于 6 天，神经系统反应正常，氧合减低，肺内分流大于 30%，PaO_2 小于 13.3kPa（100mmHg），CO_2 的排除能力严重减低。禁忌证包括：呼吸机使用大于 6 天、有活动性出血、败血症等。③用于心脏辅助的适应证包括：心脏手术后心肺功能不全、心肌病、心脏移植、心肌炎、心脏骤停等。禁忌证包括：心脏骤停前严重脑损害、癌症等无法治疗的疾病、长时间休克、代谢性酸中毒（BE＜－5mmol/L）长于 12 小时等。

主要并发症 ①出血。②感染。③血栓、气栓。

ECMO 是体外循环技术扩展应用的重要途径，对呼吸、心脏衰竭有很好的治疗效果，已成为临床抢救危重患者的重用手段。ECMO 技术复杂、对人力、物力消耗大、费用昂贵都限制了它的推广。但随着技术的进步，各种新型管路、器材的出现，ECMO 技术将会广泛应用于临床。

（易定华 顾春虎）

xīnshì fǔzhù

心室辅助（ventricular assist, VA） 使用机械方式直接将心房或心室的血液引出体外，经泵注入动脉系统的辅助循环方法。心室辅助的历史可以追溯到 19 世纪初期，早在 1812 年，勒加卢瓦（Legallois）就提出用体外灌注的方法以保证体内或体外器官的存活。1934 年年底，吉本（Gibbon）的第一台原始的人工心肺机问世。1953 年，吉本（Gibbon）将人工心肺机成功用于临床。1966 年，德贝基（DeBakey）等首先对 2 例心脏手术后患者成功应用体外心室辅助装置（VAD），进行辅助。诺曼（Norman）临床成功应用左心室辅助（LVA）抢救心脏手术后心力衰竭。心室辅助分为左心室辅助（LVA），辅助右心室功能的右心室辅助（RVA）及辅助双心室功能的双心室辅助（BVA）。按辅助时间又可分为临时性辅助（2 周内）和永久性辅助（2 年）两种。临床上用大部分是左心辅助，左心室辅助是指在一定时间内，用机械方法部分或完全替代左心的功能，减少左心负荷和耗氧量，使左心得以休息，利于左心室恢复。临床应用的右心室辅助有肺动脉内球囊反搏（PABP）以及右心房、右心室-肺动脉转流。RAV的作用为降低右心室前负荷和右室壁张力，减低右室做功和氧耗，同时维持低中心静脉压，改善左心前负荷。转流方式以右心房-肺动脉转流常见。

结构原理　根据血泵的原理不同，临床上又将心室辅助装置（VAD）分为搏动式隔膜泵和恒流式叶轮泵。搏动式隔膜泵与自然心脏的工作原理相似，它的核心结构是一个柔韧性材料的囊腔，囊腔两端连接进、出导管，并在两接口处分别放置单向阀门（瓣膜），以保证血液单向流动。驱动装置通过气体或液体对囊腔壁施以外力，腔内容积被迫变化，完成泵血功能。从流体机械学的角度，恒流式叶轮泵又可进一步分为轴流泵、离心泵和混流泵（螺旋泵）三类。轴流泵由推进轮在血液内高速旋转，推动血液沿与转动轴平行的方向流动。离心泵是由于叶轮高速旋转产生离心力，形成动脉压，驱动血液流动，血流方向与转动轴方向不一致。混流泵（螺旋泵）的推进轮为表面有螺旋的圆锥体，涡轮联动装置通过中央圆锥体的螺纹推动血液沿轴向运动，圆锥形的推进轮旋转又产生了类似离心泵的效果。

临床应用范围　①等待心脏移植的过渡期：帮助等待供体的患者，或有急性感染、多器官功能不全等不能立即进行心脏移植的患者顺利度过过渡期。②心肌功能恢复：当患者心脏手术后发生严重低心排血量、暴发性心肌炎、扩张性心肌病、急性广泛性心肌梗死、顽固性恶性心律失常、心脏移植后供体心力衰竭等，VAD治疗可帮助心功能得到明显

的恢复。③永久性治疗：主要用于不适合心脏移植的终末期心力衰竭患者。

禁忌证　①肾衰竭：透析在1个月内，血尿素氮大于35.7mmol/L、肌酐大于450μmol/L、无尿。②肺功能不全：肺气肿，近期内肺梗死。③肺血管阻力高于8wood单位。④严重的右心功能不全。⑤肝功能不全：总胆红素＞171μmol/L或肝硬化。⑥全身严重感染。⑦严重的全身血管或脑血管疾病。⑧难以控制的严重室性心律失常。⑨恶病质、癌症等。

应用指征　①左房压>2.7kPa（20mmHg），收缩压＜10.7kPa（80mmHg）。②CI<2.0L/（min·m²）。③尿量<20ml/h。④体循环阻力大于2100dyn/s·cm⁻⁵。

主要并发症　①出血。②感染。③血栓、气栓。④右心衰竭。⑤多脏器衰竭。⑥溶血。⑦泵机械故障。⑧早、晚期心包填塞。

近年来国外心室辅助装置方面的研究和临床进展迅速，许多产品如诺瓦可（Novacor）等血泵性能良好，使用安全，治疗效果确切，应用范围有了一定的扩展，抢救了不少重症心力衰竭患者，但是并发症发生率仍然偏高。新一代泵的构想应该拥有优良的长期生物相容性、低血栓发生率、低抗凝要求、更小的血液破坏等，让患者摆脱出血、感染等常见并发症，能从事一般社会活动，提高生活质量；外科操作更便捷，手术时间更短，装置更易于植入和取出；同时应用范围更广泛，从心脏移植过渡、心肌功能恢复，扩展到降低晚期心力衰竭患者肺动脉高压乃至永久性治疗。因而，不管是心室辅助还是临床管理都还有许多问题等待解决。

（易定华　顾春虎）

réngōng xīnzàng

人工心脏（artificial heart, AH）　代替终末期心脏病人的心脏做功维持机体组织灌注的人工脏器。人工心脏分为辅助人工心脏和完全人工心脏。辅助人工心脏有左心室辅助、右心室辅助和双心室辅助。以辅助时间的长短又分为一时性辅助及永久性辅助两种。完全人工心脏完全替代心脏的功能，维护全身良好的血液循环状况，完全取代患者心脏，包括暂时性完全人工心脏、以辅助等待心脏移植及用于移植替换患者心脏的永久性完全人工心脏。按植入方式分为全植入型和部分植入型，前者如Novacro、TCI、Lion Heart等，后者包括Berlin Heart、MEDOS等。勒加卢瓦（Legallois）早在1812年首次提出了暂时或永久性辅助衰竭的心脏和循环的概念。1957年，科尔夫（Kolff）和阿库苏（Akutsu）首次施行人工心脏植入狗的实验。1969年，美国库利（Cooley）、廖塔（Liotta）实施了第1例暂时性人工心脏的临床应用。美国食品和药物管理局（Food and Drug Administration，FDA）于90年代批准了Jarvik-7型人工心脏在临床应用。2004年，卡迪奥维斯特（Cardio West）完全型人工心脏也获得美国FDA批准应用于临床。

结构原理　人工心脏基本上可以分为血泵、监测与控制系统、驱动装置和能源供给四个组成部分。人工心脏血泵从原理结构上可分为隔膜（膜）式血泵、囊式血泵、管型血泵和摆型血泵。此类血泵由各自分立的血流流入和流出道，推动血流的高分子材料制作的弹性驱动膜或内囊、在血液流入与流出道上安装的人工心脏瓣膜以及血泵外壳组成，采用

正负压力的空气或液体、电磁力或机械力方式使驱动膜或囊按要求运动。人工心脏及心室辅助的监测与控制系统作用是用来监测和控制其工作状态，使之适应于实验或人体的循环生理需要，是保障人工心脏或心室辅助正常运行重要的条件。此系统从血泵功能、驱动装置运行的各项指标以及血循环、生理参数变化三个方面进行检测，通过连续监测指标控制人工心脏按斯塔林（Starling）法则进行工作，使流入道回流量与流出道动脉搏出量相平衡，使其尽可能与患者心脏功能相近似的程度。人工心脏的驱动装置为其血泵的搏动提供动能，有气动和电动驱动形势，电动人工心脏可用于长期植入。人工心脏均需要依靠外加的能源供给推动血液循环，目前包括低频交流电源、电池、原子能电池、生物能源。

基本技术　长期植入人工心脏植入有两种手术方式：①切除心脏的心室，保留心房，将人工心脏的流入道分别与左、右心房连接，人工心脏的流出道分别与主动脉及肺动脉吻合。②保留左心房，其余心脏全部切除，然后将人工心脏流入道分别与腔静脉及左心房连接，人工心脏流出道与主动脉及肺动脉连接。短期心室辅助手术方法：心室辅助装置的左心插管置于左心室心尖部无血管区，或经右上肺静脉左心房入口处插入；动脉供血管插入升主动脉近心端（LVAD）或肺动脉近心端（RVAD）。人工心脏植入后12~24小时开始每小时滴入肝素500U，激活全血凝固时间（ACT）维持在150~250秒，口服双嘧达莫6小时1次。术后3天改用华法林。

适应证　①终末期心脏病，内外科治疗无效，预期生存期<12个月。②肝肾功能正常，肺无新近梗死、浸润或感染。③肺血管阻力<5wood。④无脑血管、周围血管症状或病变。⑤心理因素稳定。⑥年龄在70岁以下。

禁忌证　①体重<55kg，胸腔前后径<9cm。②高血压。③转流或复苏后昏迷。④凝血功能障碍。④心脏骤停前严重脑损害、癌症等。

并发症　主要有：①出血。②感染。③血栓。

近年来，高分子生物材料研究的发展使血泵的血液相容性、抗血栓性、组织相容性和耐老化、耐疲劳性等方面得到明显改善。机械和电子以及计算机技术的进展使得控制驱动系统的精度和可控性更进一步得到改善，从而促进了人工心脏研究的快速发展。从临床使用来看，目前完全模拟人体心脏的作用和功能是很困难的，人工心脏与心室辅助使用上尚存在许多问题，有待于进一步研究解决，欲达到尽善尽美的程度，还需继续付出巨大的努力。

（易定华　顾春虎）

xīnxuèguǎn xiūfù dàiyòngpǐn

心血管修复代用品（cardiovascular restorative prosthesis）

手术矫治和修复心脏、血管结构缺失或严重毁损时必需的人造代用品。

结构原理　心血管修复代用品主要应用仿生学原理，即仿照拟替代的心脏、血管和心脏瓣膜等的结构和功能，采用合成或生物组织材料、现代制造工艺制作而成的人造代用品。具体详见相关条目。

性能特点　心血管修复代用品主要功能就是植入后恢复机体循环系统的完整性和正常的血流动力学功能。然而，植入机体的心血管修复代用品都必须具有无毒、强度高、生物相容性好等特性，有抗血栓形成和耐久性。根据病变损伤的结构和功能不同心血管修复代用品可分为人造血管、人造心脏瓣膜、人造瓣环、带瓣管道和补片等。

应用范围　心血管修复代用品种类繁多，几乎所有的心脏、血管结构出现损伤均可用来修复或置换：①心脏大血管创伤。②先天性心脏病心内补片和流出道带瓣管道移植术。③瓣膜病、瓣膜置换与修复术。④大血管病包括主动脉瘤与主动脉夹层，人造血管置换和腔内隔绝术。

尽管心血管修复代用品仍存在一些问题，但随着医学科技、高分子材料和现代制造技术的发展，经过各学科学者的研究协作，相信具有更好生物相容性和远期效果的新一代心血管修复代用品定将出现。

（王红兵　张金洲）

rénzào xuèguǎn

人造血管（blood vessel prosthesis）

利用化学合成材料、生物组织材料或现代正在研究的组织工程技术制造的血管代用品。目前每年全球已超过40万条人造血管被应用于血管重建术，在救治大、中动脉疾病中发挥重要的作用。近一个世纪以来血管代用品大致经历了五个阶段。①第一阶段：1898年格卢克（Gluck）首先应用自体静脉替代动脉移植成功，由于长度和直径限制，不能满足临床需要。②第二阶段：20世纪50年代初同种异体血管临床应用，因排斥反应导致早期衰坏而弃用。③第三阶段：20世纪上半叶由金属玻璃、硅橡胶等材料制成的无网孔人造血管，均因管腔血栓形成被放弃。④第四阶段：20世纪50～60年代由维尼龙、涤纶和聚四氟乙烯合成带网孔的人造血管，后两种人造血管均在临床上得到广泛应用，并取得可喜成绩。⑤第五阶段：在第四代产品上加用了新技术，如20世纪90年代出现的牛血清预凝过的带网孔的涤纶纺织血管和带架环的人造血管，使术后渗血大大减少。

结构原理　人造血管替代机体血管维持正常血流动力学，均为管型腔隙结构。人造血管管壁必须具有孔度，以维持血管腔内外流体压平衡。为避免血管重建中扭瘪，规律性环形皱褶的浅纹可使人造血管任意弯曲而不变形（图）。

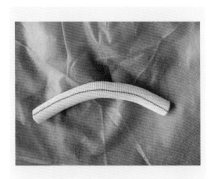

图　圆柱形合成材料血管含有
规律性环形皱褶

性能特点　理想的血管代用品应具备以下特点：①性能稳定能耐受血管内压不易发生退行性变。②不引起异物或排斥反应，不易形成血栓。③抗感染力强，不易形成动脉瘤。④受压后不易变形或扭折成角。⑤能与所替代血管愈合成一体，有内膜长入。⑥有不同口径和长度供选择。⑦易缝合，不渗血。根据所用材料不同，人造血管分为合成材料血管和生物组织血管两大类。目

前，普遍采用的人造血管合成材料为涤纶及聚四氟乙烯制作，大多数使用的是针织人造血管。

应用范围　人造血管主要用于以下几个方面：①动脉疾病：通过直接替代或者旁路手术恢复血流通路，治疗胸主动脉、腹主动脉、髂动脉等大、中动脉疾病。②静脉疾病：如巴德-吉亚利综合征。③动-静脉瘘：慢性肾病血液透析过程中，连接自身动脉和静脉形成一条可反复穿刺的血液透析通路。

随着饮食习惯的变化和高龄化趋势，动脉闭塞和动脉瘤患者越来越多，从全球范围来看，需要接受人造血管治疗的患者也大幅度增加。因此，各国学者均以研制出与人体亲和性更高的人造血管为目标展开研发。另外，1987年提出组织工程血管概念，指利用血管壁正常细胞和生物可降解材料或生物支架材料制备这种材料，具有无免疫原性、抗血栓形成、组织和细胞相容性高、具有一定强度和生长性能等特点，尚在研究中，有发展前景。

（王红兵　张金洲）

héchéng cáiliào xuèguǎn

合成材料血管（synthetic blood vessel prosthesis）　应用化学合成材料纺制而成的带有网孔的血管代用品。随着纤维材料和医学生物材料的不断发展，可用于人造血管的医用高分子材料很多，包括聚氯乙烯（PVC）、聚丙烯腈（腈纶）、丝绸、尼龙、黏胶以及膨体聚四氟乙烯（ePTFE）。近年来出现的聚氨酯（PU）材料具有良好的顺应性和弹性，因此具有优良的抗血栓性而备受关注。20世纪初首先出现的合成材料血管是应用金属、玻璃、聚乙烯、硅橡胶等材料制成的管状物，但

因其易在短期内并发腔内血栓而未在临床上得到推广应用。1952年，沃里斯（Voorhees）首先研究将维纶制成人造血管，改变了以往人造血管管壁的无通透性，这是合成材料血管发展史上的一个里程碑。之后，多种人造材料制造出人造血管，发现聚丙烯腈（腈纶）和尼龙所制的人造血管在体内退化，聚四氟乙烯人造血管较硬难于缝合；膨体聚四氟乙烯（ePTFE）人造血管的顺应性差和远期通畅率较差。涤纶血管一直受到关注。近年来聚氨酯（PU）材料亦引起重视，与ePTFE血管相比，PU血管在更短的时间内实现了内皮化，而且新生内膜厚度明显比ePTFE血管内膜薄。

结构原理　由人造纤维制作而成，根据制作方法不同，通常分为两种，一种是机织或编织，机织物结构紧密，强度高，空隙率低，能减少血液从隙缝处渗漏，无需预凝。但其刚度较大，且妨碍组织长入。切开端容易散边，缝合强度较低。另一种是针织，针织血管结构较松，柔顺性好，生物组织易长入，不易脱边，易于操作，有较好的缝合稳定性。但由于空隙大，渗透性较大，会导致移植后血液从间隙中渗透出来。为了减少出血的危险，植入前需用患者的血液进行预凝。

性能特点　植入机体的人造血管必须具有下列特性：物理和化学性能稳定；网孔度适宜；具有一定的强度；做移入手术时易缝合性好；血管接通放血时不渗血或渗血少且能即刻停止；移入人体后组织反应轻微，人体组织能迅速形成新生的内外膜。另外，合成材料血管对管道内部应力尚应有一定膨胀性，否则将限制血流动力学效果，造成移植血管内

腔变小。

应用范围 根据合成材料血管不同的管腔内径，可应用与不同的血管重建术中：①直径18~24 mm合成材料血管应用于胸腔主动脉的人造血管置换术。②直径16~20 mm合成材料血管应用于腹主动脉、双髂（股）动脉的人造血管转流术及升主动脉、双颈（或双锁骨下）动脉的人造血管转流术。③直径6~10 mm合成材料血管应用于四肢各处动脉及颈部动脉的人造血管转流术。④直径6~8 mm的锥形合成材料血管（一端8 mm，另一端6 mm）应用于肢体（特别是下肢）。

抗渗漏是人造血管研发一个重要方向，以往大多人造血管管壁外涂抹从牛的胶原或凝胶中提取的蛋白质来抗渗漏。日本泰尔茂公司研发具有3层结构的人造血管防止血液渗漏，尚待开发。人造血管另一个研究方向就是更细的血管替代品，直径小于3mm，即便是PTFE也会造成血管堵塞。研制方法一种是在人造材料的内侧移植血管的内皮细胞，另一种是使用基于胚细胞和血管内皮细胞的"再生"方法进行研究。新型人造血管类型：①碳涂层血管：具有良好的生物相容性，与组织无反应，显著提高血管通畅率。②蛋白或明胶涂层血管：进一步提高了生物相容性。

（王红兵　张金洲）

shēngwù zǔzhī xuèguǎn

生物组织血管（biological blood vessels）

从患者自身、他人或者动物身上获取血管，经或不经理化处理后植入机体的血管代用品。分为自体移植、异体移植和异种移植。1903年，赫普夫纳（Hoepfner）和卡雷尔（Carrel）首先将同种异体血管应用于临床的大动脉移植，1973年，达尔迪克（Dardik）应用改良脐带静脉进行下肢血管重建术，3年通畅率76.4%（股）和39.8%（股腘）。1994年，马斯特斯（Mastres）等报道冷冻保存大口径动脉移植，8个月通畅率为92.9%。1996年，罗斯（Ross）等成功应用同种带瓣肺动脉重建右心室流出道治疗肺动脉闭锁。目前生物组织血管在临床应用。

结构原理 生物组织血管无论是同种或异种生物组织血管代用品其形态和结构均类似天然组织，经处理后虽减轻了免疫原性和增加了抗张强度，但推动了活力，移植后血栓发生概率增加，耐久性明显下降。

性能特点 异种生物组织血管取自动物，经理化处理后增加血管强度，减低移植后免疫排斥反应，但栓塞率居高不下，临床已弃应用。同种生物组织血管取材于人体，血管移植后免疫排斥较异种血管弱，与人造材料相比更符合生理特点，而且具有抗感染效果好、无需终身抗凝等优点。最常用的自体移植血管是大隐静脉，因其取材方便，广泛应用于冠状动脉旁路移植术和动脉血管损伤修复，但移植后易于发生再狭窄和闭塞。自体动脉血管如乳房内动脉、桡动脉移植术后通畅率明显高于大隐静脉。同种异体移植血管目前应用较为广泛的是新鲜带瓣膜主动脉和肺动脉，经冷冻和无菌处理后，应用于瓣膜置换及心脏、大血管畸形矫治。

应用 新鲜异种生物组织血管有明显排斥反应，无法应用于临床，目前有异种牛颈静脉经人工处理并加固后，在临床应用于小儿右室流出道重建。同种带瓣主动脉和肺动脉在临床用于复杂先心病重建右室流出道或左室流出道，但由于来源困难，致发展受限。自体胸廓内动脉和大隐静脉仍是冠脉旁路移植首选材料。

生物组织血管特别带瓣管道在心血管外科应用虽已取得很较好效果，仍有许多问题尚待解决，如冷冻保存能否降低抗原性，内皮细胞的保存以及移植后的钙化、退行性变化和长期耐久性问题，尚需深入研究和解决。

（王红兵　张金洲）

xuèguǎnqiāng nèi fùmó zhījià

血管腔内覆膜支架（endovascular stent graft）

应用金属支架与管状人造或生物膜性结构复合体，通过特殊缝合安装，或将高分子聚合膜嵌入安装在金属支架上而制成的人造血管修复代用品。血管腔内覆膜支架治疗动脉瘤是20世纪90年代出现的新技术。1969年，多特（Dotter）首先提出血管腔内覆膜支架的设想。1991年，帕罗迪（Parodi）等使用血管腔内覆膜支架治疗腹主动脉动脉瘤成功，标志着血管腔内覆膜支架临床应用的开始，带来了血管外科划时代发展。

结构原理 作为血管腔内隔绝物，血管腔内覆膜支架在保持载瘤动脉通畅前提下，在病变血管中形成一个封闭的管道，使病变部位血流与正常循环完全隔绝，从而隔离动脉瘤，改变瘤体内血流动力学，达到促进血栓形成的治疗目的（图）。血管腔内覆膜支架技术与治疗动脉瘤使用弹簧圈或者其他栓塞剂瘤内栓塞相比更为经济简单，因为血管腔内覆膜支架可最大限度地防治动脉瘤的破裂和出血。

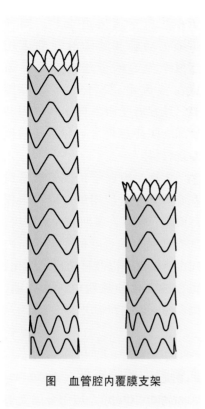

图 血管腔内覆膜支架

性能特点 血管腔内覆膜支架常用记忆合金或镍钛合金制成，后者由于独特的温度记忆效应及磁化率低等特点，适于术后复查而应用有增多趋势。血管腔内覆膜支架分为自扩式和球囊扩张式两种，自扩式具有足够的横径和纵径，但释放后缩短率高，与动脉瘤颈密合较差，容易形成内漏。球囊扩张式释放与固定准确，但纵径较短，易受压变形。

分类 根据覆膜支架形状分为直筒型覆膜支架、分支型覆膜支架和开窗型覆膜支架；根据人造血管被覆方式分为内衬式覆膜支架、外覆式覆膜支架和一体式覆膜支架；根据覆膜支架的导入和释放方式分为推送式覆膜支架、拉线释放式覆膜支架、同袖套管式覆膜支架和球囊扩张式覆膜支架。

应用范围 血管腔内覆膜支架可治疗胸部和腹部动脉瘤和主动脉夹层。原发主动脉损伤和假性动脉瘤、主动脉穿通溃疡和

Stanford A 型的逆行性夹层也是血管腔内覆膜支架应用的适应证，特别适合高龄体弱、心肺功能受损难以接受常规手术病例。如果髂-股动脉严重狭窄或扭曲、锚定区严重粥样硬化或直径大于 40mm 或主动脉弓与降主动脉夹层成锐角，则禁忌应用血管腔内覆膜支架。目前还有带分支及开窗的血管腔内覆膜支架正在研制和临床试用中，用于主动脉弓部及腹主动脉瘤显示出广阔的前景。

血管腔内覆膜支架能够对动脉瘤进行快速完全的封堵隔绝，较传统外科手术治疗创伤小、风险低、恢复快。随着血管腔内覆膜支架材料、输送装置及膜结构向更柔软、贴壁性更好、生物相容性更佳以及带分支及开窗等方向的不断改进，血管腔内覆膜支架的应用前景越来越广阔。

（王红兵 张金洲）

réngōng xīnzàng bànmó

人工心脏瓣膜 （heart valve prosthesis）

人工制作可植入心脏内替代瓣膜功能的代用品。人工心脏瓣膜的研制源于 20 世纪 50 年代初，历经 50 余年的不断改进，心脏瓣膜置换至今已在临床广泛应用，成为治疗心脏瓣膜病主要手段，并取得良好效果，使广大心脏瓣膜疾病患者的生命得到延长，生活质量得到提高。

结构和原理 人工心脏瓣膜随心脏收缩和舒张运动产生的血流和压力变化开启或关闭，起到单向阀门作用，使血液保持前向流动。结构分别见人工机械心脏瓣膜及人工生物心脏瓣膜。

性能特点 可植入体内并具有良好生物相容性、耐久性和血流动力学性能，但还不是完全生理心脏的活性瓣膜，人工机械心脏瓣膜存在产生溶血、凝血，人

工生物心脏瓣膜存在容易产生钙化和衰败等病理变化等主要并发症。

分类 根据取材种类的不同分为生物材料制作的人工生物心脏瓣膜和非生物材料制作的人工机械瓣膜两大类，达 50 余种。随着心脏导管和支架技术的发展，又研制出经导管支架人工心脏瓣膜。

应用范围 心脏内四组瓣膜，包括主动脉瓣、二尖瓣、三尖瓣和肺动脉瓣的病变均可行人工心脏瓣膜置换。主要用于获得性心脏瓣膜病，如风湿性、退行性和感染性心脏瓣膜病等，以及先天性心脏瓣膜病。以置换主动脉瓣和二尖瓣多见。

随着生物医学材料科学和组织工程学的快速发展，为新型人工心脏瓣膜的研制和开发提供了有利条件，特别是具有生物活性的组织工程心脏瓣膜的研究已为瓣膜病患者带来曙光。

（易定华 朱海龙）

réngōng jīxiè xīnzàng bànmó

人工机械心脏瓣膜 （mechanical heart valve prosthesis）

植入心脏内替代心脏瓣膜功能，由非生物材料制作的心脏瓣膜代用品。临床应用已有 50 余年历史。1951 年，胡夫纳格尔（Hufnagel）首先将人工瓣膜置于降主动脉内治疗主动脉瓣关闭不全。1960 年，哈肯（Harken）和斯塔尔（Starr）分别采用笼球式人工瓣膜置换主动脉瓣和二尖瓣。经过数十年的改进，人工机械心脏瓣膜历经笼球瓣、笼碟瓣、倾斜碟瓣至目前最常用的双叶瓣，性能不断优化。

结构和原理 由瓣架、阀体和缝合环组成（图）。瓣架是保证阀体正常活动的金属结构，由瓣环和固定其一侧的瓣柱组成。瓣

环之内径决定人工瓣的血流通过面积。瓣环外侧面有一环形槽，横断面呈 U 形，以固定缝合环。瓣柱是控制堵塞体启闭活动的构件，一般置于血液出口侧。瓣架最常用材料是钛合金、不锈钢、热解碳及其他合金等，特点是坚硬、惰性并可高度抛光。阀体或堵塞体是人工机械心脏瓣膜的主要部件，被限制在瓣柱内，通过心脏内压力和血流变化开启或关闭，以确保单向血流。有球形、碟片形、凸透镜形、凹凸形及圆锥形等。目前常用材料为热解炭。缝合环固定于瓣环外侧的环形槽内，作用是将人工瓣膜固定于患者心脏的固有瓣环，均采用纤维织品类材料，如涤纶、聚丙烯、聚四氟乙烯等编织物，具有不皱、不缩、不变形、尺寸稳定等优点。缝合环可以旋转，常有三种旋转方式：瓣环和缝合环之间旋转，瓣环和其外侧的固定金属环之间旋转，瓣环与瓣叶之间旋转。

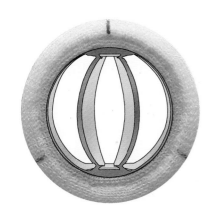

图　双叶人工机械瓣膜

性能特点　早期人工机械心脏瓣膜存在跨瓣压差大、易造成溶血、血栓以及易损等缺点。随着以上问题的改进，性能日臻完善。目前常用的双叶人工机械心脏瓣膜为中心血流，瓣叶与瓣环开放角最大达 78°～90°，基本符合血流动力学要求。瓣膜耐久性好，物理、化学、几何形态稳定。与机体组织相容性好，缝合环易于缝合固定，容易和组织愈合。溶血反应<0.1%患者·年，瓣膜栓塞率<0.64%患者·年，瓣周漏发生率<1%患者·年。但目前需要终生应用抗凝治疗。

类型　主要有笼球瓣、笼碟瓣、侧倾碟瓣、双叶瓣。①笼球瓣：最早植入人体，是第一代机械心脏瓣膜。基本结构是不锈钢铸成的笼形瓣架，内置硅橡胶、金属等材料的球状阀体，通过在笼架内上下运动，起到瓣膜的启闭功能。特点是构造简单、启闭稳定。但属于周边血流型，跨瓣压差大，血流动力学性能差，血栓、溶血发生率高，瓣架高易致左室流出道梗阻和室间隔刺激，已弃用。②笼碟瓣：是第二代机械心脏瓣膜。基本结构及性能与笼球瓣相似，但阀体为透镜状碟片，可以使瓣架更低，以减轻左室流出道梗阻和室间隔刺激，也已弃用。③侧倾碟瓣：是第三代机械心脏瓣膜。基本结构是在流入口瓣环上有一个突出的大瓣柱，作为阀体的圆形碟片悬挂在大瓣柱上而不与瓣环相连，在流出口瓣环上置 1～2 个小瓣柱，以控制碟片的启闭活动。特点是重量轻、耐久性好，碟片向一侧倾斜，开放角可达 60°～80°，有效面积增加，血流动力学性能明显改善，血栓、溶血发生率降低。但血流被分为不相等的两部分，属于半中心血流型，小孔下游有较大的血流滞留区，可致血栓形成和组织增生。以美敦力·霍尔（Medtronic Hall）侧倾碟瓣为代表，国产有 C-L 侧倾碟瓣。目前仍少量应用。④双叶瓣：是第四代机械心脏瓣膜。以圣犹达医疗（St. Jude Medical）双叶瓣和卡搏迈迪科斯（Carbomedics）双叶瓣应用最广。基本结构是两个半圆形碟片分别以基底两端的枢轴与瓣环内的轴窝形成转轴，如两扇门样启闭。特点是重量轻、耐久性好，属中心血流型，开放角可达 90°，血流动力学性能优良，血栓、溶血发生率低，且一旦其中某个碟片发生故障，另一碟仍起作用，不会导致患者立即死亡。但瓣叶支轴与瓣环的轴窝连接处久之易发生血栓。是目前应用最多的一种人工机械心脏瓣膜。

应用范围　用于心脏瓣膜结构和功能受损者，可替代主动脉瓣、二尖瓣、三尖瓣和肺动脉瓣，其中主要用于主动脉瓣和二尖瓣。多用于年轻、有抗凝条件的患者。目前最常用的是双叶瓣。

血流动力学性能更加完善，组织相容性更好的人工机械心脏瓣膜是今后进一步研制的方向。随着生物医学、材料科学、纳米技术、功能薄膜等技术的快速发展，为人工机械心脏瓣膜的研究与临床应用开拓了新的思路。

（易定华　朱海龙）

réngōng shēngwù xīnzàng bànmó

人工生物心脏瓣膜（biological heart valve prosthesis）　植入心脏内代替心脏瓣膜功能，由生物材料制作的心脏瓣膜代用品。由于心脏瓣膜术后需终身抗凝和由此引起的出血和血栓栓塞并发症，影响患者术后生活质量，因此生物心脏瓣膜几乎与机械瓣膜同步开发和发展，临床应用始于 20 世纪 50 年代。1955 年，默里（Murray）首先应用新鲜同种主动脉瓣临床移植于降主动脉成功。1965 年，比内（Binet）和卡尔庞捷（Carpentier）首次使用经过有机汞盐或 4% 甲醛处理的猪主动脉瓣植入人体，但耐久性差。1968 年，卡尔庞捷应用戊二醛处理猪主动脉瓣，取得较好效果，之后以戊二醛处理的异种生物瓣在全世界开始广泛应用。中国于 20 世纪 70 年代初在北京、广州、上海等也开展了这项研制工作和临床应用，并取得较好效果。20 世纪 80 年代后，经过取材、固定、保存、缝制及瓣架等诸方面的改进，特别防钙化的处理，研制出第二代人工生物心脏瓣膜，在血流动力学性能和耐久性等方面取得明显提高，并广泛应用于临床。

结构和原理　目前常用的人工生物心脏瓣膜是模拟人的主动脉瓣三个半月瓣结构制作而成。其结构包括三部分，即缝合环、瓣架和瓣叶（图）。缝合环用以缝合固定在病员的瓣环上，多由聚四氟乙烯编织物构成。瓣架用以缝合固定瓣叶，以保持瓣叶形状，多采用乙缩醛树脂、Elgiloy 合金钢丝、聚丙烯等弹性材料，以涤纶包裹。瓣叶多采用牛心包、猪主动脉瓣，经化学无压或低压处理，将其固定在瓣架上，起着瓣膜的开闭作用。化学处理的目的是增加瓣膜的强度和韧性，减轻组织的免疫原性和钙化，最常用

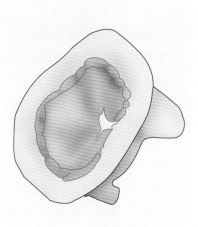

图　人工生物瓣膜

方法为戊二醛交联法。但此法处理的膜材细胞毒性较高，直接影响了生物瓣的生物相容性，且易致瓣膜钙化。通过戊二醛交联前、后各种防钙化处理可有效降低生物毒性和缓解钙化。同种生物心脏瓣膜则为从供体取出的异体主动脉瓣以及患者自体的肺动脉瓣。同种异体生物心脏瓣膜从供体死后 36 小时内取下后经抗菌及灭菌，再用二甲基亚砜处理 30 分钟，放在 -196℃ 下保存。

性能特点　为中心血流型，跨瓣压差小，有较好的血流动力学性能。瓣膜材料的组织相容性好，不易产生溶血、凝血及血栓，术后不需长期抗凝治疗。但由于钙化、撕裂等原因易导致瓣膜衰败，使用寿命较机械瓣短。

类型　根据生物瓣膜所采用组织材料的不同，可分为异种生物瓣和同种生物瓣。根据有无支架分为有支架生物瓣和无支架生物瓣。①异种生物瓣：是用异种生物材料制成的生物瓣，最常用组织材料是猪主动脉瓣和牛心包。猪主动脉瓣优点是取材容易、缝制简单。牛心包瓣一般认为其血流动力学及耐久性优于猪主动脉瓣，但他不是天然瓣膜结构，加之成形缝合会破坏组织的受力均匀性，也易致疲劳损害而撕裂。②同种生物瓣：是用同种材料制成的生物瓣，最常用的是肺动脉瓣和主动脉瓣。优点是血流动力学性能优良，耐久性可接受，但来源困难，同种异体生物瓣也存在免疫原性，容易钙化衰败。自体生物瓣是采用患者自体肺动脉瓣置换主动脉瓣。自体瓣为活组织，可随儿童生长而发育，且不存在免疫问题，但手术创伤大，推广应用受限。同种生物瓣均为无支架瓣。

应用范围　主动脉瓣、二尖瓣、三尖瓣和肺动脉瓣结构和功能受损者均可选用。目前人工机械心脏瓣膜应用较多，人工生物心脏瓣膜中有支架异种生物瓣应用最广泛，多用于 65 岁以上老年患者，希望怀孕年轻女性，消化性溃疡出血，对术后抗凝有禁忌以及不宜长期服用抗凝药者。自体肺动脉瓣仅限于治疗主动脉瓣病变，更适于青少年和婴幼儿。无支架生物瓣主要用于主动脉瓣替换，但由于移植技术复杂，尚未得到推广和普及。

随着科学、设计和制学工艺的发展研制出血液相容性、术后不需抗凝治疗的人工机械心脏瓣膜是发展方向。生物瓣的临床应用虽无机械瓣普遍，但也具较大发展前景。异种生物瓣的防钙化和防衰败处理仍是当前研究的重点。具有生物活性的组织工程生物瓣是理想的人工心脏瓣膜，是近二十余年来心脏瓣膜外科领域一个热点话题，从种子细胞选择、扩增，支架材料选择，细胞种植和体外构建等方面研究有了一定深度，但要达到构建成功理想的符合临床要求的组织工程心脏瓣膜尚待时日。

（易定华　朱海龙）

jīngdǎoguǎn zhījià xīnzàng bànmó
经导管支架心脏瓣膜（transcatheter heart valve）　固定于金属支架上可经导管传送系统植入心脏内的人工心脏瓣膜。1989 年，安德森（Anderson）提出经皮植入永久心脏瓣膜的设想。2000 年，邦赫费尔（Bonhoeffer）首先经导管将支架肺动脉瓣膜植入人体并获成功，目前应用最多和最成功的是经导管支架主动脉瓣。2010 年美国经导管心脏介入治疗学术会议统计全世界临床应

用已近 2 万例。

结构和原理 由可折叠支架和心脏瓣膜组成。支架由记忆镍钛合金等金属丝制成，坚硬、耐腐蚀、组织相容性好，可扩张与回收，并有自动和经球囊两种扩张方式。人工心脏瓣膜多为生物瓣膜，结构与无支架生物瓣相似，固定于金属支架内，可随支架折叠、扩张，一般应用牛颈静脉、牛心包和猪心包，还有用聚氨酯、纳米微孔薄膜等材料制作，尚处于研究阶段。

性能特点 组织相容性和血流动力学性能接近常用生物瓣膜，植入时不需开胸或仅需小的胸部切口，不需体外循环支持，降低了手术风险。但植入技术要求较高，易发生周围血管相关并发症，瓣膜支架有断裂风险。耐久性尚需长期观察。

类型 ①经导管支架肺动脉瓣：目前仅两种经导管支架肺动脉瓣膜产品植入人体，即 Melody 瓣和 Sapien 瓣。Melody 瓣是将一段带瓣的牛颈静脉固定在可经球囊扩张的铂铱支架内，于 2000 年由邦赫费尔（Bonhoeffer）首先成功植入人体，是全球第一个植入人体的经导管支架心脏瓣膜。2006 年，在欧洲获商业使用认证。2007 年，在美国部分州通过食品和药物管理局（Food and Drug Administration，FDA）认证用于临床观察。Sapien 瓣将三叶牛心包瓣固定在可经球囊扩张的不锈钢支架上。2005 年，由齐亚德·赫加齐（Ziyad Hijazi）首先植入肺动脉。②经导管支架主动脉瓣：处于研究阶段的达 10 余种，Sapien 瓣和 CoreValve 瓣最具代表性的经导管支架主动脉瓣。Sapien 瓣是首个植入人体的经导管支架主动脉瓣（2002 年），是将三叶牛心包瓣固定在可经球囊扩张的不锈钢支架上。CoreValve 瓣于 2004 年首次植入人体，是将三叶猪心包瓣置于一个 50～53mm 长的可自动扩张的镍钛记忆合金支架内，优点是减少了瓣周漏的发生，提高了瓣膜的耐久性（图）。

应用范围 目前经导管支架肺动脉瓣主要用于先心病术后肺动脉瓣明显反流或狭窄，且需再次干预的患者。经导管支架主动脉瓣主要用于高龄、预计常规手术高危的主动脉瓣狭窄患者。可经股动脉（主动脉瓣）或股静脉（肺动脉瓣）及心室壁穿刺由传送装置植入。

经导管支架心脏瓣膜是极具发展前景的人工心脏瓣膜，在瓣膜材料、设计以及传送装置小型化方面均需进一步改进。

（易定华 朱海龙）

rén gōng bàn huán

人工瓣环（prosthetic annulo-plasty ring）

仿照人类天然房室瓣环形状制作的，对天然瓣环起环缩、固定和修复瓣膜功能的环形装置。1968 年首次用于临床，已经成为二尖瓣、三尖瓣修复的重要手段。

结构和原理 房室瓣环扩大时，二尖瓣前瓣和三尖瓣隔瓣均很少受影响，两者的正常长度约各为其周长的 1/3。卡尔庞捷（Carpentier）认为，根据前瓣或

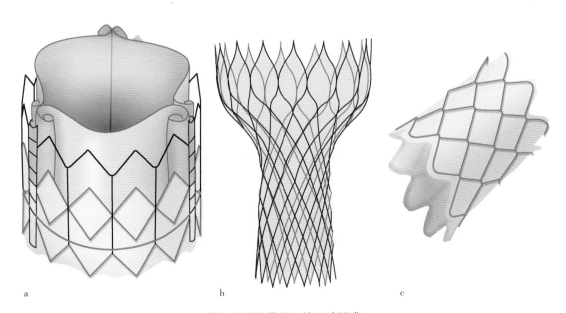

图 经皮导管植入的心脏瓣膜

a. 球囊扩张的 Sapien 经导管支架主动脉瓣；b. 自扩张的 CoreValve 经导管支架主动脉瓣；c. 球囊扩张的 Melody 经导管支架肺动脉瓣

隔瓣环的长度将扩大的瓣环缩小到正常范围和形态，即可恢复其瓣口生理面积及瓣膜闭合功能，这是制作和应用人工瓣环的解剖和病理解剖学基础。人工瓣环由瓣环支架和缝合环构成，支架材料多为金属或硅橡胶等，缝合环则多为涤纶、聚四氟乙烯等编织物。瓣环可为封闭的一圈，也可为中间断开的开放式人工瓣环（图）。

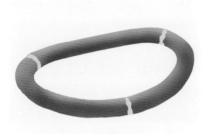

图　人工瓣环

性能特点　有不同类型和规格供选择，操作方便，血液相容性好，效果安全可靠。

类型　包括有半硬质环、弹性环。①半硬质环：以 Carpenter 环为代表，瓣环支架为金属环，缺点是不符合生理性的二尖瓣环立体形态，而且瓣环口径相对固定，瓣口面积从而失去了周期性的变化。②弹性环：以 Duran 环为代表，瓣环支架为硅橡胶弹性环，可随心动周期舒缩，又分为全人工环和部分人工环。

应用范围　主要用于二尖瓣和三尖瓣关闭不全的瓣膜修复术，包括单纯瓣环扩张环缩术和瓣膜综合成形术。近期也有主动脉瓣人工环的应用研究，疗效有待观察。

在外形设计和材料选择上尚有进一步改善余地，以更符合瓣环运动生理。

（易定华　朱海龙）

dàibàn guǎndào

带瓣管道（valved conduit）利用生物材料和（或）人工材料制作的具有天然大血管和心脏瓣膜功能的复合体。能使血液在管道内单向流动。1962 年，坦普尔顿（Templeton）首次将带球笼瓣的丙烯酸管道为 5 例严重主动脉瓣狭窄患者实施心尖-主动脉分流术，开创了左心带瓣管道的临床研究。1966 年，罗斯（Ross）用同种带瓣管道重建右室流出道获得成功。由于来源受限，70 年代后部分被猪主动脉瓣-人工血管复合物（异种带瓣管道）取代。目前机械瓣-人工血管升主动脉带瓣管道的应用已相当普遍，用于本托尔手术（Bentall operation）疗效满意。

结构和原理　带瓣管道由管道和瓣膜组成。管道可为同种或异种生物材料，如主动脉、肺动脉、心包等，也可用高分子材料，如涤纶（dacron）、聚四氟乙烯（teflon，PTFE）等。瓣膜可为机械瓣，也可为生物瓣。可选同种或异种带瓣肺动脉或主动脉管道、牛颈静脉带瓣管道，也可将人工瓣膜缝合固定在人工管道内。

性能特点　同时具有血管和心脏瓣膜功能，使血液在管道内单向流动，防止血液反流。具有较好的血流动力学性能和组织相容性，耐久性则根据管道和瓣膜材料不同有较大差异，生物材料带瓣管道不需长期抗凝治疗，但容易衰败、耐久性较差，人工血管与机械瓣复合体的带瓣管道耐久性好，但需终身抗凝治疗。

类型　根据应用部位分为右心带瓣管道和左心带瓣管道，后者又分为升主动脉带瓣管道和心尖-主动脉带瓣管道。若根据来源和材料不同，还可分为：①同种带瓣管道。包括同种带瓣主动脉和肺动脉，目前多为深低温保存，临床结果优于异种带瓣管道。②异种带瓣管道。包括异种（猪）带瓣主动脉和肺动脉、牛颈静脉带瓣管道等。③人工瓣膜带瓣管道。包括带人工机械瓣或生物瓣的涤纶或聚四氟乙烯人工管道，均有商品上市，可供选择（图）。

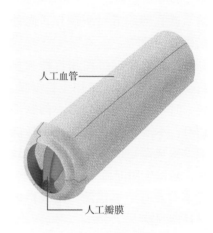

人工血管

人工瓣膜

图　人工瓣膜带瓣管道

应用范围　主要用于右室流出道需重建以及需同时替换主动脉和主动脉瓣患者。同种带瓣管道疗效较好。包括牛颈静脉带瓣管道等异种带瓣管道均易钙化、衰坏，近期效果满意，远期疗效不满意。机械瓣膜带瓣管道主要用于替换主动脉和主动脉瓣，疗效满意。

同种和异种带瓣管道的耐久性是目前应用的主要问题，新的处理方法是将来的研究重点。组织工程带瓣管道是极具前景的研究方向，短期内尚难以过渡到临床。

（易定华　朱海龙）

fēngdǔqì

封堵器（occluder）　用于永久性阻断心腔内或血管腔内血液分流的人工装置。1967 年，波斯特曼（Porstmann）首先报道成功用聚乙烯海绵塞子封堵动脉导管未闭。1976年，金（King）等应用双伞形封堵器关闭房间隔缺损成功，之后研究出多种类型的拉什金德（Rashkind）封堵器，但终因器械不完善、操作复杂、并发症多未能普遍推广。1995年，埃木普雷泽（Amplatzer）研制出双圆盘带腰的房间隔缺损封堵器，并于1997年正式用于继发孔房间隔缺损和动脉导管未闭的治疗。随后，又研究出直径较细的输送长鞘（6~12 F），使埃木普雷泽（Amplatzer）封堵技术在临床得以迅速推广和应用，目前最具代表性和应用最为广泛。2001年国产双盘镍钛合金封堵器上市。

结构和原理　基本结构为超弹性的镍钛合金编制成带腰的网状双盘装置，盘径大于腰径，内衬聚酯膜，以诱导血凝，增加装置的封堵能力（图）。封堵器两端受力牵拉时可呈线条状，置入输送鞘管内，经皮穿刺，在X线和B超引导下将封堵器送入并嵌于心腔或血管病变部位，达到阻断分流目的。

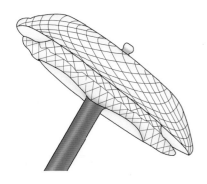

图　房间隔缺损封堵器

性能特点　埃木普雷泽（Amplatzer）双盘状封堵器柔软，可塑性强，当选择不适当并已释放时可再次退回输送长鞘内，便

于取出或再次释放，临床应用证实效果可靠、安全性高、血液相容性好。

类型　①动脉导管未闭封堵器：呈蘑菇状，为单盘结构。盘径较腰部大2mm，以保证装置安全定位于导管未闭口。弹簧栓也是动脉导管未闭封堵器的一种。②房间隔缺损封堵器：为双盘装结构。双盘间由一短的腰部连接，腰部直径与缺损大小一致，盘为对称型，左侧盘径大于右侧。③室间隔缺损封堵器：为双盘装结构。双盘间由一短的腰部连接，腰部直径与缺损大小一致，盘分为对称型和偏心型，左侧盘径大于右侧，靠近主动脉侧盘边缘更小，以免损伤主动脉瓣。④卵圆孔未闭封堵器：结构类似房间隔缺损封堵器，但右侧盘径大于左侧。

应用范围　主要用于治疗动脉导管未闭、房间隔缺损、室间隔缺损和卵圆孔未闭等先天性心脏病，也可用于动静脉瘘、粗大侧支循环血管、主肺动脉窗、冠状动脉瘘及瓣周漏等疾病的封堵治疗。应用介入技术通过由钢丝和长鞘管组成的传送装置置入治疗部位。

封堵器是极具发展前景的治疗装置，新型材料的应用将进一步提高安全性和血液相容性。根据不同疾病设计不同形状的封堵器以及更加精细的传送装置将使其适应证更加广泛。

（易定华　朱海龙）

xīnzàng dàxuèguǎn shǒushù jìshù
心脏大血管手术技术（surgical technique of cardiovascular disease）　以手术为主治疗心脏和大血管疾病的方法。包括传统心脏手术技术、微创心脏手术技术和心血管腔内介入技术。心脏

大血管手术包括了先天性和获得性心脏病手术，后者如感染性心内膜炎和风湿性瓣膜病修复和瓣膜置换术。老年性心脏病以冠心病多见，冠状动脉旁路移植术是主要治疗手段。大血管疾病主要是包括主动脉瘤和主动脉夹层，腔内隔绝术和人工血管移植术等。心脏外科是从1896年雷恩（Rehn）开胸成功缝合1例心脏刀刺伤和随后于1913年又完成1例心包切除术才开始逐步发展起来。1938年，格罗斯（Gross）成功施行了动脉导管未闭结扎术。1951年，吉本（Gibbon）将体外循环安全地应用于临床，开创了心内直视手术，大大促进了心脏外科的发展。20世纪70年代后随着介入技术的成熟和微创手术兴起，正在冲击和改变传统外科手术模式。21世纪尽管传统外科手术仍占主导地位，但已进入多种技术、微创、介入和复合技术交叉发展阶段，并取得快速发展。

基本技术　①传统外科手术：在体外循环辅助或非体外循环下施行的治疗心脏疾病的外科手术技术。前者以体外循环技术、低温麻醉、心肌保护技术为基础。②微创心脏手术：如各种小切口心脏手术、机器人手术、胸腔镜心脏手术等，其中最高端的是全胸腔镜-机器人心脏手术技术。③心血管腔内介入技术：心血管腔内介入技术是指经皮穿刺进入心腔内或血管内实施治疗的技术，以B超和心血管造影为引导的主动脉腔内修复技术、心血管腔内封堵器、介入主动脉腔内支架以及心律失常射频消融治疗等。④复合技术：以介入和手术相结合的技术，临床治疗先天性心脏病、大血管疾病、冠心病、心脏瓣膜病等。

应用范围 传统心脏外科技术成熟，仍是当前主要治疗手段；微创和介入技术发展迅速，其技术革新日新月异，主动脉腔内隔绝术和复合技术使大血管治疗发生了划时代的发展，是目前主要治疗手段。全胸腔镜和机器人心脏手术目前可以完成房（室）间隔缺损、三房心、左房黏液瘤、二尖瓣置换同期心房颤动单极射频消融手术等；机器人当前主要用于乳内动脉-前降支冠脉旁路移植术。

评价 目前世界上每年有数以万计的心血管病患者得到合理而有效地治疗。在大的心脏中心，患者将会被视病情而定，优先选择痛苦轻、恢复快、花费少的微创或介入方式治疗，传统的心脏外科手术仍是主要的和最后的保障。

（俞世强 徐学增）

chuántŏng xīnzàng wàikē shŏushù jìshù

传统心脏外科手术技术

（technique of traditional cardiac surgery） 应用手术刀经胸壁切口显露手术野对心血管病变进行外科常规治疗的方法。可在体外循环或非体外循环下施行。传统心脏外科手术可追溯到1896年雷恩（Rehn）成功开胸缝合1例右室刀刺伤。1913年雷恩进一步报道了心包切除术。1938年，格罗斯（Gross）成功施行了未闭动脉导管结扎术。1945年，克拉福德（Crafoord）分流术治疗法洛四联症肺动脉严重狭窄，引起了人们对复杂先心病的病理生理的关注。1953年，体外循环技术安全应用于临床，打开了心脏禁区，促进了心脏外科发展。1960年，哈肯（Harken）报道第1例主动脉瓣置换术。同年，斯塔尔（Starr）成功进行了二尖瓣置换。1960年，戈茨（Goetz）首先应用金属套管进行右乳内动脉-右冠状动脉旁路移植术。1964年，加勒特（Garrett）首先应用大隐静脉桥做冠状动脉旁路移植术，获得成功。20世纪60年代，约翰逊（Johnson）及同事报道为多支冠状动脉病变完全再血管化做出了卓越贡献。1967年，巴纳德（Barnard）在南非完成首例同种心脏移植术，为终末期心脏病治疗打开新局面。1987年，考克斯（Cox）基于多发折返学说发明了迷宫手术，最终发展成迷宫Ⅲ型手术。随着体外循环装置和深低温技术不断发展和提高，20世纪90年代后复杂重症婴幼儿包括新生儿先心病手术治疗亦有了重大发展，疗效明显提高。

基本技术 主要指进行心内直视手术的条件和技术。①体外循环：即将机体静脉血引到体外进行氧合再泵到动脉系统分布到全身技术方法，保证为术者提供无血和安静的手术野，以及心脏手术中患者机体和各重要脏器均有氧合血供应。②低温麻醉：低温下机体氧耗量下降，从而保证长时间体外循环期间进行心脏手术的安全性。根据不同手术，可选用浅低温（28～30℃）、中度低温（25～26℃）及深低温（20～22℃），必要时，可采用深低温停循环的方法。③心肌保护技术：一般采用阻闭升主动脉后向冠状动脉内注入心脏停搏液，使心脏快速停搏，以减轻体外循环阻闭冠状血流期间对心脏的损害。心脏停搏液分为晶体心脏停搏液和稀释氧合血液心脏停搏液。其灌注方法有经主动脉根部做冠状动脉灌注、冠状动脉口直接灌注及逆行冠状动脉窦灌注三种。

应用范围 ①先天性心脏病：绝大多数都能一期手术治愈，极少数复杂先天性心脏病需要分期根治手术，有的仅能从生理上进行减状或姑息性手术。②瓣膜病：瓣膜置换或成形术，单瓣、双瓣或多瓣置换/成形术。③升主动脉瘤（夹层）：施行瘤体切除和人工血管置换术，若病变累及主动脉瓣导致关闭不全，则需要本托尔手术（Bentall operation）。④冠心病：主要治疗方案为冠状动脉旁路移植术。⑤心脏移植及心肺联合移植：主要对象为终末期心脏病和无法根治的复杂先天性心脏畸形和艾森门格综合征。

评价 心血管腔内介入治疗和微创手术问世，对传统心脏外科是个严重的挑战，并在不断改变外科治疗模式，然而当前传统手术仍是当前外科治疗的主要手段。

（俞世强 徐学增）

xīnxuèguǎn qiāngnèi jièrù jìshù

心血管腔内介入技术

（technique of cardiovascular intervention） 经皮导管由血管径路进入心腔内或血管内实施诊断或者治疗的方法。包括心导管术、心血管造影、先天性心脏病缺损病变封堵、冠状动脉腔内支架植入、主动脉腔内修复和经导管支架瓣膜移植术等。1929年，福斯曼（Forssmann）首先发明了心导管术。1941年，理查德（Richard）等改良了心脏导管并首次用于临床诊断，才引起人们广泛兴趣，并为诊疗方法的开展提供了理论和技术基础。右心导管检查术（1941年）、左心导管检查术（1950年）和选择性心血管造影，包括选择性冠脉造影（1973年）相继开展。为外科手术特别是介入治疗提供引导和基础。1971年，波斯特曼（Porstmann）开展了动脉导管介入治疗。1974年，金（King）应用介入技术封堵房间隔缺损。1997年，埃木普雷泽（Amplatzer）开发了新一代封堵器，大大促进了先心病左向右分流封堵术的发展。2002年，克里比耶（Cribier）首次成功经导管完成主动脉支架瓣膜移植术，近来亦有重大发展。

基本技术 多个中心外科进行治疗的技术有缺损病变封堵、主动脉腔内修复和经导管支架瓣膜移植等。

缺损病变封堵术 当前基本均采用埃木普雷泽（Amplatzer）双盘封堵器，基本操作大同小异：①无菌下穿刺股静脉（或和股动脉）行右（或和左）心导管检查。②经7F端孔导管置入260cm长交换导丝经缺损至左侧心腔，结合食管超声测量缺损的大小。③沿导丝送输送管及鞘管入左心腔或动脉，选择合适的封堵器安装在输送器上，经鞘管送至病变左侧面，先打开封堵器的左部后撤使之紧贴缺损左侧缘，心内间隔缺损尚需再打开右侧封堵盘封闭缺损。④经彩色多普勒超声心动图或食管超声反复观察封堵器的位置、残余分流及瓣膜功能情况无误后，完全释放封堵器。⑤重复心导管检查及造影，撤出所有导管及导丝。

经导管主动脉支架瓣膜移植术 应用心导管技术经股动脉先行造影检查观察与测量病变情况选相应规格支架瓣膜，收折后植入输送鞘管内，由外周股动脉或经心尖送入主动脉瓣区，释放并牢固锚定后，经检查观察冠脉开口无影响，植入主动脉瓣功能正常，完全释放人工瓣，撤出所有导管和导丝。

应用范围 先天性左向右分流型心脏病包括：①动脉导管未闭、房间隔缺损、室间隔缺损、主动脉等瘤破裂等。②经皮瓣膜成形和经导管主/肺动脉支架瓣膜置换术。

评价 心脏介入治疗具有痛苦和风险相对较小、患者容易接受等优势。经皮介入封堵术当前已成为治疗单纯型先天性心脏病一种有效和优选方法，治疗的病种范围也在不断扩大。经导管支架瓣膜移植术至2010年全球共完成约2万例手术，对高龄重症主动脉瓣狭窄患者已展示了诱人的前景。

（俞世强 徐学增）

zhǔdòngmài qiāngnèi xiūfù jìshù
主动脉腔内修复技术（technique of intra-aortic repair） 使用主动脉内覆膜支架经血管介入治疗胸腹部主动脉疾病的方法。又称主动脉腔内隔绝术。是近年来胸、腹部主动脉疾病治疗上的划时代进展，特别为一些高龄患者或不适宜手术治疗的患者提供了一种新的治疗方法。1983年，多特（Dotter）和克拉格（Crag）首先报道了血管内支架植入技术。1991年，帕罗迪（Parodi）等开始将覆膜支架用于治疗腹主动脉瘤。1994年，帕克（Pake）首次报道了使用自膨型Z形覆膜支架治疗胸主动脉瘤。1998年，第一个主动脉腔内移植物——Gore胸主动脉腔内移植物在美国进行了临床可行性研究。试验结果表明，TAG腔内移植物可以有效治疗胸主动脉瘤，并于2005年获得美国食品和药物管理局（Food and Drug Administration，FDA）认证。其后，主动脉腔内修复技术进入了快速发展时期。

性能特点 由合金材料制成的支架和人工血管两部分组成。目前临床所用的覆膜支架均为全支撑式，即人工血管全长均有支架支撑。支架分自扩式和球囊扩张式两种。

基本技术 包括以下几方面。

覆膜支架的导入和释放方式 ①推送式：覆膜支架压缩于导入鞘内，用推送器推送至目的位置；固定推送器、回撤导入鞘，释放覆膜支架。Z形覆膜支架多采用这种方式。②拉线释放式：覆膜支架用尼龙线以活套方式固定在一导管上，送达目的位置后拉开活套，将覆膜支架展开。③同轴套管式：覆膜支架被压缩在一双层同轴导管鞘内，送达目的位置后，回撤外层导管鞘而使覆膜支架释放。④球囊扩张式：覆膜支架固定在球囊导管上，当覆膜支架送达目的位置后，扩张球囊使覆膜支架展开。

植入方法 不同的覆膜支架植入的具体操作技术相似。以常用的塔伦特（Talent）覆膜支架为例，患者仰卧，静脉注射肝素1mg/kg。常规消毒铺无菌巾。穿刺左肱动脉，植入短导丝，沿短导丝插入鞘管，撤出导丝，将猪尾导管连同其导丝经鞘管一同送达升主动脉，将导管定位于左锁骨下动脉开口处，将导丝撤出，行主动脉造影。明确破口位置及左锁骨下动脉开口。根据造影结果解剖受夹层累及较轻的一侧股动脉，同上法直视下穿刺股动脉并将另一猪尾造影导管送至升主动脉，注入造影剂证实导管在真腔后送入超硬钢丝，撤出鞘管。于穿刺部位切开股动脉，沿超硬钢丝送入导入系统，并根据其前端标记调整位置，使覆膜支架释放后裸露部分横跨左锁骨下动脉开口。将收缩压控制在90mmHg

左右。位置满意后迅速释放覆膜支架，用塔伦特（Talent）系统所附带的球囊扩张支架带膜部分，使之与动脉紧密贴合。15 分钟后再经左肱动脉猪尾造影导管造影观察覆膜支架位置是否合适，有无内漏等。少量内漏多于 30 分钟内自行闭合，可观察 3 分钟后再行造影。造影证实主动脉破口已被隔绝后退出导入系统。

左锁骨下动脉的覆盖　一般认为胸主动脉原发破口或初始病变距离左锁骨下动脉应至少大于 1cm，以使支架带膜部分不覆盖左锁骨下动脉开口，防止影响其血流，造成脑血管意外或左上肢缺血；若因锚定区过短必须覆盖左锁骨下动脉则应行颈动脉和左锁骨下动脉间旁路移植术。也有报道，覆盖左锁骨下动脉不行旁路术，患者是可以耐受的。

应用范围　介入治疗适应证与禁忌证：①胸主和（或）腹主动脉瘤：包括 Stanford B 型主动脉夹层。②降主动脉假性动脉瘤。③胸、腹主动脉瘤穿透性溃疡。④升主动脉、主动脉弓部头臂血管受累，（中-重度）主动脉瓣反流；锚定区严重病变，直径 ≥ 40mm，以及髂动脉、腹主动脉严重粥样硬化，不适合支架输送系统通过应视为禁忌。

评价　血管腔内修复治疗是医学中一项极为重要的进展，在多种主动脉疾病中，包括真性动脉瘤、主动脉夹层、主动脉创伤等，均能有效降低死亡率和并发症，缩短患者住院时间，加快术后恢复及回归社会。临床研究证实，对于绝大多数心血管疾病，血管腔内技术较外科手术具有明显优势。2003 年，布伦克瓦尔（Brunkwall）收集世界文献，应用腔内支架治疗降主动脉瘤，包括 B 型夹层

642 例，手术操作简便，避免了开胸和外科手术并发症，总死亡率为 6.2%。带膜血管内支架治疗主动脉夹层近中期疗效满意，与外科手术相比具有成功率高、创伤小、恢复快、死亡率低等优点。已成为治疗主动脉弓远端及降主动脉病变的首选方法，远期疗效尚需要临床大量的病例随访和系列病例对照研究进行评估。

（俞世强　徐学增）

xiōngqiāngjìng xīnzàng shǒushù jìshù
胸腔镜心脏手术技术 （technique of thoracoscopic cardiac surgery）　利用胸腔镜经胸壁打孔将镜头插入手术野，观察或将图像引至体外荧光屏上引导术者进行手术操作，修复心脏病变的微创方法。腔镜技术在 1989 年首先应用于妇科。1993 年始应用动脉导管未闭钳闭术和心包部分切除术。1996 年开始在胸腔镜加小切口下应用于如房间隔缺损修补术和二尖瓣成形或置换手术。1998 年，应用于室间隔缺损修补手术。全胸腔镜心脏手术开始于 2000 年，首先应用治疗简单先天性疾病如（房间隔缺损、室间隔缺损）；2001 年，开展了二尖瓣置换手术。2008 年，后并经心房内修复了多种畸形。2009 年，应用于心房颤动单级射频消融术。

基本技术　胸腔镜心脏手术基本技术包括：仰卧位，右胸垫高 20° ~ 30°。一般仅需于右腋中线第 6 和第 4 肋间，及右胸骨第 3 肋间做 3 个小孔切口，分别插入胸腔镜探头和特殊器械进行手术。术侧采用双腔气管插管进行单肺通气。胸腔镜修复心内病变有两种方式：即胸腔镜辅助加小切口技术和全腔镜技术。机器人也是以胸腔镜为基础并兼有远程操作的微创手术技术。①胸腔镜辅助

加胸部小切口技术：手术中胸腔镜作为光源加强视野照明，经小切口观察和进行器械操作完成心脏内畸形或病变矫治。②全胸腔镜技术：术者通过观察胸腔镜引导到荧光屏上的手术野图像，双手操作经胸壁小孔的器械，结合触觉反馈完成全程技术操作的心内畸形矫治。

应用范围　①冠心病：小切口胸腔镜辅助技术游离乳内动脉。②先天性心脏病、动脉导管未闭钳夹术、房间隔缺损、单心房、三房心和室间隔缺损修补术，经右房切口部分房室间隔缺损和心内型肺静脉异位连接以及法洛三联症矫治术。③二尖瓣手术成形与置换术。④心房黏液瘤切除术。⑤房颤射频消融术。

评价　胸腔镜技术可以经心房切口提供满意的心内手术视野显露，对于一些心室内结构的修复、黏液瘤的切除等均比较方便，创伤小、恢复快、疗效确实，深受患者欢迎。传统小切口手术由于切口的限制，手术视野和光线不足增加了手术的难度和风险。胸腔镜辅助加小切口技术由于提供足够的光线视野较清晰，弥补了传统小切口手术的不足。由于手术操作需经小切口在直视下进行，视野和操作仍受到一定限制。全胸腔镜手术排除了视野和光线不足的影响，手术由于不需要直视，切口更小，美容效果更好。但是相对于小切口胸腔镜辅助技术，学习曲线较长。但微创美容全胸腔技术优势更大，更有发展前景。

（俞世强　徐学增）

xīnxuèguǎn fùhé jìshù
心血管复合技术 （hybrid procedure in cardiovascular surgery）　以介入和手术相结合治疗心血

管疾病的方法。1996 年，安格利尼（Angelini）率先应用胸壁小切口进行左胸廓内动脉-左前降支移植术，应用介入方法治疗其他分支病变，以发挥两者的各自优势，以最小的手术创伤和风险而取得左前降支最佳的长期效果和充分再血管化。心血管复合技术是融合了心血管内科和外科各自技术优势的技术，由于融合多学科多方面技术优势，缩短手术时间、降低手术风险、减少创伤和并发症，从而降低住院费用；特别是具有良好的美容效果，满足了患者的美容需要，已在多种心血管疾病中均得到综合应用。

基本技术 复合技术主要是用于心脏复合性病变的处理。这类复合病变有的需一期处理（一站式手术），如上述多支冠脉病变的复合手术，有的病情分期进行复合手术更为安全，如房间隔缺损伴部分肺静脉异位连接合并动脉导管未闭和肺动脉高压患者可考虑首先介入封堵动脉导管未闭，二期在腔镜下或应用手术修复心内病变。

应用范围 重病复杂或复合心脏大血管病，包括以下几种。

先天性心脏病 ①利用栓塞术或封堵术堵闭某些的畸形血管，主要包括体肺侧支栓塞术、人工分流血管后期闭合术［房坦（Fontan）开窗术、布莱洛克-陶西格（Blalock-Taussig）分流术］或者先行动脉导管封堵而后行胸腔镜下手术治疗等，从而简化手术过程，提高手术成功率，改善预后。②通过人工造口或打孔术造成缺损和分流，包括房间隔造口术、动脉导管内支架置入术等，改变局部血流动力学，为外科矫治赢得时间和创造条件。③利用球囊扩张术或支架置入术处理复杂先天性心脏病血管和（或）瓣膜狭窄，改善其一般状况，为外科根治术提供条件。④对心外科手术后的并发症进行补救性治疗，包括修补术后残余漏、残余狭窄等，从而避免再次手术的危险。

冠心病 多支冠脉病变微创手术行左胸廓内动脉-左前支移植结合 PTCA 支架植入处理其他分支病变的复合手术，一站式复合手术比分期手术更为安全和合理。

A 型主动脉夹层 应用支架血管腔内移植于左锁骨下动脉开口远方胸主动脉，封闭主动脉夹层内膜原发破口，从而使假腔变为盲腔；近端应用分支人工血管置换主动脉弓及其分支，为挽救高危夹层患者治疗创造更简便安全的条件，支架象鼻术即复合技术已取代传统象鼻术。

评价 心血管复合技术是近十余年来心血管病例采用综合治疗的一项重要进展，大大简化了技术操作，缩短了手术时间，创伤小、痛苦轻、恢复快，并大大提高了手术安全性。

（俞世强 徐学增）

xiāntiānxìng xīnzàngbìng

先天性心脏病（congenital heart defect）

在胚胎发育过程中由于各种原因导致的心脏和（或）胸内大血管有实际或潜在重要功能障碍的先天畸形。简称先心病。多数研究显示先心病的发病率为 6‰~12‰。先心病可以分为简单先心病和复杂先心病两大类。对于法洛四联症、大动脉转位、心室双出口、主动脉弓缩窄、主动脉弓中断、肺动脉闭锁、完全房室管畸形、单心室、肺静脉异位引流、共同动脉干等复杂心脏畸形，诊断为先心病是没有争议的。这类先心病总的发病率数十年来没有显著变化，约为 3‰。

罹患儿童容易早期夭折，或者长期处于带病状态，是家庭和医疗机构的重要负担。但是对于一些简单的特别是其中较轻的心脏畸形是否诊断为先心病，不同学者观点并不相同。因这类畸形占心脏畸形的大多数，故有必要对其详细阐述。

室间隔缺损 是最常见的先心病，既往统计数据显示室间隔缺损占先心病总数的 25%~30%。随着超声心动图在新生儿期的广泛应用，室间隔缺损的检出率和在先心病中所占比例不断增高，其中小的肌部室间隔缺损比例增加最显著。1995 年罗甘（Roguin）曾经连续筛查 1053 名生后 6~170 小时没有症状的新生儿，肌部室间隔缺损发生率竟高达 53.2‰，远远高于 6‰~12‰的所有先心病发病率。这类室间隔缺损的直径为 1~5mm，平均为 2.3±0.8mm。这些伴有小的肌部室间隔缺损的新生儿均没有症状，无喂养困难，生长发育不受影响，他们并不增加家庭和医疗机构的实际负担，未经过任何治疗，绝大多数在生后 1 岁以内自愈。随后其他研究人员在新生期进行超声心动图筛查心脏时也有类似发现。这些小的肌部室间隔缺损可能只是生理上延迟发育的结果，并不一定为病理表现。将这些在新生儿期发现的、小的肌部室间隔缺损定义为先心病似乎并不十分妥当，建议对它们的诊断推迟到 1 岁以后。如果到 1 岁时缺损仍然没有闭合，再闭合的机会将很渺茫，此时再诊断为先心病更为合适，这样既不会引起相关家庭不必要的恐慌也不会延误病情。对于中、大型的室间隔缺损应该及早诊断和处理，避免延误。

动脉导管未闭 是另外一种

常见的先心病。动脉导管为胎儿时期降主动脉和主肺动脉之间的正常通道，正常新生儿出生后10~15小时，动脉导管管壁肌层收缩，管腔消失，达到功能性关闭，3个月内管壁进行性闭合，达到解剖学上的关闭。如果关闭机制异常使导管延迟关闭，即为动脉导管未闭。一般认为生后6个月未闭的动脉导管才诊断为先心病，6个月以内的未闭的动脉导管则认为是发育延迟。这种定义也存在争议。随着医学相关科技的飞速发展，更多早产儿出生并且存活下来。在早产儿中，动脉导管未闭的发病率较高，卡萨迪（Cassady）等曾报道体重低于1750g的早产儿中45%动脉导管未闭合，其中大部分可以通过药物（吲哚美辛和布洛芬）治疗促进导管管壁收缩而闭合。但是对于那些比较粗大、严重影响心肺功能的动脉导管未闭，药物治疗常常无效，往往需要早期手术治疗，并不能推迟到生后6个月诊断为先心病-动脉导管未闭时再处理。延误诊断和手术，很可能会危及患儿生命。对早产儿的动脉导管未闭是诊断为先心病还是正常发育的延迟至今仍是一个难题。对于足月的动脉导管未闭也存在类似情况，导管粗大、对心肺功能影响大、反复呼吸道感染甚至依赖氧气及呼吸机的患儿，及早手术是挽救生命的唯一方法。统一认为生后6个月后才能诊断先心病-动脉导管未闭似乎并不合适，粗大的动脉导管未闭应及早诊断为先心病，以便提醒医患双方警惕，尽早处理，挽救生命和防止并发症。

房间隔缺损 其诊断同样也存在争议。小的继发孔型房间隔缺损应当和卵圆孔未闭区分开来。卵圆孔是正常胎儿维持循环所必须的，只允许血液自右向左转流，而能防止血液自左向右的逆流。出生后左房压、右房压压力差关系逆转，左房压超过右房压，卵圆孔膜紧贴继发房间隔，功能性关闭卵圆孔，并不产生左向右分流。一般在生后第8个月解剖闭合完全隔绝左、右心房之间的血流。但有20%~25%的正常人，卵圆孔瓣膜和房间隔并不完全融合，遗留下探针大小的小孔，称为卵圆孔未闭。这种小孔的存在，并不引起血液分流，临床上无需处理，不应诊断为先心病。但在施行心脏导管检查时，偶然心导管可能通过卵圆孔进入左心房，这应该值得注意，以免与继发孔型房间隔缺损相混淆。继发孔型房间隔缺损是由于原发隔缺损所致，大小不一，小到针尖，大到下缘缺失。由于正常人左房压大于右房压，会产生左向右分流。与小的肌部室间隔缺损类似，直径小于5mm的继发孔型房间隔缺损也有发病率高、1岁以内自愈率高的特点，对家庭和医疗机构并没有额外负担，在1岁以内将之诊断为先心病似乎有些不妥。如果超过1岁，缺损仍然没有闭合，再闭合的机会很少，此时诊断为先心病更为合适。而原发孔型房间隔缺损无自愈机会，应和中、大的继发孔型房间隔缺损一样，须尽早被诊断为先心病，适时治疗。

双叶主动脉瓣 与其他先天心脏畸形不同的是双叶主动脉瓣很少被包括在先心病的诊断中，很少被儿科医师重视，可能是因为这种畸形在儿童时期很少出现症状。但是这种畸形会使主动脉瓣较早发生退行性变，大多在40岁开始出现主动脉狭窄和（或）反流影响左心功能而有可能需要换瓣，同时双叶主动脉瓣有很高的发生率，约为13‰，因而有重大意义。

近年中国统计数据显示，随着孕期母亲服用叶酸的广泛开展，先天性神经管畸形（如无脑儿、脊柱裂等）的发病率逐年减少，先心病已成为第一位出生缺陷；同时，在感染性疾病逐渐得到有效控制后，儿童死因构成比也发生了转变，先心病赶超感染性疾病，成为5岁以下儿童的首位死因。中国现存先心病患儿约150万，每年约有20多万各种先心病患儿出生，严重影响中国的人口素质，防治先心病任重道远。

（刘迎龙）

fēifāgànxìng xiāntiānxìng xīnzàngbìng
非发绀性先天性心脏病
（acyanotic congenital heart defect） 心脏或大血管结构异常或缺陷不导致患者动脉血氧含量减低，因而不伴有发绀的一类先天性心脏病。简称非发绀性先心病。约80%或更多的先天性心脏病均属于非发绀性先心病。临床最常见的简单先天性心脏病，如室间隔缺损、房间隔缺损、动脉导管未闭、主动脉狭窄以及肺动脉瓣狭窄（严重病例除外）等都是非发绀性先心病。如果将主动脉瓣二瓣化畸形、先天性二尖瓣脱垂以及马方综合征等常规不列入先心病统计的先天性心血管畸形都包括进去，非发绀性先心病占全部先心病的比例将更大。尽管如此，临床难以准确统计非发绀性先心病的发病率，因为发绀的影响因素较多。

分类 根据病理形态和血流动力学改变，非发绀性先心病主要分为分流和非分流两大类病变。

分流病变 是指心脏或大血

管的左向右分流，即左心和主动脉系统的氧合血液向右心和肺动脉系统的非氧合血分流。它见于心脏和大血管存在缺损或交通者。生理状态下因体循环阻力大大高于肺循环阻力，因而左心系统的压力亦高于右心并导致左向右分流。根据分流的不同部位，又可分为三尖瓣前分流和三尖瓣后分流。前者如房间隔缺损，部分肺静脉异位引流等。后者如室间隔缺损、主动脉－肺动脉间隔缺损等。在缺损合并右心排血受阻时，心脏或大血管可出现右向左分流（见发绀性先天性心脏病）。

非分流病变 主要包括瓣膜回流和梗阻性病变。瓣膜回流可见于各组心脏瓣膜，导致瓣膜关闭不全的原因包括瓣膜畸形（如主动脉二瓣化畸形、共同房室瓣、三尖瓣下移畸形等）、瓣膜组织结构异常（如马方综合征）以及血流动力学因素等（如室间隔缺损合并主动脉瓣关闭不全）。相当部分的瓣膜回流患者在出生或婴幼儿期瓣膜功能正常且无任何症状，待到数年甚至数十年后才有临床表现。梗阻性病变比瓣膜回流更复杂而多样化。梗阻可见于心脏和大血管的任何部位，它既可是单纯畸形（如肺动脉瓣狭窄、主动脉狭窄），亦可是复杂畸形（如左心发育不全综合征）。梗阻性病变大多仅累及一侧心室，少数情况可同时累及左心和右心系统（如威廉综合征的主动脉瓣上狭窄合并肺动脉狭窄）。

在复合或复杂畸形可合并存在分流、回流和梗阻多种病变。

病理生理 对于左向右分流的各种先天性心脏病有三个重要因素决定分流量大小：①间隔缺损或心内交通口的大小。一般而言，缺损越大分流量越大。如室间隔缺损，依据缺损大小可分为限制性和非限制性缺损，前者直径小于主动脉直径，后者直径相等或大于主动脉瓣直径，导致大量左向右分流而使肺循环血量明显增多，容易出现充血性心力衰竭和肺动脉高压。②缺损两侧心脏或大动脉间压差的大小。三尖瓣前分流两心房间压差较小，分流量较小，临床症状较轻，病情发展缓慢。三尖瓣后分流，两心室或大动脉间压差较大，分流量较大，临床症状较重，病情进展较快。③体循环和肺循环血管阻力的大小。肺循环阻力越低，左向右分流量越大，随着肺循环阻力增加，左向右分流将相应减少。当肺循环阻力超过体循环阻力时，心内将出现右向左分流，器质性肺动脉高压的艾森门格综合征既是如此。因此，部分非发绀性先心病到晚期患者也能出现发绀。瓣膜回流的先天性心脏病主要导致心脏相关心室和心房的增大，二尖瓣和主动脉瓣关闭不全主要导致左心房室增大和左心衰竭。随着肺淤血的加重，后期亦可导致肺动脉高压和右心衰竭。肺动脉瓣和三尖瓣关闭不全则导致右心房室增大和右心衰竭。梗阻性先天性心脏病主要导致心肌肥厚，但在病程晚期也可出现心腔扩大和心力衰竭。严重患者合并心律失常或心肌缺血也是临床关注重点。

临床表现 非发绀性先天性心脏病种类较多，其中简单畸形多见，少数是复杂畸形，临床表现亦呈多样化。患者有两类：①无症状患者：他们一般是简单畸形是病变轻微者，通常在常规查体时发现患有先心病，但各项检查提示心脏病变轻，且心肺形态和功能基本没有继发改变。②有症状患者：病情较重者出生后即可有症状，主要表现为呼吸增快、多汗不安、喂养困难、发育迟缓及反复呼吸道感染。病情较轻者待到青少年甚至成人后才出现症状，主要表现为心悸气短和活动量受限。查体时心脏杂音和震颤，肺动脉瓣第二音增强，颈静脉充盈及肝脏增大等都是非发绀性先心病的常见体征。

诊断 常规检查有心电图、胸部 X 线平片和超声。心电图可见心房增大和心室肥厚或高电压。胸部 X 线平片可见心影增大和肺血增多（肺充血和肺淤血）。心脏超声是非发绀性先心病的主要确诊方法，对其病理形态、血流动力学和心功能改变均可得到较准确测定和评估。大多数非发绀性先天性心病依据心脏超声可做出准确诊断。对复杂畸形患者需要有针对性地选择磁共振及计算机断层和心血管造影等检查。对合并严重肺动脉高压患者，需要做心导管检查，以评估肺血管阻力的高低。

鉴别诊断 要注意：①鉴别先天性心脏病与后天性心脏病，尤其在成年人，例如心瓣膜疾病，尽管临床表现及相关检查可提供多方参考，但少数病例准确鉴别仍有难度。某些梗阻性病变的鉴别亦有类似情况。②鉴别继发性发绀和原发性发绀。非发绀性先心病到病程晚期合并器质性肺血管病变，可继发发绀，它成为常规手术治疗的禁忌证，这种继发发绀和肺血减少的发绀性先心病有本质差别，后者肺血管阻力不增高。

治疗 非发绀性先天性心脏病可有多种治疗选择。①长期观察：随着心脏超声技术的进步，很多轻微的先天性心脏病被发现和诊断，如细小的动脉导管未闭以及心房和心室间隔缺损，或轻微的瓣膜病变等。如果检查证实这些病变对心肺和全身健康没有妨碍，可以选择定期随诊。尽管如此其潜在的危险性仍不可忽视，例如这类患者并发感染性心内膜炎的机会比正常人群超过数十倍。又如，卵圆孔未闭或小房间隔缺损通常无治疗必要，但在静脉血栓形成的患者，则应将其封闭，以避免矛盾性栓塞的发生。②择期治疗：大多数常见的非发绀性先心病可择期治疗。一般而言，婴幼儿和学龄前儿童都是合适选择的时期。尽管存在基本规则，但选择最佳治疗时期时需综合个案、病种、医疗单位及治疗方法等多方面情况做出恰当安排。③限期或尽快治疗：某些严重的非发绀性先天性心脏病需尽早手术。包括：a. 疾病危及生命，如严重主动脉瓣狭窄或主动脉缩窄。b. 疾病急剧加重，如主动脉窦瘤破裂合并心力衰竭。c. 病变合并严重肺动脉高压，如完全性心内膜垫缺损、多水平和大分流量的先心病等。d. 病变严重影响生长发育和全身健康，如反复呼吸道感染或心力衰竭。随着技术的进步和创新，非发绀性先天性心脏病的治疗已突破了既往单一外科手术的限制，发展成介入、手术以及两者结合应用的多技术治疗。

介入治疗　主要用于较简单的非发绀性先心病，如各种左向右分流和瓣膜狭窄性先心病。封堵器的使用对患者年龄、体重仍有相应要求，不宜用于低龄和低体重患儿。

手术治疗　适用于各类非发绀性先天性心脏病。对简单畸形越来越多地采用各种小切口手术和视频辅助胸腔镜等微创手术，它建立在手术器械、灌注设备和内镜技术不断改进的基础之上。

复合技术　是介入和手术治疗的结合应用，是一种微创技术，它能使部分低龄和低体重患儿避免或减轻常规外科开胸和体外循环造成的创伤和风险。

预后　绝大部分非发绀性先天性心脏病已获得良好的治疗结果，少数低龄期重症左心梗阻性疾病，如严重二尖瓣狭窄、严重主动脉瓣和瓣下狭窄和重症威廉综合征（Williams syndrome）等，仍是外科治疗面临的挑战，其手术风险较大，且远期结果亦无把握。尽管如此，即使是简单的非发绀性先心病，恰当地选择手术时期，对治疗成功十分重要。例如室间隔缺损，若待到患者合并严重肺动脉高压，则很可能手术面临高风险，甚至完全丧失手术治疗的机会。

（刘迎龙　沈向东）

fāgànxìng xiāntiānxìng xīnzàngbìng

发绀性先天性心脏病（cyanotic congenital heart defect）

心脏或大血管结构异常或缺陷而导致患者动脉血氧含量明显减低并出现发绀的先天性心脏病。一般认为发绀性先心病占先心病总数的20%左右。但准确客观地评估发绀性先心病的发病率并不容易。因为根据先心病的名称分类，某些病种易于界定，如完全大动脉转位，无疑是发绀性先心病。但另有一些却难以界定，例如右室双出口、三尖瓣下移畸形、肺动脉瓣狭窄等，部分病例合并发绀，部分病例则无发绀，各个病例病变的轻重和合并畸形的存在决定患者是否表现出发绀。

病理生理　先天性心脏病导致发绀的主要病理生理改变可归结为：①肺循环血流减少和右向左分流：单纯肺血减少难以导致严重发绀，临床多见的情况是肺血减少同时合并右向左分流。典型疾病如法洛四联症和肺动脉闭锁合并室间隔缺损，其基本病变是肺动脉狭窄和室间隔缺损。由于右室流出道存在梗阻，右心室的非氧合血不能正常进入肺循环，经室间隔缺损分流至左心室进入体循环系统。通常这类疾病肺动脉狭窄越严重，右向左分流的非氧合血量越大，发绀即更严重，但体肺动脉侧支循环的存在可增加肺循环血量和减轻发绀。②动静脉血心内混合：单心室是这类疾病的代表。其基本病变是心脏的心室间隔缺失，往往同时合并单心房、共同房室瓣等病变。心脏失去分隔，功能上形成一个共腔。体静脉血和肺静脉血在心内充分混合。这类疾病如果主动脉和肺动脉均无狭窄，发绀可维持在中等程度。若合并肺动脉狭窄导致肺循环血流减少，则发绀显著加重。③体循环和肺循环血流并行循环：这种情况见于完全性大动脉转位。正常状况下体循环和肺循环的血流是相互衔接的串联循环。大动脉转位导致体循环和肺循环血流完全隔离而各自循环。这种并行循环使得机体无法进行生存所需的血气交替和物质代谢，患者通常存在严重发绀。心脏和大血管合并缺损或交通，使体循环和肺循环血液部分混合，患者才得以存活。

临床表现　尽管病种较多，在循环病理生理方面，发绀性先心病可分为肺血流减少和增加两大类，其临床表现亦有所差别。其中共同的临床表现有以下几方面。①发绀和杵状指：患者动脉血氧含量及饱和度均在正常值以下。一般经皮血氧饱和度（SO_2%）低于90%~95%，临床可见发绀；SO_2%低于75%，提示严重缺氧。杵状指通常见于大龄以上患儿，是慢性长期缺氧的表现。②心脏杂音：由于多种畸形存在，发绀性先心病患者通常可闻及心脏杂音。无杂音则提示可能合并肺动脉闭锁或严重狭窄。③缺氧发作：有发绀加重、呼吸窘迫、意识丧失等，是急性严重缺氧的表现，可危及生命，通常见于肺血减少的发绀性心脏病。④心力衰竭体征：心界扩大、静脉充盈、肝大、水肿等体征，一般见于肺血增多或合并瓣膜病变的发绀性先心病。⑤咯血：多因肺内扩张的支气管动脉分支或体肺侧支血管破裂所致，常见于较大年龄和晚期患者。⑥血栓形成和栓塞及脑部并发症，如脑脓肿。⑦血液成分变化：包括红细胞增多、血浆及凝血因子减少。

诊断　发绀有多种原因，一般认为末梢循环或外周动脉血液中，还原型血红蛋白超过3g，既可表现出发绀。因此，人体血液的浓度是发绀的影响因素。红细胞增多症者可出现发绀，而发绀性先心病患者如合并严重贫血或失血则可能不表现发绀。先天性心脏病的常规检查包括：①心电图：发绀性先心病多属右心病变，心电图多表现为右室高电压或右室肥厚。出现左室肥厚则提示三尖瓣闭锁及右心发育不全等病变。②胸部X线平片：发绀性先心病多表现为肺血减少，如肺血增多则提示合并肺动脉高压或存在体-肺侧支血管。③心脏超声：是确定诊断的基本检查方法，但超声在评估大血管（主动脉、肺动脉、腔静脉、肺静脉）的解剖、起源和行程及分布等方面仍存在

一定缺陷。为详细掌握复杂心脏及大血管畸形的细节，部分病例需要有针对性地选择计算机断层摄影、磁共振成像及心血管造影和导管检查等。

鉴别诊断　在鉴别诊断方面，临床应注意掌握：①鉴别心源性发绀和肺源性发绀。吸氧试验可帮助区别两者，肺源性发绀者吸氧作用显著，经皮SO_2%可增至90%~95%，心源性发绀者效果不明显。②鉴别中心性发绀和末梢性发绀。发绀性先心病是中心性发绀，在口唇、眼结膜出现青紫。心力衰竭和末梢循环不良者是外周发绀，在肢端、甲床出现青紫，常伴有毛细血管充盈不佳。③鉴别原发性发绀和继发性发绀。前者是先天性心脏病本身血流动力学异常引起的发绀，后者是指非发绀性先心病者晚期合并器质性肺动脉高压即艾森门格综合征（Eisenmenger syndrome）所继发的发绀，这种情况一般是心脏畸形矫治术的禁忌证。

治疗　绝大部分发绀性先心病是复杂病变，且危及患儿健康和生存，因此一般需要及时进行治疗。这种治疗是以手术为主，包括介入、药物以及对症处理在内的现代外科治疗。对于各种急重症发绀性先心病患儿及时采用适当的急救措施非常重要。①前列腺素E_1的应用：对各种动脉导管依赖性发绀性先心病，尤其是新生儿，维持动脉导管开放，对抢救患儿生命极为重要。②缺氧发作的处理：给予β受体阻断剂、补液、给氧及适当镇静等。③抢救性介入或复合治疗：如完全性大动脉转位的球囊房间隔扩张、左心发育不全综合征的动脉导管内支架置入、重症肺动脉瓣狭窄/闭锁的球囊肺动脉扩通、梗阻

性心下型肺静脉异位连接的静脉导管内支架置入等。这些急救措施主要用于新生儿或小婴儿的危重患者，因其接受心内直视手术的风险较大，需要先行姑息救治，以缓解缺氧、维持循环并保障生存，为以后的进一步治疗奠定基础。发绀性先心病通常最终需要手术治疗。对于复杂重症的先心病选择手术时应注重三个问题。

选择合适的手术时间　尽管先心病原则上应尽早手术，但低龄、低体重仍是手术的危险因素。临床重要的参考因素有以下几方面。①发绀的轻重程度：SO_2%低于75%以下的严重发绀，应尽早手术。②肺动脉高压的轻重：肺血增多的发绀性先心病可合并肺动脉高压，应争取在生后3~6个月手术，以避免形成器质性肺高压而失去手术机会。③生物管道的使用：年龄越小，生物管道的使用寿命越短，如病情允许，可适当延缓手术时期。

分期手术或一期手术　肺血减少的发绀性先心病如法洛四联症或肺动脉闭锁合并室间隔缺损，在肺动脉发育处于边缘状况时，是分期手术还是一期手术，至今仍无定论，但年龄是重要的参考因素。年龄越小，一期根治术的技术要求越高。

双心室矫治还是单心室矫治　尽管前者是理想目标，但某些复杂畸形在双心室矫治明显增加手术危险，或需要反复后续治疗的情况下采用单心室矫治同样是明智选择。两者之间还有一个半心室矫治术，也可能是合理选择。

预后　从单病种统计，大部分发绀性先心病已能得到良好的手术治疗结果，即手术死亡率低（5%~10%），远期存活率高（10年以上生存率达80%~90%）。但

仍有少数发绀性先心病临床难以治疗或疗效较差，其主要原因如下。

肺血管病变 临床较常见病情是：①肺动脉缺如或重度发育不良或弥散的肺内血管病变。②合并肺动脉高压的肺血管器质性病变。两者常常成为发绀性先心病手术的禁忌证。

少数严重的心脏大血管复合畸形 如无脾综合征等，治疗效果仍较差。

（刘迎龙 沈向东）

xiāntiānxìng xīnzàngbìng jiéduàn mìngmíng

先天性心脏病节段命名

（segmental nomenclature of congenital heart defect） 为便于先天性心脏病的理解、交流，根据先心病的病理解剖人为制定的名称规则。先天性心脏病尤其是复杂的先天性心脏病，其病理形态复杂多样，如何界定和命名这些畸形，一直是引起人们困扰和争论的难题。先天性心脏病节段命名的提出和应用，为解决这一难题奠定了基础。这一方法最先由范普拉格（Van Praagh）等在单心室畸形的研究中初步应用，随后系统加以总结，以后又由贝克尔（Becker）和安德森（Anderson）等进一步深化和完善。迄今，先天性心脏病节段命名为先天性心脏病的形态研究提供了较为完整的基本框架。依此人们能够客观准确地描述和区分各种复杂的心脏畸形并加以归类。当然，这一命名是病理学的，它并不过分关注胚胎学细节，因为实际上人们对复杂畸形的发生学详情并不十分了解。此外，这一命名和临床疾病分类的名称也并非完全一致，后者的某些名称已是沿用多年约定俗成的。先天性心脏病

节段命名的基本原理和规则是区分和鉴别心脏的三个节段（心房、心室和大动脉）及各自的解剖构成，在此基础上确定：①三个节段的连接关系和具体的解剖特点。②三个节段相互的空间位置。③合并畸形。④心脏位置。⑤内脏器官位置。遵循上述规则，各种复杂心脏畸形都能准确地做出鉴别和恰当归类。

心脏的三个解剖学节段 包括以下几方面。

心房 正常心脏由形态右心房和形态左心房构成。形态右心房的解剖标志是心耳为宽大的三角形或梯形，心房内壁有粗大的肌性隆起——终嵴和梳状肌。形态左心房的解剖标志是心耳为细长的指形，心房内壁光滑没有梳状肌分布。在心房侧分化异常时，形态左右心房的解剖外观趋同，称之为心房异构。它又分为左异构和右异构两种病理形态。因此，心房可有四种状况：①正位或正常心房。②反位或镜像心房。③心耳右异构。④心耳左异构。

心室 正常心室由形态右心室和形态左心室构成。形态右心室的主要解剖标志是心室肌梁部肌束粗大，排列不规则；与之相反，形态左心室的肌梁部肌束致密排列较规则。正常情况下形态学左右心室分居左右两侧，范普拉格（Van Praagh）称之为 D（右）袢，安德森（Anderson）称之为右手型右心室。相反，如形态右心室居左而形态左心室居右，范普拉格称之为 L（左）袢，安德森称之为左手型右心室。在心室严重发育异常时，一侧心室解剖结构可出现缺失或不完整，称之为残余心室，或者心室完全不发生任何分化和分隔，形成未分化型单心室。

大动脉 正常心脏的大动脉包括升主动脉和肺动脉两条大血管并有各自的半月瓣。在大动脉畸形时，可能出现另外两种病理形态：①共同动脉干：心脏只发出一条大动脉，它有一组半月瓣。由该大血管在心包腔内分出主动脉和肺动脉，肺动脉缺乏半月瓣。②单一动脉干：心脏仅发出主动脉而固有肺动脉缺如。

三个节段的连接关系 准确地鉴别上述三个节段及各自的解剖构成后，要分析确定三个阶段的连接关系，即心房-心室连接关系和心室-大动脉连接关系。

心房-心室连接关系 包括房-室心肌的连接和房室瓣的形态两方面。

房-室心肌的连接 ①双心室的房室连接：a. 协调房室连接，指形态右房连接形态右室，形态左房连接形态左室。b. 不协调房室连接，即形态右房连接形态左室，形态左房连接形态右室。c. 不定位房室连接，在两心房出现心房右异构或左异构时，不定位的心房与双心室连接。②单心室的房室连接：a. 双入口心室，二尖瓣和三尖瓣或共同房室瓣与形态左心室或形态右心室连接，分别称之为双入口左心室或双入口右心室。b. 右侧房室无连接，临床称为三尖瓣闭锁。c. 左侧房室无连接，即二尖瓣闭锁。上述一侧房室无连接或房室瓣闭锁是指房室瓣完全缺如即肌性闭锁，不包括有瓣膜结构存在的膜性闭锁。③单心房和双心室连接：是指一侧房室瓣缺如而仅剩的一组房室瓣存在横跨和骑跨，导致一侧心房和两心室连接，如三尖瓣闭锁合并二尖瓣横跨和骑跨。

房室瓣形态 有两大类型。①两组房室瓣：它们形态上可区

分为二尖瓣和三尖瓣，分别具有各自的瓣环、瓣叶、腱索和乳头肌。②共同房室瓣：心脏仅存在一组房室瓣。不论两组房室瓣或共同房室瓣，瓣装置均可合并瓣膜狭窄、关闭不全、膜性闭锁以及房室瓣横跨或骑跨等畸形。

心室-大动脉连接关系　有以下几类。①协调心室-大动脉连接：即形态左心室连接升主动脉，形态右心室连接肺动脉。②不协调心室-大动脉不连接：指形态左心室连接肺动脉，形态右心室连接主动脉，即大动脉转位。③心室双出口：两大动脉的全部或大部分均发展同一心室，又分为右室双出口和左室双出口。④心脏单出口：仅有一条大动脉自心脏发出，它通常是升主动脉（合并肺动脉闭锁）或是共同动脉干。

动脉下圆锥或心室漏斗部有以下形态，肺动脉瓣下圆锥、主动脉瓣下圆锥、双动脉瓣下圆锥和双动脉瓣下无圆锥。

动脉瓣有两类形态，即两组动脉瓣和共同动脉瓣。不论哪种形态，瓣膜可有狭窄或关闭不全，瓣环可有横跨。

心脏各节段的空间位置　心房、心室和大动脉均可出现相互的空间位置异常。①心房位置异常：例如并列心耳，即两心耳均居于大动脉的同一侧。②心室位置异常：例如上-下心室，即室间隔呈水平位置，两心室上下排列。③大动脉位置异常：大动脉由螺旋关系变为平行排列，主动脉和肺动脉可为左右或前后排列。

心脏位置　它包括心脏在胸腔的位置（左位心、中位心、右位心）和心尖朝向两方面。大多数情况下，两者是一致的，也可能有例外情况。

内脏器官　主要分析胸腹内脏非对称性器官的畸形，尤其是肺、脾和肝。内脏异位综合征病例通常都合并严重的心脏畸形，后者实际是全身疾病的局部表现之一，因此这种情况下心脏畸形和其他内脏畸形是有内在联系的。

肺和支气管　有以下形态。①正常形态：右肺三叶、右支气管短，居右肺动脉之上；左肺两叶，支气管长，居左肺动脉下方。②镜像形态与正常形态构成镜像关系：见于心房内脏反位。③右异构：两肺和支气管均呈右肺和右支气管形态，多见于无脾综合征。④左异构：两肺和支气管均呈左肺和左支气管形态，多见于多脾综合征。

脾　有左位、右位、无脾和多脾四种形态。

肝　有右位、左位和中位三种形态。

心脏合并畸形　尽管心脏合并畸形多种多样，它们仍以畸形位于或累及心脏的哪个节段和其构成部分为基础，做出分析和诊断，例如最常见的间隔缺损，房间隔缺损、室间隔缺损和主动脉-肺动脉间隔缺损，分别累及心脏的心房、心室和大动脉三个阶段，其病理解剖和病理生理亦有显著差别。

先天性心脏病节段命名为研究心脏畸形，特别是复杂心脏畸形的病理形态提供了基本路径。循此路径，人们得以全面、准确地鉴别区分和归类各种先天性心脏病。

（刘迎龙　沈向东）

xiāntiānxìng xīnzàngbìng de sānjí fángzhì

先天性心脏病的三级防治

（tertiary prevention of congenital heart defect）　针对先天性心脏病的病因、胎儿及患儿采取的预防和治疗措施。先天性心脏病（简称先心病）多采用米切尔（Mitchell）的方法来定义：出生时就存在的、具有实际或潜在重要功能的心脏或胸内大血管的先天结构畸形，不包括没有明确相应结构病变的心律失常和心肌病。先心病是婴幼儿致死和致残的重要原因。北京市监测数据显示，随着围孕期叶酸的广泛应用，神经管畸形发病率逐年降低，先心病已跃居先天畸形第一位。同时，感染性疾病逐渐得到控制，儿童死因构成比也发生了转变，先心病超越肺炎，成为 5 岁以下儿童的首位死因。中国现存先心病患儿约 150 万，发病率为 6‰ ~ 10‰，据此估计中国每年有 20 多万先心病患儿出生，其中复杂的、难治的或出生后易发生早期死亡的超过 20%，严重影响中国的人口素质，给患者本人、家庭和社会带来了沉重的负担。

人们在征服先心病的历程中不断探索前行。1939 年，格罗斯（Gross）等成功完成动脉导管结扎术和 1953 年吉本（Gibbon）成功实施体外循环房间隔修补术，开创了先心病的外科治疗。1966 年拉什金德（Rashkind）等应用球囊导管行房间隔造口术作为大动脉转位的姑息性治疗，开创了先心病的介入治疗。数十年来，随着外科及相关科学的发展，许多先心病，如房间隔缺损、室间隔缺损、动脉导管未闭、法洛四联症、完全性大动脉转位等，已能够通过及时的手术、介入等方法得到根治，效果良好；但仍有大量先心病，由于心脏发育严重障碍，如左心发育不良综合征、三尖瓣闭锁、单心室等，尤其同时合并有严重肺血管发育不良时，疗效差，多数只能进行姑息性治疗。即便如此，也要分期手术才能取得较好的结果。另外，部分先心病是某些综合征的重要组成部分，可伴有其他器官的先天畸形，如智力障碍、气管狭窄、甲状旁腺发育不良、免疫功能障碍等，这些伴随畸形中，有相当部分无法医治或疗效有限，更加重了患病家庭及社会的医疗负担。如何合理有效防治先心病是摆在医疗工作者和社会面前的重要课题。

疾病防治分三级：一级预防，即病因预防，是根本性的预防，主要任务是针对疾病发生的生物、理化和社会等因素，提出综合性的预防措施，改善生产生活环境，消除致病因素；二级预防，即临床前期预防，通过筛查，早发现、早诊断和早治疗，促使机体的功能完全恢复；三级预防，即临床期预防，采取及时、有效的措施，防止病情恶化，预防并发症或伤残，使患者尽量恢复生活和劳动能力。具体到先心病的防治，一级预防是发现患病危险因素，减少或消除它们，降低先心病的发生；二级预防包括胎儿先心病的筛查、治疗等，重点是筛查；三级预防是提高疗效，降低死亡和病残率。

一级预防　主要任务是减少或消除危险因素，先心病的危险因素来自两方面：遗传和环境，具体因素的研究不断深入，先心病的病因尚未完全清楚。

遗传因素　近年来，随着细胞遗传学、试管婴儿和产前检查等发展，先心病遗传研究取得了丰硕的成果。检查从常规细胞遗传学检查染色体数目开始，升级为荧光原位杂交技术确定染色体微小病变，直至现在基因突变分析技术确定病变基因，逐渐深入，

先心病的遗传密码不断被解密。在常规细胞遗传学检查中发现8%~13%先心病患儿有染色体病变。在染色体数目异常的新生儿中至少有30%合并先心病。明确先心病的遗传病因非常重要，这主要来自以下几个方面：①众多先心病患儿逐渐到了生育年龄，需要知道后代患先心病的概率。②先心病患儿的父母再次怀孕时评估再患病的概率。③如果先心病附属于综合征，需要根据遗传学知识结合各器官病变对患儿进行综合评估和治疗。④产前早期检查和试管婴儿的需要。遗传学检查的标本可以是外周血淋巴细胞、脐血、皮肤、成纤维细胞、羊水、绒毛组织和骨髓等。下面是目前已明确的先心病的遗传病因。

染色体数目异常　①21-三体综合征：又称先天愚型或唐氏综合征（Down syndrome）。是小儿染色体病中最常见的一种。主要临床特征：智能低下、发育迟缓、肌张力低下和特殊面容。心血管受累的概率为40%~50%，主要为房室管畸形、室间隔缺损和房间隔缺损。孕母年龄愈大，发病率愈高。②18-三体综合征：又称爱德华兹综合征（Edwards syndrome）。发病率仅次于唐氏综合征。临床表现繁多，几乎所有脏器都可受累。心血管受累的概率接近100%，包括室间隔缺损、法洛四联症、双叶主动脉瓣、主动脉弓缩窄和大动脉转位等。此外还有帕陶综合征（Patau syndrome）、9-三体综合征、8-三体综合征、特纳综合征（Turner syndrome）、克兰费尔特综合征（Klinefelter syndrome）等。

染色体的微小病变（缺失、重复和易位等）　①染色体22q11

缺失：根据临床特征来命名的迪格奥尔格综合征（DiGeorge syndrome）、斯普林泽综合征（Shprintzen syndrome）和圆锥动脉干面部畸形综合征，遗传病因绝大多数为染色体22q11缺失。临床表现轻重差别很大，典型表现为：小颌畸形、胸腺和甲状旁腺发育不全、语言障碍、学习困难、免疫缺陷等；有些患儿表现很轻微，需要仔细检查才能发现。心血管受累的概率为75%，主要包括B型主动脉弓中断、共同动脉干和干下型室间隔缺损等。研究显示染色体22q11缺失患儿手术死亡率明显增高。②威廉-博伊伦综合征（Williams-Beuren syndrome）：染色体7q11.23缺失。特征为婴儿期高钙血症、肾脏异常、认知障碍、小精灵外貌等。心血管受累的概率为53%~85%，包括主动脉瓣上狭窄，肺动脉瓣上及周围肺动脉狭窄等；此外还有染色体4p的缺失[沃尔夫-赫希霍恩综合征（Wolf-Hirschhorn syndrome）]、染色体11q的缺失[雅各布森综合征（Jacobsen syndrome）]、染色体8p缺失、染色体5p缺失和染色体10p缺失等。

单基因和多基因病变　①阿拉日耶综合征（Alagille syndrome）：染色体20p12的基因JAG1发生突变。特征为肝管缺如、胆汁淤积、脊椎异常或眼部异常或典型的面部特征（三角形脸、额头和下巴突出、鞍形鼻）。心血管受累的概率超过90%，主要包括：肺动脉发育不良或者狭窄、法洛四联症和肺动脉瓣狭窄。②努南综合征（Noonan syndrome）：染色体12q24的基因PTPN11、12p1.21的基因SOS1或者2p21的基因KRAS突变都可导致努南综合征。临床特征为发育迟

缓、出血体质和隐睾等。心血管受累的概率 80%~90%，包括肺动脉狭窄、房室管畸形和主动脉缩窄等。③心手综合征（Holt-Oram syndrome）：染色体 12q24.1 的 TBX5 基因发生突变。所有的患者都有上肢桡侧的发育畸形（如拇指三指节畸形、上肢桡侧发育不良），双侧或单侧，有时候这些畸形非常轻，只能在 X 线检查时才能发现。心血管受累的概率为 75%，包括间隔缺失、进展性的房室传导系统疾病。此外还有马方综合征（Marfan syndrome，染色体 15q21.1 的 FBN1 突变）、类马方综合征（染色体 3p22 的 TGFBR2 突变）、科斯特洛综合征（Costello syndrome，染色体 11p15.5 的 HRAS 突变）、心脏面部皮肤综合征（染色体 12p12.1 的 KRAS 或者染色体 7q34 的 BRAF 或者染色体 15q21 的 MEK1 或者染色体 7q32 的 MEK2 突变）等。

相同的临床特征可能有不同的病因，如迪格奥尔格综合征（DiGeorge syndrome），并不都是染色体 22q11 缺失，也可能是 10 号染色体短臂的微小缺失或孕母患有糖尿病所致。而同样的遗传特征临床特征也可能相同，如染色体 22q11 缺失有迪格奥尔格综合征（DiGeorge syndrome）、斯普林泽综合征（Shprintzen syndrome）和圆锥动脉干面部畸形综合征三种综合征的表现。这些均显示先心病病因的复杂性。

环境因素　先心病并非完全由遗传决定，环境因素也发挥重要的作用。

保护因素　蔡泽尔（Czeizel）首先报道怀孕前 3 个月服用多种维生素并添加叶酸可以降低先心病发病率，优势比 OR 为 0.5~0.8，而服用叶酸的拮抗剂就发生相反结果，OR 为 2.1。可见叶酸不但能预防神经管畸形的发生，还能降低先心病的发生率。随后许多的研究均支持这种结论。但需要注意的是，多种维生素中要特别注意维生素 A，超量服用对心脏有明显致畸作用。

危险因素　心脏发育的关键期是妊娠的 2~7 周。危险因素的筛查非常困难，许多资料数据都是通过观察性研究获得的，只能提示风险，还不能确定因果关系。已研究过的因素大致分为三类：明确危险因素；无风险因素；可能危险因素。①先心病明确的危险因素（表）：孕前糖尿病是指那些在怀孕前 3 个月和头 3 个月血糖控制不良的糖尿病孕妇。血糖控制良好的孕妇胎儿先心病发病率和普通人群相比没有差别；②无风险的因素：包括青霉素、氨苄西林、皮质激素、地西泮、口服避孕药、阴道用甲硝唑和 HIV 感染。研究没有发现它们可以增加先心病的发病率，其中的药物可以认为对胎儿是安全的；③可能的危险因素：这些因素众多，但没有足够的数据证明它们可增加先心病发病率或能排除其危险性。包括：孕妇疾病或精神状况（孕期糖尿病、肥胖、系统性红斑狼疮、呕吐、生活压力）；孕妇治疗性药物暴露（血管紧张素转化酶抑制剂、戊巴比妥、抗组胺药、抗高血压药、阿司匹林、本涤汀、克罗米酚、放线菌素 D、氟康唑、锂、甲硝唑、麻醉剂、吩噻嗪、副交感神经阻滞剂、苯丙素、局部用维 A 酸和齐多夫定）；父母习惯（饮酒、吸烟）；孕妇生活环境（空气质量、除草剂、杀虫剂、灭鼠药、靠近垃圾场、地下水中三氯乙烯和饮用水中氯消毒剂）；孕妇人种、民族和社会地位；家庭生活设施（别墅、公寓、煤气和电力供暖、油加热器、电锅、用煤、木材或煤油做饭）；医疗中的暴露（父母 X 检

表　明确的危险因素

危险因素	先心病种类	相对危险度
孕前糖尿病	所有先心病	3.1~18
流感	所有先心病	2.1
风疹病毒感染	所有先心病	§
发热性疾病	所有先心病	1.8~2.9
癫痫病	所有先心病	§
苯丙酮尿症	所有先心病	>6
抗癫痫药	所有先心病	4.2
吲哚美辛	动脉导管未闭	§
布洛芬	所有先心病	1.86
磺胺吡啶	所有先心病	3.4
甲氧苄啶类维生素 A	所有先心病	2.1~4.8
大麻	所有先心病	§
有机溶剂	室间隔缺损	1.9
	圆锥动脉干畸形	2.3~3.9
	法洛四联症	2.7
	主动脉缩窄	3.2

§：没有计算相对危险度

查牙、胸部、骨骼和腹部）；父母的职业暴露（麻醉师、艺术工作者、画师、木工、药厂、干洗、家政清洗、珠宝加工、实验室工作、塑料加工、焊接、纺织、玻璃加工、推进剂生产）。这些因素还需要进一步研究。

二级预防 主要任务是产前先天畸形的筛查，发现严重畸形及时终止妊娠。胎儿心脏超声发挥非常重要的作用。1983 年，克兰曼（Kleinman）首次应用超声显示正常胎儿心脏结构并诊断胎儿先心病。近年来，伴随仪器的升级，胎儿心脏超声技术日趋成熟，在二级预防中发挥越来越重要的作用。相比普通超声，胎儿超声技术要求高、费时长，国内开展医院少，目前主要是针对高危产妇进行的。扩大胎儿超声筛查是未来的方向。

高危因素 主要来自孕妇、胎儿和家族三方面。

孕妇因素 ①内分泌代谢疾病。②结缔组织疾病。③感染性发热性疾病。④母体的同种免疫。⑤妊娠时接触放射线或服用某些致畸药物。⑥高龄孕妇。⑦先兆流产，羊水异常。⑧不正常妊娠史等。

胎儿因素 ①普通超声怀疑胎心异常。②水肿。③颈项透明层厚度增加或颈部淋巴水囊瘤。④合并心外畸形。⑤染色体异常。⑥发育迟缓。⑦单脐动脉。⑧双胎。

家族因素 ①先心病家族史。②合并先心病的综合征史。

最佳筛查时间 是孕 20～23 周，这时胎心发育已趋完善，心内结构显示清晰，胎儿活动度大，羊水量多，切面显示清晰。产前超声可以诊断绝大多数先心病，特别是单心室、单心房、共同动脉干等复杂先心病。

三级预防 目的是提高疗效，减少伤残和死亡。目前简单先心病手术已趋于零死亡率，复杂先心病手术逐年增多，总手术例数不断增长，年手术量超过 6 万例，加强三级预防主要从以下几个方面着手：

加强急诊意识 由于胎儿循环的特点，许多复杂先心病的胎儿（如主动脉弓中断、大动脉转位等）可以生存甚至正常发育。生后自主呼吸建立，肺阻力下降，肺不能满足氧合功能，很快出现低氧、代谢紊乱等，如不及时手术，会很快夭折。在发达国家的三级预防模式中，普遍开展的胎儿先心病筛查孕期就能确诊多数复杂性先心病。然后小儿心脏科会诊，对出生后有可能不耐受循环变化的患儿提前准备，在未出现不能纠治的缺氧、代谢紊乱前急诊手术或者先行脏器保护，渡过不稳定期再行亚急诊手术。该模式简化和加速了医疗机构间的转诊，提高了手术成功率，值得在国内推广。

改进观念，及早诊断，适时治疗 随着基础医学研究的不断深入，深低温停循环或低流量体外循环、改良超滤、延迟关胸和 ECOM 等技术的推陈出新、修补材料和手术放大镜等的更新换代，麻醉管理、术后监护的日益精细及小儿心脏手术技巧的日渐成熟，多种重症先心病的外科治疗已有显著改进，手术向低龄化、低体重发展是必然趋势。早期手术的益处是多方面的，不但能恢复心脏结构功能和促进器官正常发育，而且可以使家长及早摆脱负担，恢复正常生活。

同时，随人们文化素质、生活水平的提高和各种医疗保险的推广，对于疾病治疗的观念亦发

生变化，能接受重症手术和分期手术的家长增多，手术会向危重症倾斜。出于对高品质生活的追求，要求微创治疗先心病也会越来越多，比如右腋下小切口治疗先心病，这是另一趋势。一些常见左向右分流的先心病，比如大的室间隔缺损，出生时肺阻力高，虽存在心室间通道，但分流量小，患儿仍可正常生长，在随后的数月中，肺阻力渐降，分流渐增，以致心肺功能难以负担。临床上出现喂养困难、发育迟缓等。若合并呼吸道感染，脆弱的平衡极容易被打破，产生难治的心肺功能衰竭。如不及时手术，反复的肺炎、心力衰竭将使家长身心、经济难以负担。早期诊断、适时手术非常必要。手术时机可选择在第一次肺炎、心力衰竭痊愈后或者恢复期。

复合（Hybrid）技术 现代科学技术的发展极大地推动了人类社会观念的转变，先心病的治疗也同样发生着翻天覆地的变化。学科间相互合作是趋势，复合技术正是这种思想的结晶，不同的学科在先心病的治疗过程中有机组合，使患者利益达到最大化。目前主要是介入与手术结合提高重症先心病的疗效，将来会有组合，是先心病诊治的重要发展方向。

体外循环的改进和围术期监护的加强 体外循环是手术安全的保证，需要不断提高：改进管道减少预充量，适应小、重、难的先心病治疗趋势；应用超滤技术，减轻组织水肿和全身炎症反应；开展成分输血、自体血液回收，减少相关疾病；深入开展未成熟心肌保护的研究；继续研究深低温停循环、低流量体外循环等。

随着先心病治疗向小、重、难方向的发展，越来越依赖高水平的监护，训练有素、不断掌握新技术、新方法的监护医师、护士、呼吸治疗师、药师、营养师等是监护团队所必需的。只有建立和不断完善先心病三级防治网络，不断改进和提高三级防治水平，预防为主，防治结合，才能真正降低先心病的危害，造福社会。

（刘迎龙）

tāi'ér chāoshēng xīndòngtú jiǎnchá

胎儿超声心动图检查（fetal echocardiography）

用超声仪器检查胎儿心脏解剖结构的方法。胎儿超声心动图检查可在妊娠第14~16周进行，20~22周图像最满意。完整的胎儿超声心动图检查包括：①二维超声。②M型超声。③多普勒超声（包括彩色多普勒超声）。在满足穿透力的情况下，尽可能选用高频率探头（5MHz），以提高分辨率。

二维超声心动图 对于心脏检查，多采用节段分析法。这个步骤包括序列地确定心尖位置、心房位置、房室连接、大血管的连接以及心脏周围动静脉血管的连接状态。完整的胎儿超声心动图检查应包括：①腹部横面观及冠状面观：确立心房、腹部之对应关系。②胸腔横面观：确定心脏方位、心尖的位置及心胸比例。③四腔观：明确心房、心室位置及关系，判断心腔间隔、房室瓣情况。④左、右心室流出道的长短轴观。⑤主动脉及动脉导管的观察。⑥静脉的连接。

腹部降主动脉及下腔静脉的横面观和长轴观 此检查可确定胎儿的左右：主动脉位于脊柱左方，有搏动感；下腔静脉位于脊柱右方，较主动脉略偏前。超声可清晰显示胃泡位于左上腹部、心脏下方。当胎儿内脏反位时，上述结构可改变。在横断面基础上旋转探头90°可显示腹主动脉、下腔静脉长轴。

胸腔横面观 通常用心脏面积与胸腔面积的比值来表示胎儿心脏大小，比值正常为0.25~0.33。心脏底部位于胸腔的中后部，心尖朝向左方。由于胎儿肝脏较大，使膈肌上抬，心脏更呈水平位，右心室更多地靠近前胸壁。

四腔观 将探头与胎儿脊柱平行，先进行纵向扫查，在心脏平面处作90°旋转，可取得心脏四腔观。根据胎儿体位的不同可为心尖四腔观，也可为胸骨旁长轴四腔观。标准的四腔观可显示心脏的四个腔室及左、右房室瓣膜，左右肺静脉连接于左心房，左心房后方可见降主动脉横断面。左、右心房大小大致相等，心房之间有心房间隔，卵圆孔为胎儿期心房间隔的通道，卵圆瓣在左房侧飘动。左房室之间为二尖瓣，右房室之间的三尖瓣之附着点比二尖瓣略低（更接近心尖部）。左右心室大小基本相等，左心室内壁较为光滑，可见两组乳头肌附着于左室壁。在妊娠中期，有时可见强回声点附着于乳头肌腱索之上，在妊娠晚期则缩小或消失，多无明显意义。右心室腔呈三角形，内壁较粗糙，可见调节束一端附着于室间隔的中下1/3，另一端附着于右心室壁心尖部。四腔观是非常重要的切面，可显示大部分的心脏结构，可诊断或排除十几种常见的心脏畸形，如左心室或右心室的发育不全、房室瓣闭锁、三尖瓣下移、心脏肿瘤、心肌肥厚等。

左心室流出道观 以心尖四腔观为基准，探头向胎儿头部前侧倾斜；如从胸骨旁长轴四腔观开始，则探头向胎儿右肩部旋转30°，探头扫查平面倾斜于心室前壁，可显示升主动脉，其前壁与室间隔相连续，其后壁与二尖瓣前叶存在纤维连续。而肺动脉与三尖瓣之间则为肌性圆锥。将探头继续向胎儿前侧倾斜，可显示肺动脉，肺动脉在主动脉的左前方，其起始部与主动脉呈十字交叉状，此交叉及位置关系是排除各种类型大动脉转位的要点。

右心室流出道观 以四腔观为基准，探头稍移向胎儿头部并向胎儿左前侧旋转45°~50°，可显示大动脉短轴右心室流出道切面。该切面中央为主动脉横断面（其内可见主动脉瓣回声），其周围依次为右心房、三尖瓣、右心室、右心室流出道、肺动脉、左右肺动脉及动脉导管。肺动脉内径大于主动脉的内径约20%。右肺动脉位于主动脉后方，左右肺动脉分叉约成90°。动脉导管一般垂直延续于肺动脉主干，与降主动脉相通，其内径与降主动脉基本相似。

动脉导管弓与主动脉弓观 将探头与胎儿的长轴平行，寻求前腹正中观（脊柱位于图像的基底部）或后背正中观（脊柱位于图像的上部），将探头稍向左移，可显示出降主动脉、腹主动脉。以此为基准，将探头向头侧移动寻求主动脉弓及升主动脉。主动脉弓的形状类似拐杖把状，弯曲度较大起源于升主动脉。主动脉弓可见三支头臂动脉发出；而动脉导管近呈直角形，形似曲棍球杆状，略低于主动脉弓，其起始于肺动脉。此两弓非常接近，如由动脉导管弓探测主动脉弓，多将探头轻度向胎儿头部及右侧移动，进行小角度扫描一般均可获得主动脉弓的图像。

静脉的连接 以动脉弓观为基准，探头平行移向胎儿右侧，可显示上下腔静脉与右心房之间的关系。下腔静脉内径略大于上腔静脉，肝静脉在下腔静脉进入右心房前与其汇合。肺静脉在胎儿检查中较难显示，但在图像清晰时可见左、右肺静脉分别在左、右两侧与左心房底部相连。

M 型超声心动图 是通过时间运动曲线来观察心脏的活动。取样线通过二维超声的引导，穿过心脏不同的切面进行扫描检查。在胎儿心脏超声检查中多用于探测及分辨胎儿心律不齐，测量心脏腔室及大血管内径，计算心室缩短分数，观察心脏的活动。在测量心室内径时，多采用乳头肌水平双心室短轴观，取样线垂直穿过双心室，可以记录下右心室壁、室间隔、左心室壁的活动，以此测量心室壁及室间隔的厚度、心室腔的收缩期及舒张期内径。心室壁及室间隔的肥厚可见于母体为糖尿病的患者、双胎自体输血综合征的胎儿（血容量增加而致长期心脏超负荷）及某些先天性心脏疾患。虽然胎儿期右心系统占优势，但心室间隔的活动仍与左心室同步。心脏缩短分数的正常范围是 0.28~0.38。但 M 型超声心动图的缺点是被检查心脏结构要与取样线垂直。

多普勒超声心动图 多普勒用于对血流动力学的探测，脉冲多普勒（PW）用于血流动力学改变的定位检查，连续多普勒（CW）多用在探查高速血流。彩色多普勒对于异常血流的显示十分敏感，在胎儿超声心动图检查中起着重要作用。①二尖瓣及三尖瓣血流：胎儿二尖瓣及三尖瓣

的多普勒频谱为双峰呈 M 形（心室舒张期）。第一峰（E 峰）为舒张早期心室快速充盈而形成，第二峰（A 峰）为心房收缩而造成。与成人不同的是其第二峰大于第一峰，大多数学者认为其原因是胎儿心脏的顺应性较低。其 A 与 E 的比值（A/E）随着妊娠期的推移而减低，但始终>1。三尖瓣的血流速度和流量均>二尖瓣，这是胎儿的右心系统占优势的缘故。若在心收缩期有血流反流回心房，则表示有瓣膜回流，这种回流速度高且为湍流，回流的严重程度可影响预后。②主动脉及肺动脉血流：主动脉及肺动脉的多普勒频谱显示为收缩期的收缩上升单峰层流，主动脉血流速度大于肺动脉，但频谱窄，可能因主动脉内径小于肺动脉有关。肺动脉血流频谱还显示峰值上升支快于主动脉。③下腔静脉及肺静脉：下腔静脉显示为血流朝向心房的双相频谱，心房收缩期可见短暂的反流。当严重的三尖瓣反流时，右心室后负荷过重及胎儿水肿时，此反流波明显增大，常提示右心功能不全。肺静脉的多普勒图形与下腔静脉类似，其形成及意义亦与下腔静脉相同。④主动脉弓及动脉导管弓：两弓的多普勒频谱形态相似，均为收缩期的高速血流及舒张期的低速血流。但是，动脉导管收缩期血流高于主动脉弓，舒张期血流动脉导管呈波峰状而主动脉弓内呈平缓状。正常情况下，其血流搏动指数（PI）高于 1.9。动脉导管血流搏动指数的降低提示动脉导管的收缩。

时空关联成像技术（STIC 技术） 是一种数据采集方法，它在 3D 超声的基础增加了时间维度，因而可以观察到胎儿心脏在

各个心动周期中的运动情况。其基本原理是应用 3D 容积探头在感兴趣的区域进行连续扫描，由此获得一个由量连续二维切面组成的 3D 容积数据库。系统自分析每个二维切面所处的时相信息，将处于同一时相的所有二维切面列为一组，每组内按扫描顺序排列，形成各时间点的三维图像，再将各三维图像按照各个完整心动周期的时相顺序排列，从而形成胎儿心脏的动态 3D 数据库，提供了常规 2D 扫描技术所不能显示切面的途径。利用系统自带或 4D view 成像软件，对容积数据进行分析处理，以各种成像模式获得胎儿心脏的各个标准切面，为临床提供更多的诊断信息。成像模式包括：①超声断层显像（tomographic ultrasound imaging，TUI）模式：通过调节层距和中心点位置，分别显示四腔心，左右心室流出道和三血管切面图像。②动态正交三平面（multi-planar，MP）模式：通过调节切割面和正交点位置，在 ABC 三个相互垂直的平面上显示心脏各个的静态与动态标准切面。③表面成像模式：把取样框放在感兴趣区的容积内，可以显示这个容积区的动态立体结构。④反转成像模式：将组织产生的回声显示为无色，液体显示为强回声。⑤玻璃体模式：与彩色或能量多普勒技术相结合，获得具有彩色血流信号的容积数据库，能从总体上观察并评价心脏大血管的形态结构，并能重建胎儿胸腹腔内的血管树。这一技术简化了图像采集的过程，减少了对操作经验的依赖，能够显著提高胎儿心脏大血管的显示率，对胎儿心血管畸形的诊断具有重要意义。

（刘迎龙 耿 斌）

zuǒ xiàng yòu fēnliú xiāntiānxìng
xīnzàngbìng shǒushù yuánzé

左向右分流先天性心脏病手术原则（surgical principles of congenital heart defect with left-to-right shunt）

手术治疗左向右分流性先天性心脏病时遵循的基本规程。先天性心脏病（简称先心病）是最常见的先天畸形，为5岁以下儿童的首要死因。先心病按血流方向分为三大类：左向右分流型、右向左分流型和无分流型，其中左向右分流型占大多数。左向右分流先心病是指血液由体循环（左心系统）通过异常交通流向肺循环（右心系统）的先心病，包括动脉导管未闭、房间隔缺损、室间隔缺损、房室间隔缺损、主肺动脉间隔缺损、冠状动脉肺动脉瘘等。这类先心病临床症状区别很大，缺损小、分流量少时患者无任何临床症状，而缺损大、分流量多者在婴儿期就发生反复呼吸道感染、肺动脉高压、充血性心力衰竭，如果不能及时合理的治疗常常会危及生命。治疗方法包括药物治疗和手术治疗（介入封堵术和开胸手术）。在大多数情况下，药物治疗只能延缓病情进展，手术才能从根本上矫正畸形，手术时机和方法的选择就成为根治的关键。下面就不同的左向右分流先心病的手术原则逐一简要介绍。

动脉导管未闭 是常见先心病，早产儿中发病率较高，体重少于1000g的早产儿中发病率更高达80%。动脉导管是胎儿赖以生存的肺动脉与主动脉之间的生理性通道，通常生后10～20小时管壁收缩产生功能性关闭，4周解剖性闭合，未能正常闭合者称为动脉导管未闭。对于一些复杂先心病，动脉导管开放是维持生命所必需的。这里仅介绍单纯动脉导管未闭的治疗。首选治疗为介入封堵术。要求患者年龄≥6个月，体重≥4kg。开胸手术是封堵术的有力补充和支持，适于那些不能封堵或者封堵失败的患者。①对于早产儿，如果未闭导管粗大，心功能不全症状明显，可能危及生命，需要早期治疗。通常先用药物治疗（布洛芬或者吲哚美辛）2～3个疗程促进闭合，大多数效果良好。如果存在药物治疗禁忌或无效者，应开胸手术。对于足月、年龄在6个月以下伴有明显心功能不全导管粗大的动脉导管未闭，应早期治疗，通常药物疗效差，需要开胸手术。对于不合并心功能不全、中等大小的动脉导管未闭，可以在6个月～1岁采用封堵治疗。对于小的动脉导管未闭，可以在1～2岁封堵治疗。②对于微小的动脉导管未闭（直径≤2mm），临床听诊没有杂音，仅在体检时超声偶然发现，称为沉默型动脉导管未闭，对血流动力学影响很小，这类患者是否需要手术还存在争议，支持对其处理的学者认为它们增加感染性心内膜炎的发生率。

房间隔缺损 是常见先心病，为房间隔上存在缺损。根据缺损位置分为四型：中央型、静脉窦型、单心房型和冠状静脉窦型。其中，中央型占大多数。封堵和开胸手术治疗的适应证：检查显示右心容量负荷增加，肺血增多，或者心导管检查Qp/Qs（肺循环血流量/体循环血流量）大于1.5。封堵术适于年龄≥2岁、体重≥10kg的中央型房间隔缺损患者，其他类型的房间隔缺损需要开胸手术。①对于直径>5 mm的房间隔缺损，多伴有右心容量负荷增加，但大多数患者的临床症状并不明显，可在2～4岁进行手术治疗。8%～10%的房间隔缺损患儿由于缺损比较大，婴儿期即可出现严重心功能不全和肺动脉高压，对于这类患儿不宜等到2岁以后再进行处理，应争取早日手术治疗。②对于直径<5 mm房间隔缺损有可能自然闭合，若既无临床症状，超声心动图又无右心容量负荷增加者，一般不必急于处理。若在随访中发现房间隔缺损逐渐增大且右心容量负荷增加者，可考虑手术治疗。对于那些一直保持在直径<5mm房间隔缺损和卵圆孔未闭，治疗同样存在争议。支持积极治疗的学者认为，小的房间隔缺损可以造成矛盾性血栓，脱落后的血栓可能从右房到左房，产生重要脏器的栓塞，建议适时封堵治疗。

室间隔缺损 是常见先心病，多为室间隔上存在缺损。根据缺损位置分为三型：膜周型、动脉干下型及肌型。开胸手术或者封堵手术治疗的适应证：经过药物治疗，仍然有生长发育落后、反复的呼吸道感染等症状的室间隔缺损患者，检查显示左心容量负荷增加，肺血增多，或者心导管检查Qp/Qs大于1.5。室间隔缺损的介入性治疗目前仍是有争议的问题，虽然有报道采用封堵器封闭肌部或膜部室间隔缺损，但因其特殊解剖位置、器械的缺陷等原因导致严重并发症多。目前认为适于封堵的室间隔缺损类型：年龄≥3岁、体重≥10kg的肌部室间隔缺损及心肌梗死后室间隔穿孔，其他类型的室间隔缺损则建议开胸手术。①肌部及膜部的小室间隔缺损有自然闭合可能，多见于<1岁者，>5岁闭合机会极少，随访到5岁仍未闭合者需进行手术治疗。对于大型室间隔缺损伴有肺动脉高压、心功能不全的患儿，如果药物疗效不佳，应在6个月内手术。中型至大型室间隔缺损伴有慢性心功能不全的患儿，若药物疗效较好，可在6个月~2岁时行手术治疗。对于小型膜周部室间隔缺损患儿，可在2岁以后手术治疗。对于合并主动脉瓣膜脱垂和明显主动脉瓣膜反流的膜周缺损，即使分流口很小也需要早期手术治疗。对于动脉干下型室间隔缺损，不论大小均需要手术治疗，如果无主动脉瓣膜脱垂和主动脉瓣膜反流，可以定期随访。一般应该在2岁前进行手术治疗；如果已经出现主动脉瓣膜脱垂和主动脉瓣膜反流，应尽早手术治疗。②对于极小的膜部或者肌部缺损，若分流口直径≤3mm，超声检查无左室容量负荷增加，也无临床症状，是否需要手术治疗仍存争议，支持手术治疗的学者认为微小室间隔缺损可以增加细菌性心内膜炎的风险，而开胸手术非常安全，手术成功率接近100%，建议手术治疗。

房室间隔缺损 可以分为部分性和完全性两种。部分性包括原发孔房间隔缺损合并二尖瓣前叶裂，多数伴有二尖瓣反流；完全性包括房室瓣膜下方巨大的室间隔缺损、原发孔房间隔缺损和房室瓣发育异常。开胸手术是唯一治疗方法。手术时间的选择取决于房室间隔缺损的类型以及临床症状的轻重。对于完全性房室间隔缺损，由于心脏四腔相通，早期出现严重的充血性心力衰竭和肺动脉高压，如果不治疗，80%的患儿死于2岁前，幸存者多发展成器质性肺动脉高压，因此应早期手术治疗，目前多主张在生后3~6个月进行手术治疗。

对于部分性房室间隔缺损，由于房室瓣膜组织可能发生继发性病理改变以及心室扩张，使房室瓣膜重建更加困难，患儿最好在1岁左右进行手术修复。

其他类型的左向右分流先心病 ①主肺间隔缺损：又称主肺动脉窗，是一种极少见的先心病。指升主动脉和肺动脉之间存在直接交通而两组半月瓣发育正常的心脏畸形。该病一经诊断，即应该手术治疗。②冠状动脉瘘：是指冠状动脉与心室腔或者邻近肺动脉或者肺静脉之间的异常通道。瘘入右心系统时，产生左向右分流。冠状动脉瘘大部分需要开胸手术，少部分可行封堵治疗。

左向右分流先心病是最常见的先心病，一般情况下，药物治疗仅能作为改善症状的暂时性治疗，一旦条件成熟或药物治疗改善不明显者不要延误，无论年龄大小均应尽快手术根治。既往开胸手术是唯一根治方法，近年来随着科技的发展，对于某些左向右分流先心病介入封堵术已成为首选。需要指出的是合并重度肺动脉高压的左向右分流先心病患者在手术治疗之前要评估肺动脉高压的性质，动力性肺动脉高压是明确的手术指征，器质性（梗阻性）肺动脉高压则是手术治疗的禁忌证。处于临界状态的肺动脉高压患者可以先进行肺动脉高压的诊断性治疗。

(刘迎龙 耿 斌)

yòu xiàng zuǒ fēnliú xiāntiānxìng xīnzàngbìng shǒushù yuánzé

右向左分流先天性心脏病手术原则 （surgical principles of congenital heart defect with right-to-left shunt） 手术治疗右向左分流先天性心脏病时遵循的

基本规程。由于存在右室流出道和（或）固有肺动脉狭窄或闭锁，肺部血液供应来源减少或无，以及缺乏肺外其他来源的血供，肺血管发育较差，临床上表现为口唇及四肢末梢发绀、杵状指（趾）等症状。此病在临床上属于复杂先心病的范畴，是威胁婴幼儿生命的主要疾病之一。常见有肺动脉闭锁及伴有肺动脉狭窄的其他复杂畸形，三尖瓣闭锁等。患者往往无法得到一期根治而需要在新生儿或婴幼儿期实施增加肺血的姑息手术，以缓解缺氧和促进肺血管发育，然后逐步达到生理性或解剖性矫治。在国内，许多患儿就诊时年龄偏大，此时行根治手术可因发育不良的肺血管床无法承受突然增多的肺血流而易导致肺水肿，低心排血量等并发症，死亡率高，所以先行姑息手术是更合理的选择，待肺动脉发育改善后再行根治手术。常见的增加肺血的姑息性减状手术有双向上腔静脉-肺动脉吻合术（格林手术）、体肺分流术（中央分流术、经典及改良的布莱洛克-陶西格分流术、墨尔本分流术）、姑息性右室流出道重建术或数者复合的姑息手术以及生理性矫治手术。

经典及双向上腔静脉-肺动脉吻合术 ①经典上腔静脉-肺动脉吻合术：又称格林手术（Glenn operation）。是将上腔静脉直接与同侧肺动脉远端吻合，而同侧肺动脉近端缝闭，以减轻心脏容量负荷，增加肺血并改善患儿的发绀缺氧。1989年，马泽拉（Mazzra）等为18例有房坦手术（Fontan operation）高危因素的患者实施双向格林手术，术后效果良好。从此该减状手术引起了人们的高度重视，临床应用随之增加。②双向上腔静脉-肺动脉吻合术：又称双向格林手术。是将上腔静脉直接与同侧肺动脉远端吻合，而同侧肺动脉近端不予缝闭。双向格林手术是目前分期房坦手术最常应用的一种减状手术。双向格林手术的优点是不增加右室前负荷，保护心室和房室瓣功能，不易引起肺动脉扭曲和狭窄，上腔静脉回流不会引起肺血流过多导致的肺动脉高压。可防止心室扩大、减轻心肌肥厚和房室瓣关闭不全，降低了二期做房坦手术的危险性。采用双向格林手术在于一方面它可作为房坦手术的一期手术；另一方面对于一些房坦手术的高危患者或房坦手术失败后的患者，它也可作为一种长期的减状手术。双向格林手术后因为恢复了一半正常生理血液循环，又称半生理矫治术。③上腔静脉-肺动脉转流术：是将体静脉血直接引入肺动脉，手术后患者发绀明显缓解，但要求肺血管发育相对较好，利于吻合和维持满意的中心静脉压。同时，在行双向格林手术时，一部分患者因保留或重建某些额外来源的肺血流而使肺灌注血流为部分搏动性，如保留体肺侧支、未闭合动脉导管未闭（PDA）和未结扎主动脉、保留体肺分流术及姑息性右室流出道重建术，会更有利于肺血管的发育。

体肺分流术 目前临床上主要应用的体肺分流术为改良锁骨下动脉与左或右肺动脉吻合术（modified Blalock-Taussig shunt，mBTS）和主动脉与中央肺动脉（主肺、左或右肺动脉）吻合术，或者是将发育不良的肺动脉与主动脉直接或通过人工血管吻合，称为墨尔本（Melbourne）分流或密（Mee）分流。体肺分流术通

常情况下是作为1岁以内肺血少型先心病婴幼儿的一种较为常用的姑息性术式。它在增加肺血和改善缺氧的同时，促进肺血管发育，并可使患儿能成长到适宜矫治手术的年龄和降低后期矫治手术的风险。体肺分流术使肺灌注血流为搏动性，更接近于生理状态，因此同腔-肺分流术相比，短期内更有利于促进肺微小血管床的开放，降低肺血管阻力和提高肺的氧合能力。墨尔本（Melbourne）分流或密（Mee）分流是澳大利亚密（Mee）等提出了新的体-肺动脉分流方法。如果固有肺动脉严重发育不良（直径<3mm），施行mBTS很困难，如果将发育不良的肺动脉与主动脉直接或通过人工血管吻合，则显得简便易行，且能很好地促进细小肺动脉的发育，有的可以达到根治手术的标准。

姑息性右室流出道重建术 又称顺行姑息术（Antegrade palliation），是一种可选择的一期减状手术。方法是将狭窄的右室流出道用补片加宽以疏通肺动脉前向血流。尽管作为一种术式，早在1977年已有报道用于肺动脉闭锁合并室间隔缺损的治疗，但是并没有广泛应用，只是近年来该术式应用逐渐增多。姑息性右心室流出道重建术与传统的体-肺分流相比有着相对多的优越性，首先它对肺动脉有着强烈促进发育的作用，同时由于是中心前向血流，对左右肺动脉发育的促进是均衡的。姑息性右心室流出道重建术所产生搏动对肺动脉有着更明显的生长作用，原因可能在于搏动的幅度大，同时这种血流比体肺分流产生的血流对肺动脉的影响要更趋向于生理状态，因此术后经皮血氧饱和度明显升高，发绀

症状改善明显。但是姑息性右心室流出道重建术也有一定的局限性，在于患者必须有良好的心功能，因为手术会增加心脏的负荷。同时这种手术也必须在体外循环的支持下才能完成，局部的解剖损害和术后纵隔粘连会为二期根治带来困难。

另外一种姑息性的增加右室-肺动脉血流的方法是将右室与肺动脉通过人工管道连接，其中最有代表性的就是实施诺伍德手术（Norwood operation）时的佐野（Sano）分流法。佐野（Sano，音译）等人使用直径较小的不带瓣PTFE管道将右室-肺动脉连接后使得诺伍德一期手术存活率从过去的53%提高到89%，最终的总体存活率提高到62%。国外多个中心通过临床观察也发现，右室-肺动脉连接与改良BT相比，能有效地控制肺血流量，避免肺血过多和肺血管阻力升高，动脉舒张压升高，冠状动脉灌流量增加，能提供更加稳定的术后血流动力学并使早期存活率提高，尤其对低体重儿有利。

复合姑息手术、介入联合手术分步治疗右向左型肺血少型复杂先心病 许多患儿在姑息手术以后，由于分流管狭窄、残留的肺动脉狭窄、右室流出道狭窄，加上部分肺血减少的先心病患儿合并体肺动脉侧支（aorto-pulmonary collateral arteries，APCA），可以采用介入的手段进行狭窄的球囊扩张，APCA封堵、扩张等，既可以改善症状，又可以减少手术的次数，如果将介入和手术两种手段有效结合，则发挥各自的优势，目前这种复合治疗模式已经越来越广泛的应用于先心病的治疗中，也是先心病治疗未来的发展趋势之一。合并难治性肺动

脉发育不良的肺血少型复杂先天性心脏病是小儿心脏外科的治疗难点，难治性肺动脉发育不良有下列情况：①双侧肺动脉发育不良且融合部狭窄或者无融合。②双侧肺动脉发育严重不对称，其直径比值不小于2：1，且一侧肺动脉发育较好，另一侧肺动脉发育较差。③肺动脉发育不良合并大的体肺脉侧支形成。传统单一的增加肺血的姑息手术效果不佳，并发症多，根治完成率不满意。一期根治手术风险大，死亡率高，远期效果不佳。通过两种或两种以上姑息方法的联合应用，可均衡双肺血供，改善缺氧并促进双侧肺动脉发育，为根治手术创造更好的条件。此外对于那些心脏畸形复杂，无法根治者可作为一种终末性的治疗手段。对双侧肺动脉发育不良且融合部狭窄或者无融合的病例，施行双侧体肺分流手术；对双侧肺动脉发育严重不对称，一侧肺动脉发育较好，另一侧肺动脉发育较差的病例，肺动脉好的一侧行双向格林手术，肺动脉发育不好的一侧行体肺分流术；对动脉发育不良合并大的体肺动脉侧支形成的病例，根据术前超声和造影对体肺脉侧支情况进行评估，采取术前、术中或术后介入封堵、外科结扎或融合；同时对狭窄的侧支或分流管道进行介入球囊扩张或支架植入，最后根据肺动脉发育情况决定是否需要再次介入或再次手术，多次，分步治疗，力争达到根治。

房坦类手术　所有利用房坦手术治疗的肺血少型先心病患者必然有着功能单心室的病理生理特点，所谓功能性单心室指一侧心室不能承担其功能，解剖上无法行双心室修补的复杂性先天性心脏病。对功能性单心室来说，房坦手术是取得正常生理血液循环的最佳方法。其目的是将体静脉血与肺静脉血分隔开，通过提高体静脉压和降低肺血管阻力来达到满意肺血流，使体静脉血直接回流至肺循环，而功能性单心室起到体循环心泵的功能。这样既减轻了功能性单心室的负荷，也保证足够的心排血量。因此房坦手术又称生理矫治手术。早期房坦手术的手术指征非常严格，必须符合舒萨（Choussat）十条标准：年龄大于4岁，窦性心律，静脉引流正常，右房容量正常，平均肺动脉压力小于等于15mmHg，肺血管阻力小于4wood单位/m²，肺动脉干与升主动脉直径比大于0.75，左室射血分数大于60%，无二尖瓣关闭不全，过去分流术未产生不利影响，肺动脉指数大于250 mm²/m²，肺动脉-降主动脉直径比值（McGoon ratio）大于1.8。早期房坦手术指右心房肺动脉吻合术，手术效果不佳，术式改良很多。近年来全腔静脉-肺动脉吻合术（TCPC）应用较多，提倡采用心外管道方法，从下腔静脉直接连接至肺动脉。其优点为线性血流，静脉血回流的能量消耗最低，避免右心房切口或心房内缝线和右心房内壁的受力增高应起的术后房性心律失常；同时避免了窦房结部位的操作，防止术后窦房结功能紊乱；可以不阻断主动脉甚至不利用体外循环手术，有利于术中心功能保护。此外手术时间短，操作简单，无心内隧道引起肺静脉血流梗阻并发症。克服了侧隧道TCPC弊端，提高了治疗效果。为了保证管道足够大，直径需18~20 mm，手术年龄最好在3岁以上。对于年龄小于3岁、肺动脉发育不良、肺动脉压力较高或有房室瓣反流等危险因素的患者，可考虑分期手术或者房间隔开窗。吻合时应注意尽量使上腔静脉远端的吻合口偏左，下腔静脉远端的吻合口偏右，使下腔静脉回流血入右肺，上腔静脉回流血入左肺，这样更符合人体的肺血流分布（因为右肺血管容量大）。TCPC非体外下完成效果较好。因为体外循环的非生理界面所致的炎性反应使肺阻力明显增高，容易发生低心排。因此提倡利用上腔或下腔静脉-右房转流技术，非体外循环进行TCPC。经典房坦手术要求大于4岁，但是目前国内外都有医院在婴幼儿期手术。手术适应证范围扩大，除肺血管阻力小于4wood单位/m²，肺动脉指数大于250mm²/m²，肺动脉-降主动脉直径比值大于1.8应严格遵守外，其他指征不再严格控制。生理性矫治手术死亡率及并发症均高。应尽量选择根治手术，如果不能根治，应注意利用有效心室。一个半心室的矫治手术近年来得到开展，取得较好效果。如果右室容积大于正常的30%，行改良的右房-右室连接术（比约克手术，Bjork operation）。该术可以利用右心室的收缩功能及自己的肺动脉瓣，这样术后心功能较好，且可促进右心室发育。

（刘迎龙　许耀强）

xiāntiānxìng xīnzàngbìng jièrù zhìliáo

先天性心脏病介入治疗（interventional therapy of congenital heart defect）　在X线、超声等影像设备的引导和监测下，利用穿刺针、导管等介入器材，通过动脉静脉将特制的器材导入心脏病变部位而治疗先天性心脏病的方法。先天性心脏病（先心病）是小儿常见心脏病，发病率

0.6%~0.8%。中国每年新出生的先心病患儿，估计约15万。外科手术是治疗先心病的传统方法，手术需要全麻及体外循环，开胸创伤大，恢复慢。自20世纪60年代拉什金德（Rashkind）的球囊房间隔造口术和波斯特曼（Porstmann）的动脉导管未闭介入治疗的成功，开创了经导管介入性治疗先心病的先河。随着所用材料及工艺的不断研发与完善，直到20世纪90年代，在国内外临床应用方面才得以更充分的发展。介入治疗不仅可避免开胸手术的风险及创伤，而且住院时间短、恢复快，不失为很有前途的非手术治疗方法。下面就先心病的介入性治疗的历史进展（包括堵闭装置的进展）、手术方法、适应证及并发症等予以简述。

球囊房间隔造口术 1966年，拉什金德（Rashkind）等首先应用球囊导管进行球囊房间隔造口术（BAS），以姑息治疗完全性大动脉转位（TGA）等一些重症婴儿先心病而缓解症状，使这些患儿能活下来以等待手术机会。①作用机制：由于新生儿期大部分患儿卵圆孔（PFO）开放，即使在小婴儿期大部分卵圆孔瓣较菲薄，在外力作用下容易撕裂，形成足够房间隔缺损，从而可改善异常血流动力学及低氧血症。②适应证：①TGA；左心发育不良综合征；右心发育不良综合征等。房间隔造口术通常于患儿出生后2周内进行效果最佳。③操作方法：拉什金德（Rashkind）球囊导管自股静脉插入，经PFO或小房间隔缺损达左心房，造影剂稀释后注入球囊，然后迅速由左心房抽拉球囊至右心房，抽吸造影剂使球囊抽空后再次插入左心房，如此反复2~5次，直至扩张的球囊经房间隔无阻力为止。④疗效及并发症：TGA行BAS后动脉血氧饱和度（SaO$_2$）增加可达10%以上，但左心梗阻性或右心室梗阻性心脏病，BAS后血氧增多不及TGA。BAS后使左右心房平均压差减少。术后通过二维超声心动图观察房间隔缺损大小。发绀改善、呼吸及心率减慢、肝脏缩小及心功能不全改善。房间隔造口术的并发症包括一过性心律失常、心包填塞及栓塞等。⑤胎儿球囊房间隔造口术：有报道对左心发育不良综合征的胎儿（26~34周）在超声引导下经母体腹壁穿刺施行了BAS，初步显示BAS在未来用于胎儿的可行性。

经皮球囊主动脉瓣成形术（PBAV） 1983年，拉巴比迪（Lababidi）首次采用球囊扩张的方法，治疗AS获得成功。球囊扩张作为姑息治疗，以等待手术的适宜时机。①作用机制：a. 使瓣膜联合部粘连融合的瓣膜组织分离。b. 使钙化斑块崩裂。c. 僵硬不能活动的瓣尖展开。d. 主动脉瓣环扩大。e. 瓣膜扩张的同时，瓣周结构受到扩张。②适应证：跨瓣压差>50mmHg（1mmHg=0.133 kPa），无轻度以上的主动脉瓣关闭不全；有明显的主动脉瓣狭窄的临床表现，而不宜行外科手术者；体质量>1600g。③操作方法：穿刺股动脉完成左心导管，测量跨主动脉瓣压差及心排血量，行左心室造影，测量瓣环径，主动脉造影以了解有无关闭不全。选择球囊大小，应为主动脉瓣环直径的90%~100%，将球囊沿钢丝送至主动脉瓣膜位置，球囊可充盈几次，直到狭窄瓣膜所形成的腰消失为止，每次充盈时间不应超过10秒。最后要行升主动脉造影，以了解有无主动脉瓣关闭不全。④疗效、并发症和远期预后：PBAV减轻了左心室的压力负荷，提高了心室的功能，而且增加了冠状动脉的血供，提高了心肌的灌注。但是瓣周结构具有弹性，可发生弹性回缩，这可能是术后早期再狭窄的原因。瓣膜和瓣环的撕裂会导致关闭不全。婴儿期股动脉的损伤，难于避免。⑤胎儿球囊介入治疗：哈佛大学医学院和波士顿儿童医院，报道了孕中期的胎儿球囊扩张术。胎儿介入对早期和后期的心脏发育，均有显著的影响，像那些伴有左心发育不良的主动脉瓣狭窄（AS）的患儿，经过胎儿时期的介入治疗，促进了心室发育，有些生后得到了双心室修复。中国也已开展胎儿介入治疗。

经皮球囊肺动脉瓣成形术（PBPV） 1982年，卡恩（Kan）等首先报道经皮球囊肺动脉瓣成形术（PBPV）治疗先天性肺动脉瓣狭窄（PS）。1986年始，逐渐在中国开展起来，现已成为治疗单纯PS的首选方法。①作用机制：利用向球囊内加压所产生的张力引起狭窄瓣膜撕裂，以解除肺动脉瓣狭窄。②适应证：a. 典型PS：肺动脉与右心室压差≥40mmHg。通常PBPV最佳年龄2~4岁，对于新生儿、婴儿重症PS亦可进行球囊扩张术。b. 瓣膜发育不良型PS：部分病例可获得良好效果，但重症病例（瓣环明显小、瓣叶增厚及开放活动度差）效果不满意。c. 室间隔完整型肺动脉闭锁（PA/IVS）：瓣膜射频打孔后可行球囊扩张术。③操作方法：首先行右心导管及右心室造影，以确定肺动脉瓣狭窄的程度，并测量肺动脉瓣环大小，经股静脉导管及加硬导丝至左下肺动脉，一般选择大于瓣环径 20%～40% 的球囊至肺动脉瓣处。用稀释造影剂扩张球囊至腰凹消失。④疗效、并发症和远期预后：一般 PBPV 后压差 < 25mmHg，则效果良好。对术后发生漏斗部反应性狭窄者，可口服普萘洛尔。并发症多见于新生儿、小婴儿及重症病例。多数并发症为球囊加压扩张时引起一过性血压下降、心动过缓或心律失常，另外血管损伤、右心房室瓣损伤致关闭不全甚至心脏穿孔、流出道破裂等偶有发生。⑤经导管肺动脉瓣射频打孔术：经肺动脉瓣射频打孔术主要用于室间隔完整型肺动脉闭锁（PA/IVS）的治疗。PA/IVS 是一种少见的发绀型先心病，是新生儿、小婴儿的危急重症，早期多死于低氧血症，需较早滴注前列腺素。对于右心室及肺动脉发育良好者，经肺动脉瓣打孔术可以部分代替外科瓣膜切开术，重建肺动脉与右心室的交通。部分学者认为，经肺动脉瓣打孔术，应成为伴右心室发育良好或轻-中度右心室发育不良的，PA/IVS 新生儿和婴儿患者的首选治疗方法。

经皮球囊血管成形术　主要用于先天性主动脉缩窄，其次为肺动脉分支狭窄、腔静脉狭窄、肺静脉狭窄及体肺循环分流术后吻合口狭窄等。

主动脉缩窄球囊扩张术 1979 年，辛德曼（Sinderman）等首先报道对生后小儿胸主动脉缩窄进行经皮球囊血管成形术获得成功。1982 年，辛格（Singer）等首先报道采用经皮球囊扩张术，对 1 例手术后再狭窄的 7 周婴儿成功地进行球囊扩张术。①作用机制：血管球囊扩张后产生血管内膜及中层呈纵形撕裂，血管撕裂处血小板快速覆盖、撕裂或损伤的中层由纤维痂替代，其表面重新内皮化。②适应证：主动脉缩窄手术后再狭窄；隔膜型主动脉缩窄，跨缩窄段收缩压差 ≥ 20mmHg。③操作方法：常规左右心导管术，测量跨缩窄段收缩压差，行升主动脉或左心室造影。测定主动脉缩窄部及缩窄上下部直径，保留导引钢丝于升主动脉或左心室内。将球囊中央位于缩窄部，以稀释造影剂扩张球囊，至腰凹征消失。球囊直径的选择相当于缩窄部直径 2.5～4 倍；不超过降主动脉横膈水平直径，球囊长度通常为 2～4 cm。④疗效、并发症和远期预后：跨缩窄部压差 ≤20mmHg，或术后跨缩窄部压差较术前下降 > 50%，球囊扩张后，主动脉缩窄部直径较术前增加 30% 以上，为效果良好。并发症有股动脉血栓形成、动脉破裂及动脉瘤形成、主动脉缩窄球囊扩张术后再狭窄等。

肺动脉分支狭窄经皮球囊血管成形术 1981 年，洛克（Lock）等首先进行动物实验结果显示，肺动脉分支狭窄可进行球囊血管成形术治疗，于 1983 年首先应用于临床并初步获得成功。①适应证：先天性及手术后肺动脉分支狭窄，当跨狭窄段压 ≥ 20～25 mmHg 时，可行球囊扩张术。②操作方法：经股静脉导管测定跨狭窄压力阶差。同时进行右心室或肺动脉造影，以确定肺动脉分支狭窄的部位、长度、严重程度及合并的心内畸形。球囊置于合适的位置进行扩张。持续时间通常 5～10 秒，以腰凹消失为度。球囊直径应为肺动脉分支狭窄直径的 3～4 倍。③疗效、并发症和远期预后：肺动脉分支狭窄部直径较术前增加 ≥50%，或跨狭窄部收缩期压差较术前降低 ≥50%。并发症有肺动脉分支破裂或撕裂、失血、心律失常、动脉瘤及单侧肺水肿等，甚至死亡。

血管支架植入术　1969 年，多特（Dotter）首次提出支架的概念。20 世纪 80 年代在设计和技术上得到发展。血管内支架重要的适应证，是扩张狭窄的血管及预防球囊扩张后的血管回缩，也可作为堵闭装置或其他装置的载体。常见的有先天性主动脉缩窄、肺动脉分支狭窄、肺静脉狭窄、腔静脉狭窄、手术后再狭窄等。对于较大儿童和成人的单纯先天性主动脉缩窄，血管内支架治疗已被证明优于外科手术和球囊扩张，但在年龄较小儿和复杂主动脉弓缩窄方面，还存在一定局限性，年龄较小的儿童植入后随机体生长可发生再狭窄。

经导管关闭房间隔缺损　金（King）等在 20 世纪 70 年代中期，首次通过经导管引导的堵闭装置成功封堵了房间隔缺损（ASD），但输送鞘管粗大（3F），操作过程复杂，未再进一步应用。随后又有各种封堵器应用于临床的报道虽证明可行有效，但并发症高且应用范围小。1997 年埃木普雷泽（Amplatzer）隔膜封堵器问世，该封堵器是超弹性镍钛合金金属网结构，由 2 个自主膨胀的圆盘经 4mm 宽的腰部连接，内缝 3 层高分子聚酯片，装置的大小由腰部直径所决定，有 4～40mm 等不同尺寸，圆盘部分比中间部分的直径左心房面大 14 mm，右心房面大 10mm。传送系统由装载鞘、传送鞘和主控钢丝组成，主控钢丝顶端有螺纹，末端带一旋转柄。埃木普雷泽（Amplatzer）封堵器，是一种新型的适于继发孔型 ASD 的封堵器,其设计思路不同于以往的封堵器,它结合了双盘装置和自主中心机制的优点,在世界各地进行了大规模的临床试验。该装置操作简便,直径 26 mm 以下的封堵器输送鞘管较小,适于幼儿的 ASD 封堵,对股静脉的损伤小;封堵器的"腰部"为封堵的主要部分,其直径与 ASD 直径相匹配,不易发生移位;左右心房侧的盘状结构恢复记忆形状后,可协助封堵 ASD 的边缘部分,降低残余分流的发生率。其还被证明是经导管堵闭多种缺损(ASD、PFO、房坦开窗术等)的重要装置,具有植入容易、传送鞘小、装置简单、闭合率高及短中期效果好等显著优点,已在临床广泛应用。

ASD 封堵术(Amplatzer 法):①机制:埃木普雷泽(Amplatzer)房间隔缺损封堵器为一自膨性双盘结构,由镍钛合金网编织而成,双盘由一短的腰部连接,腰部直径即为房间隔缺损大小。为增加它的封堵能力,双盘及腰部充填三层聚酯棉,装置到位后,靠其堵闭作用及由聚酯棉诱导的凝血来封堵 ASD。②适应证:继发孔型房间隔缺损;儿童病例通常直径≤30 mm;右心室扩大有右心室容量负荷增加;左向右分流;缺损边缘至冠状窦、房室瓣和右上叶肺静脉的距离≥5 mm;不合并必须手术的其他心脏畸形。③操作方法:局麻下经皮股静脉穿刺(较小儿童需静脉麻醉),常规右心导管,根据超声心动图测量的 ASD 大小选择封堵器,直径≥ASD 直径 1～2 mm,若主动脉侧没必要选择>ASD 直径 4 mm 的封堵器。右心导管通过 ASD 送到左心上肺静脉,经 260 mm 加硬导丝,送长鞘至左上肺静脉,装置在长鞘内推送,在透视监视下左心房内释放左侧盘,回撤系统,贴近房间隔,然后释放右侧盘。超声心动图及透视下确认伞的位置是否合适,若位置良好则释放封堵器。④疗效及并发症:由于装置设计合理,操作简单安全,技术成功率高,但远期随访结果尚待进一步研究。据报道,并发症有一过性心律失常、堵闭器脱落、心包填塞、二尖瓣关闭不全、主动脉-右心房瘘、局部血管损伤血栓栓塞等。

经导管关闭动脉导管未闭

1967 年,波斯特曼(Porstmann)等经心导管应用泡沫塑料封堵动脉导管未闭成功。20 世纪 80 年代以来,先后有拉什金德(Rashkind)等 PDA 封堵系统及拉奥(Rao)等纽扣装置封堵 PDA。但由于操作复杂,残余分流率高,溶血,补片移位等并发症,临床应用受限,目前应用较广的是埃木普雷泽(Amplatzer)蘑菇伞形封堵器以及弹簧圈法。临床应用的美国 AGA 公司生产的 PDA 二代产品,对细长管型堵闭效果也很好。

PDA 封堵术(Amplatzer 法)①机制:自膨性蘑菇伞形动脉导管未闭堵塞装置,由镍钛合金网制成,一个 2 mm 宽的裙边固定于动脉导管的主动脉端开口,最后由缝于该装置 3 个聚酯片诱导的血凝来关闭异常通道。②适应证:左向右分流不合并需手术治疗的心脏畸形的 PDA,PDA 最窄直径≥2 mm,体质量≥4 kg,年龄通常≥6 个月;手术后残余分流;直径≥14 mm 的 PDA 常合并较重的肺动脉高压,其操作困难、成功率低及并发症多,应慎重。③操作方法:经皮股动、静脉穿刺,常规右心导管,主动脉弓降部造影测量 PDA 大小,一般根据 PDA 最窄处直径(肺动脉端径)选择堵闭器,至少要大于 PDA 最窄处直径的 2 mm。根据经验,成人及儿童>2～3 mm 即可,婴幼儿一定要≥4 mm。经股静脉,将右心导管经动脉导管至降主动脉,沿右心导管送入 260 mm 加硬导丝,沿导丝送长鞘至降主动脉,堵闭器在长鞘内推送到降主动脉释放出大盘,然后将整个装置回撤到未闭动脉导管主动脉端,固定传送钢缆撤鞘,装置的圆柱形部便全部展开,于未闭动脉导管内。再行主动脉造影,以确定装置位置及有无残余分流,无问题后释放封堵器。④疗效及并发症:因蘑菇伞形动脉导管未闭堵闭术的临床应用已 10 余年,本方法操作方便、安全有效、适应证广及成功率高。如果适应证及堵闭器选择合适,则并发症较少发生。否则可出现残余分流、溶血及封堵器脱落等并发症,值得注意的是一些体质量低、PDA 相对粗的小婴儿有时不适合介入治疗,放置较大的伞会突向主动脉引起主动脉狭窄。

PDA 封堵术(弹簧圈堵闭法)①机制:自 20 世纪 70 年代中期起,弹簧圈堵塞血管技术逐渐广泛应用于周围血管的异常交通。20 世纪 90 年代开始堵闭 PDA。弹簧圈及其表面的纤维织物,可机械阻塞异常血管通道,而纤维织物的促凝性质,又可促进随之发生的血栓形成,来最终达到完全堵断异常血液及通道的目的。②适应证:直径≤2 mm 的动脉导管未闭,未经手术或手术后残余分流者。③操作方法:经皮双侧股动脉、右股静脉穿刺,常规右心导管,主动脉弓降部造影测量以了解 PDA 大小,形态及走向，4F 导管经超滑导丝沿降主动脉过动脉导管到肺动脉，根据测量大小、选择合适大小的弹簧圈经导管送入肺动脉，放 1 个圈位于动脉导管的肺动脉一端，其余在主动脉一端，再行降主动脉造影，观察位置及有否残余分流。满意后释放。④疗效及并发症：弹簧圈特别适用于直径 ≤ 2 mm 的动脉导管未闭。疗效肯定、递送导管细、损伤小，但选择不当可产生残余分流。弹簧圈脱落，常由于选择太小或操作不当引起。

PDA 封堵术（PDA 二代封堵器）　PDA 二代是美国 AGA 公司新推出的，用于 PDA 的封堵器。该封堵器是一种自膨式镍钛合金丝网装置。该装置的形状为中间腰部连接两个固定盘，中间腰部置于 PDA 内，2 个盘分别放在 PDA 的主动脉端和肺动脉端，其有 4 mm、6 mm 两个长度，腰部有 3 mm、4 mm、5 mm 及 6 mm，4 个直径可选择，传送鞘管为 4F 及 5F。北京安贞医院小儿心脏内科，已应用该装置封堵了 9 例细长型的 PDA，均从主动脉端释放，效果很好。

经导管关闭室间隔缺损　室间隔缺损（VSD）约占先心病的 25%。VSD 解剖位置不一，左右心室腔压力差大，邻近主动脉瓣、房室瓣及传导束，加上室间隔随心动周期而变动，使封堵装置或随心脏搏动发生移位而影响主动脉瓣及房室瓣功能，或因其解剖和技术的原因，VSD 堵闭器安置较 ASD 困难，安置后的问题远较 ASD 多。肌部 VSD 由于远离瓣膜、传导束等重要部位，封堵的安全性相对较高。膜周 VSD 由于靠近主动脉瓣、房室瓣及传导束等重要解剖结构，易引起严重的并发症。近十几年来，VSD 的堵塞装置都是由封堵 PDA 和 ASD 的装置改进而来。自 1988 年洛克（Lock）等首次报道了应用拉什金德（Rashkind）双面伞封堵器关闭因病情危重无手术适应证的肌部 VSD 并获得成功，其后封堵器的设计研究大致上依据拉什金德（Rashkind）双伞堵塞装置的原理进行改进。1994 年西德里斯（Sideris）对其封堵 ASD 的纽扣装置进行改进后，用于 VSD 的封堵。1996 年开始应用 CardioSEAL 双伞封堵器关闭 VSD，CardioSEAL/StarFlex 封堵器经过改进，有效封闭率达 88%。近年来有将 Amplatzer 封堵器用于肌部 VSD 和心肌梗死后 VSD，其为镍钛合金自主膨胀的双盘结构，具有超弹性、记忆性和良好的生物兼容性。2000 年 AGA 公司将 Amplatzer 肌部 VSD 封堵器的外形进行了改进，用于膜周 VSD 的封堵。双盘的左心室面向主动脉侧为平边，呈一不规则偏心形状。国产的用于膜周 VSD 的蘑菇形封堵伞多为等腰的，裙边 2 mm。

膜周部 VSD 封堵术（Amplatzer 法）　①机制：Amplatzer 封堵器（包括国产 VSD 封堵器）是镍钛合金自主膨胀的双盘结构，具有超弹性、记忆性以及良好的生物兼容性，缝于该装置的 3 个聚酯片可阻挡分流以及诱导血凝来关闭缺损。②适应证：年龄通常 ≥ 3 岁；有血流动力学意义的单纯 VSD；膜周部 VSD 直径 > 3 mm，肌部 VSD 直径 > 5 mm；VSD 上缘距主动脉右冠瓣 ≥ 2 mm；无主动脉右冠瓣脱垂及主动脉瓣关闭不全；手术后残余分流；心肌梗死或者外伤后室间隔缺损。③操作方法：经皮股动、静脉穿刺，常规右心导管，左心室造影（头 20°、左前斜 60°），观察 VSD 的部位、距主动脉右冠状瓣的距离、VSD 左心室面和右心室面的直径以及缺损数目、有无合并膜部瘤、主动脉瓣脱垂以及反流等，测量 VSD 大小并根据测量大小选择封堵器，封堵器大 1~2 mm 即可，不宜过大。建立股动静脉的轨道，沿股静脉导丝送入长鞘至左心室心尖部，送堵闭器入鞘内，先在左心室释放左侧盘，后撤使其贴近室间隔缺损的左心室面，释放右侧盘，再行左心室造影，结合超声心动图观察封堵器的位置、有无残余分流以及对主动脉瓣、三尖瓣有无影响，若结果满意则释放封堵器。④疗效及并发症：膜部 VSD 由于周围组织结构复杂，易出现心律失常，尤其是三度房室传导阻滞、溶血、主动脉瓣或三尖瓣关闭不全以及堵闭器漂移等并发症。远期疗效尚无研究资料，因此，选择介入治疗要严格掌握适应证，影响手术成功的主要因素，是适应证的选择、封堵器选择以及手术操作者的熟练程度。

先天性心脏病血管堵塞术　①侧支循环堵塞术：伴有右心室流出道狭窄或闭锁的肺缺血的复杂发绀型先心病，如重症法洛四联症/肺动脉闭锁，由于肺血供减少，因此常通过主动脉发出的侧支循环以增加肺动脉血流量及氧含量。这些病例在接受根治术前需做主动脉造影，以评价由主动脉发出侧支循环情况，对于较粗的侧支血管需在术前堵塞，以纠正这类患者在手术后存在的分流。该手术适用于主动脉至肺动脉的侧支循环、布莱洛克-陶西格分流术（B-T 分流术）后、肺隔离症及腔静脉回流异常。②动静脉瘘堵塞术：先天性动静脉畸形与动静脉瘘可存在于身体各部位，该畸形虽非常见，但如存在于心脏、肺等重要器官，则可影响其功能。以往常采用外科切除法，但常累及周围的正常组织，如果动静脉瘘呈多发性或范围广泛，手术可能会切除过多的正常组织而影响脏器生理功能。因此，近年来采用经导管法选择性堵塞动静脉瘘，替代外科手术已成为研究的方向。除常见四肢动静脉瘘外，目前对于冠状动脉瘘及肺动静脉瘘，经导管堵塞术替代外科手术取得较好效果。

经导管瓣膜支架置入术 经导管人工瓣膜支架置入，是近年来介入心脏病学的重要进展之一。目前开展了经皮肺动脉瓣支架置入和经皮主动脉瓣支架置入。其中前者主要适应证为复杂先心病手术后，有明显血流动力学意义的肺动脉瓣关闭不全，或者右心室-肺动脉带瓣外管道的狭窄和（或）关闭不全。由于肺动脉瓣附近无其他类似冠状动脉等重要血管发出，且肺循环为低压循环系统，经导管置入人工肺动脉瓣支架，在技术上较置入人工主动脉瓣支架容易施行。2000年邦赫费尔（Bonhoeffer）等将含有完整静脉瓣的一段牛静脉缝合在一个球囊膨胀的铂铱合金支架上，研制一种可经导管置入的生物瓣支架，该装置设计的初衷是为治疗先心病术后肺动脉瓣关闭不全，首先在羊体内完成动物实验，同年将此种人工瓣膜，经导管成功置入一个肺动脉瓣闭锁术后，右心室-肺动脉带瓣通道狭窄并关闭不全的12岁男性患者体内，并取得良好疗效。邦赫费尔报道56例经皮人工肺动脉瓣支架置入术的临床结果，无死亡病例，平均住院时间2天，随访2周~3年6个月，仅6例出现支架移位、瓣膜再狭窄等并发症。

内外科复合治疗 指对于一些复杂先心病或有特殊情况的患儿，需要小儿心内外科医师相互配合，共同完成对患儿的医治。如最早开展的球囊房间隔造口术，对室间隔完整的大动脉转位，内科医师先把新生儿的卵圆孔扩大，使他先活下来，几天后，外科医师马上给患儿做大动脉调转术；国外还有一些患肌部室间隔缺损的小婴儿，由外科医师开胸，内科医师从右心室表面穿刺送入短鞘，并在食管超声指引下沿着鞘管送入堵闭器将肌部室间隔缺损堵闭。也有些患儿是复杂性先心病合并肌部室间隔缺损，内科医师先把肌部室间隔缺损堵闭，再转体外循环进行其他心脏畸形的矫治。另外，像左心发育不良综合征，现在的复合治疗首先可以通过介入方法在PDA及PFO处放支架，保证PDA及PFO开放，外科医师首先把左右肺动脉环扎，以后再进一步手术。目前做的较多的是对肺血少的复杂性先心病存在体肺动脉侧支的患儿，术前将侧支封堵。有些术后脱不了呼吸机的患儿，怀疑有侧支存在，也是通过造影将较粗的侧支堵闭。

经导管介入治疗先心病与外科手术比较，避免了开胸创伤大、全麻、体外循环等高风险因素，封堵效果好，成功率高，术后恢复快，患者住院时间短。但严格掌握适应证，规范操作，仍是手术能否成功的关键。可以预见，介入技术在复杂性先心病治疗中将会发挥愈来愈大的作用，随着介入器材的微型化，复杂性先心病介入治疗将向低龄化发展，新生儿、婴幼儿，甚至胎儿的介入治疗将会明显增加，同时介入治疗与手术的复合治疗，将会使复杂性先心病的治疗进入一个崭新时代。

（金 梅）

xiāntiānxìng xīnzàngbìng fùhé zhìliáo
先天性心脏病复合治疗（hybrid therapy of congenital heart defect） 介入技术与手术联合治疗先心病的方法。又称先天性心脏病杂交治疗。根据中国流行病学资料统计，先天性心脏病（简称先心病）的发病率为0.7%~0.8%，其中复杂性先心病种类繁多，发病率约占先心病的10%。既往手术治疗是唯一治疗途径，但有些复杂先心病需要多次手术才能得到根治，不仅给患者带来了巨大的身心创伤，而且有些复杂先心病手术治疗仍有较大的风险和较高的死亡率。随着技术进步和经验的积累，介入技术在复杂性先心病治疗中发挥越来越重要的作用，近年来出现了介入与手术联合治疗复杂性先心病的新技术，取得了初步的临床效果。该技术减少了手术的创伤、扩大了手术适应证范围，改善了手术效果。虽然介入技术目前尚不能达到根治复杂性先心病的目的，但可用于姑息性治疗或与手术联合达到解剖或功能矫治的效果。介入治疗和手术联合治疗复杂性先心病，最大程度发挥了两者的优势，是今后先心病治疗的趋势和发展方向。下文介绍目前复合治疗的应用范围及应用理念。

复合治疗的临床应用 包括以下几方面。

介入治疗在外科手术前应用 ①经导管房间隔造口术/房间隔切开术（BAS/BS）：房间隔造口术（BAS）是最早报道用于复杂性先心病姑息性治疗的介入性方法。该技术主要通过球囊导管或微型切割刀撕裂并扩张房间隔，以造成或扩大心房间交通，达到治疗目的。1966 年，拉什金德（Rashkind）首先报道了应用球囊导管进行房间隔造口术，以替代外科开胸房间隔切开术治疗室间隔完整型大动脉错位（TGA/IVS），达到缓解发绀及缺氧，使患儿存活至手术根治的年龄，明显改善了此类疾病的预后。近年来由于射频房间隔穿孔术及房间隔支架和交通装置的研制成功，使心房间交通的介入治疗得到了进一步的发展。其主要适应证包括：完全性大动脉错位（TGA）、左心发育不良综合征、二尖瓣闭锁、三尖瓣闭锁、右心发育不良综合征、室间隔完整的肺动脉闭锁（PA/IVS）、完全性肺静脉畸形引流（TAPVC）。房间隔造口术可以达到促进左、右心房血液混合、提高动脉血氧饱和度，保证患儿存活，为后期的手术创造更好的条件。BAS 通常于出生后 1~2 周进行效果最佳，可在 X 线或超声心动图的指导下进行。超过 1 个月卵圆孔瓣增厚，房间隔撕裂较困难，可应用房间隔切开术（BS）创建房间隔缺损（ASD）。需注意预防心脏穿孔、房室瓣损伤、栓塞及心律失常等并发症。近年来，随着小儿心脏外科技术的进展，新生儿及小婴儿的心脏手术效果较前改善，BAS/BS 用于 TGA 和 TAPVC 姑息治疗的病例有所减少，但在左、右心发育不良综合征中的姑息性治疗价值却更显重要。马歇尔（Marshall）等对 7 例患有左心发育不良综合征的胎儿（胎龄 26~34 周）在超声引导下经母体腹壁穿刺施行了房间隔球囊造口术，6 例获得成功，而孕妇无任何并发症；尽管 1 例胎儿在造口术后死亡、4 例在新生儿期死亡，

但亦初步显示出这种最早用于临床的介入治疗技术在未来用于胎儿的可行性。②主肺侧支血管栓塞术：主肺侧支血管是肺动脉闭锁合并室间隔缺损、重型法洛四联症等疾病的常见并发畸形。如不予处理，会造成术后肺血流量过多和左心容量负荷增加、低心排血量综合征等严重后果。手术前栓塞体肺侧支血管，可使手术过程简化，提高手术成功率。由于大的侧支血管栓塞后肺血流进一步减少，血氧饱和度明显下降，应在介入后立即行外科手术。用于血管栓塞术的材料，包括弹簧栓子、可脱落球囊、各种封堵器等，以弹簧栓子最为常用且便宜。晚近血管栓也已投入临床。弄清侧支与肺段的血供关系是关键，可结合 CT 及造影来明确侧支的来源和分布。③体肺分流术后管道的封堵：布莱洛克-陶西格分流术（B-T 分流术）和中心分流术是肺少血发绀型先心病常用的姑息治疗方法，可增加肺血流量、促进肺动脉发育，为后期根治手术创造条件。但在二次行根治术前，上述分流血管则需要结扎，否则将导致肺的过度灌注。但由于前次手术的瘢痕组织形成，结扎此类血管常有一定困难，且存在结扎不完全、分流血管再通等问题。经导管封堵较手术结扎方便、并发症少。腔静脉-肺动脉吻合术（以下简称腔-肺吻合术）后或房坦手术后，如上腔静脉系统的血液通过侧支循环流向下腔静脉系统，则会导致肺动脉内血流改变和发绀。常见的这类侧支血管包括奇静脉、半奇静脉及心包静脉等，均可通过血管栓塞术来解决。④激光或射频打孔术和经皮球囊肺动脉瓣成形术：PA/IVS 是一种很少见的发绀型先天性心脏病，

属新生儿时期的危重急症，手术死亡率高，对于右室中重度发育不良者多数需经多次手术才可达到根治。激光或射频打孔术和经皮球囊肺动脉瓣成形术主要用于 PA/IVS 的治疗，该技术通过导丝对闭锁的肺动脉瓣行激光或射频消融，重建肺动脉与右心室的连接，进而应用球囊导管扩张肺动脉瓣，使血流前向流入肺动脉，促进右心室的发育。由于该技术具有无需开胸及体外循环、可多次重复、风险相对小等特点，在 PA/IVS 的治疗中起到越来越重要的作用。对于右室及肺动脉发育良好者，肺动脉瓣打孔术可起到部分代替瓣膜切开术的作用；对于右室发育不良者，则可缓解新生儿时期的严重症状，促进右室进一步发育，推迟手术治疗时间，减少开胸手术次数，为最终进行双心室矫治或部分双心室矫治创造更好的条件，可明显改善患儿生活质量及手术预后。国外多数研究报道认为，激光或射频打孔术和经皮球囊肺动脉瓣成形术，应成为伴右室发育良好或轻-中度右室发育不良的 PA/IVS 新生儿或婴儿患者的首选治疗方法。

介入治疗在外科手术中应用 ①肌部室间隔缺损的封堵术：室间隔缺损是最常见的先心病，占整个先心病的 40% 左右。其中肌部室间隔缺损的治疗一直是临床上十分棘手的问题，尤其是婴幼儿多发性肌部室间隔缺损。传统心脏外科手术方法包括从右房右室和左心室径路。从右心径路常常不能充分暴露缺损开口，而从左心径路可导致严重心室功能障碍、心律失常甚至心尖室壁瘤，手术创伤大、并发症发生率高和再手术率高、病死率高。近来文献报道一些新方法如调节束离断、

大尺寸补片、"三明治"双片法和心尖漏斗部切口等，虽然降低了病死率，但是手术操作困难、术后残余分流和心功能不全等并发症时有发生。经心导管介入治疗时受限于体质量、部位和大小。需要使用大的血管鞘进行装置的传送，但小婴儿外周动静脉血管细小，很容易造成外周血管的损伤和血流动力学的改变；操作不当可造成三尖瓣及其腱索的损伤；如果并发其他复杂多发畸形，手术仍无法避免。张玉奇等对7例肌部室间隔缺损患儿，通过经食管超声监测，明确肌部室间隔缺损的大小、范围、部位后行封堵术，结果全部堵塞成功。复查超声心动图仅2例存在少量残余分流。因此，复合治疗对于肌部室间隔缺损具有安全、有效等特点，不仅仅是婴幼儿肌部室间隔缺损患儿治疗的最佳选择，也将是所有患有肌部室间隔缺损合并其他心脏畸形患儿的治疗选择。然而，封堵术后仍存在残余分流多、心室功能不全、心律失常、封堵器移位、经食管超声所致食管损伤等问题，有待于进一步的研究和改进。②分支肺动脉狭窄的经皮球囊成形术和支架植入术：主肺动脉狭窄手术较易解决，且成功率很高，但左、右肺动脉及其分支狭窄则由于手术野的限制有时难以解除。尽管经导管球囊成形术和支架植入术的应用较好地弥补了外科的缺陷，但技术操作费时且并发症较高并有一定的死亡率，而且对部分病例有时导管难以进入严重的分支狭窄部位，造成手术失败。因此对严重分支狭窄且必须进行开胸的病例，可在手术过程中直视下进行球囊扩张和支架植入。该方法速度快、效果好、并发症少、能缩短体外循

环时间，也利于再次手术。③左心发育不良综合征：目前多采用诺伍德分期手术进行治疗，但手术死亡率高，远期效果不理想。近年来国外学者尝试采用介入和手术复合治疗的方法替代传统的诺伍德手术，该手术分三个阶段：a. 环扎左右肺动脉控制肺血流；植入动脉导管支架保持动脉导管；通过 BAS 建立非限制心房交通，根据需要可植入支架保持心房交通顺畅。b. 取出 PDA 支架并结扎 PDA，解除肺动脉环扎；横断肺动脉，近端肺动脉与升主动脉吻合，主动脉弓补片扩大；取出心房支架；行双向格林手术。c. 通过颈内静脉途径，建立颈内静脉 - 股静脉途径，植入下腔静脉-上腔静脉覆膜支架，完成经皮房坦手术。上述方法是内外科复合治疗的最经典的例子，大大降低了手术的难度和风险，但目前该方法尚处于临床试验阶段，远期疗效有待进一步观察。

介入治疗在外科手术后应用 ①残余狭窄或梗阻：经皮球囊血管成形术和支架植入术除可与手术同时进行外，同样在治疗复杂先心病手术后的血管狭窄性或梗阻性病变也能发挥作用，此类病变主要包括体肺分流术后分流血管的狭窄、腔-肺吻合术或房坦类手术后吻合口或肺动脉狭窄。②房坦类手术后窗孔封堵术：房坦类手术是治疗单心室型房室连接（如三尖瓣闭锁、单心室）和其他不能进行双心室矫治的复杂先心病的经典手术方法。对一些有手术高危的患者，则可进行所谓开窗式房坦手术，即在腔静脉和肺动脉通路之间的心房内板障故意留下交通口，可防止术后早期体静脉压力过高，但部分患儿可出现低氧血症，而且存在栓塞

的危险，因此在血流动力学调整完成后，需要将窗孔关闭。由于这种残余交通形态、数量各异，因此应根据其解剖特征选择封堵器械。③残余室间隔缺损的封堵：对于伴有严重肺动脉高压的患儿行姑息性大动脉调转术，通常在室间隔补片上预留一缺损口，可防止术后肺动脉高压危象。此类患儿需进行严格的随诊，如在术后随诊过程中患儿血氧饱和度正常、肺动脉压力下降，可通过介入方法行残余室间隔缺损封堵。另外，在肺动脉发育不良的法洛四联症（TOF）患儿行右室流出道补片扩大术后，残余室间隔缺损也可以在术后适当的时机予以封堵，减少二次开胸手术的风险。④经导管瓣膜支架植入术：经导管人工瓣膜支架植入术是近年来介入性心脏病学的重要进展之一，其中人工肺动脉瓣支架植入的主要适应证为复杂先心病手术后，有明显血流动力学意义的肺动脉瓣关闭不全或右室-肺动脉带瓣外管道的狭窄和（或）瓣膜关闭不全。由于肺动脉瓣附近无其他类似于冠状动脉的重要血管发出，且肺循环为低压力循环系统，经导管植入人工肺动脉瓣支架在技术上较植入人工主动脉瓣支架更容易施行。

围术期监护 术前应做好三大常规、电解质、肝肾功能、心肌酶、出凝血时间、心电图、胸部 X 线平片、超声心动图等检查。严格掌握复合治疗的适应证，控制感染，改善心功能，纠正营养不良、贫血。术后应加强心电监护及呼吸道管理，给予抗凝治疗。常规使用阿司匹林 5 ~ 10 mg/（kg·d），及时处理并发症。①残余分流：复合治疗房间隔缺损、室间隔缺损等术后可能存在少量

残余分流，主要是由于封堵器偏小或封堵器移位所致，患儿术后出现不明原因心力衰竭、血红蛋白尿、细菌性心内膜炎或有较响杂音时应考虑有残余分流的可能。应密切观察患儿有无呼吸困难、心悸等，详细记录 24 小时出入量，听诊心脏杂音的变化，及时复查超声心动图对分流量较小且无明显症状的患儿可暂不处理，密切随访。②溶血：是由于残余分流时，血液经未能完全阻断处与封堵器发生摩擦并形成高速射流而造成红细胞的机械损伤所致。表现为排茶色、酱油色或红色尿，多发生于术后 24 小时。术后应严密观察尿液颜色、量等变化。术后 24 小时查尿常规，一旦发生溶血，可使用糖皮质激素，碳酸氢钠碱化尿液，鼓励患儿多饮水，多排尿，并做好输血和抢救物品的准备。③心律失常：复合治疗后可发生心室颤动、室性心动过速、房室传导阻滞等严重心律失常，是导致患儿死亡的重要原因。心律失常主要是由于封堵器压迫或机械损伤造成缺损周围组织水肿，从而影响传导，以术后 3~5 天最为严重。术后应进行连续心电监测，密切观察心率、心律变化，并卧床休息 48~72 小时，避免剧烈活动。多数患儿经使用激素类药物，静脉滴注异丙肾上腺素后症状可逆转。对于术后出现房室传导阻滞，如考虑手术因素，应立即拆除补片，重新缝合。如认为不是缝线直接损伤传导束，一般采用心包脏层临时起搏导线起搏观察 2~4 周，绝大部分患儿随着缺损部位水肿的消失而恢复正常。如为封堵器引起，大多是因封堵器过大，可选择小 1 个型号的封堵器。如 1 个月后仍未恢复窦性节律，多为缝线直接损伤

传导束所致，需植入埋藏式起搏器。④出血：微创外科封堵术时，切口较小，应注意勿损伤乳内动静脉及肋间血管，一旦损伤，一定要缝扎止血，避免术后出血。另外由于术中应用肝素，术后继续抗凝治疗，故术后仍有出血的可能，应加强血压监测，观察局部渗血情况，并及时处理。⑤急性心包填塞：是心脏复合治疗中少见而严重的并发症，可引起严重的血流动力学障碍，进展迅速，危及生命。急性心包填塞的发生与术者经验、对心血管系统解剖及手术操作的掌握程度等有很大关系，术后应密切监测心电变化，如患儿出现进行性加重的胸闷、胸痛、呼吸困难伴血压下降、周围循环衰竭等心包填塞征，应立即行床边胸部 X 线平片或超声心动图检查，并做好术前准备，行心包穿刺术排除心包积血，解除心脏受压，并采取高流量吸氧、大量快速输液，静脉注射吗啡，使用多巴胺、多巴酚丁胺提升血压，阿托品提升心率、暂时停止使用抗凝剂等处理。⑥其他：微创封堵时，如果发生封堵器不牢或脱落，无法补救者，应立即转体外循环手术。

随着介入技术和介入装置的完善，介入治疗可有效缓解重症复杂先心病患儿的危重情况，为手术矫治赢得时间，也可使某些手术过程简化，提高手术成功率；还可处理手术后并发症，进行术后补救性治疗措施，避免再次手术。介入治疗和手术治疗相联合的复合治疗可明显提高先心病，特别是复杂先心病的手术成功率，改善近、远期手术效果，复合治疗策略必将会越来越多的应用于临床实践中。

（金 梅）

fèidòngmài gāoyāxíng xiāntiānxíng xīnzàngbìng

肺动脉高压型先天性心脏病（congenital heart defect with pulmonary hypertension） 由于体肺分流或（和）肺静脉回流受阻导致肺动脉压增高的先天性心脏病。包括房间隔缺损、室间隔缺损、动脉导管未闭、心内膜垫缺损、肺静脉异位引流、主动脉弓离断、永存动脉干、右室双出口、单心室、肺静脉狭窄等。先天性心脏病的发病率在存活新生儿中为 0.6%~0.8%。存在先天性心脏病但未行手术的患者中约 30% 会发生肺动脉高压。肺动脉高压的血流动力学定义是在海平面状态下肺动脉平均压大于或等于 25mmHg，同时肺动脉楔压小于或等于 15mmHg。

病因及发病机制 先天性心脏病的病因和发病机制至今不明，考虑与遗传、基因突变、环境因素等有关。心脏缺损的类型和大小以及分流量大小是发生肺动脉高压的危险因素。肺血流和（或）肺动脉压力增加所产生的剪切力可能在先天性心脏病相关的肺动脉高压的发生发展过程中起着重要的作用。三尖瓣前和三尖瓣后分流病变有所不同。肺血流增加如房间隔缺损引起的层流剪切力可能与三尖瓣后分流病变引起的层流和环流剪切力不同。小至中等大小室间隔缺损约有 3% 发生肺动脉高压；相反，几乎所有未手术治疗的永存动脉干患者，50% 大的室间隔缺损和 10% 的房间隔缺损会发生肺动脉高压。先天性心脏病患者存在成骨蛋白受体-2突变，可引起早发的预后不良的肺动脉高压。

病理生理 由于存在心内和（或）大动脉水平分流，患者肺血

流量增高、易患呼吸道感染、心脏负荷增大、生长发育受限、心功能不全；随着病情进展，肺血流量降低，心脏负荷趋于正常；病情进展至梗阻性（艾森门格综合征）后期时，患者可发生右心功能不全，并可发生水肿、晕厥、心律失常、咯血等一系列并发症。

临床表现 肺动脉高压早期没有特异性的临床表现，随病情进展可出现活动后气短、乏力、胸痛、昏厥、咯血、水肿等症状。气短往往标志患者出现右心功能不全，而当发生晕厥时，则往往标志患者心排血量已经明显下降。常见体征是颈静脉怒张、肺动脉听诊区 P_2 亢进、三尖瓣区反流性杂音、右心室抬举及出现第三心音、右室第四心音奔马律、下肢水肿、发绀等。患者如出现缺损部位的双向或右向左分流，皮肤黏膜出现青紫，称为艾森门格综合征，表示患者失去手术机会。

诊断与鉴别诊断 绝大部分先天性心脏病可以经超声心动图确诊，必要时可行 CT 或造影检查。肺动脉高压的诊断方法包括如下几项。实验室检查中，脑钠肽、尿酸水平与患者心功能相关，血红蛋白水平与患者发绀水平相关。心脏平片表现为，早期因存在大量左向右分流，出现心影增大、肺血管扩张，肺野外侧带可见较粗的肺血管纹理；到病变后期肺动脉段凸出及右下肺动脉扩张，伴外周肺血管稀疏，出现截断现象；右心房和右心室扩大，需要指出的是，心脏 X 线检查对于中、重度的患者有更高的诊断价值。心电图可有以下改变，电轴右偏，I 导联出现 S 波，右心室高电压，右胸前导联可出现 ST 段压低、T 波低平或倒置，但心电图正常不能排除肺动脉高压。

超声心动图是重要的筛查手段，可根据三尖瓣反流速度，肺动脉瓣反流速度，动脉导管未闭分流速度，室间隔缺损分流的最大速度估测肺动脉收缩压及舒张压，目前国际推荐超声心动图诊断标准为：肺动脉收缩压 $\geqslant 40mmHg$。右心导管是判断患者肺动脉高压病情的金标准，右心导管术中另一项重要的检查是急性肺血管扩张试验，其目的是判断肺小动脉阻力的可逆性，即对肺血管反应性进行测定，以便决定手术的最佳方案，为预防、减轻术中和术后发生的肺动脉高压危象处理做准备。先天性心脏病经超声心动图即可确诊，一般无须进一步鉴别；但必要时需要与其他原因导致的肺动脉高压相鉴别，如自身免疫病、肺栓塞、慢性阻塞性肺炎、门静脉高压、获得性免疫缺陷综合征、遗传性因素等。

治疗 对于肺动脉高压型先天性心脏病患者，其肺动脉高压处于动力性阶段，尽早手术是治疗的关键。对于一些处于动力性和梗阻性边缘状态的患者，需行右心导管检查及急性肺血管扩张试验，判断有无手术指征。急性肺血管扩张试验的阳性标准还有争议，以往以肺动脉压力和肺血管阻力下降 20% 作为阳性反应标准。目前欧洲心脏病学会以及 ACCP 指南建议，急性肺血管扩张试验的急性反应指平均肺动脉压降低至少 10mmHg，绝对水平值<40mmHg，同时心排血量不减少。新标准的局限性在于该标准比较严格，在先心病合并肺动脉高压患者中几乎不可能达到。欧洲最新的研究表示，如果患者在右心导管术中肺小动脉阻力指数<6U/m^2，同时肺：体循环阻力比<0.3，可行手术治疗；如果患者肺小动脉阻力指数 >10U/m^2，则不建议手术治疗；对于肺小动脉阻力指数在 6~9U/m^2，肺：体循环阻力比在 0.3~0.5 的患者，建议行急性肺血管扩张试验来判断能否手术；在使用肺血管扩张药物后，如果患者肺小动脉阻力指数或肺体循环阻力比较基础状态下降超过 20%，肺小动脉阻力指数<6U/m^2，同时肺：体循环阻力比<0.3，则可行手术治疗。对于肺动脉高压病情较重的患者，可采取术中房间隔造孔或带瓣补片修补术治疗。对于合并梗阻性肺动脉高压，失去手术指征者，则不宜手术治疗，需进行肺动脉高压靶向治疗。该治疗的目的包括：改善患者生存质量，延长患者寿命，并可为一些患者争取手术机会。

目前国际上常用的肺动脉高压靶向治疗药物包括：内皮素受体阻断剂；前列环素类似物和磷酸二酯酶抑制剂。钙通道阻滞剂可增加梗阻性肺动脉高压患者猝死的风险，故不建议应用。对于不合并血液黏滞度增高的患者，可予利尿药减轻心脏负荷。由于梗阻性肺动脉高压型先天性心脏病患者出血倾向大，故不建议常规给予华法林抗凝治疗。对于出现心功能不全的患者，可酌情给予洋地黄类药物强心治疗。目前专家建议选择一种内皮素受体阻断剂联合一种磷酸二酯酶抑制剂治疗肺动脉高压。

预后 由于肺动脉高压型先天性心脏病基础并不同，其预后不尽相同。如患者可行手术根治，预后与健康者相似。如患者已存在梗阻性肺动高压，其预后依然好于其他原因引起的肺动脉高压。未经治疗的患者 5 年存活率为80%，25 年存活率约为 40%。接受正规的治疗和随访后，患者寿命可达 50~60 岁。

（刘迎龙　顾　虹）

fèidòngmài gāoyā

肺动脉高压 （pulmonary hypertension）

多种疾病引起肺血管床受累，肺循环血流动力学异常，肺循环阻力可进行性升高，可以导致右心衰竭甚至死亡的一类疾病。在临床上可以表现是独立的疾病，也可以是并发症，还可以是综合征。肺动脉高压的血流动力学标准是在海平面水平静息状态下平均肺动脉压>25mmHg，其发病率约为 15/100 万人。先心病肺动脉高压是肺动脉高压的一种。

病因及发病机制　肺动脉高压是一种由多种病因引起的综合表现，其病因可与以下几个原因有关：由于先天性心脏病引起的肺血流量增加，肺泡低氧，肺静脉压力增高，原发性肺血管疾病以及其他累及肺实质或肺血管的疾病。这些原因通过分子和基因水平、血管平滑肌、内皮细胞和外膜等途径导致疾病的发生。目前认为与血管收缩和血管扩张状态失平衡以及增殖与凋亡失平衡相关。

病理生理　肺动脉高压是一种主要累及肺小动脉的血管性疾病，以各种动脉异常为特征，包括内膜增生、中层肥厚、外膜增生、原位血栓形成、不同程度的炎症和丛状病变。根据肺血管病变发生顺序，将其分为六级。Ⅰ级：肺小动脉肌层肥厚；Ⅱ级：肺小动脉肌层肥厚和细胞性内膜增生；Ⅲ级：内膜纤维性增生形成板层样的改变；Ⅳ级：丛样病变形成；Ⅴ级：肺小动脉内膜和中膜广泛纤维化，含铁血黄素沉着；Ⅵ级：出现坏死性动脉炎。

相关研究认为，Ⅰ~Ⅱ级属可逆性病变，Ⅲ级为边缘状态，Ⅳ~Ⅵ级均属不可逆性病变。以上肺小动脉的病理学改变引起血管横截面积减少，导致肺血管阻力升高，引起一系列的临床表现。

临床表现　肺动脉高压早期没有特异性的临床表现，随病情进展可出现活动后气短、乏力、胸痛、昏厥、咯血、水肿等症状。胸痛与患者心肌肥厚及心排量降低有关。气短往往标志肺动脉高压患者出现右心功能不全。而当发生晕厥时，则往往标志患者心排血量已经明显下降。咯血出现于继发血栓的肺梗死，是患者疾病晚期的表现。常见体征是颈静脉怒张、肺动脉听诊区第二心音亢进、三尖瓣区反流性杂音、右心室抬举及出现第三心音、右室第四心音奔马律、下肢水肿、发绀、杵状指、肝大、颈静脉充盈等。

诊断与鉴别诊断　肺动脉高压需行心导管术检查确诊，但须对引起肺动脉高压的基础病进行诊断。如行心脏超声检查先天性心脏病、心肌病、瓣膜性心脏病等；行肺通气血流灌注扫描、CT、造影等检查肺血栓栓塞症；行肺功能检查、血气分析检查肺部疾病；行多导睡眠图检查睡眠障碍；行免疫检查人类免疫缺陷病毒（HIV）；行自身抗体检查自身免疫病；行肝功能检查门脉性高压。若排除所有上述原因可诊断特发性肺动脉高压。6 分钟步行距离测试可为患者心肺功能和治疗效果提供参考。

治疗　对于所有肺动脉高压患者，均应避免剧烈运动，适当氧疗，低盐饮食，常规接种疫苗，女性避免妊娠。基础治疗包括利尿药和华法林抗凝治疗。对于心

导管术中急性肺血管扩张试验阳性的患者可用钙通道阻滞剂治疗肺动脉高压。研究表明，硝苯地平、地尔硫䓬或氨氯地平的长效剂型是推荐的药物，由于维拉帕米具有潜在的负性肌力作用，应避免使用，同时要注意用药期间的密切随访。肺动脉高压靶向治疗包括前列环素类似物、内皮素受体阻断剂、磷酸二酯酶抑制剂 3 条途径。在国内上市的前列环素类似物包括伊洛前列素和贝前列腺素。内皮素受体阻断剂包括波生坦和安倍生坦。磷酸二酯酶抑制剂包括西地那非和伐地那非。根据肺动脉高压指南的建议，对于心肌病引起的肺动脉高压，不建议应用肺动脉高压靶向治疗，而应该治疗基础病，除非患者跨肺压增高或临床证明药物可改善患者症状。同时建议联合应用不同途径的药物，目标是获得最佳疗效，最大程度减少毒性。肺动脉高压的有创治疗包括房间隔或主动脉-肺动脉造瘘术、肺和心肺联合移植、肺动脉内膜血栓切除术、右心室辅助装置等。

预后　不同原因导致的肺动脉高压预后不尽相同，但总体预后不良。先天性心脏病导致的艾森门格综合征患者预后较好，其 25 年生存率可达 40%。相比之下，特发性肺动脉高压的 3 年存活率只有 35%；硬皮病导致的肺动脉高压预后更差，2 年存活率仅为 40%；而 HIV 导致的肺动脉高压 3 年存活率只有 20%。根据临床、无创检查及有创检查结果，可以将患者分为病情稳定且满意、稳定但不满意和不稳定且恶化状态。稳定且满意状态：患者指标符合表中预后较好的绝大多数条件。稳定但不满意状态：部分指标没有达到预后较好的条件

（表）。病情尽管稳定，但没有达到医师和患者满意的状态。不稳定且恶化状态：患者符合预后较差的绝大多数条件，还包括患者出现水肿加重且需要增加利尿剂用量，新出现心绞痛或原有心绞痛频率增多及程度加重，新出现晕厥次数增多，频繁咯血和出现心律失常等。

（刘迎龙　顾　虹）

jìfāxìng fèidòngmài gāoyā
继发性肺动脉高压（secondary pulmonary hypertension）

原发疾病导致的肺动脉平均压力静息状态下大于 25mmHg。肺动脉高压（pulmonary arterial hypertention，PAH）是不同病因导致的、以肺动脉压力和肺血管阻力升高为特点的一组病理生理综合征，是左向右分流型先天性心脏病的常见并发症，是决定手术适应证以及预后的重要因素。依据 PAH 的病理生理、临床表现和治疗策略的不同，国际上将 PAH 如下分类：①动脉型 PAH。②左心疾病相关 PAH。③呼吸、肺疾病和（或）低氧血症相关 PAH。④慢性血栓和（或）栓塞导致的 PAH。⑤混合性 PAH。根据这一分类，继发于左向右分流型先天性心脏病的 PAH 属继发性 PAH 的一种，与特发性 PAH、家族性 PAH、新生儿持续性 PAH 等同属于动脉型 PAH。本条目中所述继发性肺动脉高压仅指继发于先天性心脏病的 PAH。

发病机制　肺动脉压等于肺血流量与肺血管阻力的乘积加肺静脉压，可见肺动脉压与三个变量有关：肺血流量、肺血管阻力和肺静脉压力，这三个变量中的任何一个异常增加都将导致肺动脉压力升高。①肺血流量：左向右分流型先天性心脏病，由于心内分流的存在，肺循环除接受来自体循环的血流外，还同时接受来自于心房、心室或动脉水平分流的血流，使肺血流量增加，常能达到体循环血流量的 2～4 倍。肺动脉及其分支由于肺血流量的增加而扩张，经肺循环回流入左心房的血流量也相应增加，部分回流入左心的血流又经由心内分流进入肺循环，造成肺循环内部分血流的无效循环，同时增加相应心腔的负荷。②肺血管阻力：根据泊肃叶（Poissuille）公式，影响肺血管阻力的因素有血液黏度、血管数目及血管半径。发绀型先天性心脏病患者血细胞比容增加，可造成血液黏度增加。肺动脉血管半径的减低存在于多种疾病过程，在肺动脉高压发病过程中，多种神经体液因素造成广泛肺小动脉收缩，随病程进展，出现肺血管重塑，肺动脉管壁各层增厚，管腔变窄。存在肺静脉回流受阻的心脏病可存在肺间质水肿，压迫肺内各级动脉，也可造成肺动脉管腔狭窄。多种肺动脉高压形成致丛性肺动脉病变，晚期出现肺小动脉闭塞性改变，致使肺小动脉数目减少，此外，一些肺动脉近段的先天畸形，如一侧肺动脉缺如，也存在肺动脉数目绝对减少，致使健侧肺血管阻力及肺动脉压力的增高。③肺静脉压力：也是决定肺动脉压的3个因素之一。多种先天畸形如完全性肺静脉畸形引流、三房心、先天及后天性二尖瓣病变，各种病因所致左心衰竭均引起肺静脉压力升高，增高的肺静脉压力逆传引起肺毛细血管及肺动脉压力增高，继发的低氧及对肺内动脉的压迫，也参与了肺动脉高压的形成。

病理　左向右分流型先天性心脏病引起致丛性肺动脉病。随病情进展，依次出现肺小动脉中膜增厚，肺小动脉广泛收缩，内膜细胞性增生，内膜纤维性增生，纤维性增生的内膜阻塞管腔致广泛的肺小动脉管腔狭窄，最终出现丛样病变的形成等终末改变。近端肺动脉则出现管壁增厚，弹力纤维增生，管径扩张等改变，晚期出现管壁瘤样扩张、钙化等改变，弹力纤维断裂。先天性心脏病所致 PAH，心脏形态早期可因原发病的不同而异，但随 PAH 的进展，均会出现与肺动脉连接心房心室的扩张肥厚，并可出现肺动脉瓣及肺循环房室瓣的关闭

表　评价患者病情严重程度、稳定性和预后的重要参数

预后相关因素	预后较好	预后较差
右心衰竭的临床证据	无	有
症状进展速度	慢	快
晕厥	无	有
WHO 心功能分级	Ⅰ 或 Ⅱ 级	Ⅳ 级
6 分钟步行测试	>500m（成人）	<300m（成人）
脑钠肽	<50pg/ml	>180pg/ml
超声心动图	无心包积液	有心包积液
	三尖瓣收缩期移位>2cm	三尖瓣收缩期移位<1.5cm
血流动力学	右房压<8mmHg	右房压>15mmHg
	心排血指数≥2.5L/（min·m²）	心排血指数<2.0L/（min·m²）

不全。

临床表现 PAH 的症状缺乏特异性，轻症者可无症状，或可有呼吸困难、乏力、日常活动耐力下降，随着肺动脉压力增高，在静息状态下也可出现呼吸困难，并可出现胸痛，甚至晕厥。轻度 PAH 常无异常体征，肺动脉压升高达中度以上时出现：呼吸频率增加、脉搏细速、发绀及杵状指（趾）等。颈静脉充盈或怒张，胸骨下缘有抬举样搏动，左侧第 2 肋间可闻及收缩期杂音。肺动脉瓣听诊区第二心音亢进及分裂。严重肺动脉高压时，肺动脉明显扩张，出现雷厄姆·斯蒂尔杂音（Graham Steel murmur），亦可闻及病理性第三、第四心音。晚期出现肝大、腹水等右心功能不全表现。

诊断 目前肺动脉高压的定义仍然采用了 1987 年美国国立卫生研究院进行肺动脉高压登记注册时规定的血流动力学标准，即右心导管测得的平均肺动脉压力在静息状态下 >25 mmHg，同时满足以下条件：毛细血管楔压 <15mmHg，肺血管阻力 >3wood 单位。2004 年美国胸科医师协会和欧洲心脏病学会制定的肺动脉高压指南也采用了此标准。①心电图检查：可出现肺型 P 波、电轴右偏、右心室劳损或肥厚、不完全性或完全性右束支传导阻滞。②胸部 X 线检查：右心增大，肺动脉段突出，肺内程度不同的充血改变。重度患者出现中心肺动脉扩张并外周肺血管纤细或呈残根状改变。③超声心动图检查：超声心动图用于诊断心内畸形并评估心功能，多普勒超声心动图可无创估测肺动脉收缩压。④右心导管检查：可以直接测定肺动脉、上、下腔静脉、右心房、右

心室、股动脉等处的压力及血氧饱和度，并计算出右心排血量、肺循环阻力、肺/体循环血流量比等多项指标，是 PAH 诊断、分级的金标准。可同期行急性血管反应试验，为鉴别手术适应证、指导药物治疗提供可靠依据。右心导管为有创检查，为评价治疗效果，有时需要反复多次检查，在临床实际工作中常难以实现，应用无创检查评价 PAH 也是临床研究内容之一。⑤心血管造影检查：用于确定心内畸形诊断，肺动脉造影对于怀疑肺动脉血栓及其畸形者有诊断价值，选择性肺动脉造影与 PAH 病理改变有相关性。⑥CT 及 MRI 检查：用于观察心内结构及肺动脉继发改变，与 PAH 程度有一定相关性，也适用于合并肺动脉血栓栓塞及肺间质病变者。⑦核医学检查：核医学方法如核素肺灌注扫描等对 PAH 的评价也有参考价值。

治疗 包括手术治疗和非手术治疗。

手术治疗 ①原发病的治疗：近年来，随着心外科技术的进步，婴幼儿重症复杂先天性心脏病手术疗效实现了质的飞跃。国内心血管外科技术也得到很大普及，更多患者得到及时有效治疗，避免了肺血管病变发展到不可逆转的程度。然而，目前临床仍有大量先天性心脏病患者，初诊时已合并一定程度的 PAH，其原发病变可否根治取决于病变的种类及合并 PAH 的程度。对于继发于心内分流的轻中度 PAH 患者，手术根治原发病可去除心内分流，达到病因治疗的目的，阻止肺内病变的进展，已有 PAH 病变也可完全或部分逆转。合并中重度 PAH者，需认真鉴别手术适应证，肺内 PAH 病变尚未达到不可逆程度

者，手术根治原发病后可阻止肺内病变的进展，但术后多数仍残留不同程度肺小动脉病变，不同程度地影响远期心肺功能。肺内 PAH 病变达到不可逆程度者，应属手术禁忌。②其他治疗：肺移植及心肺移植可以用于治疗晚期肺动脉高压，但是受限于供体数量、手术技术、排异反应等问题，开展数量有限。近年来，球囊房间隔造口术应用于临床，对于晚期原发肺动脉高压的治疗有一定的作用。

非手术治疗 包括一般治疗和血管扩张剂治疗。

一般治疗 包括吸氧及强心、利尿等药物治疗。一些肺动脉高压的病生理过程中存在低氧血症，可以引起肺动脉收缩及重构、红细胞增多症及血液黏滞度增高，通过氧疗可获得改善。强心利尿治疗有助于减轻右心负荷及组织水肿，改善右心功能。

血管扩张剂治疗 对于继发于先天性心脏病的 PAH，应力争解除原发疾病。近年来，PAH 药物治疗出现进展，前列环素及内皮素受体阻断剂等多种药物治疗 PAH 均获得循证医学证据支持，为 PAH 治疗提供了新的希望。血管扩张剂治疗不是对症治疗，因为它不仅可改善病变肺血管的异常收缩，还能改善 PAH 引起的肺血管异常病理改变。目前临床可用药物包括以下几类。①钙通道阻滞剂：仅限用于某些类型的肺动脉高压患者，较少用于继发于先天性心脏病的 PAH。②血管紧张素转换酶抑制剂：广泛使用，但是对体、肺循环无选择性。③一氧化氮：一氧化氮由血管内皮产生，通过旁分泌作用引起动脉中层平滑肌舒张并抑制其增殖，此外，还有抗血小板凝聚、抗炎

症反应等作用。一氧化氮吸入可选择性扩张肺动脉，目前用于诊断性药物试验，围术期 PAH 等，吸入一氧化氮治疗后，停用时会出现肺动脉压反跳性增高，在撤除时应辅助使用其他药物。吸入一氧化氮治疗还会引起高铁血红蛋白血症，治疗中应有监测。由于只能吸入给药，临床应用受到限制。④前列环素类：前列环素主要由血管内皮产生，是花生四烯酸的代谢产物，主要效应是扩张血管、抗增生和抑制血小板凝聚。PAH 时前列环素合成减少。依前列醇持续静脉输注，曲前列环素持续静脉、皮下输注或雾化吸入，伊洛前列素雾化吸入，贝前列素口服已在临床使用，显示了一定疗效。但是其费用昂贵，且实际应用不便，限制了其临床使用。⑤内皮素受体阻断剂：内皮素-1 由血管内皮细胞产生，具有强烈的收缩血管和促增殖作用。内皮素水平与 PAH 患者血流动力学指标及预后相关。内皮素受体阻断剂均为口服制剂，有非选择性的波生坦及选择性阻断内皮素受体 A 的司他生坦、安贝生坦。三者的安全性及有效性均获随机对照安慰剂研究支持。⑥磷酸二酯酶抑制剂：西地那非是磷酸二酯酶-5 抑制剂，口服西地那非治疗 PAH 的安全性及有效性已获循证医学证据支持。⑦联合治疗：联合应用不同作用原理的两种或多种药物治疗 PAH，其治疗作用可能有协同作用，这一点虽然有一些初步的证据，但仍然有待大样本研究支持。

继发性 PAH 是一组发生原因明确的 PAH，及早发现并治疗原发病变，可以预防 PAH 的出现或完全治愈已出现的 PAH。对于中重度的继发性 PAH，需认真鉴别手术适应证，并重视围术期处理。新的药物对失去手术机会的继发性 PAH 提供了新的治疗希望，然而其疗效仍需改善。

（刘迎龙　杜　著）

fèidòngmài gāoyā zhěnduànxìng zhìliáo

肺动脉高压诊断性治疗（diagnostic treatment of pulmonary arterial hypertension）

为评估重度肺动脉高压的先心病患者是否可从手术获益而实施的靶向药物治疗方法。在中国，由于经济、技术等方面的原因，许多先天性心脏病患者就诊延迟，常常合并严重的肺动脉高压，失去了最佳的手术时机，他们是否能从手术中获益是摆在医护人员面前的主要课题。肺动脉高压属于肺高血压。肺高血压是指肺内循环系统发生高血压，包括肺动脉高压、肺静脉高压和混合性肺高压。整个肺循环，任何系统或者局部病变而引起的肺循环血压增高均可称为肺高血压，对应英文为"pulmonary hypertension"。肺动脉高压是指孤立的肺动脉血压增高，而肺静脉压力正常，主要原因是肺小动脉原发病变或其他的原发疾病而导致的肺动脉阻力增加，表现为肺动脉压力升高而肺静脉压力在正常范围内，所以需要肺毛细血管楔压（PCWP）正常才能诊断，对应英文为"pulmonary arterial hypertension"。需要强调的是，下文所叙述的肺动脉高压均指先心病导致的肺动脉高压，并不包括其他类型的肺高血压。

肺动脉高压的诊断标准　在海平面状态下、静息时、右心导管检查肺动脉收缩压>30 mmHg 和（或）肺动脉平均压>25 mmHg。此外，诊断肺动脉高压，除了上述肺动脉高压的标准之外，尚需包括肺毛细血管楔压≤15mmHg。需要强调，严格的诊断标准应参照右心导管检查数据，并非无创检查手段（比如彩色多普勒超声等）估测的数据。

肺动脉高压的病因及发病机制　目前认为肺动脉高压的发生是一个多因素相互作用的过程，肺血管阻力升高的机制包括：肺血管收缩、肺血管闭塞性重塑、炎症反应和血栓形成等。多种血管活性物质的异常可能参与了发病过程，如血栓素 A_2 和内皮素-1 生成增多，一氧化氮和前列环素生成减少。尽管引起肺动脉高压的病因不同，但肺血管损伤的组织病理学却非常相似，均表现为致丛性肺血管病变，典型的丛样病变主要是由肌型动脉分支扩张形成的囊腔及其间的细胞增生和薄壁血管构成。希思（Heath）和爱德华兹（Edwards）根据肺血管病变的轻重和发生顺序，将致丛性肺动脉病分成以下六个等级。Ⅰ级：小动脉肌层肥厚；Ⅱ级：肌层肥厚和细胞性内膜增生；Ⅲ级：内膜纤维性增生造成板层样（洋葱皮样）改变；Ⅳ级：丛样病变；Ⅴ级：小动脉内膜和中膜广泛纤维化，管腔断裂，含铁血黄素沉着；Ⅵ级：伴类纤维素坏死的急性动脉炎。肺血管病变决定预后。一般认为Ⅰ～Ⅱ级属可逆性病变，解剖矫治后肺动脉压力可降至正常或接近正常；Ⅳ～Ⅵ级属不可逆性病变，解剖矫治后肺动脉压力和肺血管阻力仍进行性加重，为手术禁忌；Ⅲ级为临界状态。左向右分流性先天性心脏病是引起肺动脉高压常见的原因。大量左向右分流导致肺循环容量明显增加，肺血管长期处于高流量高压力状态，肺动脉压力阻力升高，引起肺动脉高压，如果不能及时矫治畸形，最终导致右心衰竭甚至死亡。这类肺动脉高压按其性质可分为动力性肺动脉高压和梗阻性肺动脉高压。一般来说，前者是明确的手术适应证，后者术前则需要评估是否能从手术中获益。先天性心脏病合并重度肺动脉高压，肺动脉压力及肺血管阻力均增高，如何区分动力性或梗阻性肺动脉高压，是决定患儿有无手术适应证的关键。尽管肺血管病理是诊断肺高压和判定其预后的重要指标，但由于肺高压的患者肺组织病变并不一致，加上肺组织病理检查创伤大、费用高、不宜重复检查等缺点，显著限制了肺组织活检广泛开展，特别是那种处于临界状态病情危重的先心病患者。目前心导管检查是诊断肺动脉高压和判定手术指针的金标准。全肺阻力小于8Wood是目前广泛接受的手术标准。

重度肺动脉高压的诊断性治疗 对于那些年龄小、听诊心脏有粗糙收缩期杂音、经皮肤测量血氧饱和度正常、胸部X线平片和超声显示心脏增大、缺损分流方向为左向右的患者，手术指征十分明确，并不需要行心导管检查来进一步确定。但对于那些合并重度肺动脉高压的患者，曾经反复合并呼吸道感染、心力衰竭等，血氧饱和度低于95%，可有轻度发绀。听诊心脏无杂音或者柔和的收缩期杂音。彩色超声多普勒显示为双向低速分流。胸部X线平片显示肺血稍多或接近正常，心脏稍大或接近正常。这类患者是否可以从手术中获益需要仔细评估。心导管检查对这类患者的诊疗具有指导意义。如果全肺阻力小于8Wood，可以尽快手术；如果全肺阻力大于8Wood，

暂时不宜手术。但这类患者并非一定没有手术机会，不可过早地放弃治疗，通常可以通过一段时间的内科降肺动脉压治疗来判断是否有手术治疗指征。如果通过降压治疗，患者心脏症状、体征好转，血氧饱和度达到正常，可以再次行心导管检查评估手术指征。如果全肺阻力小于8Wood，可以行手术矫治心脏畸形，术后继续降压治疗；如果全肺阻力仍大于8Wood，可以继续降压治疗。一定疗程后再行心导管检查评估肺血管情况，这种诊断治疗再诊断的过程被称为肺动脉高压的诊断性治疗。从这种诊断性治疗中获益的患者病理类型通常为希思（Heath）和爱德华兹（Edwards）分型中Ⅲ级肺动脉高压的治疗包括传统治疗和针对肺动脉的扩张肺动脉的治疗。①肺动脉高压的传统治疗：包括吸氧、利尿、强心和抗凝。②肺血管扩张剂：目前临床上应用的血管扩张剂有钙通道阻滞剂（地尔硫䓬等）、前列环素及其结构类似物（静脉依前列醇、伊洛前列素、曲前列环素和贝前列环素等）、内皮素受体阻断剂（波生坦和西他生坦）和5型磷酸二酯酶抑制剂（西地那非和伐地那非）。许多合并肺动脉高压处于临界状态的先心病患者从肺动脉高压诊断性治疗中获益。

（刘迎龙）

fèidòngmài gāoyā wēixiàng

肺动脉高压危象 （pulmonary hypertensive crisis）

在肺动脉高压的基础上发生的广泛的肺小动脉痉挛性收缩，致使肺循环阻力骤然升高，右心血排出受阻，由此产生的突发性肺动脉压力增高和低心排血量的临床危象状态。

病理生理 近年来，对肺动脉内皮细胞的研究，对揭示肺动

脉高压的发生机制及开发新药物大有帮助。肺血管内皮系统，可以看作一个分泌器官，对肺循环的调节起重要作用。内皮细胞产生的一氧化氮、前列环素是主要的血管舒张因子，而来自内皮细胞的内皮素-1、来自血小板的血栓素A_2及多种来源的5-羟色胺是主要的缩血管因子，两类血管活性因子的平衡，维持正常的肺血管舒缩状态。血管内皮功能减退在肺动脉高压的病理生理过程中起重要作用。肺血流量增加、来自血流的异常应力、低氧、炎性因子、内毒素等多种原因均会引起肺动脉内皮功能异常，致使一氧化氮、前列环素减少而内皮素-1、血栓素A_2及5-羟色胺增加，促进血管收缩和内皮细胞及平滑肌细胞增殖，管腔狭窄，最终导致肺动脉高压的形成。体外循环，可以引起血管内皮细胞的损伤，加重肺动脉高压者肺血管内皮细胞功能异常。扫描电镜观察显示肺动脉高压者肺小动脉血管内皮比血管正常内皮粗糙，可能易于与处于血管边缘的血液成分发生异常反应，如血小板和白细胞，这可能导致后两者释放缩肺血管物质及平滑肌细胞有丝分裂原。后两者暴露于体外循环及低温后更易于脱颗粒释放强力血管收缩因子，尤其血栓素和白介素。由于血管舒张因子的不足，内皮功能异常的肺血管对循环中缩血管因子的刺激也呈现出异常的高反应性，在低氧、酸中毒等诱因下，极易出现异常的收缩反应，引起肺血管阻力的急剧升高，发生肺动脉高压危象。

临床表现 肺动脉压力在肺动脉高压危象发生时急剧上升，达到体循环血压水平甚至超过体循环血压。血氧饱和度及心排血

量严重降低，体循环血压下降，最终可致患者死亡。

预防 肺动脉高压危象一旦发生，死亡率很高，因此预防工作很重要。多数肺动脉高压危象发生于体外循环心内直视手术后，相当一部分发生于呼吸机撤离过程中。因此，重视合并中、重度肺动脉高压的先天性心脏病患者心内直视手术围术期的处理，是预防肺动脉高压危象的关键。①术前对肺动脉高压病变应予准确评估，对合并重度肺动脉高压者在明确手术适应证的同时应选择适当的手术时机，并给予适当的吸氧、强心、利尿及扩张血管药物治疗。②术中应通过放置漂浮导管等措施建立持续的肺循环血流动力学监测，注意保持麻醉深度，力求麻醉过程平稳，避免使用刺激呼吸道的药物，使用膜式氧合器及微栓过滤器，必要时加用超滤以减少体外循环所诱发的炎症反应物质的产生及残留，减轻液体负荷及组织水肿。术中应加强心肌保护，以利术后心功能的维护。即使如此，部分患者于体外循环撤机时可能出现肺动脉高压危象，需要吸入一氧化氮辅助撤机。③术后应持续监测肺循环血流动力学改变，充分镇静、给氧，延长呼吸机使用时间，呼吸机使用中，应注意使用过度通气，监测动脉血气分析结果，及时纠正酸中毒，气道管理应予重视，尽量避免吸痰等诱发肺动脉高压危象的出现。心功能的支持也很重要，应适当使用正性肌力药物。一氧化氮、前列腺素类药物、内皮素受体阻断剂及磷酸二酯酶抑制剂等扩张肺血管药物的使用，也有利于预防肺动脉高压危象的出现。

治疗 多种刺激如缺氧、酸中毒、不适当的气管内吸痰等均可成为肺动脉高压危象的诱因。肺动脉高压危象一旦出现，极为凶险，应尽快采取有效措施，应用充分的镇静、肌松剂，机械通气，充分供氧，适当过度通气并及时纠正酸中毒。吸入一氧化氮及应用前列腺素等强效扩张肺血管药物均有报道用于肺动脉高压危象的抢救。

(刘迎龙 杜 著)

tèfāxìng fèidòngmài gāoyā

特发性肺动脉高压（idiopathic pulmonary hypertension）

原因未明的肺动脉高压。心导管检查测得肺毛细血管楔压$\leq 15mmHg$，静息时平均肺动脉压$>25mmHg$且肺血管阻力>3个Wood单位，在排除了其他可导致肺动脉高压的原因后，可诊断特发性肺动脉高压。

病因及发病机制 特发性肺动脉高压是一种肺动脉循环血流受限引起肺血管阻力病理性增高并最终右心衰竭的综合征。肺血管阻力增高的主要原因是细胞过度增生和凋亡速率降低产生的血管重构导致血管管腔横截面丧失。血管过度收缩对1/5的患者起着重要作用。与肺动脉高压相关的活性物质包括：丙酮酸脱氢酶激酶、血清素转运蛋白、抗细胞凋亡蛋白存活素、几种转录因子、核因子活化T淋巴细胞和加压电压门控钾通道等。此外，成骨蛋白受体-2突变在特发性肺动脉高压中也起到一定的作用。

病理生理 对于突然发生的肺动脉高压，病患可迅速进展为右心衰竭，多见于特发性肺动脉高压患者合并重症肺炎时。而慢性肺动脉高压，患者右心室功能处于代偿期，但是肥厚和扩张的右心室会妨碍冠脉灌注和左心室功能，同时肺血流量减少会减低左心室前负荷，引起胸痛和左心功能不全，并可导致患者死亡。

临床表现 特发性肺动脉高压早期没有特异性的临床表现。随病情进展可出现活动后气短、乏力、胸痛、昏厥、咯血、水肿等症状。气短往往标志患者出现右心功能不全。而当发生晕厥时，则标志患者心排血量已经明显下降。常见体征是颈静脉怒张、肺动脉听诊区P_2亢进、三尖瓣区反流性杂音、右心室抬举及出现第三心音、右室第四心音奔马律、下肢水肿、发绀等。

诊断与鉴别诊断 右心导管检查可确诊肺动脉高压。需要与所有能引起肺动脉高压的其他疾病相鉴别，如结缔组织病、先心病、门脉高压、人类免疫缺陷病毒（HIV）感染、左心疾病、慢性阻塞性肺疾病（COPD）、肺血管栓塞症等。

治疗 避免剧烈运动，女性避免妊娠。特发性肺动脉高压的基础治疗包括利尿和抗凝治疗。存在心功能不全时给予地高辛口服，同时低盐饮食。血氧饱和度低于90%时可予氧疗。建议行预防接种避免呼吸道感染。对于心导管检查中急性肺血管扩张试验阳性的患者，可予钙通道阻滞剂治疗肺动脉高压，但只限于应用硝苯地平、地尔硫草和氨氯地平。肺动脉高压靶向治疗，包括内皮素受体阻断剂（波生坦、安立生坦等）、磷酸二酯酶-抑制剂（西地那非、伐地那非等）、前列环素及类似物（伊洛前列素、贝前列腺素）、一氧化氮吸入等。如患者出现晕厥，可考虑行房间隔或体-肺循环造瘘术。肺移植或心肺联合移植是患者晚期的唯一有效治疗。

预后 如不接受有效的治疗和随访，特发性肺动脉高压患者的平均生存时间仅为 2.8 年。经过正规的治疗后，患者 5 年生存率可达 97%，10 年生存率达 81%。

（刘迎龙 顾虹）

fèidòngmài gāoyā de bìnglǐ fēnjí

肺动脉高压的病理分级

（pathological grade of pulmonary hypertension） 根据肺动脉高压患者肺组织中肺细小动脉病理变化判断其病变程度的分类方法。肺动脉高压（pulmonary arterial hypertension，PAH）是由多种病因引起的一类疾病。PAH 可以由多种病因引起，按目前的分类方法，将其分为以下几大类：①动脉型肺动脉高压。②左心疾病相关肺动脉高压。③呼吸、肺疾病和（或）低氧血症相关肺动脉高压。④慢性血栓和（或）栓塞导致的肺动脉高压。⑤混合性肺动脉高压。先天性体-肺分流性疾病引起的 PAH 在此分类系统中归入①类，即动脉型肺动脉高压。下文所述 PAH 的病理分级，系特指先天性体-肺分流性疾病引起的 PAH 的病理分级。

PAH 的基本病理改变发生于肺细小动脉，称为致丛性肺动脉病，病变早期表现为：微细肺动脉肌性化、数量增加、肌性肺动脉中层肥厚、广泛收缩及肺小动脉内膜细胞增生等病变。这些病变有可逆性，在心脏原发病变解除后可消失，称为动力性 PAH 病变。病变晚期表现为肺小动脉内膜纤维化增生、阻塞管腔、肌性肺动脉闭塞、肺内血管数减少、肺动脉扩张性病变、丛样病变形成及坏死性动脉炎等。这些病变不因心脏原发病变的解除而逆转，称为阻塞性 PAH 病变。致丛性肺动脉病可发生于年幼患儿，且进展迅速，一些患儿于婴儿期已发展至不可逆阶段。

通过对 PAH 病理改变的研究，希思（Heath）和爱德华兹（Edwards）于 1958 年首先提出将先天性心脏病肺小动脉病变依据 PAH 病程进展分为六级：Ⅰ级表现为中膜增厚；Ⅱ级中膜增厚合并细胞性内膜反应；Ⅲ级出现进行性内膜纤维化，管腔阻塞；Ⅳ级有广泛进行性加重的动脉扩张病变，并丛样病变形成；Ⅴ级者多数血管扩张性病变形成，含铁血黄素沉积；Ⅵ级出现坏死性动脉炎。在上述病变中，丛样病变是特征性的，这类病变因此得名，它的出现表示器质性病变的形成，病变进入不可逆阶段，是矫治手术的禁忌证。

虽然以上分级标准目前仍广泛使用，但也有一些学者提出了不同意见。瓦根沃特（Wagenvoort）认为 Heath-Edwards 分级中Ⅳ~Ⅵ级是不可逆性改变，但不能证实为连续性病变，应合并归于Ⅳ级；Ⅰ~Ⅲ级标准不变。肺血管病变在肺内并不是均匀发生的，山木（Yamaki，音译）报道用肺血管病变指数半定量分析肺血管病变，即切片中各血管病变级数的平均数，可以更客观地反映肺血管病变。临床活检及尸检中发现，2 岁以下婴幼儿即便合并重度 PAH，肺血管病理学改变也很少达到Ⅳ级以上改变。针对这一问题，研究发现以下三种病变在肺内的分布是均匀的：①肺小动脉平滑肌向外周更细小的非肌性肺动脉延伸，使非肌性动脉肌性化的程度。②肺小动脉中膜的增厚程度。③外周小动脉的密度：通过定量测量上述病变，并与手术前后肺循环血流动力学改变对比研究，拉比诺维奇（Rabi-novitch）提出一种分级方法。该方法将肺血管病变分为 A、B、C 三级：A 级可见肺小动脉肌层延伸至外周管径更细小的肺动脉，即非肌性动脉肌性化，本级病变对应于肺血流量增加而不伴有肺动脉压升高；B 级除 A 级改变外，出现肺泡内肺小动脉（50~100μm）中膜增厚，轻度增厚者可能不出现肺动脉压增高，而中膜增厚达到正常值 2 倍以上者必定出现肺动脉压增高；C 级病变在 A、B 级之外出现肺小动脉数量减少，对应肺血管阻力中重度增高。A 级和 B 级是将 Heath-Edwards 分级中Ⅰ级的细化，而 C 级则代表严重病变，这一分类方法更适用于描述婴幼儿 PAH 病变。

由于合并 PAH 的先天性心脏病患者，围术期并发症发生率及死亡率均明显增高，一些患者手术后 PAH 并不能缓解，甚至继续进展，远期疗效很差。早年临床上为判断合并重度 PAH 者的手术适应证，需先行开胸肺活检。一般认为，Heath-Edwards 分级中Ⅰ、Ⅱ级为可逆病变，远期疗效好，属手术适应证；出现丛样病变即Ⅳ级以上病变属手术禁忌；Ⅲ级为临界病变，部分患者远期疗效尚好，而部分患者远期疗效差。需要指出的是，PAH 患者行开胸肺活检存在较大技术风险，而且肺小血管病变在肺内并非均匀分布，肺活检组织对肺内病变的代表性也是问题。随着心外科诊断技术的进步，目前已无须采用开胸肺活检判断手术适应证，右心导管及吸氧、肺血管扩张药物试验已成为临床判断手术适应证的金标准。近年来，PAH 的无创评估技术也有不少研究，但是尚不能完全替代右心导管技术。

（刘迎龙 杜 著）

fèixuè jiǎnshǎoxíng xiāntiānxíng
xīnzàngbìng

肺血减少型先天性心脏病

（congenital heart defect with diminished pulmonary blood） 由于右室流出道狭窄而引起的肺缺血型先天性心脏病。包括法洛四联症、肺动脉瓣狭窄、肺动脉闭锁等。通常合并有其他复杂的心脏畸形，如完全性房室间隔缺损、三尖瓣闭锁、大动脉转位、心室发育不良等。1888 年，法洛（Fallot）首先发现并描述了法洛四联症的四种基本病变。1945 年，阿尔弗雷德·布莱洛克（Alfred Blalock）成功完成第 1 例法洛四联症手术。1947 年，塞勒斯（Sellors）经右心室成功实施闭式肺动脉瓣切开术来治疗肺动脉瓣狭窄。近年来，随着手术技术、体外循环技术及心脏监护技术的发展，手术成功率不断提高。

病因及发病机制 目前病因尚未明确，主要有基因异常学说和炎症学说。基因异常学说认为在胎儿期由于某些染色体变异导致右心室漏斗部心肌的异常肥厚而引起右室流出道梗阻，Cx43 基因的异常表达被认为可引起右室流出道狭窄。炎症学说则认为在胚胎发育晚期由于炎症反应导致右室流出道和肺动脉瓣叶的发育受阻，形成梗阻。

病理生理 由于存在右室流出道梗阻，右心室腔内形成高电压，右室心肌继发性肥厚，顺应性下降。部分患儿可表现为右心室流入道，心尖小梁部，流出道三部分的发育不良，甚至缺如，提示右室严重的发育不良。5%的患儿伴有冠状动脉异常，主要为左右冠状动脉异常分支横跨右室流出道，或者存在右室依赖的冠脉循环和窦状隙开放，影响手术

纠治；由于肺血减少，回流至左心的血量减少，可引起左心室的发育不良，左心功能减低。在一些严重右室流出道梗阻的患儿中，往往存在动脉导管或者粗大的体肺动脉侧支来供应肺血，以部分缓解发绀，使患儿得以生存。

临床表现 根据右室流出道梗阻的程度以及有无动脉导管或者粗大的体肺动脉侧支的存在，表现为不同程度的发绀，活动量的降低，生长发育落后，儿童活动后喜蹲踞。部分患儿出现反复的缺氧发作，表现为发绀加重，意识丧失，四肢抽搐，甚至大小便失禁，多数患儿在短时间内能自行恢复，少数患儿不能恢复则危及生命。由于发绀，造成血液中血细胞比容上升，血黏度增高，部分患儿发生脑梗死，出现单侧肢体的功能障碍。

诊断与鉴别诊断 胸部 X 线平片示两肺血减少，纹理纤细，右心室增大，主动脉结影增大；心电图示右心室肥厚，右心室高电压；心脏超声通常能明确诊断。心脏增强 CT 对于肺血管发育的评估有一定的优势。对于需要进一步了解左右心室和肺血管发育，怀疑粗大主肺动脉侧支存在或者排除右室依赖冠脉循环存在或者合并存在其他复杂心内畸形等，必须行心导管造影检查。

治疗 肺血减少型先心病一经诊断明确，就需要早期干预。绝大部分患儿需要手术纠治，小部分可通过心导管介入。术前准备对于该类先心病非常重要。对于新生儿，可能存在动脉导管供应肺血，如果给予氧气吸入，可加速动脉导管的关闭，加重肺部缺血，故应禁止吸氧，并应用前列腺素 E 保持动脉导管开放；对于严重青紫的儿童，术前可嘱多

饮水或者静脉补液，起到稀释血液，降低血液黏稠度的作用，预防脑梗死的发生；可给予维生素 E 口服，稳定红细胞膜。一旦出现缺氧发作，立即让患儿呈四肢屈曲位，保证回心血量，并给予碳酸氢钠纠正酸中毒，吗啡皮下注射，如果不能缓解则需要急诊手术。单纯的肺动脉瓣狭窄和肺动脉分支狭窄可通过心导管球囊扩张来解除狭窄，在大年龄患儿中可植入支架，防止再狭窄的发生。其优点是创伤小，恢复快，缺点是可能发生再狭窄，需要多次扩张。

大部分肺血减少型先天性心脏病都需要行心脏直视手术，手术因人而异。按手术次数可分为一期根治手术和分期手术，按手术方法大致可分为双心室修补，一室半修补和单心室修补。关键是术前评估心室功能和肺血管发育状况，是否存在粗大体肺动脉侧支，是否存在右心依赖的冠脉循环。右心室发育的评估主要依赖于心超检查，是否存在流入道、心尖小梁部、流出道三部分，测得三尖瓣瓣环可计算出三尖瓣 Z 值，Z 值大于 -1 时，可行双心室修补，Z 值在 -1 ～ -2 时行一室半修补，Z 值小于 -3 时行单心室修补。评估肺动脉发育的指标主要为肺动脉指数（Nakata index）和肺动脉-降主动脉直径比值（McGoon ratio），目前认为肺动脉指数大于 $150mm^2/m^2$ 或者肺动脉-降主动脉直径比值大于 1.2 可行一期根治手术，反之需分期手术。存在粗大的体肺动脉侧支供应肺血，在术前可减轻患儿的青紫症状，但在术后可增加肺静脉回心血量，加重左心负担，造成左心功能不全和肺水肿，因此需要在术前进行心导管堵闭，堵闭后再

行手术治疗。青紫严重的患儿需要在手术室同时进行，这类手术称为复合技术。①双心室修补：是指心内畸形的完全纠治，其前提是两个心室发育平衡，可分为一期根治术和分期手术。一期根治手术主要进行右室流出道狭窄的解除，从而重建右室流出道，同时纠治其他心脏畸形。重建右室流出道的方法主要有补片扩大和带瓣外管道的植入，由于外管道不可生长以及国内稀缺，故应用较少，仅应用于伴有室间隔缺损的肺动脉闭锁的纠治或者存在异常冠状动脉而无法行右室流出道补片扩大者。无论应用何种方法，原则是尽可能解除右室流出道及肺动脉分支梗阻，同时避免损伤冠状动脉的分支。分期手术指的是在根治手术之前需进行姑息手术，目的是使肺血管和心室进一步发育，以达到根治手术的标准，主要手术方法有体肺分流术（经典或者改良 B-T 分流术，中央分流术），右室流出道扩大术（仅作部分的扩大，且不修补其他心内畸形）。②一室半修补：是指在心内畸形完全纠治的基础上加做腔肺分流术，是介于双心室修补和单心室修补之间的手术方式，主要是因为右心室发育条件不足以担负起全身的循环血量，加做腔肺分流手术后，右心室仅需承担下半身的回心血量。③单心室修补：如果经心导管造影提示右心室发育差或者存在右心依赖的冠脉循环，就必须行单心室修补，这是一种旷置右心室的手术，即进行上下腔静脉的改道，通常需要分期手术。第一次手术可在患儿 6 个月龄时进行，称为腔-肺分流术，将上腔静脉于右心房处离断，远端与肺动脉吻合使得上腔静脉的血液直接回流入肺动脉；

第二次手术通常在患儿 3~4 岁时进行，称为房坦手术，常用的为心外管道法，将下腔静脉于右心房连接处离断，远端通过人造血管连接至肺动脉，使得下腔静脉的血液直接回流入肺动脉。通过这两次手术使上下腔静脉的血液直接进入肺动脉，而不再回流入右心室，今后患儿主要依赖左心室的心泵功能而生存。

预后　与原发病有关，如肺动脉瓣狭窄术后可达正常人水平，左心发育不良综合征预后很差。法洛四联症是最常见的肺血减少型先天性心脏病，占所有先天性心脏病的 12% 左右，也是手术效果最好，预后良好的肺血减少型先心病。目前在一些先进的心脏中心，手术死亡率已降至 1%~2%，完全根治手术后 1 个月、1 年、5 年、20 年的生存率分别为 93%、92%、92%、87%。手术后存在的并发症如严重的肺动脉反流，残余流出道梗阻，室间隔缺损残余分流，外管道失功等是再手术常见的原因，术后 1 个月、1 年、5 年再手术的概率为 0、7%、37%。伴有室间隔缺损的肺动脉闭锁在该类先心病中手术死亡率相对较高，预后较差，特别是伴有粗大体肺动脉侧支，需多次手术，完全根治术后早期死亡率在 10%，术后 5 年因外管道失功需要再次手术者约 15%。虽然近期国外一些先进的心脏中心报道其早期死亡率已降至 2.3% 左右，但仍有 22.6% 因肺动脉分支梗阻而需再手术，其手术纠治仍面临着巨大的挑战。

（贾　兵　张惠锋）

tǐfèi dòngmài cèzhī

体肺动脉侧支（aorta pulmonary collateral artery）　体循环发出的参与肺血供的除支气管动脉

和动脉导管以外的血管。并非一种独立的疾病，常伴发于复杂性肺血减少型先先天性心脏病。一般而言发自于主动脉的粗大侧支对临床更有意义，即主要体肺动脉侧支（major aorta pulmonary collateral artery，MAPCA）。

病理生理　①胚胎来源：体肺动脉侧支血管多为胚胎时期的主动脉弓或腹侧内脏动脉的残迹，其组织结构为中型肌型动脉，在组织学上与胚胎期前肠发育而来的肺动脉肺内分支有所区别。这些血管随着正常肺动脉系统的发育，本应于胚胎早期退化吸收，但如果胚胎早期即存在肺动脉瓣或者中心肺动脉系统的发育异常，中心肺动脉系统的血管不能向远端延伸而不能到达远端原始肺组织，从而无法形成正常的肺动脉血管床，而这些侧支血管得以残存而不被吸收，从而形成体肺动脉侧支。其起源、走行和组织结构特点等不同于动脉导管。②体肺动脉侧支肺起源以及肺内分布特点：体肺动脉侧支多为 2~6 支，多起自于胸主动脉上段和胸主动脉中段，也可以起自于腹主动脉和胸廓内动脉等血管，偶尔也可以起自于冠状动脉。体肺动脉侧支供应的远端肺血管床的范围变化不一，差别巨大。按照相应肺段血供来源的不同，大致可以分为三种情况：单独由固有肺动脉分支供血、单独由体肺动脉侧支供血、由两者共同供血。固有肺动脉和体肺动脉侧支可有交通或不相交通，这些对决策如何处理体肺动脉侧支至关重要。侧支血管在肺内的分布多是杂乱无章的，这可与支气管动脉相鉴别，后者多伴随支气管分布走行。③体肺动脉侧支连接体循环和肺循环虽可有利于患者肺血流的增加，但是由于肺循环为低压系统，因此大量高压血流进入其供应的相应肺段，引起相应肺段肺血管床的损害，在该肺段出现肺动脉高压的病理生理改变，同时由于侧支循环增加了左心室的容量负荷，因此，粗大的体肺动脉侧支也可引起患者发生充血性心力衰竭。一部分体肺动脉侧支，在其行程中可存在狭窄，多位于侧支血管和主动脉或固有肺动脉连接处；狭窄的存在可缓冲高流速血流对远端肺血管床的损害。对于伴发体肺动脉侧支的患者而言，常常同时存在上述两种情形，即肺动脉高压和体肺动脉侧支狭窄同时并存，此时的肺血流状态就相对复杂。

临床表现 体肺动脉侧支本身并非独立的疾病，因此其临床表现有赖于其所伴发的疾病。如下临床表现可提示体肺侧支血管的存在。①患者发绀程度可减轻：由于体肺动脉侧支血管可增加肺血减少型先天性心脏病患者的肺血流量，因此可能会减轻患者发绀程度。患者可表现为轻度发绀，部分患者可无明显的发绀。②充血性心力衰竭：粗大的体肺侧支可使相应肺段呈现肺血流增加，引起患者左心室容量过负荷，反复出现肺炎和心力衰竭。③对于常见的体肺动脉侧支可于背部脊柱两侧听到连续性血管杂音，杂音性质不同于动脉导管未闭呈现的粗糙的机械样的杂音。④胸部X线平片可以观察到肺纹理杂乱、分布不均匀。超声可观察到粗大的体肺动脉侧支；同时患者临床表现和超声所见的不一致也可提示体肺动脉侧支的存在。增强CT可明确侧支的起源、走行和有无狭窄，但对于肺内分布特点意义不大。造影检查对明确侧支血管

与固有肺动脉的关系及分布肺段等方面优于CT。

诊断 存在如下情况，应高度怀疑存在体肺动脉侧支。①临床表现和病情不符的肺血减少型先天性心脏病：发绀不明显的肺血减少型先天性心脏病，应高度怀疑合并有体肺动脉侧支；超声提示肺动脉前向血流很少而又不合并有粗大动脉导管，患者发绀较轻，甚至无明显发绀时亦应高度怀疑体肺动脉侧支的存在。反复出现肺炎、充血性心力衰竭的患儿亦应高度怀疑体肺动脉侧支的存在。②胸部X线平片显示肺纹理紊乱和（或）超声显示纵隔内有杂乱血流：提示可能存在体肺侧支血管，应进一步行CT或造影检查以明确诊断。

治疗 对于体肺动脉侧支的处理应依据基础疾病和侧支对患者造成的病理生理损害及侧支本身的解剖类型等选择恰当的处理方案，其目的在于为基础疾病的治疗创造条件和减少围术期的干扰。

细小体肺动脉侧支或行程中狭窄严重的侧支 由于其分流量小，故对体肺循环干扰小，因此可不予特殊处理。

粗大的体肺动脉侧支 术前如不及时处理，术中回血多，影响其他脏器的灌注，同时如术中不能及时发现，可引起术后灌注肺的发生。对于此类侧支，应根据侧支血管和固有肺动脉的解剖类型予以处理。①侧支血管为相应肺段的唯一血供：这种侧支血管不能结扎或者封堵，应尽可能与固有肺动脉融合，否则可能发生相应肺段的坏死。如无法融合可暂时不予处理，如术后发生灌注肺可施行抢救性不完全封堵，以限制分流量。②侧支血管和固

有肺动脉有交通：此类侧支可予以封堵或术中结扎。

侧支干预的手段 可以选择外科结扎、介入封堵及不完全封堵。根据操作时机的不同，可以选择术前处理、术中同期处理和术后处理侧支，后者多为术前遗漏体肺动脉侧支而采取的抢救性处理，风险较大。

疗效 有赖于基础畸形及治疗方案。

（苏俊武）

fèidòngmài-jiàngzhǔdòngmài bǐzhí

肺动脉-降主动脉比值（McGoon ratio） 左、右肺动脉直径之和与正常膈肌平面降主动脉直径之比。又称McGoon比值。由麦贡（McGoon）首先提出。肺动脉-降主动脉比值的测量方法是经心血管造影的前后位影像，测量心包外两侧肺动脉直径（在发出肺叶动脉分支之前），左、右肺动脉直径之和除以膈肌平面降主动脉直径（图）。

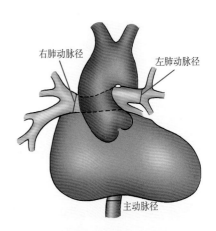

图 两侧肺动脉和降主动脉直径

公式表示为：

$$肺动脉\text{-}降主动脉比值=\frac{r\text{-}PAD+l\text{-}PAD}{AD}$$

r-PAD：右肺动脉收缩与舒张期直径的

平均值；*l-PAD*：左肺动脉收缩与舒张期直径的平均值；*AD*：正常膈肌平面降主动脉直径

目前该方法除心血管造影外，还可用彩色超声心动图，计算机断层扫描血管造影技术（CTA）或磁共振扫描（MR）等方法测量并计算。但心血管造影仍是该方法测量的金标准。肺动脉-降主动脉比值正常应>2。它代表肺动脉发育好坏，特别是在肺血少的复杂先天性心脏病中，作为手术适应证选择的一项重要指标。如在法洛四联症或右心双出口一期矫治中该比值应>1.2，术后可获得满意的血流动力学效果。而在单心室改良房坦手术中该比值应≥1.8。

（刘迎龙　朱洪玉）

fèidòngmài zhǐshù

肺动脉指数 (pulmonary arterial index，PAI)

左、右肺动脉截面积之和除以体表面积的值。又称 Nakata 指数。此方法由心外科医生中田（Nakata，音译）最先提出。肺动脉指数的测量方法是经心血管造影的前后位影像，测量心包外左右肺动脉，并计算出横截面积，除以体表面积（图）。

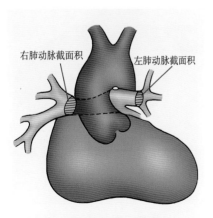

图　两侧肺动脉横截面积

具体计算方法为：

$$Area = \pi \frac{PAD}{2f}$$

Area：一侧肺动脉的横截面积；*PAD*：一侧肺动脉直径；*f*：为增大系数

$$PAI = \frac{r\text{-}PAarea(mm^2) + l\text{-}PAarea(mm^2)}{BSA(m^2)}$$

PAI：肺动脉指数；*r-PAarea*：右肺动脉横截面积（mm²）；*l-PAarea*：左肺动脉横截面积（mm²）；*BSA*：体表面积（m²）

此外该方法也可用彩色超声心动图，计算机断层扫描血管造影（CTA）或磁共振等方法测量并计算，但结果仅供参考。肺动脉指数正常值为 330mm²/m²。在法洛四联症一期矫治手术中肺动脉指数应 ≥150mm²/m²，术后可获得满意的血流动力学结果，少于此值术后低心排血量综合征发生率高。而在三尖瓣闭锁或单心室的改良房坦手术，此值应 ≥250mm²/m²。

（刘迎龙　朱洪玉）

Fángtǎn zhǐshù

房坦指数 (Fontan index)

在房坦手术的患者中，经测算而获得的反应肺血管阻力、左心室舒张末期压力以及体-肺循环血流量的一项综合指标。1990 年由迈尔（Mair）首先提出。

房坦指数的计算方法是经右心导管检查，计算肺血管阻力、左心室舒张末期压力、体循环血流量以及肺循环血流量，然后按下述公式计：

$$房坦指数 = Rpa\ units\ m^2 + \frac{LVEDP}{QPI + QSI}$$

Rpa：肺血管阻力，以 units m² 表示；*LVEDP*：左心室舒张末期压力；*QPI*：肺循环血流量；*QSI*：体循环血流量

房坦指数是针对房坦手术而设计的反应肺血管阻力，左室舒张末期压力及体、肺循环血流量综合因素的一项数值，因此，尚

无正常值参考。一般认为此值<4是房坦手术的适应证。迈尔（Mair）报道的病例，该指数<4的 50 例房坦手术早期死亡率为8%，长期存活 92%。而>4 的 18例患者中，早期死亡率 28%，长期存活仅 61%。

（刘迎龙　朱洪玉）

xíngtài zuǒxīnshì

形态左心室 (morphological left ventricle)

具有解剖左心室形态结构特征标志的心室。又称解剖左心室。作为血液循环的动力来源，人体正常心脏有两个心室，各自有不同的发生起源、发育演化和成熟形态，以适应体循环和肺循环的不同生理需求。形态左心室是与支持体循环相适应的高压心室，其长轴剖面近似半椭圆形或圆锥形，横截面近似圆形，心室壁的心肌较厚。在解剖学上，心室由流入部、肌梁部和流出部构成，其中流入部是心室的必要部分，肌梁部是心室的标识部分。形态左心室的流入部有二尖瓣装置，其解剖特征是成对分布的粗大乳头肌，它发自心室壁而非室间隔。流出部连接主动脉瓣，瓣下流出道部分为肌性组织，部分为纤维组织，即主动脉瓣和二尖瓣间的纤维延续。血液在形态左心室内由进到出呈 U 形轨迹，因此心室的入口与出口相互毗邻，二尖瓣前叶成为流入部与流出部的实际分割面。形态左心室最重要的形态标志是肌小梁较为细小致密、排列较规则。依据这一解剖学特征，可与形态右心室做出鉴别和区分。在先天性心脏病，尤其是复杂的心脏畸形中，包括心室在内的各心脏节段，在连接关系和空间位置以及形态结构和容量大小等方面均可出现

异常。在此情况下，两心室肌梁部的肌小梁仍有其固有的形态特征，据此确认和区分形态左心室和形态右心室。

（刘迎龙　沈向东）

xíngtài yòuxīnshì

形态右心室（morphological right ventricle）

具有解剖右心室形态结构特征标志的心室。又称解剖右心室。作为血液循环的动力来源，人体正常心脏有两个心室。为适应体循环和肺循环的不同生理需求，两个心室有各自不同的发生起源，发育演化和成熟形态。形态右心室是与接受回心血量及维持低压的肺循环相适应的容量心室，其心室壁心肌厚度较薄，心表面外观呈不规则的梯形或三角形，冠状剖面心腔呈不规则的弧形。在解剖学上，心室由流入部、肌梁部和流出部构成，其中流入部是心室的必要部分。

形态右心室的流入部容积和直径较大，有三尖瓣装置，其解剖特点是多发细小的乳头肌弥散附着于室间隔和游离心室壁。流出部连接肺动脉瓣，肺动脉瓣下流出道有完整的肌性圆锥。它的存在致使三尖瓣与肺动脉瓣相隔有一定距离。肌性圆锥依肌束的排列和分布，又分为室上嵴、隔缘束和前后支以及隔束、壁束等解剖结构。肌梁部是心室的标识部分，形态右室肌梁部的肌束粗大，排列不规则，是形态右心室的固有特征。不论正常心脏或畸形心脏，这一特征不会改变，据此与形态左心室做出鉴别。

（刘迎龙　沈向东）

Z zhí

Z 值（Z value）

根据房室瓣环测量计算得出的用以评估心室发育程度的数值。

房室瓣正常值超声心动图测定　应用二维超声显像可实时准确测定房室瓣环内径，且简便、重复性好，在临床上广泛应用，目前已有许多关于儿童系列的研究报道。由于瓣环大小随着小儿年龄、身高、体重的不同而变化，所以临床上多以体表面积为标准来衡量房室瓣的直径或面积。金（King）等于 1985 年报道了北美儿童正常二、三尖瓣的超声心动图测量值（表 1）。国内学者于 1989 年报道了中国儿童正常二、三尖瓣的超声心动图测量值（表 2）。

房室瓣的 Z 值　三尖瓣 Z 值=（三尖瓣环直径测定值-正常值）/正常平均值标准差，Z 值越大，三尖瓣环越大，反之就越小。先天性心脏畸形时，评价左右心室发育程度对手术方案制定非常重要。许多研究证实房室瓣环直径的 Z 值与心室腔大小密切相关。

表 1　超声心动图所测儿童二尖瓣、三尖瓣正常值

| 体表面积（m²） | 二尖瓣 | | | | 三尖瓣 | |
| | 小径（前后径） | | 大径（横径） | | 大径（横径） | |
	均值（mm）	范围（mm）	均值（mm）	范围（mm）	均值（mm）	范围（mm）
0.25	12.0	10.2~13.8	15.0	11.8~18.2	15.4	12.0~18.8
0.30	13.6	11.8~15.4	17.3	14.1~20.5	17.6	14.2~21.0
0.35	14.9	13.1~16.7	19.2	16.0~22.4	19.5	16.1~22.9
0.40	16.1	14.3~17.9	20.9	17.7~24.1	21.1	17.7~24.5
0.45	17.1	15.3~18.9	22.3	19.1~25.5	22.6	19.2~26.0
0.50	18.0	16.2~19.8	23.7	20.5~26.9	23.9	20.5~27.3
0.60	19.5	17.7~21.3	25.9	22.7~29.1	26.2	22.7~29.5
0.70	20.8	19.0~22.6	27.9	24.7~31.1	28.0	24.6~31.4
0.80	22.0	20.2~23.8	29.5	26.3~32.7	29.7	26.3~33.4
0.90	23.0	21.2~24.8	31.0	27.8~34.2	31.1	27.7~34.5
1.00	23.9	22.1~25.7	32.3	29.1~35.5	32.4	29.0~35.8
1.20	25.5	23.7~27.3	34.6	31.4~37.8	34.6	31.2~38.0
1.40	26.8	25.0~28.6	36.5	33.3~39.7	36.5	33.1~39.9
1.60	27.9	26.1~29.7	38.2	35.0~41.4	38.2	34.8~41.6
1.80	28.9	27.1~30.7	39.6	36.4~42.8	39.6	36.2~43.0
2.00	29.8	28.0~31.6	40.9	37.7~44.1	40.9	37.5~44.3

表2　不同体表面积正常儿童房室瓣环的超声心动图测值（均值±标准差）

体表面积（m²）	例数	二尖瓣（mm）		三尖瓣（mm）	
		小径（前后径）	大径（横径）	小径（前后径）	大径（横径）
0.1	9	10.8±1.0	11.2±0.9	11.9±1.1	12.8±0.8
0.2	22	11.9±1.4	12.7±1.6	13.0±1.6	13.4±1.0
0.3	24	14.4±1.0	15.7±1.4	15.8±1.6	15.7±1.4
0.4	16	16.3±1.1	17.6±1.5	17.7±1.3	17.1±1.5
0.5	22	17.6±1.3	19.5±1.1	19.3±1.2	19.1±1.4
0.6	30	19.9±1.7	21.0±1.4	21.0±1.6	20.6±1.6
0.7	43	21.9±1.9	22.4±1.5	22.7±1.8	21.9±1.6
0.8	38	23.0±1.6	25.3±1.4	26.4±2.2	24.5±1.4
1.1	14	24.5±1.7	26.3±1.4	27.4±3.2	25.7±1.8
1.3	18	26.5±2.4	29.2±2.7	30.4±2.2	27.4±2.6
1.5	8	28.5±2.2	30.9±1.7	33.3±3.3	29.6±2.1

CHSS 研究显示三尖瓣 Z 值与右心室腔大小呈显著正相关（$r = 0.68$，$P < 0.0001$）。临床上可以采用房室瓣的 Z 值对心室发育程度进行评价，方法准确、简单实用。

右心室发育不良与三尖瓣 Z 值的关系　汉莱（Hanley）、阿尼奥莱蒂（Agnoletti）等认为三尖瓣直径与右心室腔大小呈正相关，三尖瓣环的直径（Z 值）是决定右心室发育及术式选择的决定因素，可应用右心室造影或二维超声心动图测得的三尖瓣口直径的校正（Z 值）来评价手术适应证，指导临床手术。

布尔（Bull）和德勒瓦尔（DeLeval）等根据右心室输入部、小梁化部和漏斗部 3 个部分发育不同，将室间隔完整的肺动脉闭锁（pulmonary atresia with intact ventricular septum，PA/IVS）分为三型。Ⅰ型：右心室的三个部分均存在，但有一定程度的发育不良；Ⅱ型：仅有输入部和漏斗部，小梁化部闭塞；Ⅲ型：只有输入部，漏斗部和小梁化部均未发育。

比林斯利（Billingsley）等将 PA/IVS 分为轻、中、重三型。

①轻度发育不良型：右心室发育良好；输入部和漏斗部，小梁化部三部分均存在，流出道发育良好，右心室腔大小约为正常对照的 2/3 以上，三尖瓣 Z 值在 0～-2。②中度发育不良型：右心室腔及三尖瓣大小为正常对照的 1/3～2/3；右心室三部分存在，均发育不良；右心室流出道发育程度允许行肺动脉瓣膜成形术；三尖瓣 Z 值在 -2～-4。③重度发育不良型：右心室腔及三尖瓣大小小于正常对照的 1/3；右心室仅存在流入道或三部分无法辨认，流出道缺失或发育程度不允许行肺动脉瓣膜成形术；三尖瓣 Z 值在 -4～-6，常合并右心室冠状动脉瘘及依赖右心室的冠状动脉循环。

（刘迎龙　耿斌）

luǎnyuánkǒng wèibì

卵圆孔未闭（patent foramen ovale，PFO）

在胚胎心脏发育过程中，卵圆窝处原发隔与继发隔未能正常自然粘连融合形成的小裂隙。婴儿出生后，血流动力学发生变化，左心房压力增高并逐渐超过右房，卵圆孔瓣受压实现功能上关闭。随年龄的增长，卵圆孔瓣膜粘连僵直，活动减弱，纤维组织增生使孔道闭塞实现解剖闭合。卵圆孔一般在生后第 1 年内闭合，若大于 3 岁的幼儿卵圆孔仍不闭合称卵圆孔未闭。

病理生理　卵圆孔未闭无分流时对人体几乎无影响，但出现明显分流时会引起血流动力学的改变。在正常情况下，未能正常自然粘连融合的原发隔与继发隔之间虽然残存着裂隙样的异常通道，但由于左房压高于右房压，不会引起两心房间的血液分流，此时亦无相关的临床症状和体征。直径较大的中型、大型 PFO 可在局部形成血液涡流、血栓、房间隔膨出瘤等。当慢性右心房压力升高（如肺动脉高压、慢性阻塞性肺疾病、肺栓塞并存在持续右向左分流）或右心房压力短暂性突然升高超过左房压，即会出现右向左的分流。此时，静脉系统的各类栓子可通过未闭的卵圆孔进入左心房，参与体循环，最终可导致脑动脉和（或）其他动脉的反常性栓塞或动脉栓塞，引起缺血性脑卒中。

临床表现　患者疾病临床表现与 PFO 的直径、分流量的大小、左右房的压力梯度及缺损处第一房间隔膜片的活动度密切相关。PFO 直径小者早年几乎无明显临床症状。合并肺动脉高压、肺栓塞或慢性肺阻塞性疾病时，因右心房压力高于左心房，血液自右向左分流，可导致动脉系统栓塞，如缺血性脑卒中和心、肾以及外周系统栓塞，从而出现相应的临床症状和体征。此外 PFO 还可引起偏头痛、神经型减压病等。

诊断与鉴别诊断　在经胸超声（TTE）或经食管超声（TEE）下显示房间隔未见连续中断，彩色多普勒超声卵圆窝部位存在左向右或右向左的细小流束。TEE 是 PFO 的首选诊断方法，TEE 彩色多普勒超声加声学造影诊断 PFO 的敏感性和特异性可达到 100%，是诊断 PFO 的金标准。PFO 主要与小房间隔缺损鉴别，房间隔上的小缺损在 TTE 或 TEE 下显示房间隔上有小的连续中断（多半大于 4mm），彩色多普勒超声房间隔部位在左右心房间存在左向右的小分流。

治疗　无症状者可暂时不处理。PFO 合并不明原因的脑栓塞或 TIA 发作时，为防止再发脑栓塞才进行治疗，预防 PFO 所致的反向血栓，常进行药物治疗（抗凝剂或抗血小板制剂），经导管封堵 PFO 或手术关闭 PFO。手术治疗 PFO 虽然是防治脑卒中有效手段，但因开胸手术创伤大，术后并发症较多，已经不是治疗 PFO 的主导方向。建议对 PFO 合并不明原因脑卒中患者，常规使用经皮 PFO 封堵治疗，存在房间隔瘤伴有分流的 PFO 应预防性经皮 PFO 封堵治疗。经皮 PFO 封堵术是以导管技术为基础，将特殊的封堵装置植入病变部位，进而完成对 PFO 的封堵。以下情况不宜进行介入治疗：任何可以找到原因的脑栓塞情况如心源性、周围血管系统、中枢神经系统、血管炎、高血凝状态等；抗血小板或抗凝治疗禁忌如 3 个月内有严重出血情况；视网膜病变；有颅内出血病史、颅内病变；下腔静脉或盆腔静脉血栓形成，导致完全梗阻；全身或局部感染、败血症；心腔内血栓形成及妊娠等。

（刘迎龙　王建明）

fángjiàngé quēsǔn

房间隔缺损（atrial septal defect，ASD）

房间隔发育不良造成左右心房之间异常交通的先天性心脏病。是一种常见的先天性心脏病，占 6%～10%。多发于女性，女男比例（2~3）：1。

病理解剖及分型　房间隔缺损的大小及位置有较大差异，成人直径为 2~3cm 者最常见，缺损可单发或多发。按胚胎发育及病理解剖部位不同，主要分为三型，即继发孔型（80%）、原发孔型（10%）、静脉窦型（10%）。先天性心脏外科命名和数据库还提出其他类型：共同心房或单心房、冠状窦型或无顶冠状窦、卵圆孔。ASD 可为一种或多种简单或复杂畸形。根据缺损部位的不同，继发孔型房间隔缺损又可分为：中央型（卵圆窝型）、下腔静脉型、上腔静脉型（静脉窦型）、混合型。

病理生理　房间隔缺损患儿出生后随着肺循环血量的增加，左心房压力大于右心房，血液自左向右分流，其分流量的大小取决于缺损大小，并和左、右心房间压差成正比。正常情况下，左心室顺应性小于右心室，血流由左心房经房间隔缺损口流入右心房，右心室舒张期负荷增加，早期肺小动脉痉挛形成动力性肺动脉高压，随病程推移，肺小动脉硬化，血管管腔变小，肺动脉高压加重，形成阻塞性肺动脉高压，出现右心室和右心房肥厚与扩张。血液的分流是导致肺循环血量增多的直接原因，如房间隔缺损较大，肺循环与体循环血流比将超过 4:1。肺动脉高压晚期出现右心衰竭，右心房压高于左心房，可出现双向分流或右至左分流，临床呈现发绀，称为艾森门格综合征（Eisenmenger syndrome）。

临床表现　症状出现的早晚和轻重程度与缺损的大小有关。缺损小者因血液分流量小，可长期无症状，一般由常规体格检查或闻及杂音而发现。此类患儿大多生长发育正常，极少数有乏力、活动后气短表现。缺损大者出现临床症状较早，患儿因体循环血量不足而影响生长发育，表现为体格瘦小、乏力、多汗、活动后气短、心悸、易疲劳，并因肺循环充血而易频发支气管炎和肺部炎症。部分患儿在哭闹、肺炎或合并心力衰竭时，右心房压力超过左心房，出现暂时性的右向左分流而呈现青紫。40 岁以上的患者大多表现出活动后心悸，气短，部分可出现房性心律失常和心功能明显下降。体检可见心前区饱满，右心搏动增强，心浊音界扩大。患儿取前倾坐位时能在胸骨左缘第 2 肋间清楚地触及肺动脉搏动，约 10% 的患儿在杂音区可触及收缩期震颤。胸骨左缘第 2、3 肋间可闻及 Ⅱ～Ⅲ 级喷射性收缩期杂音，一般不超过 3/6 级，向两肺传导。肺脉瓣区第 2 心音亢进并呈固定分裂（0.05 秒以上）为房间隔缺损听诊的典型特征，且固定分裂随年龄增大更明显。分流量大者可在胸骨左缘下方闻及舒张期隆隆样杂音，此系血流量增多三尖瓣相对狭窄所致。合并心力衰竭的晚期病例，则可有颈静脉怒张、肝大、坠积性水肿等体征。

诊断与鉴别诊断　根据临床症状、体征、X线、心电图和超声心动图检查，可以明确诊断。①胸部X线检查：缺损小的婴幼儿心脏外形可正常，肺血增多亦不明显；缺损大者，心脏外形呈轻至中度扩大，以右心房、右心室增大为主，肺动脉段突出，主动脉影缩小。肺门血管影粗大，肺野充血，透视下可见肺动脉段及肺门动脉搏动增强，称为肺门舞蹈征。②心电图检查：典型心电图表现为右室肥大、电轴右偏（160°～180°）、完全性或不完全性右束支传导阻滞。P波增高或增大，P-R间期延长。额面心向量图QRS环呈顺钟向转位。伴有肺动脉高压者可有右心室劳损。③超声心动图检查：二维超声心动图显示右房、右室内径增大，肺动脉内径增宽，房间隔回声中断，室间隔矛盾运动，并可提示缺损的位置、大小和数目。④彩色多普勒超声：能进一步观察和测量血液分流量、流向及流速。超声心动图能大约测算肺动脉压增高程度，是确定诊断及评估预后的重要检查手段，对临床治疗具有重要的指导意义。对于诊断不明确，怀疑合并其他畸形或者介入手术治疗时才行心导管检查。导管可通过缺损部位经右心房进入左心房，了解肺动脉压力、阻力、监测各部分的血氧、估算分流量。右房与腔静脉之间血氧差大于10%具有诊断意义。

在鉴别诊断方面，主要是各型房间隔缺损之间的相互鉴别，因为这关系到手术基本方法的选择。此外其他类型的先天性心脏病，如室间隔缺损、动脉导管未闭等，也可引起肺部充血及肺动脉高压，结合X线、心电图和超声心动图等辅助检查可做出鉴别。

治疗　根据缺损的大小和左向右分流量的多少需采取不同的房间隔缺损治疗对策。1岁以内分流量小的患儿，无明显症状，自行闭合的机会为40%左右，一般不主张手术。如分流量大（超过2∶1），心影增大，心电图上V1的R'很高时均应尽早行手术治疗。合并心力衰竭者应首先通过强心、利尿、扩血管药物纠正心脏功能。出现不可逆性肺动脉高压的患者不宜行手术治疗。手术一般为体外循环下房间隔缺损修补术。此术式多采用胸骨正中切口，在某些特殊情况下，胸骨正中切口在行纠治术的同时还能发现其他心内畸形，随着心脏外科技术日趋成熟，其切口长度逐渐缩短，许多心脏中心现在已不完全打开胸骨，以具美容效果。右胸切口因易产生空气栓塞及易损伤右膈神经而较少应用。修补时应先打开右房查看缺损的解剖，确定下腔开口后由下而上进行修补，慎勿将下腔开口残存的欧氏瓣误认为卵圆窝而打补片，造成下腔向左房分流而产生术后青紫。此外也可通过X线下房间隔缺损封堵术，或右胸部小切口房间隔缺损封堵术等进行介入治疗。无论是手术治疗或是介入治疗均需严格掌握各自的适应证与禁忌证，术后密切监护，提高手术成功率，减少并发症。

（刘迎龙　王建明）

yuánfā kǒngxíng fángjiàngé quēsǔn
原发孔型房间隔缺损（primum atrial septal defect）　胚胎发育过程中心内膜垫发育缺陷所致的左右心房之间的异常交通。缺损位于房间隔下部，冠状静脉窦的前下方，紧邻房室瓣，多呈新月形（图）。常同时合并二尖瓣和三尖瓣发育不良。属于房室管畸形中的常见类型。

病理生理　原发孔型房间隔缺损主要的病理生理改变为不同程度的左向右分流。分流量的大小取决于缺损的情况。因左心房压力高于右心房，血液由左心房经缺损部位分流至右心房，右心室容量负荷过重，右心室搏出量及肺循环血流量增多，与继发孔型心房间隔缺损相似；兼有左房室瓣关闭不全的病例则在心脏收

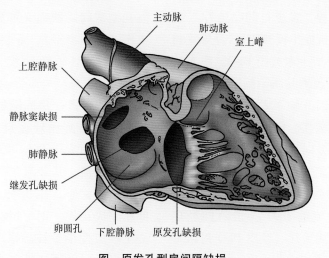

主动脉
肺动脉
室上嵴
上腔静脉
静脉窦缺损
肺静脉
继发孔缺损
卵圆孔
下腔静脉
原发孔缺损

图　原发孔型房间隔缺损

缩时，左心室血液反流入左心房，左至右分流量显著增多。这类病例在早年心脏即可显著增大并出现心力衰竭。肺循环血量增多，部分患者肺动脉压力可接近于体循环压力。晚期病例左至右分流量逐渐减少，最终呈现右至左逆向分流，临床出现发绀。

临床表现 因病变类型、左至右分流量的大小、房室瓣反流的轻重程度和肺血管压力升高的情况不同而异。临床表现与继发孔型房间隔缺损相似，多数患者在出生后早年无明显症状，随年龄增长由于肺高压致肺血管阻塞性病变后即可出现劳累后心悸、气短，运动耐量降低，频发呼吸道感染和右心衰竭等。部分分流量大的患者体格瘦小，肺动脉高压出现较早，早年即可出现上述症状和心力衰竭并进行性加重。分流量小的患儿体格发育正常，部分患儿生长发育迟缓。前胸廓饱满隆起，心尖搏动强烈，心浊音区扩大，体征与继发孔型心房间隔缺损相似。并有房室瓣裂缺的患者心前区可闻及粗糙的全收缩期杂音，心尖区最为响亮，并可扪及震颤。存在肺动脉高压者，肺动脉瓣区第二音加强，固定分裂。胸骨旁左下方和心尖区尚可能听到舒张期隆隆样杂音。心力衰竭病例则肝大，有时出现发绀。

诊断 胸部 X 线平片表现与缺损较大的继发孔型心房间隔缺损相似。并有房室瓣反流的病例则心脏明显扩大，左心室、右心室、右心房均增大，肺血流增多，血管搏动增强。当有严重的二尖瓣反流时，左心房高度扩张，左主支气管抬高。心电图显示 P-R 间期延长。右心室肥大或呈现不完全性右束支传导阻滞，左心室也肥大，电轴左偏。额面心向量

图 QRS 环呈逆时针转位。超声心动图不仅能确定缺损位置、大小，而且可明确房室瓣畸形情况，因此具有诊断意义。心导管和心血管造影可显示心内分流的存在和房室瓣反流的程度。

治疗 确定诊断后尽早手术治疗。患者早期肺血管病变较轻，无症状的患儿多主张在学龄前进行择期手术。部分缺损较大的患儿在婴儿期出现充血性心力衰竭，推荐生后第 1 年内进行择期手术。基本术式选择经胸骨正中切口，升主动脉和上下腔静脉插管，建立体外循环。阻断升主动脉后经主动脉根部灌注冷的停搏液，辅以心脏局部降温。一般降温到 28℃，低流量灌注。缝补房间隔缺损可应用自体心包片或涤纶织片。对于房室瓣严重畸形难于修复的病例，也有人主张作瓣膜替换术。按缺损的形态和大小修剪心包片或织片，先在二尖瓣前瓣叶基部中央部分将补片缝合固定于二尖瓣环上，然后连续缝合缺损与补片的边缘。手术修补关键是预防传导阻滞。原发孔房缺可致房室结的位置发生变化，使房室结向下移位，位于右心房后壁、冠状静脉窦口与室间隔嵴之间，缝合时应注意避免损伤传导组织。

预后 术前症状较重，心胸比率在 0.6 以上，心功能 III 级以上，以及并有其他心脏血管畸形者手术死亡率较高。完全型房室管畸形病例，病变远较部分型房室管畸形复杂，且常伴有其他先天性心脏血管畸形，手术操作难度较大，手术死亡率较高。

（刘迎龙 王建明）

jìfā kǒngxíng fángjiàngé quēsǔn

继发孔型房间隔缺损（secundum atrial septal defect）

在胚胎发育过程中，原发房间隔吸收

过多或继发房间隔发育障碍，两者不能融合所形成的左右心房之间的异常通道。是房间隔缺损中最常见的类型，在所有先天性心脏病中其发病率为 10%～20%。男女比例为 1:2。

病理解剖与分型 继发孔型房间隔缺损的缺损部位距房室瓣较远，或单发或多发，大小不一，小至针尖，大到下缘缺失，最常见的多在 2～3cm。有时可伴有其他畸形，如肺动脉瓣狭窄、右肺静脉异位回流、二尖瓣狭窄［卢腾巴赫综合征（Lutembacher syndrome）］、双上腔静脉、右位主动脉弓等。根据继发孔存在部位可分为四型。①中央型或称卵圆窝型：为临床上最常见的类型，发病率占总数的 75% 以上。缺损位于心房间隔的中央，冠状窦的后上方，相当于胚胎期卵圆窝所在之处。绝大多数病例缺损为单发性的，呈椭圆形或圆形，缺损面积较大，直径大多为 2～3cm 或更大。多数病例缺损边缘完整，尤以上部更为明显。缺损距离传导系统较远，容易缝合。部分病例缺损较大，后缘房间隔组织极少或缺失，右肺静脉开口进入缺损区易被误认为右肺静脉部分异位回流。②下腔静脉型：又称低位缺损或后位房间隔缺损，在房间隔缺损中约占 20%。缺损较大，多为单发性，呈椭圆形，位置较低，位于心房间隔的后下部，下缘接近下腔静脉入口处，缺损下缘与下腔静脉之间可能仍存在少量卵圆窝组织，但房间隔组织亦可全部缺失。缺损和下腔静脉的入口没有明显分界，易将下腔静脉瓣误认为缺损下缘的房间隔组织，手术时应注意识别，以免缝合后造成下腔静脉血液全部回流入左心房。右肺动脉开口位于缺

损区，亦可伴有右肺静脉异常回流入右心房或下腔静脉。有时伴有下腔静脉瓣，手术时亦应特别注意。③上腔静脉型：又称静脉窦型缺损或高位缺损，国内病例报道较国外少见，在心房间隔缺损中占5%～10%。缺损位于上腔静脉与右心房连接处，靠近房间隔后部，在上崎束头端。常伴有部分性右肺静脉回流异常。缺损面积一般不大，很少超过2cm。缺损下缘为房间隔组织，上缘即为骑跨于左右心房上方的上腔静脉。因缺损和上腔静脉连通，使上腔静脉血流至左、右心房。④混合型：兼有上述两种或两种以上畸形称为混合型，约占6%。一般缺损面积较大，可占房间隔的大部分，常兼具上腔静脉型或下腔静脉型的特征。

病理生理 继发孔型房间隔缺损的血流动力学改变是在心房水平产生血液分流。由于左心室肌肉比右心室厚，左侧心脏-体循环的血流阻力比右侧心脏-肺循环高，氧合血自左房经缺损分流至右房，临床上不呈现发绀。同时体循环血流量减少，可引起患儿发育迟缓，体力活动受到一定限制，部分患者亦可无明显症状。左至右血液分流量的大小，取决于缺损的面积，左、右心室的顺应性和左、右心房的压力阶差。婴幼儿时期，左、右心室肌肉厚度和顺应性以及体循环与肺循环的血管阻力均比较接近，因而血液分流量很少。随着年龄增大，肺血管阻力下降，右心室压力降低，右心室心肌顺应性增大，左至右血液分流量和肺循环血流量开始增多，右心房、右心室和肺动脉逐渐扩大，缺损的面积也相应地增大，分流量进一步增多，临床症状逐

渐明显。肺小动脉因肺循环血流量增多引起的中层肥厚和内膜增生等肺高压病理改变。随着肺动脉、右心室和右心房压力逐渐升高，经房间隔缺损的左至右分流量逐渐减少。如右房压力高于左房则产生逆向分流，即一部分右心房血液经缺损分流入左心房，临床上就呈现发绀。肺循环高压易诱发呼吸道感染，并导致右心室右心房肥厚增大，最终产生右心衰竭及各种房性心律失常。产生右至左逆向分流的晚期心房间隔缺损病例，缝闭心房间隔缺损往往加重右心衰竭，因而已不能耐受手术治疗。

临床表现 临床症状与缺损的大小、多少、位置密切相关。通常此类房间隔缺损的患儿因长期右心室容量负荷过重而具有良好的肺血管床耐量。生后早期，如果无并发症则很少发生严重的临床症状。缺损越大则分流量越大，症状出现地越早且越重。多数患儿可因分流量小而无明显症状，只在常规体检时发现心脏杂音。少数分流量较大的患儿，表现为生长发育稍差，活动耐量低于同龄儿童。较早出现的症状为易疲乏，劳累后气短、心悸。分流量大和肺循环压力升高的患者容易反复发作上呼吸道感染和肺炎；伴有部分性肺静脉异位引流左至右分流量极大的病例，可能在婴儿期呈现心力衰竭。严重肺动脉高压引起右向左分流者，出现发绀，即艾森门格综合征（Eisenmenger syndrome）。大多数患者生长发育正常，无发绀。少数病例体格比较瘦小。缺损较大者左侧前胸壁隆起。胸骨左下缘可扪到心脏抬举性搏动。胸骨左缘第2或第3肋间可闻及喷射性收缩期杂音，约10%的患儿可触

及收缩期震颤。肺动脉第二音亢进，固定分裂。合并肺动脉高压后，肺动脉瓣区收缩期杂音减弱，第二音亢进更明显。在三尖瓣区可闻及由于血液快速通过三尖瓣而产生的舒张中期隆隆样杂音。伴有肺动脉瓣关闭不全者胸骨左缘第2、3肋间可闻及舒张期杂音。肺血管阻力增高，左至右分流量显著减少或呈现逆向分流的病例，则心脏杂音不明显，且可能呈现发绀。晚期病例可呈现颈静脉怒张、水肿、肝大等慢性充血性心力衰竭的体征。

诊断与鉴别诊断 根据症状、体征、胸部X线、心电图、超声心动图等可明确诊断。①胸部X线检查：左至右分流量大的病例，显示心脏扩大，尤以右心房、右心室增大最为明显。肺动脉干明显突出，两侧肺门区血管增大，搏动增强，在透视下有时可见到肺门舞蹈，肺野血管纹理增粗。主动脉弓影缩小。②心电图检查：典型的病例心电图提示右心室肥厚，不完全性或完全性右束支传导阻滞。心电轴右偏。P波增高或增大，P-R间期延长。③超声心动图检查：显示右心室内径增大，左室面室间隔矛盾运动。④二维及彩色多普勒超声心动图：可直接显示房间隔缺损的部位、大小以及肺静脉的位置。⑤心导管检查：可确定肺静脉位置，排除部分性肺静脉异位连接。超声心动图可对继发孔型心房间隔缺损做出明确诊断，因此典型的不伴有并发症的儿童及青少年病例已不再常规进行右心导管检查、心血管造影等有创性检查。在鉴别诊断方面需与原发孔型房间隔缺损鉴别，这关系到手术基本方法的选用。原发孔缺损的患者症状出现较早且较重，多见于小儿

或少年时期。心电图和超声心动图在鉴别诊断方面具有重要意义。

治疗 继发孔型房间隔缺损自然闭合率相对低，自然闭合多在1岁以内，闭合率为39%。1岁以后则闭合的可能性很小。继发孔房间隔缺损造成的左向右分流，即肺/体循环血流≥1.5时即可造成右心室容量负荷过重，即应考虑手术。早期手术治疗可防止肺循环阻力升高和右心衰竭。对于成年患者，年龄、性别和心功能不全均不是禁忌证。即使60岁以上的患者，明确存在左向右分流，且肺/体循环血流≥1.5时，原则上均可进行手术治疗。不可逆性的肺动脉高压是手术禁忌证。目前房间隔缺损的治疗方法主要分为两类，即体外循环下和非体外循环下房间隔修补术和房间隔封堵术（图）。前者包括常规正中切口和右腋下小切口修补术；后者为X线或超声引导下介入治疗和右胸骨旁小切口封堵术。继发孔型房间隔缺损是第一种应用导管介入方法成功进行封堵的先天性心内畸形。

预后 目前继发孔房间隔缺损的手术治疗已取得良好疗效，术后患儿生长发育正常，可从事正常的工作和劳动。手术死亡率降至1%以下。成年病例经手术治疗能明显降低心律失常的发生率，生活质量得到显著提高。

（刘迎龙 王建明）

bùfenxíng xīnnèimódiàn quēsǔn

部分型心内膜垫缺损（partial endocardial cushion defect, PECD）胚胎发育过程中心内膜垫发育缺陷所致的左右心房之间的异常交通并伴有二尖瓣前叶裂的先天性心脏病。二尖瓣前叶中央部位缺裂，裂口长度不一，从瓣叶游离缘小的缺裂到整个瓣叶全长分裂。裂口边缘瓣叶组织卷缩，并有腱索附着。二尖瓣前叶缺裂产生关闭不全，心脏收缩时血液从左心室反流入左心房，再经I孔型房间隔缺损进入右心房（图）。此型缺损在房室管畸形中最为常见。

病理生理 PECD主要由以下几部分畸形组成：①原发孔型房间隔缺损。②冠状静脉窦的位置变化，从基本正常的位置到二尖瓣环后部中央的左心房后壁上，冠状静脉窦可开口于这两点间的任何位置，房室结的位置随着冠状静脉窦位置的变化而变化。③二尖瓣前叶中部有裂隙，可伴有三尖瓣隔叶发育不良或缺如。PECD产生的病理生理改变主要取决于房室间交通和房室瓣关闭不全的程度以及所合并的心内畸形。

图 彩超引导下的房间隔缺损封堵术

CS：冠状静脉窦；RA：右房；LA：左房 LPV 左肺静脉 LUPV：左上肺静脉 AO：主动脉

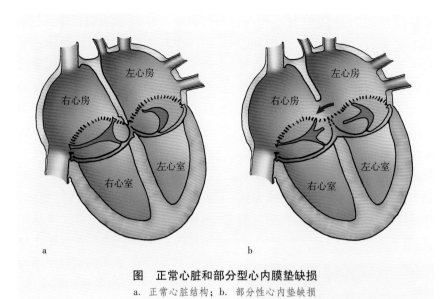

图 正常心脏和部分型心内膜垫缺损
a. 正常心脏结构；b. 部分性心内膜垫缺损

心室间隔完整且无房室瓣关闭不全的病例则仅心房水平存在左至右分流，即血液经缺损由左心房分流至右心房，造成右心室容量负荷过重，肺循环血量增多，与Ⅱ孔型房间隔缺损相类似；兼有左房室瓣关闭不全者则心脏收缩时，左心室血液反流入左心房，左至右分流量显著增多。这类病例在早年即可出现心脏增大和心力衰竭。晚期病例随着肺血管阻力升高，左至右分流量逐渐减少，最终可因右心房压力高于左心房呈现右至左逆向分流。

临床表现 PECD 患者的临床表现主要取决于肺血流量和肺动脉压力以及房室瓣情况。分流量小的患者症状不明显，仅仅在查体时发现有心脏杂音。分流量大的患儿，可出现多汗，喂养困难，活动后心悸，气短，反复的上呼吸道感染。部分患儿可出现生长发育迟缓，活动量低于同龄儿，以及充血性心力衰竭等症状。由于右心室肥厚，可出现明显的心前区隆起，典型杂音为胸骨左缘第2、第3肋间柔和的收缩期杂音。心尖部多可闻及典型的二尖瓣反流所引起的收缩期杂音。合

并肺动脉高压者，肺动脉瓣听诊区第二心音亢进。右心室明显扩大者可闻及三尖瓣反流杂音。

诊断与鉴别诊断 胸部 X 线所见同继发孔型房间隔缺损，当二尖瓣反流明显时会出现左心房和左心室增大，左心室造影可见左室流出道延长，呈鹅颈征。心电图提示电轴左偏 -30° ~ -150°，QRS 波主波向下。与继发孔房间隔缺损一样，出现右心室肥厚或右束支传导阻滞，约 50% 的患者存在一度房室传导阻滞。二维超声和多普勒超声可明确缺损部位及类型，显示二尖瓣裂缺及评估房室瓣反流或狭窄情况。

治疗 心内膜垫缺损一经确诊，应尽早手术治疗。一般认为患儿在 6 个月前进行心内膜垫缺损手术效果较好。因为随病情进展，肺动脉压力逐渐升高，一旦发展为重度肺动脉高压，不仅会增加心内膜垫缺损的手术死亡率，而且会影响远期疗效。待右心室的压力超过左心室时就有可能失去了手术时机。发展为艾森门格综合征、阻塞性肺血管病的患者原则上不能手术。主要手术方法是房缺补片修补、裂隙修补。手

术成功的关键是防止传导束的损伤和恢复二尖瓣功能，即在处理二尖瓣裂与原发孔房间隔缺损时杜绝损伤传导束。矫治心内膜垫缺损需应用体外循环结合低温和冷心脏停搏液；建立体外循环后切开右心房，经二尖瓣，从左心室插管加压注入生理盐水有助于观察房室瓣对合情况。用 4-0 滑线带垫片间断缝合二尖瓣前瓣叶裂缺，一般仅需放置缝线 3 ~ 4 针。注意避免缝合处组织张力过大以致引起瓣叶变形，加重关闭不全。裂缺边缘卷曲者可平复后予以缝合以减少张力。少数病例因腱索过短或异常乳头肌引致瓣叶裂口对合不良者可部分切开乳头肌顶部改善对合情况。修补完毕后应按体表面积测量二尖瓣环大小。二尖瓣前叶裂修补过程中需反复打水试验二尖瓣关闭满意程度。缝补心房间隔缺损可应用自体心包片或涤纶织片。修补方法详见原发孔型房间隔缺损的手术操作方法。亦可采用较大的心包片先缝合固定于相当于前瓣叶裂缺顶部的三尖瓣隔瓣叶基部上，然后将心包片覆盖房间隔缺损及房室结三角区，再沿三尖瓣隔瓣叶基部，冠窦开口上壁浅层组织或在冠窦隔瓣叶基部，冠窦开口上壁浅层组织或在冠窦开口下缘以及房间隔缺损上方边缘作缝补术。

预后 部分型心内膜垫缺损病例手术死亡率≤5%。手术时年龄在 2 岁以上，术前症状较重，心胸比率在 0.6 以上，心功能Ⅲ级以上，以及并有其他心脏血管畸形者手术死亡率较高。

（刘迎龙 王建明）

dānxīnfáng

单心房（single atrium） 胚胎发育期房间隔的第 1 隔和第 2 隔

均未发育所致的房间隔完全缺如。又称共同心房。心脏仅有单个心房腔，可伴有瓣叶畸形。单心房是一种特殊类型的房间隔缺损，也是一种罕见的先天性心脏病。

病理生理 单心房轻者为继发孔和原发孔同有缺损，仅留房间隔的条索，重者间隔全无。房间隔的痕迹不存在，而室间隔完整者，又称二室三腔心或单心房三腔心。单心房可单独存在，但常与体静脉异位引流，左上腔静脉残存、右上腔静脉缺如或心内膜垫缺损等变异并存。来自腔静脉的静脉血和来自肺静脉的动脉血在单心房内混合，因右心室充盈阻力小，大部分血液进入右心室，肺静脉回流至心房的血流，只有一部分经二尖瓣入左心室再入体循环，故临床上可出现发绀。在心房两侧、心室、主动脉和肺动脉内的血氧饱和度几乎相同。单心房合并腔静脉异位引流较为常见，如左上腔静脉引流入冠状静脉窦或共同心房的左侧，其次为下腔静脉经奇静脉或半奇静脉引流和肝静脉直接进入共同心房的右侧，形成心房内的混合血。

临床表现 此类患儿症状和体征与巨大的房间隔缺损和房室管畸形相似。哭闹时气短，青紫或轻或重，早年可出现心力衰竭。如合并肺动脉高压，则症状较重。随病情进展可逐渐出现发绀和杵状指、趾。心前区搏动活跃，以右室为主，第二心音亢进且固定分裂，肺动脉瓣区可闻及喷射性杂音，胸骨左缘上部有渐强-渐弱的收缩期杂音，向肺部传导。心尖区有二尖瓣反流的收缩期杂音，向腋下传导。胸骨左缘下部可有舒张中期杂音，反映右房向右室流量增多，为三尖瓣功能性狭窄所致。

诊断 根据临床症状、体征，结合X线、心电图、超声心动图或彩色多普勒超声、心导管检查或心房造影等可确诊。①胸部X线检查：显示心影增大，以右房、右室扩大为主，肺动脉干突出，肺野血管影增多。②心电图检查：与房室间隔缺损相似。P波多为正常窦性，少数为低位房律，QRS电轴左偏，大多在-90°~-120°，常出现房室交界性节律。右室肥厚突出，如合并梗阻性肺动脉高压，则更显著。③二维超声显示房间隔缺如。④彩色多普勒超声：可查看其他伴发的畸形及异常的血流动力学，肺静脉连接有无异位及房室瓣反流。⑤心导管检查：右心导管检查时，导管极易从右心房进入左心房或导管径路与房室管畸形相似。心房与左右心室、主动脉、肺动脉中的血液血氧饱和度几乎一样。⑥心房造影：选择性心房造影可显示扩大的球形共同房腔，左心室造影可显示左室流出道呈鹅颈样。

鉴别诊断 需与继发孔房间隔缺损、室间隔缺损、完全性肺静脉异位引流、完全性大动脉转位、三尖瓣闭锁和完全性房室管畸形等鉴别。其中完全性肺静脉异位连接与继发孔房间隔缺损均有右心室肥厚，但电轴右偏。单心房临床症状和体征类似大型房间隔缺损或房室管畸形，但其临床症状出现早且重，有发绀但肺血流量增多，心房水平有大量左向右分流但无明显肺动脉高压的证据，据此可做出鉴别。

治疗 确诊为单心房的患儿，只要尚未发生严重的肺血管阻塞性病变，宜趁早手术将两房分开。手术成功的关键在于：防止房室结和传导束的损伤、妥善处理二

尖瓣关闭不全以及彻底纠治合并的畸形。手术按常规开胸及体外循环准备。取胸骨正中切口，升主动脉插管后，进行下腔静脉及上腔静脉插管。按常规体外循环下，平行终嵴切开右房前壁，显露心房腔。应用自体心包或涤纶织片制成房间隔对缺损进行修补，伴有左上腔静脉引流入左房者需同时纠治，二尖瓣前瓣裂缺伴关闭不全需作修补。为了预防缝线撕脱，用4~5个间断褥式带小垫片4-0缝线，将补片缝在房室环上，这些固定补片的缝针要缝在三尖瓣根部组织及瓣环上，而不要缝在二尖瓣叶以免影响其功能。拉紧各对褥式缝线并打结，然后用保留的缝线逆时针连续缝合补片和房壁组织，直至两个缝线会合。按常规彻底排出左心气体。对于婴幼儿，宜采用连续缝法固定补片。在房室结和房室束区进行缝合时，要注意切勿损伤传导束。

（刘迎龙　王建明）

sānfángxīn

三房心（cor triatriatum，CT）

心房内存在异常的纤维肌肉隔膜而导致房内血液回流受阻的先天性心脏病。较罕见。按纤维肌肉隔膜所在的位置可分为左侧三房心和右侧三房心两种类型。右侧三房心较少见，临床上多将左侧者称为经典三房心，简称三房心。三房心在先天性心脏病总发病中占0.1%~0.4%，男女发病比例为1.5:1。其中左侧三房心约占总体发病率的92%以上，左侧三房心单独存在的病例数较少，并发其他心脏畸形的比例为41%~95%。常见的合并畸形包括房间隔缺损、室间隔缺损、肺静脉异位引流、房室瓣反流、永存左上腔和肺动脉瓣狭窄等。左

侧三房心本身还可以引起左室流出道梗阻。右侧三房心在先天性心脏病中极其罕见，其在 1963 年被首次发现，且多于尸检中检出，仅占三房心整体发病率的 8%。

发病机制 左侧三房心和右侧三房心的胚胎学发病机制并不相同。左侧三房心的发生机制目前仍不十分清楚。广为接受的异常汇入假说认为胚胎第 5 周共同肺静脉不完全汇入左房导致了三房心。右侧三房心的发生机制亦不甚清楚。由于右侧三房心的纤维肌肉间隔在右房内的位置较低，故而目前认为，右侧三房心的发病是因为右侧窦静脉瓣未退化所致。在心脏发育早期，有两条褶皱确保了窦静脉在右房内的开口，这两条褶皱即为左侧和右侧都静脉瓣。当窦静脉逐渐汇入右房，这两个窦静脉瓣逐渐分开并开始退化。左侧窦静脉瓣的残余部分与继发房间隔相融合。右侧窦静脉瓣除了形成下腔静脉瓣和冠状静脉窦瓣之外，其余部分均退化。在此期间内的右侧都静脉瓣退化异常，均可导致右侧三房心。

分类 左侧和右侧三房心的分类方法各不相同。

左侧三房心的分类 分类方法比较繁杂，尚未得到统一。较常见的分型有四种。①范普拉格（Van Praagh）根据有无肺静脉异位引流分为典型型（无肺静脉异位引流）和非典型型（有肺静脉异位引流）。②朱晓东将三房心分为两种类型。Ⅰ型：肺静脉引流部分进入副房、部分进入真左房，ⅠA 型为合并房间隔缺损型，ⅠB 型为无房间隔缺损型。Ⅱ型为全部肺静脉均引流至副房，并分为四个亚型。③Gasul 分型。Ⅰ型，左房与副房之间无交通存在，又

分成伴有肺静脉异位回流和有房间隔缺损两类；Ⅱ型，左房与副房之间有小的交通，又分成无房间隔缺损Ⅱa 型、高位房间隔缺损Ⅱb 型和低位房间隔缺损Ⅱc 型三类；Ⅲ型，左房与副房间有宽大的通道（交通口面积 < $2cm^2$）。④Lam 改良分类方法。A 型：即经典型，特点是近端房收纳所有肺静脉，远端房含有左心耳及二尖瓣，两个腔室通过隔膜上的一个或多个孔洞相连；B 型：为所有的肺静脉回流至扩张的冠状静脉窦；C 型：极为少见，其近端房不接纳任何肺静脉。A 型三房心按 ASD 的位置可分为两种亚型：A1 亚型，即房间隔缺损与近端房相通；A2 亚型为房间隔缺损与远端房相通。B 型三房心与完全型肺静脉异位连接（TAPVC），尤其是心内型 TAPVC 非常相像，两者的区别是 B 型三房心肺静脉纳入的部位是左房所属结构，而心内型 TAPVC 中肺静脉连接的部位却与左房相分离。

右侧三房心的分类 目前尚无明确的分类方法。但其大致可分为两类：①为只合并有房间隔缺损的单纯的右侧三房心。②为合并有其他心内畸形的右侧三房心。

病理生理 ①左侧三房心的病理生理变化主要取决于心房内纤维肌肉间隔上孔洞的大小、房间隔缺损的大小和位置以及由此产生的一系列血流动力学变化。典型的三房心由于肺静脉血进入真左房受阻而引起肺静脉压力增高，导致肺静脉淤血、肺水肿，并逐渐产生肺高压，最终导致右心衰竭。孔洞越小，血流动力学的变化越严重。当合并有房间隔缺损时肺静脉梗阻可以得到部分缓解，出现心房水平左向右分流，

致使右心容量负荷增加，右心室肥厚、扩张。当肺血管床发生器质性改变，右心压力严重增高时，可出现房水平双向或右向左分流，临床上表现为发绀。②右侧三房心的病理生理变化主要取决于右心房内纤维肌肉间隔上孔洞的大小、房间隔缺损的大小和位置以及由此产生的一系列血流动力学变化。纤维肌肉间隔位置较高，隔膜孔较大的右型三房心在血流动力学上与正常人无明显差异，终生可无症状。纤维肌肉间隔位置较低，隔膜孔较小，或合并有三尖瓣发育异常时，右房内的静脉血流入右室受阻，经扩大的房间隔缺损流入左房，导致体循环动脉血样饱和度降低，表现为乏氧和发绀。由于合并有三尖瓣的发育异常，心内传到系统大多可出现异常，表现为室性心律失常或预激综合征。

临床表现 左侧三房心的临床表现类似于二尖瓣狭窄。病情取决于隔膜梗阻的程度，隔膜孔的形态和合并畸形。隔膜孔小的病例很早即表现肺静脉梗阻严重的症状。隔膜孔越小，症状越重，出现越早，隔膜孔过小或无，常使患儿早期死亡，其早期死亡率约为 70%；若隔膜孔足够大，患者可早期甚至终身无症状。多数右侧三房心终生无症状，仅在体检时发现心脏扩大而检出。个别有症状的右型三房心的临床表现多不典型，常与合并的其他心内畸形有关，但伴有三尖瓣发育异常的右型三房心的临床表现多与闭锁型埃布斯坦畸形（Ebstein malformation）的临床表现形似。

诊断 左侧三房心的临床表现多不典型，病情严重的患儿虽可出现类似于二尖瓣狭窄的临床表现，诸如：明显劳力性呼吸困

难甚至静息时呼吸困难，患儿易感冒、心悸、气短、咯血和（或）伴有心力衰竭病史，于心尖部闻及柔和的收缩期或舒张期杂音，P_2 亢进，常伴有分裂，并可伴有肝大，但其明确诊断多来源于超声心动图检查。若为了进一步明确肺静脉回流情况并与肺静脉异位引流相鉴别，可辅助以心脏增强 CT 和三维重建或心脏磁共振成像。右侧三房心的临床表现缺乏特异性，其明确诊断多依赖于辅助检查。室性心律失常或预激综合征是心电图常见的异常，但也缺乏特异性，胸部 X 线检查上仅能见心脏扩大，因此明确诊断主要依赖于超声心动图检查和心脏增强 CT。①心电图检查：左侧三房心多表现为电轴右偏、P 波高尖及右室肥厚。个别无症状患者首发以房颤就诊。右侧三房心可表现有室性心律失常或预激综合征。②胸部 X 线检查：左侧三房心的可有明显的肺淤血或肺充血、右心扩大左房不大等表现。而右侧三房心仅可表现为心脏扩大。③超声心动图：可以明确诊断大部分三房心患者的心内畸形，对三房心具有极高的诊断价值，其能准确地显示心房内隔膜的位置和隔膜孔大小，能诊断包括房间隔缺损、肺静脉异位引流、瓣膜病变等心内畸形。④心脏磁共振成像和螺旋 CT 心脏造影：被作为一种强有力的工具用于诊断肺静脉连接的异常和三房心，对于三房心的鉴别诊断极有帮助。但此两种方法都不适用于新生儿和婴幼儿，且价格昂贵。⑤心导管造影：现仍不失为三房心诊断的金标准。通常可以显示房内阻塞性隔膜的存在，以及近端房、远端房和右房之间的交通情况。但由于是有创性检查，近年来已不

常用。

治疗　左侧三房心以手术治疗为主。手术时机取决于合并的心脏畸形和副房与真房的交通程度。交通口较大的患者，或副房与右心房之间存在房间隔缺损，可起到减压作用，早期死亡率较低，一般可存活到成年。但有 85% 的三房心患者在 20 岁以前死亡，故一经确诊，应及时治疗。三房心的手术指征：①无交通口或交通口 ≤3mm 的患儿 75% 在婴儿期死亡，因此应争取在 1 岁以内手术。②三房心合并肺静脉回流受阻，出现严重肺水肿和肺动脉高压时应尽早手术。③若副房和真房之间交通较好或真房、副房与右房间有良好交通，其病程与大的房间隔缺损相同，则可择期手术。右侧三房心的手术治疗与左侧三房心相类似，对于纤维肌肉隔膜位置较高，三尖瓣发育良好，可以选择经皮穿刺球囊扩张过小的隔膜孔并同时封堵房间隔缺损以达到根治目的的。

预后　左侧三房心的手术矫治效果十分理想，绝大多数患者术后心功能可维持在 NYHA Ⅰ～Ⅱ/Ⅳ级。单纯的三房心手术几乎无死亡率。重症三房心在婴儿期行急诊手术或合并其他严重的心内畸形时急性期死亡率为 16%～38%，主要原因为术后严重的低心排血量综合征。三房心术后远期随访结果满意，但个别患者因隔膜切除不完全需再次手术治疗。仅合并有房间隔缺损的右侧三房心的临床预后较良好，但合并有三尖瓣发育不良的右侧三房心在术后多合并有不同程度的右心功能不全或室性心律失常，目前因缺乏相关临床治疗而尚无定论。

（李仲智）

fèijìngmài yìwèi yǐnliú

肺静脉异位引流（anomalous pulmonary venous connection）

全部或部分肺静脉血流通过体静脉或直接异位回流至右心房的先天性心脏病。又称肺静脉异位连接。分为完全性肺静脉异位引流（TAPVC）和部分性肺静脉异位引流（PAPVC）。

病因及发病机制　在胚胎发育过程中，当来自左心房后表面的肺静脉外翻或外突结构，未能与肺芽周围的肺静脉丛正常融合时，就会发生肺静脉异位引流。

病理生理　①完全性肺静脉异位引流：使氧合的肺静脉血全部回流至右房，导致右房扩大、右室肥厚，肺血量明显增多导致肺小动脉肥厚；右房内的混合静脉血经未闭的卵圆孔或房间隔缺损进入左房并到达体循环系统，外周表现为发绀。②部分性肺静脉异位引流：最根本的血流动力学改变是三尖瓣水平之上的左向右分流导致富氧血流经肺部在右房、右室及肺动脉内往复循环。肺循环血流增加导致右房扩大，右室肥厚及扩张，以及肺动脉的扩张。

临床表现　完全性肺静脉异位引流多数表现为发绀、呼吸困难，喂养困难和反复发作的呼吸道感染等。伴有肺静脉梗阻时，患儿出生后即表现为呼吸急促、全身发绀，活动后气短加剧等。绝大多数伴有或不伴有房水平交通的部分性肺静脉异位引流患者在生命初期均无任何症状。出现症状时最常见的主诉为轻度的运动受限。

诊断与鉴别诊断　①完全性肺静脉异位引流：胸部 X 线检查可见心脏扩大、肺淤血、肺动脉段突出，典型的心上型，表现为

雪人征；心脏超声检查是完全型肺静脉异位引流的一种重要诊断方法，结合应用多普勒，可对婴幼儿的此类畸形进行明确诊断。②部分性肺静脉异位引流：胸部 X 线检查表现为右房及右室扩大和肺血管影增多。心电图多表现为右室肥厚。心脏彩超同样可明确诊断。

治疗 完全性肺静脉异位引流是一种严重的先天性心脏病，可于生后早期发生肺动脉高压，进而导致肺静脉梗阻和心力衰竭，故而必须早期诊断、尽快手术治疗。手术适应证主要为：①出现急性充血性心力衰竭症状。②心脏超声提示有肺静脉梗阻。③伴有肺高压。手术方法为通过将肺静脉总干与左心房吻合、以补片将肺静脉回流隔入左心房等方法将肺静脉回流纠正至左心房。

对于部分性肺静脉异位引流手术适应证：①在血流动力学上具有明显的左向右分流。②反复发作肺内感染。③具有其他需要手术矫治的重要心脏畸形。④异常的肺静脉连接由于压迫或阻塞影响到了周边的结构。部分性肺静脉异位引流的手术矫治方法是多种多样的，且应按照患者所属的解剖类型及合并的心内畸形量身定制。

预后 完全性肺静脉异位引流患儿如不手术，约有 75% 在 1 岁内死亡。单纯的完全性肺静脉异位引流的术后预后较理想。对肺高压术后的及时处理和防止因手术操作不当导致的肺静脉回流梗阻，是提高手术成功率，改善患儿预后的关键。部分性肺静脉异位引流患者其自然史及预后与孤立性房间隔缺损相若。手术死亡率很低，良好选择手术适应证的患者，术后可以获得极佳的功

能学结果，且术后的远期效果与正常人群相同或类似。

（刘迎龙 李晓锋）

bùfenxìngfèijìngmàiyìwèiyǐnliú

部分性肺静脉异位引流（partial anomalous pulmonary venous connection，PAPVC） 一条或者更多的但绝非所有的肺静脉直接或间接的经静脉性连接回流至右心房的先天性心脏病。又称部分性肺静脉异位连接。

病因及发病机制 虽然部分性肺静脉异位引流可以和其他的心肺畸形联合发病，但至今关于其形成机制的危险因素仍不十分清楚。而且，产前致畸因素（药物、感染）并不被认为是该畸形的诱发因子。孤立发病患者对此种畸形的遗传呈递风险率目前尚未可知。

病理生理 部分性肺静脉异位引流最根本的血流动力学改变是三尖瓣水平之上的左向右分流导致富氧血流经肺部在右房、右室及肺动脉内往复循环。肺循环血流增加导致右房扩大，右室肥厚及扩张，以及肺动脉的扩张。左心各腔室不受影响，体循环心排血量正常。

孤立性部分性肺静脉异位连接 当部分性肺静脉异位引流不合并有其他心脏畸形时，左向右分流的程度取决于：①异常回流的肺静脉占总肺静脉回流量的百分数。②异常回流的肺静脉起源于肺循环或肺叶的部位。③正常和异常引流的肺血管床阻力以及收纳他们回流的各腔室的顺应性。伴有孤立性部分性肺静脉异位引流患者的异常血流动力学改变并不能带来明显的临床表现，除非其 50% 或更多的肺血流是经异常方式回流的。一个肺叶的异常肺静脉引流所带来的心脏病理改变

极小，且不影响患者的生存年限。具有异常肺血管床的患者，就像弯刀综合征患者所表现的那样，异常回流的肺组织中肺小动脉阻力可以增高。肺循环血流更倾向于经左肺正常回流的肺静脉途径回流至左房，从而减少了左向右的分流量。

合并有其他心脏畸形的部分性肺静脉异位引流 ①合并有小房间隔缺损的部分性肺静脉异位引流：最能代表此类畸形的血流动力学改变。当房间隔缺损的口径足够大时，额外的左向右分流将增加右心及肺循环的负担。通常情况下，肺循环血流：体循环血流 > 3 : 1。此结果是由经异常引流的肺静脉左向右分流及房水平左向右分流共同导致的。②合并有其他非房间隔缺损性心内畸形的部分性肺静脉异位引流：其病理生理学改变通常是由这些合并畸形的严重程度所决定的。

临床表现 绝大多数伴有或不伴有房水平交通的部分性肺静脉异位引流患者在生命初期均无任何症状。此类患者通常是因心脏杂音或异常的胸部 X 线表现而被发现。此时期出现症状时，最常见的主诉为轻度的运动受限。症状进行性加重一般均出现在 20 岁左右，包括气短、反复发作的支气管炎、咯血、胸痛以及由室上性心律失常所致的心悸等。当出现心力衰竭时，其发生通常是急剧的。自然史及临床发现通常与有症状的房间隔缺损患者相类似。孤立性部分性肺静脉异位引流患者若仅有一个肺叶的回流异常，则在体格检查中完全可表现为正常。当病变累及多个肺叶或合并有房间隔缺损时，临床查体发现与典型的非复杂性房间隔缺损相类似。可有右室搏动增强、

心底部低调的收缩期喷射性杂音以及第二心音固定性分裂。可于三尖瓣听诊区闻及舒张期杂音。很少的情况下，可于心底部闻及低调的连续性杂音，此杂音反映的是经异常静脉管道回流的血流。在年龄较大且有症状的患者中，发绀的检出率为50%，此与肺动脉高压导致房水平右向左分流及肺静脉内血氧饱和度降低有关。在年龄较大且病情严重的患者中可见明显的心力衰竭征象（肝大、颈静脉怒张及腹水等）。

诊断与鉴别诊断　大多数情况下，心电图的右心导联提示容量性右室肥厚。在具有肺高压的大龄患者中，亦可见右房扩大及严重的右室肥厚。在不合并有心脏畸形的患者中，心电图可表现为正常。房性心律失常，包括房扑和房颤，可见于30~40岁的患者。当有房间隔缺损存在时，胸部X线常表现为右房及右室扩大和肺血管影增多。若不合并有房间隔缺损或其他心脏畸形，胸部X线平片通常是正常的。超声心动图及彩色多普勒检查因无创伤、诊断阳性率高，目前是诊断部分性肺静脉异位引流的黄金方法。此方法可明确显示异常回流的肺静脉数量及回流部位。但对于年龄较小的患儿，有时完全显示肺静脉回流较为困难，此时需结合心脏增强CT和三维重建方能明确诊断。目前在部分性肺静脉异位引流的诊断中已很少应用右心导管及心血管造影。

部分性肺静脉异位引流在诊断上主要与完全性肺静脉异位引流（TAPVC）相鉴别，应用超声心动图彩色多普勒检查，并结合心脏增强CT三维成像，往往可以得到比较明确的诊断。

治疗　伴有或不伴有房间隔缺损的无症状的部分性肺静脉异位引流患者的手术死亡率很低，且与孤立性房间隔缺损的患者相一致。对于出现症状或肺血管阻力增高的大龄患者，手术风险性轻度增高。手术导致的晚期并发症很少见。对于无手术适应证的无症状患者，不需给予特殊的药物治疗。对出现充血性心力衰竭、肺心病或心律失常症状的大龄患者，可以使用利尿剂、正性肌力药和特殊的抗心律失常药以缓解症状。

手术适应证　对部分性肺静脉异位引流行手术治疗时应考虑以下几种情况：①患者在血流动力学上具有明显的左向右分流（Qp∶Qs≥2∶1，胸部X线平片提示心脏增大）。其中包括了绝大多数异常引流量≥50%的部分性肺静脉异位引流患者。②患者反复发作肺内感染，尤其是合并有弯刀综合征的患者。③患者具有其他需要手术矫治的重要心脏畸形（房间隔缺损、二尖瓣狭窄等）。④异常肺静脉引流由于压迫或阻塞影响周边结构。对于不属于上述范畴的来自于一个肺叶的无症状性部分性肺静脉异位引流患者，很少建议行手术治疗。

手术方法　部分性肺静脉异位引流的手术矫治方法是多种多样的，且应按照患者所属的解剖类型及合并的心内畸形量身定制。手术入路通常选择胸骨正中劈开。接至右房的部分性肺静脉异位引流在矫治时多要同期关闭房间隔缺损。应用涤纶（Dacron）或心包补片将异常的肺静脉经右房引流至房间隔缺损处。有时必须扩大房间隔缺损以利于此手术的操作。当发现有异常的肺静脉引流至上腔静脉时，根据注入的位置、异常肺静脉的数量、拟手术区与窦房结的邻近程度以及术后可能发生肺静脉或体静脉梗阻的可能性，可以选择不同的手术方案。现主要有两种术式：①将房间隔缺损直接与右房游离壁相吻合以分隔上腔静脉及其左侧部分中的异常回流点。②以心包或合成材料补片将异常回流的肺血流导向房间隔缺损。为确保不发生上腔静脉回流受阻，以一游离心包补片加宽上腔静脉-右房接合部。右心耳亦可以被用来加宽此区域。

连接至下腔静脉的部分性肺静脉异位引流经常合并有来自于膈下的异常体动脉血液供应以及肺实质异常（肺隔离症）。行手术矫治前，准确的定位患肺的动脉供应及静脉回流是必不可少的。通常情况下，共同肺静脉应被切断并重新吻合于右房上。利用原有的房间隔缺损或制造一个房间隔缺损，用心包和合成材料作内通道，将异常的肺静脉血流引导至左房。对于绝大多数连接至左无名静脉的部分性肺静脉异位引流，游离共同静脉干并将其直接吻合至左房或左心耳。若此操作是在非体外循环下进行的，则对应的肺动脉应予以阻断以防止同侧肺组织在吻合期间发生严重的肺水肿。

（刘迎龙　李晓锋）

wánquánxìngfèijìngmàiyìwèiyǐnliú

完全性肺静脉异位引流（total anomalous pulmonary venous connection，TAPVC）　所有肺静脉均不直接汇入左房，而汇入右房或其附属结构的先天性心脏病。又称完全性肺静脉异位连接。对于完全性肺静脉异位引流，卵圆孔未闭或房间隔缺损是患儿生后能否存活的必要条件。完全性肺静脉异位引流时一类较少见的发绀型先天性心脏病，占先心病发病率的 1.5%~3%，并以单独畸形存在较多。如不采取手术治疗，75%该畸形患儿会在 1 岁内死亡。完全性肺静脉异位引流的自然生存率与肺静脉梗阻情况和肺动脉高压程度有关。伴有肺静脉梗阻的患儿生后几天即会出现严重青紫和充血性心力衰竭，很少能存活至 1 个月；伴肺动脉高压的患儿一般生后 6 个月出现右心衰竭。药物治疗虽可一定程度上缓解该畸形的症状，但由于肺血增多，患儿常因并发感染而死亡。无并发症的患儿，临床表现与房间隔缺损类似，但症状较房间隔缺损出现早且重。

病因及发病机制 肺是从前肠上的一个外翻结构发育而来的。具有从内脏（体循环）静脉丛中分化而来的一个静脉丛，经主静脉和脐卵黄囊静脉回流引流入心脏。当来自左心房后表面的肺静脉外翻或外突结构，未能与肺芽周围的肺静脉丛正常融合时，就会发生 TAPVC。在肺静脉与左心房常见的连接部位，至少持续存在一个肺静脉丛与内脏静脉丛连接。结果肺静脉通过体静脉异位回流到心脏。

分类 完全性肺静脉异位引流按照肺静脉引流的部位可以分为四种类型。①心上型：占完全性肺静脉异位引流总数的 45%~50%。是指左、右肺静脉在心房后面先汇合成一个静脉总干，然后再与左上腔静脉或右上腔静脉相连。该类型大部分的静脉总干通过垂直静脉与左上腔静脉相连。肺静脉血经左上腔静脉、左头臂静脉入右上腔静脉，再回流至右房；亦有部分病例的静脉总干直接同右上腔静脉或奇静脉相连。②心内型：约占该畸形总数的 25%。其中大部分患儿的静脉

总干与冠状窦相连，肺静脉血经冠状窦口流入右房；少部分患儿的静脉总干直接与右房相连，或各肺静脉分别开口于右房内。③心下型：约占该畸形总数的 20%。静脉总干于食管前方穿膈肌进入腹腔，与门静脉或静脉导管相连；少数的静脉总干与下腔静脉直接相连，肺静脉血经下腔静脉回流至右房。心下型因静脉通道的长度和肝窦状隙导致下腔阻力高而发生不同程度的梗阻。④混合型：5%~10%的完全性肺静脉异位引流可同时具有上述两种或两种以上的畸形。临床上较多见的为左上肺静脉异位回流至垂直静脉，无名静脉进入上腔静脉，而另外 3 支肺静脉直接回流至冠状静脉窦内。在肺静脉异常引流通路上的任何部位都有可能发生梗阻，其中最常见的是心下型 TAPVC，几乎总伴有不同程度的梗阻。

病理生理 完全性肺静脉异位引流使氧合的肺静脉血全部回流至右房，右房同时接受体、肺循环的回心血液，导致右房扩大、右室肥厚，肺血量明显增多导致肺小动脉肥厚；右房内的混合静脉血经未闭的卵圆孔或房间隔缺损进入左房并到达体循环系统，外周表现为发绀。由于右房长期容量过负荷，最终导致充血性心力衰竭。完全性肺静脉异位引流的症状出现早晚，取决于肺静脉回流的梗阻情况。肺静脉的梗阻情况取决于静脉总干的解剖位置和回流途径。心下型的静脉总干因受膈肌或腹腔脏器的压迫而较易产生梗阻，症状亦出现较早。心内型的静脉总干发生梗阻的程度较轻微，故而症状出现较晚。对肺静脉回流梗阻型 TAPVC，由于肺淤血、水肿，极易引起感染。

重度肺动脉高压，右心衰竭，缺氧、发绀加重，导致酸碱平衡失调。如不及时手术治疗，大部分患儿在 2~3 个月死亡。

临床表现 TAPVC 患儿所表现出来的特征取决于肺静脉梗阻的程度。如果梗阻很严重，患儿在生后数小时甚至几分钟内，即可出现严重发绀和呼吸窘迫。这种患儿表现为心动过速和低血压。无重大肺静脉梗阻时，临床症状取决于肺血流量和肺动脉高压的程度。肺血流明显增多和肺动脉高压的患儿将发生发育停滞，并可能有呼吸急促和多汗，尤其是在喂养进食时。发绀的程度常为轻度。如果肺动脉压力只有稍许升高，患儿可能持续多年保持良好状态，而仅有一点轻度的发绀。单纯的完全性肺静脉异位引流在查体时可发现肝大，但心脏杂音不明显，仅可闻及肺动脉瓣第二心音亢进。伴肺静脉梗阻时，心脏收缩期杂音轻，肺动脉瓣区第二心音亢进。无肺高压时，心脏收缩期喷射性杂音较柔和，肺动脉瓣区第二心音分裂。伴肺动脉高压时，发绀减轻，肝大，肺动脉瓣第二心音亢进、分裂，心脏杂音明显。

诊断 早期出现呼吸促，喂养困难，而青紫并不明显，心脏杂音较轻，当胸部 X 线平片示心脏明显扩大，肺充血明显，即应行心脏超声检查，以明确先天性心脏病的存在的可能性。胸部 X 线示肺水肿引起的进行性肺间质显影。二维超声可以明确 TAPVC 的诊断，可以非常清楚的显示肺静脉异位连接部位，是否伴肺静脉回流梗阻，以及并发其他心内畸形。必要时行心导管和心血管造影检查。①X 线检查：当无肺静脉梗阻时，上心脏大小接近正

常；当合并有肺静脉梗阻时，可见心脏扩大、肺淤血；当合并有肺动脉高压时，可见肺动脉段突出。典型的心上型，因左、右上腔静脉扩张，表现为雪人征。②心脏超声检查：心脏彩超是完全性肺静脉异位引流的一种重要诊断方法。结合应用多普勒，可对婴幼儿的此类畸形进行明确诊断。目前，心脏超声时诊断此畸形的首选无创检查方法。③心导管检查和心血管造影：心导管检查可以检测各部位的血氧含量和压力。按照血氧含量的变化，可确定血液混合的位置，进而明确肺静脉异位引流的类型。完全性肺静脉异位引流的右房压较左房高 3.75 ~ 7.5mmHg（0.5 ~ 1.0kPa），若心房间分流较多，此压力阶差可减小。心血管造影可清晰显示静脉总干和垂直静脉，对诊断混合型具有重要意义，并可同时显示有无肺静脉梗阻。

治疗 完全性肺静脉异位引流时一种严重的先天性心脏病，可于生后早期发生肺动脉高压，进而导致肺静脉梗阻和心力衰竭，75%的患儿在 1 岁内死亡，故而必须早期诊断、尽快手术治疗。手术适应证主要为：①出现急性充血性心力衰竭症状。②心脏超声提示有肺静脉梗阻。③伴有肺高压。手术时机取决于是否存在肺静脉梗阻。因为没有药物可以缓解梗阻症状，严重低氧血症和酸中毒的新生儿经超声明确诊断后，应立即手术。早年认为无肺高压或无临床症状可延迟到 1 岁后手术，但随着手术成功率的不断提高，目前大部分 TAPVC 约在 1 岁内手术，手术年龄 1 个月以内的急诊手术治愈率已达90%以上。

心上型的手术治疗 ①心脏上翻法：心脏停搏后，将心尖向前、上大血管根部翻起。充分显露左房后壁和肺静脉总干。结扎垂直静脉后，沿长轴切开静脉总干，并横行切开左房后壁，切口 3 ~ 4cm。为保证吻合口足够大，静脉总干切口可延伸至左肺静脉，左房后壁切口可延伸至左心耳根部。两切口行连续侧侧吻合。此方法不利于术中心肌保护，且吻合口易扭曲产生术后肺静脉回流梗阻，故现在已废弃使用。②改良法：心脏停搏后，行右房切口，扩大房间隔缺损，切开左房后壁，显露静脉总干后沿其长轴切开，将静脉总干与左房后壁向吻合，然后再以心包补片关闭房间隔缺损，结扎垂直静脉。③左心房顶部手术：在体外循环平行转流下，彻底游离升主动脉、右肺动脉和上腔静脉。主动脉阻断，根部注入心脏停搏液，心停搏后左房顶部沿着汇总静脉方向做切口，从左心耳根部直至房间隔，对应左房切口的汇总静脉做同样大小的切口，然后做吻合。房间隔缺损直接缝合，如直径大于 1cm，采用心包补片缝合关闭。

心内型的手术治疗 心脏停搏后，经右房切口扩大卵圆孔或房缺与冠状窦间的房间隔组织，使之成为一个大的缺损，以心包补片将冠状窦隔入左房并关闭房缺。心包补片缝于冠状窦开口的内壁，以免损伤传导束。肺静脉直接回流至右房的完全型肺静脉异位引流的矫治方法与上述基本相同。

心下型的手术治疗 心脏停搏后，将心脏向上翻起，显露肺静脉总干并结扎。与静脉总干的近心段行纵切口，于左房后壁行斜切口，将两切口相对应并连续侧侧吻合。以心包补片修补房间隔缺损。

混合型的手术治疗 采取上述不同的方法处理不同类型的病变。目的是使患儿得到完善的、适合解剖生理的矫治。如右上、下腔静脉和左下肺静脉入冠状窦，而另 1 支左上腔静脉入头臂静脉。可将前 3 支肺静脉用心内型方法引入到左心房，将左上肺静脉与左心耳切口做吻合。最常见的混合型 TAPVC 为 3 根肺静脉形成共汇，第 4 根肺静脉独立回流到体静脉系统。手术治疗原则取决于上述异位回流的部位。3 根肺静脉共汇将其重新引导到合适的连接水平，如果可能的话，单独引流的肺静脉也应该重新改向或者重新吻合到正确位置。

预后 TAPVC 的手术疗效取决于手术中吻合口大小，肺静脉回流梗阻的解除和手术时机的选择。随着手术操作技术的改进，吻合口可尽量做得足够大，目前很少发生术后吻合口梗阻。同样手术年龄不断提高，预防肺动脉高压和肺血管梗阻性病变的发生，使术后远期疗效明显提高。TAPVC 手术后死亡率低，且效果较好，但是仍要重视对于需要再次手术特别是肺静脉狭窄患者的治疗方法。

（刘迎龙　李晓锋）

xuěrénzhēng

雪人征（snowman sign） 诊断心上型完全性肺静脉畸形引流至左上腔静脉的特征性 X 线征象。又称 8 字形心影。在正位胸部 X 线平片上表现为上纵隔影显著增宽，呈弧形向外膨出，使主动脉结与肺动脉为其所遮蔽，与下方的心脏相连呈 8 字形态的心脏外形。构成上方纵隔增宽影，左侧为永存左上腔静脉与左无名静脉，右侧为血流量增多而扩张的上腔静脉。纵隔增宽一般呈两侧对称性，有时左侧可较右侧显著，或呈一侧性直线形增宽，而称半8字心影或半雪人征（图）。侧位或斜位胸部 X 线平片，气管前方出现密度高的条状带或锤形向前凸出的阴影。雪人征对先天性的完全性肺静脉异位引流（心上型）是具有诊断价值的 X 线征象之一。一般认为该征在较大年龄的儿童才能出现，婴儿期罕见，因此婴儿病例需进行 X 线随访检查方能确诊。

（刘迎龙　李晓锋）

tǐjìngmài yǐnliú yìcháng

体静脉引流异常（anomalous systemic venous drainage, ASVD）　体静脉回流入心脏的路径或终点的连接异常。路径异常是指异常的体静脉回流沿着异常的途径但最终到达右侧心房，在病理生理上对循环不产生影响，如单纯存在可不需手术。回流终点的异常是指体静脉血直接或通过异常途径回流到左侧心房，需要手术矫正。体静脉异常连接临床上较少见，占先天性心脏病的 5%~8%。最早由马歇尔（Marshall）在1850年提出了永存左上腔静脉的胚胎学解释。而手术治疗发展需追溯至1955年，由赫维特（Hurwitt）等成功结扎了左上腔静脉矫治了左上腔静脉连接左心房的发绀患者。

病因及发病机制　在胚胎第3周末，原始心管形成并开始血液循环，原始心管尾端连接原始静脉窦的三对静脉，外侧为主静脉，内侧为卵黄静脉，中间为一对脐静脉。主静脉又包括总主静脉，前主静脉和后主静脉，右总主静脉发育为右上腔静脉，左总主静脉发育为冠状静脉窦，两侧的后主静脉相互汇合共同形成脐静脉-半奇静脉和下腔静脉的中段与远心段。从胚胎发育过程可以看出左、右体静脉系是对称的，当一侧发育障碍时对侧可能起代偿作用构成侧支循环。所以右侧腔静脉中断，经常伴有左侧腔静脉残留。

病理解剖及病理分型　关于体静脉异位引流的病理解剖分型，各家意见不一。亨利（Henry）和沃尔特（Walters）根据解剖构成将体静脉异常连接分为五型：左上腔静脉畸形、冠状窦连接到左房、右上腔静脉畸形、下腔静脉畸形、肝静脉畸形连接。同时根据体静脉回流途径和终点的不同，分成两大类，即体静脉回流路径异常和体静脉回流终点连接异常。朱晓东院士根据胚胎来源，将其分为：右上腔静脉畸形、左上腔静脉残留、右下腔静脉畸形、肝静脉畸形连接、冠状静脉窦畸形。根据解剖及外科治疗特点，将其分为上腔静脉连接异常、下腔静脉连接异常、冠状窦连接异常和全部体静脉连接异常。

上腔静脉连接异常　包括右上腔静脉连接异常及左上腔静脉连接异常。右上腔静脉异常包括全部或部分缺如，血流通过无名静脉连接至左上腔静脉汇入冠脉窦或左房。右上腔静脉连接到左心房。而右上腔静脉开口于左心房的上方在临床上非常少见。左上腔静脉异常连接包括左上腔静脉连接至冠脉窦，左上腔静脉连接至左心房，左上腔静脉连接至右心房。

下腔静脉畸形　右下腔静脉畸形包括右下腔静脉缺如和右下腔静脉异常连接入左房。前者大多合并较复杂的先天性心内畸形，后者多伴有下腔型房间隔缺损。临床上较上腔静脉异常连接少见得多，发病率约占先天性心脏病的0.6%。

冠状静脉窦畸形　主要是由冠脉窦和左心房之间的部分性或完全性缺如构成的先天性心脏畸形，又称无顶冠状静脉窦综合征，所有患者均具有心房内交通，左向右分流。左上腔静脉常存在但并不是必需的。

全部体静脉连接异常　全部体静脉异常连接入左心房，通常可分为两型。Ⅰ型：右上腔静脉异常连接至冠状静脉窦，冠状静脉窦开口于左心房，左上腔静脉与左心房顶部异常连接，下腔静

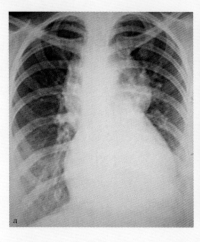
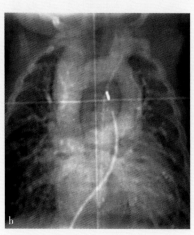

图　雪人征
a. 胸部 X 线平片；b. 血管造影

脉近心段缺如，下半身静脉血液经奇静脉或半奇静脉汇入左上腔静脉，左、右肝静脉直接开口于左心房；Ⅱ型：正常位置的右上腔静脉缺如，左上腔静脉开口于左心房顶部，下腔静脉在左心房后壁近房间沟处进入左心房，冠状静脉窦开口于左心房内。

病理生理及临床表现　体静脉异位引流包括回流路径和回流终点的异常。路径异常在病理生理上对循环不产生影响，无任何临床意义，当伴有心内其他畸形时可出现相应症状和临床表现，其病理生理主要取决于心内的伴发畸形。回流终点的异常是指体静脉血直接或通过异常途径回流到左侧心房，由于体静脉血回流入左心房，导致右向左分流，出现不同程度的发绀和左心容量超负荷。渐进性的发绀可导致红细胞增多症，血液黏滞度增高，易发生脑栓塞和脑脓肿。

诊断　体格检查对发现体静脉异常回流既没有敏感性也没有特异性，胸部 X 线平片和心电图可以是正常的，也可表现为左侧或右侧的心脏扩大或者合并心脏畸形的特征。目前诊断主要依靠超声心动图、心导管和血管造影。

治疗及预后　单纯的体静脉回流路径的异常不需要手术治疗，当伴有其他心内畸形时，心脏手术治疗必须适合异常的静脉解剖。体静脉回流终点的异常导致左向右分流，一般合并其他心内畸形，生存率的高低主要取决于患儿术前的条件和合并心脏畸形的严重性。手术一般包括：①左上腔静脉结扎术：适用于右上腔静脉发育正常，左无名静脉与右上腔静脉之间有充分的交通支者。②心外管道重建术：将回流终点异常的血管连接至移植到右心耳或行心外管道手术。③心内管道或板障分隔、房间隔重建术：适用于共同心房、完全性房室间隔缺损合并左上腔静脉异常连接左心房、完全性无顶冠状窦综合征、右上腔静脉异常连接左房、下腔静脉异常连接左心房以及全部体静脉异常连接的患者。

（刘迎龙　张泽伟）

yǒngcún zuǒshàngqiāng jìngmài

永存左上腔静脉（persistent left superior vena cava）　胚胎期左前主静脉近心段未退化形成的体静脉异常。是最具代表性的体静脉异位引流。1850 年，马歇尔（Marshall）最先提出了永存左上腔静脉概念。1954 年，坎贝尔（Campbell）和迪赫尔（Deuchar）等描述了左上腔静脉，对其解剖学、胚胎学以及与主要体静脉、肺静脉的结构关系作了讨论；并同时提出左上腔静脉连接左心房的可能，但直到 1974 年，才由黑塞斯（Helseth）和彼德森（Perterson）等提出"无顶冠状窦"的概念。

病因及发病机制　左上腔静脉是在正常胚胎发育过程中，左前主静脉近端退化不完全而异常粗大所致。在先天性心脏病患儿中占 3% ~ 10%。左上腔静脉与冠状静脉窦相连接入右心房，冠状窦孔常扩大以适应左上腔静脉回流的血。虽然大多数患儿存在右上腔静脉，但直径比左上腔静脉要小。约 24% 病例右上腔静脉发育不良甚至闭锁。

病理生理及临床表现　永存左上腔静脉由于回流入心脏的路径或终点连接部位的不同以及常伴发心内其他严重畸形，临床表现也各不相同。①永存左上腔静脉连接至冠状窦：是永存左上腔静脉病理解剖的最常见类型，包括以下几种。a. 冠状窦口开放。左上腔静脉血经冠状窦开口于右房内，占左上腔静脉连接异常的 85% ~ 90%。在血流动力学上无明显改变，不需治疗。仅在合并心内畸形手术治疗时带来影响。b. 冠状窦口闭锁。较为罕见，50% 以上见于尸检报告。异常的左上腔静脉经无名静脉连接到右上腔静脉，56% 的患儿同时合并其他心脏畸形。②永存左上腔静脉连接至左心房：较为少见，占左上腔静脉异常连接的 7.5% ~ 10%，左上腔静脉一般多在左上肺静脉和左心耳之间连接至左心房，多伴有冠状静脉窦缺如和房间隔后下部缺损。③永存左上腔静脉连接至右心房：更为罕见，右上腔静脉正常回流至右心房，左上腔静脉直接连接于右心房顶部。

诊断与治疗　①永存左上腔静脉连接至冠状窦：如系单独存在不引起血流动力学异常，无任何自觉症状。心脏彩色超声可见冠状静脉窦扩张。体外手术时如发现右上腔静脉较细或冠状窦扩大提示有永存左上腔静脉存在的可能。②永存左上腔静脉连接至左心房：此类患儿在手术时若左右上腔静脉之间有足够的静脉交通支，则可行左上腔静脉结扎术；如不能结扎目前多主张将心房间隔部分切除后应用心包片在打通的左右心房内做成板障，将左、右上腔静脉和下腔静脉隔入右心房。术中应注意左右心房的容积是否够大，若右房容积小，则应予补片扩大，使足以容纳经上腔静脉回流的大量血液；同时房间隔重建时要考虑足够的左心房容积，以保证肺静脉血的回流通畅。③永存左上腔静脉连接至右心房：因其回流终点至右心房，无病理生理影响。只需在矫治心内畸形时，体外循环中另行置管引流即可。

预后 永存左上腔静脉合并简单的心脏畸形患者的手术死亡率较低，合并复杂畸形时生存率的高低主要取决于患儿术前的条件和合并心脏畸形的严重性，死亡率很难直接归因于左上腔静脉永存。

(刘迎龙 张泽伟)

xiàqiāng jìngmài gānduàn quērú

下腔静脉肝段缺如（absent hepatic segment of the inferior vena cava） 胎儿发育过程中，下腔静脉与肝静脉的汇合受阻，造成下腔静脉部分或全部缺如，而由腹腔段与奇静脉或半奇静脉异位连接所致的体静脉异常。其发生率约占先天性心脏病的 0.16%。是一种很少见的先天性心血管畸形。

病因 胚胎发育过程中下腔静脉由 4 个静脉段融合而成。胚胎早期，原始左、右后主静脉之间出现两支下主静脉，相互吻合贯通形成下腔静脉的中段（肾段和肾前段）。右卵黄静脉头段则形成下腔静脉上段（肝段）。左下主静脉又分出左右两上主静脉，右上主静脉远端扩大形成下腔静脉下段（肾后段），其近段发育成奇静脉，左上主静脉则成为半奇静脉。下腔静脉肝段缺如后，下腔静脉异常连接奇静脉或半奇静脉，可从三条路径进入心房：①第一径路是下腔静脉经奇静脉或半奇静脉异位连接到右上腔静脉。②第二径路是下腔静脉经半奇静脉、左上腔静脉进入右房或左房。③第三径路是下腔静脉经肝静脉汇入左房。

病理生理 下腔静脉肝段缺如常合并心房异构和多脾或无脾综合征。单纯下腔静脉肝段缺如

时，因无血流动力学异常多不需处理。但当合并其他心内畸形时往往对手术操作带来影响，合并心内畸形多为单心室、单心房、右心室双出口、法洛四联症、肺动脉闭锁等。

临床表现与诊断 单纯下腔静脉间接异常连接入右心房，其本身无特殊表现。若回流入左心房临床上可伴有口唇发绀、杵状指、趾等表现。因常伴有其他复杂心内畸形而有相应的临床表现。心电图检查常见冠状窦性心律，房室分离等变化。胸部 X 线平片可见右上纵隔有一圆形阴影，系奇静脉扩大所致。侧位胸部 X 线平片示膈肌上方下腔静脉影消失。诊断主要依靠心导管检查和造影，但多在其他心内畸形就诊行右心导管检查时偶然发现。如果下肢径路检查时导管前进受阻或入异常途径，应予以下腔静脉造影，特别是侧位像可显示该症特有的异常走行呈糖果手杖样即可确诊。胸部 CT 上奇静脉异常粗大亦可提示该症。

治疗与预后 下腔静脉肝段缺如，本身无需治疗。但当合并其他心内畸形时，根据其心脏畸形病变进行相应的手术。在体外循环心内直视术中首先要充分保障体静脉血引流通畅。如遇上腔静脉及奇静脉异常粗大或下腔静脉插管回流障碍，则应警惕下腔静脉异常连接之可能。在处理心内畸形的同时须注意：上腔静脉插管引流时，应选择口径大或适宜的导管，并须位置适当，避免过深而阻挡奇静脉血回流；若下腔静脉经半奇静脉、左上腔静脉进入右房者，术中可经右房行冠状静脉窦插管引流；肝静脉也应置小口径细管引流，如有困难切忌盲目插管，可在上腔静脉阻断、

右房切开后直视下插入；小婴儿必要时深低温停循环处理心内畸形。

(刘迎龙 张泽伟)

shìjiāngé quēsǔn

室间隔缺损（ventricular septal defect，VSD） 左右心室之间的异常交通。有先天性和后天性之别，可作为单独畸形存在，也可以是其他复杂心脏畸形的一个组成部分，如法洛四联症、完全性房室管畸形、大动脉转位、三尖瓣闭锁和永存动脉干等。VSD 作为唯一或者主要病变，其发生率在新生儿中约为 0.2%，在学龄儿童中约为 0.05%。VSD 在先天性心脏病中的发生率在新生儿中为 12%～20%，在儿童中约为 30%，是所有先天性心脏病中发病率最高的一种。下文主要介绍作为单独畸形存在的先天性室间隔缺损。

病因及发病机制 胚胎发育至第 1 个月末，管型的单腔心脏即有房室之分。第 2 个月初，原始心腔开始分隔，伴随心房间隔的形成，心室底部出现原始心室间隔肌肉部，沿心室前、后缘向上生长，逐渐把心室腔一分为二，其上方中央部尚保留有半月形的室间孔。随着心腔的发育，心室孔逐渐缩小，正常于第 7 周末，由向下生长的圆锥隔，扩大的背侧心内膜垫右下结节，及发育的窦部间隔相互融合，闭合室间孔，形成完整的心室间隔，将左右心室腔完全隔开。如果在此发育过程中出现异常，即会造成相应部位的心室间隔缺损。一般系单个缺损，偶见多发者。

分型 室间隔缺损可发生在室间隔各个部位或其交接部，根据分类方法不同，可有多种分型。爱德华兹（Edwards）将室间隔缺损分为四型。Ⅰ型：室上嵴上方，

Ⅱ型：室上嵴下方；Ⅲ型：三尖瓣隔瓣后方；Ⅳ型：肌部。临床上常用的是根据胚胎发育情况所划分的膜周型缺损、漏斗部缺损及肌部缺损三大类型。其中膜周部缺损最多见，漏斗部缺损次之，肌部缺损较少见。传导束和室间隔关系密切，手术时必须熟悉传导束的径路，注意避免损伤。嵴上型和肌型 VSD，由于与传导束尚有一定距离，修补时通常不会损伤传导束。嵴下型和隔瓣后型缺损，房室束及左右束支在其后下缘通过，该区域是最容易损伤传导束的危险区域，缝线时应注意避开。

病理生理 主要是由于左右心室相沟通，引起血液分流，以及由此产生的一系列继发性变化。在正常的情况下，左心室收缩期压力明显高于右心室，两者之比约为 4 : 1。VSD 时，在心室收缩期，血液通过缺损产生左至右分流。婴儿出生后头几周内，肺血管阻力仍较高，左向右分流量较少，此后随着肺血管阻力下降，分流量逐渐增多，左、右心室负荷均增加。起初，随着肺血流量的增多，肺总阻力可作相应调节，因而肺动脉压力增高不明显。继之，肺小动脉发生痉挛、收缩等反应性改变，肺血管阻力随之增加，肺动脉压力亦随之升高。随病情发展，肺小动脉逐步由痉挛等功能性改变，向管壁中层肌肉肥厚、内膜增厚、管壁纤维化和管腔变细等器质性改变方面发展，使肺动脉阻力日益增高，产生严重的肺动脉高压。随着上述病理生理演变，左向右分流量由逐步减少发展成双向分流，以至最终形成右向左的逆分流，后者使体循环动脉血氧含量降低，出现口唇及指、趾端发绀，体力活动时

尤甚，即所谓艾森门格综合征（Eisenmenger syndrome）。此时，左心室负荷减轻，而右心室负荷进一步加重。上述病理生理演变过程的长短和程度，视缺损口径的大小而异。

临床表现 ①小型缺损：分流量较少，一般无明显症状。②中型缺损：分流量较大，可有活动后心悸、气短，反复出现肺部感染与淤血性心力衰竭症状。③大型缺损：症状出现早且明显，以致影响发育，有心悸、气短、乏力，易见肺部感染和心力衰竭，病情发展快。有明显肺动脉高压时，肺部感染和心力衰竭的发生次数减少，但心悸、气短更加明显，可出现发绀和咯血症状。一般发育中等，四肢无发绀。大型缺损者脉搏较细小。艾森门格综合征患者，出现中央型发绀，逐渐加重，伴有杵状指。心脏检查分流量较大的患者，胸骨呈鸡胸样突起。心尖搏动增强并向左下移位，心界向左下扩大，典型体征为胸骨左缘 3~4 肋间闻及粗糙的全收缩期杂音，向心前区传导，伴收缩期震颤，P₂ 亢进。肺动脉高压时，收缩期杂音减轻变短，震颤也减弱，甚至两者均消失。唯 P₂ 更为亢进。

诊断 根据病史、体征、超声心动图、放射线和心电图检查，再结合心导管检查和心室造影，诊断不甚困难。①放射性检查：小的缺损分流量较小，心脏及大血管影可正常，两肺纹理轻到中度增粗。中度以上缺损心影轻度到中度扩大，左心缘向左向下延长，肺动脉圆锥隆出，主动脉结变小，肺门充血，两肺纹理明显增粗。重度肺动脉高压心影扩大反而不显著，右肺动脉粗大，远端突变小，分支呈残根样改变，

肺野外周纹理稀疏。②心电图检查：缺损小的心电图表现可正常或电轴左偏。缺损较大，随分流量和肺动脉压力增大而显示左心室高电压、肥大或左右心室肥大。严重肺动脉高压者，则以右心肥大为主。③超声心动图：一般状况下超声心动图可以对室间隔缺损的部位和大小做出准确诊断。同时对左右心室的容量及其变化、室壁及室间隔厚度、肺动脉内径、流速、压差等进行测量，有助于对患者的心功能进行评价。此外，还有助于检查有无合并其他心脏畸形。④心导管检查：对于大室间隔缺损，尤其是合并有肺动脉高压、高阻力的患者，进行心导管检查测量肺动脉压力是必不可少的。心导管检查应精确计算肺血管阻力并可以通过吸氧或者药物试验，分析肺血管的反应性，帮助决定手术适应证。⑤心室造影：室间隔缺损一般不需要做造影检查。对于不易诊断的缺损，如肌部缺损，可行左室造影，以确定室缺数目和部位。心室造影还用于诊断是否合并其他心内畸形及用于临床诊断不明的心前区收缩期杂音的鉴别。

自然病程和转归 ①自然闭合：小的膜周部缺损预后良好，自然关闭率高达 75%~80%，大多在 5 岁内关闭。大的缺损也有缩小、闭合的可能。室缺的自然闭合与缺损的部位有关，而不是缺损的大小。在生后第 1 年，肌部缺损的自然闭合率是膜周部室缺的 3.5 倍；而干下型缺损几无闭合可能。②心内膜炎：室间隔缺损患儿较健康儿易患心内膜炎，其发生率约为 5%。心内膜炎常见于儿童和少年，多发生在小的室间隔缺损患儿，可能和左右心室压力阶差较大有关。③充血性心

力衰竭：出生后随着肺血管阻力的下降，心内左向右分流增加，致使左心容量负荷增加，一旦超出左心代偿范围，将引起充血性心力衰竭。一般多见于2岁以内，生后6~12个月为著。2岁以后，由于缺损缩小、肺循环阻力增加或者右室流出道狭窄，左向右分流减少，心力衰竭相应好转。④肺动脉阻力增加，致丛性肺动脉病：肺循环血流量大使肺小血管阻力增大且发生内膜和中膜增厚，管腔部分狭窄等器质性改变，丛状病变形成，肺间质也出现纤维化。随着右心室压力的增高，左向右分流逐渐减少，此为高阻力、小分流状态。随着病情的发展和加重，产生重度肺高压，出现双向分流甚至右向左分流，导致艾森门格综合征。

治疗 包括以下几方面。

药物治疗 小型缺损者一般无须治疗，在进行可能导致短暂菌血症的操作如牙科手术或其他创伤性治疗以前，为避免细菌性心内膜炎的发生，需用抗生素预防性治疗。有中至大型左向右分流，反复肺部感染、心力衰竭、肺动脉高压的婴儿，可以在术前口服强心、利尿和血管扩张药物改善心功能，降低肺动脉压力。

介入治疗 目前已有很多封堵装置用于室间隔缺损的介入治疗中，取得了很好的疗效，但不同于肌部缺损，膜周部缺损因其接近于主动脉和三尖瓣以及缺口较大使缺损修补难度加大，目前不建议膜周部缺损行介入封堵术。

手术治疗 注意以下几方面。

适应证 ①小型室间隔缺损：患者无症状，心电图和胸部X线检查基本正常，可以随诊而不需要手术。如伴发心内膜炎时，应及时手术治疗。②中型室间隔缺

损：2岁以上幼儿无症状或症状较轻，无肺动脉高压，肺血流和体血流比值2∶1左右，可随诊观察，于学龄前手术。③大型室间隔缺损反复肺部感染和充血性心力衰竭，虽药物治疗可适当控制，若肺动脉压与体动脉压比值≥0.75而无反向分流者，应于2岁内及时施行手术，以防止肺血管发生阻塞性病变。④大型室间隔缺损在新生儿或婴儿期分流量很大，常出现反复肺部感染和顽固性心力衰竭而危及生命，经药物积极治疗无效时，可在婴儿期甚至在新生儿期进行手术治疗，以挽救生命。⑤合并肺动脉高压的先心病的手术指征在各心脏中心略有不同。临床认为，肺/体动脉收缩压比值（Pp/Ps）≤1.20，肺体血流量比值（Qp/Qs）>1.5，全肺阻力小于12 Wood，吸氧试验下降2 Wood，可以作为手术指征的参考。对于一些严重肺动脉高压患儿，如存在心脏杂音，静息末梢无创氧饱和度在90%左右，术前经诊断性治疗（强心、利尿、扩张肺血管）一段时间后，心功能较前改善，静息动脉血氧饱和度在93%以上，重复心导管检查，如全肺阻力下降，心室水平左至右流量增加，也可考虑手术治疗，这类患者手术后近中期疗效尚佳，远期效果仍待观察。

禁忌证 ①休息时有发绀，有杵状指趾，心前区收缩期细震颤消失，收缩期杂音消失，肺动脉第二音明显亢进。②胸部X线平片：示心影不大，或较前缩小，心胸比率在正常范围内，肺部不充血，肺动脉段明显突出。右肺动脉中心段明显扩张，而远端细小，呈残根状，两者不成比例。心电图示电轴右偏，心前导联为典型右心室肥厚图形。③右心导

管检查：示右向左分流为主，全肺阻力大于$10U/m^2$，肺-体循环阻力比值大于0.75，而肺体循环血流量比值小于1.5。特别运动后，动脉血氧含量明显下降时，更指示关闭室间隔缺损将会加速患者死亡。④肺组织活检：Heath肺血管病变分级标准Ⅳ级以上的病理改变，如肺小动脉内膜增生，广泛纤维化，导致管腔狭窄和闭塞，甚至出现血管丛样病变或发生坏死性动脉炎表现，均为不可逆性变化。

手术要点 ①目前国内外已广泛开展室缺修补术，通常采用气管插管，静脉复合麻醉，采用胸骨正中切口、胸骨下端小切口和经右外侧小切口，经右心房、右心室、肺动脉、左心室等心脏入路，在体外循环下直视修补。②手术操作：室间隔缺损修复手术应在体外循环下进行。心外探查很重要，注意各心腔大小和位置，确定有无合并其他畸形。心脏切口可根据术前检查缺损类型及术中探查心表震颤最明显的部位来选择。缺损小于5mm，边缘为纤维组织者，可直接缝合；较大缺损宜用涤纶或者聚四氟乙烯补片修补，以免局部张力过大而撕脱缝线造成再通。缝合方法包括：直接缝合修补、间断补片褥式缝合、连续缝合补片修补、连续加间断缝合补片修补等，术中需根据具体情况和术者的个人习惯选择适合的方法。修补完毕，应请麻醉师膨肺检查修补是否可靠，避免残余分流。③术中注意要点：a. 防止三尖瓣关闭不全或狭窄：修补膜周部及三尖瓣隔瓣后缺损时，应防止损伤三尖瓣及其腱索。三尖瓣隔瓣根部缝线，可在瓣根部由右心房侧进针，右心室侧出针，将垫片放在右心房

侧，补片应摆放到确切的位置，防止将三尖瓣压在补片下方。b. 防止传导阻滞：膜周部缺损，缝线应缝在距三尖瓣环 0.2cm 的三尖瓣隔瓣根部，缝至危险区域时，进针部位离开缺损边缘至少 5~7mm。复苏后，如出现完全性房室传导阻滞，怀疑因缝合损伤所致，应再次转机，拆除部分缝线。如考虑与牵拉损伤有关，可应用异丙肾上腺素和地塞米松等药物。安放临时心肌起搏导线，行临时起搏。因组织水肿者，经短时间后可以恢复。c. 防止主动脉瓣关闭不全：较大或高位室间隔缺损，尤其是干下型缺损，主动脉瓣环下无间隔组织，甚至主动脉瓣叶脱垂，掩盖部分缺损的边缘。手术修补时，缝线牵拉过紧，可以使主动脉瓣环变形造成关闭不全；若缝线过高过深伤及主动脉瓣叶或者直接挂在瓣叶上，也将造成主动脉瓣关闭不全。因此，缝合时必须认清主动脉瓣的位置，下针不要盲目过高过深。术中一旦发现主动脉瓣关闭不全，必须及时拆除缝线，重新缝合。d. 缺损修补不完善：心脏复跳后，应认真行心外探查，心脏表面是否有收缩期震颤，必要时，可行心内探查。如有残余缺损，应立即再次转机修复。应该提出，室间隔缺损合并右心室漏斗部肌肉肥厚，复跳后右心室表面仍可扪及轻度收缩期震颤。故术中应常规探查右心室流出道，若有流出道狭窄，应切除肥厚肌肉。④疗效评价：室间隔缺损修复是心血管外科一种常见的基本手术，疗效好，比较安全。单纯室间隔缺损修补手术死亡率目前在许多医学中心已逐渐下降到 1% 以下。新生儿和婴幼儿反复感冒出现肺炎和心力衰竭者应尽早手术，对

伴肺动脉高压，特别伴严重肺动脉高压者，术前应作适当准备，进行扩血管药物治疗。难以确定手术指征者，可考虑作心导管减压试验判断和掌握好手术指征，并注意改进手术技术，加强术后管理，方能提高严重病例手术治疗效果。

（苏俊武　李志强）

xīnjī zhìmìhuà bùquán

心肌致密化不全（noncompaction of the ventricular myocardium，NVM）

胚胎发育过程中心内膜和心肌层发育停滞引起的心肌病。常与其他先天性心脏病并存，也可单独存在。NVM 可有心肌间质纤维化、心内膜增厚及弹力纤维增生等表现。此外，在致密化不全的粗大肌小梁处可见坏死的心肌细胞。儿童和成人，甚至是老年人，都可见 NVM。普通人群的发病率尚不明确，超声心动图室的检出率为 0.014%。男性比例高于女性，占 56%~82%。儿童 NVM 的家族复发率约为 50%，成人为 18%（可能与随访

不完全有关）。目前认为 NVM 为 X 染色体连锁遗传，Xq28 上 G4.5 基因的突变可引起 NVM，但此位点的突变也见于累及心脏的其他肌病，如巴斯综合征（Barth syndrome）、艾默里－德莱赖富斯（Emery-Dreifuss）肌营养不良和肌小管性肌病。

病因及发病机制　在胚胎发育的早期，心肌是由纵横交错的纤维形成的松散网状结构，其间的深陷隐窝与心室腔交通。在胚胎发育的 5~8 周，这种类似海绵的纤维网状结构的心肌从心外膜到心内膜，从心底到心尖发生缓慢的致密化，同时小梁间的隐窝演变为毛细血管，参与冠状动脉循环的形成。此期间的发育停滞可导致 NVM（图 1）。NVM 最初在先天性心脏病中发现，如右室或左室流出道狭窄、复杂青紫型先心病或冠状动脉畸形，病因可能与心腔压力负荷增加或心肌缺血阻断窦状隙的胚胎发育有关。深陷隐窝同时与心室腔及冠状动脉循环交通。孤立型心肌致密化

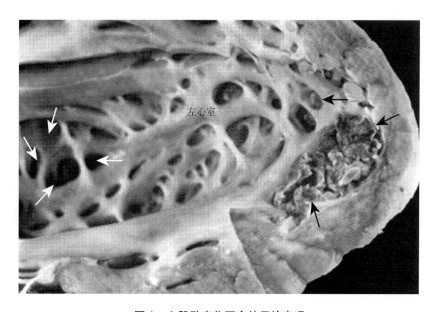

左心室

图 1　心肌致密化不全的尸检表现

可见左心室心腔表面粗大的肌小梁和小梁间的深陷隐窝（白色箭头），隐窝内的血栓形成（黑色箭头）

不全（isolated NVM，INVM）表现为胚胎心肌形态持续存在而不合并其他心脏畸形。心内膜心肌纤维间的深陷隐窝仅与心室腔连接，而不与冠状动脉循环交通。INVM 在世界卫生组织的分类中被列为未分类心肌病。左心室通常受累，但双心室致密化不全也有报道。右心室受累见于不到 50% 的患者。由于右心室肌小梁发达，正常与致密化不全的右心室较难区分，所以一些学者质疑是否真正存在右心室致密化不全。

临床表现　NVM 的临床表现轻重不一，严重者有心力衰竭、心律失常和血栓栓塞。①心力衰竭：INVM 轻者可无症状，严重者可表现为致残性的心力衰竭。超过 2/3 的患者有心功能不全的症状，可有收缩和舒张功能不全。心导管检查时血流动力学表现可类似限制性心肌病，而且儿童 NVM 最初可表现为限制性心肌病。收缩功能不全可能与心内膜下心肌灌注不足以及微循环障碍有关，冠脉血流储备下降不仅见于致密化不全的节段，也见于"正常"的心肌。②心律失常：NVM 常有各种类型的心律失常。25% 的成人患者并发房颤。室性心动过速的发生率可高达 47%，50% 患者的死亡为心源性猝死，但室性心动过速和猝死在儿童中罕见。此外，阵发性室上性心动过速和完全性房室传导阻滞也可见于 VNM 患者。大多数患者静息心电图异常，但缺乏特异性，包括左心室肥厚、复极异常、T 波倒置、ST 段改变、电轴偏移、室内传导阻滞以及完全性房室传导阻滞。44% 的成人患者存在左束支传导阻滞，但在儿童中较少见。儿童预激综合征高达 15%，但在成人中罕见。③血栓栓塞：NVM

血栓栓塞的发生率为 21%~38%，与心室内血栓形成、收缩功能降低和房颤有关，可引起脑梗死、短暂的脑缺血发作、肺梗死和肠系膜梗死。但儿童血栓栓塞未见报道。④面部畸形：儿童患者可有特殊面容：前额突出、低位耳、斜视、上腭高弓、小额畸形。

诊断与鉴别诊断　NVM 的诊断主要依靠超声心动图。二维超声心动图可见心室腔表面粗大的肌小梁和小梁间的深陷隐窝，彩色多普勒可显示这些隐窝与心室腔有血流交通（图 2）。在排除了半月瓣狭窄和冠状动脉畸形后可诊断 VNM。NVM 最常累及的节段包括左室心尖部、下壁和侧壁的中间段，右室心尖部也可受累。左室的收缩功能常明显降低，通过二尖瓣和肺静脉的血流频谱常可显示舒张功能受损和限制性血流动力学改变。室壁运动低下可见于致密化不全和正常的节段。NVM 的定量诊断可通过测量二尖瓣、乳头肌和心尖水平的 X 与 Y 之比获得，X 代表心外膜表面至小梁隐窝底部的距离，Y 代表心外膜表面至小梁顶端的距离，比值越小致密化不全越严重，乳头肌和心尖水平诊断价值较高，但心尖水平常存在操作者差异。另一方法是将异常增厚的心肌分为

两层：正常致密化的心肌外层和梳状增厚的心肌内层。在胸骨旁短轴切面上测量计算收缩末期非致密化层和正常心肌层最大厚度的比值，将比值超过 2 作为 NVM 定量诊断的标准。经食管超声心动图、心脏声学造影适用于经胸图像质量欠佳时。其他的影像学诊断方法包括 CT、MRI 和心室造影。MRI 与超声在心肌致密化不全的定位和定量诊断方面具有良好的相关性，MRI 信号强度的差异预示发生致命性心律失常的风险。有创性的电生理检查在临床上并不常用。信号平均心电图可显示晚电位和 QT 离散度的改变，有助于识别室性心律失常和猝死的高危患者。

NVM 应注意与正常粗大的肌小梁（少于 3 个）、心尖肥厚性心肌病、扩张性心肌病、致心律失常性右室发育不良、心内膜弹力纤维增生症、心脏肿瘤转移灶及左室血栓鉴别。

治疗　NVM 的治疗主要针对其三个主要临床表现：心力衰竭、心律失常和血栓栓塞。收缩或舒张功能不全需常规的药物治疗。心脏移植适用于难治性心力衰竭。β 受体阻断剂卡维地洛对改善左室功能和神经体液紊乱有益。由于存在发生室性心律失常和心源

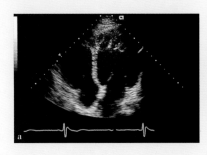
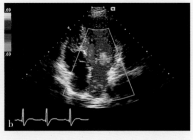

图 2　心肌致密化不全的超声心动图表现

a. 二维超声显示心室腔表面粗大的肌小梁和小梁间的深陷隐窝；b. 彩色多普勒显示隐窝与心室腔之间有血流交通

性猝死的风险，患者至少每年应做一次动态心电图以评价是否存在房性和室性心律失常。高危患者可植入自动复律除颤器（ICD）。双心室起搏适用于宽QRS间期的心力衰竭患者。NVM治疗的另一重要环节是预防血栓栓塞的发生。一些学者建议不论是否发现血栓形成，所有患者均应接受长期的预防性抗凝治疗。

预后　约50%NVM患者在随访过程中发生死亡或接受心脏移植。与成人患者相比，儿童发生体循环栓塞、室性心律失常和死亡的风险较低，但重症病例不罕见。较高的左室舒末径、纽约心脏协会心功能分级（NYHA）Ⅲ～Ⅳ级、永久或持续性的房颤以及束支传导阻滞往往提示预后不良，需早期采取ICD或心脏移植等干预措施。

（韩　玲）

sānjiānbàn xiàyí jīxíng

三尖瓣下移畸形（Ebstein anamoly）

三尖瓣下移、关闭不全及右室房化为主的心脏畸形。又称埃布斯坦畸形。1866年由埃布斯坦（Ebstein）首先报道，是一种少见的先天性心脏病，发病率不到先天性心脏病的1%。性别差异不大。虽然部分患者可活到较大年龄，但生活质量受到影响。死亡的主要因素是心力衰竭、缺氧、心律失常和猝死。

病理解剖和分型　三尖瓣下移畸形的病理解剖包括以下特征：①三尖瓣瓣叶黏附在其下方的心肌壁，瓣叶分化障碍。②瓣叶附着部位向心尖方向向下移位，移位程度隔瓣＞后瓣＞前瓣。③房化心室部分扩张，并有不同程度的肥大和心室壁变薄。④前瓣冗长、穿孔和活动障碍。⑤三尖瓣瓣环扩张。根据病理解剖的严重程度，

可以分成四型（Carpentier分型）。A型：三尖瓣下移不明显，房化心室扩张不明显；B型：三尖瓣明显下移，房化心室明显扩张；C型：三尖瓣明显下移，三尖瓣前瓣冗长并造成右室流出道梗阻，右心室明显扩张；D型：三尖瓣明显下移，三尖瓣前瓣冗长和活动障碍并造成右室流出道梗阻，右心室几乎完全被房化心室所占据（图）。

病理生理　三尖瓣反流、房化心室被动储血和右心室扩张，均导致了患儿右心功能不全。右心功能不全又加剧了三尖瓣反流。右心房和"房化"心室部分扩张明显，并且心室壁变薄。由于心房扩张和肥厚，经常出现房性、室上性心律失常和窦房结功能障碍。

临床表现　由于三尖瓣下移畸形病理变异较广，血流动力学变化多端。临床症状取决于三尖瓣反流的程度、是否有心房内交通、右心室功能损害程度和其他并发心脏畸形。新生儿期，由于肺动脉阻力高、加重三尖瓣反流。因此，新生儿期的埃布斯坦畸形可以出现严重发绀、心力衰竭和低心排血量。如果能够度过这段危重阶段，随着肺阻力下降，发绀和临床症状可以减轻。较大年

龄患儿，临床主要表现容易疲劳、活动后呼吸困难和发绀。因为突发性房性和室性心律失常引起心悸，晚期患者出现腹水和外周水肿。

诊断　超声心动图是明确诊断三尖瓣下移的最佳方法。有经验的超声心动图医师可以提供足够的解剖和血流动力学资料，因此一般不需要进行心导管和造影检查。超声心动图可以精确评估三尖瓣瓣叶的解剖（移位、活动限制、发育不良和缺如等）、右房大小（包括房化心室）、左右心室的大小和功能。多普勒和彩色血流图可以发现房间隔缺损和血流方向。埃布斯坦畸形的三尖瓣反流和其他先天性心脏病的三尖瓣反流的超声心动图特征性区别是隔瓣向心尖下移的程度，即在心交叉以下大于$0.8cm/m^2$。另外，国内外学者比较一致的判断三尖瓣下移畸形中右心室是否严重受损的标准是在心超四腔切面中房化心室占到右心室面积的一半以上。三尖瓣下移畸形的房性和室性心律失常比较常见，治疗棘手而且可以发生猝死，是死亡的首要原因。对有心悸或心动过速的患儿，需进行24小时心电图监测或其他无创的电生理检查。

治疗　新生儿期的三尖瓣下

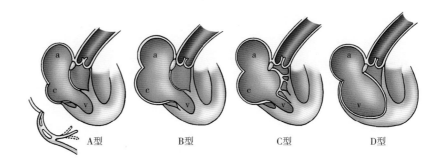

图　埃布斯坦畸形 Carpentier 分型

a. 右房；c. 房化心室；v. 室腔

移畸形患儿可以通过吸入 NO 或使用降低肺动脉压力药物（如波生坦和万艾可等）而减低肺动脉高压和改善症状。但对较大年龄患儿，除非是针对严重心律失常进行的抗心律失常治疗，药物治疗效果较差。如果患儿无临床表现、发绀不明显、心脏轻度增大，可临床随访观察。手术适应证包括：①临床症状明显（包括严重的心律失常）。②心功能大于 Ⅱ 级。③发绀加重。④胸部 X 线平片提示心脏增大明显。⑤超声心动图提示三尖瓣反流大于中度和右心室扩张明显（分型大于 Carpentier B 型）。三尖瓣下移畸形的手术处理要点，包括：①三尖瓣成形技术。②房化心室的处理。③一个半心室修补术的应用。④房间隔缺损是否保持开放。⑤心律失常的处理。

三尖瓣成形术 是三尖瓣下移畸形处理的核心。从 1958 年，亨特（Hunter）和利乐海（Lillehei）第一次在手术中施行三尖瓣成形以来，成形技术百花齐放。较为常见的有：①Daneilson 技术。②Carpentier 技术。③Hetzer 技术和中国吴清玉教授提出的三尖瓣解剖成形技术。但自从达席尔瓦（Da Silva）2004 年报道三尖瓣锥形重建术以来，目前国际主流的三尖瓣下移畸形中三尖瓣成形术为三尖瓣锥形重建术。其技术要点包括：将三尖瓣前瓣和后瓣从瓣根处剪离；充分游离前瓣和后瓣的乳头肌和腱索；顺时针旋转后瓣和前瓣，将后瓣一部分和发育不良的隔瓣边缘对合缝合，形成锥形结构；缩小扩大的三尖瓣瓣环，房化心室做部分纵行折叠；将形成的新三尖瓣种植在三尖瓣正常解剖瓣环处；如果三尖瓣隔瓣或后瓣严重发育不良，则用心

包扩大隔瓣或后瓣。

房化心室的处理 是另一三尖瓣下移手术处理中的难点。其方式有横行折叠、切除、纵行折叠、不折叠或部分折叠。因为房化心室的外壁即是右冠状动脉，横行折叠、切除、纵行折叠都有可能导致冠状动脉受损，从而发生术后右心功能不全，所以目前越来越多的学者提倡不折叠或部分折叠。

一个半心室修补术的应用 对于 Carpentier 分型是 A 型或 B 型的三尖瓣下移畸形，可以行双室修补。但是对 Carpentier 分型是 C 型或 D 型的患儿，如果术前已经存在右心功能严重不全不能承担双室修补，对于这些患儿，需要施行一个半心室修补术。一个半心室修补术的益处在于：①减轻右心负担。②右心负担减轻，室间隔居中，保证了左心负荷。③右心容量减少，保证了成形之后三尖瓣的功能。④避免成形术后医源性的三尖瓣狭窄。如何判断术前右心室功能是否严重受损的标准是在心超四腔切面中房化心室占到右心室面积的一半以上。

房间隔缺损是否保持开放 如果术前患儿的右心功能处于临界数值，术中也可以考虑保留房间隔缺损或房间隔开窗，从而减轻右心负荷。如果体外循环后血流动力学不稳定或术后再发生右心功能不全，可以再次转机行一个半心室修补术。但缺点是术后存在一定程度的发绀以及长期的右心功能不全可加重术后三尖瓣反流，从而增加再手术的概率。

心律失常的处理 心律失常是导致三尖瓣下移患儿死亡的首要原因。因此对于伴有严重心律失常的患儿，需要进行心律失常手术，方法包括：①术中电生理

定位。②术中切断旁路传导。③冷冻消融。④迷宫手术。

预后 新生儿期即出现明显症状需要治疗的埃布斯坦畸形患儿，预后不佳，近远期死亡率高达 40%。而较大年龄埃布斯坦畸形患儿治疗效果较为满意。术后早期死亡率在 2% 以内，术后远期死亡率约 7%，92% 的患儿心功能分级在 Ⅰ 级和 Ⅱ 级之间，16% 的患儿需要再次手术行换瓣或瓣膜成形。

（刘锦纷　洪海筏）

fánghuà yòuxīnshì

房化右心室（atrialized right ventricle） 下移的三尖瓣与右房间的右心室。在埃布斯坦畸形的患者中除了三尖瓣下移，造成瓣环和瓣叶的异常外，另一大特点是形成房化右心室。房化右心室的特征是部分右心室变薄和扩张。根据三尖瓣下移程度的不同，部分右心室、三尖瓣位置的近端和远端，包括漏斗部都可扩张（图）。

房化右心室的存在可以明显影响右心室功能。首先是当心房收缩，房化右心室舒张或膨出，使其被动储血降低了射出的容量。而当心室收缩时房化右心室也收缩，即所谓矛盾运动，直接影响静脉血回流到处于舒张阶段的右心房。大多数患者存在心房间的交通，卵圆孔未闭或继发孔房间隔缺损，可产生右向左分流，也有少部分患者是左向右分流。这些结构的变化导致右心房明显扩张，严重者在新生儿或婴儿阶段即可出现。三尖瓣瓣环扩大，导致三尖瓣反流加重和心房内分流增加，形成恶性循环。较大年龄患儿房化右心室壁很薄，而右心房壁则显著肥厚。这类患者经常出现房性心动过速，也可出现预激综合征，房室结折返性心动过

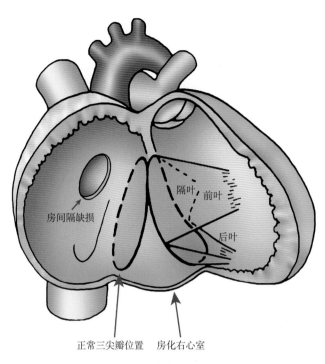

隔叶 前叶

房间隔缺损

后叶

正常三尖瓣位置　房化右心室

图　房化心室

速等。在埃布斯坦患者做三尖瓣纠治的同时，大多主张将房化右心室做部分折叠，避免房化右心室矛盾运动，改善右心室功能。

（刘锦纷）

sānjiānbàn bìsuǒ

三尖瓣闭锁（tricuspid atresia, TA）

与形态右室相连的房室瓣缺如或完全闭合的先天性心脏畸形。大部分 TA 患者无法在右房右室之间找到瓣组织或瓣的残迹，右房底为肌性组织。临床所见患者均有房间交通，通常在左室及残余右室之间有交通。心室大动脉关系可以正常也可以转位。伴发的其他心脏畸形繁杂多变，手术治疗原则各不相同，需要分门别类加以讨论。TA 是除法洛四联症、大动脉转位外，第三种常见的发绀型先心病。据尸检报告患病率占先心病的 0.7%~6.7%，平均 2.7%。临床报道患病率占先心病的 0.3%~3.7%，平均 1.4%。心室大动脉关系正常者发病没有

性别差异，大动脉转位者男性多发。发病没有地理和种族的差异。

分型　TA 的分型很多，临床常用的有两种分型：阿斯特利（Astley）根据胸部 X 线平片肺血管影将三尖瓣闭锁分为肺血减少型和肺血正常或增多型。爱德华（Edward）和伯切尔（Burchell）根据大动脉相互关系将三尖瓣闭锁分为三型。Ⅰ型：大动脉关系正常；Ⅱ型：大动脉右转位；Ⅲ型：大动脉左转位。再根据有无肺动脉狭窄和闭锁将Ⅰ型、Ⅱ型分为三个亚型：a. 肺动脉闭锁；b. 肺动脉狭窄；c. 肺动脉正常。Ⅲ型分为：Ⅲa. 肺动脉瓣及瓣下狭窄；Ⅲb. 主动脉狭窄。

临床表现　1/2~2/3 的 TA 患者在生后 1 周~1 个月出现症状，主要是低氧血症和充血性心力衰竭的表现。其中 75% 有发绀，其余 25% 表现为不同程度心力衰竭和（或）发绀。1 岁内缺氧发作发生率为 16%~45%，存活至 2 岁

以上者很少发生缺氧发作。长期生存的患儿生长发育迟缓。2 岁以上均有杵状指。

诊断与鉴别诊断　二维和多普勒超声心动图可以准确诊断 TA，从中了解心室大动脉关系，血流径路，有无肺动脉狭窄，两侧肺动脉发育情况，有无二尖瓣畸形及合并畸形如主动脉缩窄、主动脉弓发育不良等。心导管术和心血管造影应作为常规检查，进一步确定诊断和分型。肺血减少的 TA 患者应与法洛四联症等肺血减少发绀型先心病鉴别，超声心动图及心血管造影可以鉴别。

治疗　包括以下几方面。

术前准备和手术术式的选择　未经手术治疗的 TA 患儿预后极差，大多数需在婴儿期甚至新生儿期进行减状手术，延缓继发病理改变的发生，为二期行生理矫治创造条件、赢得时间。仅有少数存活到幼儿或儿童期者行一期改良房坦手术。TA 手术治疗方式总体可分为两大类：减状手术和生理性矫治术。

减状手术　原则除了减轻症状，延长生命外，还需维持有足够大小、没有扭曲的肺动脉及正常的肺动脉压、肺血管阻力和较好的左室功能。TA 患者减状手术按照患者分别有肺血减少、肺血增多及心内阻塞三类病理生理改变，总体分为增加肺血、减少肺血和增加心内血液混合三类手术。①肺血减少 TA 患者术前准备和减状手术术式选择。a. 术前准备：肺血减少 TA 患者（Ⅰa、Ⅱa、Ⅰb、Ⅱb、Ⅲa 型）新生儿期内科治疗的主要目的是在手术治疗前改善缺氧，维持生命，纠正代谢性酸中毒，恢复正常的酸碱平衡和肝肾功能。严重发绀的患者，多为Ⅰa、Ⅱa 型，生后即应输注

前列腺素 E_1，保持动脉导管开放，增加肺动脉血流，病情稳定后行姑息性手术。主动脉缩窄或主动脉弓中断，体循环由动脉导管供血者亦需使用前列腺素 E_1 治疗。婴儿期和儿童期术前准备主要是针对缺氧发作的治疗，治疗原则同法洛四联症缺氧发作的内科治疗。b. 术式选择：目前新生儿和小婴儿（6个月内）肺血减少型 TA 增加肺血首选改良布莱洛克-陶西格分流术（Blalock-Taussig shunt）。全身情况差，缺氧严重，双侧肺动脉分支细小，不能耐受体外循环手术或不适合改良布莱洛克-陶西格分流术患儿可行主动脉肺动脉 Core-tex 管分流。大婴儿（6个月以上）及幼儿肺血减少型 TA 首选双向格林手术；若肺动脉发育差，不能行双向格林手术，先行改良布莱洛克-陶西格分流术增加肺血，促使肺动脉发育，长期随访观察，判断再行双向格林手术的时机。②肺血增多 TA 患者术前准备和减状手术术式选择。a. 术前准备：肺血增多 TA 患者见于Ⅰc、Ⅱc型。患者术前准备主要是控制肺炎和心力衰竭，确保患者适合远期进一步手术治疗。一般使用洋地黄类药物和利尿剂作为一线药物治疗心力衰竭。亦可应用卡托普利等血管紧张素转化酶抑制剂。b. 术式选择：Ⅰc型因为随着室间隔缺损逐渐变小，肺血将减少，可不行肺动脉环缩术，随诊观察即可。符合条件可直接行改良房坦手术。Ⅱc型一经控制心力衰竭，即可行肺动脉环缩术。减轻肺病理改变，随诊是否有机会行改良房坦手术。如果伴主动脉缩窄或主动脉弓中断、主动脉瓣下狭窄，解除梗阻（CoA 球囊扩张、主动脉端端吻合、PDA 结扎、锁骨下动脉血管成形术等）也可减轻肺病理改变。Ⅱc 合并主动脉瓣或瓣下狭窄 TA 患者应用达穆斯-恺耶-斯丹塞尔（Damus-Kaye-Stamsel）吻合术加用双向格林手术和（或）改良布莱洛克-陶西格（Blalock-Taussig）分流术。③心内阻塞 TA 患者术前准备和减状手术术式选择。心内阻塞分两个水平，房间阻塞，若跨房间隔压差大于 5mmHg，需要行拉什金德手术（Rashkind operation）或外科手术切开扩大房间隔。室间阻塞主要因为有约 42% TA 患者室间隔缺损自行关闭。Ⅰ、Ⅱ型均可发生，分为功能关闭和解剖关闭。功能关闭者易发生缺氧发作，内科治疗原则同法洛四联症缺氧发作治疗。解剖关闭导致进行性肺血减少、低氧和多红细胞血症，应尽早手术治疗。新生儿期室间隔缺损小于 $2cm^2/m^2$，采用室间隔切开扩大术。

生理矫治手术（房坦及改良房坦手术）　1971 年房坦（Fontan）应用格林手术（上腔静脉右肺脉连接术），并在右房与肺动脉之间安放同种带瓣主动脉和下腔静脉口植入主动脉瓣治疗 TA，称为房坦手术。以后对原有手术做了改进，弃用格林手术和下腔静脉口植入瓣膜，称为改良房坦手术。据早年手术经验为患者的选择制定 10 个标准，以保证手术的安全。这 10 个标准为：年龄大于 4 岁；窦性心律；正常的静脉回流；右房容积正常；平均肺动脉压（PAP）小于 15mmHg；肺血管阻力（PAW）小于 4Wood 单位/m²；心室功能正常，左房室瓣功能正常；肺动脉、主动脉管径比大于 0.75；过去分流术未产生不利影响；肺动脉-降主动脉直径比值（McGoon ratio）>1.8，肺动脉指数>250mm²/m²。符合这十个标准的患者，手术结果较好。随着心血管手术的发展和对以前手术经验的总结，手术适应证有所扩展。目前认为肺动脉发育不良和肺血管阻塞仍为手术禁忌证，严格按照肺动脉-降主动脉直径比值>1.8，肺动脉指数>250mm²/m² 及 PAW<4Wood 单位/m² 的条件选择手术适应证。其余超过指标的危险因素是相对的，并非绝对禁忌证。改良房坦手术包括右房右室连接、右房肺动脉连接及全腔静脉肺动脉吻合术。因为全腔静脉肺动脉吻合的流场主要是层流，血流动力学较好；心外管道全腔静脉肺动脉吻合术技术简单，避免了房内操作和在体循环内植入合成材料，可不利用体外循环完成，术后心律失常发生率明显低，所以目前心外管道全腔静脉肺动脉吻合术作为生理性矫治手术首选。另外高危患者分期手术，一期行双向格林手术，二期完成全腔静脉肺动脉吻合术或者同时行房间隔开窗术，降低了手术死亡率。

手术方法　包括减状手术和生理矫治手术。

减状手术　TA 手术治疗中常用的减状手术有改良布莱洛克-陶西格分流术、双向格林手术、房间交通扩大术及肺动脉环缩术。还有采用室间隔切开扩大术、达穆斯-恺耶-斯丹塞尔（Damas-Kaye-Stansel）及诺伍德手术。①改良布莱洛克-陶西格分流术：左或右侧卧位，胸部后外侧切口，第4肋间进胸。应用 Core-tex 血管安放于锁骨下动脉和肺动脉之间。术后抗凝预防血栓形成。②双向格林手术：仰卧位胸部正中切口常见，也有胸部右外侧切口第3肋间进胸。上腔静脉与右房插管转流后阻断上腔静脉；合并左上腔静脉，直接阻断右上腔静脉。然后上腔静脉近心端横断，闭合近心端，远心端与右肺动脉端侧吻合，结扎奇静脉。术后头高45°以利静脉回流；降低肺血管阻力。术后抗凝治疗，口服阿司匹林。③房间交通扩大术：首选球囊房间隔扩张术，对于年龄较大的患儿常常效果不佳。若效果不佳，采用闭式或直视房间隔切开术，扩大房间隔缺损。④肺动脉环缩术：左前外侧第4肋间或胸骨正中切口进胸，监测左房压、缩窄远端肺动脉压、桡动脉压及氧饱和度。涤纶带环缩主肺动脉，远端肺动脉压降至体循环动脉压的50%，氧饱和度下降不超过10%，观察血流动力学稳定即可。

生理矫治手术　①右房肺动脉连接：右房顶横切口和肺动脉纵切口，经右房顶横切修补房间隔缺损，经肺动脉纵切口闭合肺动脉瓣口。采用血管片或人工血管连接右房和肺动脉切口，也可以直接吻合。②右心房与右心室连接：右心耳和右室漏斗部纵切口，分别经两切口修补房间隔缺损和室间隔缺损，两者之间以同种带瓣主动脉、人工血管或带瓣血管片连接，这种术式更常用于右室容积大于正常的50%者。或者右心耳切口左缘和右室漏斗部纵切口右缘吻合，剩余边缘以心包片覆盖。③全腔静脉肺动脉连接术（心外管道）：完全游离主肺动脉及两侧肺动脉直达其心包出口，切断上腔静脉、主肺动脉，闭合主肺动脉近心端及上腔静脉近心端，远心端与右肺动脉端侧吻合；下腔静脉近心端缝闭，下腔静脉远心端与人工血管吻合，人工血管另一端与主肺动脉远心端吻合，将腔静脉血流分别引入肺动脉。

改良房坦手术术后处理　房坦循环中仅有单一动力源，维持体、肺循环血流，术后减轻肺血管阻力，增加心肌收缩力是必要的。改良房坦手术后维持高通气量保持低二氧化碳分压治疗，必要时吸入NO。维持血细胞比容在30%~35%。体位采用V式体位，术后2~3天改为半卧位。早期利用强心药物、血管活性药物。术后胸膜和心包的渗出及腹水比较常见，偶有乳糜胸，多为体静脉高压的结果。术后2~3天引流量以胶体液补充（白蛋白），增加胶体渗透压。此类患者易受非窦性心律或心率慢的影响。术终应常规放置心脏临时起搏导线。心房血栓较为常见，应对其行常规抗凝治疗，尤其是使用房内人工修补材料或使用心外管道时。

预后　未经手术治疗TA患者预后很差，存活至1岁以上者很少，出生时肺血减少的TA患者1岁后存活率小于10%。20%的TA患者会发生危及生命的感染，如细菌性心内膜炎、脑脓肿等。基思（Keith）回顾分析一组111例TA患者，其中49.5%死于生后6个月内，66%死于1岁内，90%死于10岁内。TA患者减状手术随访结果同其他复杂先天畸形患者没有差别。TA患者行改良房坦手术的近、远期死亡率及并发症发生率在有条件行改良房坦手术的各种先心病患者中最低。早期死因主要有肺动脉发育不良、心力衰竭、多器官功能衰竭、主动脉瓣下狭窄。晚期死因多为心力衰竭和心律失常。有一定比例患者需要再手术。原因多为残余分流、右房到肺动脉或右室通道阻塞。多伦多儿童医院的一组261例报道，其中TA 100例。房坦手术的

随诊死亡率，早期死亡率14.2%，仅含TA者早期死亡率12%。5年存活81%，8年存活73%。日本篁村（Aeba，音译）等报道158例房坦手术病例，1、5、10、20年生存率分别为70.3%、56.3%、48.8%、40.9%。迈尔（Mair）等报道176例经过房坦手术的TA患者，医院死亡率1980年前17%（54例死亡9人），1980~1989年8%（122例中死亡10人）。远期死亡10例。术后随访139例生存者，9%活动耐力差，有间断的胸膜渗出、腹水等症状。魏佩特（Weipert）等报道73例经过右房右室连接手术的TA患者5、10、15年生存率分别为89.3%±3.6%、76.8%±0.6%、64.6%±10.7%。

（刘迎龙　吕小东）

fèidòngmàibàn xiázhǎi

肺动脉瓣狭窄（pulmonary valve stenosis）

肺动脉瓣发育不良导致右室排血受阻的先天性心脏畸形。发生率占先天性心脏病的8%~10%。1761年，莫尔加尼（Margagni）首次提出了该病的概念。1948年塞勒斯（Sellors）、布罗克（Brock）最先报道经右室闭式肺动脉扩张术获得成功。1952年斯旺（Swan）在停循环下成功进行了直视下肺动脉瓣交界切开术。中国1957年梁其琛等首例低温麻醉直视下狭窄瓣膜切开获得成功。随着介入技术的不断提高，经皮球囊肺动脉瓣成形术亦得到广泛应用。但目前经典术式是体外循环辅助心内直视下瓣膜交界切开术。

病理解剖　肺动脉瓣由前、左、右三个半月瓣构成。肺动脉瓣狭窄通常因三个瓣叶的交界互相粘连融合，使其开放受限而致瓣口狭窄，亦可见两个瓣叶交界

融合造成狭窄呈二瓣畸形，较少见。偶尔瓣膜仅见中央一小孔而无交界者为单瓣畸形。瓣孔狭窄程度轻重不一，一般在 2~4mm，通常瓣环发育正常，部分病例合并瓣环狭窄。大多患儿伴肺动脉狭窄后扩张。由于右心室排出受阻，右心室常呈继发性的向心性肥厚，心室腔变小，晚期可扩大。新生儿危重型肺动脉瓣狭窄早期多无狭窄后肺动脉扩张，多伴有右心室发育不良，甚至三尖瓣关闭不全。

病理生理 肺动脉瓣狭窄的病理生理变化取决于瓣口的狭窄程度。由于肺动脉瓣狭窄引起右心室排血受阻，导致右心室压力增高，随着右心室后负荷不断增加将引起右心室肥厚甚至充血性心力衰竭，并引起右心房压力升高。如患儿合并卵圆孔未闭或房间隔缺损时，心房水平可产生右向左分流，从而出现发绀。在新生儿危重型肺动脉瓣狭窄，由于其瓣口极重度狭窄接近于闭锁，如此类患儿不合并室间隔缺损或房间隔缺损，出生后即处于高度缺氧状态，发绀明显，生存主要依赖于动脉导管。一旦动脉导管闭合或有闭合趋势，由于侧支循环尚未形成，导致肺血流下降，很快出现严重缺氧、进行性酸中毒、心力衰竭，最终导致死亡。右室与肺动脉压力阶差取决于肺动脉瓣口的狭窄程度，右心室和肺动脉之间压力阶差超过 20mmHg，即可诊断为肺动脉狭窄。根据右心室与肺动脉压差、肺动脉狭窄口直径将其分为四种类型（表）。

临床表现 轻度狭窄患儿可无明显症状，中度以上狭窄患儿可在劳累后出现心悸、气短、乏力及胸闷等。新生儿危重型出生后不久即可出现气短、呼吸困难、心力衰竭，甚至晕厥、猝死。心脏检查在胸骨左缘第2肋间闻及收缩早期喀喇音（喷射音）和喷射性杂音，轻度狭窄患者的杂音短促柔和，中重度狭窄患者的杂音响亮并可扪及收缩期震颤，杂音向左肺野及左上传导，第二心音减弱，但极重度狭窄患者杂音反而减轻、震颤可消失。合并三尖瓣关闭不全者在胸骨左下缘可闻及收缩期吹风样杂音。病程发展中可有杵状指、发绀以及右心室奔马律和其他右心衰竭的体征。

诊断 胸部X线平片示右心室增大，肺血少，肺野不清晰，多数可见肺动脉段明显凸出。心电图可正常，或不完全性右束支传导阻滞、右心室肥厚，电轴右偏。轻度患儿的心电图可正常或仅有电轴右偏，中重度患儿有右心室肥大伴劳损或伴有右心房增大、右束支传导阻滞。超声心动图检查有助于明确诊断，显示肺动脉瓣解剖特征、狭窄程度及右心室大小，检测右心室与肺动脉收缩压之间的压力阶差。超声心动图还有助于排除其他心脏畸形。心导管检查是肺动脉瓣狭窄诊断、临床分型的金标准，可直观地显示狭窄的部位及严重程度。由于心导管是有创性检查，近年来基本被超声心动图所取代，并非所有患儿都需要做，临床上主要是用于导管介入治疗或手术治疗前的进一步确诊及导管手术前后的效果评估。

治疗 包括以下几方面。

手术适应证 轻度狭窄无需手术。中度以上狭窄，如有症状或伴有分流使心脏增大者可考虑手术。心脏扩大，心电图表现为右室肥厚，右室与肺动脉压力差>50mmHg应手术治疗。

手术前准备 手术前除常规准备外，对新生儿危重型肺动脉瓣狭窄，需给予静脉输注前列腺素 E_1，正性肌力药物维持加强心功能，改善缺氧及纠正代谢性酸中毒等治疗。

手术方法 ①肺动脉瓣球囊成形术：经皮球囊肺动脉瓣成形术。在造影下，通过导引钢丝置入球囊，根据扩张要求置入不同大小球囊。对瓣口极小者，有时比较困难。②经右心室布罗克（Brock）瓣膜切开术：非体外循环下，胸骨正中切口进胸，在右室流出道做约1cm纵行切口，自切口插入心脏探针，通过狭窄的肺动脉瓣直达主肺动脉，探查狭窄的部位及程度，退出探针，迅速插入瓣膜切开刀使通过狭窄的肺动脉瓣孔，从而分离瓣叶。再退出瓣膜切开刀，迅速插入瓣膜扩张器，使切开的瓣孔扩大，最后退出扩张器，缝闭切口。但由于此术操作盲目，并发症多，现已基本弃用。③肺动脉瓣交界切开术：常规建立体外循环，在心脏不停搏平行循环下于肺动脉干瓣环上0.5cm处做由近向远纵行切口，显露瓣膜，辨认瓣膜融合的交界处以及瓣叶与动脉侧壁附

表 肺动脉狭窄的临床分型

	轻度	中度	重度	极重度
右室收缩压（mmHg）	<60	61~120	121~180	>180
右室肺动脉压差（mmHg）	<40	40~100	>100	>100
狭窄口直径（cm）	>1.5	1.1~1.5	0.5~1.0	<0.5

着粘连处，用解剖剪先在瓣叶与动脉壁附着处做松解，紧贴动脉壁与瓣叶垂直剪开附着处粘连组织，然后切开瓣叶交界融合组织直至瓣环并将切口向两侧瓣叶稍做延长，使其成倒 T 形。然后缝闭肺动脉切口，停止体外循环。④右室流出道补片修补术：重度肺动脉狭窄时瓣环发育不良，瓣环过小，右室流出道梗阻严重，仅做瓣交界切开是不够的，应向右室流出道延长肺动脉切口，切除部分肥厚心肌组织，用心包补片做右室流出道跨瓣补片扩大。在做瓣膜右后交界充分松解切开时，要避免损伤肺动脉后壁及冠状动脉。

手术后处理 肺动脉瓣狭窄患儿术后主要问题是右心功能不全，术后应严密监测血流动力学指标，保持心肺动能稳定，及时纠正低氧血症和心律失常等，予床边胸部 X 线平片和超声心动图及时发现术后相关并发症并予对症处理。对术后出现残余梗阻，可根据具体情况予再次手术或心导管介入下球囊肺动脉扩张术。术中要常规探查三尖瓣，有反流者要予以处理。术后如有中重度三尖瓣反流，近远期预后均差，必要时需要再手术矫治。

预后 肺动脉瓣狭窄是一种进展性疾病，进展速度和预后与肺动脉瓣狭窄程度密切相关。新生儿常无症状，但危重型肺动脉瓣狭窄发展迅速，出现严重低氧血症、心力衰竭，约 15% 甚至在出生 1 个月内死亡，其中将近 50% 死亡者伴有右室发育不良。在儿童期轻度肺动脉瓣狭窄患儿很少出现症状，病情发展缓慢。单纯肺动脉瓣狭窄手术疗效佳，死亡率低，伴有右室发育不良或充血性心力衰竭者预后较差，尤

其新生儿危重型肺动脉瓣狭窄术后死亡率仍较高。

（莫绪明）

Fǎluò sānliánzhèng

法洛三联症（trilogy of Fallot）

肺动脉瓣狭窄伴有卵圆孔未闭或房间隔缺损，合并右心室肥大的先天性心脏畸形。该病由法国法洛（Fallot）首先报道，其病理生理、临床表现、手术治疗方法等都与单纯肺动脉瓣狭窄不同。在发绀型先天性心脏病中，其发病率仅次于法洛四联症，女性发病率高于男性。

病理解剖 法洛三联症包括肺动脉瓣狭窄、卵圆孔未闭或房间隔缺损、右心室肥大。肺动脉瓣狭窄通常在瓣膜部，也可有瓣膜和漏斗部均狭窄，但较少见。肺动脉瓣狭窄程度与发绀密切相关，肺动脉瓣狭窄越重，发绀越明显。在左、右心房间大多为未闭的卵圆孔，也可合并继发孔型房间隔缺损，直径可达 2～4cm。患儿出生后由于右心室后负荷加重，右心室肌肉日益肥厚导致右心室肥大。

病理生理 主要取决于肺动脉瓣狭窄的程度和心房水平分流量的多少。肺动脉瓣狭窄可引起肺血流量减少，如肺动脉瓣狭窄较轻，右心室压力可不高，心房水平主要表现为左向右分流，临床类似房间隔缺损，可无发绀。对中、重度肺动脉瓣狭窄者，由于右心室和右心房压力显著增高，可引起右向左分流，临床上出现发绀。

临床表现 主要表现为活动后心悸、气短、易疲劳，大多数患儿均有发绀。严重者可出现蹲踞现象，其次可有上呼吸道感染、头晕、昏厥和发育差等，晚期患儿可出现心力衰竭。肺动脉瓣狭

窄越重，上述症状出现越早。发绀明显者可有杵状指、趾，右室肥大者胸前区突出，并有抬举感，可在肺动脉瓣区闻及收缩期喷射样杂音，伴震颤，肺动脉瓣第二心音减弱或消失。

诊断与鉴别诊断 胸部 X 线平片示肺野清晰，肺纹理减少，肺动脉总干大多显示明显的瓣膜狭窄后扩大，右心室增大，心尖向上翘起。心电图示右心室肥大和劳损，右侧心前区各导联的 R 波明显增高，T 波倒置。部分患儿标准导联和右侧心前区导联中 P 波高而尖，示右心房肥大。心电轴右偏。超声心动图检查可明确诊断，可见肺动脉瓣狭窄或伴漏斗部狭窄，右心室肥厚，房间隔可见异常分流束。如对诊断尚有疑问，可行心脏导管检查，可以显示右心室压力及与肺动脉之间的压力阶差，明确肺动脉瓣狭窄的程度，以及左心房与右心房之间的压力差。法洛三联症需与法洛四联症、单纯性肺动脉瓣狭窄、房间隔缺损、室间隔缺损等相鉴别，超声心动图检查可以鉴别。

治疗 ①手术适应证：法洛三联症一旦确诊，均应积极手术治疗。如患者症状明显或有发绀，肺动脉瓣狭窄重，应尽早手术。症状轻或无症状者，也应早期手术治疗。②手术方法：胸骨正中切口暴露心脏，常规建立体外循环，如瓣叶发育良好，可仅做瓣膜交界切开。而瓣环发育不良，瓣环过小，右室流出道梗阻严重时，仅做瓣交界切开是不够的，应向右室流出道延长肺动脉切口，切除部分肥厚心肌组织，但应注意不能过多切除漏斗部继发的肥厚心肌，以免影响右心室功能，导致术后低心排综合征。用心包

补片做右室流出道跨瓣补片扩大。最后关闭卵圆孔或自体心包补片修补房间隔缺损。③术后处理：法洛三联症患儿术后应注意右心室功能，及有无合并残余肺动脉瓣狭窄。

预后　目前法洛三联症的治疗效果一般均很满意，绝大多数患儿于术后数月自觉症状逐渐消退或明显改善，死亡率低，远期效果好。

（莫绪明）

shuāngqiāng yòuxīnshì

双腔右心室（double chamber right ventricle，DCRV）

一条或者数条肥厚的肌束将右心室分隔为流入部高压腔和流出部低压腔，血流仅能通过狭小的孔道互相沟通，并引起相应的血流动力学改变的先天性心脏畸形。西尔·基思（Sir Keith）早在1909年就发现右心室内存在有阻碍血流通过的异常肌束。1962年，卢卡斯（Lucas）首先报道了双腔右心室的手术治疗。双腔右心室发病率较低，约占先天性心脏病的1.5%。男女发病率相近，约为1.4∶1。

病因及发病机制　胚胎期原始心腔发育过程中，原始心球并入右心室发生异常，导致右心室内部调节束肌肉组织异常肥厚增生，常并入小梁部室间隔发出的隔束、壁束肌肉成分，形成一条到数条向下斜行的肌束，多起自于室上嵴，止于右室流出道部分的右室壁，横跨于右心室腔的流入道和流出道之间，血流仅能通过狭小的间隙通过。

病理生理　异常肌束将右室分为靠近三尖瓣的流入道高压腔和近肺动脉瓣的低压腔，其病理生理学改变主要表现为右心房到肺动脉血流受阻引起的梗阻症状，梗阻程度与异常肌束的大小、数目、位置及有无合并其他心内解剖畸形有关。梗阻程度轻者，右心室腔无明显改变，重者高压腔处的心室壁增厚，低压腔处的心室壁变薄，右室可有不同程度的扩张。

临床表现　双腔右心室的临床表现与右室腔异常肌束造成的狭窄程度有关，狭窄越严重，两腔内压力阶差越大，临床症状越明显。幼年时患儿易患感冒、发热，可表现为活动后的心悸、胸闷，患者易疲劳，狭窄严重者剧烈活动时出现发绀表现。

诊断与鉴别诊断　胸部X线检查无特征性改变。心电图多显示右室肥厚。超声心动图可以明确诊断。对于合并其他复杂心内畸形时可以行右心导管及右心造影检查明确诊断。由于双腔右心室与肺动脉瓣狭窄、右室漏斗部狭窄均表现为肺血减少，肺动脉瓣区 P_2 减低，胸骨左缘可闻及响亮的收缩期杂音，在临床上应注意鉴别诊断。

治疗　由于双腔右心室异常肌束造成的梗阻可以进行性加重，因此一旦确诊就应该尽早手术治疗。手术适应证：①单纯的双腔右心室，患者活动后症状明显，心室腔内压力差大于40mmHg。②或者合并其他需要手术治疗的心内畸形。手术可以通过右房或右室切口径路，彻底切除右心室肥厚肌束，解除梗阻，恢复右心房到肺动脉的正常血流通路。

按照常规建立体外循环。辨认异常肌束及切除异常肌束（图）。对于梗阻程度轻，异常肌束能明确辨认或者由于粗大异常冠状动脉横跨右心室流出道时，可以经过三尖瓣口进行修剪而不切开右室流出道。通常均需要选择右心室前壁切口，选择右室表面无血管区，切开右心室壁，可显露增大的漏斗腔，通过右心室切口无法显露三尖瓣。在直角钳引导下小心切除异常肌束，边显露边切除。切除过程中，应该辨别异常肌束和调节束，异常肌束接近三尖瓣，跨越右室腔，位于主流出道，造成血流梗阻，调节束靠近室间隔，不横过右心室腔，不阻碍血流，切除异常肌束时，误损伤调节束，可造成右束支传导阻滞；异常肌束的终点常在前乳头肌根部，勿切断前乳头肌，造成术后三尖瓣反流，切除室间隔前方肌束时，勿损伤主动脉瓣。

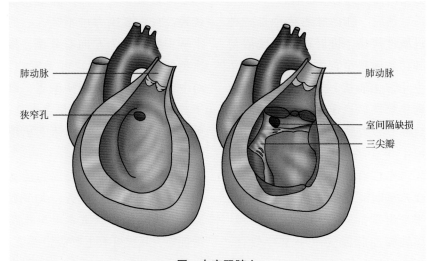

肺动脉

狭窄孔

肺动脉

室间隔缺损

三尖瓣

图　右室双腔心

双腔右心室常合并室间隔缺损。对于较小的室间隔缺损，可以直接缝合，较大缺损可以使用补片，直角钳通过缺损到主动脉腔确定室间隔缺损。

预后 双腔右心室手术矫治近期及远期效果良好。早期对于该病的认识不充分，容易误将右心室狭窄口当作室间隔缺损而缝合，死亡率较高。随着外科诊断水平，尤其是彩色多普勒超声技术的不断提高，该病多能明确诊断，手术中狭窄解除充分，短期及长期随访显示治疗效果良好。

（刘迎龙 范祥明）

Fǎluò sìliánzhèng

法洛四联症（tetralogy of Fallot）
因圆锥动脉干发育异常，致右室流出道狭窄、室间隔缺损、主动脉骑跨和右心室肥厚的先天性心脏病。发绀型先心病中最常见的一种，占发绀型先心病手术的80%，在所有先心病手术中占12%左右。1888年，法洛（Fallot）详细描述了法洛四联症的四种基本病变。1945年，布莱洛克（Blalock）首先行锁骨下动脉-肺动脉分流术治疗法洛四联症。1954年利乐海（Lillehei）首先在人体交叉循环下施行了法洛四联症根治手术，1955年柯克林（Kirklin）用人工心肺机在体外循环下行法洛四联症手术治疗。

病因及发病机制 法洛四联症的胚胎学基础是圆锥动脉干发育异常，圆锥动脉干的正常旋转运动不充分，主动脉瓣未能完全与左室相沟通，而是骑跨在室间隔之上，和左、右心室均相通，由于圆锥间隔未能与膜部室间隔及肌部室间隔共同闭合室间孔，而残留主动脉瓣下室间隔缺损（图1）。

右室流出道狭窄 可表现为右室漏斗部狭窄或者同时合并肺动脉瓣狭窄，也可能合并肺动脉主干或分支的狭窄。肺动脉瓣狭窄可能由于二瓣化或者三个交界互相融合而狭窄。主肺动脉直径小于主动脉的直径。漏斗部狭窄又分为三型，漏斗部近端狭窄，狭窄较局限，有较大的第三心室，肺动脉瓣环发育良好，单纯切除肥厚的室上嵴往往可以达到疏通流出道的目的；漏斗部弥漫性狭窄，肺动脉环也小，漏斗部为长管状狭窄，第三心室不明显，手术往往需要在右室流出道补片加宽扩大内腔；漏斗部发育不全或不发育，漏斗部短小，肺动脉瓣口可闭锁形成假性共同动脉干，肺血依靠动脉导管或主动脉侧支供应，手术矫治需要用带瓣的管道在右室和肺动脉之间架桥。

室间隔缺损 室间隔缺损属于对合不良型，缺损位于主动脉瓣下，相当于正常心脏右室漏斗部壁束的位置，即位于膜部间隔之前，肌部室间隔之上，主动脉瓣之下和肺动脉瓣之后方。主动脉瓣环由于向右骑跨而构成室间隔缺损的上缘，相当于主动脉右瓣或后瓣两瓣叶下方，此缘均为肌肉组织。室间隔缺损的下缘为肌部室间隔和室上嵴的隔束构成。室间隔缺损的前缘就是向前移位的室上嵴壁束，由室间隔前端向上自主动脉瓣环处绕向右室前壁，构成右室流出道的后缘，此缘均为肌肉组织。室间隔缺损的后缘是主动脉瓣环向下经三尖瓣环前方到达室间隔后端的一条边缘，这条边缘实为三尖瓣前方右室游离壁的一部分，后缘有所变异，也最为重要。临床上根据手术的实用性将室间隔缺损分以下几型。①嵴下型：其后缘与三尖瓣之间没有肌束，三尖瓣环与主动脉瓣之间为纤维性直接延续，并构成室间隔缺损的后缘，膜部间隔发育不完全，房室传导束走行于膜部间隔的边缘上，在修补室间隔缺损时应远离后缘，且注意不能伤及三尖瓣。②嵴内型：其后缘

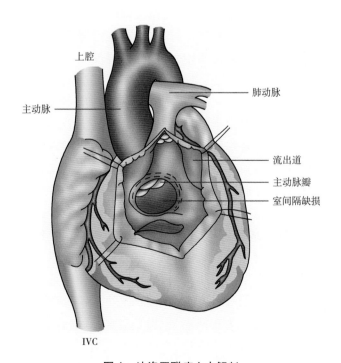

图1 法洛四联症心内解剖

与三尖瓣之间有肌束，室间隔缺损的四周为完整的肌肉环，主动脉瓣与三尖瓣环被肌束隔开，肌束后方为发育较好的膜部间隔，传导束在膜部间隔之后方，室间隔缺损后方没有传导束，在补片时可以直接缝此边缘。③干下型：如室上嵴上行支发育不良，缺损紧位于主动脉之下即成为干下型室间隔缺损，巨大干下型缺损即通常所称的双大动脉下室间隔缺损。干下型缺损修补应注意不要误伤主动脉瓣。

主动脉骑跨 主动脉根部位置比正常偏右，骑跨于室间隔之上，它包括三个内容：即主动脉瓣环的旋转、右移和抬高。主动脉瓣左右瓣的交界和肺动脉瓣的左右瓣交界相邻，位置很少变化，主动脉瓣环以左右瓣间交界为轴心向右前方旋转。此外圆锥间隔向右、前方偏移，使主动脉嵌于右室游离壁之内，骑跨于室间隔之上，与左右心室相通。右移后的主动脉瓣环仍与二尖瓣环保持不同程度的纤维性连续，如果此纤维性连续完全消失，则应视为右室双出口。主动脉瓣环抬高而远离三尖瓣隔瓣，使三尖瓣与主动脉瓣环之间保持一段距离，构成室间隔缺损的后缘。

右心室肥厚 患者出生后随着右室负荷的加重，右室肌肉日益肥厚，室上嵴的隔束、壁束及各乳头肌都会进一步肥厚增粗并导致右室流出道梗阻，少数患者可在右室流出道形成第三心室。右室表面的冠状动脉也增粗、迂曲，给手术时的右心室切口带来困难。

最常见的合并畸形为房间隔缺损和卵圆孔未闭，其次为右位主动脉弓和永存左上腔静脉，少数合并动脉导管未闭、右位心、

完全性房室隔缺损、冠状动脉-肺动脉瘘、冠状动脉畸形、主动脉瓣和三尖瓣关闭不全、二尖瓣狭窄并左室发育不良，以及右心室憩室。

病理生理 右室流出道狭窄引起肺血流量减少，而肺的侧支循环增多。由于右室压力增高使室间隔缺损引起的左向右分流减少，主动脉的右跨使右室血分流入主动脉，产生右向左分流，且逐渐加重。肺血减少主要取决于右室流出道狭窄的严重程度，而与狭窄的部位无关。右心室流出道与肺动脉梗阻越重，肺部血流越少，发绀和组织缺氧就越严重。严重法洛四联症伴有粗大的未闭动脉导管或体肺动脉侧支者肺血减少与右室流出道狭窄并不成比例，甚至肺动脉压偏高，发绀较轻。肺动脉远端发育不良者则常有严重发绀。由于左心发育较差，右心负担重，且随年龄的增长日益加重，最终导致心力衰竭。

临床表现 发绀是该病最突出的症状，多在婴儿时期即有发绀，但在出生后早期几个月中可能因存在动脉导管未闭而发绀不明显，或仅在哭闹时出现。气短和阵发性呼吸困难也是常见症状之一，多在哭闹或劳累后出现，在2个月至2岁的婴幼儿中较多见。儿童常有蹲踞现象，表现为行走一段路程后下蹲，双下肢屈曲，双膝贴胸。蹲踞可使含氧较低的回心血液减少，同时股动脉因蹲踞而弯曲，导致下肢动脉血流阻力增高，而躯干上部血流增加，使中枢神经系统缺氧状况改善。此外，体循环阻力增高可增加心室水平的左向有分流，使肺循环血流增多，发绀好转。重症患者可有缺氧发作，表现为面色苍白，四肢无力，阵发性晕厥，

甚至有抽搐等症状，多在清晨、排便或活动后出现。缺氧发作的确切机制尚不清楚，可能与体循环血管阻力下降或右心室漏斗部肌肉收缩而致肺部血流骤然减少有关，也可能是心室水平右向左分流增加使低氧血大量流入主动脉所致。对有缺氧发作的重症法洛四联症患者应在婴儿期尽早手术，频繁发作者应行急诊手术。患者一般发育较差，消瘦，口唇明显发绀，严重者面部及耳郭都有发绀。四肢末梢因缺氧而有发绀及杵状指（趾），杵状指（趾）的轻重与缺氧程度呈正比。在一些婴幼儿患者可表现为肥胖和贫血，临床上发绀不明显。少数成年法洛四联症患者可有高血压的表现。左胸心前区常隆起，有的可见心前区抬举性搏动。胸骨左缘第3和第4肋间有收缩期喷射样杂音，少数患者没有杂音常提示梗阻严重或合并肺动脉闭锁。肺动脉瓣区第二心音单一。合并粗大的未闭动脉导管或体肺动脉侧支者有时可在相应部位听到双期连续性杂音。

诊断与鉴别诊断 ①实验室检查：法洛四联症患者动脉血氧饱和度可降至70%以下。通常有红细胞增多症，血红蛋白可升至200g/L以上，但合并贫血的法洛四联症患者血红蛋白可能并不升高，多见于婴幼儿。肺动脉严重发育不良而血红蛋白不高甚至贫血常常是病重的表现，手术风险也增高，手术时应给予重视。重度发绀患者血小板计数和全血纤维蛋白原均明显减少，血小板收缩功能差，有不同程度的凝血功能障碍。②心电图检查：电轴右偏，右心房扩大，右心室肥厚。③胸X线平片：典型的法洛四联症心脏形态呈靴状心，即心尖上

翘圆钝，心脏扩大以右心房、右心室为主（图2）。肺血减少，肺血管纤细，有时可见网状的侧支血管影。心腰凹陷越深和肺部纹理越细，常提示肺动脉干及其分支发育较差。两侧肺门和肺部血管纹理不对称，一侧肺血比对侧明显减少，常提示法洛四联症可能伴有一侧肺动脉严重狭窄或缺如。④超声心动图检查：有无创、方便、准确等优势，是确诊法洛四联症的首选方法。可直接观察到右室流出道狭窄部位（特别是左右肺动脉起始部有无狭窄）和严重程度，室间隔缺损的类型和大小，主动脉骑跨程度，并测算左心室容积和功能以及合并畸形，因而在临床上对一般的法洛四联症，超声心动图通常可以取代传统的心血管造影。但是对肺动脉分支发育较差，疑有周围肺动脉狭窄及体肺侧支存在的患者应做心血管造影检查，特别是发绀不明显，血红蛋白增高不明显的患者，应做选择性侧支造影。⑤心导管和右心造影检查：是诊断法洛四联症重要的检查技术。通过测压可了解右室流出道狭窄部位、程度，血气分析可计算出心内分流部位和分流量。选择性心室造影可以显示室间隔缺损类型、大小、肺动脉发育情况、主动脉骑跨程度、冠状动脉畸形和肺部侧支循环血管等。根据造影测定肺动脉直径以及肺动脉分支的病变要比超声心动图精确。主动脉与肺动脉之间有粗大侧支血管时可行主动脉造影或直接在侧支动脉插管造影，以了解侧支血管与固有肺动脉有无交通，为临床治疗提供依据。⑥CT和MRI检查：超高速CT（主要是电子束和多排螺旋CT）及MRI检查能对主肺动脉和左右肺动脉直径进行准确的测量，并可直观地观察肺动脉的形态及其与主动脉的关系，同时对室间隔缺损的大小、部位和右室流出道狭窄的部位和程度得出准确的诊断。由于MRI检查不受造影剂的影响，且可多角度成像，在观察主、肺动脉方面有其独特的优越性。而CT成像尽管有一定的电离辐射，但其图像空间分辨率高于MRI检查。

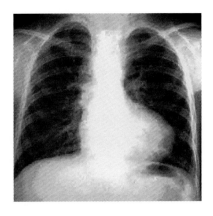

图2　胸部X线平片
法洛四联症心脏形态呈靴状

治疗　包括以下几方面。

手术适应证　法洛四联症患者右室流出道狭窄的部位和程度有很大差别，包括肺动脉瓣与瓣上狭窄，左右肺动脉及其远端狭窄。用肺动脉-降主动脉直径比值（McGoon ratio）反映肺动脉分叉远端狭窄程度是比较实用的指标。即测量心包外左右两侧肺动脉的直径除以膈肌平面降主动脉直径，计算其比值，肺动脉-降主动脉直径比值的正常值为大于2.0，一般认为法洛四联症患者的肺动脉-降主动脉直径比值大于1.2方考虑一期根治术。另一参考指标是肺动脉指数（Nakata index）。为心血管造影测量心包外左右两侧肺动脉的横切面积之和除以体表面积。肺动脉指数正常值为 $\geq$ 330mm^2/m^2。肺动脉指数 $\geq$ 150mm^2/m^2 方考虑一期根治术，<150mm^2/m^2 根治手术应慎重。肺动脉指数小于120mm^2/m^2 提示两侧肺动脉发育不良。临床上肺动脉-降主动脉直径比值小于1.2、肺动脉指数小于120mm^2/m^2 或左心室舒张末期容量指数 $\leq$ 30 ml/m^2 者在选择根治手术时应慎重。

绝大多数法洛四联症患者由于肺部和左心房血流减少，往往左心室发育偏小。左心室发育情况可通过左室舒张末期容量指数［左室舒张末期容量（ml）/体表面积（m^2）］来评估，其正常值在男性为 58ml/m^2，女性 50 ml/m^2，平均55 ml/m^2。在左心室舒张末期容量指数 $\geq$ 30 ml/m^2，约为正常值的60%以上时，法洛四联症根治术才能得到满意的结果。

单纯型法洛四联症首选一期根治手术。一般典型的四联症患者，即使病情较重均可行一期根治术，但也有一些特殊情况。对右室流出道狭窄严重且肺动脉远端严重发育不良，或肺动脉缺失伴有较大的体肺侧支，以及婴儿冠状动脉畸形难以施行右心室流出道补片扩大，也不宜施行心外管道者或一个半心室矫治者应先做姑息手术，其基本原理是先建立体肺动脉分流，增加肺动脉内血流，待肺动脉发育改善后做二期根治术。

近年来一期根治手术趋于小龄化，这一方面是由于手术技术的进步，更主要的是对法洛四联症病理生理的深入理解。早期手术有利于保护右心室功能，促进肺动脉特别是周围肺动脉的发育和生长，减少慢性低氧血症对心脏和神经系统的损害。此外还可以避免和减少术前因缺氧发作，术后晚期因室性心律失常而猝死。在轻症患者可于 1~2 岁时行择期手术。

手术方法 包括以下几种。

姑息手术 其目的是增加肺部血流，消除和改善发绀等症状，扩大肺血管床，促进肺血管发育，为根治手术做准备。由于心脏外科技术的发展，一期根治手术的适应证逐年放宽，手术数量逐年增多，而减状手术逐年减少，仅用于肺动脉发育极差以及伴有其他严重心内畸形不适合一期根治的患者。①锁骨下动脉-肺动脉分流术（Blalock-Taussig 手术）：由于分流效果较好，临床应用较多，但由于吻合口血栓形成或吻合口不能随年龄增长而扩大，以及可能并发心内膜炎等原因，其远期疗效不满意。因而，此手术多为过渡性手术，为根治手术做准备。手术在全麻常温下进行。一般采用右锁骨下动脉与右肺动脉吻合术，以免因牵拉扭曲而影响血流，也可采用左锁骨下动脉与左肺动脉吻合术，常用可吸收线连续缝合。改良的锁骨下动脉-肺动脉吻合术（改良 Blalock-Taussig 手术）是用适当粗细的聚四氟乙烯人工血管作为血管桥，一端与锁骨下动脉吻合，另一端与肺动脉吻合，此手术分离范围较少，不受锁骨下动脉直径的限制。在根治手术时，当体外循环开始前闭合此血管，以免造成灌注肺。②升主动脉与肺动脉分流术（Waterston 手术）：常采用右前外切口，分别用侧壁钳部分钳闭升主动脉和右肺动脉，将两血管做侧侧吻合，吻合口通常约 0.4cm。目前常用改良的升主动脉与肺动脉分流术（改良 Waterston 手术），用一段聚四氟乙烯人工血管，一端与升主动脉吻合，另一端与肺动脉吻合。

适用于婴幼儿，尤其是 3 个月以内的婴儿，效果较好。在二次根治手术时，此吻合也较容易在正中切口下拆除。③降主动脉-左肺动脉分流术（Potts-Smith 手术）：该手术的特点与锁骨下动脉-肺动脉吻合术相同，而且吻合口更易保持通畅。但吻合口直径必须严格掌握。若过大术后可引起肺水肿、肺动脉高压和动脉瘤等并发症。此吻合在以后的二次根治术时拆除较困难，故目前较少应用。④中心分流术（改良 Brock 手术）：胸部正中切口，体外循环下纵行切开右心室和肺动脉，切除少部分肥厚的隔束和壁束，并做右心室流出道至肺动脉的跨环补片，一般加宽至肺动脉最小可接受面积的 1/2 ~ 2/3。⑤肺动脉瓣球囊扩张术：该方法适用于局限的肺动脉瓣水平狭窄，通过适度扩张肺动脉瓣，增加肺血流量，促进肺血管发育，为根治手术做准备。该技术已在有些心脏中心进行尝试，效果良好，但是球囊扩张有诱发缺氧发作、室性心律失常甚至室颤的可能，因此要慎重选择患者，并有良好的心肺复苏准备。

根治手术 一般采用正中切口，大多采用右房、右室流出道切口，也有采用右房切口进行右室流出道疏通和室间隔缺损的修补。手术在体外循环下进行，根据右室流出道狭窄程度及术中回血多少采用中度低温（25 ~ 27℃）或深低温（20 ~ 22℃）低流量。患儿越小越应增加预充液的胶体成分，晶胶比例应在 0.6 ~ 0.8。深低温应先降体温后减流量，待鼻温降至 20 ~ 22℃，肛温降至 27℃ 以下后再减流量，可减至 40ml/（kg·min），但最好不要超过 1 小时。目前多不采用深低温

停循环技术。复温时不宜过快，水温不能高于血温 10℃，复温要均匀，鼻温、肛温差应控制在 5℃ 以内。在婴幼儿患者多采用术后超滤技术。尽量简化手术程序，缩短麻醉至转机时间，以免血压下降，增加右向左分流，加重组织缺氧。具体手术方法如下（图 3）。①右室流出道疏通及重建：通常在右室流出道行纵切口，避开冠状动脉大分支，切口不宜过长，以免影响右室收缩功能。根据狭窄的部位和程度切除部分肥厚的隔束、壁束异常肌束，使右室流出道疏通满意。切除时应显露良好，勿损伤主动脉瓣、前乳头肌，防止室间隔穿孔。室上嵴及调节束如不过分肥厚可不必切除，以利于室间隔缺损的修补及保持良好的右室功能。特别是婴幼儿继发性肥厚不严重，常不必过度疏通。切开狭窄的肺动脉瓣交界，并用血管钳扩张，使肺动脉瓣环直径足够大，最小可接受的肺动脉瓣环直径见表。若瓣环不够大，则应将右室切口向头侧延伸，跨越肺动脉瓣环至肺动脉，必要时直达左右肺动脉分叉部，

表　最小可接受的肺动脉瓣环大小

体重（kg）	直径（mm）	面积（mm²）
4	7.0	38
5	7.5	45
6	8.0	50
7	9.0	63
8	9.5	72
9	10.0	81
10	11.0	90
12	12.0	113
14	13.0	126
16	13.5	144
18	14.0	162
20	15.0	177

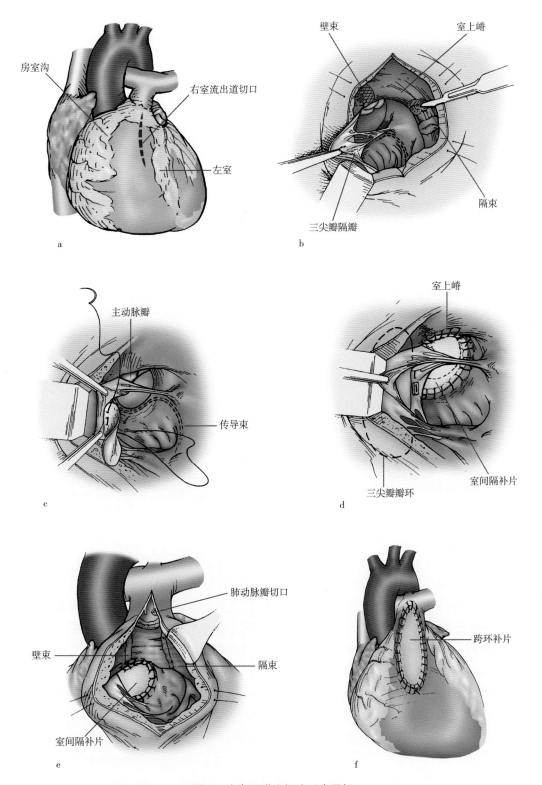

图3 法洛四联症根治手术图解

a. 右室流出道切口；b. 疏通右室流出道；c. 修补室间隔缺损；d. 室间隔缺损修补完成；e. 右室流出道跨环切口；f. 右室流出道跨环补片

如有左右肺动脉起始部狭窄，应加宽到狭窄后扩张部。部分右室漏斗部狭窄属异常肌束型、隔膜型者，如右室腔够大可将右室切口直接缝合。但在下列情况常考虑右室流出道加宽补片：a. 多处右室流出道狭窄，包括漏斗部、肺动脉瓣和肺动脉干及其分支。b. 干下型室间隔缺损，尤其是缺损较大者。c. 一侧肺动脉缺如合并瓣环狭窄者。跨环补片后，如有严重的肺动脉瓣关闭不全会加重右心负担，甚至导致右心衰竭，必要时需要二次手术。早年曾尝试在补片材料上缝合一个单瓣的补片来作为跨环补片防止反流，常用的材料有牛心包片和自体心包片，由于自制的单瓣随时间的变化而发生纤维化和钙化导致瓣口梗阻和反流，因而远期疗效较差。目前最常用的是同种异体主动脉瓣或肺动脉瓣，因其瓣叶具有活性，钙化仅限于管壁，因此取得了较好的远期效果。由于同种瓣膜来源困难，牛颈静脉单瓣也在临床试用，远期疗效尚不确定，有待观察。跨环补片常用连续缝合法。跨环补片时最好沿瓣膜交界切开瓣环，以保存原有肺动脉瓣的功能，必要时将其他狭窄的瓣交界切开，以增加瓣叶的活动度。对婴幼儿，由于同种单瓣瓣叶较大，缝合时应略高于自体瓣膜，使其关闭时能与自体瓣膜在同一水平上，确保术后瓣膜关闭严密。在肺动脉瓣缺如的患者应在右心室和肺动脉之间重建肺动脉瓣。②室间隔缺损修补：法洛四联症的室间隔缺损属于对合不良型，缺损较大，均应采用补片进行修补，一般经右室切口修补，也有学者经三尖瓣口修补室间隔缺损。经右室修补嵴下型室间隔缺损时，为充分显露缺损，可将三尖瓣之前瓣和隔瓣分别向右前外侧牵开，而将室上嵴左侧端向左前上方牵开，以良好显露缺损右后下缘的三尖瓣前、隔瓣交界处及右后上方的主动脉瓣环。一般采用连续缝合法，缝线时以圆锥乳头肌为标志，右后下方缺损缘为危险区，通常采用超越及转移针的缝合方法，应缝在室间隔的右室面，避免损伤传导束，转移针要确切。可利用无传导束的三尖瓣环或隔叶的基底部，既要防止撕脱，又要保证三尖瓣关闭严密。危险区缝线也采用褥式带小垫片间断缝合3~4针。缺损

前上缘及圆锥乳头肌左侧缘均为安全区，可采用连续缝合法。修补嵴内型或干下型室间隔缺损一般不会损伤传导束。若主动脉骑跨严重，则补片应稍大于缺损，并缝合时稍远离主动脉瓣环，以保证左室流出道通畅。③合并畸形的手术：右位主动脉弓及右位降主动脉一般不必处理，但应注意动脉导管的位置会发生变异。左上腔静脉引流至冠状静脉窦，体外循环过程中可间断阻断或经插管引流。存在房间隔缺损或部分肺静脉畸形引流时，术中切开右房壁直视修补并将异位的肺静脉隔入左房。合并动脉导管未闭应在术中转流前游离结扎或切开肺动脉壁直视缝合。单冠畸形时右室流出道切口处有冠状动脉经过，若右室流出道不需加宽补片则可选用右房切口及肺动脉切口施行根治术或采用与此异常血管平行的右室切口修补室间隔缺损，以避免伤及此血管。若右室流出道需要加宽补片则可在血管下切除肥厚的肌束，并在血管的两侧补片加宽右室流出道，但应避免血管承受过大的张力。如果右室流出道疏通不够标准，也可采用右室-肺动脉瓣外通道方法。对合并冠状动脉畸形行法洛四联症根治手术有困难的患者，以及少数合并三尖瓣发育不良，特别是三尖瓣狭窄的患者，应考虑行一个半心室矫治。

预后 法洛四联症自然预后差。柯克林（Kirklin）和巴勒特·博伊斯（Barratt-Boyes）指出，法洛四联症不经手术治疗的自然死亡1岁以内为25%，3岁以内达40%，10岁以内死亡70%，40岁以内95%死亡。自然预后主要取决于右心室流出道阻塞的严重程度，绝大多数患者死

于缺氧或心力衰竭。因此，法洛四联症应该尽早手术治疗。

国内外对法洛四联症手术治疗进行了长期的基础研究和临床实践，治疗效果不断提高，并发症减少，死亡率逐渐下降。目前，较先进的心脏中心的法洛四联症根治术死亡率均降至1%左右，北京阜外医院3~5岁儿童法洛四联症根治手术死亡率为1.1%。1995年，迈耶博姆（Meijboom）和绍特马里（Szatmari）报道了对婴儿及儿童期实施法洛四联症根治术后平均14.7%±2.9%年无选择的77名患儿进行远期随访，评价其疗效。这组患儿的跨环补片率高达56%，仅有3%的患儿残留术后右心室流出道梗阻，但是右心室扩大和严重的肺动脉瓣反流率高达58%，因此活动量明显降低。相反右心室扩大较轻，但压力较高的患儿远期心律失常发生率高，且室性心律失常较室上性心律失常多见，特别是大龄儿童比婴幼儿更为常见。跨环补片反映了20世纪70年代法洛四联症根治术的一大进步，它可有效降低右心室收缩压和减少威胁生命的室性心律失常发生，但是它有增加肺动脉瓣反流和右心室扩大倾向，从而使活动耐量下降，近年来由于同种单瓣大动脉片在跨环补片的应用使反流得到了明显的改善。20年来阜外医院有近千例同种带瓣大动脉跨环补片矫治法洛四联症的治疗经验，到目前为止尚无因同种瓣的问题而需再次手术。琼森（Jonsson）和伊韦尔特（Ivert）报道的一组法洛四联症根治术后的结果是：94%的患儿无症状，活动量为正常估计值的87%；活动时74%患者的心排血量降低。他们认为，引起术后晚期活动量降低的原因是：手术根治时年龄

大，术前严重的左心室退化；心肌纤维化；长期的右心室高压或容量负荷过重，以及由于右心室流出道疏通和加宽补片及室间隔补片引起的右心室壁和心室间隔收缩力的改变。因此，提出法洛四联症患儿应尽早手术治疗。

（刘迎龙　范祥明）

quēyǎng fāzuò
缺氧发作（anoxic blue spells）

在右室流出道狭窄的基础上，右室流出道肌肉痉挛造成的肺动脉血流梗阻加重导致的一时性晕厥。一般出现在患有肺血减少性发绀型先天性心脏病患儿，尤其以法洛四联症最多见（20%~70%），亦是法洛四联症死亡的重要原因之一。其他合并肺动脉狭窄或肺动脉闭锁的其他复杂先心病亦可引起缺氧发作。

病因及发病机制　缺氧发病机制尚未完全阐明。一般认为缺氧发作是由于右室流出道肌肉痉挛所致。漏斗部狭窄的突然加重，导致肺血流的迅速减少，右向左分流增加和低氧血症并进一步导致体循环血管扩张，更增加了右向左的分流。严重的低氧血症使组织迅速缺氧，无氧代谢增加，导致代谢性酸中毒，进一步刺激呼吸中枢和体内的化学感受器，导致呼吸增快。体循环阻力下降和过度通气也可以导致包括法洛四联症在内的肺血减少性先心病患儿缺氧发作。

临床表现　其主要表现为呼吸困难、青紫明显加重和心脏杂音消失，严重缺氧发作可造成四肢瘫软，惊厥，脑血管意外，甚至猝死。哭闹、排便或剧烈活动可降低体循环血管阻力或增加心室水平的右向左分流可诱发缺氧发作。缺氧发作导致低氧和酸中毒，又进一步加重缺氧发作，从

而导致恶性循环。突然发作的心动过速和低血容量亦可诱发缺氧发作。这将导致动脉氧分压降低和二氧化碳分压的升高及酸中毒，这些变化均可刺激呼吸中枢产生呼吸急促。而这样可使胸腔的负压增加，导致体静脉的回流增加，由于右室流出道的狭窄，所以肺循环阻力相对固定，因此当体静脉回流增加时，只能使进入主动脉的血液增加，这样就进一步降低了动脉的氧分压，导致青紫加重，从而形成恶性循环。

治疗　目的在于阻断缺氧发作的恶性循环，关键是减少右向左分流，减轻或解除右室流出道梗阻。抢救措施有：①胸膝位：可增加小动脉的阻力，以维持体循环的压力，减少右向左的分流，改善肺动脉供血。②吸氧。③吗啡：镇静呼吸中枢，缓解右室流出道痉挛。④β受体阻断剂：可减轻右室流出道痉挛，阻止周围血管阻力下降，减慢心率，改善右室充盈。⑤静脉滴注碳酸氢钠纠正酸中毒：解除因酸中毒而刺激右室流出道痉挛。⑥应用α受体激动剂去氧肾上腺素增加体循环阻力。此外，若缺氧发作持续

严重，可在充分镇静后给予气管插管呼吸机辅助呼吸。对于有缺氧抽搐的重症法洛四联症应在婴儿期尽早手术。

预防　口服普萘洛尔，可预防缺氧发作，亦可延缓高危患者的手术时间。医师须准确识别缺氧发作，并教会患儿家长识别缺氧发作并学会及时处理。

（刘迎龙　范祥明）

fèidòngmài bìsuǒ
肺动脉闭锁（pulmonary artery atresia）

肺动脉瓣相互融合，形成无缺口的纤维膜或隔膜的先天性心脏病。较少见（图）。肺动脉闭锁其有无室间隔缺损，可分为两型：伴室间隔缺损型和室间隔完整型。

病理　伴室间隔缺损又称假性总动脉干，为法洛四联症中最严重类型。由于肺动脉瓣闭锁或缺如，右心室和肺动脉之间没有通道，肺动脉干本身亦可能闭锁或发育不良。左、右两侧心室的血液全部注入主动脉肺循环的血液来自动脉导管或支气管动脉。室间隔完整多伴有右心室发育不良，右室壁很厚，三尖瓣口很小；由于右心室为一盲腔，收缩时血

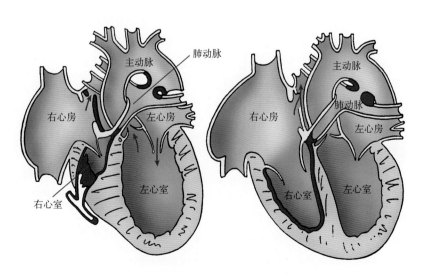

图　室间隔完整的肺动脉闭锁

液返回右心房；自腔静脉回到右心房的血液只能通过未闭卵圆孔或房间隔缺损而进入左心房、左心室和主动脉。肺循环的血液来自动脉导管或支气管动脉侧支循环。

临床表现 ①伴室间隔缺损型临床表现与法洛四联症相似，只是青紫较四联症出现为早，多发生于生后数天，收缩期杂音往往较轻，胸、背部可能听到来自动脉导管未闭或支气管侧支循环的连续性杂音，第一心音之后常可听到收缩早期喷射音，心底部第二心音增强而单一。X线检查可见心影增大，心腰部明显凹陷，肺叶可能见到网状支气管侧支循环影。超声心动图可以确诊。②室间隔完整型临床表现类似重度肺动脉瓣狭窄，患儿多数于生后数天内死亡。如果动脉导管持续开放、缺氧较轻，病孩可能存活数周，但在一般情况下青紫显著，缺氧严重，且有阵发性发作，易合并心力衰竭，肝大。常可听到连续性杂音，来自动脉导管未闭或仅有轻度收缩期杂音，来自三尖瓣关闭不全，心底部第二心音单一，因肺动脉瓣关闭音消失所致，X线检查心影轻度或极度增大，心腰部明显凹陷，肺野血管影减少。心电图显示P波高尖，右心室发育不良时，可见左心室肥大，但电轴往往在正常范围或轻度右偏，此点与三尖瓣闭锁时的电轴左偏不同。超声心动图可确诊。可显示肺动脉闭锁、右心室腔大小、室壁厚度、三尖瓣形态和启闭功能，并测得卵圆孔或房间隔缺损的大小。心导管检查可发现右心房、右心室压力增高。心血管造影可证实右心室为一盲腔，造影剂自右心房经房间隔缺损，进入左心房、左心室和主动脉，尚可见到造影剂进入肺循环的通道。

诊断 ①室间隔完整型肺动脉瓣闭锁：患儿出生时即出现发绀、呼吸窘迫和进行性代谢性酸中毒者要高度怀疑该症，应紧急行二维心脏B超检查、左右心室测压及造影以明确诊断。②伴室间隔缺损型肺动脉瓣闭锁：患者的临床表现类似重症法洛四联症，呈青紫，气短，活动受限。一般先用二维超声初步明确右室流出道是否存在，再用选择性升主动脉造影以明确体动脉支的来源、走行、数量分布以及肺动脉各支分布。

治疗 肺动脉瓣闭锁一经确诊，原则上应尽快手术。手术方式有闭锁的肺动脉瓣切开术、人造肺动脉瓣置换术及合并心脏畸形矫治术等。①室间隔完整型肺动脉瓣闭锁：原则上采用姑息疗法，使肺动脉血流有适应的供应及右室腔减压，改善缺氧，促使右室尽可能早发育，以待二期根治。②伴室间隔缺损型肺动脉瓣闭锁：手术治疗根据不同类型，首先采取增加肺血流的姑息手术，建立肺叶间、肺门直至中央总汇等姑息手术，最终为建立右心室与肺动脉的连续，关闭室间隔缺损，中止体动脉与肺动脉连接的根治手术。

预后 肺动脉瓣闭锁的预后不良，大部分患儿死于生后3~4个月。手术难度大，手术死亡率也较高。

（苏俊武）

bàn shìjiàngé quēsǔnxíng fèidòngmài bìsuǒ

伴室间隔缺损型肺动脉闭锁

（pulmonary artery atresia with ventricular septal defect） 右心室流出道完全梗阻伴有室间隔缺损的先天性心脏畸形。此类病变曾被归为Ⅳ型永存动脉干或假性永存动脉干，但其心室动脉连接形态和室间隔缺损与后两者不同。

病理解剖 基本特征为主肺动脉闭锁，右心室和肺循环间无直接的管道连续，肺血供起源于心外，最常见的为动脉导管和主要的体肺侧支血管。肺动脉闭锁的范围及程度差异很大，可累及肺动脉瓣下、肺动脉瓣、肺动脉总干，甚至肺动脉分支。心内畸形类似于法洛四联症，存在一个巨大的对位不良的室间隔缺损，漏斗部轻度前移。主动脉可大部分骑跨于室间隔缺损上，左右心室及其流入道瓣膜发育良好（图）。肺动脉闭锁合并室间隔缺损的患者，固有肺动脉形态变化较大，左右肺动脉可有或无共汇，也可出现一侧肺动脉的缺如或两侧肺动脉均缺如。即使左右肺动脉均存在，且并有共汇，左右肺动脉也可发育不均衡或于共汇处存在严重狭窄。对于左右肺动脉存在共汇的患儿而言，约50%以上的患儿其20个肺段均有固有肺动脉的细小分支分布。相应而言，如无共汇则仅有20%的患者其各肺段均有肺动脉分支分布。这些外周肺动脉较正常肺动脉分支细小，Z值可小于-10，尤其常见于无左右肺动脉共汇时。肺血流可来源于动脉导管、体肺动脉侧支和支气管动脉等，来源多样性及变化大为其特征。因肺血流来源不同，同时可存在来源血管的狭窄等情况，因此各肺段血管床也可呈现出不同的病理改变，表现为肺血增多、肺血少或两者兼有。肺血流的多样性和血管床损害的多样性影响着临床症状和术式的选择。

病理生理 大部分患者存在

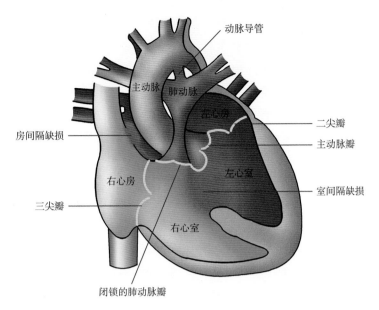

图 伴室间隔缺损的肺动脉闭锁

图中标注：动脉导管、主动脉、肺动脉、右心房、二尖瓣、主动脉瓣、房间隔缺损、室间隔缺损、右心房、三尖瓣、左心室、右心室、闭锁的肺动脉瓣

缺氧表现，呈动脉导管依赖型。如存在粗大的体肺动脉侧支，则发绀可仅为轻中度，但可较早就出现肺血管床的损害。如体肺动脉侧支存在狭窄，则发生充血性心力衰竭和肺血管床损害相对较少。中心肺血管压力并不一定很低，存在左右肺动脉或远端肺血管狭窄的患者，其中心肺血管压力可能会升高。

临床表现 大部分患者存在发绀，发绀的程度轻度不一，有赖于肺血流的情况。如果动脉导管较细小，不存在粗大的体肺动脉侧支，则患儿可表现为明显的发绀等缺氧表现；如动脉导管或体肺动脉侧支粗大，患儿存在发绀可仅为轻到中度，但是由于左心室容量负荷的增加和肺血流的增多，患儿可表现为反复的感冒、肺炎，严重时可出现心力衰竭等表现。得以存活的稍大的患儿，杵状指（趾）常较明显。血红蛋白含量及血细胞比容常显著增高。

诊断与鉴别诊断 患儿出生后出现发绀，应考虑存在该病的可能，超声检查可明确诊断，CT增强扫描可明确诊断及侧支情况，但对于侧支循环与固有肺血管的关系及各肺段血流分布类型的评估意义不大；心血管造影可明确诊断，并对评判侧支循环与固有肺血管的关系及各肺段血流分布类型有重要意义。需与下列先天性心脏病相鉴别：①单纯肺动脉瓣狭窄：此病患儿肺动脉瓣区可触及收缩期震颤，并可闻及响亮而粗糙的喷射性收缩期杂音，以胸骨左缘第 2 肋间最为明显，第二心音减弱或消失。胸部 X 线平片示肺野清晰，肺动脉阴影向外显著突出。右心导管检查，右室压力显著增高，肺动脉与右室间有 10mmHg 以上的压力阶差。超声心动图和右室造影可见主肺动脉有狭窄后扩张。②法洛四联症：右心室流出道重度狭窄的法洛四联症患者，其肺血管前向血流可不明显，因此应予以鉴别。必要时应行超声、CT 和（或）造影检查。

治疗 包括以下几种。

姑息手术 主要目的为缓解缺氧，或控制由于肺血流过多引

起的心力衰竭及继发性损害。①体肺分流术：用于肺血管细小，肺血流不足的患儿，以缓解患儿缺氧。如不存在中心肺血管，可将粗大的体肺动脉侧支血管融合后行体肺分流。②体肺动脉侧支处理：合并粗大体肺动脉侧支患儿，如侧支无狭窄，常出现心力衰竭，可行侧支栓堵、侧支结扎或将侧支融合后行体肺分流。③固有肺动脉和右室流出道连接：中心肺血管发育不良的较大患者可将固有中心肺血管与右室流出道连接，疏通右室流出道，保留室间隔缺损的开放，以肺动脉前向波动性血流刺激肺血管发育。

根治手术 实施应基于心血管造影明确了诊断、肺血管发育情况及侧支情况等。一期根治：对于中心肺血管及外周肺血管发育良好，无粗大体肺动脉侧支或侧支可于术中同期处理的患儿，在充分准备后，可一期行根治手术。手术包括消除异常心外来源的异常肺血流、中心肺血管和右室的连接、右室流出道的疏通和室间隔缺损的闭合，如合并其他畸形，如有可能亦应同期矫治。分期手术的根治：在先前姑息手术的基础上行根治手术，也应充分评估患者的心室、肺动脉及侧支情况，根据第一次手术的方案，决定根治方案。对第一期分流手术的分流管道，应予以结扎。建立右心室和肺动脉的连接，疏通右心室流出道，闭合室间隔缺损。

合并体肺动脉侧支的处理
见体肺动脉侧支。

预后 ①自然预后：不合并体肺动脉侧支，仅由动脉导管供应肺血的患儿表现为严重的缺氧，约50%于出生后 6 个月内死亡，仅10%存活超过 1 年。合并体肺动脉侧支的患儿，约50%于出生

3~5 年死亡，仅 10% 的患者存活超过 10 年。合并粗大体肺动脉侧支的患儿，发绀轻，肺血流增多，表现为充血性心力衰竭。常于 30 岁前死于艾森门格综合征（Eisenmenger syndrome）。②手术预后：肺血管发育良好，不合并粗大体肺动脉侧支的患儿，早期死亡率类似于法洛四联症。合并粗大体肺动脉侧支、肺血管发育差的花儿早期死亡率较高。根治术前多次行融合术的患儿其早期死亡率中位值为 10.6%。一期根治手术早期死亡率中位值高达 11.1%。故并非所有的患者均适于一期根治。

（苏俊武）

shìjiàngé wánzhěngxíng fèidòngmài bìsuǒ

室间隔完整型肺动脉闭锁
（pulmonary atresia with intact ventricular septum，PAIVS）右心室流出道完全梗阻且室间隔完整的先天性心脏畸形（图）。根据右心室与肺动脉的连接情况分两类：①右心室流出道存在，肺动脉瓣组织发育畸形为无空洞的隔膜。②右心室流出道漏斗腔消失呈肌性闭锁。以上分类有重要的临床意义，据近期报道用激光和射频消融技术在闭锁瓣膜上打孔。对①类有较好疗效，但对肌性闭锁仍缺乏理想的治疗方法。

病理解剖　①右心室：虽然主要的病理改变位于肺动脉瓣，由于右室流出道梗阻，导致右心室流入道和体部也有明显的病理学变化。古尔（Goor）和利乐海（Lillehei）开创了将右心室划分为三部分进行描述的方法。布尔（Bull）等在对伴有肺动脉闭锁的右心室畸形的形态学分类中采用了这种方法。右心室流入道指三尖瓣覆盖的区域，从三尖瓣瓣环延伸到二尖瓣瓣叶附着区域。超过三尖瓣的附着点，向心尖延伸的部分为右心室小梁部。漏斗部实际上是右心室流出道，连接右心室腔和闭锁的肺动脉瓣部分。虽然肺动脉闭锁时通常右心室发育不良，右心室腔的大小不一。由于肌肉肥厚流出道梗阻，右心室的一部分或更多的部分可能闭合。最严重的为右心室腔非常小，甚至只有流入道部分。小梁部闭合导致右心室发育不良，腔小。

漏斗部闭合导致右心室腔与肺动脉总干腔之间肌性闭锁，该段延续性中断。通常心内膜增厚呈白色，类似于弹力纤维增生。有时右心室腔大小接近正常，但很少扩张。通常右心室腔的大小可以反映流入道或流出道瓣膜结构是否发生明显的异常。右心室三部分均存在提示三尖瓣环和漏斗部的大小接近正常。右心室扩张常伴有明显的三尖瓣反流，存在于合并三尖瓣下移畸形时。因此只要观察发育不良的右心室三部分结构即可对右心室腔的大小进行定性估计。实际上，右心室和三尖瓣的形态，三尖瓣环、右室漏斗部、肺动脉总干及分支的大小明显影响着肺动脉闭锁伴室间隔完整的治疗和预后。因此，右心室各部分大小的测量，尤其是三尖瓣环大小的测量，是研究这种畸形病理解剖的一个组成部分。该种畸形常伴连接右心室腔与冠状动脉的心肌窦隙，并可导致受累的冠状动脉扩张，扩张的冠状动脉在心脏外检时可以见到。心肌窦隙与冠状动脉连接常见于三尖瓣闭合较好的情况，这种连接可导致右向左分流，即低氧饱和度的血液逆行进入升主动脉。弗里德姆（Freedom）和哈林顿（Harrington）进一步解释血液可能从心肌窦隙经过冠状动脉进入冠状窦而参与右侧循环分流。②三尖瓣：三尖瓣异常常见，并且有不同的表现。三尖瓣控制着右心室腔的流入血流，因此三尖瓣的异常通常可反映右心室相关的病理改变。三尖瓣轻度发育不良时伴瓣叶轻微增厚，瓣叶交界轻度融合，常见于三部分结构均存在的右心室，右心室腔大小接近正常或轻度发育不良。瓣膜增厚呈结节状伴交界融合，常造成

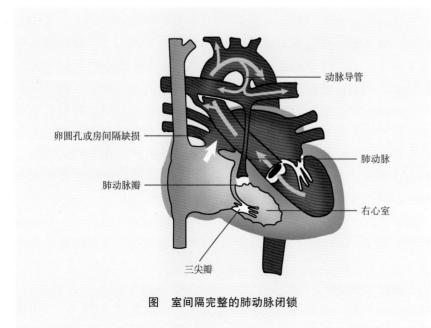

图　室间隔完整的肺动脉闭锁

动脉导管

卵圆孔或房间隔缺损

肺动脉瓣

肺动脉

右心室

三尖瓣

瓣膜装置出现限制性改变，限制心室腔充盈，导致右心室腔一部分或几部分闭合。最严重的情况是小的三尖瓣环与小的右心室腔同时存在。另一方面，前叶冗长呈帆样改变，隔叶和后叶下移，类似于典型的埃布斯坦畸形（Ebstein malformation），往往瓣环较大，伴有重度三尖瓣反流和右心室腔扩大。③漏斗部和肺动脉瓣：大多数肺动脉闭锁伴室间隔完整的漏斗部开放，右心室腔与之连接趋向闭锁的肺动脉瓣。肺动脉瓣叶融合形成隔膜，其上可见两条，多数情况下是三条瓣膜融合的痕迹。在狭小的右心室腔中，漏斗部闭合导致肌性闭锁。肺动脉总干以盲端条索从右室发出，在延伸过程中逐渐增宽。肺动脉瓣环及总干均发育不良，在这种情况下，肺动脉瓣通常未形成，由从心底部辐射状发出的肺动脉窦代替。④肺动脉：尽管肺动脉瓣闭锁，多数患儿肺动脉总干及分支内径正常。肺循环由长而扭曲的动脉导管供血。肺动脉发育不良很少见。

病理生理 通常右心房压力增高，a波明显。相反，因为肺静脉回流减少左心房的压力明显降低，a波与v波相同。右心室收缩压明显高于体循环收缩压，甚至在新生儿时期高达 100 ~ 150mmhg。右心室压力曲线成三角形，类似于典型的右室流出道梗阻时的波形。通常右室舒张末期压升高。存在严重三尖瓣反流或埃布斯坦畸形时，右心室压力可轻度或中度升高，左心室的压力正常。只有通过主动脉经动脉导管才可到达肺动脉，但是这种操作可引起动脉导管关闭。如果测量到肺动脉的压力，应该低于主动脉压力。由于肺循环血流减

少和组织对氧的摄取率增高，体循环静脉血氧饱和度常降低，在心排血量降低的情况下可低至30%。右心房和右心室血液的血氧饱和度与体静脉回流血的血氧饱和度相近。低血氧饱和度的程度取决于肺血流量的多少，肺静脉回流的血应是完全饱和的。心房水平必定存在分流，左心房血液的氧饱和度很低，由于通过未闭卵圆孔的分流血流作用，左心房血液的血氧饱和度往往低于左心室血液的血氧饱和度。如果动脉导管保持开放，体循环动脉血流的血氧饱和度可维持70%以上，可保证组织的供氧和维持动脉pH。如动脉导管关闭时，可发生严重的低氧血症，出现代谢性酸中毒。

临床表现 出生后数小时内出现中心性发绀，随着动脉导管功能性关闭，发绀逐渐加重。高度扩张的右心室压迫肺脏使之不同程度的发育不良，导致呼吸困难、呼吸急促，体格检查可见心尖向左侧移位，心尖搏动呈抬举样，第一、二心音呈单一音，因三尖瓣关闭不全，胸骨左下缘可闻及全收缩期杂音，胸骨左上缘闻及动脉导管未闭所产生的短促、柔和的收缩期喷射性杂音，静脉输注前列腺素 E_2、前列腺素 E_1 后，导管杂音增强。极少数患者由于心房间通道狭小及低心排血量发绀明显，伴有脉搏减弱，肝大。

诊断与鉴别诊断 根据婴儿发绀发展迅速，伴有代谢性酸中毒，呼吸困难，胸骨左下缘可闻及收缩期杂音，动脉血氧饱和度低，胸部 X 线平片示肺纹理减少以及右室、左室造影可确定诊断。需与下列先天性心脏病相鉴别：①单纯肺动脉瓣狭窄：此病患儿

肺动脉瓣区可触及收缩期震颤，并可闻及响亮而粗糙的喷射性收缩期杂音，以胸骨左缘第 2 肋间最为明显，第二心音减弱或消失。胸部 X 线平片示肺野清晰，肺动脉阴影向外显著突出。右心导管检查，右室压力显著增高，肺动脉与右室间有 10mmHg 以上的压力阶差。超声心动图和右室造影可见主肺动脉有狭窄后扩张。②三尖瓣下移畸形：极易与肺动脉闭锁伴完整室间隔相混淆。右室造影是极其重要的。它可显示移位的篷帆样的前瓣叶处于右室腔内，在心脏的下缘近侧呈现一切迹，代表真正瓣环的位置；又可看到在真的三尖瓣环的左侧以外有第 2 个切迹，这表示向下移动的三尖瓣的附着处。③肺动脉狭窄合并房间隔缺损（法洛三联症）：患者出现发绀一般较肺动脉闭锁伴完整室间隔患者为迟。胸部 X 线平片示肺动脉段突出，主动脉结较小。右室造影示肺动脉瓣狭窄，右心导管测右室与肺动脉间收缩期压力阶差在 10mmHg以上，心房水平有左向右或右向左分流存在。另外，房间隔缺损、艾森门格综合征（Eisenmenger syndrome）、法洛四联症等，可根据病史、体征、超声心动图、右心导管及造影较易鉴别。

治疗 包括非手术治疗和手术治疗。

非手术治疗 主要是纠正缺氧和酸中毒，静脉输注前列腺素 E_1、E_2 保持动脉导管持续开放。代谢性酸中毒患儿及严重低氧血症的新生儿可静脉滴注碳酸氢盐，正压通气及肌肉松弛有助于使高危新生儿病情的稳定。

手术治疗 通常需分期手术。球囊房隔成形术并非必须采用，对于准备建立右心室肺动脉持续

通道者不适用。太大的心房间通道将会减少右心室充盈及右心室减压后顺行的肺动脉血流量，故球囊房间隔成形术仅用于少见的严重的限制性房隔所致的心搏出量过低和严重的低氧血症。冠状动脉异常者禁忌做右心室减压术。术前行心导管检查时，球囊房隔成形术应同时进行。

治疗方法有多种，需根据各种形态学改变、手术技术和经导管治疗技术能力而定。当右心室非常小或冠脉灌注依靠体循环右室压差维持时，可行单心室修补术；若有右心室冠脉通道，即使右心室依赖性冠脉循环被排除，由于三尖瓣闭锁，狭小的右心室可伴血栓形成，实行房坦手术前或术中均应考虑上述问题。当然，最好是能够建立两心室循环。

两心室循环就是要建立右心室与肺动脉的持续血流，多项数据表明，右心室减压后右室腔和三尖瓣环可继续发育，这可能与右心室压力负荷减压后肌性肥厚逐渐消退有关。相应地，右心室顺应性和舒张期血流充盈改善。通过两心房间的右向左分流减少。相反，如果右心室流出道没有开放，患者仅做体肺动脉分流姑息手术，右心室似乎不会持续发育，两心室循环术也难成功。

经心室肺动脉切开术可建立右心室肺动脉持续血流。打开肺动脉瓣膜及跨瓣补片可扩大流出道，如果右心室发育好，在打开右心室流出道之后，向前的肺动脉血流通常是足够的。动脉导管可在手术中被结扎或等待术后自然关闭。少数患者若左侧导管未结扎，大量的分流可导致严重的心力衰竭和体循环减少，此时需行二期动脉导管结扎术。如果右心室较小，顺应性差，则需在术

后数天到 2~3 周连续静脉输入前列腺素 E_1、E_2 保持动脉导管持续开放，为右室持续发育和顺应性改善争取时间。连续静脉输入前列腺素 E 2~3 周后，如果肺循环仍依赖导管供血，便需行改良布莱洛克-陶西格分流术。某些医院，体肺分流术常同时做肺动脉瓣膜切开术，这时结扎动脉导管可能有利于避免肺动脉充血。后来发展了经导管穿孔闭锁的肺动脉瓣。罗森塔尔（Rosenthal）等使用激光和射频消融进行肺动脉瓣打孔，用具有坚硬末端的冠脉导丝穿透闭锁的肺动脉瓣，并已成功应用于临床。瓣膜被打孔后再用一个较大的球囊撑开。阿卢伊（Alui）等比较了以射频消融辅助的瓣膜切开术和球囊扩张术及布莱洛克-陶西格分流术术后情况表明，经导管治疗更有效、更安全。经导管治疗 21 例成功 19 例，1 例院内死亡，2 例出院后死亡。16 例存活者，12 例成功建立了双心室循环，7 例不需要持续治疗。相反，手术 4 例患者，3 例院内死亡，1 例出院后 4 个月死亡，所有的存活者均需持续治疗，最终存活 8 例中，7 例成功建立了双心室循环。

不论如何建立右心室肺动脉持续血流，如有参与的肺动脉流出道狭窄均需进一步治疗。此外，无论已进行了导管治疗还是手术治疗，如果患者存在严重的低氧血症，还需行体肺分流术以增加肺动脉血流。重复进行球囊肺动脉瓣环切开术可有效缓解部分流出道的梗阻，或用补片扩大肺动脉以减轻梗阻。这些患者中的一部分人将永久获得双心室循环，同时关闭心房间通道和体肺动脉分流。心房间的交通可能会自动闭合也可能需更进一步的关闭治

疗。当右心室的功能不足以维持肺循环时，用暂时的球囊封闭心房间的交通以保证心排血量和右心室压力，这一步是十分必要的。对于开放流出道后右心室很小的患者，可采用双向肺动脉连接，完成一个半心室的修补。

右心室依赖性冠状动脉循环者不应进行右心室减压。初期手术可以是体肺动脉分流，以保证体循环的氧分压。球囊房隔成形术也可考虑。对于大多数此类患者，单心房修补是最后的措施。

少部分三尖瓣严重发育不良或三尖瓣下移畸形患者，右心大而壁薄，压力低。目前尚无理想的治疗方法，预后极差。暂时缓解方法包括体肺分流术、改良房坦分流术和心脏移植。

近年来，贾汉吉奇（Jahangirc）等在波士顿报道了在术后生存方面的重大进展。他们将患者分层次，根据右心室大小和是否伴有右心室依赖性冠脉循环，接受单独的、部分的双心室或全部的双心室修补，全部存活率为 98%，并积累了许多经导管治疗的经验。近年来的报道也令人鼓舞。目前使用激光或射频消融辅助瓣膜切开术及球囊扩张术被认为是一种具有确切意义的治疗方法。

预后 新生儿早期即处于危重状态，根据两所医学中心的调查，远期疗效尚不理想。先天性心脏外科医师协会前瞻性研究表明，在 1987~1990 年的 71 例新生儿中，行手术瓣膜切开加或不加体-肺动脉分流术及跨环补片，或仅做体-肺动脉分流术，1 个月存活率为 81%，4 年存活率为 64%。出生体重低和右心室依赖性冠脉分流是造成死亡的危险因素。仅在最初治疗为瓣膜切开术或跨膜

补片术时，较小的 Z 值为危险因素，最初治疗为分流术时，则不构成危险因素。在英国与爱尔兰（Eire）合作研究的室间隔完整性肺动脉闭锁资料中，他们对 183 例 1991～1995 年出生的婴儿进行调查。在北美洲对该病的研究中，最初的姑息治疗为经导管治疗者仅占英国调查人数的 22%，但两者存活率相似。

（苏俊武）

fèidòngmàibàn quērú

肺动脉瓣缺如（absence of pulmonary valve）

以肺动脉瓣先天缺失为特征的先天性心脏病。又称肺动脉瓣缺如综合征。是一种较为少见的先天性心脏病。肺动脉瓣缺如极少单独存在（占 2.4%），约 75% 伴法洛四联症，20% 伴室间隔缺损。临床上法洛四联症患者约 5% 合并有肺动脉瓣缺如，肺动脉瓣缺如占全部先天性心脏病的 0.1%～0.2%。

病因及 肺动脉瓣缺如病因不甚明确。在解剖结构上肺动脉瓣可完全缺如，也可为狭窄的肺动脉口上有少许瓣膜残迹。由于舒张期肺动脉大量反流，导致肺动脉及分支（包括肺内分支）呈瘤样扩张。

临床表现与诊断 肺动脉的瘤样扩张不同程度地压迫气管和支气管树，患者出现呼吸道症状，部分患者在新生儿期或婴幼儿期即出现严重的呼吸窘迫。术前有呼吸道症状的低龄患儿，手术后因气道受压引起的呼吸道并发症和机械通气依赖也较多，围术期的病死率较高。胸部 X 线平片可见肺门血管影增宽，而肺血减少，可有肺段或肺叶不张。超声心动图看不见肺动脉瓣叶活动。术前通过 CT 扫描可详细了解气管及支气管受压情况。

治疗 随着经验的不断积累，针对重症合并肺动脉瓣缺如的法洛四联症患者的手术技术和术后呼吸道管理策略已有不断改进。术中采用部分切除，和（或）折叠扩张的主肺动脉、左右肺动脉壁，采用勒孔特（Lecompte）操作将肺动脉置于主动脉之前，或将肺动脉悬吊于胸骨后，延迟关胸等措施，可有效解除肺动脉对气管和支气管的压迫。在受压的气管或支气管内植入支架，也能改善术后呼吸功能。在法洛四联症根治手术中常规予以肺动脉瓣水平植入瓣叶组织，包括自体心包、同种带瓣血管或牛颈静脉等异种血管，以免肺动脉严重反流影响预后。术后采取俯卧位通气、避免胸壁受压有助于改善呼吸道症状。

（刘迎龙　范祥明）

xiāntiānxìng èrjiānbàn xiázhǎi

先天性二尖瓣狭窄（congenital mitral valvular stenosis）

因二尖瓣或其相关结构先天发育异常而导致的以二尖瓣狭窄为主的先天性心脏病。1846 年由史密斯（Smith）首次描述。1959 年，斯塔基（Starkey）首次报道心内直视手术经验，1964 年，杨（Young）和鲁宾逊（Robinson）报道了成功地为 1 例 10 个月大的婴儿进行了瓣膜置换术。

病理解剖 狭窄可发生于瓣环上、瓣环及瓣环下三个不同水平，主要病理类型包括：①交界融合。②瓣膜组织过多和双孔二尖瓣。③二尖瓣瓣上隔膜。④瓣环发育不良。⑤降落伞形二尖瓣。⑥吊床形瓣。⑦乳头肌缺如。

病理生理 二尖瓣口有效面积减小→左房压、肺静脉压升高→肺淤血、水肿→肺动脉高压→右心室肥厚→右心衰竭→体静脉淤血→肝大、腹水、下肢水肿。肺血流减少→体循环血流减少→心排血量减少→多脏器功能衰竭。

临床表现 重度狭窄患儿，如无充分的房间交通，生后很快将会因急性肺水肿而发生呼吸窘迫。如果合并大的房间隔缺损，则会表现为肺血多而体循环血量减少症状。轻度或中度狭窄患儿，则出现反复肺部感染、生长停滞、大汗、呼吸急促以及活动受限、运动耐力差等症状，左房明显增大者可出现吞咽困难、声音嘶哑、胸痛等局部压迫症状。心尖部听诊第一心音增强，舒张期逐渐增强的低频隆隆样杂音。重度狭窄者，心脏抬举样搏动，心尖部听诊第一音减弱，舒张期杂音可因心力衰竭而减弱。

诊断 ①心电图检查：可显示左房或双房扩大、右心室肥厚波型。②胸部 X 线平片检查：示左房扩大、肺静脉淤血、肺动脉扩张、右心室扩大。③超声心动图检查：是目前最重要的辅助检查，可提供瓣膜形态、瓣叶活动情况、瓣口面积、各心腔大小、跨瓣压差、心室腔压力以及心脏功能等重要数据。④MRI、CT 及心导管检查：一般不需应用。

治疗 先天性二尖瓣狭窄以手术治疗为主，不推荐介入治疗。手术方式取决于二尖瓣装置的病理改变。①二尖瓣修复术：a. 交界融合，交界切开术；b. 瓣膜组织过多和双孔二尖瓣，多余瓣膜组织切除；c. 二尖瓣瓣上隔膜，瓣上隔膜切除术；d. 降落伞形二尖瓣，交界切开，乳头肌劈开。e. 吊床形瓣，交界切开，多余的乳头肌和纤维组织切除，该组畸形一般成形效果欠佳。瓣环发育不良尚无法手术矫治。②二尖瓣置换术：对于乳头肌缺如和大部分吊床样二尖瓣患者，瓣膜成形困难，需行瓣膜置换。由于生物瓣早期衰败率高，机械瓣是唯一的选择。应尽量选择较大型号机械瓣，如患儿瓣环较小，可行瓣环上瓣膜置换术（见二尖瓣狭窄）。

预后 先天性二尖瓣狭窄极少为单发，根据其病理类型及合并畸形情况预后有较大差别，如为瓣上隔膜远期预后良好，而合并左心多发梗阻性病变则预后较差。瓣膜成形比瓣膜置换远期结果更好。先天性二尖瓣狭窄的总体手术总死亡率已由早年20%以上降至目前的0%~5%。10年存活率在85%以上。

（闫 军）

èrjiānbàn bànshàng gémó

二尖瓣瓣上隔膜 （diaphragmatic supralvular mitral stenosis）

胚胎期二尖瓣环上方形成一完整或不完整的环状或新月形的纤维隔膜的心脏畸形。又称二尖瓣瓣上狭窄环或二尖瓣瓣上纤维环。属乳头肌正常型先天性二尖瓣狭窄的一种。该病罕见，1902年由费希尔（Fisher）首次报道，1962年，林奇（Lynch）首次报道行二尖瓣瓣上隔膜切除。至2002年全球报道不超过100例。在先天性心脏病中发病率为0.2%~0.4%，在先天性二尖瓣疾病中发病率为8%。偶为单发畸形，常合并其他心内外畸形，如室间隔缺损、动脉导管未闭、法洛四联症、纠正性大血管错位等。

病理解剖 2009年，托斯卡诺（Toscano）等报道了迄今数量最多的单组25例患儿的资料，并提出根据狭窄环所处部位将二尖瓣瓣上隔膜分为瓣膜上型和瓣膜内型两类。瓣膜上型的病理特征为二尖瓣环上方有一完整或不完整的环状或新月形的纤维隔膜，膜上可有一个或多个呈筛状的小孔，隔膜与二尖瓣叶无附着，位于左心耳下方，其上方左心房内左心耳、肺静脉、卵圆窝的解剖关系正常，此型患者二尖瓣装置通常发育正常，该型的胚胎起源可能是胚胎发育期左心房内分隔异常所致。瓣膜内型的隔膜组织位于瓣环或瓣叶的心房面，形态与瓣膜上型无明显差异，此型患儿多合并二尖瓣或瓣下结构异常，并常见于肖恩综合征（Shone syndrome），包括二尖瓣瓣上隔膜、降落伞形二尖瓣、主动脉瓣下狭窄、主动脉缩窄，该型的胚胎起源可能与心内膜垫组织分隔异常相关（图）。

病理生理 二尖瓣瓣上隔膜的病理生理作用取决于隔膜所致二尖瓣流入道的梗阻程度以及相关的二尖瓣解剖及功能障碍。瓣膜上型瓣上环的形态起初可以是不完全或偏心性的，二尖瓣口血流受阻不明显。然而，瓣上环所致的血液湍流可引起瓣上隔膜自身的渐进生长从而加重二尖瓣流入道的梗阻。瓣膜内型瓣上隔膜，由于附着于瓣环或瓣叶，可影响二尖瓣的开放从而导致二尖瓣口流入血流受阻。当二尖瓣瓣上隔膜致二尖瓣口流入血流受阻时的病理生理表现与先天性二尖瓣狭窄无异。

临床表现 在引起二尖瓣口血流明显受阻前，二尖瓣瓣上隔膜通常是在诊断其他先天性心脏病过程中被发现的，无显著的症状及体征。二尖瓣口血流受阻明显者多在2岁以前表现出先天性

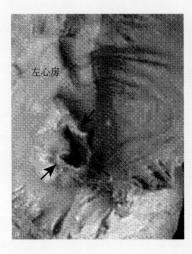
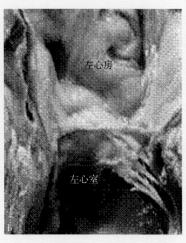
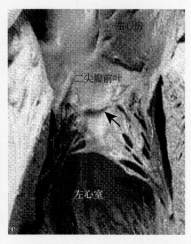

图 二尖瓣瓣上型隔膜解剖特点

a. 瓣膜上型二尖瓣瓣上隔膜：自左房面观，隔膜呈环形（箭头），致二尖瓣口狭窄；b. 与a.同一标本。切开心房和心室，见瓣上隔膜位于二尖瓣瓣膜上方；c. 瓣膜内型二尖瓣瓣上隔膜：可见一纤维肌肉嵴（箭头）附着于二尖瓣前叶中部心房面

二尖瓣狭窄的症状及体征（见先天性二尖瓣狭窄）。

诊断与鉴别诊断　胸部 X 线平片及心电图检查均为先天性二尖瓣狭窄表现。超声心动图检查对诊断有重要意义，患儿可显示二尖瓣瓣环上方（瓣膜上型）或二尖瓣瓣环、瓣叶（瓣膜内型）的异常膜状光带，瓣膜上型者血流经过受阻而二尖瓣无异常，瓣膜内型者二尖瓣运动受限，并通常合并二尖瓣瓣下结构的异常。当诊断有疑问或伴复杂心内畸形时需行心导管及心血管造影检查。此畸形临床上容易误诊为三房心。其鉴别关键在于左心耳的位置，此种畸形的 4 个肺静脉开口和左心耳均在隔膜上方。

治疗　手术在全身麻醉、低温体外循环下行心内直视手术。正中开胸，经右心房切口，沿卵圆窝方向纵行切开房间隔，暴露左心房。瓣膜上型：二尖瓣瓣环上方可见一隔膜，将左心房分成远、近两部分，肺静脉开口及左心耳均在隔膜上。隔膜均为纤维性，距二尖瓣瓣环通常不足 1cm。在隔膜上缝牵引线，仔细沿隔膜根部完整切除之。暴露二尖瓣，见二尖瓣装置正常。瓣膜内型：瓣上环如未合并二尖瓣畸形（降落伞形或吊床样瓣），只需小心切除环状嵴，即可解除瓣上的梗阻，但应十分注意勿损伤瓣叶。合并其他心内畸形时，应先期或同时矫正其他心内畸形。介入治疗对于二尖瓣瓣上隔膜治疗效果不佳，目前不推荐采用。

预后　在先天性二尖瓣狭窄的各种类型中，二尖瓣瓣上隔膜患者的预后相对更好。二尖瓣瓣上隔膜能够得以完整切除，二尖瓣狭窄的症状能得以长期缓解。科利森（Collison）等报道 15 例

二尖瓣瓣上隔膜切除，14 例存活，随访 3 个月~5 年，无晚期死亡及再次手术。托斯卡诺（Toscano）报道 25 例患者，其中 13 例行隔膜切除，平均随访 90 个月，9 例效果良好，无死亡及再次手术。但如患者存在肖恩综合征，或合并其他二尖瓣结构异常则预后较差，如前述科利森报道的 15 例中，2 例患者合并肖恩综合征，其中 1 例术后死亡。托斯卡诺报道的 13 例隔膜切除患者中均合并二尖瓣瓣下结构异常。

（闫　军）

jiàngluòsǎnxíng èrjiānbàn

降落伞型二尖瓣（parachute mitral valve）

胚胎期形成的二尖瓣连接于单一乳头肌的心脏畸形。为乳头肌异常型先天性二尖瓣狭窄中最常见者。1963 年，肖恩（Shone）首先描述了降落伞形二尖瓣。1974 年，罗森奎斯特（Rosenquist）描述了存在两组乳头肌但所有腱索与其中一个乳头肌连接的畸形。1997 年，奥斯特赫克（Oosthoek）等根据降落伞形二尖瓣乳头肌形态特点将其分为两种解剖类型。①真性降落伞形二尖瓣：所有腱索连于两组乳头肌融合为一体的单一乳头肌上。②降落伞形不对称二尖瓣：存在两个乳头肌，所有或大部分腱索连接于一个乳头肌，而另一乳头肌发育不良或直接与肌性室壁相连而没有任何连接。降落伞形不对称二尖瓣分为三度：Ⅰ度，二尖瓣轻微不对称，一组乳头肌正常，另一组乳头肌延长，腱索附着于该乳头肌的侧面。Ⅱ度，瓣膜不对称情况加重，延长的乳头肌顶部直接与瓣环相连，侧面与左室游离壁相连，仅有短小腱索与该乳头肌相连。Ⅲ度，异常乳头肌附着于左室侧壁，其顶部直

接与瓣叶相连，无腱索与该乳头肌相连。

病因及发病机制　降落伞形二尖瓣的胚胎发育机制目前尚未完全阐明，但奥斯特赫克（Oosthoek）等的研究结果提示降落伞形二尖瓣与降落伞形不对称性二尖瓣二者的胚胎来源不同。降落伞形二尖瓣的形成是由于在胚胎发育过程中本应各自分开的两组乳头肌未能分开而相互融合所致；而降落伞形不对称二尖瓣是由于两组乳头肌其一发育不良，同时伴有不同程度的腱索发育不良所致。

临床表现　降落伞形二尖瓣的瓣口可无明显狭窄或仅轻度狭窄，造成二尖瓣口明显狭窄的原因主要是过剩的瓣膜充填于腱索间隙造成狭窄。有时交界裂口为左房血入左室腔的唯一通路。当二尖瓣开放明显受限及二尖瓣口狭窄，则出现先天性二尖瓣狭窄的临床表现。降落伞形二尖瓣亦可合并二尖瓣关闭不全，主要是由于靠近一个交界（通常是前交界）的前叶发育不良、瓣叶裂、腱索缩短或瓣环扩大所致。该畸形极少单独出现，绝大部分合并其他心脏畸形，并显著影响该畸形的预后。最长合并的畸形包括动脉导管未闭、主动脉缩窄、室间隔缺损及左心系统梗阻（肖恩综合征）。

诊断与鉴别诊断　当合并明显的二尖瓣狭窄时，心电图及胸部 X 线平片可表现出与先天性二尖瓣狭窄相同的表现，超声心动图是诊断降落伞形二尖瓣的主要手段，典型的降落伞型二尖瓣可见瓣口开放受限，开口偏向一侧，仅可见一组乳头肌与全部腱索相连接，或虽有二组乳头肌，但其一发育不良，大部分腱索连接于

发育较好的乳头肌。

治疗 降落伞形二尖瓣解剖本身并不绝对提示有手术指征。降落伞形二尖瓣如不合并明显或仅有轻度二尖瓣狭窄，通常无需处理。长期随访，二尖瓣舒张期跨瓣压差能保持基本稳定。如果出现明显的瓣叶开放受限或因多余的瓣膜组织导致瓣口中、重度狭窄，则需根据合并的畸形情况来确定能否行双心室矫治。如同时合并左室发育不良或左室侧多水平梗阻性病变，仅能实施单心室矫治手术（房坦类手术），无需单独处理降落伞形二尖瓣。如需行双心室矫治，则可同时行降落伞形二尖瓣矫治手术。其重建技术为单个乳头肌劈开或更确切地说是切除一块楔形肌肉组织，使乳头肌分成前后两部分；即前、后乳头肌。腱索间隙也可开窗以减轻瓣口狭窄。如同时合并二尖瓣关闭不全，可根据其关闭不全的病理改变，通过缝合瓣叶或瓣环重建加以纠正（图）。

预后 沙韦利安（Schaverien）等报道多伦多儿童医院1977~2001年，84例降落伞形二尖瓣。年龄3天~5岁，其中83例均合并其他心内畸形，仅1例为单发的降落伞形二尖瓣，总计18例死亡。1年生存率82%，10年生存率79%。合并左室发育不良及房间隔缺损是死亡的独立危险因子。84例中，68例行双心室矫治手术，其中11例行瓣膜切开，生后6个月内免于瓣膜切开的占95%，生后10年免于瓣膜切开的占80%。费城儿童医院马里诺（Marino）等报道1987~2006年86例降落伞形二尖瓣的形态特点，相关畸形及双心室修复效果。结果提示73%患者腱索连接于后内侧乳头肌，38.4%患者（30例）行单心室矫治，合并左室发育不良及左室侧多水平梗阻为单心室矫治的独立危险因素。58.1%的患者行双心室矫治（50例），3例未进一步治疗。其中1例失访，另外49例随访7天~17.8年，仅2例行瓣膜切开，其中1例，瓣膜切开后效果不佳改行二尖瓣置换，4个月后死亡。真正的降落伞形二尖瓣以及合并圆锥动脉干畸形是死亡相关危险因素。

（闫 军）

xiāntiānxìng èrjiānbàn guānbì bùquán

先天性二尖瓣关闭不全
（congenital mitral insufficiency）

由于瓣环、瓣叶、腱索、乳头肌先天性发育异常而导致二尖瓣反流的先天性心脏病。

病理解剖 常用分类方法有两种。其一是根据畸形部位分为：①瓣环畸形。②瓣膜畸形。③瓣下畸形。另一为1976年卡尔庞捷（Carpentier）根据二尖瓣瓣叶的活动情况提出的分型：①瓣叶活动正常型。②瓣叶活动过度型。③瓣叶活动受限型。最为常见的病理改变是瓣环扩大，其次是瓣叶脱垂。

病理生理 可分为慢性代偿期和失代偿期两个阶段。在前一阶段，左房对容量负荷增大的代偿，使得肺循环和右心室的压力无显著变化，左室舒张末期容量增加和左室腔扩大，心肌收缩力增加，尽管反流的比例可能较高，但左室仍可维持正常的心排血量。在失代偿阶段，左室收缩性开始下降，影响左室射血，左室舒张期压力进一步增加，导致左室收缩功能进一步下降，成为一个恶

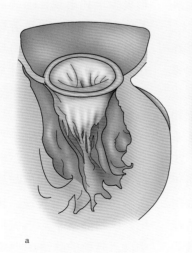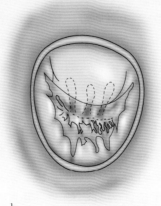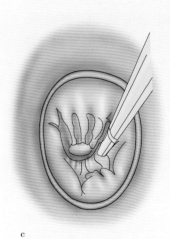

| a | b | c |

图 降落伞形二尖瓣的手术治疗

a. 单一的或融合的乳头肌往往起自于左心室后壁（房室切面看狭窄的降落伞形二尖瓣）；b. 虚线示脱垂的瓣叶打洞区域和乳头肌切开以使心室入口开通（左心房面看狭窄的降落伞形二尖瓣）；c. 当瓣叶打洞完，以保证舒张期有足够的血液进入左心室。保留足够瓣叶组织，收缩期对合良好。融合的乳头肌被切开以提高瓣叶的活动性（左心房面看狭窄的降落伞形二尖瓣）

性循环。另外，舒张末期容积和收缩末期容积增加，导致肺静脉淤血，肺动脉高压，并最终导致右心衰竭。

临床表现 轻重取决于反流程度。轻度反流通常无症状，随着反流量的增加，患儿可以出现活动耐力差、多汗、生长发育迟缓、进食困难等症状。增大的左房压迫左主支气管，可以引起下呼吸道感染和心源性哮喘。儿童通常对二尖瓣反流有良好的耐受能力，直到20~30岁症状才逐步显现。但此时，可能心脏已经处于失代偿期而很快出现心力衰竭。呼吸频率、心率增快，心尖搏动向左下方移位。心前区可以出现由左房搏动和心尖搏动所共同构成的双搏动现象。心脏浊音界扩大。心尖部听诊可闻及典型的收缩期高调、吹风样杂音，向左腋下传导，第一心音减弱，第二心音分裂。

诊断与鉴别诊断 通过询问病史、了解症状及体格检查后，可以做出初步诊断；确诊需经超声心动图检查。超声心动图检查不仅可以判断二尖瓣关闭不全的病因、病情程度，还可以明确合并的心内畸形。①心电图检查：P波增大、左室肥厚。当肺动脉高压发生后可出现右室肥厚波形。胸部X线平片：左房、左室增大，肺淤血改变，左房增大压迫左主支气管，导致左肺不张。②超声心动图检查：为最重要的辅助检查手段。可以帮助明确二尖瓣装置的解剖情况，确定瓣膜反流的程度，评估左室功能，推测肺动脉高压程度，并对手术方法的选择提供参考。③MRI、CT和心导管检查：除合并严重肺血管病变或其他复杂心内畸形外，一般不需要此项检查。

治疗 包括以下几种。

二尖瓣修复术 是先天性二尖瓣关闭不全的首选术式。根据不同病理解剖特点，有多种手术方式。

瓣环畸形修复 对于二尖瓣瓣环扩大患者或交界增宽患者可采用交界折叠术以及后瓣叶部分切除+瓣环折叠术，大龄患者还可以应用成形环。

瓣膜畸形修复 ①瓣膜裂隙：可用自体心包片修补裂隙；瓣叶缺损：缺损直接缝合或滑动瓣叶成形术。②三叶二尖瓣：确定反流部位后，缝合明显反流处的瓣叶裂隙。

瓣下畸形修复 ①腱索缺如：Ⅰ级腱索缺如或断裂，可将瓣叶边缘固定于Ⅱ级腱索上或将腱索缺如部分的瓣叶矩形切除+瓣环折叠以矫正畸形。②腱索延长：可行腱索缩短术。③乳头肌延长：乳头肌折叠或缩短术。

二尖瓣置换术 是最后一种治疗选择。见二尖瓣置换术。

预后 死亡率已由早年的20%~40%，降至目前的5%以下。主要死亡原因包括左心衰竭及肺动脉高压及因瓣膜置换而出现的血栓栓塞和出血。晚期结果瓣膜成形患者明显优于瓣膜置换的患者。肖沃（Chauvaud）等报道10年生存率86%，其中瓣膜修复组88%，瓣膜置换组51%，瓣膜修复组再手术率15%。再次手术主要是瓣膜成形效果不佳更换机械瓣及因年龄增长更换更大型号的机械瓣。

（闫 军）

xiāntiānxìng zhǔdòngmàibànxià xiázhǎi

先天性主动脉瓣下狭窄

（congenital subvalvular aortic stenosis） 左室流出道肌性肥厚或纤维性增生导致的左室排血受阻的心脏病。左室排血梗阻占先天性心血管畸形的3%~6%，其中主动脉瓣下狭窄占1/10~1/5。20%~40%伴有其他心血管畸形，常见伴发心内畸形有室间隔缺损、动脉导管未闭、法洛四联症等。主动脉瓣下狭窄可分为局限性主动脉瓣下狭窄和弥漫性主动脉瓣下狭窄。局限性瓣下狭窄可分为隔膜性主动脉瓣下狭窄和纤维肌性狭窄两种。隔膜性主动脉瓣下狭窄见主动脉瓣下隔膜。

病因及发病机制 主动脉瓣下狭窄有许多不同成因，其中肥厚型梗阻性心肌病是一种原发性心肌肥厚，表现为非对称性肥厚。据统计，近25%肥厚性梗阻型心肌病患者表现为主动脉瓣下狭窄，室间隔肥厚凸向左心室，与肥厚的二尖瓣乳头肌造成左心室腔变小。研究发现该病属于常染色体显性遗传疾病，与肌小节蛋白的基因编码有关。而主动脉瓣下膜性狭窄被发现与左室流出道长轴和主动脉成角有关系，血流冲击导致内膜损伤继发增生和纤维化形成膜性狭窄，同时可伴发主动脉瓣的损伤导致主动脉瓣病变及主动脉瓣反流。纤维肌性狭窄往往是早期膜性狭窄的继发改变。主动脉瓣下狭窄病理生理与主动脉瓣狭窄相似，狭窄形成心室压力负荷增高，心室肌肉向心性肥厚以及冠状动脉灌注不足导致心肌低灌注，相同压力阶差的主动脉瓣下狭窄比主动脉瓣狭窄造成心肌缺血尤甚，心肌缺血可导致心内膜弹性纤维增生、心肌梗死、心律失常等。

临床表现与诊断 临床表现和瓣下狭窄程度和主动脉瓣反流程度有关。相对局限性主动脉瓣下狭窄、弥漫性主动脉瓣下狭窄临床表现较重。临床上主动脉瓣下狭窄患者表现为典型的收缩期喷射样杂音，随着年龄的增长，往往舒张期可以伴有主动脉反流杂音。此病不同于主动脉瓣狭窄，症状大多出现在心室功能不全或者主动脉瓣反流后，发现年龄相对较晚，大多患者在青春期才发现。心电图显示近 85% 的主动脉瓣下狭窄的患者出现左室肥厚，然而当患者梗阻症状较重，也可能得到正常心电图。根据患者梗阻程度及病程长短，胸部 X 线平片表现为不同程度的心影增大。不同于主动脉瓣狭窄，很少出现升主动脉狭窄后扩张。心脏彩超能显示左室流出道各部位狭窄，同时可测及主动脉和二尖瓣反流情况，评估狭窄的程度，目前是诊断主动脉瓣下狭窄的主要方法。心导管及造影目前虽不常用，但心导管检查可同时检测其他心内畸形，患者梗阻严重时导管测量压力阶差较心脏超声更为准确。

治疗　主动脉瓣下狭窄的手术适应证目前还有争议：有症状患者往往需要手术治疗。在静息状态下，局限性主动脉瓣下狭窄压力阶差大于 30mmHg，弥漫性主动脉瓣下狭窄压力阶差大于 50mmHg 往往作为手术指征。考虑病情进展，以及对于主动脉瓣的影响，患者有主动脉瓣反流，在相对较小的压力阶差情况下也应该早期手术治疗。

局限性主动脉瓣下狭窄　可以采用主动脉根部切口，向无冠窦延伸，拉开右冠瓣，显露狭窄部位。在明确狭窄纤维及肌肉环与主动脉瓣关系后切除狭窄，在右冠窦中点与右冠瓣无冠瓣交界之间切除狭窄环，此处注意不能太深，以免损伤神经传导。

弥漫性主动脉瓣下狭窄　对于主动脉瓣正常的狭窄可以采用改良康诺（Konno）手术（图 1）：中低温体外循环下，上、下腔静脉分别插管，阻断主动脉，灌注心肌保护液后使心脏停搏。在升主动脉和右室流出道分别做切口，通过主动脉瓣切口用血管钳在左右冠瓣交界下方做指引，从右室流出道切口打开室间隔，向上接近主动脉瓣下，向下超越狭窄段，但不能过分靠右，以免损伤传导束，打开室间隔用椭圆形聚四氟乙烯（PTFE）或者心包补片扩大流出道，右室流出道切口可以直接缝合或者补片扩大。伴有主动脉瓣狭窄的主动脉瓣瓣下狭窄可以采用罗斯（Ross）手术＋康诺（Konno）手术（图 2）：即切除主动脉根部，剪开瓣下狭窄，用补片扩大室间隔，自体肺动脉瓣置入主动脉根部，同时完成冠状动脉移植，并将大小合适的带瓣管道连接右室及远端肺动脉。

预后　主动脉瓣下狭窄手术后主要并发症为主动脉瓣下狭窄复发、完全性房室传导阻滞、术后低心排量等。其中以瓣下狭窄复发率较高，瓣下隔膜性狭窄患者复发率约为 25%，同时做心肌切除的患者相对复发率较低，随

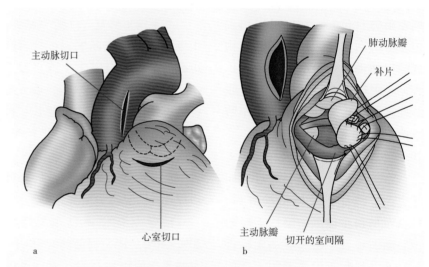

图 1　改良康诺（Konno）手术
a. 主动脉及右心室切口；b. 补片扩大室间隔切口右室面

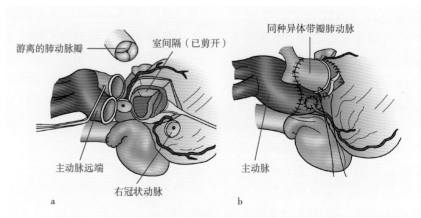

图 2　罗斯手术＋康诺手术
a. 为剪开室间隔，切去自体肺动脉瓣与左心室基底部缝合；b. 为同种异体带瓣管道重建肺动脉，冠状动脉分别移植至新的主动脉

道样主动脉瓣下狭窄复发率为 10%~20%，术后随访有无复发显得尤为重要。

（刘锦纷 郑景浩）

zhǔdòngmàibànxià gémó

主动脉瓣下隔膜（localized subvalvular aortic stenosis）

主动脉瓣环下方约 1cm 处有薄膜环状纤维组织，部分或全部环绕左心室流出道，血流必需通过隔膜中央或偏向一侧的小孔而进入主动脉，导致血流梗阻的心脏病。主动脉瓣下隔膜一般被认为是主动脉瓣下狭窄的一种类型。少数病例纤维隔膜与主动脉瓣叶之间或与二尖瓣前瓣叶之间有纤维粘连。

病因及发病机制 主动脉瓣下狭窄的病因还没有完全了解，可能与多因素相关，如遗传倾向、左室流出道的固有特征、与其他心脏血流动力学异常病变相关、手术相关等。

病理生理 左室流出道的边界由后侧的二尖瓣前瓣、上侧的二尖瓣裂隙以及室间隔的前中部构成。主动脉瓣下隔膜是主动脉瓣下狭窄的一种亚型。主动脉瓣下隔膜多位于主动脉瓣下 0.5~1cm 的位置。由于瓣下隔膜的存在，往往造成过主动脉瓣的血流增快，继而造成主动脉瓣或者二尖瓣的病变。这包括主动脉瓣瓣叶的增厚以及主动脉的狭窄后扩张。这种情况下，往往还伴发主动脉瓣反流。主动脉瓣下狭窄还可以引发左室室壁增厚，进而加重左室流出道梗阻的程度。

临床表现 主动脉瓣下隔膜的诊断通常较晚，因为患者缺乏较为典型的临床症状。在大多数患者，主动脉瓣下狭窄是通过心脏杂音发现的。其他临床症状可能包括气短、晕厥、心绞痛、端坐呼吸、充血性心力衰竭（CHF）

以及心源性猝死等。这些症状大多发生在儿童、青少年和年轻成年人并伴有中度或重度左心室流出道（LVOT）梗阻超过 50mmHg 峰值的群体中。呼吸困难是最常见的症状，在多达 40% 的患者出现症状。端坐呼吸困难和肺静脉高压，可能因为不同程度的左心室压力增高继而引发的心室肥大所致。晕厥在主动脉瓣下隔膜的患者群体中发生率不高。晕厥的发生可能因为脑组织血流灌注减少所致。先兆表现可能因工作劳累头晕等。在儿童患者，晕厥很少出现，如果发生，表明可能存在心律失常或者短暂的室性心律发生。心绞痛可能会发生在多达 25% 的患者中，这些患者往往不伴有冠脉畸形。心绞痛的发生可能由于心肌肥厚造成耗氧量增加以及继发引起的冠脉过度收缩。充血性心力衰竭仅偶发于儿童患者。往往伴发其他先天性心脏病，左室功能初期往往能够维持在正常水平，随着左室流出道梗阻程度的增加则逐步降低。心源性猝死和肥厚性心肌病不同，发生率很低，且通常不是首先发现的临床表现。心源性猝死多发生于左室流出道梗阻压差超过 50mmHg 的患儿。

诊断与鉴别诊断 没有特定的血液检查指标可以确诊动脉瓣下隔膜。超声心动图有助于确诊主动脉瓣下隔膜的存在，同时还可以明确左心室流出道的狭窄和肥厚程度。其他还包括主动脉瓣关闭不全、二尖瓣关闭不全或主动脉狭窄后扩张程度等。心电图显示，50%~80% 的患者存在不同程度的左室肥厚。心导管检查虽不作为常规检查，但是对于左室流出道的梗阻程度评估也由一定帮助。

治疗 主动脉瓣下隔膜造成的左室流出道梗阻是机械性的，

因此药物治疗的效用有限，主要还是通过手术治疗；手术治疗一般可通过主动脉瓣上切口，通过主动脉瓣探查瓣下隔膜的存在并予以切除，通常可以取得较为良好的效果。

预后 术后患儿应该 4~6 个月随访 1 次，有 10%~25% 的患儿会再次发生主动脉瓣下梗阻。同时随访过程中还应该密切关注患儿主动脉瓣反流的情况。术后主动脉瓣受损的发生率低于 2%，发生传导阻滞的概率为 2%~5%，医源性室间隔缺损的发生率低于 2%，其他不良并发症还包括心内膜炎等。目前，此类疾病的整体手术死亡率低于 3%。

（刘锦纷 郑景浩）

xiāntiānxìng zhǔdòngmàibàn xiázhǎi

先天性主动脉瓣狭窄（congenital stenosis of aortic valve）

主动脉瓣瓣叶交界处粘连、融合和纤维化，造成瓣口狭窄的先天性心脏病（图）。占全部先天性心脏病的 3%~6%，男女比例为（2~4）:1。

病因及发病机制 该病由于胚胎发育过程中主动脉瓣瓣叶发育不良引起的，瓣叶可为单叶瓣、二叶瓣或三叶瓣。单叶瓣出生时即已存在狭窄，以后瓣口纤维化和钙化进行性加重，引起严重的左心室流出道梗阻，患儿多在 1 年内死亡。50% 的先天性主动脉瓣狭窄为二叶瓣，30% 为三叶瓣。此两种瓣叶畸形在儿童期瓣口可无明显狭窄，随着年龄的增长，异常的瓣叶结构由于涡流冲击发生退行性变，引起瓣交界粘连瓣叶增厚和变形，最终导致瓣口狭窄。三个瓣叶的先天性主动脉瓣狭窄，除了瓣交界不同程度融合外，还常伴某个主动脉瓣叶和瓣窦发育不良。

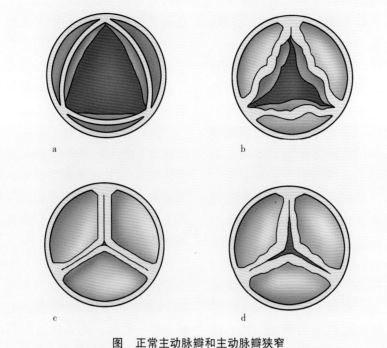

图 正常主动脉瓣和主动脉瓣狭窄

a 正常主动脉瓣开放；b 狭窄主动脉瓣开放；c 正常主动脉瓣关闭；d 狭窄主动脉瓣关闭

病理生理 先天性主动脉瓣狭窄的血流动力学改变为左心室排血受阻，严重程度取决于瓣膜的狭窄程度。由于主动脉瓣口狭窄，左心室射血时阻力增高，为了维持正常的心排血量，左心室收缩力代偿性增加以提高跨瓣压力阶差，射血期心室壁张力上升，收缩期延长，心肌做功增加，心肌代谢和耗氧量增加。如此逐渐引起左心室壁代偿性肥厚，导致左心室舒张期顺应性下降，舒张末期压力升高。虽然静息心排血量尚正常，但运动时心排血量增加不足。心排血量减少可引起心肌供氧不足，低血压和心律失常，脑供血不足可引起头晕、晕厥等脑缺氧的表现。另外，左心室舒张期顺应性下降，舒张期末压力升高，增加冠脉灌注阻力，导致冠脉灌注减少，可使肥厚的心肌供血严重不足，左心室心肌或心内膜下出现缺血坏死，导致心力衰竭，甚至猝死。

临床表现 ①一般症状：症状轻重决定于狭窄程度。如狭窄超过主动脉口正常面积的 25% 以上时可出现症状，如发育障碍、易疲劳、呼吸困难、昏厥、心前区疼痛、心力衰竭，甚至猝死等。约 1/3 的患者可有劳力性心绞痛发作。②心脏检查：心脏大小正常或扩大，在胸骨右缘第 2 肋间或左缘第 3、4 肋间可扪到收缩期震颤，并可听到Ⅲ～Ⅳ级粗糙的喷射性杂音，在心音图上呈菱形，杂音向颈动脉及锁骨下动脉传导，有时向胸骨下端或心尖区传导。通常杂音越长，越响，收缩高峰出现越近，主动脉瓣狭窄越严重。有时在主动脉瓣区尚可听到收缩早期喷射音，尤其在先天性非钙化性主动脉瓣狭窄多见，瓣膜钙化僵硬后此音消失。主动脉瓣区第二心音正常或减弱。左心室扩大和衰竭时可听到第三心音（舒张期奔马律）。周围动脉压正常或降低，如狭窄程度严重则脉压较正常时减低。

诊断与鉴别诊断 根据临床表现、胸骨右缘第 2 肋间或左缘第 3、4 肋间响亮的收缩期杂音以及 X 线、心电图及超声心动图的资料诊断并不困难。临床上先天性主动脉瓣狭窄应与下列情况的主动脉瓣区收缩期杂音鉴别。①肥厚型梗阻性心肌病：胸骨左缘第 4 肋间可闻及收缩期杂音，收缩期喀喇音罕见，主动脉区第二心音正常。超声心动图显示左心室壁不对称性肥厚，室间隔明显增厚，与左心室后壁之比≥1.3，收缩期室间隔前移，左心室流出道变窄，可伴有二尖瓣前瓣叶向前移位而引起二尖瓣反流。②该病因有明显的杂音及左心室肥大，需与室间隔缺损及动脉导管未闭鉴别，鉴别主要依赖心彩超及心导管检查。

治疗 相当多的患儿梗阻症状出现较晚，程度轻，不需治疗，适当避免过度的体力劳动及剧烈运动，预防感染性心内膜炎，定期随访和复查超声心动图。硝酸酯类可缓解心绞痛症状。但对于跨主动脉瓣压差在 50mmHg 以上的患儿应进行手术治疗或介入治疗，主要有以下几种方法：①经皮穿刺主动脉瓣球囊扩张术。②直视下主动脉瓣交界切开术。③人工瓣膜置换术。对于先天性主动脉瓣狭窄，目前多数医院首选经皮穿刺主动脉瓣球囊扩张术。但是对于球囊扩张术不能有效地解除跨瓣压力阶差，或者虽解除了跨瓣压差但是主动脉瓣出现了比较严重的关闭不全，此类患者必须进行外科手术，手术需要在体外循环下进行，人工瓣膜置换术后患者需要进行终身抗凝治疗。

预后 视主动脉口狭窄程度而异，轻度狭窄，预后良好，可活至老年，但可并发亚急性细菌性心内膜炎。重度狭窄则随着年龄增大，狭窄加重，及至儿童期多因心肌缺氧、心力衰竭，或心室颤动而死亡。行主动脉瓣球囊扩张术的患儿随着年龄的增长有可能会再次出现瓣口狭窄，需要再次行球囊扩张术或者外科手术。大多数经过手术治疗的患儿，术后心功能可以达到正常人水平，生长发育及活动耐力不受影响。

（刘锦纷　郑景浩）

zhǔdòngmàibàn èrbànhuà jīxíng

主动脉瓣二瓣化畸形（bicuspid aortic valves）　主动脉瓣仅存在两个瓣叶，而不是通常的三个瓣叶的先天畸形。

病因及发病机制　该病是胚胎期主动脉瓣未能完全发育导致的。在人群中的发病率为 1% ～ 2%。正常的主动脉瓣有 3 个瓣叶，而发生二瓣化畸形时则出现一个交界融合的瓣叶，从而引起过瓣的血流受限。

病理生理　主动脉瓣二瓣化畸形因其程度的不同对患者造成的影响也是各异的。轻者对过瓣血流无影响，重者可在新生儿期即出现重度主动脉瓣狭窄。但更多的患者则是在青壮年期才发病。先是因瓣叶的交界处增厚而导致主动脉瓣狭窄，导致左心室后负荷的增加，左心室向心性肥厚。但随着病程的进展，病变的主动脉瓣会出现逐渐加剧的反流，从而导致左心室的前负荷也增加，左心室扩张。最后导致左心衰竭。

临床表现　二瓣化的主动脉瓣早期可不引起任何症状。但随着年龄的增长，因主动脉瓣狭窄可导致患者活动量增加后的疲劳感。再进一步则可出现胸闷、气短、眩晕和心悸，甚至出现胸痛。通常平卧会加剧上述症状。疾病的后期，因为左心衰竭，可出现夜间不能平卧、端坐呼吸，甚至下肢水肿等表现。

诊断与鉴别诊断　通常可在患者的胸骨右缘第 2 肋间可听到心脏杂音，其性质与病情有关。辅助检查主要依靠心脏超声明确诊断。在长轴切面上，二瓣化的主动脉瓣常呈现圆顶样表现，而在短轴切面上则呈鱼嘴样改变。MRI 也有诊断意义。另外胸部 X 线平片和心电图发现左心室增大可作为间接诊断依据。

治疗　病情较轻者，通过限制剧烈运动和长期密切的随访，多可将疾病的进展长期控制在无症状的状态下。无症状者通常无需任何治疗。但如果出现症状且逐渐加重，则需要通过手术治疗。对于小儿，主动脉瓣成形通常是理想的方法，而成人患者则常需要行主动脉瓣置换术。

预后　所有患者一旦诊断明确均需密切随访。且多数患者在随访过程中均需在合适的时机接受瓣膜手术。但患者的平均寿命与正常人相差不大。

（刘锦纷　郑景浩）

zhǔdòngmàibànshàng xiázhǎi

主动脉瓣上狭窄（supravalvar aortic stenosis）　主动脉窦管交界处的狭窄，在一些病例甚至伴有升主动脉和主动脉弓分支的狭窄。是一种罕见的左室流出道梗阻性疾病。常合并肺动脉分支狭窄，部分患者合并威廉-博伊伦综合征（Williams-Beuren syndrome），表现为智力低下、特殊面容、高钙血症等，具有遗传倾向。1930 年，意大利病理学家门科雷利（Mencrelli）首先提出了这一概念。1942 年，舍韦（Chevers）描述了典型的主动脉瓣上狭窄病变。20 世纪 60 年代，威廉（Williams）和博伊伦（Beuren）将主动脉瓣上狭窄与智力低下以及特殊面容联系起来，提出了威廉-博伊伦综合征。

病理和分类　表现为窦管交界处主动脉壁增厚、管腔狭窄，组织学表现为平滑肌细胞肥大、数目增多，胶原含量增加，弹性组织断裂、减少，弹力纤维排列紊乱。根据病变是否局限可分为局限型和弥漫型（图1），前者病变局限于窦管交界处，后者病变弥漫至升主动脉甚至主动脉弓分支。

病理生理　主动脉瓣上狭窄可造成左心室射血受阻，导致远端器官和组织供血不足，同时加重左心室后负荷，导致左心室心肌肥厚、增生。50% 以上主动脉瓣上狭窄合并主动脉瓣瓣叶增厚、与狭窄管壁粘连，造成主动脉瓣狭窄、反流，加重上述症状。由于冠状动脉处于狭窄近心端，左心室射血时冠状动脉处于高压区，会造成冠状动脉扩张、扭曲、加速冠状动脉的粥样硬化，增生的主动脉管壁会堵塞冠状动脉开口，影响心肌灌注。上述变化会导致慢性心内膜下心肌缺血的出现，表现为心肌坏死、心内膜下纤维化以及乳头状心肌钙化，导致心力衰竭、急性心肌梗死甚至猝死的出现。

临床表现　患者症状取决于左室流出道梗阻程度、主动脉反流程度以及心肌缺血程度。临床上可表现为活动耐力下降、心悸、气短，甚至心前区或胸骨后疼痛的心绞痛症状。一部分患者可出现猝死。威廉-博伊伦综合征患者可合并小精灵面容以及智力低下、高钙血症。体检时可于胸骨左缘第 2、3 肋间闻及喷射性全收缩期杂音，部分患者可扪及收缩期震颤。

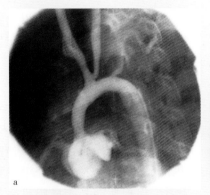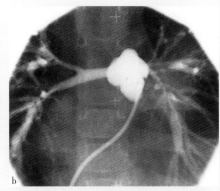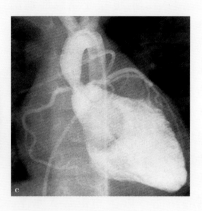

图1 威廉-博伊伦综合征

a. 为心血管造影所显示为弥漫性主动脉瓣上狭窄，并累及主动脉分支；b. 心血管造影所显示为肺动脉分支及主干狭窄；c. 为心血管造影清晰的显示出局限性的主动脉瓣上狭窄

诊断与鉴别诊断 胸部X线平片可正常或表现为心脏轻至中度增大，以左室为主，升主动脉扩张并不多见；心电图可表现为左室肥厚、ST-T改变，偶有室性心律失常。超声心动图可明确病变性质，判断左室厚度，推算病变部位压力阶差，为手术提供依据。心导管和造影可进一步明确病变范围、程度，有无合并肺动脉狭窄，为手术方案的选择提供重要依据。根据患者症状以及上述辅助检查可以明确诊断。因为患者病理生理与主动脉瓣狭窄以及主动脉瓣下狭窄相似，应注意鉴别。

治疗 原则上患者出现临床症状，狭窄处压力阶差大于50mmHg，或者患者出现以下任何一种情况：继发主动脉瓣下狭窄、主动脉反流，或者出现心绞痛症状，均应行手术治疗。

手术原则是恢复主动脉根部的几何构形。局限型主动脉瓣上狭窄病变主要局限于窦管交界处，主要有以下几种术式：少数患者狭窄是膜性或纤维环可以直接将狭窄段切除，然后延长切口至主动脉瓣窦冠状动脉开口水平，直接或用一块补片关闭，这种方法

手术效果较好（图2a）。大多数患者升主动脉过度增厚，不能直接切除和吻合，需要在狭窄部位纵行剖开升主动脉，延长切口至

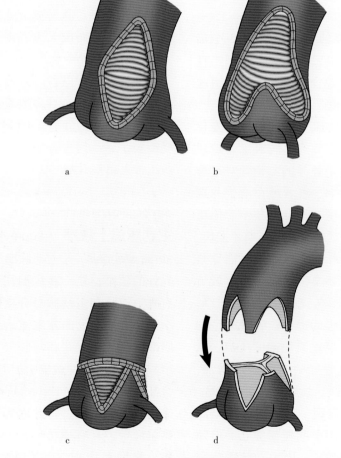

图2 主动脉瓣上狭窄手术

a. 为用泪滴形补片扩大主动脉无冠瓣窦；b. 为用裤型补片扩大主动脉无冠瓣窦和右冠瓣窦；c. 为分别用三块补片扩大主动脉无、右、左冠瓣三个瓣窦；d. 为修剪狭窄段远端升主动脉，使其呈三个三角形，然后将其插入三个瓣窦，分别予以扩大，从而避免使用异体材料

无冠瓣窦，然后用一块泪滴形补片扩大无冠瓣瓣窦；多蒂（Doty）等通过在升主动脉上做倒 Y 形切口，将一块裤形补片扩大至主动脉右冠瓣窦和无冠瓣窦，借助这种技术主动脉根部的塑形能够更为对称，但是左冠瓣瓣窦狭窄仍然存在（图 2b）；因此在严重的主动脉瓣上狭窄，布罗姆（Brom）尝试用三块补片分别扩大三个瓣窦，使得狭窄得以彻底解除（图 2c）。此外，迈尔斯（Myers）对上述技术进行了改良，通过广泛的分离和解剖升主动脉与主动脉弓，无需使用补片，而是通过适当的裁剪狭窄段远端的主动脉为三个三角形，将狭窄段远端升主动脉直接插入三个瓣窦，也可以获得同样的手术效果，既恢复了主动脉根部的结构，同时由于采用了自体组织，具有生长潜能，手术后血流动力学稳定（图 2d）。

弥漫性主动脉瓣上狭窄病变同时累及升主动脉、主动脉弓，或弓以外的部位，因此通常需要借助体外循环，在深低温停循环或深低温低流量、选择性脑灌注下进行，手术通常需要用补片扩大升主动脉到头臂干远端。许多弥漫性主动脉瓣上狭窄患者，头臂干起始部也存在狭窄，术中也需要用补片一并扩大。在补片扩大主动脉弓时，邻近的主动脉分支往往也需要扩大。在许多患者同时合并严重的降主动脉梗阻时，手术需要采用人工管道连接左室顶部-降主动脉，但是近来人们逐渐采用扩大的主动脉弓技术来解决这一问题。

预后　局限性主动脉瓣上狭窄患者手术死亡率低，为 0～20%，远期效果好。弥漫性主动脉瓣上狭窄患者手术死亡率达

40%，与疏通不满意有关。升主动脉弥漫性狭窄是死亡与再次手术的风险因素，主动脉窦部重建手术能改善血流动力学，可以降低再手术率与死亡率。

（刘锦纷　郑景浩）

dòngmài dǎoguǎn wèibì

动脉导管未闭（patent ductus arteriosus）　出生后动脉导管仍处于持续开放状态的先天性心脏病。是常见的先天性心脏血管病之一。婴儿出生后 10～15 小时，动脉导管即开始功能性闭合。生后 2 个月～1 岁，绝大多数已闭合。1 岁以后仍未闭塞者即为动脉导管未闭。多见于女性，男女比例约为 1:3。

病因　动脉导管为位于左肺动脉基部与降主动脉起始部之间的管道。胎儿时期，肺呈萎陷状态，肺血管的阻力较高，由右心室排至肺动脉的血液绝大多数通过动脉导管进入降主动脉。出生后，肺膨胀并随着呼吸而张缩，肺循环阻力随之下降，右心室排出的血液进入两侧肺内进行气体交换。当肺动脉压力与主动脉压力持平时，动脉导管即呈功能上的闭合，进而由于生理上的弃用、肺膨胀后导管所处位置角度的改变等，导管逐渐产生组织学上的闭合，形成动脉韧带。如果在 1 周岁时导管仍开放，以后自行闭合的机会较少，即形成了动脉导管未闭。

病理生理　在无并发症的动脉导管未闭，由于主动脉压高于肺动脉压，故不论在心脏收缩期或舒张期中，血液的分流均由左至右，即由主动脉连续地流入肺动脉，肺循环的血流量增多，常达体循环血流量的 2～4 倍，使肺动脉及其分支扩大，回流至左心房和左心室的血液亦相应增加，

使左心室的负荷加重，因而左心室增大。分流量的大小取决于未闭动脉导管腔的粗细及主-肺动脉间的压力阶差。大量左至右分流，可引起肺动脉高压。晚期，若已有阻塞性肺动脉高压，肺动脉压接近或超过主动脉压，则分流减少、停止或出现右至左的分流，并出现右心室肥厚，发绀和杵状指（趾），因分流水平在降主动脉左锁骨下动脉的远侧，发绀以下肢为明显。左到右分流在主动脉水平，主动脉舒张压降低，出现脉压增大等一系列周围血管体征。

临床表现　随病变严重程度而不同。轻者无症状，重者有乏力、劳累后心悸、气短、胸闷、咳嗽、咯血等。少数有生长发育不良。部分可发生感染性动脉内膜炎，未经治疗的患者晚期可出现心力衰竭、肺动脉显著高压而有发绀、肺动脉或未闭的动脉导管破裂出血等。①最突出的体征是在胸骨左缘第 2 肋间有响亮的连续性机器声样杂音，占据几乎整个收缩期与舒张期，在收缩末期最响并伴有震颤，向左上胸及背部传播。个别患者杂音最响位置可能在第 1 肋间或第 3 肋间。在婴儿期、伴有肺动脉高压或并发充血性心力衰竭者，由于主动脉与肺动脉之间压力阶差发生变化，以致可能并无此连续性杂音，而只有收缩期杂音或无显著杂音。②分流量较大的患者可有心脏浊音界增大，心尖搏动增强，心尖区有舒张期杂音（相对性二尖瓣狭窄），肺动脉瓣区第二心音增强或分裂（但多被杂音所掩盖而不易听到），类似主动脉瓣关闭不全的周围循环体征，包括脉压增宽、水冲脉、毛细血管搏动和周围动脉枪击声等。③少数并发显著肺动脉高压引起右至左分流的患者，

可能仅在肺动脉瓣区听到舒张期的吹风样杂音（相对性肺动脉瓣关闭不全），并有发绀，此种发绀在下半身较上半身更为明显。

诊断　胸骨左缘第2、3肋间听到响亮的连续性机器样杂音伴局限性震颤，向左胸外侧、颈部或锁骨窝传导，心电图示电轴左偏，左心室高压或肥大，胸部X线平片示心影向左向下轻中度扩大，肺门充血，一般即可做出动脉管未闭的初步诊断，再由彩色多普勒超声心动图检查加以证实。

鉴别诊断　动脉导管未闭需与其他引起心脏连续性杂音的疾病相鉴别。①先天性主动脉-肺动脉间隔缺损：为胎儿期主动脉隔发育不全，使主动脉-肺动脉间隔处留有缺损所致，其临床表现类似大的动脉导管未闭，鉴别诊断极为困难。连续性机器声样杂音更响，位置较低（低1个肋间）可作为鉴别诊断的参考，但并不很可靠。比较可靠的鉴别诊断方法是右心导管检查时心导管由肺动脉进入主动脉的升部。逆行升主动脉造影见升主动脉与肺总动脉同时显影。二维超声心动图见肺总动脉和主动脉均增宽，其间有缺损沟通，也有助于诊断。如发生肺动脉显著高压出现右至左分流而有发绀时，其上、下肢动脉的血氧含量相等，这点与动脉导管未闭也不相同。②主动脉窦瘤破入右心：由先天性畸形、梅毒或感染性心内膜炎等原因所产生的主动脉窦部动脉瘤，可侵蚀并穿破至肺动脉、右心房或右心室，从而引起左至右的分流。其连续性机器声样杂音与动脉导管未闭极相类似，但位置低1、2个肋间。该病多有突然发病的病史，如突然心悸、胸痛、胸闷或胸部不适、感觉左胸出现震颤等，随

后有右心衰竭的表现，可助诊断。③室间隔缺损合并主动脉瓣关闭不全：该病可在胸骨左缘听到收缩期和舒张期来往性杂音，与动脉导管未闭的连续性杂音难以鉴别。主要通过X线和超声心动图、心导管造影、选择性心血管造影来鉴别。如做逆行性主动脉造影，可发现有主动脉瓣关闭不全。④其他：凡足以在左前胸部引起类似连续性机器声样杂音的情况，如冠状动静脉瘘、左上叶肺动静脉瘘、左前胸壁的动静脉瘘等，也要注意鉴别。

治疗　包括非手术治疗、手术治疗及介入治疗。

非手术治疗　主要是防治感染性心内膜炎，呼吸道感染及心力衰竭。患婴出生后如有气短、心力衰竭。可先控制液量，辅助呼吸，利尿、强心，以改善心肺功能。早产儿动脉导管未闭，可用吲哚美辛或阿司匹林，以抑制前列腺素合成，使导管闭合，对肺动脉高压的较大儿童或成人可经导管注入填塞剂或闭合剂以阻断分流。

手术治疗　①手术适应证：早产儿有较高的动脉导管未闭发病率，且易引起呼吸窘迫症。可先试服吲哚美辛治疗，以抑制前列腺素E的扩张作用，促使导管收缩闭合。如不能奏效，即需手术。婴幼儿有心力衰竭者应提早手术治疗。最适当的手术年龄是学龄前。合并肺动脉高压者更应及早手术，即使肺动脉压力升高，只要仍有左向右分流，也应施行手术，以防发展成为逆向分流，失去手术机会。成年以后动脉逐渐硬化脆弱，手术危险性增大。并发细菌性心内膜炎者，最好在抗生素控制感染2个月后施行手术。②手术方法：置患者右侧卧

位。气管插管麻醉，行后外侧开胸切口，经第4肋间进胸。在肺动脉干扪及震颤即可证实诊断。于迷走神经后方与膈神经之间切开纵隔胸膜，充分显露降主动脉上段和导管的前壁，再将导管上下缘和背侧的疏松组织分离。如导管粗短，最好先游离与导管相连的降主动脉。注意保护喉返神经。③导管的处理：有两种方法。a. 结扎法：适用于婴幼儿导管细长者，在未闭导管的主动脉和肺动脉端分别用粗丝线结扎。肺动脉压较高，导管较粗大者必须在控制性降压下结扎，以免撕裂管壁出血或未能将管腔完全闭合。亦可先在导管外衬垫涤纶片再结扎。b. 切断法：适用于导管粗短的患者。用无创伤钳分别钳夹未闭导管的主、肺动脉侧，边切边缝合两切端。肺动脉明显高压的成年病例，尤其疑有动脉壁钙化者，最好行胸骨正中切口，在低温体外循环下阻断心脏血循环，经肺动脉切口缝闭动脉导管内口，较为安全。

介入治疗　是经皮穿刺股动脉和股静脉，分别插入导管至降主动脉上端和肺动脉，引入细条钢丝。然后将一塑料塞子塞入股动脉或股静脉，由心导管硬端沿钢丝顶进嵌入动脉导管将其堵塞。这种不剖胸堵塞法对较小导管（<1cm）的闭合有很高的成功率，渐成为目前的主要治疗方法。但婴幼儿尚不适用，因血管内径细小塞子不易插入，导管粗短也不适用，因塞子不易堵塞附着而易脱落。另外还有人开展胸腔镜钳闭导管术，适用于婴儿。

预后　动脉导管闭合术中大出血导致的手术死亡率，根据导管壁质地，手术方式及手术者技术的高低等而定，一般在1%以

内。远期疗效，视术前有否肺血管继发性病变及其程度，未发生肺血管病变的患者，可完全康复，寿命如常人；肺血管病变严重呈不可逆转的，术后肺血管阻力仍高，右心负荷仍重，效果较差。故提倡早期手术。

（刘迎龙　张　晶）

zhǔfèidòngmàichuāng

主肺动脉窗（aortopulmonary window）

两组半月瓣正常，升主动脉和主肺动脉之间存在交通的先天性心脏病。又称主肺间隔缺损（aortopulmonary septal defect）。是一种罕见的先天性心脏畸形。埃利奥特森（Elliotson）首先于 1830 年描述主肺动脉窗。1952 年，波士顿儿童医院格罗斯（Gross）成功进行了第 1 例主肺动脉窗的经胸结扎。1957 年，库利（Cooley）等首次在体外循环下行主肺动脉窗修补术。

病因及发病机制　畸形发生于胚胎第 5~8 周动脉干螺旋分离期，主动脉弓由第 3 和第 4 弓的残迹形成，肺动脉干起源于第 6 弓，主肺间隔由圆锥干嵴形成，通过融合和分割形成两大动脉。在此过程中发育异常即可导致主肺间隔缺损。

病理生理与病理分型　主肺动脉窗的血流动力学改变与粗大的动脉导管未闭相似，造成非限制性左向右分流，大量血液从升主动脉进入肺动脉使肺循环血容量增加，早期出现症状和心力衰竭。未经手术的患儿由于难治性心力衰竭多在婴儿期夭折，如果肺血管阻力持续升高，则心力衰竭可减轻，度过婴儿期，但不可逆的肺动脉高压最终导致患儿的死亡。少数患儿缺损小，动脉水平左向右分流为限制性，肺血管病变轻微，症状不明显。如合并

其他畸形，将出现相应的病理生理改变。1979 年，里夏尔松（Richardson）等根据缺损的位置将此病分为三型：Ⅰ 型为近端缺损，在左冠窦的上方，紧邻左冠状动脉开口，升主动脉左侧壁与主肺动脉交通；Ⅱ 型为远端缺损，位于升主动脉后壁和右肺动脉开口处，与主肺动脉和右肺动脉同时交通；Ⅲ 型为右肺动脉完全起自升主动脉右侧，主肺间隔完全缺损。1/3~1/2 患儿合并有房间隔缺损、室间隔缺损、右位主动脉弓、主动脉弓中断、法洛四联症等心脏畸形。

临床表现　主要取决于缺损的大小，肺动脉高压的程度和有无合并其他畸形。缺损较大时，早期可出现心力衰竭的症状和体征，表现呼吸急促、心动过速、虚弱、喂养困难、反复呼吸道感染、生长发育迟缓等。听诊在胸骨左缘 3~4 肋间常闻及收缩期杂音而较少听到连续性杂音，肺动脉瓣第二音亢进，分流量大者，心尖部可听到柔和的舒张期杂音。其他体征还包括脉压增宽，毛细血管征和水冲脉等，但这些周围血管征在出现心力衰竭时不明显。出现肺动脉高压是可出现发绀和右心衰竭的表现。

诊断与鉴别诊断　心脏彩色多普勒超声为首选检查，能显示缺损的大小和位置。X 线显示心影扩大，肺动脉圆锥突起，肺纹理增粗，可出现肺水肿。Ⅲ 型可表现右侧肺血明显增多而左侧正常。心电图显示电轴左偏，左心室肥厚，肺动脉高压者显示双心室肥厚，电轴右偏。如需评价肺血管病变程度或明确合并复杂畸形可考虑 CT 和心导管检查。该病需与以下疾病鉴别：动脉导管未闭、主动脉窦瘤破裂、室间隔缺

损合并主动脉瓣脱垂、永存动脉干和冠状动脉瘘等。

治疗　该病明确诊断后应尽早手术，原则上应在婴儿期矫治，缺损小于 3mm 者可暂缓手术推迟到婴儿期后手术，合并畸形应同期矫治。早期常采用直接结扎或闭式分离后缝合主动脉和肺动脉缺损，手术风险较大，现多采用体外循环下的修补手术。由于其特殊的病理解剖，很难采用介入封堵缺损。必要时，手术前强心、利尿和扩血管改善心功能。Ⅰ 型主肺动脉窗可在常温或中度低温体外循环下进行，经主动脉、肺动脉或主肺动脉窗前缘切口显露缺损，采用"三明治"技术（图）或完全离断的方法将主肺动脉窗封闭。"三明治"技术：在窗的前缘做切口，注意冠状动脉开口位置和肺动脉分支，防止损伤。小婴儿用 6-0 滑线将裁剪好的相应大小卵圆形自体心包片或涤纶片连续缝合在未经分离的窗的后缘，将缝合到切口两端边缘时，将主动脉壁、补片和肺动脉壁三者连续缝合在一起，形成"三明治"结构。完全离断的方法：完全剪开主肺动脉窗，主动脉侧缺损和肺动脉侧缺损分别补片缝合。Ⅱ 型和 Ⅲ 型主肺动脉窗缺损位置较高，显露比较困难，多在深低温停循环下进行修补。Ⅱ 型采用主动脉横切口，补片与主动脉后壁连续缝合，使右肺动脉交通和主肺动脉窗与主动脉分隔。Ⅲ 型在体外循环前应充分游离右肺动脉以便有足够长度与主肺动脉吻合。停循环后，在右肺动脉与主动脉连接处离断右肺动脉，主动脉侧补片缝合；将升主动脉牵向左侧，主肺动脉做切口，将右肺动脉与主肺动脉做端侧吻合。

预后　单纯主肺动脉窗预后

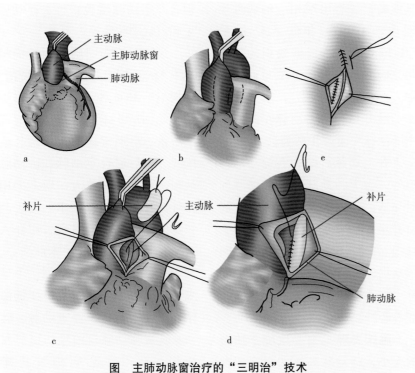

图 主肺动脉窗治疗的"三明治"技术

a. 主动脉窗的心外形态；b. 显露主动脉窗的三个切口；c. 通过主肺动脉窗前壁切口显露缺损；d、e. 补片修补主肺动脉窗

良好。影响手术效果的主要因素是肺血管的病变程度和合并畸形。2001 年，休（Hew）报道了波士顿儿童医院 38 例手术患儿，65% 存在合并畸形，3 例住院死亡，10 年生存率 88%，3 例需要再次干预大动脉的狭窄。多因素分析显示经肺动脉切口是在再次手术的最大危险因素。2002 年，巴克尔（Backer）和马夫鲁迪斯（Mavroudis）报道了芝加哥儿童纪念医院的 20 例患者，10 例合并其他畸形，平均随访时间 8 年，5 例早期死亡，1 例晚期死亡。分析显示经主动脉补片对主动脉和肺动脉的生长无影响。2004 年，埃雷兹（Erez）等报道了 13 例存在合并畸形的主肺动脉窗病例，1 例术后死亡，无远期死亡，2 例患儿需要介入扩张狭窄的大动脉。

（刘迎龙 王 强）

zhǔdòngmàidòu

主动脉窦（aortic sinus） 主动脉瓣相对的动脉壁向外呈壶腹样膨出，瓣膜与主动脉壁之间的内腔。又称瓦尔萨尔瓦窦（sinus of Valsalva）、波替窦（Petit sinus）、莫尔加尼窦（sinus of Morgagni）、佛氏窦。简称瓦氏窦。窦的下界为主动脉瓣环，窦的上界为窦管交界，即主动脉壁的起始缘。从瓣环底部至交界顶部为动脉窦的高度，正常成年人约 15mm。1513 年，莱昂纳多·达·芬奇（Leonardo da Vinci）首次提出这一解剖结构。1740 年，瓦尔萨尔瓦（Valsalva）首次详细描述主动脉窦的解剖结构，但是缺乏明确的定义，仅认为是主动脉根部的轻度扩张。直到 1970 年，肯尼思·里德（Kenneth Reid）才明确提出了上述定义。

分类及毗邻关系 主动脉窦分为右窦、左窦和后窦，或根据有无冠状动脉开口分为右冠状动脉窦（右冠窦），左冠状动脉窦（左冠窦）和无冠状动脉窦（无窦）。左右窦的上方均有相应的冠状动脉开口，窦壁一部分为圆锥间隔的肌组织所构成。主动脉窦中部直径比窦管交界和瓣叶连接的基底部都要大，而基底部直径要比窦管交界处大 1/5。三个主动脉窦与窦间指状纤维三角及两个心室肌延伸形成的小新月体构成了冠状主动脉根部。这两个心室肌新月体合并入左冠窦和右冠窦基底部，而无冠窦基底部由纤维组织构成，窦下组织为主动脉瓣-二尖瓣幕帘。左冠窦与无冠窦之间的纤维三角为主动脉-二尖瓣幕帘的纤维延续，而右冠窦与无冠窦之间的纤维三角为膜部室间隔的直接延续。主动脉窦的基底部完全包埋在周围的组织中，其后半周完全被两侧心房所包绕，房间隔正对后窦的中点。主动脉窦的右侧与右房和右室壁部分相邻，前方与肺动脉壁相邻，而右窦部分骑跨于圆锥间隔上，与右室流出道相邻。左、右窦的交界点即左、右瓣的交界与肺动脉的左右瓣交界相对应（图）。

生理功能 血流动力学上，主动脉窦可被认为是主动脉瓣的一部分。在心室收缩过程中，整个窦缘起着限制主动脉窦远端主动脉扩张；心室收缩时，对血流引起的前向力起缓冲作用，主动脉瓣开放时未贴附窦壁，血流在窦内形成涡流，促进收缩末期主动脉瓣叶的闭合，瓣叶本身并没有开闭功能。冠状动脉口分别起源于左、右窦主动脉瓣游离缘以上，不论在心室收缩还是舒张期，均有充足的血流进入冠状动脉。主动脉窦的存在是它的主要机制，尤其是收缩期窦内涡流是收缩期冠脉血供的有效保证，主动脉窦还参与心脏负荷变化时冠脉血供的调节。

相关疾病 ①主动脉窦瘤破

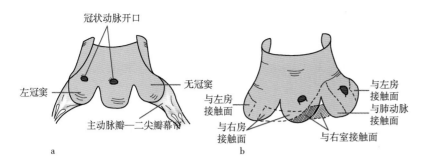

图　主动脉窦及其毗邻关系
a. 主动脉窦（主动脉瓣切除后）；b. 主动脉窦与周围组织毗邻关系

裂：某个主动脉窦壁组织薄弱，在主动脉长期的高压血流冲击下局部形成向外凸出的薄壁囊袋，破入临近心腔，称为主动脉窦瘤破裂，又称瓦氏窦瘤破裂。临床上常表现为在明确病史和诱因下出现急性症状或呈渐进性劳力性心力衰竭，极少数患者没有症状。一旦出现窦瘤的破裂，尽早手术治疗，预后良好。②冠状动脉起源异常：正常情况下，左、右冠状动脉分别起源于主动脉左窦和右窦。冠状动脉发自其他任何部位，均被视为广义的冠状动脉起源异常，包括源自升主动脉和肺动脉。有婴儿和成人两类临床表现，一旦诊断争取尽早手术，近远期效果均较满意。

临床应用　主动脉瓣叶基底部在主动脉壁上的附着缘为弧形致密的纤维组织索带，在行主动脉瓣置换时，缝线必须缝在瓣环上，否则将造成缝合缘撕脱引起术后瓣周漏。在施行主动脉手术时，应注意冠状动脉开口的位置，避免损伤和阻塞其开口。右冠状动脉开口位于前方，平卧时其位置较高，在体外循环心脏手术开放主动脉阻断钳时，注意防止气体进入右冠状动脉造成气栓。同种主动脉瓣装置在剥制时，尽量剥除其他组织，右窦壁为肌肉组织，不可存留过多，以免植入后

增加排异反应，但也要避免窦壁穿孔。

（刘迎龙　李刚）

zhǔdòngmàidòuliú pòliè
主动脉窦瘤破裂（rupture of aortic sinus aneurysm）　主动脉窦壁组织薄弱，在主动脉高压血流冲击下局部形成向外凸出的薄壁样扩大或袋状突出，形成主动脉窦瘤，最终破入邻近心腔，形成主动脉-心脏瘘。又称瓦氏窦瘤破裂、佛氏窦瘤破裂。1839年，霍普（Hope）首次报道了这一病理现象。1919年，阿博特（Abbott）首次提出主动脉窦瘤的先天性病因学。1956年，利乐海（Lillehei）首次成功手术矫治该病。

病因及发病机制　该病是一种少见的主动脉根部缺损，实际发病率不清楚，占先天性心脏病的0.31%~3.56%。由于主动脉窦先天缺乏正常弹性组织或中层缺乏形成先天薄弱区，在长期主动脉内压力作用下形成主动脉窦瘤，瘤壁逐渐变薄，最终在某种因素引起主动脉内压力突然升高时，窦瘤破裂形成主动脉-心腔瘘。极少数病例也可由心内膜炎、梅毒、中层囊性坏疽、动脉粥样硬化、创伤等后天性病因引起。先天性主动脉窦瘤西方人65%~70%起源于右窦，20%~35%起源于无冠窦；亚洲人65%~70%起源于右

窦，10%~20%起源于无冠窦，起源于左窦较少见（小于5%）。窦瘤多破入右心房和右心室，极少数破入室间隔、左心室、肺动脉、心包腔，多为一个破口，少数多个破口。约50%主动脉窦瘤患者合并其他心脏畸形，室间隔缺损最常见，其次为主动脉瓣关闭不全，其他少见合并畸形包括主动脉瓣二叶畸形、肺动脉瓣狭窄、房间隔缺损、动脉导管未闭、主动脉缩窄等。

病理生理　主动脉窦瘤未破裂时一般不引起明显病理生理变化，但巨大窦瘤可扭曲或压迫邻近组织，造成主动脉瓣关闭不全、三尖瓣狭窄、右室流出道梗阻、房室传导阻滞，冠脉受压导致心肌缺血和心肌梗死等。破裂的窦瘤引起的病理生理改变主要包括以下几个方面。①主动脉-心腔分流：多为左向右分流，肺循环血量增加，进而导致肺动脉高压和右心衰竭。②分流导致主动脉舒张压降低，冠脉灌注压降低，造成供血不足。③主动脉瓣关闭不全和反流，左心室舒张期充盈容量负荷增加，导致左心扩大和室壁增厚。④窦瘤破入右室流出道造成流出道梗阻。⑤窦瘤破入心包腔引起心包填塞。病理生理变化的严重程度与破口的大小和是否存在合并畸形有关。

临床表现　窦瘤未破裂时一般无症状，少数可出现乏力和轻度气短，巨大窦瘤压迫周围组织可引起相应症状，如主动脉关闭不全、心律失常、心肌缺血相关症状。窦瘤破裂时表现：约35%患者在诱因的作用下，如剧烈活动、突然用力、车祸或心导管检查，突然出现呼吸困难、胸骨后和上腹部疼痛；45%~50%患者逐渐出现充血性心力衰竭症状，如疲劳、胸痛、四肢末梢水肿；15%~20%患

者由于破口较小无临床症状。典型表现为胸骨左侧可闻及响亮、粗糙、表浅的持续性杂音伴震颤，范围较广。杂音最响亮处为破口位置，一般左侧2、3肋间破向右室流出道，3、4肋间破向右室心腔，胸骨下部或剑突偏右者破入右心房或三尖瓣下。杂音消失可能为引起肺动脉高压或破入左心室，杂音特点还受其他合并畸形影响。其他体征包括脉压增宽、水冲脉和甲床毛细血管搏动征。

诊断 超声心动图是首选检查，可以明确诊断。窦瘤起源部位、破口大小、位置、破入心腔、分流量、肺动脉压力及合并畸形等都可以通过超声获得信息；胸部X线片显示肺血多，升主动脉增宽，左心扩大或全心扩大；心电图示左室肥厚或双室肥厚，可能出现右束支传导阻滞或完全性房室传导阻滞。一般不需要心导管、造影检查、CT和磁共振检查，如超声不能明确诊断或需进一步了解冠脉或肺动脉压力情况，可选用这些检查。

鉴别诊断 结合病史、体征和超声可以明确诊断，但需与下述疾病鉴别。①动脉导管未闭：出生即有杂音，位置偏高，胸骨左缘2~3肋间最响，超声可明确。②冠状动脉瘘：胸部X线平片显示主动脉结正常或缩小，超声可见冠状动脉异常增粗，瘘口大小和位置，升主动脉造影可见扩大的冠状动脉及瘘入的心室相应显影，明确诊断。③室间隔缺损合并主动脉瓣关闭不全：胸骨左缘3、4肋间双期杂音，舒张期杂音为哈气样，向心尖传导，超声心动图可明确主动脉反流和心室水平分流征象，该病可与主动脉窦瘤同时存在。

治疗 未破裂主动脉窦瘤的处理目前尚无统一意见，成年患者多倾向手术治疗，儿童患者可定期复查，如出现压迫症状行手术治疗，合并室间隔缺损或主动脉瓣关闭不全可同期修复。破裂的主动脉窦瘤尽早手术，如不治疗，诊断后平均生存时间3.9年。大多数患者在窦瘤破裂后迅速或逐渐出现心衰，一旦心功能恶化，如不手术治疗，多在1年内死亡。合并心功能不全需要经过适当的内科治疗，包括卧床休息、间断吸氧、服用强心利尿剂和血管紧张素转化酶抑制剂、静滴小剂量的硝普钠或再联合小剂量多巴胺改善心功能和全身状况后行手术治疗。

非手术治疗效果不佳者尽早手术。

根据是否存在主动脉瓣关闭不全选择心脏停搏液的灌注方式，窦瘤的大小和破入的心腔选择手术径路和手术方式，手术主要达到两个目的，消除主动脉心腔瘘和加固薄弱的主动脉窦壁。术前未发现明显的主动脉瓣关闭不全，可在阻断循环和切开心脏后，夹闭窦瘤破口，经主动脉根部顺行灌注；如存在主动脉瓣关闭不全可行主动脉根部切开经冠状动脉开口直接灌注或经冠状静脉窦逆行灌注。手术径路根据破入的心腔选择：破入肺动脉瓣下和右室流出道的窦瘤经右室漏斗部纵切口或肺动脉切口；破入右室崎下和右房的窦瘤选择右房切口；破入左房者可经房间沟后的左房纵切口；破入左室的经主动脉切口；联合主动脉和破入心腔切口非常受欢迎。如存在合并畸形，手术径路的选择还要考虑到合并畸形的同期矫治。窦瘤的修补主要包括直接缝合和补片修补两种方法，前者可用于小的动脉窦瘤未合并室间隔缺损，但常合并较高复发率，后者可以加固窦壁，减少复发。补片修补多选用无弹性的涤纶片、膨体聚四氟乙烯或其他材料（图）。

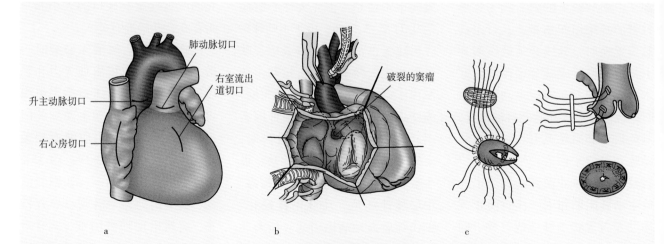

图　主动脉窦瘤的手术处理
a. 常用手术径路；b. 右心房径路暴露窦瘤；c. 补片修补主动脉窦瘤

合并室间隔缺损经右侧修补，可避免传导系统损伤的风险；中等或严重的主动脉瓣关闭不全需行成形或瓣膜置换，轻的主动脉关闭不全需要长期随访，有进展的危险。

术中食管超声有非常重要的作用，术前可描述主动脉窦瘤或瘘跟邻近组织的关系，主动脉瓣、心室功能状况，术后可评价手术效果，包括残余漏的交通、主动脉瓣的反流等。

手术后常见并发症包括：主动脉瓣关闭不全、残余漏、心律失常、主动脉瓣替换术后相关并发症等。手术死亡率小于5%，10年生存率90%～100%。80%～90%患者纽约心功能分级为Ⅰ级。主动脉瓣关闭不全是影响远期预后的主要危险因素。

（刘迎龙　李　刚）

zhǔdòngmài zuǒshì tōngdào
主动脉左室通道（aortico-left ventricular tunnel）

连接升主动脉与左心室腔的一条异常通道。开口于升主动脉窦管交界上方，穿过主动脉瓣环旁与左心室交通，心室开口通常位于主动脉左右冠瓣交界三角区域（图）。1963年，由利维（Levy）首先描述此病。1965年，库利（Cooley）等首次报道手术治疗该病。

病因及发病机制　发病原因尚有争论。利维（Levy）等认为主动脉左室通道是冠状动脉变异形成的与心肌窦状隙相连的异常交通；萨默维尔（Somerville）提出是由胚胎期心球发育异常造成；库利（Cooley）、斯普纳（Spooner）和特利（Turley）等认为是由于胎儿宫内瓦氏窦瘤破裂形成。霍（Ho）等组织学证实主动脉左室通道实际是一条心外管道，是主动脉窦与主动脉瓣叶间三角分离而在相应受累窦壁形成的裂隙。虽然观点有争论，但产前超声已经明确胎儿期已存在此病，因此支持主动脉左室通道是先天性心脏畸形。

病理生理与分型　主动脉左室通道的病理生理过程与主动脉瓣关闭不全相似，主要表现为左心室容量负荷增加。根据舒张期流经通道血流反流量的大小可引起左心室扩大、主动脉瓣脱垂及扭曲、主动脉窦及升主动脉的扩张，并发生不同程度的左心衰竭。霍瓦吉米安（Hovaguimian）等根据病理改变将此病分为四型：Ⅰ型：主动脉开口为裂隙样，无主动脉瓣叶的扭曲变形（24%）。Ⅱ型：通道的心外部分呈大的瘤样扩张，可以有/无主动脉瓣叶变形（44%）。Ⅲ型：通道的间隔部分即心内部分呈瘤样改变，伴有/无右室流出道的梗阻（24%）。Ⅳ型：同时合并Ⅱ型、Ⅲ型病理改变（8%）。

临床表现　在胎儿期诊断出的患儿通常病情严重，预后也较差。一般婴儿期出现症状，也有部分患儿症状在成年出现。反流量大的患儿主要表现为呼吸急促、反复呼吸道感染、心率快、心脏扩大和心功能不全。在主动脉瓣听诊区可听到收缩及舒张期双期杂音，个别患儿可仅有舒张期杂音及震颤。

诊断与鉴别诊断　胸部X线平片示双肺血多，呈淤血表现，肺循环高压；心影增大，以左室增大为主，病情严重者可出现严重心脏扩大及升主动脉扩张。心电图检查可表现为左室肥厚或高电压。超声心动图显示在主动脉瓣环外有一异常通道连接升主动脉和左室，通道可有瘤样膨出；彩色多普勒超声可显示通道内的血流方向。需要与主动脉窦瘤破入左心室、主动脉瓣关闭不全相鉴别。主动脉窦瘤破裂表现为受累主动脉窦的扩张、脱垂，最重要的鉴别是主动脉窦瘤破裂在升主动脉的开口是位于冠状动脉开口以下，在主动脉窦内；而主动脉左室通道的开口位于主动脉窦管交界上方，位于右冠状动脉开口以上，超声心动图多可明确诊断。主动脉瓣关闭不全也可出现左室扩大，临床表现与主动脉左室通道相似，但多伴有瓣叶的病理改变，如脱垂和变形，主动脉

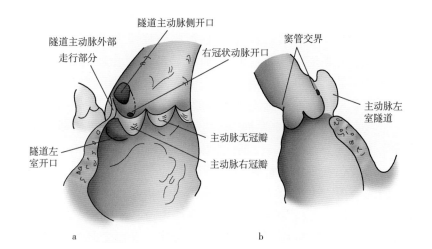

图　主动脉-左室通道

a. 为主动脉及左室剖开图；b. 为通道示意图

图中标注：
- 隧道主动脉侧开口
- 隧道主动脉外部走行部分
- 右冠状动脉开口
- 窦管交界
- 主动脉左室隧道
- 主动脉无冠瓣
- 主动脉右冠瓣
- 隧道左室开口
- a
- b

瓣环通常明显扩张。彩色多普勒超声检查可见血液反流是通过主动脉瓣而不是主动脉瓣环外侧，超声心动图检查可明确诊断。

治疗 主动脉左室通道均应手术治疗。原则上因为该病可引起主动脉根部扩张及主动脉瓣的扭曲变形，一经诊断应尽早手术。如果患儿通道开口较小，仅为一裂隙样，血液反流量少，没有合并邻近部位的结构改变，症状不明显，也可等到婴儿期手术以减少围术期的并发症。对于反流量明显的患儿，多数合并左心功能减低。术前处理非常重要，包括强心、利尿改善心功能治疗。值得一提的是此病与主动脉瓣反流的病理生理改变相似，患儿脉压大，收缩压高但舒张压低，不能一味扩血管降低收缩压，以免引起舒张压过低造成冠状动脉灌注不足，导致心脏骤停。手术包括：①直接或补片修补主动脉侧的开口。②通道两侧的开口同时修补两种方式。建立体外循环阻断并切开升主动脉，对于主动脉侧裂隙样开口，可直接用聚丙烯线连续或间断缝合。多数情况不主张直接缝合以免右冠状动脉的扭曲移位，应使用自体心包或涤纶片聚丙烯线连续缝合闭合通道，注意使心包的粗糙面朝向通道开口，光滑面朝向主动脉侧。如果通道心内部分有瘤样扩张并凸向右室漏斗部间隔，应补片关闭主动脉瓣下的左室侧开口，同时使左室侧圆锥间隔瘤样盲袋闭合，重建间隔与主动脉根部的连接，加强主动脉瓣环的支撑。注意如果修补心室侧开口必须采用补片修补，因为周围组织非常纤薄难以牢固缝合，此外修补还应该仔细精确，减少张力，防止主动脉瓣的脱垂及变形。当补片延伸至右无冠瓣下的膜部间隔时还要避免传导束的损伤。

预后 未经手术治疗的患者预后差，霍瓦吉米安（Hovaguimian）早年报道5例未经手术治疗病例均死亡。手术32例，死亡6例，6例中5例合并其他心内畸形。死亡率16%。1996年，苏萨·乌瓦（Sousa Uva）等报道3例新生儿和2例婴儿病例，手术治疗无死亡，随访6个月~11年，均正常生活，没有或仅有微量的主动脉瓣反流，证实手术疗效及近中期效果满意。

（刘迎龙　王　强）

zhǔdòngmàigōng fāyù yìcháng

主动脉弓发育异常（anomalies of aortic arch） 主动脉弓在胚胎期发育异常形成的先天性大血管病。因主动脉弓及其分支位置关系的异常可压迫气管或食管产生不同程度的症状，一般无循环系统本身症状。1737年，霍梅尔（Hommel）首先描述了双主动脉弓。1945年，格罗斯（Gross）首次报道手术成功治疗血管畸形压迫气管和食管的病例，并采用"血管环"这一名称描述环绕气管和食管的主动脉弓双弓畸形。此类畸形较罕见。1967年，基思（Keith）统计此病占先天性心脏病发生率的0.97%。

病因与临床表现 主动脉弓部畸形的形成主要是在胚胎发生时双侧对称的主动脉弓及背主动脉的第7及第8体节间动脉支没有按正常吸收和发生规律发展，使部分应退化部分残存下来，保留了胚胎形式包绕气管、食管而形成不同的畸形。主要包括双主动脉弓畸形（血管环）、迷走右锁骨下动脉、回旋食管后主动脉弓、右位主动脉弓、颈部主动脉弓和永存第5主动脉弓等。其中双主动脉弓为主动脉弓部畸形中最常见病种，占50%~90%，临床上多伴有明显的气管压迫症状，需早期手术治疗。其他病种多无明显临床症状，故一般不需处理。

诊断 双主动脉弓常为单发畸形，少数可合并其他心内畸形，包括法洛四联症、室间隔缺损、大动脉转位、主动脉缩窄等。临床症状特点是在患儿出生及婴儿早期即发生呼吸及吞咽困难，并且随年龄的增长而加重。常易发生支气管肺炎，营养状态差。如果不合并其他心脏畸形，一般无心脏杂音，诊断需进一步检查。①胸部X线平片：一般无助于确定诊断，如果侧位片见到气管在主动脉弓水平有气管前压迹时应考虑该病。②食管钡剂造影：可发现食管受压的痕迹。③超声心动图：对血管环的诊断是敏感而有效的，甚至有经验的检查者可以通过胎儿超声心动图在怀孕14~16周时就能探查到胎儿存在致命的血管环畸形。另外，超声心动图可以同时诊断有无合并心内畸形。④心血管CT和MRI：在诊断主动脉弓和大血管畸形方面可以提供完美的影像学资料，特别是图像三维重建可以提供更多、更详细的血管畸形资料，有助于进一步制定手术方案。但MRI对检查此病症患儿缺点必须镇静，而对于患有血管环的患儿来说，完全镇静常会加重呼吸困难，甚至发生呼吸暂停而造成生命危险。⑤心导管造影：可以诊断双主动脉弓，但随着CT和MRI等无创伤性检查的发展和完善，心导管造影已经被初步替代，仅在合并其他心内畸形时应用。

治疗 有血管环的病儿，即使早期无症状，以后也都会出现明显气道症状，并且有猝死的可能。因此早期正确诊断和手术非常重要。由于出生后常伴气道和食管梗阻，因此病儿的一般情况较差。手术前要保持呼吸道通畅，同时纠正低氧血症、高碳酸血症、酸中毒和电解质紊乱。双主动脉弓病例要离断较小的一侧主动脉弓。一般来说位于前位的左主动脉弓发育较小，因此手术多选择胸部左后外切口进胸较为方便。充分游离左主动脉弓及其头臂干和动脉韧带。首先应阻断左主动脉弓，观察两侧颈动脉搏动及上下肢血压饱和度不明显变化，方可离断血管环，缝闭两残端。大多数病例离断部位在左主动脉弓后部进入降主动脉的位置，因为有40%以上右位主动脉弓的病例其左弓远端闭锁。术中应注意仔细分离食管、气管周围组织，松解粘连带，包括左主动脉弓与降主动脉的残端也应充分游离。另外，要注意避免损伤喉返神经和膈神经。术后完全开放纵隔胸膜，以防术后粘连造成再狭窄。如果双主动脉弓以左弓占优势，则经右侧胸部后外切口离断右主动脉弓。如果双弓大小基本相等，则大多选择左后外侧切口。当伴有心内畸形时，需经胸骨正中切口，同时体外循环下纠治心内畸形。

预后 手术中彻底解除异常血管环绕关系，并充分松解周围粘连带组织，均能取得满意的早期手术效果。博纳尔（Bonnard）于2003年总结了62例血管环患者，结果良好。他认为血管环手术的预后因素与术前呼吸系统功能、呼吸道畸形类型及程度、气管软化程度有密切的关系。

（刘迎龙 程 沛）

zhǔdòngmài suōzhǎi

主动脉缩窄（coarctation of the aorta）

胚胎期发育异常导致的主动脉局限性狭窄的先天性血管异常。常见部位在动脉导管或动脉导管韧带附近（主动脉狭部）。在西方国家主动脉缩窄是一种比较常见的先天性心脏病，占先天性心脏病的5%，但在中国较少见，仅占0.52%～1.6%。早在1760年，莫尔加尼（Morgagni）就在尸检中发现这一病理现象。30年后帕里斯（Paris）详细分析了其病理特征。1944年，克拉福德（Crafoord）首次用手术方法治疗该病。

病因及发病机制 目前认为主动脉缩窄的形成机制与胎儿期主动脉血流异常分布有关。在胚胎发育期，任何使主动脉狭部血流减少的因素均易导致主动脉缩窄。因此该病常见的合并症有动脉导管未闭、室间隔缺损、主动脉瓣畸形（二叶瓣占25%～40%）、二尖瓣狭窄、房室隔缺损等。但很少见右向左分流的合并畸形。

病理解剖与病理生理 病理改变主要为主动脉管壁呈均匀而局限的狭窄。动脉壁中层变性，内膜增厚，呈部分膜状或嵴状向腔内凸出。缩窄段内径可小到仅针尖样大小，也可能仅有一些不典型的纤维嵴。缩窄处由于动脉导管或动脉韧带牵拉而向内侧移位，导管对侧可略有凹陷。1903年，邦尼特（Bonnet）将主动脉缩窄分为婴儿型和成人型，后来被称为导管前型和导管后型（图1）。导管前型缩窄位于动脉导管发生之前，范围较广，约占10%，常累及主动脉弓和左锁骨下动脉，动脉导管不闭合，侧支血管少，下半身靠动脉导管供血，较常合并心内畸形。导管后型缩窄位于动脉导管韧带远侧，缩窄范围较局限，侧支循环也较丰富。此型临床最常见，约占90%，动脉导管多数已闭合，较少合并心内畸形。部分病例缩窄可能累及左锁骨下动脉或远端主动脉弓。胸、腹壁常形成许多侧支循环，如锁骨下动脉的肋间血管与胸降主动脉的肋间血管，肩胛动脉与肋间动脉，乳内动脉与肋间动脉、髂外动脉分支、腹壁动脉分支等。个别病例可在缩窄远端合并胸降主动脉瘤、主动脉根部瘤或主动脉夹层。

主动脉缩窄的血流动力学改变主要是狭窄近心端血压增高，使左心室后负荷增加，出现左心

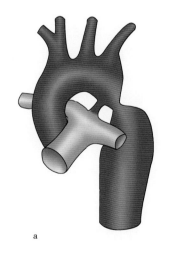
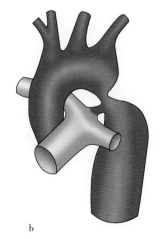

图1 主动脉缩窄
a. 导管后型；b. 导管前型

室肥大、劳损、从而导致充血性心力衰竭。脑血管长期处于高血压状态，出现动脉硬化。缩窄远端血流减少，缩窄程度不同造成病理改变不一。严重的患儿可出现下半身及肾血供减少，造成低氧、尿少、酸中毒。有的婴儿下肢血流依赖于经动脉导管的肺动脉血流，故下肢血的饱和度可低于上肢。如果出生后动脉导管过快而且完全闭合，左心室负荷突然增高，可出现严重的充血性心力衰竭。如出生后3~6个月未出现心力衰竭，则逐步形成侧支循环，使得缩窄的近心端血流与缩窄远端的动脉相交通。

临床表现　导管前型主动脉缩窄多合并心内畸形，临床表现取决于心脏畸形的严重程度。婴幼儿合并心内畸形，大多表现为充血性心力衰竭症状：气短、多汗、喂养困难。心脏听诊可闻及奔马律及收缩期杂音、股动脉搏动减弱、消失。由于动脉导管开放，下半身多由肺动脉血供应，患儿可出现分离性发绀（上肢氧饱和度正常，下肢低于正常），但上下肢血压可正常。导管后型较少合并心内畸形，血流动力学紊乱较轻，学龄期前很少有症状，较大儿童或成人因上半身高血压可出现头晕、目眩等症状，个别病例可出现脑血管意外；因下半身低血压可出现活动耐力降低。大多在体检时发现上肢血压高，有时两侧不对称，下肢血压低，桡动脉搏动增强，股动脉搏动弱或不能触及。根据侧支循环形成的部位不同可在胸骨上、锁骨上、背部肩胛区、腋下或上腹部闻及连续性血管杂音。

诊断　成人型主动脉缩窄多于查体时发现高血压或以高血压就诊，根据上肢高血压、下肢低血压、背部肩胛区连续性血管杂音、桡动脉搏动强、股动脉搏动弱等可怀疑该病。对于婴儿型主动脉缩窄，常因合并心内畸形而使主动脉缩窄漏诊，临床上一旦发现患儿上下肢动脉搏动不一致，有分离性发绀，即应怀疑该病。年龄较大主动脉缩窄患儿胸部X线平片表现心影可正常或不同程度左室肥厚增大，扩张的肋间血管侵蚀肋骨下缘产生的切迹，但通常在8岁之前难以见到。因升主动脉扩大而使上纵隔增宽。主动脉缩窄形成的切迹及扩大的近端锁骨下动脉和主动脉狭窄后扩张的切迹在胸部X线平片上形成典型的3字形影像。伴有心力衰竭的患儿则可显示全心扩大及肺充血。心电图大多表现为左心室不同程度肥厚及劳损。确诊有赖于超声、MRI、CT和主动脉造影检查。超声心动图能够描述病变的解剖特征，并可明确合并的心内畸形。MRI、CT对复杂和重症的主动脉缩窄可以明确诊断，心血管造影不仅可以了解缩窄部位的压力阶差，而且可以准确知道狭窄的部位、范围、程度、与周围血管的关系以及侧支血管的分布情况。

治疗　手术治疗和介入治疗为主动脉缩窄的主要治疗方式。过去认为无症状患儿可延迟到4~6岁时再行治疗，但有资料表明远期高血压的发生率与干预的时机有关，小于3岁术后持久性高血压的发生率较低。因此，目前观点是一旦确诊，即应积极治疗。

手术治疗　是彻底解除主动脉缩窄的根本方法，基本原则是尽量解除缩窄使上下肢无动脉压差或使压差小于20mmHg。主要手术方法包括以下几种。①缩窄段切除端端吻合术：多应用于缩窄段较短，切除缩窄后主动脉两端口径相似者，切除范围不超过2cm，否则吻合较困难。手术要点是充分解剖游离主动脉，近端切口应切至管腔足够大的部位，远端切口有时需斜切口，以保留肋间血管开口和使吻合口足够大。本方法可以彻底切除缩窄组织、完全利用自身组织重建，其术后的再狭窄发生率低，有利于成长，对于婴幼儿病例是主要的手术方式。②缩窄段切除人工血管移植术：适用于缩窄范围较长或成年患者无法行切除后端端吻合，或者主动脉壁有退行性变，动脉瘤形成或有球囊扩张后损伤以及端端吻合术后再狭窄需再次手术者。③人工血管旁路移植术（图2）：对于复杂性主动脉缩窄如主动脉缩窄合并心内畸形、复发性主动脉缩窄、主动脉缩窄合并弓部发育不良或长段/多发狭窄、成人主动脉缩窄合并局部动脉瘤形成或动脉壁广泛钙化等，传统的解剖矫治术难度大，并发症多。人工血管旁路移植术通过旁路人工血管达到降低上半身血压，改善下半身供血的目的，是治疗成人和青少年复杂主动脉缩窄的有效方法。主要术式包括升主动脉-心包后胸降主动脉、升主动脉-腹主动脉、升主动脉-双髂动脉、腋动脉-股动脉、左锁骨下动脉-降主动脉旁路移植等术式。优点是：可同期行心内畸形矫治；无需游离缩窄段，避免了局部组织损伤；无需在缩窄段附近病变主动脉壁上进行吻合，避免再狭窄及假性动脉瘤形成的风险；可用主动脉侧壁钳完成吻合，减少脊髓缺血风险。不足之处在于对婴幼儿及儿童随生长发育可能有人工血管过短或过细，远期不匹配的可能，

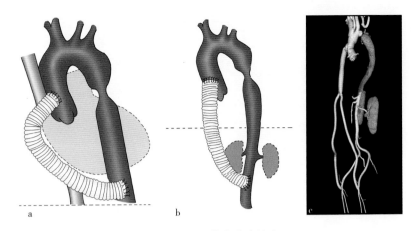

图2　人工血管旁路移植术
a. 升主动脉–心包后胸降主动脉旁路移植术；b. 升主动脉–腹主动脉旁路移植术；c. 升主动脉–双髂动脉旁路移植术

另外，人工血管走行非生理解剖途径，可能对该部位正常器官产生干扰。④补片扩大成形术：以往应用较多，因术后假性动脉瘤、夹层发生率较高，目前应用较少。该术式主要适用于缩窄段较长的大龄儿童，其手术操作相对简单，纵行剖开缩窄段，向上达左锁骨下动脉，向下达缩窄后扩张处，切除缩窄处内膜嵴，将补片剪成长梭形，连续全周缝合成形。一般认为，补片加宽至少应占原血管的1/2以上，主动脉切口尽可能超越缩窄段1cm以上。⑤锁骨下动脉瓣翻转成形术：一般应用于狭窄段较长的婴幼儿患者。该方法不需要广泛游离，且吻合口张力低，易止血，具有潜在的生长能力；但由于没有完全切除缩窄组织，术后再狭窄的可能性仍较大，且牺牲左锁骨下动脉后对左上肢的供血会有一定影响，目前临床已很少使用此方法。

介入治疗　包括球囊血管成形术与血管内支架置入术，球囊血管成形术应用球囊扩张缩窄段使血管内中膜局限性撕裂和过度伸展，从而使管腔扩大，最适合于局限性膜状主动脉缩窄，但术后再狭窄发生率较高。血管内支架置入术在球囊扩张后使用支架将内膜紧贴于中膜，理论上能达到抵抗血管弹性回缩，防止再狭窄的目的。近期疗效满意，远期效果仍有待观察。

预后　虽然少数患者可无症状或并发症，但未经治疗患儿寿命均较短，平均年龄32~40岁。死因大多为充血性心力衰竭、心肌梗死、心内膜炎、脑血管意外及主动脉瘤等，婴幼儿主动脉缩窄伴严重心力衰竭而未经治疗死亡率极高。单纯主动脉缩窄手术住院死亡率约为3%，合并其他心内畸形死亡率增加。单纯导管后型主动脉缩窄手术远期效果较好，术后15年随访生存率为90%以上。合并其他畸形者生存率下降。效果不满意的主要问题有术后残留高血压；术后再狭窄发生率可达9%~60%；另外吻合口部位假性动脉瘤也并非少见，必要时需再次手术或介入治疗。

（刘迎龙　于存涛）

zhǔdòngmàigōng zhōngduàn

主动脉弓中断（interrupted aortic arch，IAA）

胚胎期发育异常导致的主动脉完全离断的血管异常。为少见畸形。在所有先天性心脏病中少于1.3%。1778年，施泰德尔（Steidele）首次描述主动脉弓中断。1955年，梅里尔（Merrill）等首先报道成功纠治A型主动脉弓中断。1972年，巴勒特·博伊斯（Barratt-Boyes）报道在体外循环下一期根治主动脉弓中断合并室间隔缺损成功。主动脉弓中断大多数发生在左颈总动脉和左锁骨下动脉之间，主动脉弓中断极少单纯发生，几乎均合并其他心血管畸形，最常见为室间隔缺损和动脉导管未闭。

病因及发病机制　在胚胎发育期，主动脉弓由不同起源的组织共同形成。无名动脉、左颈总动脉、左锁骨下动脉及动脉导管之间的主动脉弓组织分别来源于主动脉囊和左侧第4、6主动脉弓组织。在胚胎发育的不同时期，主动脉弓发育形成的障碍可导致主动脉弓不同部位的中断。也有认为胎儿期心脏血管血液变化与主动脉弓中断发生有关的观点。心内畸形使左室血液分流至右室，增加动脉导管至降主动脉的血流，同时减少至升主动脉及主动脉弓的血流，故影响主动脉弓的发育。

病理解剖　1959年，西洛里亚（Celoria）和巴顿（Patton）首先对主动脉弓中断的解剖进行了分类，按中断部位的不同分为三型（图）。其中，A型占30%~44%；B型最为常见，占50%~67%；C型少见，占3%~5%。通常动脉导管存在并供应降主动脉血液，极少数无动脉导管。由于升主动脉血流量少，故升主动脉发育较细小，通常小于主肺动脉干。绝大多数病例合并心内畸形，最常见为室间隔缺损，多为干下型缺损，也有少数合并主-肺动脉

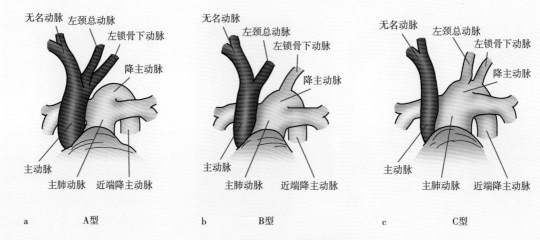

图　主动脉弓中断的解剖分型

a. A 型：中断位于左锁骨下动脉远端；b. B 型：中断位于左锁骨下动脉和左总颈动脉之间；c. C 型：中断位于左总颈动脉和无名动脉之间

间隔缺损。约有 40% 的病例合并复杂先天性心脏畸形。如永存动脉干、右室双出口、对位不良性室间隔缺损。其他的合并心脏畸形有房间隔缺损、单心室、二尖瓣畸形、左心发育不良等。另外，有 13% 病例合并左室流出道狭窄。

病理生理　主动脉弓中断合并动脉导管未闭时，中断的近端部位由升主动脉血流供应，远端降主动脉由动脉导管供应。因此，动脉导管处血流为右向左分流。同时伴有室间隔缺损者，室水平为左向右分流，肺血流量增多早期形成重度肺动脉高压，出生后早期即可发生心力衰竭，并迅速病情恶化。如果动脉导管收缩或关闭，可导致肺水肿，同时降主动脉血流减少，下半身供血不足，造成肝肾功能衰竭、肠坏死、休克和代谢性酸中毒。另外，患儿可以在出生早期在弓中断的近端与远端形成侧支循环。

临床表现　病儿在出生后早期即发生充血性心力衰竭和严重的肺动脉高压，同时伴有差异性发绀和四肢血压不等。当重度肺动脉高压引起心内双向分流时，差异性发绀可以减轻。胎儿出生后，随着动脉导管收缩或关闭，患儿很快表现为严重的酸中毒以及由于下半身的关注不足而造成肝、肾功能衰竭，表现为无尿、谷丙转氨酶升高以及坏死性小肠炎。如果为 B 或 C 型弓中断，左上肢和双侧股动脉不能触到脉搏。随着病情的继续发展，酸中毒进一步加重，最终导致所有器官损伤，包括脑和心脏本身。患儿表现为抽搐和反应减低。但由于动脉导管的关闭，肺血流得到保证，因此很少出现肺功能障碍。主动脉弓中断常合并有血钙过低和细胞免疫功能低下等表现，系因伴发迪格奥尔格综合征（DiGeorge syndrome）之故，此证存在先天性甲状旁腺功能低下和胸腺缺如。主动脉弓中断患者中，68% 合并迪格奥尔格综合征。

诊断与鉴别诊断　①心电图检查：示右心室肥厚和 P 波高尖，偶尔有左右心室同时肥厚的图形，单纯主动脉弓中断者可表现为左室肥厚，但在婴儿期暂时表现为右室肥厚。心脏相呈心脏增大，伴有室间隔缺损者肺血增多，肺动脉段突出。近 50% 病儿主动脉结缺如。年长儿可有肋骨的蚀影，为迂曲扩张的肋间动脉对肋骨下缘压迫所致，是反映侧支循环的征象。②超声心动图检查：是主动脉弓中断重要的常规诊断手段。胸骨上窝切面是显示主动脉弓及其分支的最佳位置。主动脉弓中断患儿常伴有肺动脉明显增宽和升主动脉细小，因此有时会影响主动脉弓的显示。当中断段很短时，需要与严重的主动脉缩窄鉴别。通过彩色多普勒超声血流现象观察，有无血流通过是鉴别的关键，主动脉弓中断不存在前向血流。另外，主动脉缩窄的近端血流频谱常伴有明显的舒张期逆向血流，而主动脉弓中断的近端血流频谱仅为收缩期。应用二维及多普勒超声心动图检查也可以鉴别主动脉闭锁和升主动脉发育不良等畸形。③CT 和 MRI 检查：对主动脉弓中断的诊断很有意义。左前斜位常可以很好地显示弓中断的直接征象。造影增强磁共振血管成像序列诊断最为可靠。由于磁共振成像为非创伤性检查，而且不用股动脉插管，因此，在儿童和婴幼儿的检查中基本可以替代心血管造影术。④心血管造影检查：多年来一直是主动脉弓中断诊断的金标准。检查时应尽可能做左心室或升主动脉造影。伴有室间隔缺损者，左心室造影的造影剂可以通过缺损、右心室、肺动脉和动脉导管进入降主动脉，可同时显示中断的主动脉弓两端。

治疗 包括药物治疗和手术治疗。

药物治疗 患有主动脉弓中断的病儿一经诊断，应立即手术治疗。新生儿促使动脉导管的保持开放是抢救治疗的第一步，可先行通过静脉通路应用前列腺素E，以减缓动脉导管的关闭，保证下半身供血。另外，增加肺阻力非常重要，以使更多的血液通过动脉导管进入降主动脉。因此，应避免吸高浓度氧和过度通气，保持 PCO_2 水平在 $40\sim50mmHg$ 为宜。静脉注射碳酸氢钠纠治酸中毒，但必须避免碱中毒。由于心脏功能受损，可以应用适当的正性肌力药物，如多巴胺或多巴酚丁胺等。

手术治疗 主动脉弓中断的自然预后很差，75%死于新生儿期。手术治疗方案很多，应依据患者的具体情况以及术者的经验来选择。早年对于新生儿和婴儿常采用姑息手术，主要是肺动脉环缩，然后在 $3\sim5$ 岁时再进行根治手术。目前对于合并心内畸形的患儿，基本一致的意见是在新生儿期一期手术根治，这也降低了植入人工管道的可能性。大龄患者已经发生不可逆性肺血管病变时，为手术治疗禁忌。①主动脉弓重建：新生儿和小婴儿期多少可以采用主动脉弓直接吻合的方法，对于年龄比较大的儿童可以应用人工血管转流术的方法重建主动脉的连续性。手术中要同时监测右上肢和股动脉血压，这样不但可以即刻评价压力阶差，

而且可以在体外循环降温期间评价上下半身的灌注情况。手术在全麻低温体外循环下进行，吻合主动脉弓时，采用局部下半身停循环，选择性脑灌注的方法。胸骨正中切口，切除胸腺。广泛彻底游离升主动脉、头臂干、动脉导管及降主动脉是此手术的要点。采用升主动脉和经过肺动脉到降主动脉的同时插管灌注降温更有利于组织灌注。升主动脉插管通常采用薄壁螺旋线圈的动脉插管。体外循环开始后，立即阻断动脉导管或左右肺动脉以防止肺灌注。降温期间，继续游离上述主动脉及其分支，特别是降主动脉。温度的控制应根据术者操作的熟练程度而定，一般来讲，在肛温 $25\sim28℃$ 时降主动脉阻断 $40\sim50$ 分钟是安全的。温度达到要求后，停止降主动脉灌注，切断动脉导管，缝闭肺动脉端，再次彻底游离降主动脉至第2肋间动脉水平，彻底切除动脉导管组织。然后调整升主动脉插管进入无名动脉选择性脑灌注。阻断所有头臂干，灌注心肌停搏液。纵行切开升主动脉左侧壁，然后用 6-0 聚对二氧环己酮（polydioxanone）线或可吸收线连续缝合，完成吻合操作。②合并心内畸形的矫治：基本原则是新生儿期如果存在两个心室应进行双心室修复。如合并大动脉转位、室间隔缺损和主动脉弓中断应当进行大动脉换位、室缺修补和直接主动脉弓吻合手术。大动脉换位手术中主动脉后移更有利于降低主动脉吻合的张力，另外在大动脉转位合并主动脉弓中断的手术中还有其他一些大血管重建的改良方法。主动脉弓中断合并左室流出道梗阻时，可以采用达穆斯-恺耶-斯丹塞尔（Damus-Kaye-Stansel）手术方法。

术中注意要点：①术中在开胸后、体外循环开始后降温过程中和切断动脉导管后多次充分游离升、降主动脉及其分支，减低吻合口张力，减少压迫支气管和吻合口出血并发症。②随着体外循环和手术技术的进步，现在这种手术可以不必采用深低温停循环的方法，可以应用中低温阻断降主动脉的技术，但阻断时间最好控制在60分钟内，如果需要延长时间，应该再降低温度，避免造成肾功能损伤。

预后 由于手术技术的提高，多数患者可以采用主动脉弓直接吻合技术，避免使用人工材料，从而可以降低吻合口再狭窄的发生率。另外，采用中低温选择性脑灌注降主动脉停循环的方法可以避免使用深低温停循环所致的并发症。加拿大多伦多儿童医院等33家医院报道新生儿主动脉弓中断手术472例，术后16年病死率33%，再手术率28%。死亡因素分析主要为低体重、小年龄和合并畸形者。再手术主要发生于使用人工材料补片或管道重建主动脉弓的病例。德国慕尼黑心脏中心报道94例，其中一期根治76例，分期手术18例。平均随访时间6.7年，分期手术者早期和晚期病死率分别为37%和26%，而一期根治术者分别为12%和20%。

（刘迎龙 程 沛）

chāyìxìng fāgàn

差异性发绀（differential cyanosis） 发绀以下肢为重，上肢及头面部较轻或无发绀的临床表现。

诊断及病理生理 可见于动脉导管未闭合并重度肺动脉高压的患儿，也可见于新生儿持续性肺动脉高压（PPHN）及左室流出道梗阻型的心脏畸形如主动脉

弓离断、主动脉弓缩窄或主动脉弓发育不良等。粗大动脉导管未闭的患儿，肺血管病变进行性加重，右心室压力负荷增加。当肺动脉压力高于主动脉压力时，动脉导管内血流方向发生逆转，肺动脉内氧含量低的血液经动脉导管汇入降主动脉，造成动脉导管后的降主动脉（下肢）血氧饱和度降低。在一部分病例中，无名动脉、左颈总动脉及左锁骨下动脉于动脉导管近端分支，故头面部及上肢发绀症状轻微或无发绀。动脉导管前（右上肢）/后（下肢）血氧饱和度的测定有助于评价差异性发绀及反向差异性发绀。动脉导管前的主动脉内血氧饱和度较高，称差异性发绀；若动脉导管后血氧饱和度较高，称反向差异性发绀。

治疗　单纯动脉导管未闭的患儿出现差异性发绀，提示存在艾森门格综合征（Eisenmenger syndrome），为闭合动脉导管的禁忌证；新生儿持续性肺动脉高压（PPHN）的治疗目的是降低肺血管阻力、维持体循环血压、纠正右向左分流和改善氧合，减少氧耗。包括：①吸入NO，应用硫酸镁，前列腺素与依前列醇（前列环素），应用肺表面活性物质及磷酸二酯酶抑制剂。②应用正性肌力药物，充分镇静。③呼吸机辅助（包括高频振荡）通气等；左室流出道梗阻型的心脏畸形，应尽早或尽可能在出现差异性发绀之前矫治心脏畸形。另外，新生儿期如果存在两个心室应行双心室修复。

（刘迎龙　程沛）

fǎnxiàng chāyìxìng fāgàn

反向差异性发绀（reverse differential cyanosis）　发绀上肢较重而下肢较轻的临床表现。在多部教科书及文献中，也作为差异性发绀的另一种表现而不单独命名。

诊断及病理生理　可见于完全性大动脉转位合并动脉导管未闭及肺动脉高压，或完全性大动脉转位合并动脉导管未闭，主动脉弓离断或缩窄部位在动脉导管近端的病例。氧合血由左心室泵入肺动脉后，经动脉导管进入降主动脉，而体循环回流的静脉血经右心室进入升主动脉及其分支。当合并主动脉弓发育不良、缩窄甚至闭锁时，可加重差异性发绀的程度。心内分流小，血液混合程度低及体肺循环阻力相当时，也可加重差异性发绀的程度。主动脉弓离断部位在左锁骨下动脉远端，双上肢可出现明显而对称的发绀；若因左锁骨下动脉距离动脉导管较近，氧合血部分反流入左锁骨下动脉，右侧发绀可更为明显。

治疗　以手术治疗为主，手术方案包括房间隔造口术，房间隔缺损扩大术等姑息术式；根治手术为大动脉调转、室间隔缺损修补和主动脉弓成形术。

（刘迎龙　程沛）

wánquánxìng dàdòngmài zhuǎnwèi

完全性大动脉转位（complete transposition of the great arteries，TGA）　心房与心室连接一致，而心室与大动脉连接不一致的心脏畸形。又称大动脉错位，其含义指主动脉发自右心室，而肺动脉发自左心室，这样主动脉内接受的是体循环的静脉血，而肺动脉接受的是肺静脉的动脉血。占先心病发病率的7%~9%。1797年，马修·贝利（Matthew Baillie）首先提出大动脉转位的病理解剖。患儿出生后即青紫、严重低氧血症，绝大部分患儿必须及时手术，否则约50%在1个月内夭折。

病因及发病机制　胚胎学上大动脉转位是一种圆锥干畸形。主动脉下圆锥持续存在，而肺动脉下圆锥隔吸收并与二尖瓣间纤维连续，结果导致主动脉瓣位于肺动脉瓣前方，没有进行正常的旋转，二组半月瓣未经正常的变换分别与远端大血管连接，这些演变最终形成TGA。

病理生理　大动脉转位生理学的特点是肺动脉的血氧饱和度高于主动脉。这是两个并行循环所导致。回流到右心室的体静脉血泵到了体循环，同样方式，回流到左心室的肺静脉血泵到肺动脉，出现严重的低氧血症。患儿为了生存，并行循环之间必须有一定程度的动静脉血液混合。由于出生时卵圆孔和动脉导管的存在，使一部分含氧的动脉血经过卵圆孔和动脉导管进入体循环。动脉导管闭合后，如无房间隔缺损或室间隔缺损，患儿将不能存活。

临床表现　完全性大动脉转位出生后的临床症状取决于体循环和肺循环的血液混合程度。如心房内分流很小，动脉导管自然关闭，患儿出生后即出现严重青紫、呼吸急促，吸入纯氧无变化。但如心房内分流大，同时伴有动脉导管未闭或室间隔缺损，则青紫较轻。由于体循环和肺循环血液的大量混合，发绀不明显，但早期出现充血性心力衰竭，对药物治疗效果往往不明显。严重者出现心率快、呼吸急促、肝大等心力衰竭表现。如合并大室缺和左室流出道狭窄，类似于四联症，肺血流减少，低氧血症，心力衰竭症状较轻。心脏体检心前区轻微膨隆。听诊有收缩期杂音，较柔和。第二心音单一。肝脏可增大。表现气短，肋间凹陷。

诊断与鉴别诊断 ①心电图检查：示窦性节律，电轴右偏较多，右心室肥大，左室肥大或双室肥大少见。由于严重缺氧，ST段和T波可出现缺血性表现。②胸部X线平片检查：心脏阴影随着出生逐渐扩大，上纵隔变窄，以右心室扩大为主，心影呈鸡蛋形扩大。肺门血管影扩大。如伴肺动脉狭窄，肺血管阴影减少。③超声心动图检查：超声检查应明确主动脉和肺动脉根部的相对位置，主动脉瓣和肺动脉瓣的大小，及升主动脉和肺动脉主干的相对大小。左、右冠脉主干的位置非常重要。应当仔细测量三尖瓣瓣环及右心室的大小。左心室后壁的心肌厚度以及心肌质量，为临床做出较具体的测试数据，以判断可否做大动脉转换术。④心导管和心血管造影检查：右心和左心导管检查，主要了解各心房、心室和大动脉的血氧含量及压力测定，以确定心内分流存在和肺动脉高压。由于导管检查的创伤较大，目前临床上对新生儿大动脉错位的导管检查应用很少。心血管造影可进一步明确大动脉位置，心房或心室内分流，有否肺动脉瓣或瓣下狭窄，左右肺动脉发育情况，特别是左右肺动脉和远端肺动脉的发育情况。更重要的是了解左右冠状动脉开口有否异常，冠脉口分布情况，对做大动脉调转术的决定非常重要。

治疗 大动脉转位诊断本身就是手术的适应证。完全性大动脉转位根据其解剖条件、患者年龄、伴发的其他心内畸形来决定手术方法。

姑息手术 ①球囊房间隔造口术或房间隔切开术：房间隔切开术由于创伤较大，目前临床上几乎已放弃。②肺动脉环缩术：对伴有巨大室间隔缺损或多发性室间隔缺损，早期可先行肺动脉环缩，以保护肺血管充血引起的肺动脉高压，至6个月或1岁以后再行纠治术。③体肺分流术：又称布莱洛克手术（Blalock operation）。对严重低氧血症，伴有肺动脉狭窄等原因，早期不能行大动脉转换术时，可先行布莱洛克手术。

根治手术 ①马斯塔德手术（Mustard operation）或森宁手术（Senning operation）：为心房内调转术。早期一般先行姑息手术，至6个月左右行马斯塔德手术或森宁手术，手术死亡率可小于10%。手术后易发生心律失常和腔静脉、肺静脉回流梗阻，特别是由于形态右心室不能长期承受体循环压力，导致三尖瓣关闭不全，即功能性二尖瓣关闭不全。因此，目前临床上较少采用。②拉斯泰利手术（Rastelli operation）：大动脉错位伴室间隔缺损和左心室流出道梗阻者行拉斯泰利手术。需要心内建立室间隔缺损至主动脉的内隧道，使左心室血流经室间隔缺损至主动脉，而右心室至肺动脉通过心外管道连接，因此手术年龄以4岁以上为好，否则由于心外人工管道不能随着年龄的增长而生长，远期并发症较多，需多次手术置换。同时心内隧道发生左心室流出道梗阻的发生率较高。对室缺位置远离主动脉开口和室缺至主动脉开口之间有三尖瓣腱索或乳头肌阻挡，不宜行拉斯泰利手术（图1）。③大动脉调转术：大动脉调转术的手术年龄取决于左心室功能，一般对室间隔完整型大动脉错位应在出生后2周内手术最合

适，当室间隔缺损（VSD）或动脉导管足够大时，左心室压力能维持在体循环压力的2/3以上，左心室能在较长时期内适应一期大动脉调转术。室间隔完整时，左心室在出生后几周就明显变小。在出生后4周时，实行一期调转（Switch）手术存在较大的危险性。大动脉错位的大动脉调转术安全期应当为3周左右。④大动脉移位术：纠治大动脉错位伴室间隔缺损和左室流出道梗阻，主要应用于室间隔缺损位于流入道，或限制性室间隔缺损，右心室腔较小，房室瓣骑跨，冠状动脉畸形跨过右心室流出道等。并不是所有TGA伴肺动脉瓣狭窄都采用该方法（图2）。⑤二期调转手术：年龄大于4~8周龄的患者，左心室压力低于体循环压力的60%，是二期调转手术的适应证。

预后 国外报道完全性大动脉错位的手术死亡率在2.5%~5%。心房水平纠治的晚期死亡率显著高于动脉水平（调转手术）纠治。调转手术肯定优于心房水平纠治手术。调转手术后流出道梗阻在早期组的患者中，每年右室流出道梗阻的晚期发生率为0.5%，比重建主动脉根部的梗阻危险性高，后者每年为0.1%。

（徐志伟）

jiǎozhèngxìng dàdòngmài zhuànwèi

矫正性大动脉转位（corrected transposition of great arteries, cTGA） 心房与心室连接不一致，心室与大动脉的连接不一致的复杂心脏畸形。又称生理矫正性大动脉转位。体循环静脉血流入右心房，通过二尖瓣和左心室到肺动脉；肺静脉血流入左心房，通过三尖瓣和左心室到主动脉，从而在生理上得到矫正。有80%~90%患者合并室间隔缺损、

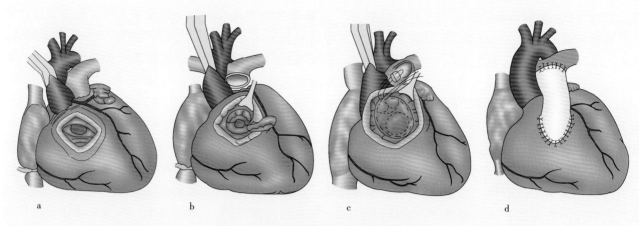

图1　完全性大动脉转位的拉斯泰利手术

　　a. 经右心室切口，探查室间隔缺损位置，确定室缺至主动脉开口之间无三尖瓣组织阻挡；b. 将室间隔缺损至升主动脉开口间建立心内隧道；c. 横断肺动脉，近心端连续缝合关闭；d. 采用同种带瓣管道连接右心室切口至肺动脉，先缝合同种带瓣管道与肺动脉远端的吻合口，同种带瓣管道近端的后壁与右室切口上缘缝合，同种带瓣管道前壁和右室切口下缘部分用心包补片覆盖

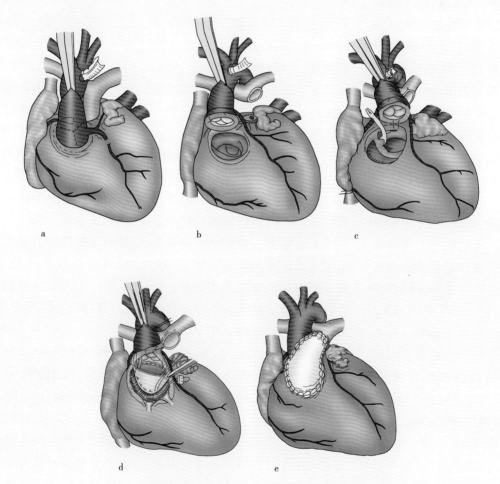

图2　完全性大动脉转位肺动脉瓣下狭窄的主动脉移位术

　　a. 术中完全游离升主动脉和左、右肺动脉，在升主动脉远端置入主动脉灌注管，上下腔分别插管作体外循环转流；b. 将左右冠状动脉根部游离约1cm，在主动脉瓣叶下5mm处切开右室流出道；c. 小心向两侧剪开直至将整个主动脉瓣取下，保留左右冠状动脉；d. 将肺动脉干横断，向右室流出道方向剪开肺动脉瓣环至室间隔缺损贯通。保留左右冠状动脉的主动脉瓣向后移植，后半部分直接与原肺动脉瓣环连续缝合，前半部分与室间隔缺损之间采用涤纶（dacron）补片连续缝合关闭，这样不但关闭室间隔缺损，同时扩大左室流出道；e. 左右肺动脉后壁与右心室切口上缘直接连续缝合，然后采用心包补片覆盖肺动脉和右室切口

肺动脉狭窄、三尖瓣关闭不全和完全性心脏传导阻滞等病变。

病理解剖 包括以下几方面。

心脏形态和内部结构 先天性矫正性大动脉转位在解剖上有两个基本的排列异常，一是心室反位，另一为大动脉转位。SLL型矫正性大动脉转位的心房为正位，右心房通过右侧二尖瓣，形态左心室及其流出道与右后方的肺动脉连接；左心房位于左侧，通过左侧的三尖瓣，形态右心室及其流出道与左前方升主动脉连接（图）。IDD型的形态则为SLL型的镜像。两心室流出道互相平行，肺动脉流出道嵌入二尖瓣和三尖瓣比正常主动脉嵌入较深，有时横跨在室间隔上，位于主动脉流出道的右侧。室间隔呈前后矢状位，两心室位于室间隔的两侧。在右侧左心室内部为细小肌小梁结构，二尖瓣的大瓣在前，小瓣在后，有二尖瓣与肺动脉瓣环纤维连续。在左侧右心室内部

有粗大的肌小梁，左侧三尖瓣与主动脉瓣之间为发育良好的右心室漏斗部（主动脉下圆锥）。房间隔偏向右侧，室间隔偏向左侧，有房间隔和室间隔对位异常，从而形成两个房室结和阻滞后房室结向室间隔分支和下传。①心脏传导系统：cTGA的窦房结基本正常，但有前、后两个房室结。在SLL型，后房室结位于Koch三角顶部，与希氏束无连接；前房室结位于房间隔上方间隔前支与房室瓣环连接处（相当于右心耳开口下方，右侧二尖瓣与肺动脉瓣环连续处的外缘），传导束沿肺动脉流出道前缘绕行，然后在漏斗隔前部下行，直至室间隔的膜部和肌部之间，分为左、右束支。左束支继续下行在室间隔左心室面呈扇形分布，右束则穿过肌部室间隔至左侧右心室的圆锥乳头肌以及隔束和调节束。如合并室间隔缺损，则传导束行经缺损的前上缘左心室面。少数病例在

SLL型，房室束穿支起源于前、后房室结，形成环绕肺动脉流出道呈全链条环；个别病例有右侧二尖瓣骑跨，发现仅有后房室结发出传导束。在IDD型，通常的后房室结发出传导束，其走行与心房心室连接一致者相同。前房室结不发出希氏束。如有室间隔缺损，传导束走行于缺损后下缘右心室面，危险区仍在缺损后下缘。无论是否存在合并畸形，少数cTGA患者均可伴有预激综合征，异常的房室传导束往往位于后室间隔和左侧右心室游离壁。②冠状动脉分布：cTGA的冠状动脉分布为正常心脏的反位。右冠状动脉起源于主动脉右后窦，行经肺动脉瓣环的前方而分为冠状动脉前降支和回旋支（相当于正常心脏的右冠状动脉），后者经右心耳前方到右侧房室沟，均供血至左心室；左冠状动脉起源于主动脉左后窦，行经左心耳前发出漏斗支、边缘支和冠状动脉后降支，供血至右心室。最常见的冠状动脉畸形为单支冠状动脉起源于主动脉右窦，而后分为右侧和左侧分支或直接分出右侧回旋支、右侧前降冠状动脉和左侧右冠状动脉。

合并畸形 在cTGA病例中，90%以上合并心血管畸形，多数合并两个或两个以上的畸形。常见的合并畸形有肺动脉流出道阻塞、室间隔缺损和左侧房室瓣畸形等。①肺动脉流出道阻塞：在cTGA患者中，有40%～50%合并肺动脉流出道阻塞。单纯的肺动脉流出道阻塞少见，经常合并室间隔缺损，约有1/3合并室间隔缺损和三尖瓣畸形。肺动脉流出道的阻塞大多数起源于房室瓣附瓣组织，少数为肺动脉闭锁、肺动脉瓣狭窄、室间隔膨出瘤、膜

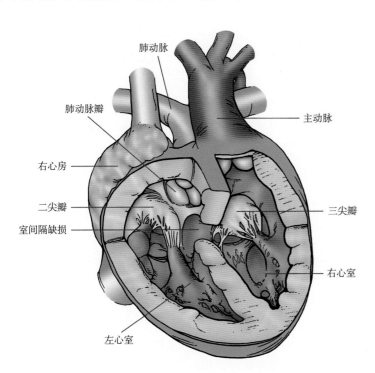

图 SLL型矫正性大动脉转位的解剖形态，显示房室连接和心室大动脉连接不一致

（图中标注：肺动脉、肺动脉瓣、主动脉、右心房、二尖瓣、室间隔缺损、三尖瓣、右心室、左心室）

部室间隔纤维组织和肺动脉附瓣组织等。②室间隔缺损：室间隔缺损是 cTGA 中最常见的合并畸形，在临床组中占 60%～70%，在尸解组中占 80%。缺损主要位于肺动脉下和靠近两大动脉。最常见的为肺动脉下膜周部缺损，其上缘为肺动脉瓣环，后缘为二尖瓣前瓣环，前缘和下缘分别为漏斗部和肌部室间隔。由于房间隔和室间隔对位异常，缺损巨大。③三尖瓣畸形：左侧三尖瓣位于左心房与解剖右心室之间，分为三个瓣叶，其中大瓣位置较正常靠近中间和前部。尸解证实约有 90% 三尖瓣结构异常，但生前很少出现功能障碍。最多见的三尖瓣畸形为瓣膜发育不全、三尖瓣骑跨和埃布斯坦畸形（Ebstein malformation）。

病理生理 在 cTGA 未合并心脏畸形的婴幼儿和儿童，运动时心率加快和心排血量增加，静息时两心室舒张末期容量和射血分数等心脏功能指标正常，但大多数患者活到成年。因右心室本身不能长时间承担体循环泵血工作以维持正常生活，久之右心室射血分数下降而出现右心功能不全。另外在成人往往产生三尖瓣关闭不全和完全性心脏传导阻滞或心房颤动，右心室易于在增加压力负荷时出现心力衰竭。

由于大多数 cTGA 患者合并室间隔缺损、肺动脉流出道阻塞和三尖瓣关闭不全等两个以上心脏畸形，其病理生理取决于一个或两个以上合并畸形存在及其严重程度。最常见的为室间隔缺损和肺动脉流出道阻塞两者并存的合并畸形。室间隔缺损巨大和肺动脉流出道阻塞严重者，其病理生理犹如法洛四联症，两心室高峰收缩压相等，室内右向左分流

和肺血流减少；室间隔缺损小和肺动脉流出道阻塞严重者，其病理生理与单纯肺动脉狭窄相同，产生进行性加重的左室压力超负荷，直至心力衰竭；缺损大而肺动脉流出道阻塞轻者，则心室内产生左到右分流，而不会产生肺动脉高压和肺血管病。合并单纯室间隔缺损者，由于有潜在的肺动脉流出道阻塞，在儿童很少产生严重的肺动脉高压和肺血管病，直至成人。如缺损巨大，心室内有大量左到右分流，可合并轻到中度肺动脉高压，仅有少数产生严重肺动脉高压和阻塞性肺血管病。合并单纯肺动脉流出道阻塞或房间隔缺损分别出现进行性加重的左心室压力超负荷直至心力衰竭和房内左向右分流及左心室容量超负荷。合并三尖瓣发育不全或埃布斯坦畸形者可产生中到重度三尖瓣关闭不全，从而导致右心室容量超负荷，早期可引起左心衰竭，晚期则出现全心衰竭。

此畸形最独特的变化为自发产生心脏传导阻滞，在 SLL 型较多，IDD 型较少，分别为 10%～20% 和 7%。在婴儿时期产生完全性房室传导阻滞者占 5%～10%。据统计，最少有 40%～50% 患者在生后出现一度～二度房室传导阻滞，以后每年按 2% 速度递增，产生完全性房室传导阻滞。在成人一旦出现完全性房室传导阻滞，则心功能迅速减退而产生心力衰竭。

临床表现 cTGA 不合并畸形者生后到青少年无症状。大多数患者到 40 岁以后由于完全性房室传导阻滞和（或）三尖瓣关闭不全突然产生充血性心力衰竭。但也有少数患者活到老年就医方能确诊。该畸形的症状取决于其病理生理。在婴儿时期虽然有巨大

室间隔缺损也很少有症状，由于该畸形肺动脉流出道形态限制了肺血流，仅有 30% 出现充血性心力衰竭。有严重肺动脉流出道阻塞在婴儿仅有 30% 出现发绀，其余患者在 20～30 岁时出现发绀。在儿童和成人，有室内大的左向右分流或严重肺动脉流出道阻塞者往往影响身体发育和活动耐力。有三尖瓣关闭不全和（或）其他合并畸形的患者，症状逐渐加重，到 20～30 岁出现心力衰竭。在 cTGA 患者中，有 1/2～1/3 患者合并室间隔缺损和肺动脉流出道阻塞。绝大多数具有巨大室间隔缺损和严重肺动脉狭窄患者，症状犹如法洛四联症，生后 6 个月出现发绀，有活动后心悸气短，但无蹲踞和发绀、缺氧发作。有 20%～30% 患者合并完全性心脏传导阻滞。有些婴幼儿因间断发作心动过缓就医，直至儿童时变为永久性心脏传导阻滞。

虽然经体格检查不能确诊，但有两点提示此畸形的存在：①胸骨左上缘第二心音亢进，此乃 SLL 型矫正大动脉转位的主动脉瓣位肺动脉瓣左前方关闭产生的心音。但主动脉瓣在肺动脉瓣左前方的心脏畸形还有左心室双入口伴有左侧大动脉转位、解剖性矫正性大动脉异位以及右或左心室双出口等。②在新生儿有二尖瓣关闭不全的反流性杂音。加上心脏扩大，应考虑此畸形合并左侧三尖瓣发育不全或埃布斯坦畸形。合并室间隔缺损或室间隔缺损伴有肺动脉流出道阻塞者分别在胸骨右缘有反流性收缩期杂音。

诊断 ①胸部 X 线平片：在 SLL 型 cTGA，主动脉位于肺动脉的左前方，所以于 X 线胸部后前位显示心影的左上缘平直或凸出，

而无正常心脏左缘的主动脉结、肺动脉段和左心室缘的三段阴影。但有此左上缘凸出或平直并不能确诊为此畸形。②心电图检查：由于 cTGA 的心室反位，心室的电活动与正常心脏左向右方向的传导相反，而是从右向左传导，所以其心电图特征为胸前导联的 Q 波反位，即右胸前导联出现 Q 波，左胸前导联无 Q 波。心电图显示 V2、AVR 有深的 Q 波，V3、AVF 和右胸前导联为 QS 综合波，而在第一肢体导联、AVL、V5、和 V6 无 Q 波。在婴儿出现完全性房室传导阻滞，也提示有此畸形的可能性。有阵发性室上性心动过速者，则可能合并预激综合征。也有少数合并中到重度三尖瓣关闭不全的病例，到成年产生心房颤动。③超声心动图检查：可以确定 cTGA 的诊断，包括心房与心室的连接关系、心室与间隔的形态、两心室及其流出道的位置。心尖四腔心切面显示此畸形的房室连接不一致，房间隔和室间隔对位明显异常。左心室呈椭圆形，心内光滑，二尖瓣介于右心房与左心室之间；右心室腔形成圆形或三角形，三尖瓣介于左心房与右心室之间。在 SLL 型为心房正位，而 IDD 型为心房反位。胸骨旁大动脉长轴证实心室与大动脉连接不一致，在 SLL 型主动脉及其瓣膜位于肺动脉及其瓣膜的左前方，在 IDD 型则主动脉及其瓣膜位于肺动脉及其瓣膜的右前方均与右心室连接。超声心动图还能确诊 cTGA 的主要合并畸形。a. 室间隔缺损：左心室长轴切面可以见室间隔缺损的大小和位置。心尖四腔心切面显示缺损向流入部延伸和部分为三尖瓣隔瓣掩盖或阻塞。b. 肺动脉流出道阻塞：从五腔心切面可以查

出肺动脉流出道嵌入两侧房室瓣比正常心脏主动脉嵌入较深。胸骨大动脉短轴切面可以显示肺动脉瓣和（或）肺动脉瓣下狭窄。c. 左侧三尖瓣关闭不全：心尖四腔心切面或胸骨大动脉短轴切面显示左心房明显增大和三尖瓣发育不全、左侧三尖瓣骑跨和埃布斯坦畸形等，还可证实其他合并畸形如房间隔缺损、右侧二尖瓣畸形、主动脉瓣下狭窄或闭锁以及动脉导管未闭等。④心导管术和心血管造影检查：此畸形在确定手术前应做心导管术和心血管造影。心导管术主要用于研究血流动力学的变化，证明肺动脉流出道阻塞的部位和严重程度，室间隔缺损的左到右分流量以及肺动脉高压、肺血管阻力的变化等。心血管造影可证明两心室及其流出道的解剖，室间隔呈前后矢状位，两心室位于室间隔的两侧。最常见的室间隔缺损为膜周部缺损，缺损往往巨大并有肺部多血。肺动脉流出道阻塞者，则在选择性左心室造影中仅出现肺动脉瓣和瓣下狭窄，室内无左到右分流。合并室间隔缺损和肺动脉狭窄者可见主动脉和肺动脉同时显影。在选择性右心室造影中，少数病例的两大动脉完全起源于右心室，形成右心室双出口。心血管造影可清晰显示两侧肺动脉和两个心室发育情况，以及合并左侧三尖瓣埃布斯坦畸形，主动脉瓣下狭窄等其他畸形。

预后 ①cTGA 未合并畸形的患者，10%~15% 预后较好。在婴儿和儿童时无症状，直到 40 岁时分别有 40% 出现左侧三尖瓣关闭不全和完全性房室传导阻滞。而且大部分病例随着年龄增长，左侧右心室功能逐渐减退而产生心力衰竭。根据格雷厄姆（Gra-

ham）和本森（Bensen）心血管功能检查的资料，大多数患者在 20 岁以后右心室功能逐渐减退，但也有少数心功能保持良好，但活动时出现心室射血分数不增加的异常活动反应。②cTGA 合并畸形的患者预后较差。最常见的合并畸形为室间隔缺损伴有肺动脉流出道阻塞，其血流动力学与法洛四联症相似，有发绀，但无进行性加重的漏斗部狭窄，其生存时间较长，病情稳定。合并室间隔缺损的患者由于此畸形的肺动脉流出道特殊形态，其预后较一般巨大室间隔缺损好，直至 30~40 岁甚至 50 岁因慢性心力衰竭死亡。左侧三尖瓣关闭不全的患者往往产生心力衰竭，预后最差。③IDD 型矫正性大动脉转位患者的预后较 SLL 型好。其原因：a. IDD 型病例往往同时合并室间隔缺损和程度不等的肺动脉流出道狭窄，肺血管床得到保护，从而很少产生肺动脉高压和心力衰竭。b. IDD 型出现完全性房室传导阻滞发生率较少，约为 7%。

（刘迎龙　许耀强）

wánquánxíng xīnnèimódiàn quēsǔn

完全型心内膜垫缺损（total endocardial cushion defect, TECD）　由于心内膜垫组织发育异常所致的心脏畸形。又称完全型房室通道、完全型房室间隔缺损。其形态特点包括原发孔房间隔缺损、房室瓣下方室间隔流入道缺损以及一组房室瓣横跨左右心室，形成前、后共瓣。1936 年，阿博特（Abbott）首先描述了该病。1955 年，利乐海（Lillehei）首次报道在交叉循环下实施完全性心内膜垫缺损直视手术获得成功。超过 50% 该病患者合并 21-三体综合征。

病理解剖 ①室间隔本身的

缺损：包括原发孔房间隔缺损和房室瓣下流入道室间隔缺损。②正常心脏为两组房室瓣，三尖瓣瓣环附着缘略低于二尖瓣环，在完全型房室隔缺损中，两组房室瓣环等高，并形成单一房室瓣环，房室瓣一般为 5 叶或 6 叶。拉斯泰利（Rastelli）根据共瓣的形态及其腱索附着点将其分为三型。A 型：前共瓣在室间隔嵴的上方形成裂隙，大致均匀地将前共瓣分为左前瓣和右前瓣；B 型：前共瓣的裂隙偏向右室侧，连接左前共瓣的部分腱索、乳头肌附着在右侧室间隔上；C 型：前共瓣没有裂隙，瓣膜完全游离，没有腱索附着在室间隔上（图 1）。③间隔勺状凹陷，室间隔的流入部到心尖的距离缩短和左心室隔面减少。④动脉瓣未嵌入房室瓣环中，形成左心室流出道延长呈鹅颈畸形，使心尖至流出道部室间隔的长度增加。⑤状静脉窦口以及房室结和心脏传导束向下移位。

病理生理　患者房、室水平的大量左向右分流和房室瓣反流的共同作用，导致心室容量负荷显著增加，继发心脏扩大甚至心力衰竭。患儿出生后早期即出现严重的肺动脉高压及肺血管阻力增高，并进行性加重。由于左、右心室的压力相等，患者同时存在右向左分流，表现为发绀；右向左的分流量越大，发绀越明显。当肺动脉高压进展为阻力型后，最终出现艾森门格综合征（Eisenmenger syndrome）。

临床表现　患者多在 1 岁以内，甚至在新生儿期出现典型的充血性心力衰竭症状，临床表现为呼吸困难和急促，反复上呼吸道感染、喂养困难、发育差、多汗等。患儿肺动脉高压进展快，如果没有得到及时的手术治疗，可在生后数年很快会发展为严重阻塞性肺血管病变，即艾森门格综合征。合并唐氏综合征患儿，则同时具有其特征性面容和智力低下。心前区搏动增强，由于右心室肥厚，出现明显的心前区隆起，常合并窦性心动过速。胸骨左缘第 3、4 肋间可闻及Ⅲ～Ⅳ级粗糙的收缩期杂音，并伴有震颤，肺动脉瓣听诊区第二心音明显亢进，心尖部可听诊到房室瓣反流所致收缩期杂音。由于心内右向左分流的存在，患者常有静息状态下发绀，哭闹后发绀加重；并且随着肺动脉压力及肺血管阻力增高，发绀进行性严重。合并心力衰竭者尚可出现肺部啰音、肝大。

诊断　出生后不久就出现呼吸急促、多汗、喂养困难、反复的上呼吸道感染、体重不增的病史，明确的心脏杂音和心电图表现，结合超声心动图的检查就可以确诊。①心电图检查：一侧或双侧心房及双心室肥厚，PR 间期延长，一度房室传导阻滞，心电轴左偏-30°～90°。②胸部 X 线平片：心影明显增大，两肺血明显增多，肺动脉段突出，双房及双心室增大明显，当器质性肺动脉高压时，肺门血管呈残根样改变伴肺血减少。③超声心动图检查：是房室隔缺损最有价值的诊断方法，可以明确诊断。二维超声可

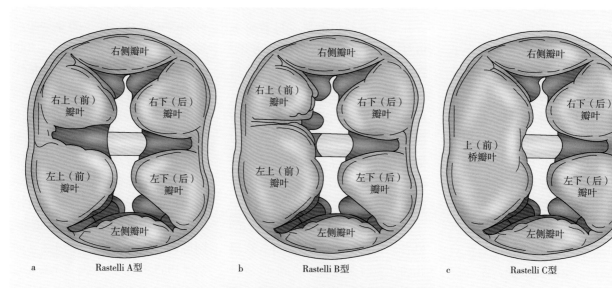

图 1　完全型心内膜垫缺损 Rastelli 分型

　　a. RastelliA 型：上（前）共同桥瓣从室间隔一分为二；左上（前）瓣叶完全在左心室上方，右上（前）瓣叶同样完全在右心室上方；b. Rastelli B 型：罕见。有异常的乳头肌附着在室间隔右侧．与上（前）共同桥瓣叶相连；c. Rastelli C 型：有上（前）桥瓣叶跨于室间隔上方，上（前）桥瓣叶通常不分割。无腱索附着于室间隔嵴而呈飘浮状态。后共同瓣叶可有分割，或未分割。但其附着装置通常良好

以显示缺损的大小，明确房室瓣畸形的构成和形态，彩色多普勒超声可显示瓣膜反流程度，心内分流的方向、大小，程度和反流量的大小、估测肺动脉的压力及发现合并其他心内畸形情况。④右心导管检查：目前已经不是术前的常规检查。仅用于测定肺血管阻力，为判断是否尚具有手术适应证提供依据。

鉴别诊断 该病尚需与以下疾病进行鉴别：①室间隔缺损合并二尖瓣反流：完全性心内膜垫缺损患者的症状出现早且严重，且更早出现严重的肺动脉高压，胸部 X 线平片及心电图都提示明显的双心室增大。超声心动图检查可以明确诊断。②部分性心内膜垫缺损：无室间隔缺损，房室瓣畸形较轻。因此，相应的临床表现也较轻微，并且出现较晚。超声心动图可以明确诊断。

手术方法 诊断明确即应尽早手术治疗。手术的最佳时机应该在 3～12 个月，一般不宜超过 2 岁。

一期根治手术 包括双片法（采用 2 块补片）、单片法（采用 1 块补片）及改良单片法。无论哪种方法手术成功的关键是左右房室瓣的理想分隔以达到最佳的房室瓣成形效果以及确定传导束的走行以避免三度房室传导阻滞。①双片法：1976 年，由特拉斯勒（Trusler）首先报道，因其能保留共同房室瓣的完整性，目前为大多数心脏中心采用。手术在中度低温体外循环下进行，婴幼儿可选择深低温停循环或深低温低流量灌注方法，使用冷血或冷晶体心肌保护液。心停搏后，经右房切口进行修补。手术方法包括以涤纶布片修补室间隔缺损，瓣叶缝合固定于补片顶部，关闭二尖

瓣裂以及自体心包片修补房间隔缺损。切开右房，仔细探查房室瓣分裂程度、瓣叶腱索与室隔嵴的连接情况，冠状静脉窦口的位置，确定 Rastelli 分型。向左心腔内注入 4℃生理盐水使瓣膜漂浮关闭，查看前后共同房室瓣的反流情况。在 A 型畸形中，由于前后共瓣的自然分裂，较容易区分二、三尖瓣的交界处；而 B 型和 C 型畸形则需要综合考虑室间隔嵴的位置、房室瓣面积、腱索附着部位、准确判断左右房室瓣的分界处。将房室瓣分别向前后牵开，探查室间隔缺损的全貌。该病的室间隔缺损有固有的形态，均是流入道间隔上平下凹的半椭圆缺损（自左室面观察），通常前后径大于上下径，用缝线或卡尺测量房室瓣环前后径及室间隔缺损最低点到瓣环平面的距离，并据此剪取相应大小的涤纶片，5-0 或 6-0 聚丙烯线带垫片连续或间断褥式缝合修补室间隔缺损，缝线缝在室间隔右侧以避免损伤房室结和左束支。补片的高度应超过室间隔缺损上下缘 3～4 mm，以适应缺损下缘的"超越"缝合，又可防止房室瓣与补片缝合后塌陷面引起关闭不全及左心排血受阻。补片的长度则根据房室瓣大小而定。瓣环显著扩大者，补片长度宜略短于瓣环前后径。补片与房室瓣缝合后可起到环缩瓣环的作用。补片与室间隔缺损下缘缝合后，再作补片与房室瓣的缝合：先从补片的右心室面进针缝合，然后用同一缝针从房室瓣共间房室瓣叶按前述方式设计的分界处的室面进针，由房面穿出，沿补片上缘自后向前做间断褥式缝合，缝合后暂不打结，待用。此时缝合房室瓣前后叶间的裂隙，左心室腔内注水，再次证实二尖瓣瓣

膜启闭处于最理想状态。裁取与房间隔缺损大小及形态相似的自体心包，修补房间隔缺损。将前面固定室间隔缺损上缘同时分隔房室瓣的褥式缝针在穿过自体心包片下缘后打结褥式缝线打结，使涤纶片上缘、心包下缘与夹于两者之间的瓣叶组织紧密对合。最后，自体心包与房间隔缺损边缘连续缝合修补房间隔缺损，并注意在房室结区靠近左侧房室瓣处浅缝，尽量将冠状窦隔入右房，左心排气后打结，完成心内操作（图 2a）。②单片法：1962 年，由马洛尼（Maloney）首次报道。主要适用于共同房室瓣有自然裂隙的 Rastelli A 型病例，对于 C 型患者，因其需切开共同房室瓣从而较多地改变房室瓣的基本结构，增加房室瓣撕裂的危险，目前应用较少。补片多采用经戊二醛固定的自体心包片（新鲜心包在心室水平有出现瘤样膨出的风险），也可以采用涤纶片，但术后血流冲击涤纶片，有出现溶血的风险。一般量取房间隔缺损顶端到室间隔缺损底部的距离作为补片的高度，共同房室瓣环的前后径作为补片的宽度。心内直视探查与双片法相同，要点是设计最佳的共同房室瓣分隔面。探查和设计完成后，对 Rastelli C 型患儿分别将前后共同房室瓣从已设计好的分界处部位的游离缘向瓣根部切开，充分显露室间隔缺损边缘，将心包片插入切开的瓣膜之间，对于 Rastelli A 型患儿则直接将心包或涤纶片插入二、三尖瓣之间的室间隔嵴上方，用 5-0 或 6-0 聚丙烯线在缺损右室面自缺损底部中间分别向前后两端做连续或间断褥式缝合，修补室间隔缺损。在瓣环等高的平面，用连续或连续加间断褥式方法，将

切开的瓣叶与补片缝合，并衬以自体心包条或垫片加固，以防术后组织撕裂。缝合二尖瓣裂隙，最后缝合将补片绕过冠状静脉窦，沿着房间隔缺损边缘缝合以闭合房间隔缺损（图2b）。③改良单片法：目前主要应用于过渡性心内膜垫缺损和室间隔缺损较小的完全型心内膜垫缺损患儿。即间断褥式缝线依次分别穿过室间隔缺损下缘右室面、前后桥瓣的左右房室瓣分隔面和心包补片，将缝线打结后，就有效的关闭了室间隔缺损。其余步骤同单片法（图2c）。

分期手术　因其会加重共同房室瓣反流，目前已较少应用，但对于合并严重心力衰竭、肺炎、非手术治疗无效的早产儿、小婴儿可考虑先行肺动脉环缩术；待心脏和全身情况改善后3~6个月，再做根治手术。

预后　不论采用何种方法，手术的效果大体相同。近年来手术死亡率已显著降低，在技术成熟的心脏中心，手术的死亡率为3.6%~10%。早期死亡危险因素包括：低体重、左右心室发育不均衡、心功能差及重度房室瓣反流、大龄及合并其他心内畸形，对于合并唐氏综合征患儿是否增加死亡率尚存争议。约3%的患者需置入永久性心脏起搏器，7%的患者因残余分流及二尖瓣反流而再次手术，10年生存率81%~91%。

（闫　军）

gòngtóng dòngmàigàn

共同动脉干（truncus arteriosus commonis）

仅有单一动脉干从心脏起源，供应冠状动脉、肺动脉和体动脉循环的先天性心脏病。又称永存动脉干（truncus arteriosus persistens）或动脉干（truncus arteriosus，TA）。共同动脉干是一种少见的先天性心血管畸形，发病率占先天性心脏病的0.21%~0.34%。其形成主要是在胚胎期第3周末至第4周时，由于某种原因导致的圆锥动脉干分隔的完全停滞，以至于原始动脉干未能分隔成升主动脉和肺动脉。由于原始动脉干间隔与心室圆锥间隔相连并参与室间隔的形成，多数TA均伴有大型的室间隔缺损。此外，在TA中若同时合并第4~6原始主动脉弓发育变异可能会导致主动脉弓发育不良或离断。部分TA患者同时患有迪格奥尔格综合征（Digeorge syndrome），表现为胸腺和甲状旁腺发育不良甚至完全萎缩，从而导致T细胞免疫缺陷和低钙血症等。

病理解剖　TA的解剖特点是存在唯一的动脉干同时接纳2个心室的排血，并发出冠状动脉、升主动脉和真性肺动脉。绝大多数病例都合并大型VSD，并且共用唯一的动脉干瓣。动脉干瓣可能有2个、3个、4个或更多的瓣叶，偶尔也可有发育不良。心室圆锥隔事实上完全缺失，多数病例中动脉干瓣跨越在两个心室之上。不合并VSD的情况非常罕见，这种病例的主动脉半月瓣和肺动脉半月瓣的形式上看起来是分隔开的，实际仍是融合的。亦有非常罕见的病例共干瓣膜可能完全跨越在右心室上；此类患者若不合并VSD的话，那么其左室和二尖瓣可能会极度发育不良。10%~15%的TA患者可能合并主动脉弓中断，以A型和B型最为常见。此外，冠状动脉起源和走行异常也并非罕见。

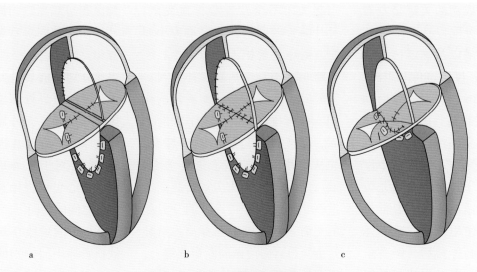

a   b   c

图2　完全型心内膜垫缺损手术方法
a. 双片法；b. 单片法；c. 改良单片法

分型 TA 的解剖分型仍存在一定的争议，目前较为常用的有两种分型方法，即 Collett-Edwards 分型和 Van Praagh 分型。

Collett-Edwards 分型 将 TA 分为四型。Ⅰ型：主-肺动脉间隔部分形成，存在肺动脉主干；Ⅱ型：左右肺动脉分支分别起自临近的共同动脉干背面；Ⅲ型：左右肺动脉分支在共同动脉干上的开口相隔很远，分别在共同动脉干的右侧面和左后侧面；Ⅳ型：真正的肺动脉分支缺失而肺血流由主肺侧支供应。

Van Praagh 分型 1 型：以主-肺动脉间隔部分存在为特点，肺动脉主干存在；2 型：主-肺动脉间隔缺失，肺动脉主干不存在，左右肺动脉分支分别起源于共同动脉干，并且两者接近；3 型：由共同动脉干只发出单侧肺动脉，而另一侧肺动脉从动脉导管或主动脉起源；4 型：中主动脉弓发育不良或离断，存在一个大的未闭合的动脉导管。此外，Van Praagh 分型还详述了存在室间隔缺损（A 型）和不存在 VSD（B 型）。因此，每例 TA 患者的诊断命名都包括一个字母和一个数字。例如，合并主动脉弓离断的 TA 如果合并

VSD，则 Van Praagh 分型是 A4 型。

尽管则这两种分型都被临床心血管医师和心脏外科医师广泛应用，但随着对这种患者新的不同的治疗策略不断的演进，目前已经认识这两种分型各自存在的局限性。对于 Collett-Edwards Ⅳ型，既往曾被称作假性共干。由于其预后与 TA 显著不同，目前多数人认为应将其归类于 PA/VSD 的亚型之一。而基于手术矫治技术和预后的异同，Van Praagh 进一步引入了大主动脉型和大肺动脉型的概念，即改良 Van Praagh 分型（图，表）。

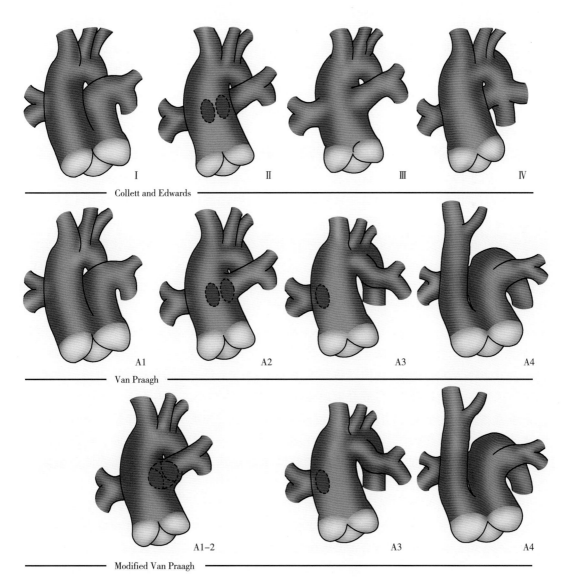

图 永存动脉干（TA）分型

表 永存动脉干（TA）分型

改良 Van Praagh 分型	Van Praagh 分型	Collett/Edwards 分型
TA 合并融合或接近融合的肺动脉（大主动脉型）	A1 型、A2 型	I 型、II 型、III 型
TA 合并一侧肺动脉缺失（大主动脉型合并一侧肺动脉缺失）	A3 型	
TA 合并主动脉弓中断或缩窄（大肺动脉型）	A4 型	

病理生理和临床表现 TA 的患儿在出生后数天或数周内，随着肺循环阻力的下降，肺循环血量将迅速增加，患儿将很快出现严重的肺动脉高压和充血性心力衰竭的临床表现和体征。多数患儿在出生后 1~2 个月症状明显加重，在 6 个月即很有可能迅速进展至不可逆的肺血管病变。由于左右心室射出的血液同时进入动脉干，因此患儿出生后即表现出不同程度的发绀（即肺血增多型发绀）。部分共干瓣出现逐渐加重的关闭不全，将进一步加重左右心室负担。

诊断与鉴别诊断 胸部 X 线平片和心电图通常为左右心室扩大，肺动脉高压等的非特异性表现，心脏超声检查通常能够确诊。心脏杂音逐渐增强和发绀逐渐加重都提示心力衰竭和肺动脉高压的不断加重。对于 6 个月以上的婴幼儿需要认真评估肺动脉高压和肺小动脉阻力的程度，必要时应行心导管检查。

治疗 TA 患儿未经治疗在 6 个月内死亡率高达 65%，1 年内死亡率近 75%。因此，共同动脉干的诊断就是手术指征。在婴幼儿早期使用肺动脉环缩手术缓解心力衰竭和肺动脉高压的治疗方式，由于高死亡率已被放弃。目前公认的治疗方案是应早期手术矫治，一般在出生 2~3 个月进行，若有严重心力衰竭则可能在新生儿期实施手术。

手术常规通过胸骨正中切口一期完成，通常采用深低温低流量或停循环方式。手术步骤主要包括：分离肺动脉、闭合室间隔缺损、修复主动脉、重建右心室-肺动脉连接。充分游离肺动脉及其分支，切下肺动脉开口时需注意探查冠状动脉开口异常和共干瓣是否存在反流，必要时可离断升主动脉后切取肺动脉开口。主动脉切口多数可以直接缝合，或者用膨体聚四氟乙烯（高泰克斯，Gore-tex）血管片修复。一般通过右室流出道纵行切口完成室间隔缺损的修补，修补时必须注意共干瓣的骑跨程度，需要足够大的补片以避免出现术后左室流出道梗阻。目前可用于重建右室流出道-肺动脉连接的材料有许多种（同种异体主动脉或肺动脉、猪瓣涤纶管道、牛颈静脉管道、自体或异体心包制作的管道），但都不同程度存在管道衰败的问题。

TA 合并主动脉弓中断最常见的类型是 B 型离断。经典的术式是充分游离主动脉弓及其分支、降主动脉，尽可能完全切除导管组织后将降主动脉上提与主动脉弓或升主动脉行扩大的端侧吻合。TA 合并中度以上的共干瓣反流通常是由四瓣化畸形的瓣叶脱垂引起的，需同期行共干瓣成形。将脱垂的瓣叶缝合到紧邻的瓣叶上形成功能三瓣化通常可以获得良好效果，但若脱垂严重或瓣膜严重发育不良则需行人工瓣膜置换。

预后 不同心脏中心所报告的 TA 手术死亡率差异很大（3%~27%）。术后肺动脉高压危象、动脉干瓣膜反流以及合并主动脉弓中断仍是术后早期死亡的主要高危因素。虽然近 10 年 TA 手术死亡率明显下降，术后中、远期的生存率取决于共干瓣有无反流以及肺动脉管道的置换率。在新生儿和婴幼儿期植入的各种人工管道耐久性的统计结果令人失望，管道的再次置换率取决于初次手术管道的直径和材质以及患儿的生长发育。同种带瓣管道再次实施管道置换的时间中位数是 3.1 年，牛心包管道植入 4 年后免于再次手术的比例是 54%，自体心包带瓣管道 10 年免于再次手术的比例是 76%。

（陈欣欣 崔虎军）

yòuxīnshì shuāngchūkǒu

右心室双出口（double outlet right ventricle，DORV） 主动脉和肺动脉都起始于形态右心室的先天性心脏病。DORV 的发生率约 0.09%，在先天性心脏病中 DORV 占 1%~1.5%。1972 年列夫（Lev）等首先提出 DORV 的概念，经典的 DORV 的定义是：①主动脉和肺动脉都起始于形态右心室。②两个大动脉瓣之间有圆锥结构，半月瓣和房室瓣纤维连续中断，被肌性圆锥结构分隔开来。③室间隔缺损（VSD）为左心室的唯一出口。

病因及发病机制 在胚胎初期可以理解为两个大动脉均起自右心室，随着左右心室的互相靠拢移动，主动脉瓣下圆锥的吸收以及肺动脉瓣下圆锥的充分发育将肺动脉瓣口推向右前并与右心室相连而同时将主动脉瓣口向左后下方推移使之和二尖瓣相连与左心室沟通。如果圆锥动脉干向中线的移动不充分，主动脉瓣下圆锥吸收不充分，肺动脉瓣下圆锥的发育不充分则两个大动脉就可能保持在原始状态共同与右心室相连形成 DORV。

病理生理 由于 DORV 的 VSD 为左室至右室的唯一出口，因此在心室水平总是存在左向右分流，其血流动力学取决于以下病理解剖特征。①充血性心力衰竭：VSD 为非限制性的主动脉下、双动脉下或与大动脉非关联型，而无肺动脉狭窄的患者，其肺血流不受限制，可表现出充血性心力衰竭。如果为限制性 VSD，使左室经缺损射血受限制，引起左室左房不能及时排血，造成肺静脉、左房压力增高，肺循环淤血；如果心房水平无足够房间隔缺损或未及时做球囊房隔造口术，未形成心房水平足够的左向右分流，则患儿可早期夭折。②发绀：根据 VSD 与主动脉、肺动脉开口之间关系及有无肺动脉瓣狭窄，DORV 患者肺血流量或者肺血流受限，这在很大程度上决定发绀的程度和肺动脉压力。是否伴有肺动脉瓣狭窄，决定肺血多少及肺动脉高压发生。任何类型的 VSD 合并肺动脉狭窄，由于肺血流减少，可出现发绀。

临床表现 ①主动脉瓣下 VSD 不伴肺动脉狭窄症状类似大型 VSD，通常青紫可以不明显，由于肺充血存在，表现为气短、多汗、发育落后，有反复呼吸道感染和婴儿期充血性心力衰竭，患儿胸骨左缘 3~4 肋间有 3 级收缩期杂音及震颤，肺动脉瓣区第二心音亢进，有时心尖区可闻及第三心音，如果不及时治疗，晚期可导致肺血管器质性病变。②如果主动脉瓣下 VSD 伴肺动脉狭窄，临床表现类似法洛四联症，出生 1 年内出现发绀，根据不同的肺动脉狭窄程度，发绀的表现程度不同，患儿可表现为发育落后、蹲踞、杵状指甚至缺氧发作，胸骨左缘 3~4 肋间有 3 级以上收缩期杂音及震颤，肺动脉瓣区第二心音减弱，心尖区有时可闻及第三心音。③肺动脉瓣下 VSD 临床表现类似完全性大动脉错位伴 VSD，在小婴儿期出现青紫、反复呼吸道感染和心力衰竭，如果伴有肺动脉狭窄，青紫加重而心力衰竭可减轻，患儿发育落后，胸骨左缘 3~4 肋间有 3 级以上收缩期杂音及震颤，肺动脉瓣区第二心音亢进或减弱，多数患儿可能在婴儿期死亡。

诊断与鉴别诊断 ①体格检查、心电图和胸部 X 线平片：单纯依靠体格检查、心电图和胸部 X 线平片无法鉴别临床表现相同的 DORV 患者和其他先天性心脏病患者。常见的心电图表现是电轴右偏和右心室或双心室肥大，如果存在肺动脉狭窄，右房增大，左室的电势可正常，但是如果伴有限制性 VSD 或肺动脉高压，左房明显增大，左室的电势增高。DORV 无肺动脉狭窄者，胸部 X 线平片示两肺多血，肺动脉段突出，心脏增大，如果已经有肺血管梗阻性病变，肺血反而减少。有肺动脉狭窄者两肺少血，肺动脉段消失，心脏轻度增大。②超声心动图检查：二维超声心动图是 DORV 诊断的必要手段。二维超声心动图对 DORV 的检查应该包括：主动脉与肺动脉的位置和关系；VSD 的位置和大小；有无漏斗部和肺动脉狭窄；合并畸形包括房室连接、心室大小、冠状动脉异常、主动脉瓣下狭窄、房室瓣的异常等。③心导管检查：DORV 如果 VSD 非限制性，左、右心室压力相同；如 VSD 小，限制左室血排出，则左室压力超过右室压力。主动脉下 VSD 不伴存肺动脉狭窄患者，右心导管检查血流动力学资料与巨大 VSD 合并肺动脉高压者相同，肺动脉压通常和主动脉压相同，肺血管阻力增高。因血流方向为左室射血经VSD 入主动脉，血氧含量主动脉高于肺动脉。DORV 肺动脉下 VSD，血氧含量肺动脉高于主动脉。当伴有肺动脉狭窄时，可测肺动脉至右心室的连续压力曲线，获得肺动脉与右心室间的压力阶差，在严重肺动脉瓣狭窄时，应努力测得肺静脉平均楔压，以评价肺动脉压力。④心血管选择性造影：选择性右室和左室造影检查是正确诊断 DORV 的重要方法。诊断内容应该包括：VSD 的大小和大血管的关系、是否存在多发VSD、大动脉相互关系、是否存在肺动脉狭窄以及狭窄的部位、心室的大小是否足够、房室瓣解剖及功能、房室连接关系（一致或不一致）、其他合并心脏畸形。

治疗 主要介绍单纯 DORV、主动脉下或双动脉下 VSD，单纯 DORV、肺动脉下 VSD，单纯 DORV、VSD 远离大动脉开口和DORV、房室连接不一致（SLD 型、SLL 型、IDD 型、IDL 型）的手术修补。

单纯 DORV、主动脉下或双动脉下 VSD ①手术适应证：单纯 DORV、主动脉下或双动脉下 VSD，如果无肺动脉狭窄，患儿因严重的肺动脉高压和充血性心功能不全，多在 2 岁内发生严重肺血管病变，因此主张在出生后 6 个月前手术根治。如果伴有肺动脉狭窄（TOF 型），临床表现类似法洛四联症，目前也主张小于 1 岁内手术，以改善缺氧症状。②手术方法选择：心室内隧道修补（intraventricular tunnel repair, IVR）是治疗 DORV 伴主动脉下或双动脉下 VSD 的主要方法，IVR 的目的是建立心内隧道使功能左室血流通过 VSD 通畅地进入主动脉，另外补片扩大右室流出道使功能右室血流无梗阻地进入肺动脉，使体循环和肺循环恢复正常生理循环途径，同时矫治合并的心脏畸形（图 1）。

单纯 DORV、肺动脉下 VSD ①手术适应证：DORV、肺动脉下 VSD 病例，大都没有肺动脉狭窄，易在早期发生充血性心力衰竭或严重肺血管病变，多数患儿在出生数月内死亡，因此一旦确诊，新生儿期应该手术，手术年龄不应该超过 6 月。如果合并漏斗部和肺动脉狭窄，也应该在新生儿阶段建立体肺分流，1 岁内进行选择性矫治术。②手术方法选择：针对这类复杂患者有很多方法：a. 用补片内隧道连接 VSD 到肺动脉，并行心房调转手术（马斯塔德手术或森宁手术）。b. 用补片内隧道连接 VSD 到肺动脉，主肺动脉接通 [达穆斯-恺耶-斯丹塞尔（Damus-Kaye-

Stansel）手术]，并用带瓣心外管道连接右心室和远端肺动脉。c. 直接建立 VSD 到主动脉的内隧道 [川岛（Kawashima）手术]。d. 选择性的使用补片内隧道连接 VSD 到肺动脉，并行大动脉调转术。e. 补片内隧道连接 VSD 到主动脉，并行肺动脉换位，即勒孔特手术 [Lecompte（REV）operation]。

单纯 DORV、VSD 远离大动脉开口 ①手术适应证：单纯 DORV、VSD 远离大动脉开口，如果无肺动脉狭窄，因容易发生充血性心力衰竭或肺血管病变，手术年龄不宜超过 6 月龄。对于合并漏斗部和肺动脉狭窄的病例，如果在新生儿阶段出现严重低氧，可首先建立体肺分流，1 岁后进行选择性矫治术。②手术方法选择：可选择拉斯泰利手术。手术年龄一般在 1 岁以后。从 VSD 到主动脉的内隧道必须折角大于 160°，心内隧道容易产生梗阻，可用分段补片的连接建立心内隧道，以防止补片打折（图 2）。

DORV、房室连接不一致的手术修补 ①手术适应证：DORV、房室连接不一致较少见，通常都伴有共同房室瓣、肺动脉狭窄、心室发育不平衡、共同心房、限制性 VSD、心脾综合征等，

如果临床出现严重低氧，应该在 <6 个月内通过减状手术改善症状，1～2 岁选择二期手术，如果低氧暂时可以耐受，则 2 岁左右选择手术根治。②手术方法选择：根据年龄一期先做体肺分流（<3 个月）或改良格林手术（6 个月～24 个月），24 个月以后再考虑做房坦类手术。经典的双心室修补方法是采用形态学左室-肺动脉心外管道连接和 VSD 修补术，通过形态学左心室切口修补 VSD，在传导束危险区将垫片放在形态学右室，肺动脉瓣上横断，近心端缝闭，然后用同种异体带瓣主动脉连接形态学左心室切口和肺动脉远心端。这种方法使形态学右心室承担着体循环心室的功能，形态学左心室承担着肺循环心室的功能，由于心室功能错位，远期效果较差，已逐渐弃用。

单纯 DORV、房室连接不一致，如果心室发育平衡、VSD 非限制性，由于主动脉下圆锥较长，主动脉瓣位置较高，肺动脉开口与 VSD 接近，甚至骑跨在 VSD 之上，血流动力学类似纠正型大血管错位，患儿年龄 <6 个月，无肺动脉狭窄，可以采用心房内调转术加大动脉换位术（森宁手术或马斯塔德手术 + 大动脉调转术），患儿伴有肺动脉狭窄，小婴儿阶

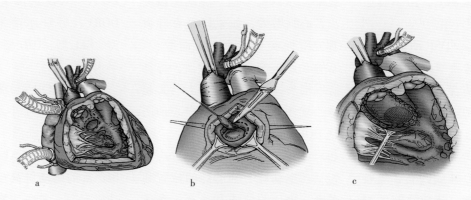

图 1 单纯 DORV 主动脉下 VSD 心室内隧道的建立
a. 切除部分漏斗部肌肉；b. VSD 的扩大；c. 心内隧道连接 VSD 和主动脉开口

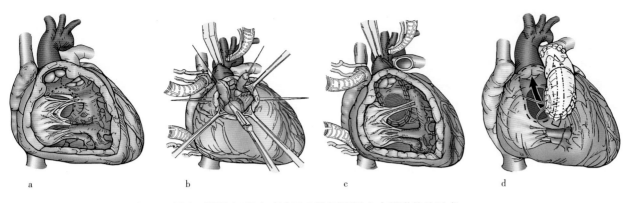

图2　VSD 远离大动脉开口的 DORV 心内隧道修补手术

a. VSD 在隔瓣后，与两个大动脉开口位置较远；b. 向前上缘扩大 VSD，保证心内隧道通畅；c. 补片建立 VSD 到主动脉开口的心内隧道；d. 肺动脉瓣上横断，近心端关闭，远心端用带瓣管道连接右心室切口

段选择体肺分流等姑息手术改善缺氧情况，3 岁后采用心房内调转术加拉斯泰利手术（森宁手术或马斯塔德手术+拉斯泰利手术）。这两种方法是房室连接不一致 DORV 的解剖修补手术，称为双调转（double switch）手术。

预后　单纯 DORV、主动脉下或双动脉下 VSD 的 IVR 手术死亡率较低，2%～5%，随访心功能良好，左室流出道梗阻和右室流出道梗阻发生率为 25% 和 50%。陶-宾畸形（Taussig-Bing anomaly）的手术治疗死亡率较高，ASO 手术的死亡率为 10%，冠状血管畸形和大血管侧侧位是手术死亡的危险因素。

（徐志伟）

zuǒxīnshì shuāngchūkǒu

左心室双出口（double outlet left ventricle，DOLV）
一根大动脉全部起于左心室，另一根大动脉 50% 以上起于左心室的先天性心脏病。是一种极少见的先天性心脏畸形。

病因及发病机制　胚胎早期两大动脉下均有圆锥，圆锥的吸收与心室大动脉连接有密切的关系，若主动脉下圆锥吸收消失，肺动脉下圆锥存在则形成正常心室大动脉连接；若肺动脉下圆锥吸收而主动脉下圆锥不吸收，则形成大动脉转位；若两大动脉下圆锥均不吸收，则形成右室双出口；若两大动脉下圆锥均吸收消失，则形成 DOLV。

病理生理　DOLV 血流动力学改变主要取决于室间隔缺损（VSD）的位置及有无肺动脉狭窄存在。当 VSD 位于主动脉下时，含氧低的右室血经 VSD 主要进入主动脉，其血流动力学改变类似完全性大动脉转位伴 VSD。DOLV 的 VSD 位于肺动脉下时，其血流动力学类似普通 VSD，若伴有肺动脉狭窄，则其血流动力学改变类似法洛四联症，发绀明显而心力衰竭少见。

临床表现　患儿有发绀并可有心力衰竭。DOLV 患者合并肺动脉狭窄时，发绀更明显。

诊断与鉴别诊断　DOLV 的诊断主要依赖于超声和心导管造影检查。超声心动图检查可显示两大动脉与左室的关系、VSD 位置、大血管下的圆锥及其他并发畸形等。双平面电影血管造影术的左右心室射血时相表明两大动脉起自左心室，VSD 的位置和数量，是否有肺动脉狭窄及其狭窄位置，左右心室大小以及是否平衡。DOLV 是一罕见的先天性心脏畸形，应注意不要将其他先天性心脏病误诊为 DOLV。最易误诊为 DOLV 的先天性心脏病为房室不一致的右室双出口，该畸形形态学右心室位于左侧，与二尖瓣相连并发出两大动脉，心血管造影时若未注意心肌小梁粗糙的程度，误将位于左侧的形态学右心室诊断为形态学左心室，即可导致误诊房室不一致的右心室双出口为房室一致的 DOLV。

治疗　DOLV 在诊断明确后原则上均应手术治疗。目前解剖根治方法主要包括心室内板障修补手术、VSD 修补加自体肺动脉移植或拉斯泰利手术等。①心室内板障修补手术：墨菲（Murphy）等首次用心室内板障修补技术治疗 DOLV，经右室切口检查心内解剖，包括 VSD 位置、大血管的起源、圆锥结构、瓣膜和心腔的发育。用涤纶补片在肺动脉和二尖瓣交界缝合起始部，沿主动脉瓣的上缘、肺动脉瓣环下缘和 VSD 的边缘将二尖瓣和主动脉瓣隔到左室，而肺动脉瓣则发自右室。如缺损小，切除其前上缘，扩大缺损使其直径大于主动脉开口。

②VSD 修补加自体肺动脉移植：右室直切口，通过 VSD 关闭肺动脉瓣下的流出道，并修补 VSD，此时主动脉与左心室相连，将肺动脉及其完整的瓣环自左室基底分离，再将带瓣膜的肺动脉缝于右室切口上面，形成右心室与肺动脉连接，前壁心包补片扩大，这样右心室血进入肺动脉。对于有肺动脉瓣和总干狭窄者，可以横断肺动脉，近心端关闭，远心端通过外管道与右心室连接。③拉斯泰利手术：右心室切口，通过 VSD 关闭肺动脉下狭窄部位。补片关闭 VSD，同种带瓣心外管道的远端与肺动脉缝合，近端与右心室切口缝合。④单心室矫治：如果 DOLV 包括右室发育不良、三尖瓣闭锁、二尖瓣闭锁等并发畸形，两个心室修补手术无法完成，有肺动脉高压者，在新生儿期必须进行肺动脉环缩，以后根据年龄和发育考虑行改良格林手术或房坦类手术。无肺动脉高压者，根据年龄和肺动脉发育情况，考虑改良格林手术或房坦类手术。

预后 1967 年，榊原（Sakakibara，音译）首次报道根治手术成功。1973 年，帕西菲科（Pacifico）报道 4 例手术成功。1986 年柯克林（Kirklin）和巴勒特·博伊斯（Barratt-Boyes）报道 22 例手术，5 例死亡，死亡率为 23％。由于 DOLV 病例稀少，手术治疗报道较少，尚难以对疗效做准确评价。

（徐志伟）

Táo-Bīnjīxíng

陶-宾畸形（Taussing-Bing anomaly）

主动脉完全起于右心室，而肺动脉骑跨于室间隔，VSD 位于肺动脉瓣下的先天性心脏病。较少见。是右心室双出口（double outlet right ventricle, DORV）常见亚型之一。1949 年，海伦·陶西格（Helen Taussing）和理查德·宾（Richard Bing）对 DORV 合并肺动脉瓣下室间隔缺损的畸形进行了大量详实的病理学、血管造影及临床研究，后将此类病症称为陶-宾畸形。1957 年，柯克林（Kirklin）等首先应用心内隧道法修补伴有主动脉瓣下室间隔缺损（VSD）的 DORV 获得成功。1967 年，汤普森（Thompson）和海托华（Hightower）等先后应用心内修补、心内心外双管道、马斯塔德手术以及达穆斯-恺耶-斯丹塞尔（Damus-Kaye-Stansel）手术等治疗陶-宾畸形，前两者术后效果较好，后两者手术死亡率高，且远期效果差。1985 年雅各布（Jacob）等用大动脉调转术治疗陶-宾畸形，使手术疗效有了明显提高。

病因及发病机制 从胚胎学上看陶-宾畸形属于圆锥动脉干发育异常的系列畸形之一。主要是由于圆锥动脉干转位、圆锥-心室交叉点移位和动脉圆锥吸收异常所致。在胚胎第 4 周时心室向中心移位，心球部球室嵴吸收、圆锥动脉干向中线移位，如这一过程发展障碍甚至停止则使主动脉和肺动脉均发自右心室成为右心室双出口；如圆锥部发育异常，原始心室上部的动脉干圆锥被吸收可使两大动脉均发自左心室成为左心室双出口。

病理生理 典型的陶-宾畸形应该包括心房正位，心室右袢，主动脉瓣下和肺动脉瓣下圆锥均将主动脉瓣和肺动脉瓣与房室瓣分开，且两个半月瓣并列在同一水平。大血管位置为侧侧位。主动脉完全起于右心室，而肺动脉骑跨于室间隔，VSD 位于肺动脉瓣下，无肺动脉狭窄。陶-宾畸形伴有主动脉瓣下狭窄者，往往合并主动脉缩窄或主动脉弓离断。陶-宾畸形中，高度氧合的左心室血经室间隔缺损优先流入肺动脉，右心室回流的体循环静脉血则流入主动脉，此时的病理生理与完全性大动脉转位合并 VSD 一样，在婴儿早期就表现出发绀和充血性心力衰竭。

临床表现 陶-宾畸形患儿临床表现类似完全性大动脉转位伴室间隔缺损，在小婴儿期出现青紫、反复呼吸道感染和心力衰竭，如果伴有肺动脉狭窄，青紫加重而心力衰竭可减轻，患儿发育落后，胸骨左缘 3~4 间有 3 级以上收缩期杂音及震颤，肺动脉瓣区第二心音亢进或减弱，多数患儿可能在婴儿期死亡。

诊断与鉴别诊断 常见的心电图表现是电轴右偏和（或）双心室肥大。胸部 X 线平片示肺部血管纹理明显增多，肺动脉段突出，心影增大。超声心动图是该病诊断的必要手段。二维超声心动图对 DORV 的检查应该包括：主动脉与肺动脉的位置和关系；室间隔缺损的位置和大小；有无漏斗部和肺动脉狭窄；合并畸形等。此外，选择性右室和左室造影检查是正确诊断 DORV 的重要方法。应与法洛四联症、完全性大动脉转位伴室间隔缺损等相鉴别，超声检查可以鉴别。

治疗 陶-宾畸形均需手术治疗。由于此类患儿大多没有肺动脉狭窄，易在早年发生充血性心力衰竭或严重的肺血管病变，多数患儿在出生数月内死亡，因此一旦确诊，新生儿期应手术治疗。手术前应积极应用药物控制心力衰竭和肺动脉高压，并尽早施行手术。

对于这类复杂患者手术方式很多。①用补片建心内隧道连接VSD到肺动脉，并行心房调转术（马斯塔德手术或森宁手术）。②用补片建心内隧道连接VSD到肺动脉，主肺动脉连通［达穆斯－恺耶－斯丹塞尔（Damus-Kaye-Stansel）手术］，并用带瓣心外管道连接右心室和远端肺动脉。③直接建立VSD到主动脉的内隧道［川岛（Kawashima）手术］。④选择性使用补片内隧道连接VSD到肺动脉，并行大动脉调转术（arterial switch operation，ASO）。⑤补片内隧道连接VSD到主动脉，并行肺动脉转位（Lecompte手术，又称REV手术）。

血流动力学与完全性大动脉转位合并室间隔缺损相类似的陶-宾畸形患儿，在接受使用补片心内隧道连接VSD到肺动脉，再行心房调转术后5年生存率仅54%，由于心功能的错位影响远期效果，这类手术现在临床上已较少使用。史密斯（Smith）首次提出用内隧道连接VSD到肺动脉，主肺动脉连通［斯丹塞尔

（Stansel）吻合］并关闭主动脉瓣，在右心室和远端肺动脉之间放置心外管道（达穆斯－恺耶－斯丹塞尔手术）来治疗陶-宾畸形。这种方法的优点是重建了心室动脉连接的一致性，且不重新定位冠状动脉，适用于圆锥肌肉肥厚严重的主动脉瓣下狭窄病例；但明显的缺点是需要使用带瓣的心外管道，目前也较少使用。ASO（图）是近年来国际上用来治疗陶-宾畸形的主要方法。当大动脉为前后位或略偏左右，冠状血管开口仍位于两侧瓣窦，则首选ASO。如果大血管侧侧位，或冠状动脉畸形无法进行移植或肺动脉瓣无法代替主动脉瓣功能时，如果三尖瓣与肺动脉瓣之间的距离（tricuspid pulmonary distance，TPD）大于主动脉瓣口直径，则选择川岛手术。该手术避免了ASO后可能存在的吻合口狭窄，保留了原来主动脉瓣，但是内隧道远期可能出现梗阻。对合并严重肺动脉瓣下狭窄或肺动脉瓣狭窄的病例或者冠状动脉解剖异常、左冠状动脉前降支横过右室流出道前面的病例，

宜选择拉斯泰利手术；另外如果TPD小于主动脉瓣口直径，无法建立室间隔缺损到主动脉瓣口的心内隧道，也可以选择拉斯泰利手术。勒孔特手术［Lecompte（REV）operation］心室内修复术适用于不能做心室内隧道手术的心室动脉连接不一致患者，以及那些因肺动脉狭窄而无法做心内隧道关闭VSD到肺动脉及动脉调转术的患者，由于REV手术会引起肺动脉瓣反流，所以仅限于肺动脉狭窄而且肺动脉压力低的患者。

预后 陶-宾畸形的手术治疗死亡率较高，是先天性心脏病手术中的难点。未经手术治疗的患儿，多数患儿在出生数月内死亡。经ASO治疗的患儿死亡率为15%~25%，冠状动脉畸形和大血管侧侧位是手术死亡的危险因素。经川岛手术治疗的患者随访报道较少，但是所有报道的患者均生存良好。在一组50例心室动脉连接异常合并VSD的患者接受勒孔特手术后，住院死亡率为18%，这组病例并非局限于陶-宾畸形，术后随访20个月，其左心室射血

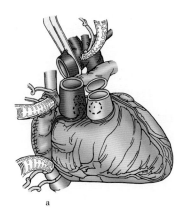 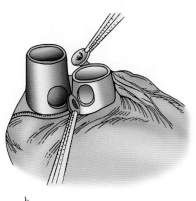 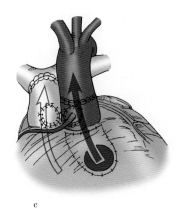

图 大动脉调转术治疗陶-宾畸形

a. 大血管位置前后位，主动脉和肺动脉瓣上横断，不做交叉换位；b. 带蒂的冠状动脉肺动脉（新主动脉）移植；c. 建立左心室经VSD到主动脉和右心室到肺动脉的连接

分数在正常范围，83%的患者右心室功能和大小正常。

dānxīnshì

单心室（single ventrile） 左右房室瓣或一个共同房室瓣开口于一个功能心室内的先天性畸形。1924年由霍姆斯（Holmes）首先报道，占先天性心脏病的1%~3%，男女比例（2~4）：1。其主要解剖特点是：左右房室瓣或一个共同房室瓣开口于一个功能心室内，将心房血引入功能心室，不包括一个房室瓣闭锁（二尖瓣或三尖瓣闭锁），也不包括巨大型室间隔缺损，这类畸形绝大部分室间隔消失，但两侧的心室发育良好。

病因及发病机制 单心室的形成是由于心脏胚胎形成过程中，双侧心室的流入道和小梁部发育异常，流入道和小梁部之间的间隔未能将房室管平均分隔成左右两个心室，使房室管未能与发育中的心室正确对线，从而使两个房室瓣都对向一个心室，如与左心室连接，则形成左心室型单心室，而右心室小梁部形成残留右心室小腔；相反如与右心室连接，则形成右心室型单心室。

命名和分类 单心室分类各家意见不一，有很多亚型。目前国际上公认和广泛应用的是Van Praagh和Anderson两种分类方法。1964年，范普拉格（Van Praagh）等根据主要心室的解剖特点将其分为四型：A型：形态学上的左室伴有包括右心室漏斗部的原始流出道部；B型：形态学上的右室而无左室窦部（左心室的残迹可呈一无功能的裂隙或袋隙）；C型：心室包括左、右室两者的主体部分，无室间隔或仅有其残迹；D型：心室不具有右心室抑或左

心室的特征（无右室和左室窦部）。这四型可进一步根据其与大动脉的连接关系以及大动脉空间排列位置，将其各分为I（正常）型、II（右祥）型或III（左祥）型。1979年，安德森（Anderson）等将单心室分为三个基本类型，即：I（左室）型、II（右室）型和III（不定）型。单心室根据肺循环血流的多少又可以分为肺动脉高压型单心室和肺血减少型单心室。

单心室传导束走行常有变异，如A型单心室可有两个房室结，其中一个在房间隔后部且发育不全，前房室结位于右心耳根部与房间隔连接处，右侧房室瓣附近，并紧邻肺动脉瓣，由此发出希氏束，当流出腔位于左侧时，传导束走行于球室孔的后面；当流出腔位于前面时，传导束走行于球室孔的前面或后面。B型、C型单心室，房室结在后位，传导束走行于球室孔的后面。没有流出腔的单心室，传导束位置不定。由于传导束走行变异较多，故术中可以利用电生理技术来标测防止损伤。单心室常合并有其他心脏畸形存在：常见的有肺动脉狭窄、房间隔缺损、房室瓣反流、主动脉缩窄等。

病理生理 单心室的病理生理学与其解剖类型有密切关系。单心室的病理生理基础是单一室腔承受左右心房注入的血液，所产生的血流动力学变化受到两个因素的影响：①单心室腔内血液的混合程度。②单室腔流出道的阻力。较为理想的血流动力学是体、肺循环血流几乎相等，仅为轻度肺动脉狭窄，肺血管阻力较低，另循环血流在单室腔内混合少，患者寿命较长。但大多数病例体、肺循环血流并不相等，肺

动脉高压型单心室肺循环血流增多，呈现肺充血和充血性心力衰竭的症状和体征，后期出现肺血管阻力增高和肺动脉高压；肺血减少型单心室则因明显肺动脉瓣狭窄出现发绀，并随着时间的伸延出现红细胞增多症；合并心室功能低下和房室瓣关闭不全者，可由于长期心室容量负荷过重或伴随着房室瓣关闭不全的加重出现心功能恶化，充血性心力衰竭的表现也逐步加重。

临床表现 单心室是一种混合型心脏病，其临床表现与病变类型和病例解剖特点有关。患儿生后常表现出明显的先天性心脏病表现，如喂养困难、发育不良、心动过速、发绀/呼吸困难等，在新生儿或婴儿早期即引起人们注意。对肺血较多的患者，早期常无所发现。肺动脉严重狭窄或重度肺动脉高压者发绀较为明显。有严重低氧血症时，患儿可能缺氧发作。伴有严重肺动脉狭窄者，有喜蹲踞现象。肺血流量减少者可见发绀及杵状指（趾）。肺血流异常增多者呈慢性充血性心力衰竭表现，生长发育差、消瘦。充血性心力衰竭时视诊和扣诊时示心脏搏动广泛而有力，第二心音常为单一音，能听及肺动脉喷射音。这是由于肺动脉干压力增高和扩大引起的。但在大动脉错位时，此喷射音减弱甚至听不到，这与肺动脉瓣在后位有关。有肺动脉狭窄时，肺动脉瓣区可扣及收缩期震颤，听诊时第一心音正常而无分裂，肺动脉瓣狭窄的杂音在胸骨左缘第2肋间最响亮；如有漏斗部反位，则在第2肋间以下且偏右。合并大动脉转位时，主动脉瓣在前位，第二心音成分较肺动脉瓣响亮。当主动脉瓣第二心音减轻，常表示有主动脉瓣狭窄。

诊断与鉴别诊断 ①胸部 X 线检查：X 线根据单心室的类型和有无肺动脉狭窄各不相同。无肺动脉狭窄者，心影明显扩大，肺门血管扩张，肺血管纹理明显增多。左房增大见于肺血增多或有房室瓣关闭不全者。有肺动脉狭窄者，肺血管纹理减少，心脏略大，肺动脉段表现与大血管位置有关，平直或凹陷，部分病例有心尖上翘。其他方面则视各亚型的病理解剖情况而异。②心电图检查：心电图无特征性改变，但多数患者有心室肥大表现。有些学者认为有以下特点时可作为单心室诊断的参考：a. 心前导联出现右心室占优势的图形而电轴左偏；或者出现左心室占优势的图形而电轴右偏。b. 心前导联全部出现相同的 QRS 波形。c. 在一个或几个胸前导联上出现异常高的 R 波或 S 波。心电图和 X 线检查一样，对诊断单心室无特殊意义。③超声心动图检查：二维超声发现有两个房室瓣或一共同瓣而无室间隔，即能做出单心室的诊断。同时还能进一步了解心内基本解剖、大动脉的关系、伴随心脏畸形、肺动脉瓣狭窄与否以及心室出口部情况等。新的多普勒技术尚可对肺动脉狭窄、心室输出部阻塞及房室瓣关闭不全等的程度做出定量性测定。超声心动检查技术对了解房室瓣的形态学、偏离与骑跨等情况明显优于心血管造影。超声心动图诊断单心室现已是一种常用的主要检查方法。④心导管检查和心血管造影：在超声心动图诊断技术问世之间，需依靠心导管检查和心血管造影以确诊单心室及合并畸形。检查目的包括：a. 单心室的类型。b. 出口处室腔的有无和位置。c. 主动脉及肺动脉的空间位置和房-室相互关系。d. 肺动脉或主动脉有无狭窄及其部位。e. 房室瓣的数目、位置、功能状态以及其偏离和骑跨情况。f. 肺动脉压力和阻力。g. 心室功能情况（射血分数和舒张末期压力）。h. 肺动脉粗细、分布、侧支或先前环缩术所致扭曲情况。i. 伴随畸形情况。

单心室的临床表现、胸部 X 线平片和心电图均不典型，易与法洛四联症、室间隔缺损、大动脉转位、右室双出口、永存动脉干、三尖瓣闭锁等混淆，鉴别主要靠超声心动图和心室造影。

治疗 早期只能行姑息性手术，对肺高压型单心室做肺动脉环缩术；对肺血减少型单心室如缺氧严重做体-肺分流手术。尽管 1956 年麦贡（McGoon）报道采用分隔法治疗单心室取得成功，但由于解剖要求高，术后效果不满意，因此未能普及。自 20 世纪 70 年代房坦手术取得成功以来，单心室的手术治疗有了较大的发展。目前根据单心室各亚型的具体病理解剖和病理生理情况，分别选用下列手术。

姑息手术 ①肺动脉环缩术：对于肺动脉高压型单心室在婴幼儿早期，肺血多，有充血性心力衰竭，药物难以控制，可以先做肺动脉环缩术，6～12 个月后在行腔-肺动脉吻合术或房坦手术。技术要点：手术可以经正中切口或胸部左前外侧切口，用宽约 2mm 的膨体聚四氟乙烯（高泰克斯，Gore-tex）血管条于肺动脉环上 1～2cm 处做环缩，测缩窄带远端压力，在 $SaO_2 \geq 85\%$ 的条件下，维持远端压力尽量低，而血压、心率不受明显影响。肺动脉缩窄术半年以后可根据患者肺动脉压力的变化，决定行双向格林手术

或全腔肺动脉吻合术。②体肺分流术：小于 6 个月的婴幼儿，肺动脉狭窄严重，发绀明显，可先做体-肺动脉分流术提高血氧含量，减轻症状，并促进肺动脉发育，以便今后做房坦手术。③双向腔-肺动脉吻合术（双向格林手术）：大于 6 个月的婴幼儿，肺动脉狭窄严重，发绀明显，可做双向腔-肺动脉吻合术改善低氧血症，减轻心脏负荷，保护肺血管床，为今后做房坦手术做准备。

房坦矫治手术 将体-肺静脉血液分隔开，使体静脉血液直接进入肺循环，而让肺静脉回流血液经遗留下的单心室泵入体循环。因此，肺循环阻力和房室瓣反流、心室功能直接影响手术效果。最初房坦手术制定了 10 条标准：①肺动脉平均压 ≤ 15 mmHg。②肺血管阻力<4 Wood 单位/m^2。③满意的肺动脉大小，肺动脉与主动脉直径比 ≥ 0.75。④年龄大于 4 岁。⑤窦性心律。⑥右心房容量正常。⑦心室功能正常。⑧腔静脉回流正常。⑨房室瓣功能正常。⑩曾经做过分流术未产生不利影响。符合这 10 条标准的患者，手术效果好。目前常常还有下列指标在选择房坦手术时可供参考：①肺动脉指数（PAI）：PAI =（LPA + RPA）mm^2/$BSAm^2$，即左右肺动脉截面积之和除以体表面积，用来表示肺动脉的发育程度，正常值是（300 ± 30）mm^2/m^2，Fontan 手术应 > 250mm^2/m^2。②肺动脉-降主动脉直径比值（McGoon ratio）：（LPA +RPA）mm/AO mm，即左右肺动脉直径之和除以膈肌水平降主动脉直径，房坦手术应>1.8。随着心血管手术的发展和对以前手术经验的总结，手术适应证有所扩展。目前认为，肺动脉发育不良

和肺血管阻力仍为手术禁忌证，严格按照肺动脉-降主动脉直径比值>1.8，PAI>250mm²/m²及肺血管阻力<4 Wood 单位/m²的条件选择手术适应证。其余超过指标的危险因素是相对的，并非绝对禁忌证。

术式：①房坦手术：最初的房坦手术是在格林手术的基础上，在下腔静脉口安放一个人工瓣膜；或者在下腔静脉口安放人工瓣膜并在右心房与肺动脉之间用带瓣主动脉连接。②改良房坦手术-克罗伊策手术（Kreutzer operation）：最初将肺动脉主干连同肺动脉瓣从右心室切下，将右房与肺动脉吻合；以后进一步改进为直接将右房与肺动脉吻合。③改良房坦手术-比约克手术（Bjork operation）：将右心房切开，做成瓣翻转，作为后壁，前壁用自体心包覆盖，建立右心房到右心室的通道。仅用于治疗三尖瓣闭锁。④改良房坦手术-全腔静脉肺动脉连接术（TCPC）：在心房建立一个侧壁隧道，使下腔静脉血流流向右肺动脉；或者用人造血管将下腔静脉和右肺动脉相连。为减少术后胸腔积液、腹水的产生，可以在心房板障上开一个<5mm的孔减压，术后可以通过心导管用带鞘的导管夹子夹闭或自身闭合。⑤改良房坦手术-半房坦手术：半房坦手术的血流动力学基础同双向格林手术，只是手术方法不同。该手术不将上腔静脉切断，在右房顶加一挡片、相关畸形通常不做矫正，如需二期转为全房坦手术，只需拆去右房顶挡片，再在心房内加一板障分隔开体、肺循环。⑥改良房坦手术-桥本手术（Hashimoto operation）：利用右心房壁向内卷曲并缝合在房间隔上，形成内隧道，将下腔

静脉血流引流至上腔静脉，再做TCPC。

心室分隔术　对于年龄大于5~6岁，心室腔足够大，既有较好的流出道，又无肺动脉狭窄者，可以考虑行心室分隔术。由于心室分隔术的解剖要求高，死亡率也较高，目前临床上很少应用。有些人提出心室分隔的二期方案以减少死亡率。技术要点：分隔术最常用于 AⅢ型单心室。根据探查情况可选用右心房切口，如显露不清，可采用心室前壁切口。术中仔细探查心室内的结构，包括心室大小、球室孔大小、流出腔大小，房室瓣的大小、部位、瓣下装置，有无反流，是否对分隔补片的位置有影响。仔细观察并确定补片大小、形状和预计缝合的位置，将心室分为相等的两部分。为避免流出道狭窄，补片形状应根据病理解剖的不同做相应改变。对伴有肺动脉狭窄又不适合房坦手术时，可考虑在心室分隔的同时行拉斯泰利手术。

预后　单心室的自然史和体动脉及肺动脉的血流量及心室容量负荷有关。单心室的自然病死率在出生后 5 年低于 50%。在婴幼儿期，约15%需在 1 个月手术，30%在出生后 6 个月手术，而40%在 1 岁手术。心室分隔手术的死亡率较高，可达 50%以上，传导阻滞、室间隔残余分流、房室瓣反流需再次手术是常见的并发症，不到30%的患者长期随访效果满意。体肺分流术死亡率2%，肺动脉环缩术和双向腔-肺动脉吻合术，手术死亡率<1%。房坦手术经过 30 多年的发展，手术死亡率明显下降，主要是取决于手术技术的进步和患者手术方式的合理选择。房坦手术的死亡率为 5%~8%，5 年生存率为

73%~93%，10 年生存率为 63%。单心室的手术治疗总死亡率降低至 6.4%以下。

（刘迎龙　李志强）

zuǒxīn fāyùbùliáng zōnghézhēng

左心发育不良综合征（hypoplastic left heart syndrome，HLHS）

主动脉闭锁或狭窄，升主动脉和主动脉弓发育不良，二尖瓣严重狭窄或闭锁及伴有小的发育不全的左心室等的一系列复合畸形。该畸形首先在 1952 年由列夫（Lev）发现，1958 年努南（Noonan）和纳达斯（Nadas）首先提出了左心发育不良综合征的概念。HLHS 在西方国家发病率明显高于东方国家。据国外统计，该病在 1 岁以内先天性心脏病诊断中占 7%~9%，如不及时手术，该病在新生儿先天性心脏病生后 1 周死亡中占 25%。

病因及发病机制　HLHS 被认为是心脏胚胎发育过程的异常，导致胎儿循环的正常血液不能或部分进入左心系统，使整个左心系统不能正常发育。所以在这类患者中常常同时存在二尖瓣和主动脉瓣的发育不全。这也促使一些研究者企图通过胎儿介入的方法来增加左心系统的血流以促进二尖瓣和主动脉瓣发育。

病理生理　HLHS 患者根据其主动脉和二尖瓣的状况可分为四个亚型。Ⅰ型：主动脉、二尖瓣狭窄；Ⅱ型：主动脉、二尖瓣闭锁；Ⅲ型：主动脉闭锁、二尖瓣狭窄；Ⅳ型：二尖瓣闭锁、主动脉狭窄。据统计最常见是Ⅱ型，其次是Ⅰ、Ⅲ型，Ⅳ型较少见。升主动脉直径常小于 2mm，伴有不同程度的主动脉弓发育不全，甚至闭锁。约有 80%的患者伴有降主动脉近端的狭窄。患者均存在粗大的动脉导管（PDA），肺总

动脉粗短，通常在瓣上仅 3～4mm 即分出右肺动脉，左肺动脉常可发育不良，这可能与胎内左侧肺血流减少有关。左房一般较小，大多存在一个较大的卵圆孔（图1），HLHS 患者在胎内因肺循环的出路梗阻，其肺血流往往减少，右室血流通过导管直接进入降主动脉或发育不良的主动脉弓，此时的升主动脉仅相当于单支冠状动脉的功能。出生后随着肺血管阻力的降低，右室至体循环的血流也降低，此时若动脉导管仍开放，患儿的存活主要依赖体、肺循环血管阻力的平衡。病理学家研究发现，HLHS 患者肺动脉平滑肌对吸入氧的浓度和动脉 pH 特别敏感，所以当应用呼吸机氧浓度过高或直接吸入氧气，都可造成严重的代谢性酸中毒。这是因为肺循环的平衡遭到破坏。该病也可伴有其他心内畸形，常见是室缺、肺动脉双叶瓣、完全性肺静脉异位引流等。虽然 HLHS 患者伴冠状动脉异常较多见，但对右室组织的影响不大，该病还可伴有染色体异常及其他中枢神经异常。

临床表现 HLHS 患儿大多为出生后 1～2 天因呼吸窘迫而被发现，患儿常伴有轻度发绀。国外随着宫腔内扇超的普及，许多患儿在出生前已被明确诊断，出生后及时转入有条件治疗的医疗中心。少数患儿由于存在一个粗大的 PDA，出生后体肺循环阻力达到一个自然平衡，体、肺循环血流也基本平衡，可以暂时不被发现。但这类患儿一旦吸入氧气，使得肺血管阻力降低，这种平衡即遭破坏，便会出现严重的代谢性酸中毒，继发全身脏器的衰竭。

诊断与鉴别诊断 胸部 X 线平片显示心脏略扩大肺血增多。心脏超声检查不仅可明确诊断，还可以了解二尖瓣、主动脉瓣环的大小、左室容量及伴有的其他心内畸形。HLHS 患者需避免做心导管检查，因心导管本身可损伤动脉导管，导致 PDA 收缩。此外，造影剂对新生儿肾功能的影响以及造影检查使病儿失血、热量丧失和儿茶酚胺增加等一系列不良反应。

治疗 HLHS 患者一旦明确诊断，在手术前须做到下列几条：①绝对避免吸入纯氧。②确保前列腺素 E 的输入。③及时纠正代谢性酸中毒。④视血压情况酌情使用正力性药物。⑤如需转送其他医院，尽量做气管插管，呼吸机的氧浓度为 21%。保持轻度的呼吸性酸中毒（PCO_2 45～55mmHg），以增加肺血管阻力。⑥维持适当体温、血糖水平和营养等。总之，术前的一切都是围绕保持一个体、肺循环的动态平衡。HLHS 患者手术时间大多在生后 2～3 天，少数患者因肺血流过多或限制性的卵圆孔开放等导致充血性心力衰竭或严重的低氧血症必须在生后 24 小时内急诊手术。

手术种类与适应证 HLHS 患者手术治疗方法有两种不同观点：一部分学者主张做升主动脉重建，生理性纠正术（既诺伍德分期手术）。另一部分学者则主张做心脏移植术。所以目前这两种方法在美国一些小儿心脏病医疗中心都采用。20 多年来，诺伍德手术被广泛应用，并在原有基础上不断改进。现大多将其分为三期。Ⅰ期：房间隔切开，肺总动脉切断，其近端与发育不良的升主动脉和主动脉弓形成新的主动脉，体肺循环建立新的分流；Ⅱ期：半房坦或做双向腔肺分流术；Ⅲ期：改良房坦手术。目前手术后并发症明显减少，存活率有了很大提高。近年来，美国哥伦布儿童医院报道了一种由心脏内、外科医师复合治疗的新方法。即在第一期由心内科医师在动脉导管和房间隔处分别放置支架，再由外科医师在左-右肺动脉处做环缩。这样就保证了体、肺循环的平衡（图2）。Ⅰ期术后 3～4 个月再做第Ⅱ期手术，用同种血管补片作

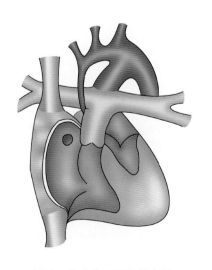

图1 左心发育不良综合征

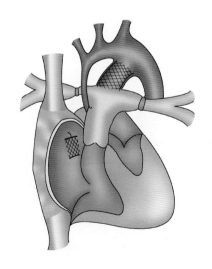

图2 复合治疗Ⅰ期：动脉导管、房间隔置支架肺动脉环缩

新的主动脉成形和半房坦手术，并在上、下腔与心脏连接处放置不透光的标记环，为下次介入手术作准备（图3）。第Ⅲ期手术大多在2岁左右由心内科医师用介入方法，即通过颈内静脉放置导管，用钢丝针在上腔和右房补片处打孔，并与股静脉进入的导管建立"轨道"，再放置有包裹可膨胀的高分子材料的特殊支架。当支架到达适当位置后释放，再用球囊扩张，一般内径可达到16~18mm，形成内管道的房坦手术（图4）。

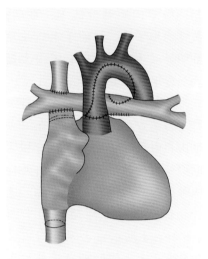

图3 复合治疗Ⅱ期：升主动脉成形半房坦

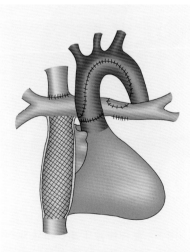

图4 复合治疗Ⅲ期：支架内管道房坦

术后监护与手术结果 如果说HLHS患者手术前保持动脉导管的开放，维持适当的肺循环和体循环血流比率（Qp/Qs）是至关重要的话，手术后继续保持这种平衡显得更为重要。手术后24~48小时须继续保持患者麻醉状态，一般用芬太尼和肌松药，用微泵持续滴注。术后早期可用小剂量正力性药物辅助心功能恢复，多巴胺$3~5\mu g/(kg \cdot min)$。肾上腺素等使外周血管收缩的正力性药物须避免使用，它会导致体循环阻力增高，造成肺循环血流过多，持续性代谢性酸中毒。所以当血流稳定，末梢灌注欠佳的情况下，可适当应用硝普钠以降低后负荷。应用呼吸机吸入氧的浓度一般保持在21%，视血气分析结果调节，但很少超过30%。手术前、后和麻醉中给病儿吸入二氧化碳是近年来治疗HLHS患者的新观点。费城儿童医院乔布斯（Jobes）等报道吸入CO_2可增加肺循环阻力，预防肺血过多、低心排血量和代谢性酸中毒具有一定的作用。他们目前对HLHS患者手术前、麻醉中（体外循环建立前）、手术后在吸入气中常规混合CO_2，浓度为1%~4%不等，视血气分析结果调节，手术后使患者的动脉血氧饱和度保持在75%~80%，$PaCO_2 \geqslant 40mmHg$，PaO_2 35mm 较为理想。手术后发生代谢性酸中毒，可应用5%碳酸钠予以纠正，如持续性酸中毒常提示体、肺循环平衡失调，应适当提高吸入气CO_2浓度，增加肺循环阻力，以保持体循环充足的血流。假如仍难以控制，则须再进手术室，开胸后用银夹等缩小体肺分流管道。HLHS患者后24~48小时血流动力学稳定后即可拔除气管插管，大多数患者拔

管后早期应用头罩氧帐，仍需吸入少量CO_2。

随着手术技术不断改进，特别是将房坦手术分为二期进行和佐野手术的应用，使手术后并发症减少，存活率不断提高。密歇根大学医学院埃乃托尼（Iannettoni）等报道一组从1990~1993年73例HLHS患者做诺伍德Ⅰ期手术，62例存活，手术存活率85%。而3年前（1986~1989）50例中存活21例，存活率仅为42%。美国波士顿儿童医院1984~1991期间共手术78例HLHS，早期死亡率为42%。费城儿童医院诺伍德（Norwood）等报道一组354例HLHS患者，Ⅰ期手术死亡率从30%（1985~1990）下降至19%（1991）。自1989年开始对Ⅱ期手术常规采用先半房坦手术，再做全房坦手术，使Ⅱ期手术死亡率也从22%下降至11%（半房坦手术6%，全房坦手术5%），分期房坦手术虽不能完全消除胸腔、心包积液等并发症，但可明显改善患者存活率（P>0.05）。

佐野手术（Sano operation）是由日本佐野（Sano，音译）在1998年首先提出的一种改良诺伍德手术方法，其与诺伍德手术不同之处是：用1根5mm内径的膨体聚四氟乙烯（高泰克斯，Gore-Tex）管道连接肺动脉和右心室，替代了原来的体、肺分流术，其优点是右室、肺动脉的连接，术后肺循环的血流控制较前明显改善。佐野报道一组19例HLHS患者，年龄6~57天（平均9天），体重1.6~3.9kg（平均3kg）做改良诺伍德手术。应用4mm（5例）或5mm（14例）膨体聚四氟乙烯管道做右室肺动脉连接，17例存活患者包括2例体重小于2kg，13例患者Ⅰ期术后

平均6个月做Ⅱ期改良格林手术，取得满意效果。

（刘锦纷）

yòuwèi zhǔdòngmàigōng
右位主动脉弓（right aortic arch）

主动脉自左心室发出后跨越右主支气管，向后接于降主动脉，沿脊柱的右侧下降，近横膈时偏向左侧的先天性血管畸形（图）。常伴有其他先天性心血管畸形，如法洛四联症、室间隔缺损、肺动脉瓣闭锁、右房室瓣闭锁、主动脉干永存和大动脉错位等。

病因及发病机制 左侧第4鳃动脉弓退化消失，右侧发育形成主动脉弓，降主动脉位于脊柱右侧。从主动脉弓发出分支的排列顺序呈正常的镜像，即第1支为左无名动脉，再发出左颈总动脉和左锁骨下动脉；第2支为右颈总动脉；第3支为右锁骨下动脉。有时主动脉弓共发出4个分支，而左无名动脉不存在，动脉导管或动脉韧带位于左无名动脉或左锁骨下动脉与左肺动脉之间。也有右位主动脉弓跨越右主支气管后即转向食管后方，沿脊柱左侧下降成为降主动脉，其位置较正常稍偏右，而食管则略偏左，气管和食管位于降主动脉的左前方而非右后方。

病理解剖 该病头、臂部动脉的分支发出次序可为正常时的镜像（即依次为左无名动脉、右颈总动脉、右锁骨下动脉）或呈其他排列。可与肺动脉、动脉韧带共同构成血管环。

病理生理 右位主动脉弓一般对气管、食管不产生压迫，但有少数病例动脉导管或动脉韧带，从左肺动脉绕过食管后方连接于右侧主动脉弓远段，或左锁骨下动脉起源于近段降主动脉，经食管后方进入左上肢，动脉导管或动脉韧带亦可位于气管左侧左肺动脉与左锁骨下动脉之间，或位于左肺动脉与起源于降主动脉的左锁骨下动脉之间。在这些情况下，如动脉导管或动脉韧带较短则可能参与形成血管环的一部分，产生气管、食管压迫症状。

临床表现 右位主动脉弓本身不引起明显血流动力学改变，但伴左位动脉导管或左位动脉韧带时可与动脉导管、动脉韧带、主动脉弓、肺动脉共同构成血管环，压迫食管和气管而引起吞咽困难、呼吸窘迫和肺部感染等症状，偶引起声音嘶哑。

诊断与鉴别诊断 胸部X线和食管钡剂X线检查可提示该病的存在，主动脉造影则可确诊。临床上要与主动脉缩窄、主动脉弓中断、双主动脉弓、动脉导管未闭鉴别。

治疗 出现症状的患者可施行手术治疗如切断动脉韧带等以松解压迫食管和气管的血管环。

（刘迎龙　张宏家）

shuāngzhǔdòngmàigōng
双主动脉弓（double aortic arch）

升主动脉发出两个主动脉弓，在气管之前成两个分支，一个向左一个向右，各自跨越相应的支气管，然后转向食管后，联合成降主动脉，形成一个动脉环将气管和食管包围在其中的血管畸形。是一种少见的先天性血管畸形。两个主动脉弓各自发出颈总动脉和锁骨下动脉，右侧的主动脉弓常较左侧的大。可伴有法洛四联症、肺动脉瓣狭窄、心房或心室间隔缺损和主动脉缩窄等畸形。1737年，霍梅尔（Hommel）描述了双主动脉弓。1939年，沃尔曼（Wolman）叙述了双主动脉弓压迫气管、食管的临床表现。1945年，格罗斯（Gross）手术治疗了第1例双主动脉弓。

病因及发病机制 胚胎发育第4对鳃动脉弓左侧形成主动脉弓，右侧形成无名动脉和右锁骨下动脉干。当双侧第4鳃动脉弓均存留并发育成长则形成主动脉弓。

病理解剖 升主动脉正常，在心包膜外气管之前分为左、右两支主动脉弓。左侧主动脉弓在

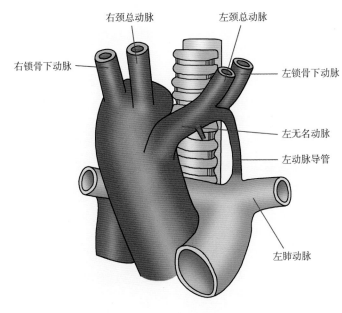

图　右位主动脉弓

（图中标注：右颈总动脉、左颈总动脉、右锁骨下动脉、左锁骨下动脉、左无名动脉、左动脉导管、左肺动脉）

气管前方从右向左行走，越过左主支气管，在脊柱左侧与右侧主动脉弓汇合成降主动脉。右侧主动脉弓跨越右侧主支气管在脊柱前方、食管后方，越过中线向左向下行，与左侧主动脉弓汇合成降主动脉。左、右主动脉弓各自分出两个分支，即左侧主动脉弓发出左颈总动脉和左锁骨下动脉，右侧主动脉弓发出右颈总动脉和右锁骨下动脉。动脉导管或动脉韧带位于左侧主动脉弓、左锁骨下动脉起点部位的下缘与左肺动脉之间。大多数病例两侧主动脉弓口径不相等，一般右侧较粗。少数病例降主动脉位于右侧，左动脉弓跨越左主支气管后，向后向右经食管后方，在脊柱右侧与右主动脉弓汇合成为降主动脉。不论降主动脉位于左侧或右侧，由于双侧主动脉弓形成的血管环围绕气管、食管，如两侧动脉弓之间空隙狭小，临床上均可产生压迫症状（图）。

临床表现 主动脉弓及其分支畸形本身对循环生理及血流动力学不产生影响，但如血管环或血管环连同纤维条索或异位主动

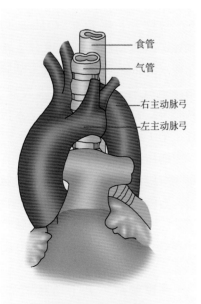

图 双主动脉弓畸形

脉弓分支对气管、食管产生压迫，则在临床上可呈现程度轻重不等的呼吸道受压及（或）吞咽困难的症状。气管、食管受压程度严重者，在出生后即可呈现吸气性喘鸣伴呼气性哮鸣及呼吸急促、呼吸音粗糙、持续性咳嗽、哭声嘶哑。有时出现呼吸困难、发绀、短暂呼吸停顿或知觉丧失。进食及仰卧时，呼吸困难症状加重，侧卧及头颈后仰时，症状可减轻。呼吸道压迫严重者可呈现明显的吸气时锁骨上窝和肋骨下缘内缩。常反复发作呼吸道感染，发作时呼吸道梗阻症状加重。食管受压迫的病例，往往拒食并呈现吞咽困难，进食时常发作呃逆，并伴有呕吐、呼吸困难加重等症状，营养发育不良。大多数病例上述气管、食管压迫症状在出生后6个月内即开始呈现。压迫程度严重者出生后数天内即可呈现症状。这些病例如未经治疗，在出生后1周岁之前往往致死。压迫程度较轻者，出生后6个月才呈现症状且未持续加重的病例，可能在成长期中逐渐缓解消失，但当并发呼吸道感染时，症状又加重。

诊断与鉴别诊断 ①胸部X线检查：双主动脉弓病例可显示双侧主动脉弓球形隆起，右侧更为明显。②食管造影检查：可显示在胸椎第3、4水平上段食管两侧压迹。③CT检查：可能显示气管腔受压迫的征象。右位主动脉弓则胸部X线平片仅在右侧见到主动脉弓球形隆起，而左侧缺如。④食管造影检查：在主动脉弓部位，见食管被推向左侧并显示压迹。异位锁骨下动脉病例，食管造影可显示食管后壁受血管压迫呈现斜行或螺旋形的压迹。⑤支气管镜检查：可以明确气管受压迫的部位，并可在受压处观察到

血管搏动。⑥主动脉造影检查：主动脉造影是确诊主动脉弓及其分支畸形最可靠的诊断方法。可显示主动脉弓及其分支的起源、走向、粗细和其他异常，从而明确诊断。

治疗 主动脉弓及其分支畸形产生呼吸道和食管受压迫症状明显的病例，均应施行手术治疗。根据病变具体情况，切断或游离造成气管、食管受压迫的血管或包括动脉韧带等纤维条索状组织，充分松解游离气管、食管以消除症状。最常用的手术切口是左后剖胸切口，经第4肋间进胸。注意避免喉返神经和胸导管受损伤。解剖游离动脉导管或动脉韧带，予以切断结扎或切断缝合。

（刘迎龙　张宏家）

fèidòngmài diàodài

肺动脉吊带（pulmonary sling）

左肺动脉起源于右肺动脉，并走行在气管和食管之间，形成不完整的血管环畸形。是先天性血管环畸形的一种。

病因及发病机制 胚胎发育期支气管树的尾端毛细血管与发育期的肺组织和来源于右第六弓衍生出的支配动脉相连接时所发生的罕见畸形。研究发现肺动脉吊带可以是整个左肺动脉起源于右肺动脉（图1），也可以是左上

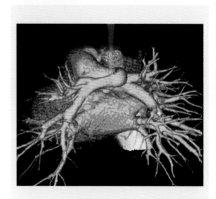

图1　肺动脉吊带（心脏增强CT）

肺动脉起源正常，左下肺动脉起源于右肺动脉。多数肺动脉吊带是隆嵴上型，即左肺动脉起源于右肺动脉后先向上越过右主支气管，再从气管食管间经过，在相当于气管分叉水平或略高于气管隆嵴，进入左侧肺门，常对气管和右主支气管起始部造成压迫。隆嵴下型较少见，指左肺动脉起源低，它绕过气管的隆嵴下经左主支气管后面到达左肺门，导致左主支气管的梗阻，气管发育不良。菲奥里（Fiore）等报道肺动脉吊带患者中有50%~60%合并完全性气管环，即气管软骨膜性缺失，不是U形，而是O形，这也是肺动脉吊带发生呼吸系统问题的重要原因之一，而吊带所引起的气管压迫症状似乎并不是主要原因。

临床表现　与气管受压、和气管狭窄程度密切相关。主要以呼吸道症状为主。重症出生后不久即有吸气喘鸣表现。严重者甚至发生呼吸暂停、发绀、晕厥。反复呼吸道感染也是较为常见的症状。气道梗阻不太严重的患儿，以上表现常间歇出现。

诊断　肺动脉吊带的诊断需要通过临床表现的基础上以影像学检查为主。包括胸部X线平片、食管钡剂造影、超声心动图、CT、MRI以及电子支气管镜检查。食管吞钡检查，可以看到食管前端受压，与其他血管环畸形所导致的食管后部受压不同，有助于区别于其他血管畸形。电子支气管镜检和CT检查通常作为主要的诊断及评价手段，用以明确气管狭窄的原因（压迫还是先天性气管发育所致），同时可以明确气管狭窄的程度、位置、长度。

治疗　所有有症状的肺动脉吊带都有手术指征，目前无症状的肺动脉吊带患儿一般也推荐手术治疗，早期的正确手术极为重要，延迟治疗可能会造成猝死等严重后果。术前常规控制呼吸道感染，并予吸氧，纠正低氧血症、高碳酸血症及酸中毒，适当营养支持，对呼吸困难严重单纯吸氧难以改善者，用NCPAP辅助呼吸，仍无好转时予气管插管，机械通气。

离断、移植左肺动脉　矫治肺动脉吊带最常用的手术是离断、移植左肺动脉。1954年，波茨（Potts）首次报道对婴儿肺动脉吊带实施手术治疗，它经左侧第4肋间切口进胸，切开纵隔胸膜，切断动脉导管或动脉韧带，离断左肺动脉，缝合近端，用侧壁钳钳夹部分主肺动脉，修剪左肺动脉断端成斜面，将其吻合至正常左肺动脉在主肺动脉的起始部（图2）。整个过程注意保护喉返神经和膈神经。以往认为，对于不伴有心内畸形和不需处理气管的患者而言，左侧开胸进行手术是一种较为满意的选择，但是由于经常出现左肺动脉闭锁或梗阻，因此近年来一些学者提倡胸骨正中切口和采用体外循环（如果没有合并心内畸形，单根静脉插管即可），可以使术者准确离断左肺动脉并有足够的时间进行吻合操作，从而保证左肺动脉通畅。

气管成形术　肺动脉吊带中有50%~60%合并完全性气管环，气管狭窄严重（<1.5~2.0mm）的患者需同时行气管成形术。主要采用三种气管成形方法。对于较短的气管狭窄可以采用气管狭窄切除后，行气管端端吻合术，通常采用胸骨正中切口，在气管狭窄的中点切断气管，将左肺动脉牵至气管前，切除狭窄的气管段至满意管腔，然后吻合断端。对于较长的气管狭窄，可以采用气管自体移植术，建立体外循环后，在气管前壁切开，评价可以切除的气管狭窄段，切除狭窄段，将气管后壁间断缝合，用切下的气管片修补气管前壁。近年来，滑行（slide）气管成形术被认为是最好的一种气管成形术，主要是将气管在狭窄的中点处切断，将气管上端的后壁及气管下端的前壁纵行切开，做气管断端的滑行吻合。无论是哪种气管成形术，都要注意保护充分游离气管的同时，要保证保留气管的血供，同时吻合气管需要外翻缝合，防止气管腔内形成软骨嵴，影响通气。目前也有的心脏中心对于滑行气管成形进行改良，直接采用侧侧

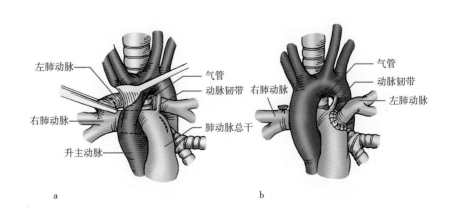

图2　单纯肺动脉吊带手术

切开气管断端，以拥有较方便的吻合。目前滑行气管成形长期的气道生长时满意的，目前可能是最好的气管成形术式。

预后 单纯肺动脉吊带患者或伴轻度气管狭窄者手术疗效好，近年来由于采用正中切口和体外循环技术，早年报道的术后部分病例发生左肺动脉吻合口狭窄的问题已经基本消失。早期诊断，手术中彻底解除异常血管环绕，充分松解周围粘连带组织，避免术中损伤气管，术后监护得当，多能取得满意疗效。部分病例呼吸道症状持续存在，可能与先前压迫所致的气管和支气管发育不良有关，但症状较轻，一般不需手术处理。2002年巴克尔（Backer）等和2002年格里洛（Grillo）等均对肺动脉吊带合并气管狭窄的患儿进行气管成形术，术后效果尚可。其中滑行气管成形术后，长期的气管生长是满意的。

（刘迎龙　李晓锋）

xīnfáng yìgòu

心房异构（atrial isomerism）

左右心房具有相同或相似外观的先天性心脏畸形。又称内脏心房不定位。心房异构通常不是简单的心脏畸形，而是复杂先天性心脏畸形的病变之一。更确切地说，它是内脏异位综合征在心血管器官的病变之一。正常人体内多数内脏器官包括心、肺、肝、脾等均有不对称特征。如心脏位于左侧胸腔，腔静脉和主动脉分居脊柱两侧，这种现象称为内脏器官的侧分化或左-右分型。该分化发生在胚胎第13～15发育阶段（胚龄28～31天），其过程受复杂的基因和信号通道调控，相关基因的突变导致内脏侧分化异常形成的畸形临床称之为内脏异位综合

征，它一般均合并复杂的心脏畸形并因此引发严重的临床症状。因此，心房异构本质上是心脏侧分化异常导致的心房形态异常。在正常心脏右心房和左心房具有完全不同的形态特征和解剖结构。右心房的心耳外观呈三角形，心耳的开口宽大，心房腔内有明显的梳状肌和界嵴。左心房的心耳呈狭长的手指形，且有不规则的切迹，心房腔内光滑，无梳状肌。在心房异构时，上述左右心房的形态差异消失，两心房出现相同或相似的形态外观，因而又称为心房不定位。具体而言，它有两种形态改变，即心房左异构和心房右异构。前者的解剖特征是两心耳都呈左心耳形态，心房内无梳状肌分布。后者的解剖特征是两心耳均是右心耳形态，心房内梳状肌由中间向两侧心房壁延伸。右心耳形态分化不典型时，心房内梳状肌的存在与否是鉴别心房左右异构的解剖学依据。

心房异构几乎不单独存在，且与内脏异位综合征有密切的关联。具体而言，心房右异构多见于无脾综合征，内脏器官的重要变化有：两肺均为三叶，两支气管均为右支气管形态，无脾，中位肝，下腔静脉和腹主动脉在脊柱同侧。心房右异构合并复杂心血管畸形包括：心外型完全肺静脉畸形引流及肺静脉梗阻，单心房和共同房室瓣，合并双圆锥的右室双出口或大动脉转位，肺动脉闭锁或严重狭窄，右室型单心室，右位心；心房左异构多见于多脾综合征，内脏器官的重要变化有：两肺均为两叶，两支气管均为左支气管形态，多脾、中位肝。心房左异构合并的心血管畸形包括下腔静脉肝段缺如，心内型肺静脉畸形引流，单心房和共

同房室瓣，主动脉瓣下圆锥的右室双出口。两种心房异构相比较，心房右异构合并的心血管畸形更严重。心房异构是少见的心脏畸形，国外大组病理检查率约为3%，其中心房右异构多于心房左异构（约2∶1），临床统计占先心病总数的1%～4%，男性多于女性。心房异构本身并不引起临床症状，但因多合并严重的心脏畸形，患者的自然预后不良，尤其是无脾综合征（心房右异构）自然预后很差，存活期达1年以上者仅有20%，患者大多死于复杂心脏病所致的缺氧和心力衰竭。除此以外，心房左异构可有窦房结发育不良和位置异常，这可能导致术后窦房结功能不全和心动过缓。

常见检查方法难以诊断心房异构。直接的检测方法是磁共振造影，它能清晰地显示心耳形态，因而能诊断和鉴别心房异构和分类，相关性最佳的间接检测技术是气管支气管的CT显像，它能显示双侧支气管的形态，进而推定心房异构和分类。心房异构本身不涉及治疗问题，治疗是针对合并的复杂心脏畸形。心房左异构和多脾综合征因合并心脏畸形相对较轻，约50%患者有机会做双心室矫治术，心房右异构和无脾综合征均合并复杂心脏畸形，多数只能做单心室功能矫治术或姑息性手术。因此，前者的自然预后和治疗效果一般优于后者。值得注意的是，心房异构或内脏异位综合征因合并多种心血管畸形，如肺静脉异位回流和梗阻、腔静脉异常（下腔静脉肝静脉分别回流、下腔静脉和心尖位置毗邻等）、共同房室瓣和关闭不全等，增加外科手术的难度和风险。

（刘迎龙　沈向东）

bìngliè xīn'ěr

并列心耳（juxtaposition of atrial appendages）

心耳位置紧邻的先天性心脏畸形。由迪克逊（Dixon）于1954年首先提出。正常情况下，两心耳分别位于大动脉根部的两侧，并列心耳则均位于大动脉的同一侧。根据与大动脉的相互位置，又分为左侧并列心耳和右侧并列心耳；根据异位心耳形态，又可分为并列形态右心耳和并列形态左心耳两类。并列心耳形态发生学的细节并不十分清楚，但认为非单一或简单原因，而是作为某种基本或重大发生学异常的病变之一。有学者推测胚胎早期原始心管的旋拧不足或过度导致其形成。这也可以解释并列心耳几乎不以单独畸形出现，常常合并其他心脏畸形这一现象。并列心耳是非常少见的心脏畸形，其确切的发病率仍不清楚，左侧并列心耳明显多于右侧并列心耳，两者之比为（6～14）：1，女性多于男性。

左侧并列心耳是指两心耳均在大动脉左侧，通常解剖学表现是形态右心耳左侧移位与左心耳并列。前者居内上方邻近大动脉，后者居外下方远离大动脉。由于形态右心耳异位，留在原位的右心房均有发育不全或容积狭小，与之相连的右心室和三尖瓣也有发育不全。部分病例右心耳分化成两部分，一部分构成并列左心耳，一部分仍在正常的右房位置，称为部分并列左心耳。右侧并列心耳是两心耳均在大动脉右侧。通常的解剖学表现是形态左心耳右侧移位并与右心耳并列，前者居中靠近大血管，后者居外侧远离大血管。并列心耳绝大多数均合并复杂心脏畸形，包括：大动脉转位（92%）、双动脉下圆锥（77%）、右室发育不全（71%）、肺动脉瓣狭窄或闭锁（52%）、三尖瓣闭锁或发育不良（40%）、主动脉狭窄（38%）、右位心（22%）、右室双出口（17%）、解剖矫正型大动脉转位（10%）。有鉴于此，并列心耳被称之为复杂先天性心脏病的预兆者。斯特拉（Stella）、范普拉格（Van Praagh）等根据并列心耳的本身形态分析这种畸形，发现并列心耳与内脏心房位置密切相关。右心房正位时，形态右心耳的左异位导致左侧并列心耳，而形态左心耳的右异位导致右侧并列心耳。在心房反位时，情况亦与之相似，两者构成镜像的对应关系。并列形态右心耳病例大多合并右心室发育不良和三尖瓣异常以及双动脉圆锥的心室大动脉连接异常，而并列形态左心耳病例大多合并左心室和二尖瓣发育不良以及左室流出道狭窄等畸形。

心脏超声和心血管造影等，能为并列心耳提供诊断依据。并列心耳不影响心脏的血流动力学，因而本身并不涉及手术治疗，需要治疗的是其合并畸形，它也确定了患者的预后和治疗效果。但是并列心耳的房间隔形态和位置不同于其他心脏，涉及房间隔手术的操作，如球囊房间隔切开以及森宁手术等，可能有特别的技术要求。此外，左侧并列心耳的窦房结位置不同于正常心脏，多沿终沟的延长线往心房壁前下方移位，心房切口时可能易遭损伤。

（刘迎龙　沈向东）

xīnzàng wèizhì yìcháng

心脏位置异常（cardiac malposition）

除左位心以外的所有心脏位置。心脏在胸腔内，但心尖及内部结构包括某段心腔位置异常、心轴方向异常或心脏各段同时异位。通常可分为单发左位心、单发右位心及中位心。正常心脏位于胸内正中偏左，心尖朝向左下，故为左位心。若以正常左位心为基础，则正常心脏（SDS）和镜像右位心（ILI）互为镜像关系。若正常心脏或心段协调的心脏心房位置固定，心轴线逐渐向右旋转，当心尖旋至正中时，即为中位心；旋至右胸时，即为单发右位心或右旋心。同样，若镜像右位心的心轴线向左旋转，则可以成为单发左位心或左旋心。心脏位置异常患者多合并严重的心内畸形，常合并内脏异位以及无脾或多脾综合征。心脏位置异常通过基本的超声心动图能明确诊断，心血管造影检查和CT检查对明确诊断有进一步的指导意义。由于心脏位置异常患者常合并复杂心脏畸形，术前详细检查和术中仔细探查是选择合适手术方式并取得良好疗效的前提。

（刘迎龙　范祥明）

fángshìbàn héngkuà

房室瓣横跨（overriding atrioventricular valves）

房室瓣瓣环超越室间隔，附着于另一侧心室的先天性心脏畸形。房室瓣横跨可以单独存在，但多同时合并房室瓣骑跨，后者是指房室瓣的瓣下结构，即腱索和乳头肌超越室间隔，附着于另一侧心室。房室瓣横跨一般见于房室连接异常的复杂心脏畸形，或者说见于各种功能性单心室畸形。病理形态上房室瓣横跨见于两种情况：①双入口左心室。它是最常见的左室型单心室，具有两组房室瓣。通常二尖瓣完全开口于左心室，三尖瓣则可横跨室间隔，大部分开口于左心室，小部分开口于残余右心室腔。因此，双入口左心室既可是两组房室瓣完全连接左心室，也可是一组房室瓣（二尖瓣）的全部和另一组房室瓣（三尖瓣）的大部分连接左心室。②一组房室瓣闭锁，另一组房室瓣横跨室间隔，与两心室腔相通，构成单心房-双心室连接。它是功能性单心室的一种很少见的病理类型，横跨的房室瓣形态上与正常的二尖瓣和三尖瓣均不相似，因此依据其空间位置称之为左房室瓣和右房室瓣。这类病变多数是右侧房室瓣闭锁而左侧房室瓣横跨，少数是左侧房室瓣闭锁而右侧房室瓣横跨。房室瓣横跨的程度又有非对称和对称之别，前者导致心室发育一大一小；后者则导致两心室的均衡发育。房室瓣横跨是决定房室连接分类和心室发育的重要解剖学因素。前者区分亦以50%作为界定标准。事实上房室连接正常的心脏，几乎没有房室瓣横跨，这与房室瓣骑跨明显不同，后者仍可见于房室连接协调者。房室瓣横跨常同时合并两种病变：①房间隔和室间隔存在缺损以及两者距离或交角较大，因而不能正常汇合。②房室连接不协调（形态右房连接形态左室），上述病变导致房室结位置和房室传导束行程变化。在肌部室间隔与横跨的房室瓣后瓣环交汇处有后房室结并发出房室传导束，也可能同时有前后房室结并分别发出传导束构成吊索样连接两房室结。房室瓣横跨均见于房室连接异常的功能性单心室畸形。这类畸形一般仅适合作单心室功能矫治术。尽管如此，横跨房室瓣的形态和结构与正常的二尖瓣和三尖瓣差别较大，大多合并瓣叶发育不良和腱索短小，以及乳头肌异常等多种病变。这些病变可能使房室瓣难以长期保持正常的启闭功能，因而对房坦类手术的长期效果构成潜在损害。

（刘迎龙　沈向东）

fángshìbàn qíkuà

房室瓣骑跨（straddling atrio ventricular valves）

房室瓣的瓣下装置——腱索和乳头肌发自室间隔两侧的不同心室或者说是房室瓣的部分腱索和乳头肌跨过室间隔缺损，附着于另一侧心室的先天性心脏病。房室瓣骑跨可单独存在，也可合并有房室瓣横跨。

房室瓣骑跨多同时合并房室瓣横跨。这种情况通常见于单心室（双入口左心室）或单一房室连接等复杂畸形，主要原因是房室瓣环的横跨可导致一侧心室的流入道部不发育而形成残余心腔，或者一侧心室发育不全。此外，房室瓣骑跨在十字交叉心、上下心室等复杂畸形中亦不少见。在房室连接正常的心脏，房室瓣骑跨一般单独存在而不合并房室瓣横跨。一般是三尖瓣或二尖瓣骑跨，前者比后者常见，少数病例可出现两组瓣膜瓣下结构同时骑跨。三尖瓣骑跨一般都位于后部室间隔，而二尖瓣骑跨一般都位于前部室间隔，前者大多伴有房间隔和室间隔对合不良。根据腱索和乳头肌附着位置的不同，将房室瓣骑跨分为三型。A型：腱索和乳头肌附着处邻近室间隔缺损的边缘，距离在1cm以内；B型：腱索和乳头肌附着于处远离室间隔缺损的边缘，距离超过1cm以上；C型：腱索和乳头肌附着于另一侧心室的游离心室壁。

房室瓣骑跨多见于完全性大动脉转位和右室双出口病例，其室间隔缺损一般是非限制性缺损，部位大多累及膜周流入道或流出道。这类病例房室瓣病变除骑跨外，腱索和乳头肌还可附着于其他异常部位，如附着于主动脉瓣下或肺动脉瓣下的心室流出道，因此可能增加手术修复的难度和风险。

房室瓣骑跨经心脏超声可明确诊断，但获得清晰的影像学证据需要有相当的经验和技术水准。因此术中直视探查才发现病变临床并不少见。既往房室瓣骑跨曾是手术治疗的挑战，需采用瓣膜置换或单心室手术解决这一难题。随着手术技术的进步，房室瓣骑跨的修复已取得很好的临床结果。简言之，对常见的A型房室瓣骑跨，可用补片将腱索和乳头肌覆盖；对B型病变，补片时可将乳头肌保留在右室侧。在大动脉转位病例做动脉调转时，可采用经主动脉或肺动脉切口补片修复室间隔缺损，注意将骑跨的腱索牵至原来的心室。总之，针对具体病例的不同病变，采用适当的修复技术，可保持房室瓣功能正常，避免瓣膜置换并获得双心室解剖矫治的满意效果。

（刘迎龙　沈向东）

guānzhuàng dòngmài qǐyuán yìcháng

冠状动脉起源异常（anoma-lous origin of coronary artery）

冠状动脉的起源和分布存在解剖变异的先天性心脏病。较罕见。发生率为先天性心血管畸形的1.03%~1.34%。大多数冠状动脉起源异常缺乏明确的临床症状和体征，可在冠状动脉造影时检出；少数具有潜在的危险，可发生心绞痛、心肌梗死、晕厥、恶性心律失常、心力衰竭或猝死。

解剖学与分类　国际上按照冠脉的起源与分布，将冠状动脉起源异常分为五类：①左冠状动脉主干缺如。②冠状动脉起源于冠状窦内的异常位置。③冠状动脉起源于冠状窦外的异常位置。④冠状动脉起源于异常冠状窦。⑤单支冠状动脉。

病理生理与临床表现 冠状动脉起源异常变化多样，临床表现各异。左、右冠状动脉一支缺如，成年后冠状动脉粥样硬化易发生心肌梗死；冠状动脉起源于冠状窦外（乳内动脉），走行于主、肺动脉之间，可因受压发生猝死；冠状动脉起源于肺动脉，则可导致左向右分流，心肌缺血或梗死、充血性心力衰竭；左冠状动脉起源于右侧冠状窦，走行于主动脉与右室圆锥部间，受压迫亦可发生猝死。

诊断与鉴别诊断 心电图和胸部 X 线平片通常无特征性表现，超声心动图和选择性心血管造影可以诊断此病。冠脉起源异常使造影操作的技术难度增加，可能会对造影结果做出错误判断，如将起源异常的血管误认为完全闭塞。有报道血管内超声对该病具有诊断作用。该病临床罕见，很容易被误诊为心肌病或心内膜弹力纤维增生症而延误治疗。临床上一旦发现不明原因心脏增大，心力衰竭表现者，或青少年劳力性晕厥或心绞痛即应警惕有无冠状动脉起源异常。

治疗 一部分冠状动脉起源异常，如冠状动脉起源于对侧冠状窦（anomalous origination of a coronary artery from the opposite sinus，ACAOS），可尝试使用 β 受体阻断剂治疗；大多数病例需要手术治疗。手术治疗的目的是重建双冠状动脉系统，保护心肌，改善心功能，目前较多采用冠状动脉再植术。

预后 因为此病罕见，自然预后及术后随访文献报道较少。

（罗 毅 季 巍）

guānzhuàng dòngmài qǐyuán yú fèidòngmài

冠状动脉起源于肺动脉

（anomalous origin of coronary artery from pulmonary artery） 一支冠状动脉或其主要分支（左前降支或左回旋支）或两支冠状动脉均起源于主肺动脉近端或极少数起源于右肺动脉近端的先天性心脏畸形。临床上以左冠状动脉起源于肺动脉多见，占 90% 以上。右冠状动脉起源于肺动脉少见。两支冠状动脉均起源于肺动脉者，由于心肌缺血缺氧，出生后多立即死亡。

左冠状动脉起源于肺动脉（anomalous origin of the left coronary artery from pulmonary artery，ALCAPA） 是一种罕见且致命的心脏畸形，占全部先天性心脏病的 0.25% ~ 0.5%。其发病率为 1/30 万 ~ 300 万。该畸形大多单独存在，有 5% 的病例可合并室间隔缺损、房间隔缺损或主动脉弓缩窄。1908 年，阿博特（Abbott）首先在一名 60 岁女性尸检中发现此病。1933 年，布兰

德（Bland）、怀特（White）和加兰（Garland）详细描述了一名 3 个月男婴的临床表现和尸检结果，并首次证明该畸形可在患者生存时做出诊断，故该病又称布兰德-怀特-加兰综合征（Bland-White-Garland syndrome）。

病因及发病机制 冠状动脉的正常发育需要起源于主动脉窦的血管芽和在心外膜上形成的冠状动脉丛之间有连接。冠状动脉丛和从静脉结构演化而来的心肌内血管丛相交通。从肺动脉上生长出来的血管芽也是正常发育的一部分，但通常都退化消失。冠状动脉丛未与主动脉血管芽连接，而与肺动脉血管芽异常连接，则形成冠状动脉异常起源于肺动脉（图1）。

解剖学与病理生理 左冠状动脉异常起源的开口几乎可位于肺动脉的任何部位，或位于肺动脉近端分支上。最常见的部位是位于肺动脉根部的左后侧瓣窦，其次是右后侧瓣窦、肺动脉的后壁和右肺动脉起始部的后壁。胎儿在子宫内发育过程中，肺动脉

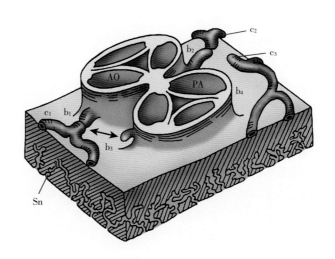

图 1　冠状动脉的胚胎发育过程
AO：主动脉；PA：肺动脉，动脉干分隔为主动脉；b_1、b_2、b_3、b_4：冠状动脉芽，b_1、b_2、b_3、b_4 分别从主动脉窦和肺动脉窦发出；c_1：原始右冠状动脉；c_2：左回旋冠状动脉；c_3：左前降冠状动脉，c_1、c_2、c_3 分别形成血管丛；Sn：窦状间隙

压力和主动脉压力相等，由于动脉导管开放，尽管灌注血流氧饱和度稍低，但异常起源的左冠状动脉的灌注流量是足够的。婴儿型左冠状动脉起源异常患儿出生后随着肺血管阻力的降低，左冠状动脉灌注血流量逐渐减少。正常的心肌细胞肥大和增生，正常冠状血管的发育过程均受到影响，左心室逐渐扩张，心室壁变薄。左心室扩张、乳头肌功能障碍或梗死，导致二尖瓣的功能性反流。在儿童期可能见到因心肌梗死造成的室壁瘤。10%~15%的患儿因左右冠脉间存在丰富的侧支循环以及左冠状动脉优势程度较低等原因，能从早期危象中存活下来，称为成人型左冠状动脉起源异常。其冠状动脉侧支继续生长，由于冠状动脉内压力作用引起血流逆向通过左冠状动脉进入肺动脉，导致左向右分流和冠状动脉"窃血"，影响心肌灌注。这些患者可能数年没有症状，但其中80%~90%在平均年龄35岁时发生猝死。死因多为心肌缺血导致的恶性室性心律失常。

临床表现　典型表现即所谓婴儿心绞痛综合征，多在生后2~4个月出现喂奶或活动后阵发性烦躁不安，伴有面色苍白、盗汗，如心绞痛样临床表现；甚至可有短暂昏厥，每次发作历时5~10分钟。此种心绞痛发作出现后，逐渐频繁，但不久即被呼吸急促等心力衰竭症状所替代。常并发上呼吸道感染、支气管炎或肺炎。出现症状的患儿几乎没有自然改善症状的可能，大多数因进行性心力衰竭在短期内死亡。成人型患者一般无症状或仅有轻度气急或胸闷，偶有胸痛或心绞痛史；典型的心肌梗死或心力衰竭症状少见。

诊断与鉴别诊断　典型的心电图表现为前侧壁心肌缺血及心肌梗死。胸部X线平片在婴儿型表现心影明显增大，以左室增大为主，并有肺充血或肺水肿表现；成人型无特异表现。超声心动图是标准的诊断方法，并可用于鉴别诊断。二维超声心动图可发现右冠状动脉特别粗大，二尖瓣反流，左心室舒张末容积明显增大；结合彩色多普勒可探及左冠状动脉至主肺动脉的逆向血流以及异常的冠状动脉开口。现已少用心导管术和心血管造影诊断。此畸形应与左心室扩张性心肌病和心内膜弹力纤维增生症相鉴别。

治疗　该病自然病程凶险，不能药物治疗或介入治疗，一经诊断即为手术适应证。手术目的是尽可能保护更多的心肌。早年姑息手术的目的是提升肺动脉压力，从而提升冠状动脉灌注压，曾尝试肺动脉环扎，并建立一个主肺动脉窗；或者为减少心肌窃血，结扎异常的左冠状动脉；但单冠系统不符合生理循环，结扎后的冠状动脉亦有再通的倾向。1968年出现的迈耶尔手术（Meyer operation），是将左锁骨下动脉切断、翻转吻合至左冠状动脉，重建双冠脉系统的生理学矫治方法；但婴儿血管的阻塞是术后主要问题。1979年，武内（Takeuchi，音译）提出建立主肺动脉窗，并用肺动脉内板障将主动脉血流引导到异常的冠脉开口，但由于远期并发症较多，目前已逐渐被冠状动脉再植术取代。冠状动脉再植术路径是胸骨正中切口，升主动脉高位插管，右心房单根静脉插管，体外循环开始后立即阻断左、右肺动脉以避免窃血造成冠脉系统灌注不足、左心膨胀和肺

水肿。降温，阻断升主动脉灌注停搏液；术中应绝对避免心脏膨胀。如果冠脉开口位于肺动脉后壁的靠近主动脉一侧，可以做冠状动脉开口纽扣状切除，直接吻合于升主动脉；也可以做一主动脉壁翻转片，与冠状动脉开口纽扣状吻合再植。两种方法均需注意避免冠状动脉扭曲，并要修补肺动脉缺口。若异常冠脉开口位于主肺动脉左侧缘，远离主动脉，可做主动脉壁和肺动脉壁的两块翻转片，以便在没有张力的情况下与主动脉吻合。需降温至18℃时，减流量至每分钟50ml/kg，横断肺动脉，用主动脉和肺动脉翻转片做成冠状动脉的延伸段，使重建的左冠状动脉主干与主动脉连接并走行于肺动脉后方（图2）。横断肺动脉通常有利于手术显露；切断动脉韧带，可直接吻合横断的肺动脉或用补片重建。合并二尖瓣关闭不全和左心室室壁瘤是否需要同期手术处理，取决于瓣膜反流程度和室壁瘤范围及其对心功能的影响。

预后　罹患该病的婴儿，出生后第1年死亡率高达90%；左冠状动脉再植术死亡率报道不一，最高为18%。术前左心室功能严重减退是手术死亡的重要危险因素。该病二尖瓣反流的原因是左室扩张、二尖瓣环扩大以及乳头肌功能不全。随着双冠系统的建立，上述不利因素得以改善，二尖瓣反流也会相应改善。

右冠状动脉起源于肺动脉（anomalous origin of the right coronary artery from the pulmonary artery，ARCAPA）　是一种更为罕见的心脏畸形，发病率仅为0.002%。布鲁克斯（Brooks）于1885年最早报道。其后截至2009年7月，全球共报

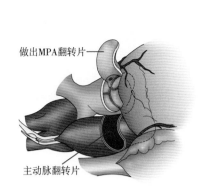

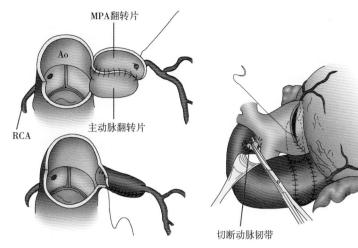

图 2　冠状动脉再植术

MAP：主肺动脉；RCA：右冠状动脉；Ao：主动脉

道 99 例。此病 25%～30% 合并其他心脏结构异常，最多见的是主肺动脉窗和法洛四联症。

病理生理　由于右心室张力低，虽然右冠状动脉起源于肺动脉，但早期来自肺动脉氧合不良的血液仍可满足右室心肌需求。随着长期的单冠系统供血和冠状动脉窃血，后期将出现心肌缺血和心脏功能衰竭。

临床表现　患者通常没有典型的临床表现，约 40% 的患者无症状。部分患者出现气短和心脏收缩功能不全，最多见的临床体征是胸骨左缘的连续性杂音。

诊断与鉴别诊断　心电图和胸部 X 线平片常无异常，超声心动图和选择性心血管造影可诊断此病。应与其他冠状动脉起源异常相鉴别。

治疗　一般主张即使无症状，也应在确诊后即行右冠状动脉再植术，重建双冠系统，以消除冠状动脉窃血，改善心肌缺血和心力衰竭，降低潜在的心源性猝死风险。手术可将右冠状动脉开口纽扣状切除，充分游离后，直接再植于升主动脉。

预后　再植术后的冠状动脉血管通畅率不高是术后的主要问题。

（罗　毅　莫莹）

dānzhī guānzhuàng dòngmài jīxíng

单支冠状动脉畸形（single coronary artery malformation）

单支冠状动脉起源于主动脉的解剖畸形。1761 年，莫尔加尼（Morgagni）第一次描述单支冠状动脉畸形，表明双支冠状动脉才是正常的解剖形态。在奥格登（Ogden）关于冠状动脉先天性异常的分类法中，单支冠状动脉畸形非常少见，据报道发生率占冠状动脉畸形的 0.04%，常合并于复杂先天性心脏病。

解剖与分类　单支冠状动脉起源于主动脉，可以发自不同的冠状窦。罗伯茨（Roberts）将单支冠状动脉分为起源于左、右、后冠状窦三大类。起源于右冠状窦占 49%，起源于左冠状窦占 45%。单支冠状动脉从冠状窦发出后可以不分支或分为 2～3 支。按冠状动脉或分支走行不同，有不同的造影表现和临床症状。如果主干或主要分支走行于主动脉

后方或肺动脉前方时，可以无临床症状；而当主干或主要分支走行于主动脉和肺动脉之间时，由于主动脉和肺动脉的机械性压迫可引起心肌缺血甚至猝死，在临床上有重要意义。1950 年，史密斯（Smith）首先提出了单支冠状动脉畸形的分类标准。1 型：单支冠状动脉供应整个心脏，其余冠状动脉真正缺如；单支冠状动脉及其分支左右平均分布，均匀供应整个心脏；2 型：单支冠状动脉发出后分成两支，分布形式与"正常的"左冠状动脉和右冠状动脉分布、走行一致，是最多见的形式；3 型：其他。2 型的附加分类见于沙拉博（Sharbaugh）和怀特（White）于 1974 年提出的单支冠状动脉畸形分类法。2a型：单支冠状动脉及其分支行走在大血管前；2b 型：单支冠状动脉的主要分支行走在主动脉与肺动脉之间；2c 型：单支冠状动脉及其分支行走在大血管后（图）。单支冠状动脉畸形常合并其他先天性心脏病，约占 41%，例如完全性大动脉转位、法洛四联症、永存动脉干、冠状动静脉瘘、主

动脉瓣二瓣畸形等。单支冠状动脉畸形分类中2a型最易合并完全性大动脉转位和法洛四联症。

病理生理 科恩（Cohn）和本森（Benson）等解释单支冠状动脉畸形产生心肌缺血、心肌梗死和猝死的机制认为：单支异常冠状动脉及其主要分支行经主动脉与肺动脉之间的狭小空间，剧烈运动时，两大动脉压力升高和扩张，压迫冠状动脉的主要分支，引起冠状动脉血流缓慢和减少。

临床表现 患者生存率与普通人群对照组相同；部分患者，特别是大的儿童和青年有心绞痛、晕厥和昏迷的症状。2b型由于单支冠状动脉血管走行于两大血管之间，容易受到压迫，约23%患者有发生猝死的可能。

诊断 心电图检查无特异性；有运动诱发性心肌缺血或猝死的患者均必须考虑该诊断。心脏超声和磁共振成像，可显示冠状动脉的异常走行。最可靠的诊断方法为选择性冠状动脉造影，可显示单支冠状动脉起源的位置（冠状动脉起源于哪个冠状窦）以及冠状动脉分支的异常走行径路，是否走行于两大动脉之间等。

治疗 运动当时或以后有胸痛和心悸，经检查证实单支冠状动脉畸形并造成心肌缺血；或有晕厥和昏迷史者，多因过去曾出现过暂时性室性心动过速；一旦明确诊断，即成为手术适应证，应该手术治疗。无症状患者的手术指征尚未明确。异常冠状动脉主动脉再植术、冠状动脉旁路移植术（CABG）等手术技术可用于纠正主、肺动脉之间异常走行的单支冠状动脉畸形。单支冠状动脉畸形伴左冠状动脉主干或右冠状动脉走行于两大动脉之间，单纯再植术或冠状动脉开口成形术不能有效解决梗阻问题时，应考虑冠状动脉旁路移植术。

预后 患者生存率与普通人群对照组相同；预后取决于合并的先天性心脏病。如果不伴有先天性心脏病，生活一般不受影响，据报道15%患者40岁前有心脏病症状。

（罗 毅 冯 昱）

guānzhuàng dòngmàilòu

冠状动脉瘘（coronary artery fistula） 冠状动脉主干或分支与心腔、肺动脉、冠状静脉窦、上腔静脉或肺静脉近心端存在的异常交通。发病率不详，据估计为活产婴儿的1/5万；婴幼儿检出率0.1%~0.2%，冠状动脉造影检出率0.08%~0.3%。冠状动脉瘘可以是先天性或是获得性；绝大多数是先天性，仅占先天性心脏病的0.005%~0.4%。1865年，克劳斯（Krause）首次描述此病。1947年，比约克（Bjork）及克拉福德（Crafoord）首先对1例冠状动脉-主肺动脉瘘实施了手术治疗；1967年，塔纳贝（Tanabe）手术矫正1例右冠状动脉-左室瘘。

病因 冠状动脉与心腔间的先天性异常交通，是由胚胎期心肌血管窦状间隙的发育异常引起。胚胎期最原始的心脏血流是由心肌中的小梁间隙所供应，这些窦状间隙与心腔相通。心脏发育过程中，冠状动脉从主动脉根部、冠状静脉由冠状窦生长发出，都分布于心腔表面并与窦状间隙相交通，所以窦状间隙是冠状动脉与冠状静脉之间的交通。随着心肌的发育生长，窦状间隙被逐渐压缩成细小管道，发展成为正常的冠状循环系统。如发育障碍，

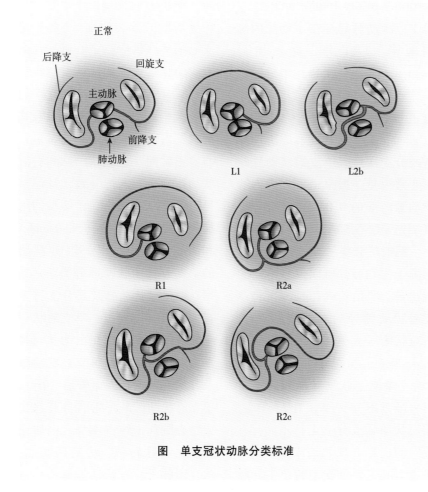

图 单支冠状动脉分类标准

则形成冠状动脉瘘。

病理解剖 冠状动脉瘘通常开口于单一心腔或血管结构，开口于多部位的非常罕见。受累的冠状动脉常表现为迂曲、扩张、壁薄，局部形成梭状或囊状动脉瘤（图1）；冠状动脉形态变化程度与瘘口大小及分流量多少大致成正比。心脏可有不同程度的扩大、肥厚。冠状动脉瘘可起源于任何一支冠状动脉。起自右冠状动脉的占53%，左冠状动脉占42%，左、右冠状动脉占5%。绝大多数的冠状动脉瘘（92%）引流至右心系统（图2），其中引流入右心室占41%，右心房26%，肺动脉17%，冠状静脉窦7%，上腔静脉1%。只有大约8%引流入左心系统，其中左心房5%，左心室3%。

分型 ①根据冠状动脉与心腔间的交通，沃恩（Wearn）等将冠状动脉瘘分为三型。Ⅰ型：动脉导管型。即冠状动脉直接进入心腔，较为常见；Ⅱ型：动脉窦状间隙型。冠状动脉经窦状隙网进入心腔；Ⅲ型：动脉毛细血管型。冠状动脉经毛细血管，然后经 Thebesian 系统进入心腔。

②根据血管造影形态，榊原（Sakakibara，音译）等将冠状动脉瘘分为两型。A型：近端型或侧-侧型。受累的冠状动脉近端瘤样扩张并发出瘘支分支开口，瘘支开口远端的冠状动脉管腔内径正常；B型：远端型或终末动脉型。受累冠状动脉从其起源出至瘘口处全程扩张，瘘支近端的冠状动脉分支中断于心表和心肌壁内。

病理生理 主要表现在两方面：①冠状动脉血流直接分流入心腔，增加心脏负荷。②瘘口远侧的冠状动脉血流量减少，局部受累心肌供血不足。分流量主要取决于瘘口大小和瘘口终止部位；瘘口大、注入的心腔压力低，则

分流量大。冠状动脉瘘与右心系统的心腔交通，使右心负荷增加，肺血增多，继而增加左心负荷。但由于 Qp/Qs 通常小于 1.5，故很少引起肺动脉高压。冠状动脉瘘与左心系统交通，只增加左心负荷，引起左室肥厚，一般不累及肺循环。部分冠脉血流从面对高阻力的心肌血管床转向低阻力的瘘道，直接回流入连接的心腔，这种冠状动脉窃血现象减少心肌灌注，会产生局部心肌供血不足。

临床表现 冠状动脉瘘无特殊症状。一般随年龄增长而出现劳力性呼吸困难、心悸、乏力、心前区疼痛；部分患者出现充血性心力衰竭、心律失常等。常可在胸骨旁左或右第2或第3肋间

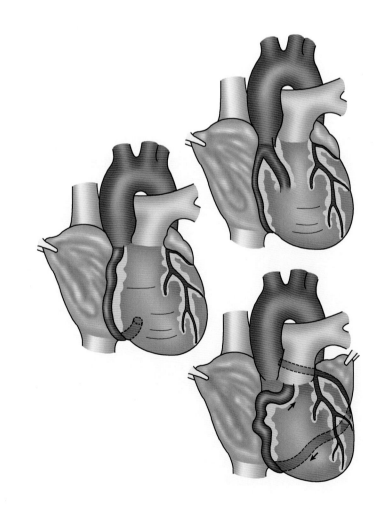

图2 冠状动脉瘘引流至右心系统

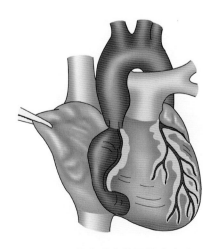

图1 冠状动脉瘘的冠状动脉形态变化

闻及连续的机械杂音。绝大多数患者 20 岁以前没有症状；20 岁以后出现不同程度的乏力、气短、心绞痛、心肌梗死、充血性心力衰竭，以及心内膜炎、冠状动脉瘤形成等。

诊断 2/3 的患者有心电图改变。老年人更易出现左、右心室高负荷、心肌缺血、心肌梗死等表现。胸部 X 线平片心脏大小可正常，部分患者出现心脏扩大、肺血增多。超声心动图为首选的无创性检查方法，可以确定扩张的冠状动脉及瘘口瘘入心腔的部位。心导管检查可测得瘘入部位的血氧含量增高，提示分流所在，Qp/Qs 比值提示分流量大小。升主动脉造影可显示受累冠状动脉形态及瘘口、注入心腔的位置；是明确诊断，为手术提供依据的必要手段。

治疗 包括以下几方面。

药物治疗和介入治疗 充血性心力衰竭继发于心脏容量负荷，可并发心肌缺血。药物治疗充血性心力衰竭是临时性的，对于冠状动脉瘘没有治疗。1983 年，里迪（Reidy）等首次报道了冠状动脉瘘经导管栓塞（transcatheter closure of coronary fistulae，TCC）。介入治疗适应证是易于安全到达、能够清晰显影的单发冠脉瘘。介入方法主要为弹簧圈封堵、双伞封堵、覆膜支架封堵。

手术治疗 所有冠状动脉瘘的患者一旦确诊均有手术指证。多数情况下，随着年龄增长，瘘口逐渐增大，分流量不断增加，患者会出现充血性心力衰竭、心绞痛、心肌梗死、亚急性细菌性心内膜炎、动脉瘤形成甚至破裂。因此，即使患者年龄小、瘘口小、无症状也应手术治疗。合并心内膜炎应有效抗炎治疗 6 周以上，控制心内膜炎后再手术。合并心力衰竭应积极纠正心力衰竭，心功能恢复后再行手术。瘘口位于冠状静脉窦或上腔静脉，应慎用硝酸盐制剂，避免静脉系统扩张，加大左向右分流量，使血流动力学恶化。常用手术方法包括以下几种。①冠状动脉瘘支动脉结扎术：适用于冠状动脉分支瘘或冠状动脉主干终末支瘘，不用体外循环。仔细游离瘘支冠状动脉，结扎前需做阻闭实验（瘘口阻断 5~10 分钟，观察心电图和心肌颜色），确定无心肌缺血后，结扎瘘支（图 3）。该术式仍可能发生延迟性心肌缺血甚至心肌梗死，已较少使用。②冠状动脉下切线褥式缝合术：适用于冠状动脉主干或主分支侧面瘘，尤其适用于心室前壁瘘。可以不用体外循环，在瘘口附近的冠状动脉下做数个切线褥式缝合，保持瘘口远端的冠状动脉血流。采用经心肌贯穿瘘口的带垫片褥式缝合（图 4），可牢固关闭瘘口并防止结扎时割裂心肌。③经心腔瘘口闭合术：适用于冠状动脉瘘位于心脏后面或瘘口不易接近者。可切开冠状动脉瘘引流的心腔或血管寻找瘘口（图 5），用数个带垫片褥式缝合关闭瘘口。对于瘘口较大者，可用补片修补。④冠状动脉切开修补术：当冠状动脉瘘支动脉显著扩张或合并巨大冠状动脉瘤时，从心脏外表不能确定瘘口位置，可在体外循环下将扩张的冠状动脉纵行切开，直视下瘘口缝合或

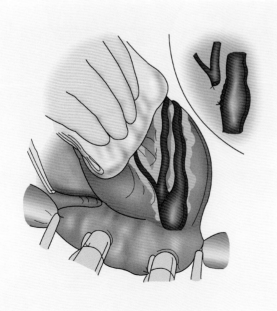

图 3　冠状动脉瘘支动脉结扎术

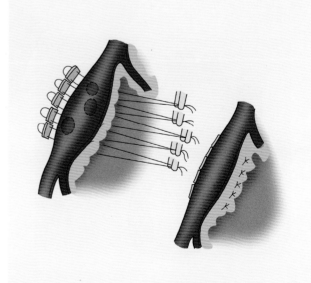

图 4　冠状动脉下切线褥式缝合术

补片修补（图6）。此方法应注意术后早期抗凝，防止血栓形成。

下列情况需用体外循环：①瘘口位于心脏后方难以暴露。②冠状动脉显著扩张合并冠状动脉瘤。③多发瘘口。④经心腔或肺动脉修补瘘口。⑤合并其他心内畸形需同时矫治。常规手术经胸骨正中切口暴露心脏，观察冠状动脉的起源，分布。根据冠状动脉迂曲扩张的外形及震颤部位确定瘘口的位置。

预后 单纯冠状动脉瘘手术疗效好。绝大多数患者症状消失，心功能恢复，心胸比例正常。术后并发症主要有心肌缺血及心肌梗死，发生率为3%；残余漏或复发，发生率约为4%。若瘘口较小，分流量少，无明显症状可长期随访观察，累及心功能者需二次手术。

（罗 毅 秦广宁）

guānzhuàng dòngmàiliú

冠状动脉瘤（coronary artery ectasia，CAE） 由各种原因引起的冠状动脉局限性或弥漫性扩张，直径超过了相邻正常冠状动脉的1.5～2.0倍的病变。1761年，莫尔加尼（Morgagni）首次引入动脉瘤病变来描述冠状动脉；1958年，蒙克（Munker）等通过冠状动脉造影方法确诊并报道1例冠状动脉瘤。5%的造影患者可发现冠状动脉瘤；而在尸检中，该病检出率在0.22%～1.4%。

病因及发病机制 多数冠状动脉瘤继发于其他疾病，包括川崎病（Kawasaki disease；皮肤黏膜淋巴结综合征）、创伤、动脉粥样硬化和医源性损害（心导管造影、放置支架）等。先天性冠状动脉瘤较少见。常合并于埃勒斯-当洛综合征（Ehlers-Danlos syndrome）、马方综合征、发绀型先天性心脏病、主动脉瓣上狭窄等。对于临床具体的某一个冠状动脉瘤病例，常常很难判断其病因属于先天性还是获得性。卡托（Kato）等在1975年首次描述川崎病累及冠状动脉。川崎病发病率峰值在2岁左右，85%的患儿于5岁前发病。在未治疗的川崎病中，冠状动脉瘤的发生率为1.28%～25%，是儿童获得性冠状动脉疾病中最常见的原因。虽然该病的发病机制还不明确，但是学者们普遍认同血管壁中层病变在动脉瘤形成中起重要作用。

解剖分布与分类 冠状动脉瘤常位于右冠状动脉近段与中部（40%～87%）、左前降支（25%～50%）、回旋支（34%～50%）和左冠状动脉主干（7%）。1976年，马尔基什（Markis）首先根据血管造影对冠状动脉瘤进行分类。1型：2～3支冠状动脉血管弥漫性扩张；2型：一支冠状动脉血管弥漫性扩张和间隔分支血管的局限性扩张；3型：只有一支血管的弥漫性扩张；4型：只有一支血管的局限性扩张。小的冠状动脉瘤直径4≤mm，有或无不规则内腔；中等大小的动脉瘤直径4～8mm；而>8mm者属于巨大冠状动脉瘤。

病理生理 冠状动脉瘤病程中，微栓子向动脉瘤远端或已扩张血管的血栓处反复播散，导致

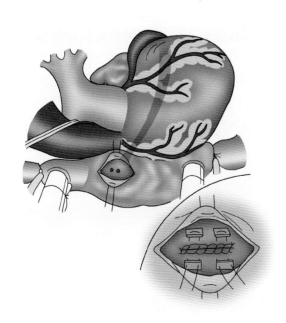

图5 经心腔瘘口闭合术

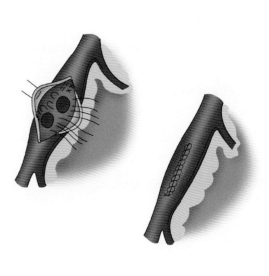

图6 冠状动脉切开修补术

血流缓慢与湍流形成，甚至血管闭塞；相应部位心肌缺血，从而增加劳力性心绞痛与心肌梗死的发病率。单纯患有冠状动脉瘤的患者（占冠状动脉瘤患者总数的15%）的病程发展较为良好，但其中仍有39%表现出上述心肌梗死症状。

临床表现 冠状动脉瘤通常与成人冠心病表现无明显区别，可见心绞痛、充血性心力衰竭、心肌梗死等表现。复杂冠状动脉瘤可见血栓形成、闭塞和血管破裂等并发症。巴克利（Barcley）等强调，冠状动脉瘤可与腹主动脉瘤并存；腹主动脉瘤患者，特别是自述胸痛者，应紧急查找有无心脏异常。

诊断与鉴别诊断 超声心动图仅对近段冠脉成像敏感。冠状动脉造影仍为诊断冠状动脉瘤的金标准；不仅可以诊断该病，而且可以提供动脉瘤的大小、形状、位置、数量及冠状动脉状态等。此外，MRI、多层螺旋CT增强扫描、电子束CT、冠脉内超声也可用于该病的诊断。川崎病、埃勒斯－当洛综合征（Ehlers-Danlos syndrome）、马方综合征等相关疾病的存在可为该病诊断提供参考。冠状动脉瘤需要与假性冠状动脉瘤、心包囊肿、扩张的冠状动脉窦、扩张的冠状动脉瘘以及棘球蚴性囊肿等鉴别。当瘤体巨大时，还需与心脏肿瘤相鉴别。

治疗 包括药物治疗、介入治疗和手术治疗。

药物治疗 只能用于治疗冠状动脉瘤引起的充血性心力衰竭及血栓预防；但缺血性心脏病患者应用硝酸盐类药物时可产生窃血现象，需注意防护。在川崎病急性期静脉应用高剂量丙种球蛋白治疗可使冠状动脉瘤发生率降

低3~4倍，已成为标准治疗。

介入治疗 聚四氟乙烯覆膜支架的置入不仅可以关闭动脉瘤入口，还可以降低瘤腔内血栓形成因子形成小栓塞的可能性。也有一些中心应用弹簧圈置入，对动脉瘤进行介入封堵治疗。经介入治疗的患者，均有必要应用抗血小板药物至少半年。

手术治疗 当冠状动脉瘤有破裂危险时，应手术治疗。手术方式视患者情况而定，包括结扎术、血栓切除术、动脉内膜切除术、动脉瘤缝合术及冠状动脉旁路移植术（CABG）等。对于川崎病患者，CABG的手术指征包括：有动脉瘤和缺血性心脏病症状，合并冠状动脉狭窄>75%；无症状但有巨大冠状动脉瘤（>8mm）；心血管造影提示渐进性冠状动脉狭窄；运动核素灌注试验或多巴酚丁胺强化超声发现可逆的心肌缺血和冠状动脉左主干明显病变。在桥血管选择方面，大隐静脉耐久时间及通畅率较差；乳内动脉有更好的远期效果和生长潜能。北村（Kitamura，音译）等建议将双侧乳内动脉移植至冠状动脉左前降支和右冠状动脉。与普通的CABG所不同的是，由于冠状动脉瘤壁组织薄弱，手术操作中缝线不能缝到扩张的血管壁上，应避开冠状动脉瘤，与正常血管组织吻合。对于心功能处于终末期的患者，可考虑心脏移植。手术指征：心肌梗死造成的左心功能低下、室性心律失常、心脏停搏、多支冠状动脉病变和不宜手术的冠状动脉疾病。

预后 在小于7岁的川崎病儿童中，术后90个月时，旁路移植手术的通畅率为70%；大于8岁的患者中，旁路移植手术通畅率为84%。北村（Kitamura，音

译）采用乳内动脉为左前降支搭桥的患者中，术后8年时有98.7%的患者存活。

（罗毅 赵鹤）

gūlìxìng guānzhuàng dòngmài zhǔgàn xiázhǎi

孤立性冠状动脉主干狭窄

（isolated main coronary artery stenosis）狭窄位于冠状动脉左主干任一部分的先天性冠状动脉畸形。其临床征象与左冠状动脉异常起源于肺动脉相类似，冠状动脉分布走行与单支冠状动脉畸形易混淆。孤立性冠状动脉主干狭窄是奥格登（Ogden）对先天性冠状动脉畸形分类中很少见的一种，文献报道极少。

病因及发病机制 该病发病率极低，病因和发病机制的研究尚不充分。可能的病因有先天性特发性纤维肌性发育不良、感染性疾病、放射病、获得性的动脉炎等。胚胎学发病机制提出冠状动脉原基的先天性移位，左冠状动脉邻近片段开通的失败，主动脉介质的纤维改变累及到左冠状动脉，在胚胎早期冠状动脉梗阻或栓塞等原因。

病理解剖与病理生理 孤立性冠状动脉主干的狭窄部位可位于冠状动脉左主干的各部分。左前降支和回旋支的解剖位置和走行通常正常；可有右冠状动脉发出的侧支循环血管经维厄桑斯（Vieussens）环与左冠状动脉的分支相交通。此病常伴发主动脉瓣上狭窄，尤其是合并威廉－博伊伦综合征（Williams-Beuren syndrome）时。病理生理取决于冠状动脉主干的狭窄程度及侧支循环的情况，并可依此在临床上分为两型：①冠状动脉主干狭窄严重，侧支血管少，通常很快发生严重的心肌缺血、左室失功能、乳头

肌缺血导致的二尖瓣反流等情况。②冠脉主干狭窄程度轻、侧支循环好，患者通常无明显症状生存至成年，多数成年患者最终因恶性室性心动过速发生猝死。

临床表现 冠状动脉主干狭窄轻者，或狭窄严重但侧支循环丰富的患者，症状可能不明显；但在成年后可能出现心绞痛和慢性充血性心力衰竭的症状。病情严重者与左冠状动脉异常起源于肺动脉症状相似，婴儿时期即可出现显著症状。出生后 2～3 个月即可呈现喂奶或哭闹时诱发气短、烦躁不安、口唇苍白或发绀、大汗淋漓、乏力、心率增快、咳嗽、喘鸣等心力衰竭的症状。小儿常见晕厥、体力差、生长缓慢等症状；年长儿可能表现心肌缺血、缺氧，如呼吸困难、心绞痛和快速性心律失常。未治疗的患儿有较高死亡率。

诊断 病变轻者心电图可无异常改变；狭窄严重者心前导联可显示心肌缺血或心肌梗死，也可伴有左心室肥大征象。胸部 X 线平片可表现为心脏扩大，以左心室为主，肺静脉淤血。超声心动图及彩色多普勒检查可显示狭窄的冠状动脉主干的血流动力学情况，亦可探测到侧支循环血管的血流；常可显示左心室扩大、收缩功能减低，二尖瓣反流等。经食管超声心动图可提供冠状动脉主干及前降支近端解剖和血流动力学的信息，更可靠地显示冠状动脉腔内的梗阻。冠状动脉造影可以明确冠状动脉狭窄的部位、程度；定量分析冠状动脉主干狭窄率及其变化。冠状动脉造影可提供诊断依据，也可作为术前制定手术方案、术后评估手术效果的方法。强化铊试验可用于评价心肌缺血程度。

治疗 包括以下几种。

经皮冠状动脉腔内成形术（PTCA） 理论上可行，但临床上开展极少。原因：①儿童冠状动脉较成人细小，操作难度大、风险高。②可用的手术材料有限。③支架可能对儿童冠状动脉的生长产生不良影响。④术后远期效果未知。

冠状动脉旁路移植术（CABG） 孤立性冠状动脉主干狭窄可采用冠状动脉旁路移植术进行治疗。手术方法与成人无差异，通常会涉及左冠状动脉的 1 或 2 个分支，多选用乳内动脉，手术的远期疗效是肯定的。然而 CABG 虽然有效，术后旁路血管可能产生血流竞争，影响心肌的生理灌注，引起冠状动脉主干的梗阻或闭塞，从而导致更广泛区域的心肌灌注不足。再次行 CABG 患者的死亡率和罹患低心排综合征等并发症的概率较高。

冠状动脉主干成形术 手术在体外循环下进行，术中分离肺动脉可以充分显露。在左冠状动脉主干的起始部至前降支与回旋支的两支分叉处之间做一切口，仔细探查左、右冠状动脉窦。利用自体心包补片或大隐静脉补片扩大成形，修复狭窄的血管（图）。此术式有效且安全，不仅可以有效地扩张冠状动脉主干，还可同时纠正冠状动脉起始部的狭窄。术后远期疗效及相关心包和大隐静脉补片动脉瘤样扩张和钙化发生率仍需进一步的研究。

预后 孤立性冠状动脉主干狭窄不经治疗预后极差，缺血、心肌梗死、猝死是潜在风险；手术治疗可避免猝死的后果。但是对这种非常少见的畸形，尚缺少手术后长期效果的资料。

（罗 毅 屈昕芃）

xīnnèimó tánlìxiānwéi
zēngshēngzhèng

心内膜弹力纤维增生症（endocardial fibroelastosis，EFE）

大量胶原纤维和弹力纤维增生浸润，使心内膜弥漫性增厚，由正常的薄而透明变为瓷白不透明的心脏病。最早由温伯格（Wein-

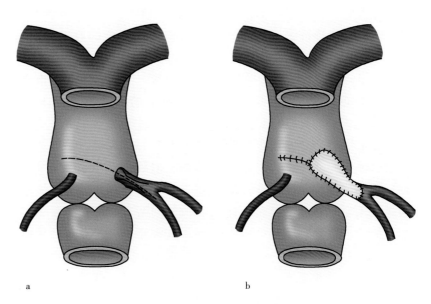

图 冠状动脉主干成形术

a. 主动脉及左冠状动脉主干起始部切口；b. 补片跨过冠状动脉狭窄部成形左冠状动脉主干

berg）和希梅尔法布（Himmelfarb）于 1943 年提出。临床上常表现为心力衰竭，多见于婴儿，但在儿童和成人也偶见报道。该病可单独存在，也可继发或并存于多种先天性心脏病，如动脉导管未闭、左心发育不良综合征、主动脉瓣狭窄或闭锁、主动脉缩窄、左冠状动脉起源于肺动脉（ALCAPA）等。1964 年，美国 EFE 的发病率为 1∶5000，随后显著降低，其原因不明，目前认为与腮腺炎的患病率降低有关。1978 年国外统计 EFE 占所有先天性心脏病的 1%～2%。该病在发达国家已很罕见，但在中国并不少见。国内 9 省市心肌炎协作组统计该病约占全部住院患儿的 0.3%。该病多为散发，家族病例可见于 10% 的患者。80% 的病例发病年龄在生后 3～6 个月，确诊年龄常在生后 2～12 个月。性别方面无差异。

病理 EFE 的特征为心内膜弥漫性增厚和心功能降低。目前认为心内膜增厚是心肌受损或二尖瓣关闭不全导致长期室壁张力增高的结果，而且随年龄增长进行性加重。心内膜可弥漫增厚至 1～2mm，呈乳白色、反光、不透明。心脏呈球形扩大，主要累及左心室和左心房。纤维化可累及乳头肌和腱索，乳头肌起源位置较高，腱索短粗，二尖瓣瓣缘卷曲，对合不良。50% 的病例有二尖瓣或主动脉受累，引起瓣膜狭窄或关闭不全。心内膜表面可有微血栓附着。室壁厚度和冠状动脉内径大致正常。

病因 该病可能与病毒感染有关。1962 年弗吕林（Fruhling）等发现柯萨奇病毒流行后 EFE 的发病率明显增高，尸检可见单纯心肌炎、心肌炎合并 EFE、心肌炎治愈后残留 EFE 的不同阶段，并且可在组织中培养出柯萨奇病毒。诺伦（Noren）等将腮腺炎病毒注射到鸡胚胎中，鸡最初表现为心肌炎，1 年后出现典型的 EFE，并且可见两者之间的不同阶段。托宾（Towbin）等将腮腺炎预防接种年代之前的 EFE 尸检标本用现代遗传学的方法处理，80% 的病例组织中可发现腮腺炎病毒的基因组。因此认为腮腺炎病毒经胎盘传播过去可能是 EFE 的主要致病原因，而且随着腮腺炎预防接种的开展，EFE 的发病率显著下降。EFE 也存在非感染性致病因素。该病可为常染色体或 X 染色体隐性遗传。G4.5 基因突变与 EFE 和巴斯综合征（Barth syndrome）相关，而且可引起妊娠 18 周胚胎心脏的形态改变。

临床表现 常表现为左心功能不全，主要症状包括呼吸急促、多汗、喂养困难、发育迟缓等。20% 的患儿有反复或近期呼吸道感染的病史。该病也可引起心源性休克或猝死。该病的体征常有心脏扩大、第一和第二心音正常或减低、第三心音甚至奔马律、二尖瓣关闭不全的收缩期杂音、肝脾增大等。

诊断 参考国内 9 省市心肌炎协作组的诊断标准：①早期（常在 1 岁以内，尤其是 6 个月以内）出现心力衰竭，洋地黄治疗有效，但病程较长，常有反复。②杂音一般较轻或无，Ⅱ级以上的收缩期杂音提示二尖瓣关闭不全。③胸部 X 线平片示肺淤血和心影增大，以左心为主。④心电图示左室肥厚，ST-T 改变，少数病例有心律失常。⑤超声心动图发现心内膜改变和心功能降低可提供最重要的诊断依据。⑥排除其他的心血管疾患。

常用的检查方法包括以下几种。①实验室检查：除血常规、肝肾功能、电解质、心肌酶等常规检查外，可行病毒抗体和自身免疫性抗体检查，如抗-Ro 和抗-La 抗体。②心电图检查：75% 以上的患儿可见左室肥厚。生后数周内心电轴右偏和单纯右室肥厚更常见。年长患儿可有肺高压，心电图可表现为双室肥厚。5% 的患者在病程早期心衰或终末期可有低电压。50% 的患儿可有左房、右房或双房增大。ST 段压低、T 波倒置或低平也是常见的心电图表现。可能的心律失常包括预激综合征、左束支传导阻滞、室上性或室性心律失常以及不同程度的房室传导阻滞。③胸部 X 线平片：主要表现为心脏扩大和肺静脉淤血。心影形态多样，但常为球形扩大，50% 的患儿心胸比率超过 0.65。心脏扩大可在生后出现，也可生后正常，数周或数月后才增大。25% 的患儿由于左房扩大压迫左主支气管引起左下肺叶不张。④超声心动图检查：是 EFE 的主要诊断方法。可见左房左室增大、室壁运动低下、左室射血分数减低和不同程度的二尖瓣反流。左心室心内膜增厚、回声增强对诊断具有重要的价值。⑤MRI 检查：MRI 在 EFE 诊断中的价值近年来受到重视。MRI 通过灌注和心肌延迟增强显像可确定 EFE 的存在。灌注显像时 EFE 表现为心内膜表面的一圈低强度信号，而心肌延迟增强显像时表现为高强度信号。⑥心内膜活检：对于诊断不明确的病例可行心内膜活检。病理改变主要在心内膜，表现为胶原纤维和弹性纤维增生浸润。电镜还可见心内膜表面纤维蛋白沉积。心肌层大致正常，心肌有炎性改变的可称心内膜心肌病。

鉴别诊断 该病需与左冠状动脉起源于肺动脉（ALCAPA）、糖原累积症等疾病鉴别。心电图 I、aVL、$V_4 \sim V_6$ 出现异常深宽 Q 波伴 T 波倒置高度提示 ALCAPA，超声心动图的特征包括右冠状动脉与主动脉根部内径的比值超过 0.20、左冠位置未见血管或正常血流、室间隔见侧支血流、乳头肌回声增强，肺动脉瓣上见汇入肺动脉的红色血流束。

治疗 主要针对慢性心功能不全。地高辛可增加心肌收缩力，减慢心率，抑制交感神经。血管紧张素转换酶抑制剂（ACEI）可降低后负荷，改善左室重构。呋塞米、螺内酯是临床上常用的利尿剂。早期应用上述药物并长期维持治疗可改善患儿的预后。β受体阻断剂可改善成人心力衰竭的临床预后，在儿童疗效仍在观察中。病情较重或治疗效果不满意时可加用丙种球蛋白、糖皮质激素或免疫抑制剂治疗。出现血栓栓塞并发症时应予抗凝治疗。

预后 早期诊断和长期维持治疗对于 EFE 的预后至关重要。有学者认为 1/3 的患者可完全治愈并停药。北京安贞医院的 5 年治愈率为 56.1%，10 年治愈率为 73.1%。预后不良的指证包括：①新生儿期即有心力衰竭表现。②积极治疗后仍反复发作心力衰竭。

（韩 玲）

gūxī shǒushù

姑息手术（palliative operation）

减轻患者的症状却不能治愈基础疾病的手术。又称减状手术。其目的主要有两点：一是减轻症状；二是为将来的根治性手术创造条件。姑息手术特点是损伤较小，操作相对简单易行，手术效果明显。目前，临床中姑息手术为一些复杂先天性心脏畸形手术治疗的重要组成部分，如伴有严重低氧血症和肺动脉发育不良的新生儿期和婴幼儿期法洛四联症、右室双出口、肺动脉闭锁及三尖瓣闭锁、室间隔完整型伴肺动脉狭窄、室间隔完整型完全大动脉转位失去一期根治手术机会及左、右心发育不良等。

分型 姑息手术有多种，可以根据不同的治疗目的分为以下几种类型。①增加肺血流量型：a. 体肺分流术。b. 体静脉-肺动脉分流术。c. 右室流出道疏通术。②减少肺血流量型。③增加体-肺循环血流混合型。④混合姑息手术，为上述不同类型手术方式的组合形式。

手术方法 不同分型采用的手术方法不同。

增加肺血流量型 手术方法包括以下几种。

体肺分流术 主要有锁骨下动脉-左或右肺动脉分流术、改良锁骨下动脉-左或右肺动脉分流术及中央分流术。①锁骨下动脉-左或右肺动脉分流术（classic B-T shunt）：1945 年，布莱洛克（Blalock）和陶西格（Taussig）采用锁骨下动脉与左或右肺动脉之间连接分流的方法。一般选择降主动脉对侧的胸部切口，手术中切断锁骨下动脉远端，近端与同侧肺动脉行端侧吻合。此种术式由于不使用人工材料，因此分流时间保持长，不易发生血栓堵塞。但手术造成的创伤相对偏大，可能影响上肢发育，且手术操作困难。因此，目前临床中对新生儿和婴幼儿应用很少。②改良锁骨下动脉-左或右肺动脉分流术（modified B-T shunt）：麦凯（McKay）于 1980 年对标准的 B-T分流术进行了改良，用一种膨体聚四氟乙烯人造血管植入锁骨下动脉和左或右肺动脉之间。此种方法损伤小，不受年龄和降主动脉位置限制，且可以通过锁骨下动脉来控制血液分流量，不致肺血过多而引起肺充血和肺高压。目前，这种改良 B-T 分流术是临床上应用最多的一种姑息性术式。近年来，也有应用脐静脉、大隐静脉或同种异体颈动脉等作为植入材料。人工血管直径应根据患儿的年龄和体重来选择，一般新生儿选用 3.5~4mm 的管道，婴儿选用 4~5mm 的管道，而较大的儿童则使用 5~6mm 的管道。手术中要注意避免因损伤胸导管和交感神经而引起乳糜胸和霍纳综合征。改良 B-T 分流术后要注意坚持服用阿司匹林等抗凝药物，以避免人工血管血栓形成。以上两种分流术的早期死亡率为 2%~10%，两年通畅率为 90% 左右。术后早期效果明显，动脉血氧饱和度明显上升，发绀和红细胞增多症减轻，患者自主症状改善，心功能加强。纳格尔（Naghur）等总结改良 B-T 分流术的经验，在 94 例患儿中，住院死亡率 6%，晚期死亡率 12%，所有存活者症状改善明显。③中央分流术：1963 年，雷多（Redo）和埃克（Ecker）提出以人工血管连接升主动脉和主肺动脉干。这样既可以增加肺血循环，提高氧饱和度，同时能降低分流血管的阻塞率，提高分流效果，使双侧肺血管均匀生长。但此术式分流量的控制完全在于人工血管的管径，故选择合适直径的人工血管非常重要。

右室流出道疏通术 1948 年，布罗克（Brock）首先提出闭式右室流出道疏通术。为使操作更准确，进一步提高手术效果，1973

年柯克林（Kirklin）在体外循环下进行右室流出道疏通，并进一步用补片扩大右室流出道和肺动脉干来治疗右室流出道梗阻。这种手术后的血流动力学更符合自然生理，在减轻了心室负荷的同时，保留了搏动性血流冲击肺血管，使血流均匀分布在两侧肺血管，有利于肺动脉的发育。手术中要注意补片的宽度要比根治术时窄，是根治术时的 1/2～1/3，以防止术后肺血过多引起充血性心力衰竭或肺动脉高压。此种手术的死亡率约为 10%。

体静脉-肺动脉分流术 20世纪40年代，威廉·格伦（William E Glenn）研究右室发育不良的治疗时，采用右肺动脉远端与上腔静脉端侧吻合，使上腔静脉血直接回流入右肺动脉，同时结扎上腔静脉近心端的方法。1958年被改进为双向格林手术，手术横断上腔静脉，远心端与右肺动脉上缘做端侧吻合。此手术适用于将来不能进行完全双心室修复、肺血管床发育尚可，特别是年龄在两岁以下、不适合做房坦手术的患儿。

减少肺血流量型 肺动脉环缩术于 1952 年由马勒（Muller）和达曼（Dammann）首先报道。早期主要是作为对伴有大量左向右分流的先心病婴幼儿的一种减症手术，现在已较少应用。目前应用肺动脉环缩术的手术指征主要包括以下几方面：巨大室间隔缺损合并其他先天性畸形无法及时根治的；室间隔完整型完全大动脉转位错过一期根治手术机会，为实施左室功能锻炼；单心室但合并肺动脉高压，需要降低肺动脉压为进一步手术做前期准备等。环缩程度要根据不同的目的需要、心脏畸形的类型、环缩后的肺动脉压力和血氧饱和度来决定。一般来讲，应使肺动脉直径缩为与主动脉直径相仿；环缩带远端肺动脉压力降至正常范围；氧饱和度控制在 80% 以上；左室功能训练时左室收缩压为右室的 70% 左右。肺动脉环缩术后早期病死率在 10% 左右。

增加体-肺循环血流混合型 通过手术制造房间隔缺损是治疗大动脉转位的里程碑之一。布莱洛克（Blalock）和汉隆（Hanlon）于 1950 年首次报道了临床成功的病例，即在全麻下，阻断右侧肺静脉，然后在右侧房间沟处用无损伤血管侧壁钳钳夹部分左、右心房壁，切开心房壁并切除部分房间隔组织然后缝合心房切口。以后，逐渐发展成为可供选择的手术技术，如在阻断腔静脉回流下直视间隔切除术或应用特殊器械行闭式间隔切除术。1966 年，拉什金德（Rashkind）和米勒（Miller）首先在临床应用了球囊房间隔造口术。自此，此方式几乎在新生儿和小婴儿中完全取代了外科手术间隔切除术。

（刘迎龙 程 沛）

suǒgǔxià dòngmài-fèidòngmài
fēnliúshù

锁骨下动脉-肺动脉分流术

（Blalock-Taussig shunt） 在锁骨下动脉与肺动脉之间建立通路，增加肺血流量，进而提高动脉血氧饱和度，为治疗肺血减少的发绀型先天性心脏病的姑息手术。又称布莱洛克-陶西格分流术。于 1945 年由布莱洛克（Blalock）和陶西格（Taussig）提出。包括两种：经典布莱洛克-陶西格分流术和改良布莱洛克-陶西格分流术。由于经典布莱洛克-陶西格分流术损伤大，且影响上肢供血，1980年麦凯（McKay）及 1981 年德勒瓦尔（DeLeval）等改良了此术式，用 1 根膨体聚四氟乙烯人造血管连接锁骨下动脉和肺动脉。目前，改良锁骨下动脉-肺动脉分流术在临床上应用相对更为广泛。

病理生理 该分流术属于体肺分流术，主要用于缓解缺氧程度，并改善心肌等重要脏器供应。患儿发绀的严重程度取决于肺血流量及回心血液在心腔内的混合程度。与体循环供血量相比，肺循环的供血量越大（Qp/Qs 越大），动脉血氧饱和度也就越高。体肺分流术可以有效地增加肺血流量，从而改善发绀症状，增加氧供。

手术适应证 主要用于姑息性治疗重症法洛四联症、三尖瓣闭锁、肺动脉瓣闭锁、单心室、左心发育不良综合征及其他一些复杂的发绀型先天性心脏病。如果患儿的锁骨下动脉较细，选择经典布莱洛克-陶西格分流术难以保证充分的血流供给，故其更适合于 2 岁以上的患儿。而因损伤大，影响上肢的血供，且术后肺动脉易发生扭曲、变形，故目前经典布莱洛克-陶西格分流术应用较局限。改良布莱洛克-陶西格分流术操作简单，损伤小，可以保证锁骨下动脉的通畅性及避免术后肺动脉发生扭曲，且适用于新生儿和婴幼儿，临床上应用更为广泛。

术前准备 肺血减少的发绀型先天性心脏病术前内科治疗的关键就是针对不同的病因制定相应的治疗方案。例如对于心内梗阻引起的肺血减少在心肌收缩力降低时可给予正性肌力药物以使更多的血液通过狭窄的流出道。肺动脉瓣狭窄的患者还可接受导管介入性的扩张。肺血管阻力增高也是新生儿常见的引起肺血减少的原因，治疗的手段包括增加吸入氧浓度，过度通气和吸入 NO 等。如果患者的肺循环灌注依赖于动脉导管的开放，则静脉给予前列腺素 E_1 保持动脉导管开放，维持肺血流量，防止出现低氧血症及酸中毒。许多患者在使用前列腺素 E_1 的同时，依然需要机械辅助呼吸，并使用碳酸氢钠纠正酸中毒，和（或）正性肌力药物进行辅助，为急诊手术做好准备。

手术方法　①经典布莱洛克-陶西格分流术：采用胸骨正中切口或右胸外侧切口第 4 肋间进胸。通常情况下，不需要体外循环辅助。游离右锁骨下动脉，注意勿伤迷走神经和喉返神经，将右锁骨下动脉横断，结扎远心断端，将近心断端充分游离后，与右肺动脉行端侧吻合。术后全身肝素化维持 8 ~ 12 小时以避免吻合口堵塞。②改良布莱洛克-陶西格分流术：同样采取胸骨正中切口或右胸外侧切口第 4 肋间进胸，一般亦不需要体外循环辅助。首先根据患者的年龄和体重选择人造血管内径，一般新生儿选用 3.5 ~ 4mm 的管道，婴儿选用 4 ~ 5mm 的管道，而较大儿童则选择 5 ~ 6mm 的管道。游离右锁骨下动脉起始部及右肺动脉，将人造血管的两端剪成斜面，一端与锁骨下动脉的切口吻合。吻合后，在管内注满肝素，将另一端与右肺动脉切口吻合，然后在肺动脉端扪及连续性震颤表示分流形成。术后仍应全身肝素化维持 8 ~ 12 小时，后改为每天口服阿司匹林（5mg/kg）3 ~ 6 个月。

手术疗效　此类术式关键在于维持体肺循环血流的平衡。肺血流量过多，可导致肺淤血及充血性心力衰竭；肺血流量过少，可导致低氧血症，达不到治疗的

效果。当动脉血氧饱和度为 75% ~ 85% 时，Qp/Qs 接近 1.0。术后一个判断的方法就是持续监测患者动脉血氧饱和度。如果大于 90% 则说明患者肺血太多，需要增加肺循环阻力和降低体循环阻力；反之，小于 75% 则说明患者的肺血太少，治疗上就需要降低肺循环的阻力和增加体循环的阻力。这两种分流术早期病死率为 2% ~ 10%，两年通畅率约为 90%。此类术式仅用于改善发绀型先天性心脏病患儿的肺血流量及氧合状况，促进患儿肺血管发育，为后续的根治手术做准备，即使在分流术后，患儿仍存在有未矫治的病理生理问题。

（莫绪明）

Fángtǎn shǒushù

房坦手术（Fontan operation）

将体循环回流的静脉血不经右心室而经右心房或上、下腔静脉与肺动脉吻合直接进入肺循环的手术。是专门为单心室循环而设计的一种手术方法。1968 年，弗朗西斯·房坦（Francis Fontan）最先应用治疗三尖瓣闭锁并获成功，因此该手术以他的名字命名。房坦（Fontan）在最早几例患者中，是在右心房与肺动脉间加一个猪主动脉瓣，后研究发现加入人工瓣无意义，而且增加血流阻力。随将人工瓣膜取消，称为改良房坦手术。由于右心房与肺动脉直接吻合，右心房压力长期增高，产生一系列晚期并发症。1988 年，德勒瓦尔（DeLeval）等应用心内隧道的全腔静脉与肺动脉连接，以及 1990 年马尔切莱蒂（Marcelletti）使用心外管道的全腔静脉与肺动脉连接手术，统称为房坦手术。

手术适应证　主要用于治疗功能性单心室，如三尖瓣闭锁、

二尖瓣闭锁、心室双入口（单心室）、左或右心室严重发育不良及房室瓣骑跨等疾病。如何选择房坦手术的标准，早期舒萨（Choussat）和房坦（Fontan）提出十条标准：①年龄 >4 岁。②窦性心律。③腔静脉回流正常。④右心房容量正常。⑤主肺动脉压力 ≤15mmHg。⑥肺动脉阻力 <4 U/m²。⑦肺动脉与主动脉比值 >0.75。⑧左心功能正常（EF ≥0.6）。⑨左侧房室瓣功能正常。⑩既往分流手术无不良影响。

经多年探索和总结，现在房坦手术的标准修改了许多。总的要求是肺血管发育好，左心室功能好，肺血管阻力好。具体参考的标准如下：①年龄最好在 2 ~ 4 岁。②肺动脉-降主动脉直径比值（McGoon ratio）≥1.8，肺动脉指数（Nakata index）250mm²/m²。③肺动脉平均压 <15mmHg，肺血管阻力 <2 ~ 4U/m²。肺血多的患者肺动脉平均压应 <25mmHg，但肺血管阻力应 <2U/m²。④左心室功能正常，即左心室射血分数（EF）>0.6，左心室舒张末期压力 <10mmHg，左心室容量与重量比值 0.83 ~ 1.01。⑤房坦指数（Fontan index）应 <4。

手术禁忌证　①肺动脉发育不良。②肺血管阻力 >4U/m²。③肺动脉高压和阻塞性肺血管病变。④全身状态不良，重要脏器功能不全。

手术方法　右心房-肺动脉直接吻合的方法现已弃用。目前广泛应用的方法是全腔静脉-肺动脉连接术。共有四种方法，即心内侧隧道、心外侧隧道、心房内管道、心外管道。这些方法中以心外管道和心内隧道应用较多。前者应用于较大的儿童，后者在 2 ~ 4 岁的儿童应用。

心外管道全腔静脉-肺动脉连接术（extra total cavopulmonary connection, eTCPC） 此手术可以在体外循环心脏停搏下完成，也可以在并行体外循环心脏不停搏或非体外循环下完成。本文介绍体外循环心脏停搏下全腔静脉-肺动脉吻合术和非体外循环下全腔静脉-肺动脉吻合术两种方法。①体外循环心脏停搏下全腔静脉-肺动脉吻合术：患者仰卧位，全麻。经前正中纵劈胸骨切口。切开心包后，探查心脏畸形，了解肺动脉发育。如术前未做心导管者，则直接测肺动脉和左心室舒张末压力。分离上腔静脉至无名静脉分叉处。分离肺动脉根部，切断动脉导管或导管韧带。分离左、右肺动脉至心包反折处。全身肝素化后，插升主动脉插管。靠近无名静脉处插上腔静脉管，靠近心包反折处插入下腔静脉管，主动脉根部插心肌停搏液灌注管，体外循环转流，温度降至24～25℃，阻断上下腔静脉和主动脉。在上腔静脉与右心房连接处上0.8～1.0cm处切断上腔静脉。近端连续缝合闭锁。结扎肺动脉干，在右肺动脉上缘做3.0～4.0cm的切口。应用5-0或6-0聚丙烯线做上腔静脉远端和右肺动脉上缘切口的吻合。后壁采用连续缝合，前壁间断缝合，便于随年龄增长吻合口增大。在下腔静脉上2.0～2.5cm切断右心房底部，探查或扩大房间隔缺损，缝合右心房切口。截取一段直径1.8～2.2cm的膨体聚四氟乙烯（高泰克斯，Gore-Tex）人工血管，远端用4-0聚丙烯线与下腔静脉吻合。在右肺动脉下缘做3.0～4.0cm纵切口，人工血管上端与肺动脉吻合，缝合最后1针后开放腔静脉，排除静脉内气体。排除心脏内气体，开放主动脉，心脏复跳。辅助循环，血压稳定后停机，止血，关胸，手术结束（图1）。②非体外循环下全腔静脉-肺动脉吻合术：开胸、心外探查以及肺动脉分离同体外循环下全腔静脉-肺动脉吻合术方法相同。全身肝素化后，在上腔静脉与右心房各插一管道建立分流，阻断并切断上腔静脉，缝闭近心端。用侧壁钳钳夹右肺动脉上缘，做一纵切口，将上腔静脉远心端与右肺动脉上缘吻合。然后钳夹右肺动脉下缘同样做一纵切口，截取一段1.8～2.2cm的膨体聚四氟乙烯人工血管与肺动脉吻合。松开肺动脉阻断钳，将阻断钳移至人工血管上，拔除上腔静脉插管。在下腔静脉心包反折处插下腔静脉管并与右心房建立分流。用阻断钳钳夹右心房下端并切断，缝闭近端，远端与人工血管吻合。最后：1针开放下腔静脉排气，手术完成。手术结束，测上、下腔静脉压，腔静脉压过高或术前有危险因素时，需做心外管道与右心房开窗术。用侧壁钳钳夹管道侧壁和右心房壁，用0.4～0.6cm的打孔器在人工血管打一孔，右心房侧壁做一切口，然后将二者吻合。开窗术也可用直径0.4～0.6cm的膨体聚四氟乙烯人工血管在外管道和右心房之间吻合一段血管桥。

心房内侧隧道全腔静脉-肺动脉连接术 此种手术方法适用于2～4岁的儿童。需在体外循环下进行。先分离肺动脉和腔静脉，常规建立体外循环，上腔静脉与右肺动脉吻合方法与心外管道方法相同。上腔静脉近心端开放。切开右心房，扩大房间隔缺损。应用直径>1.6cm的膨体聚四氟乙烯人工血管，纵行剖开并剪除一部分，两端剪成弧形。用4-0或5-0聚丙烯线将半圆形管道与右心房侧壁缝合，从而形成一隧道。在侧隧道的人工血管上用打孔器开窗。缝合右心房切口。把肺动脉干切口向右侧扩大或在右肺动脉下缘做一纵切口，做上腔静脉近心端与右肺动脉下缘吻合，最后1针排气，开放循环，心脏复跳，手术结束（图2）。

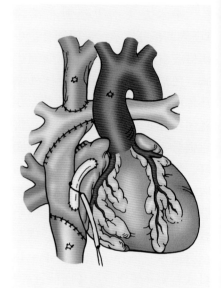

图1 心外管道全腔静脉-肺动脉连接术

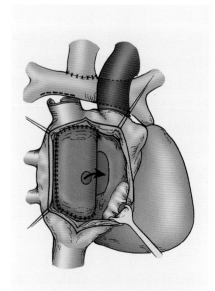

图2 心房内侧隧道全腔静脉-肺动脉连接术

手术疗效 房坦手术开展40年来，死亡率从早期的20%下降到现在的5%左右。结果的改善与全腔静脉-肺动脉连接有关。手术后主要并发症为低心排血量综合征，机械辅助循环和血管活性药物治疗帮助心脏功能恢复。如不能阻止低心排血量综合征，应早期拆除房坦管道，下腔静脉与右心房重新吻合；心律失常，手术结束时常规放置心房和心室临时起搏导线以便起搏；胸膜、心包和腹腔渗液也是常规并发症，渗液通常是浆液性，偶尔是乳糜样，与手术后静脉压升高有关。大量引流液需补充白蛋白或血浆，必要时应给予全肠外营养。术后5年生存率93%，10年生存率91%。晚期并发症主要有心律失常、血栓形成、蛋白丢失性肠病、心室功能衰竭等。而上述并发症均影响患者长期效果。

房坦类手术仍是治疗功能性单心室最有效的方法。该手术的目的是将并联的体、肺循环血流分开，形成串联循环，达到消除心室容量负荷改善缺氧。房坦手术的缺点在于本身为一单心室循环生理，完全依靠单一心室产生的能量驱动体、肺循环运行，肺循环无血泵。术前条件好者，长期效果满意；术前条件差者，术后静脉压长期>15mmHg，左室舒张末期压>10mmHg，或有房室瓣反流的长期效果差。因此，严格选择手术适应证，设计合理的血流分布，对有危险因素者施行分期手术或开窗以及术后应用 NO 吸入，以提高近、远期效果。对其循环生理深入研究，预防和治疗晚期相关并发症。

（刘迎龙　朱洪玉）

gélín shǒushù

格林手术（Glenn operation）

将上腔静脉与同侧肺动脉相吻合的手术。又称上腔静脉-肺动脉连接术。格林手术为治疗发绀型先心病，尤其是单心室创造了独特而重要的空间。它与体肺分流手术在生理上显著不同，腔肺分流手术能增加肺血流量，从而增加体动脉的氧饱和度，同时不增加心室容量负荷。双向格林手术改进了单向的格林分流术，使得上腔静脉血流能流向双侧肺动脉，它保留了中央肺动脉的连续性和完整性，最终取代了经典的格林手术，成为功能单心室较好的姑息手术。

手术适应证 肺动脉-降主动脉直径比值（McGoon ratio）大于1.8，肺动脉指数大于250mm^2/m^2，肺血管阻力小于4Wood单位/m^2。

手术方法 全麻，气管插管呼吸机辅助呼吸，仰卧位，胸部正中切口，常温非体外循环下，1.5mg/kg肝素抗凝，建立上腔静脉与右心房转流，上腔静脉近心端横断，近心端缝闭，远心端与右肺动脉端侧吻合，结扎奇静脉（图）。术后头高位45°，以利于静脉回流。术后严密观察血压、上腔静脉压、心率、血氧饱和度变化。使用硝酸甘油减轻肺血管阻力，常规使用阿司匹林抗凝治疗。

（刘迎龙　范祥明）

Lèkǒngtè shǒushù

勒孔特手术（Lecompte operation）

把肺动脉和升主动脉交叉换位（勒孔特调转），将肺动脉干的后壁与右室切口的上缘吻合，形成新右室流出道的后壁，前壁用心包补片扩大的手术。又称 REV 手术。是由伊夫·勒孔特（Yves Lecompte）等人发明的一种用于纠治右室双出口（double outlet right ventricle，DORV）的术式，此后该术式也被用于完全性大动脉转位伴室间隔缺损和肺动脉狭窄（TGA/VSD，PS）的纠治。手术方法：经右室切口扩大室间隔缺损，建立室间隔缺损至主动脉的心内隧道。该术式最主要的特点是不采用拉斯泰利手术（Rastelli operation）中惯用的同种带瓣管道，而是把肺动脉和升主动脉交叉换位（勒孔特调转），将肺动脉干的后壁与右室切口的上缘吻合，形成新右室流出道的后壁，前壁用心包补片扩大（图）。勒孔特手术舍弃了同种带瓣管道，从而避免了拉斯泰利手术的诸多并发症。其远期的右室流出道梗

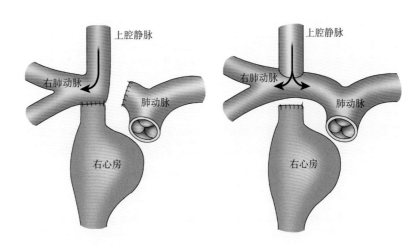

图　格林手术

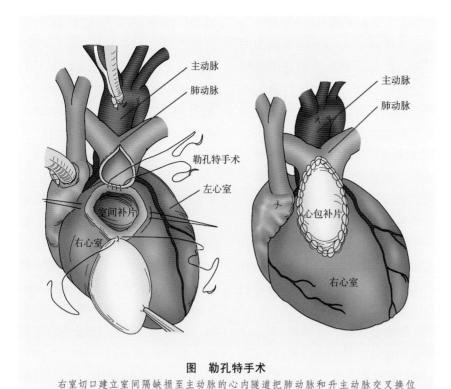

图 勒孔特手术

右室切口建立室间隔缺损至主动脉的心内隧道把肺动脉和升主动脉交叉换位（勒孔特调转），将肺动脉干的后壁与右室切口的上缘吻合。前壁用心包补片扩大

阻率和再手术率都要低于拉斯泰利手术。另外自体心包理论上具有生长潜力，因而该手术可能更加适用于小婴儿和新生儿。但是相比于带瓣膜的管道，不带瓣的右室流出道将引起严重的肺动脉反流，加重右心室的后负荷，远期将导致右室功能衰竭。

（徐志伟）

Mǎsītǎdé shǒushù
马斯塔德手术（Mustard operation）
心房内板障（补片）血流改道的一种手术。马斯塔德手术从 1964 年开始用于治疗大动脉转位，在约 20 年的时间里被广泛应用。其优点是：手术操作较简单，手术死亡率低，近期效果满意。由于远期随访发现腔静脉入口补片缝合处易发生不同程度的梗阻和晚期心律失常，这一生理性矫治手术逐步被解剖矫治手术［雅特内（Jatene），1975 年］所替代。

手术适应证 对于存在动脉调转术（arterial switch operation，ASO）禁忌证（肺动脉瓣狭窄，不能切除的左心室流出道梗阻）或者患者就诊太晚，年龄太大无法行 ASO，以及无法行分期 ASO 等情况仍可采用马斯塔德手术。目前马斯塔德手术主要应用于纠正型大动脉转位行双调转术时的心房内转流。

手术方法 手术在中度低温（肛温 25℃）体外循环下或深低温停循环下进行。①胸骨正中切口，显露两侧膈神经之间的心包，留取大片心包作为补片。如果先前手术造成心包瘢痕或孔洞，就选择合成材料膨体聚四氟乙烯（高泰克斯，Gore-Tex）做补片。补片裁剪成裤腿状，根据布鲁姆（Broom）提出的标准，以上腔静脉和下腔静脉的直径为基础，估算出补片的大小（图 1a，图 1b）。这些尺寸的基本原理是至少 50%的管道周径由心房构成（图 1c），50%或更少由补片构成。要保留足量的心脏自身组织以便今后生长，补片上的沉积组织及补片收缩不应影响新通道的通畅。补片的测量和裁剪的方法（图 1d），A点至 B 点的距离就是左上肺静脉至左下肺静脉的间距，E 点至 D 点和 D 点至 F 点的距离分别是上腔静脉和下腔静脉扁圆径的 2 倍，a 角约为 30°，R 角为 90°，C 点至 D 点的距离是 E 点至 D 点和 D 点至 F 点的距离之和的一半。由于每个心房形状的不同，在植入补片时，可能需要调整补片的大小。同理在植入过程中，两条"裤腿"的长度亦需修剪。②体外循环上下腔静脉插管均采用管端呈直角的插管。上腔管插在上腔静脉与右心房交界处以上至少 1cm 处，以免损伤窦房结及窦房结动脉。下腔管插在下腔静脉与右心房交界处，如此操作可减少妨碍心房内板障的安放。在新生儿及小婴儿，手术可在深低温停循环下进行，只在右心耳插入一个静脉插管，深低温停循环开始时拔除，该方法心房显露满意。自右心耳下方平行房间沟向下切开右心房。为了使婴儿肺静脉在心房开口处有较大容积，避免肺静脉回流受阻，在右上下肺静脉之间横过右心房界嵴适当切开少许右心房壁，并用补片加宽，此切口有时引起窦房结至房室结的传导减慢，术后发生房性心律失常，所以一般不常规使用。切除残余房间隔组织，注意检查是否切除过多而造成心房壁穿孔，将切开上缘的房间隔粗糙缘封闭。为扩大下腔静脉回路，可将冠状窦开口向后上切开，这在婴儿尤为重要，应注意不要切除冠状窦前部的房间隔以免损伤房室结。③用双头针 5-0 或 6-0 聚丙烯线缝合补片，在左肺静脉和左心耳开

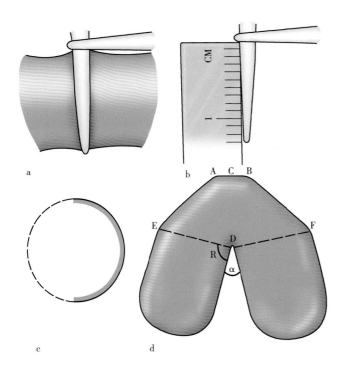

图 1　马斯塔德手术心包补片裁剪

口之间起针，补片上缘缝线绕过左上肺静脉，缝至右上肺静脉开口上缘；补片下缘绕过左下肺静脉到达右下肺静脉下缘。两侧的缝线应尽量分开，分别朝向上下腔静脉，如果两侧缝线靠得过近，可能形成缩窄环，导致肺静脉梗阻。将补片的 D 点缝至房间隔边缘，以另一个双头针开始缝合前缘，注意缝合心房壁小梁后方不要留有腔隙，否则会产生心房间

分流，用穿透心房壁的连续褥式缝合，可以避免这个问题。补片下缘首先缝至房间隔切开缘上，再穿过切开的冠状窦底部。如果冠状窦未切开，将缝线置于其后缘，应避开冠状窦前缘，此处缝线可能损伤房室结（图 2）。④在完成右心房补片扩大或直接缝合前，开放腔静脉阻断带，使右心房在缝线打结前充满血液，仔细排气后开放主动脉阻断钳。转流

结束后安放心房及心室临时起搏线备用，常规放置引流管后关胸。

并发症　手术并发症包括体静脉或肺静脉通路的狭窄和梗阻，这主要和手术技术有关。三尖瓣关闭不全可能与室间隔缺损闭合有关，也可能因为瓣膜本身有畸形或继发于右心室功能不全。板障漏并不常见，严重板障漏需再次手术的罕见。非手术并发症中，心律失常和右心室功能不全最为重要。长期随访发现术后维持窦性心律的患者数量逐渐减少。右心室功能不全可能是术后右心室作为动力心室驱动体循环的结果，可导致三尖瓣关闭不全。严重右心室功能不全可能需要心脏移植或者将心房调转改为动脉调转。

手术疗效　约 40% 的患儿可正常生活，30% 生活不受约束但有心律失常和三尖瓣反流，15% 的患儿因有严重心律失常生活受到限制，晚期死亡率约为 15%。

（贾 兵　陶麒麟）

Nuòwǔdé shǒushù

诺伍德手术（Norwood operation）　治疗左心发育不良综合征（HLHS）的姑息手术。1983 年美国波士顿儿童医院诺伍德（Norwood）等报道 1 例 HLHS 患者先做 I 期姑息手术，最终成功地进

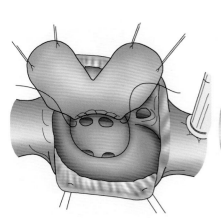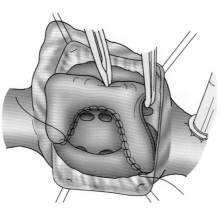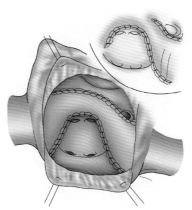

图 2　马斯塔德手术

行了生理性根治术（房坦手术）。此后，这一手术方法受到了世界各国同行的重视，并被称之为诺伍德手术。近30年来，这一手术被广泛应用，并在原有基础上不断改进。诺伍德手术一般分为三期。

Ⅰ期手术 该手术的基本原则是：①在右心室和主动脉之间建立一个没有梗阻的永久性通道。②限制肺内血流，使肺动脉压力和阻力保持基本正常。③建立一个大的心房内通道，保证肺静脉回流畅通。为此，20世纪80年代初，诺伍德（Norwood）设计一种手术方法（图1），该手术先将肺总动脉在分叉处切断，远端关闭，纵行切开升主动脉和弓部，肺动脉近端与升主动脉作端侧吻合；动脉导管结扎，在新的升主动脉分叉处用直径4mm膨体聚四氟乙烯（高泰克斯，Gore-Tex）管道建立体肺循环分流，切除部分房间隔。由于该手术存在几个明显不足：①HLHS患者都有主动脉发育不全和不同程度的主动脉缩窄，单用肺动脉作吻合术后常有残余梗阻。②HLHS患者升主

动脉往往很细（有的≤2mm），直接吻合张力较高，可导致出血和肺动脉瓣的关闭不全。③肺动脉远端直接缝合容易造成肺动脉分叉处的狭窄。④升主动脉上作血管分流，分流量较难控制，并给第2次进胸带来困难等。为此，以后在原有手术基础上作了改进，主要包括：用同种大血管材料（肺动脉或主动脉）作为补片，形成新的升主动脉和主动脉弓，肺动脉远端切口也取同种血管补片材料关闭，在无名动脉和主动脉分叉处用膨体聚四氟乙烯（高泰克斯，Gore-Tex）管道做体肺循环分流（改良布莱洛克手术），根据患者体重大多选用3.5~4mm直径人造血管。手术缝线一般采用6-0聚丙烯。在作肺动脉近端与发育不全的升主动脉之间缝线连接时应特别注意，大多采用7-0聚丙烯线间断缝合5~8针，确保冠状血管给血。此外，同种血管补片大小必须适宜，过长会造成肺动脉关闭不全，直接影响心室功能。

Ⅱ期手术 以往诺伍德分期手术是在Ⅰ期手术后12~13个月再做根治手术，因为在这个年龄大多数患者肺血管阻力低于2.5 wood单位，心室舒张末压力小于7~8 mmHg，适宜做房坦手术，即生理根治术。但近年来随着临床经验的不断积累，为减少术后并发症，诺伍德等又主张在两次手术之间再增加一次中间手术，即阻断体肺分流，将上腔静脉与肺循环建立联系（双向腔肺分流术或半房坦手术）。该手术大多选择在Ⅰ期手术后6~12个月，视患者Ⅰ期手术后恢复情况而定。手术同样采用深低温停循环方法。建立体外循环后即将体肺循环分流管道阻断并切断，靠主动脉一

端直接缝闭。靠近肺总动脉一端将膨体聚四氟乙烯（高泰克斯，Groe-Tex）管道完全切除，并向两侧肺动脉扩大，与上腔静脉直接做端侧吻合或半房坦手术。近年来诺伍德主张二期做半房坦手术手术。其优点是可以同时扩大狭窄的肺动脉，第Ⅲ期手术操作较为方便。半房坦手术的具体方法：切断分流管道后，将肺动脉切开右侧至上腔静脉旁，左侧视肺动脉狭窄的情况（此在HLHS患者较多见），延伸至扩张段，将右房顶部切开至上腔静脉与右肺动脉交叉处，取6-0聚丙烯线将上腔静脉左侧壁与右肺动脉的部分切口做侧侧吻合，长1~1.5cm。再将同种血管补片作为肺动脉和上腔静脉前壁，在缝合静脉时先将补片直接缝合于右房与上腔静脉交界处，然后再从补片中间与右房切口缝合，使得上腔静脉与右房隔开（图2）。这些部位一般都采用5-0或4-0聚丙烯线缝合。

Ⅲ期手术 即改良房坦手术。该手术多半选择在Ⅱ期手术后6~12个月，采用标准体外循环方

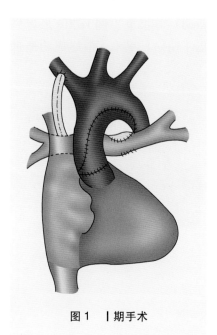

图1 Ⅰ期手术

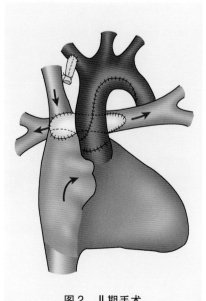

图2 Ⅱ期手术

法。若Ⅱ期手术采用双向腔肺分流术，则先作右房顶部与肺动脉吻合交通，吻合口2cm为宜，再作右房内板障。若Ⅱ期采用半房坦手术，即右房切开后，将顶部的同种血管补片切开扩大，使右房直接与肺动脉交通，然后再取内径为10mm的膨体聚四氟乙烯（高泰克斯，Gore-Tex）管道，其长短根据上、下腔静脉开口之间的距离而定，剪开管道用4-0聚丙烯线沿原房间隔的边缘连续缝合，管道的凹面向右侧，在缝合下缘时应特别注意避开冠状窦及传导组织，补片的上缘则可与右心房同时缝合。对房坦手术多采用补片上开窗术，有的主张在补片上开多个小洞（Φ2.7mm×3），也有的主张单个洞Φ4mm，这种方法对预防手术后低心排、缓解右心压力过高、保护右室功能、减少术后并发症和死亡率起到重要作用（图3）。有学者报道多个小洞有自然关闭的趋势，而单个Φ4mm洞则大多需通过心导管关闭。美国波士顿儿童医院报道一组70例开窗术术后患者，其中55例在术后10天至几个月内通过心导管关闭补片上的洞。这些患者都是补片上单个Φ4mm洞，关闭前平均氧饱和度在84%~86%。心导管在关闭洞前必须先做阻断试验，即用球囊阻断开孔约10分钟，测定右房压力和动脉氧饱和度，并与阻断前相比较。如果阻断后右房压变化很小，右房氧饱和度不变或增高，同时动脉氧饱和度增高，说明患者已能耐受阻断，即用伞形装置关闭补片上的洞。反之阻断后右房压力升高，右房氧饱和度下降，动脉氧饱和度增加，则说明心排量明显降低，阻断试验失败，不能关闭房隔上的通道。这类患者再通过心血管造影检查，常可发现有多个侧支交通和心功能不全等。有些患者肺动脉狭窄通过球囊扩张，主动脉侧支血管用心导管线圈栓塞，药物改善心功能等综合处理后可通过导管再次关闭通道。

佐野手术（Sano operation）
由日本佐野（Sano，音译）在1998年首先提出的一种改良诺伍德手术方法。该手术与诺伍德手术不同之处是：用一根5mm内径的膨体聚四氟乙烯（高泰克斯，Gore-Tex）管道连接肺动脉和右心室（图4），替代了诺伍德手术的体、肺分流术。佐野手术的优点是右室、肺动脉的连接，提供适当的肺循环血流，从而保证了体循环的稳定，这种方法尤其适合低体重的患儿。

（刘锦纷）

Lāsītàilì shǒushù

拉斯泰利手术（Rastelli operation） 应用心外管道将右心室（或功能性右心室）与肺动脉连接，使右心血流通过该管道进入肺动脉的手术。又称右室-肺动脉外通道连接术。1969年，拉斯泰利（Rastelli）应用该方法治疗先天性矫正大动脉转位的患者获得

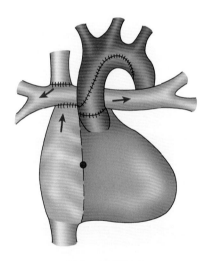

图3 Ⅲ期手术

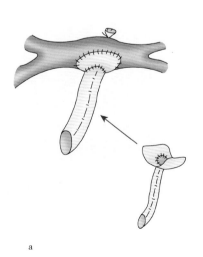

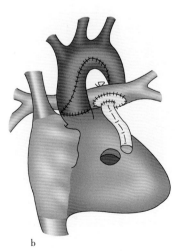

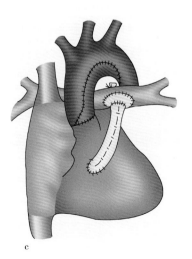

a   b   c

图4 佐野手术

成功。因此，该手术以其名字而命名。

心外管道因取材不同分为同种异体带瓣管道、异种带瓣管道、带人工瓣的管道和不带瓣管道。其中同种异体带瓣管道是应用同种的主动脉瓣或肺动脉瓣，连同近端的主动脉或肺动脉放置于特殊营养液中在液氮或深低温冰箱内保持。使用时快速解冻，近端接一段人工血管使用。同种异体带瓣管道保存了一定量的存活细胞，管道更符合生理。缺点是取材困难，存在排异反应和衰变的可能。异种带瓣管道又分为牛心包瓣管道和牛颈静脉管道，前者是应用经戊二醛抗钙化处理的牛心包片缝制成三个半月瓣，然后再缝在另一块牛包上，卷曲缝制成一管道状。后者选取不同直径带有静脉瓣的颈静脉，经戊二醛抗钙化处理后备用。优点是取材方便，能起到肺动脉瓣功能，排异反应小，耐久性优于同种管道，但也存在长期耐久性差的问题。带瓣的人工管道，是经戊二醛处理的猪主动脉或肺动脉，缝制在人工血管内，该方法因易产生管道梗阻，所以很少应用。不带瓣的管道是直接用一段膨体聚四氟乙烯人工血管在右心室与肺动脉之间吻合。多用于小患儿。不足之处是存在肺动脉关闭不全。

手术适应证 适用于完全大动脉转位、矫正性大动脉转位、部分右室双出口。这些病例心室与大动脉连接不一致，合并有室间隔缺损与肺动脉狭窄，当心内畸形修复后，肺动脉狭窄的不能解除，需应用一段人工管道在右心室与肺动脉之间建立连接。法洛四联症手术中发现大的异常冠状动脉横跨在右心室流出道，影响流出道补片加宽或合并肺动脉

闭锁者，需用外管道与肺动脉连接。永存动脉干的病例有时也需用外管道连接肺动脉。右心室-肺动脉心外管道吻合术应尽量应用较大的外管道，手术年龄最好>5岁，体重在10kg以上。肺动脉发育指标肺动脉-降主动脉直径比值（McGoon ratio）>1.2，或肺动脉指数（Nakata index）>150mm²/m²。

手术方法 以完全大动脉转位为例。手术需在低温体外循环下进行。游离主、肺动脉，将两者完全游离分开并分离出以往体肺分流的人工血管，以备结扎。分别插入主动脉和上、下腔管，体外循环转流，主动脉根灌注含血冷停搏液。先切开右心房，经三尖瓣口探查心内解剖。选择右心室的理想位置，做一纵行或斜行切口。探查室间隔缺损位置及大小。如室间隔缺损小，则予扩大，使左心室流出道足够宽。用一块大的膨体聚四氟乙烯或涤纶血管剪裁的补片，建立左心室-主动脉的心内隧道边缘用垫片褥式缝合。切断肺动脉，用4-0聚丙烯线缝闭肺动脉瓣和肺动脉近端。

测量并修剪管道，在其近端缝一段人工血管。扩大肺动脉切口，与同种主动脉做端侧吻合，用4-0或5-0聚丙烯线连续缝合。近端修剪一斜面与右心室切口吻合。根据肺动脉在主动脉右后或左后的位置，确定心外管道的方向。如果肺动脉位于主动脉左后，外管道方向应呈反C形。而肺动脉位于主动脉右后，外管道方向应呈C形（图）。心脏复跳，辅助循环，待血流动力学稳定后停止体外循环，手术结束。

手术疗效 早年住院死亡率20%~30%，现下降至5%~10%，死亡的主要原因是肺动脉发育不良，室间隔缺损的位置及其与三尖瓣的关系。术后5年、10年、15年、20年生存率分别是82%、80%、68%和52%。5年、10年、15年再手术率分别是53%、24%和21%。再手术的主要原因是心外管道和左心流出道梗阻。目前尚无理想的心外管道，所有生物材料制备的管道均存在晚期衰变的问题，而人工材料制备的管道则存在管道阻塞问题。无论哪种

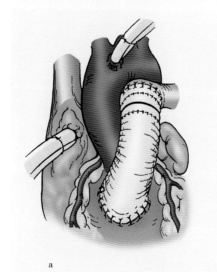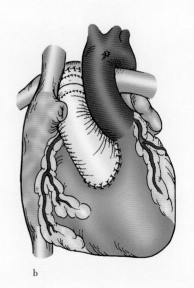

a   b

图 心外管道吻合

a. 反C形吻合；b. C形吻合

管道都不能随患者年龄增长而增长。因此，心外管道都存在再次手术更换外管道的问题。

（刘迎龙　朱洪玉）

zìtǐ fèidòngmàibàn yízhíshù

自体肺动脉瓣移植术（Ross procedure）

自体肺动脉瓣置换主动脉瓣，再用同种异体带瓣管道重建右心室流出道的手术。又称罗斯手术（Ross operation）。1967年，由罗斯（Ross）首先报道采用该手术治疗主动脉瓣病变，但因手术操作复杂，早期死亡率高，未能得到推广应用。随着心脏外科综合技术水平提高，罗斯手术显现出良好的远期结果，并以其可提供优良的血流动力学性能、自体肺动脉瓣的生长潜能、无需抗凝治疗、心内膜炎再发率低等优势，逐渐为心脏外科医师所认同，得以迅速发展。尤其对于无法实施主动脉瓣成形或瓣膜置换的儿童或青少年主动脉瓣病变患者，已成为唯一的选择。

手术适应证　①各个年龄段有主动脉瓣病变需行瓣膜置换术者，未成年者首选。②不能耐受或难以进行抗凝治疗者。③病变局限于主动脉瓣的心内膜炎患者。④主动脉瓣成形术和人工瓣膜（包括机械瓣、同种异体瓣）置换术后心内膜炎、瓣膜失功者。⑤风湿性主动脉瓣病变无风湿活动、二尖瓣无反流或轻微反流者，无左心室流出道扩大或轻微扩大者。

手术禁忌证　①伴有多支冠状动脉病变、左心室功能严重受损或有多个重要器官功能严重受损者。②各种原因引起的肺动脉瓣病变。③马方综合征（Marfan syndrome）。④结缔组织疾病，如系统性红斑狼疮、类风湿关节炎（青少年型）。⑤多瓣膜病变而需同时行心瓣膜置换术者要慎重选择该手术。⑥严重的心内膜弹力纤维增生症。⑦其他，包括风湿性心脏病风湿活动期和严重左心室流出道扩张。

手术方法　罗斯手术包括以下主要三个步骤：采取自体肺动脉带瓣管道；主动脉瓣置换；重建右心室流出道。

采取自体肺动脉带瓣管道　常规建立体外循环，分离主、肺动脉间隔，游离主肺动脉上至右肺动脉水平，下至主动脉根部。于肺动脉分叉前横断肺动脉主干，检查肺动脉瓣开放、关闭是否良好；在肺动脉瓣下5mm处横断切开右室流出道前壁。在近室间隔处，用剪刀小心剥离肺动脉和右室流出道的后壁，仔细分清层次，注意避免损伤第1间隔支；锐性分离主肺间隔和主肺动脉根部后壁，在后壁和冠状动脉之间有一潜在疏松组织间隙，钝性分离后可达主肺动脉根部，两侧剪开，彻底分离主、肺动脉。在摘取肺动脉瓣的过程中，应紧靠肺动脉侧分离，保护左冠状动脉主干、左前降支，防止损伤冠脉导致心肌梗死、束支传导阻滞。取下肺动脉瓣后，将其置于4℃生理盐水中保存（图a）。

主动脉瓣置换　罗斯手术主动脉瓣置换方法大致可分为三种：①冠状动脉口下瓣膜置换。②主动脉内柱形瓣膜置换，这两种技术目前应用不广泛。③主动脉根部置换。现多采用此方法。即将主动脉瓣及主动脉根部切除。切除主动脉瓣根部保留冠状动脉有两种方法：①左、右冠状动脉从主动脉壁呈纽扣样切下。②从主动脉左、右冠状动脉之间纵行切开，左冠状动脉开口保留为舌状与主动脉远端相连，右冠状动脉开口为一纽扣样（图b）。将肺动脉瓣近端的心肌组织与主动脉瓣环吻合。相当于左、右冠状动脉窦位置的肺动脉壁上做两个圆形开口，与左右冠状动脉分别吻合。肺动脉端与主动脉远端吻合。行主动脉根部置换，吻合口处加用心包条，以防心脏复跳后主动脉后壁出血，同时防止术后肺动脉瓣环急性扩张（图c）。

重建右心室流出道　采用同种肺动脉带瓣管道重建右室流出道。将其远近两端分别与右室切口、肺动脉残端吻合（图d）。

预后　国际罗斯手术登记中心统计对6088例罗斯手术患者统计结果显示：早期死亡率为3.3%。围术期并发症主要包括：心律失常（3%）、出血（2%）、中风（1%）、感染性心内膜炎（1%）。在儿童和青少年中的结果更好，在某些中心达到了0死亡。10年生存率为80%~90%，20年生存率70%~80%。患者术后无需抗凝及服用强心药物，运动耐量接近正常，大部分患者心功能I级。

新建主动脉瓣、肺动脉瓣的远期功能以及主动脉根部（窦部和窦管交界）扩张是影响该术式远期疗效主要因素。国际罗斯手术登记中心最新数据显示：新建主动脉瓣早期衰败率低于1%，主要为手术操作过程中出现的瓣叶扭曲、损伤所致。10年和25年的免于因新建主动脉瓣衰败所致自体移植瓣膜取出率分别为89%和82%，新建主动脉瓣耐久性优于同种瓣和异种生物瓣，瓣膜相关并发症（如心内膜炎、瓣膜血管翳、血栓形成）发生率低于机械瓣。

罗斯手术后10年肺动脉瓣失功率为6%~20%，而10年和25年

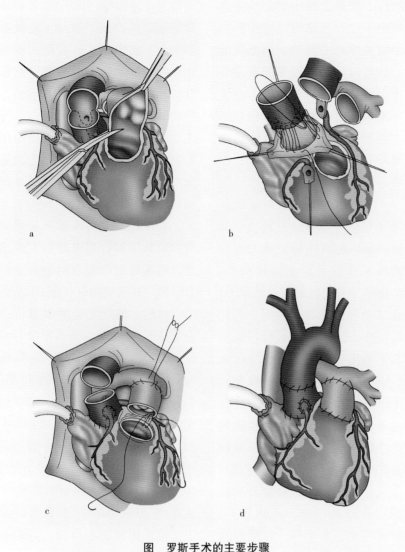

图 罗斯手术的主要步骤

a. 采取自体肺动脉带瓣管道；b. 主动脉根部置换，左冠状动脉开口保留为舌状与主动脉远端相连，右冠状动脉开口为一纽扣样；c. 肺动脉端与主动脉远端吻合，同种肺动脉带瓣管道重建右室流出道；d. 完成罗斯手术

免于因同种肺动脉瓣失功所致移植物置换率为91%和84%，由于肺循环对肺动脉瓣的功能要求较主动脉瓣明显降低，术后即使出现肺动脉瓣的轻中度病变，甚至重度病变，对患者心脏功能的影响也有限，往往不需要再次手术。一旦右室流出道需要再次手术，风险也比主动脉根部手术小得多，并且新近出现的经皮人工肺动脉瓣置入技术使得再次右室流出道移植物置换术的手术更加安全。罗斯手术后新主动脉根部扩张及因扩张所致的主动脉瓣反流目前

受到了广泛关注。尽管目前已出现了一些技术改进来限制主动脉根部扩张的进展，但其疗效尚待进一步观察。

(闫 军)

Sēnníng shǒushù

森宁手术（Senning operation）

心房调转矫治大动脉转位的一种手术。

手术适应证 存在动脉调转术禁忌证（肺动脉瓣狭窄、不能切除的左室流出道梗阻）或者患儿就诊太晚，错过了最佳手术年龄的单纯 TGA 患儿、合并肺血管

梗阻性病变的患儿，以及为先天性纠正性 TGA 进行双调转术的一部分。

手术方法 胸骨正中切口暴露心脏，主动脉及上下腔静脉缝荷包后使用直角插管建立体外循环。如患儿小于 3 个月可采用单根静脉插管回流并使用停循环技术。建立体外循环之前需标志以下位置（图 a）：A 点为界嵴前上1cm；B 点为下腔静脉右心房连接处；C 为左心房切口的头侧；D 为左心房切口的足侧。患儿降温至 24℃，阻断上下腔静脉，经左房置入左心引流。阻断升主动脉灌注心肌保护液。①体静脉通路：在界嵴前上 1cm 处切开右心房（A 点）并延伸至 B 点。探查房间隔并将右上、右下肺静脉开口前方的房间隔剪成一个梯形瓣片，仍与房间沟相连（图 b）。上述操作在体外循环及中心降温期完成。使用双头针缝合两左肺静脉上方并穿过房间隔瓣片的顶端，将该瓣片下缘在左心房内缝合到其在下腔静脉连接处的起点，用同样方法将瓣片上缘缝合到其在上腔静脉起点（图 c）。缝合完房间隔瓣片后，再将右心房游离壁右侧的尾端连续缝合到下腔静脉口周围的心房组织上，并延续至冠状静脉窦，即完成了腔静脉通道前缘的缝合。②肺静脉通路：右心房原切口向前延伸，从 A 点延伸至 A' 点（图 d），自 B 点延伸至B' 点，这样可以使瓣片长度增至每个腔静脉周长的一半并有额外长度使其能附着到右肺静脉上方。建立肺静脉通道，先在右心房游离壁 E 点附近间断缝合至两右肺静脉间的切口边缘（F 点）。A 点置缝线后向左侧牵拉，从右心房游离壁头侧边缘的适当位置（A'点）缝制 C 点。反向牵拉 A 点与

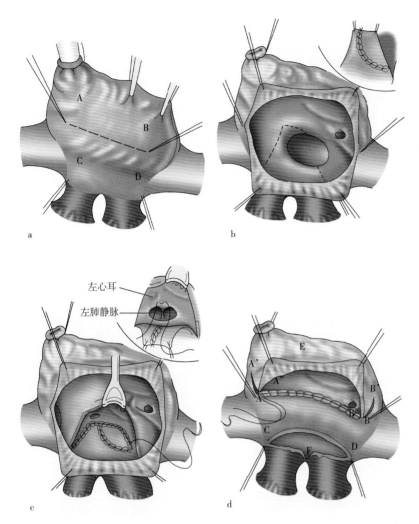

图　森宁手术

C 点，拉紧两者之间的组织，将该段瓣片直接缝至上腔静脉上。同样反向牵拉 B 点与 D 点，并将两者缝合。在构建肺静脉引流通道顶部时即开始复温。

术后并发症　可能发生的并发症包括体静脉和肺静脉的梗阻、板障缝线漏、三尖瓣关闭不全、室间隔缺损残余漏或复发、LVO-TO、心律失常及体循环心室功能减退。①体静脉梗阻：发病率为 0~13%，该并发症可能是最初建立体静脉通路时的技术错误所致，也可能与肺静脉通路顶部的缝线缩小上腔静脉周长有关。可通过导管球囊扩张来有效解决梗阻。②肺静脉梗阻：术后多数病例中少见，在一组平均 6.6 月进行森

宁手术 57 例患儿中，肺静脉梗阻发生率是 11%。③板障缝线漏：并不常见，在一组 54 例存活患儿报道中，发生率 2%。④三尖瓣关闭不全和体循环心室功能不全：森宁手术和室间隔缺损闭合术后 39 位存活者中出现轻、重度三尖瓣关闭不全的各 3 例。格雷厄姆（Graham）报道 32 例森宁手术后患者右心室射血分数低于正常者 16 例。对于严重右心室功能不全并有严重症状者，先做肺动脉环缩继而拆除静脉调转同时进行动脉调转术。

预后　三个医疗机构 146 例各类 TGA 患儿中，森宁手术后院内死亡率是 2.7%。一般而言合并大型室间隔缺损的 TGA 婴儿在森

宁手术及室间隔缺损闭合术后的早晚期效果不如室间隔完整的 TGA 婴儿好。

（贾　兵　陈　纲）

shēngzhǔdòngmài-yòufèidòngmài fēnliúshù

升主动脉−右肺动脉分流术

（Waterston operation）　在升主动脉与右肺动脉之间建立通路，增加肺血流量，进而提高动脉血氧饱和度的手术。又称沃特斯顿分流术。1962 年由沃特斯顿（Waterston）提出。此术式为治疗肺血减少的发绀型先天性心脏病的一种姑息手术。

手术适应证　沃特斯顿分流术主要用于姑息性治疗重症法洛四联症、三尖瓣闭锁、肺动脉瓣闭锁、单心室、左心发育不良综合征及其他一些复杂的发绀型先天性心脏病，包括 1 岁以下的患儿。

手术方法　经右胸外侧切口第 4 肋间进胸，游离出右肺动脉，注意勿损伤迷走神经和喉返神经，分别用侧壁钳钳夹升主动脉和右肺动脉，各做 3~4mm 的纵行切口，然后将两切口做侧侧吻合。开放阻断钳可扪及肺动脉表面的连续性震颤，但要注意吻合口不可过大，以免大量左向右分流。此外，还要防止吻合口造成肺动脉扭曲。另外也有改良的沃特斯顿分流术，即用 1 根 4~5mm 的膨体聚四氟乙烯人造血管连接升主动脉与右肺动脉，通过选取的管径大小易控制分流量，且避免了肺动脉扭曲。近年来该术式作了进一步改进，用膨体聚四氟乙烯人造血管直接连接升主动脉与主肺动脉，即中央分流术，此术式操作简单，损伤小，易拆除，并发症少，在肺血减少的发绀型先天性心脏病姑息性治疗中已得到较广泛的应用（图）。

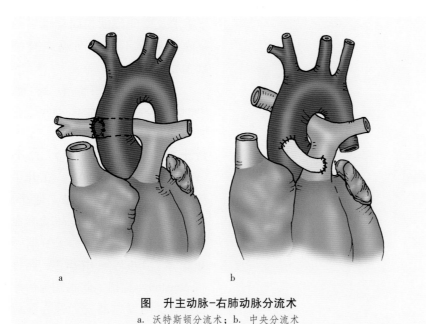

图 升主动脉-右肺动脉分流术

a. 沃特斯顿分流术；b. 中央分流术

手术疗效 沃特斯顿分流术因肺血流量难以控制，造成肺血管梗阻性病变及充血性心力衰竭，且易形成肺动脉扭曲，吻合拆除亦困难，现已基本弃用，而逐渐被中央分流术所取代。

(莫绪明)

xiōngqiāngjìngxià xiānxīnbìng shǒushù

胸腔镜下先心病手术 （thora-scopic congenital heart disease surgery）

将胸腔镜技术应用到传统的先心病手术中，以胸腔镜显示屏为手术野，不需要直视的手术。分两个层次，初级阶段的胸腔镜辅助和现代的全胸腔镜。前者指术中部分用胸腔镜暴露术野，部分经切口直视，两者相结合，手术入路为一个 1cm 的小切口，置入胸腔镜，再加一个 4 ~ 7cm 的小切口，完成手术，入路仍然是小切口范畴；后者指术中完全采用胸腔镜来暴露术野，手术入路为右胸壁 3 个约 1cm 的小孔，1 孔置入胸腔镜，另两孔置入手术器械完成手术，入路为孔洞式。1996 年，张（Chang）等完成了胸腔镜辅助下房间隔缺损修补术。1998 年，张（Chang）等完成了胸腔镜辅助下室间隔缺

损修补术。

基本技术 胸腔镜手术是传统先心病手术理论与内镜外科理论的结合体。前者体外循环、心脏停搏及心肌保护、手术理论没有改变，只是实施方法不同。后者是光导纤维、冷光源及电子摄像技术的结合，用来暴露术野在显示屏上，是放大的，放大倍数与设备参数有关。术野清晰是前提，图像正位条件下才能完成手术操作，镜像位、反像位及其他像位能看清但不能完成手术，因此必须遵循镜轴像原则。手术入路为孔洞式。孔的位置构成必须遵循三角形或四边形、术点为中心原则。胸腔镜手术包括几个方面的技术。①周围体外循环技术：多经股动静脉插管，或加颈内静脉、上腔静脉插管建立体外循环。②经胸壁阻断升主动脉实施心脏停搏、心肌保护技术。③胸腔镜暴露视野技术。④胸腔镜视野下外科操作技术。

手术适应证及并发症 手术适应证首先基于传统先心病，再根据设备条件、技术条件确定。受股动静脉管径的限制，体重小于 10kg 的患者不适用该技术。根

据手术选择入路：①于右胸 3 孔入路，可完成左右心房、右心室手术，如房、室间隔缺损修补术、三房心、右室双腔心矫治手术等。②于左胸 3 孔入路，可完成动脉导管未闭结扎、主动脉弓缩窄、肺动脉瓣狭窄矫治手术等。并发症类似于传统先心病手术，部分患者有股动静脉狭窄。

优点 胸腔镜手术（图 1）较传统开胸手术（图 2）主要的优势有以下几点：①术中及术后

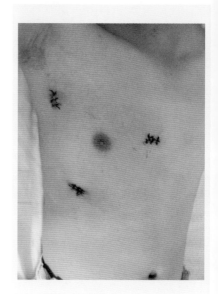

图 1 胸腔镜手术切口

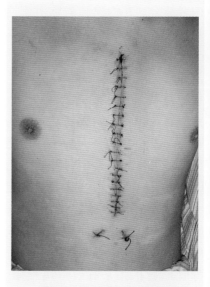

图 2 传统开胸手术切口

的失血量较少。②住院时间短于开胸手术的患者。③创伤小，最主要是不劈开胸骨。④切口小，美观。

（刘迎龙 程云阁）

dàdòngmài diàozhuǎnshù
大动脉调转术（arterial switch operation）

将主动脉和肺动脉切下后换位，同时将原来的左、右冠状动脉分别取下移植至新的主动脉上，使完全性大动脉转位在解剖上彻底纠治的手术。又称调转手术（switch operation）。

手术适应证 适用于完全性大动脉转位而无肺动脉狭窄的病例。一般对室间隔完整型大动脉转位应在出生后2周内手术较合适，当房间隔缺损或动脉导管足够大，左心室压力能维持在体循环压力的2/3以上，仍适应一期大动脉换位术。对完全性大动脉转位伴室间隔缺损，由于早期出现肺动脉高压，应该6个月内手术。

手术方法 手术在体外循环下进行，缝扎切断动脉导管后，彻底游离升主动脉、肺动脉干以及左右肺动脉。主动脉根部注入心肌保护液。右心房切口，缝合房间隔缺损或者修补室间隔缺损。升主动脉距瓣上1cm处横断，沿冠状动脉开口1~2mm外缘剪下主动脉壁，游离冠状动脉根部2~4mm。肺动脉干位于左右肺动脉分叉处横断，将左右冠状动脉向后移植至肺动脉根部，在相应位置剪去小片肺动脉壁，然后用聚丙烯线连续缝合。缝线每端打结固定。仔细检查缝线处，任何可疑区域都要间断缝合加固。缝合后仔细检查冠状动脉是否有扭曲、牵拉，保证通畅。此时远端主动脉与肺动脉换位，将左、右肺动脉提起，主动脉从肺动脉下穿出，

用镊子钳住主动脉开口后，将主动脉阻断钳换至肺动脉的前方再阻断。升主动脉与肺动脉根部连续缝合，形成新的主动脉。采用自体心包片修补原主动脉根部取冠状动脉后的缺损，最后与肺动脉干吻合形成新的肺动脉干（图）。

手术疗效 大动脉调转术的临床应用越来越引起小儿心血管医师的重视。早期手术死亡率较高，目前室间隔完整型大血管转位的手术死亡率已降至3%~5%。

（徐志伟）

fángjiàngé qiēkāishù
房间隔切开术（Blalock-Hanlon operation）

为增加体循环血氧含量造成左右房之间通道的手术。是一种亚急性手术。不伴有房间隔缺损或室间隔缺损的完全性大动脉转位明确诊断后几小时之内应当进行房间隔切开术，使含氧的肺静脉血流经房间隔进入右心房，通过右心室到达主动脉，可提高体循环血氧饱和度。同样对完全性肺静脉异位回流有梗阻的病例，可使含氧的混合血通过房间隔进入左心房，增加心排量，

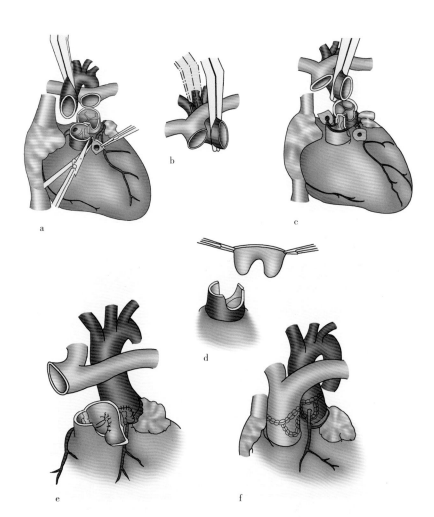

图 完全性大动脉错位的大动脉转换术（调转手术）方法

a. 主动脉距瓣上1cm处横断，注意探查左右冠状动脉开口，沿冠状动脉开口1~2mm外缘剪下主动脉壁，游离冠状动脉最初的2~4mm，要仔细保护冠状动脉的各分支；b. 升主动脉和肺动脉前后换位；c. 将左右冠状动脉向后移植至肺动脉根部，在相应位置剪去小片肺动脉壁，然后采用聚丙烯线连续缝合，缝线每端打结固定，然后连接主动脉；d. 采用自体心包片裁剪成裤状；e. 修补原主动脉根部取冠状动脉后的缺损；f. 最后连接肺动脉

降低体静脉压力。但由于创伤较大，目前临床上几乎已放弃。

手术方法　右侧第 5 肋间进胸，在右侧膈神经后方切开心包，游离右肺动脉和右肺静脉，远端分别置粗丝线圈套，无创伤侧壁钳同时钳夹左房后壁和右房前壁，包括部分房间隔组织，分别切开近房间沟的右心房和左心房，将中央的房间隔组织剪去，将左心房壁与右心房壁直接缝合（图）。

手术疗效　室间隔完整型大动脉错位伴限制型心房内分流，往往伴有严重低氧血症，房间隔切开术可以增加心房内分流量，提高动脉血氧含量。但手术中易引起大出血，危险性较大，目前临床上较少采用，可采用球囊导管房间隔扩大方法。

（徐志伟）

fèidòngmài huánsuōshù

肺动脉环缩术（pulmonary artery banding）　见姑息手术。

（刘迎龙）

fèidòngmài rónghéshù

肺动脉融合术（pulmonary artery unifocalization）　当肺循环血供主要或完全来自主要体肺动脉侧支（major aortopulmonary collateral arteries，MAPCA）时，将多支 MAPCA 联通或通过各种方法连接到右心室或固有肺动脉上，从而将尽量多的肺动脉节段集中纳入右心室流出道范围内并重建肺循环前向血流和正常分布的手术。又称肺动脉单源化手术。这一术式是霍沃思（Haworth）等于 1981 年首先采用的，可作为合并室间隔缺损的肺动脉闭锁（部分学者称之为法洛四联症合并肺动脉闭锁）行一期完全矫治手术中的一部分，或者作为分期治疗的前期手术。

手术方法　肺动脉融合术可以通过侧胸切口或胸部正中切口完成，根据肺循环发育状态决定是否同时关闭室间隔缺损。单源化手术的基本方法包括：①将 MAPCA 自主动脉起始部断下，直接吻合到固有肺动脉上，同时可用补片扩大 MAPCA 的狭窄部。②在 MAPCA 的起始部将其切断，断端分别连接到同一条人工血管上；人工血管的另一端和固有肺动脉或右室流出道做端侧吻合或侧侧吻合。③在 MAPCA 的起始部将其切断，断端分别连接到同一条人工血管上；人工血管的另一端行中央分流术或改良布莱洛克-陶西格分流术。具体手术策略则与 MAPCA 的位置和数量以及固有肺动脉的发育密切相关：可以一期中位双侧肺血管单源化，同期或延期实施心内畸形修复；或者多期手术治疗，包括预先的固有肺动脉重建或肺血流中央化手术，继之单侧肺血管单源化至中央肺血流或者序贯的单侧肺血管单源化。早期采用小口径膨体聚四氟乙烯（高泰克斯，Gore-tex）人工血管作为共汇管道材料，但由于其衰败或栓塞发生比例较高，亦有报道采用自行缝制的心包卷作为共汇管道材料。

手术疗效　对于合并室间隔缺损的肺动脉闭锁患者中的 MAPCA 是否需要实施肺动脉融合（单源化）手术上存在严重的争议。虽然雷迪（Reddy）等报道单源化手术后 60%～81% 的患儿最终都能实施完全矫治手术，获得良好的近、中期效果，但部分研究者认为实施单源化手术后 MAPCA 并未出现继续发育，虽然很少会

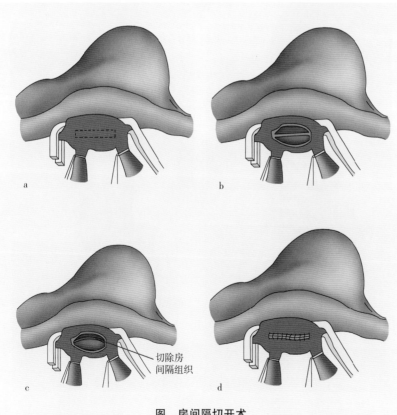

图　房间隔切开术
a. 手术采用右侧第 5 肋间进胸，在右侧膈神经后方切开心包，解剖游离右肺动脉和右肺静脉，远端分别置粗丝线圈套，无创伤侧壁钳同时钳夹左房后壁和右房前壁，包括部分房间隔组织；b. 房间沟的两侧分别切开右心房和左心房；c. 将中央的房间隔组织剪去；d. 左心房壁与右心房壁直接缝合，形成左心房与右心房的交通

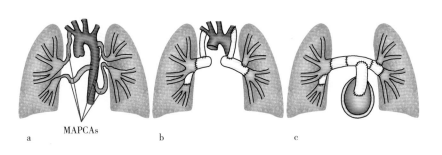

图　体肺侧支及肺动脉融合术

a. Ⅳ型合并室间隔缺损的肺动脉闭锁的大主肺动脉侧支血管（MAPCA）；b. 肺动脉融合（单源化）手术之一：双侧肺血管单源化并行改良 B-T 手术；c. 肺动脉融合（单源化）手术之二：中央肺血管单源化并重建右室−肺动脉连接

出现血栓或狭窄，但也未能促进肺循环的发育。肺动脉融合术（单源化手术）的适应证和效果尚需进一步随访研究。

（陈欣欣　崔虎军）

jīngpíqiúnáng bànmó chéngxíngshù
经皮球囊瓣膜成形术（percutaneous balloon valvuloplasty）

经皮穿刺外周动脉或静脉，经导管送入球囊扩张狭窄的瓣膜的治疗方法。经皮球囊瓣膜成形术已经成为先天性及后天性瓣膜狭窄的主要治疗手段。下文主要介绍经皮球囊肺动脉瓣和主动脉瓣成形术。

经皮球囊肺动脉瓣成形术（percutaneous balloon pulmonary valvuloplasty，PBPV）

1982 年，卡恩（Kan）首先应用球囊扩张导管对先天性肺动脉瓣狭窄进行瓣膜成形术获得成功。20 世纪 80 年代中期中国的一些心血管中心开始开展这一技术。经过 20 多年的改进和发展，PBPV 已达到与开胸手术相同的疗效，且并发症少，如适应证合适可替代外科手术。

适应证　PBPV 主要适用于典型的肺动脉瓣狭窄，轻中度发育不良型肺动脉瓣狭窄，或肺动脉瓣狭窄球囊扩张或手术后的残余狭窄。具有典型体征，肺动脉跨瓣压差≥30mmHg，心电图提示右心室肥厚，超声心动图可以给出明确诊断。隔膜型室间隔完整的肺动脉闭锁，可先行射频将闭锁的瓣膜穿孔，再进行球囊扩张。复杂先心病伴肺动脉瓣狭窄暂不能行根治手术者也可行 PBPV 做姑息治疗，缓解缺氧。

禁忌证　有如下情况者不适合 PBPV 治疗：①肺动脉瓣重度发育不良。②合并瓣上或瓣下狭窄。③重度右心室发育不良。④伴有右心室依赖性冠状动脉循环。⑤伴三尖瓣重度反流需外科手术处理。

方法　术前行右心导管检查和右心室造影，测量肺动脉跨瓣压差和瓣环直径，评价狭窄的类型和严重程度。选择球囊/瓣环直径的比值为 1.2～1.4，经股静脉送入球囊导管至狭窄处，扩张球囊使腰凹（狭窄处在球囊上形成的切迹）快速消失，一般扩张时间为 5～10 秒，重复 1～2 次。瓣环较大单一球囊难以达到合适的球囊/瓣环比值时可选择双球囊扩张。

并发症　严重并发症包括心脏穿孔、心包填塞，可致死亡。球囊选择过大可导致肺动脉瓣环撕裂。球囊导管穿过三尖瓣腱索，扩张时可引起三尖瓣腱索损伤和重度三尖瓣关闭不全。其他还有血管并发症（静脉血栓形成、股静脉撕裂、穿刺部位出血）、呼吸暂停、心律失常和右室流出道损伤。依据患者体重，瓣环直径恰当选择球囊大小和长度，规范操作，是减少并发症的关键。

疗效　对单纯 PS 患者，PBPV 疗效较好，与开胸手术效果相当，目前基本替代了外科手术。并发症发生率为 5% 左右，总死亡率<0.5%。术后患者的活动耐量明显增加，右心室功能得到改善。

经皮球囊主动脉瓣成形术（percutaneous balloon aortic valvuloplasty，PBAV）

1984 年拉巴比迪（Lababidi）行首例 PBAV 成功治疗先天性或后天性主动脉瓣狭窄。自 1989 年中国一些心脏中心开展了 PBAV。

适应证　PBAV 主要适用于典型的主动脉瓣狭窄，无明显瓣环发育不良；心排血量正常时主动脉瓣跨瓣压差≥50mmHg，无或仅有轻度主动脉瓣反流。有如下情况者不适合 PBAV 治疗：①伴有中度以上主动脉瓣反流。②发育不良型主动脉瓣狭窄。③纤维肌性或管样主动脉瓣下狭窄。④主动脉瓣上狭窄。

方法　术前行左心导管和左心室造影，测量主动脉跨瓣压差和瓣环直径，评价狭窄的性质和严重程度。选取球囊/瓣环直径的比值为 0.8～1.0，经股动脉送入球囊导管至狭窄处，扩张球囊使腰凹快速消失，扩张时间为 5～10 秒，反复 2～3 次。严重狭窄可先以小球囊扩张，再换较大球囊或双球囊扩张。PBAV 成功的标准为主动脉跨瓣压差下降 50% 以上，主动脉瓣口面积增加 25% 以上，无明显主动脉瓣反流。

并发症 可能的并发症包括主动脉瓣反流、血管并发症、左心室或升主动脉穿孔、二尖瓣损伤、心律失常和栓塞。

疗效 PBAV 总死亡率 4% 左右，大多发生在新生儿期。中远期的随访报道少见。

(韩玲)

qiúnáng fángjiàngé qiēkāishù

球囊房间隔切开术 (balloon atrial septostomy, BAS)

为缓解低氧血症及改善血流动力学异常建立心房内缺损使产生从左或右到右或左的分流的手术。是一种侵袭性的手术方式。1966 年，拉什金德 (Rashkind) 等首先应用该方法治疗完全性大动脉转位等重症先天性心脏病，明显改观预后。

手术原理 在小婴儿期尤其新生儿期，大部分卵圆孔瓣较薄，在外力作用下容易撕裂，另外新生儿期大部分患儿卵圆孔开放，导管由右经卵圆孔可顺利到达左房。由于这两个先决条件，拉什金德 (Rashkind) 球囊房间隔切开术即是应用头端带有可扩张性球囊导管插入下肢血管，经下腔静脉、右房、卵圆孔到达左房，然后用造影剂扩张头端球囊然后快速拽拉球囊由左房至右房，扩大球囊经房间隔时所致卵圆孔瓣膜的撕裂，形成足够大的房间隔缺损。

手术适应证 对重症先天性心脏病需依靠足够的心房间交通缓解低氧血症及改善血流动力学异常者都为 BAS 适应证。①增加动脉血氧饱和度如完全性大动脉转位，该症由于体循环和肺循环成为和正常人相反的平行循环，生后房间隔或室间隔如无交通，则已经氧合的静脉血回流到左房

后，难以达到供应体循环的心室腔，以供应全身动脉化的血液，通过球囊房间隔切开术可使心房间有足够的交通，使左房动脉化的血经房间隔缺损达右房、右室，最后经右室达主动脉，从而明显改善低氧血症。②缓解右房高压，改善右心功能不全及体循环淤血右室梗阻性先天性心脏病包括肺动脉闭锁、三尖瓣闭锁、右室发育不良综合征、完全性肺静脉畸形引流伴限制性房间隔交通等。这些畸形最终导致右房血液排出受阻，右房扩大，压力增高，左房压力下降，引起右心功能不全，体循环容量不足，球囊房间隔切开术后高压的右房血经房间隔流向左房，从而使右房减压，改善血流动力学异常。③缓解左房高压，改善体循环淤血左心梗阻性先天性心脏病包括二尖瓣严重狭窄、闭锁、左室发育不良综合征及重症主动脉瓣狭窄等，通过球囊房间隔切开术促使心房水平左向右分流，从而降低左房肺静脉及肺动脉压力，减轻肺循环淤血，缓解心功能不全症状。④原发性肺动脉高压伴重症右心功能不全为了降低右房高压，部分患者可试行球囊房间隔切开术，以增加心房水平右向左分流，缓解右心功能不全。

手术方法 ①术前准备常规行心电图、胸部 X 线平片、超声心动图等，评价心脏畸形及心房间交通；血气分析及配血备用；维持正常体温及水电解质平衡；尽可能术前纠正或改善心功能不全。②导管插入法。a. 肝静脉插管法：适用于生后 48 小时新生儿，由于插管后有一定并发症如静脉栓塞等，目前仅少数中心应用。b. 股静脉插管法：最为常用，该部选择血管方便，便于操

作。③常规诊断性导管检查由扩张管内插入 5F 侧孔漂浮造影导管或 5F 侧孔 NIH 导管经股静脉、下腔静脉至右房，因新生儿及小婴儿卵圆孔开放，大部分患儿右心导管可达左右心房、心室及升主动脉，测定压力及血氧，可选择性进行造影检查，以获完整的生理及形态学资料，明确诊断。④球囊房间隔切开术。球囊导管经股静脉插入，经下腔静脉达右房，经卵圆孔或房间隔缺损达左房。BAS 时导管插入左房的定位至关重要，在 X 线透视下球囊导管插入左房的标志为：a. 导管插入肺静脉。b. 正位时导管头指向左上方，侧位时指向心脏后方。c. 双腔球囊导管还可借助左房压力曲线、血氧测定及左心房选择性造影。另外，可通过二维超声心动图引导。一旦球囊导管达左房，调整位置，以稀释的造影剂扩张球囊后迅速把球囊由左房拉至右房及右房与下腔静脉交界处，抽吸造影剂使球囊塌瘪后再次插入左房，如此反复 2~5 次，直至扩张的球囊经房间隔无阻力为止。

疗效观察 ①动脉血氧饱和度：对于完全性大动脉转位 BAS 后血氧饱和度增高可达 10% 以上，左心或右心梗阻性心脏病 BAS 后异常的血流动力学可获改善，但血氧饱和度上升不及完全性大动脉转位明显。②症状及体征：发绀改善，呼吸及心率减少，肝缩小，提示心功能不全术后改善。③左右心房平均压差：BAS 后测定左房及右心房平均压，由左房至右房拉记连续压力曲线。成功的房间隔造口术后，左右心房平均压差减小，不同病种左右心房压力的变化也不相同。

疗效评价 ①效果良好：BAS 术后 SaO_2 上升 10% 以上，残

留左右心房压差<2mmHg，症状明显改善。②中等效果：术后SaO_2上升10%以下，残留左右心房压差<4mmHg，临床症状轻度改善。③效果不良：术后SaO_2不升，左右心房压差>4mmHg，无明显临床改善。

并发症 随着经验的积累，手术人员的配合，术前后密切监护，并发症很少。BAS时有一过性心律失常，偶见左房、肺静脉、右房及下腔静脉破裂，心包填塞及循环不良为最早表现，需及时诊断，必要时开胸修补。房室瓣损伤可快速出现房室瓣反流而引起心功能不全。

（金 梅）

qiúnáng xuèguǎn chéngxíngshù

球囊血管成形术（balloon angioplasty）

通过球囊扩张狭窄的血管治疗疾病的方法。1964年，多特（Dotter）和贾金斯（Judkins）首先描述血管腔血管成形术。10年后，格林特齐希（Gruentzig）应用球囊扩张导管成功进行了血管成形术。1982年，辛格（Singer）等首先对主动脉缩窄患者进行球囊扩张。1983年，洛克（Lock）等将此技术成功用于肺动脉分支狭窄、主动脉缩窄、静脉狭窄和心房内板障狭窄等。球囊血管成形术实验研究表明，血管球囊扩张后产生血管内膜的部分或全部中层呈纵行撕裂，其撕裂口在横断面上小于血管周径的25%，但撕裂的深浅程度不一，有时可达血管外膜，目前虽可采用适当直径的球囊进行扩张，以达到控制性内膜撕裂，但在实施时是很困难的。撕裂的血管在2~8周愈合，血管撕裂处血小板快速覆盖，撕裂或损伤的中层由纤维痂替代，形成无血管中层区，在动脉内高压作用下，逐渐形成动脉瘤。一般在血管成形术后1个月，血管内膜可以重建，术后2个月全部痂组织形成，该时可做心导管检查，甚至可反复进行扩张术。

主动脉缩窄球囊血管成形术
主要包括以下几方面。

解剖类型 ①导管前型：缩窄部位于动脉导管前，又称婴儿型，常伴动脉导管未闭。缩窄较重时可有上肢高血压下肢低血压。另外，对于重度主动脉缩窄伴动脉导管未闭患者，下肢血供来自动脉导管，导致下肢发绀。对于重度主动脉缩窄患者，动脉导管开放是维持降主动脉血供所必需的。②导管后型：缩窄位于动脉导管连接处远端，又称成人型，动脉导管可自发闭合。

适应证 明确适应证：①主动脉缩窄手术后再狭窄：主动脉缩窄手术后可出现再狭窄，若经心导管检测跨缩窄压差>20mmHg，目前认为是球囊扩张术的最好的适应证。主动脉缩窄术后再狭窄发生率5%~34%，再次手术死亡率高，并有引起截瘫等并发症的危险。而球囊血管成形术可以避免再次外科开胸手术及其并发症。②未经手术的局限性、隔膜型主动脉缩窄：通常年龄>7个月，跨缩窄段收缩压差>20mmHg，可作为球囊扩张术的适应证。非适应证：峡部发育不良或长段型主动脉缩窄。

方法 全身麻醉下，经皮穿刺及股动静脉插管，常规给予肝素100U/kg。先行右心导管检查，测定各部位的压力及血氧，判断分流及肺动脉高压情况。股动脉插管后，循导丝插入猪尾导管，先行测压及血氧，明确跨缩窄段压差，然后进行升主动脉或左心室造影。测量缩窄部直径，选择合适大小的球囊。目前对球囊直径的选择有以下几种参考方法。①球囊/缩窄部之比：球囊直径相当于缩窄部直径2.5~4倍。②球囊/近端主动脉弓之比：如无主动脉弓发育不良，选用球囊直径不大于近端主动脉弓直径。③球囊直径不超过降主动脉横隔水平直径：该测量法尤其适用于主动脉弓发育不良病例。临床上最常用的方法为球囊直径与主动脉缩窄部直径之比，并参考其选用的球囊直径不超过缩窄部以上主动脉直径，其余方法可作为参考。至于球囊长短，通常应用3~4cm长的球囊，由于球囊扩张时位于主动脉腔内，因此只要球囊中部骑跨于缩窄的中央，在球囊扩张时产生明显的腰凹，则表示选择的球囊大小和长度是适当的。造影完毕后撤去造影导管，保留导引钢丝于升主动脉或左心室内，将合适的球囊中央位于缩窄部，以稀释造影剂扩张球囊，至腰凹征消失。如此反复扩张球囊2~5次，直至球囊扩张时不出现腰凹为止。

疗效 ①临床评价：一旦解除主动脉缩窄，患儿股动脉搏动增强，上下肢血压趋于正常。心功能不全明显好转或得到控制。②血流动力学改变：球囊扩张术后15分钟行主动脉缩窄部前后同步测压，监测球囊扩张前后压力改变，效果评价是以术后跨缩窄部压差≤20mmHg为标准。

并发症及预防 ①股动脉血栓：所有需动脉穿刺插管患者，一旦导管插入需立即静脉行全身肝素化，尽量选用最小的导管进入动脉内，一旦股动脉血栓形成应给予肝素静脉滴注，进行全身肝素化治疗，尿激酶溶栓。如经药物治疗无效，可应用经导管法或手术方法取栓以解除动脉栓塞。②动脉瘤形成：球囊扩张术的主动脉动脉瘤发生率约为6%，并且发生率随着随访时间的延长而增高，随访时间越长，发生率越高。避免使用过大球囊及防止导管在已扩张区域穿过对减少动脉瘤的发生有一定作用。动脉瘤可通过手术切除或通过放置带膜支架来治疗。③术后再狭窄：再狭窄的发生与使用的球囊不够大及血管的弹性回缩有关，另与年龄有关，年龄越小再狭窄的发生率越高。

肺动脉分支狭窄球囊血管成形术 1981年洛克（Lock）等首先进行动物试验证实肺动脉分支狭窄可通过球囊血管成形术进行治疗，并于1983年首先临床应用获得初步成功。

解剖类型 周围性肺动脉狭窄可分为先天性及后天性两种。①先天性周围肺动脉狭窄：按照格雷（Gray）等建议，周围肺动脉狭窄可分为以下四种类型。Ⅰ型：单一中央型狭窄，主要累及主肺动脉总干，左、右肺动脉主干。Ⅱ型：左右肺动脉分支狭窄，可伸展到左右肺动脉。Ⅲ型：多发性周围肺动脉狭窄。Ⅳ型：肺动脉主干和周围肺动脉同时有狭窄。②手术后肺动脉分支狭窄：由于复杂型先心病手术的广泛开展，肺动脉分支狭窄常成为术后需处理血管病变。可见于姑息手术后，如体肺分流术后；还可见于某些先天性心脏病根治术后，如法洛四联症根治术后、共同动脉干、房坦手术及复杂发绀型先心病术后的肺动脉分支狭窄。

适应证 肺动脉分支狭窄的球囊血管成形术目前尚无一个正式的可量化的指征，加拿大多伦多儿童医院的标准与美国波士顿儿童医院相似，可供参考：①局限性中央性、段性或段下肺动脉狭窄伴：a. 右心室高压。b. 肺血部对称。②肺动脉广泛发育不良伴：a. 右心室高压。b. 肺血不对称。③单室姑息术患者的肺动脉狭窄、发育不良或扭曲。

方法 经皮股静脉插管，静注肝素100U/kg，先做右心导管检查，测量右心房、右心室及肺动脉压力。测定跨狭窄部压力阶差，同时行右心室或肺动脉造影，以确定肺动脉分支狭窄的部位、长度及合并心内畸形。测量肺动脉分支狭窄部直径，以选择合适的球囊扩张导管。一般认为，球囊直径应为肺动脉分支狭窄直径3~4倍，球囊扩张导管长度通常选用2~4cm。先以少量稀释的造影剂扩张球囊，了解球囊是否位于合适的位置，以便随时调整。同时根据球囊扩张时腰凹出现的明显程度，判断所采用球囊大小是否合适。

疗效 肺动脉分支狭窄的球囊扩张术较其他球囊瓣膜及血管成形术效果为差，并发症较多。但根据卡恩（Kan）等研究表明球囊扩张术仍为治疗肺动脉分支狭窄可选的方法，术后狭窄部直径扩大，压差下降。约50%可获良好效果。随着肺动脉分支狭窄的解除，核素扫描显示肺血流亦增加。判断球囊扩张术后成功的标准主要是根据狭窄部直径的增加及跨狭窄部收缩期压差的减少进行评价。洛克（Lock）采用标准为肺动脉分支狭窄部直径术后较术前增加>50%；右心室收缩压与主动脉收缩压之比下降20%。泽维（Zeevi）等采用标准为肺动脉分支狭窄部直径术后较术前增加50%；或跨狭窄部收缩压差较术前减低50%。沃姆斯（Worms）等采用标准为球囊扩张术后狭窄部直径较术前增加≥40%；右心室压/主动脉压之比下降≥20%；右心室压≤50mmHg；核素扫描显示肺血流灌注明显增加。

并发症 包括肺动脉分支破裂或撕裂、死亡、心律失常及动脉瘤等。

肺静脉狭窄血管成形术 肺静脉球囊血管成形术的临床应用仅见少量报道，通常选择单独肺静脉狭窄作为球囊扩张的对象。

解剖类型 该畸形分为两种：①一支或数支肺静脉局限性狭窄，狭窄部位于左心房相连接处，球囊扩张术可试行扩张肺静脉与左心房交界处狭窄病变。②在肺内或肺外的呈长段的腔内狭窄。

方法 右心测压导管经股静脉、下腔静脉入右心房，再由卵圆孔或通过房间隔穿刺法将导管插至左心房，探查左右肺静脉至肺野，然后把导管缓缓后撤明确狭窄部的压力阶差，行肺动脉干或选择性肺静脉造影，明确狭窄的部位及形态，一旦诊断明确，即经端孔导管插入导引钢丝至肺静脉，尽量深入至肺野，选择合适的球囊（一般球囊直径为肺静脉狭窄部直径的3~6倍，长度约为3cm）沿导丝直插至肺静脉，扩张球囊可见腰凹，随后加大扩张压力直至腰凹消失，扩张3~5次，重复血流动力学及心导管造影检查。

疗效 球囊扩张术后判断疗效的标准：①术后跨狭窄部压差较术前≤50%。②球囊扩张术后狭窄部直径较术前增宽2倍以上。

（金　梅）

tǐfèi fēnliúshù

体肺分流术（systemic-to-pulmonary artery shunt） 在主动脉或其主要分支与肺动脉或其主要分支之间建立通路，增加肺血流量，进而提高动脉血氧饱和度，促进肺血管发育，为治疗肺血减少的发绀型先天性心脏病的姑息手术。在其后选择更为理想的时间进行根治。体肺分流术包括多种术式：经典布莱洛克-陶西格分流术、改良布莱洛克-陶西格分流术、沃特斯顿分流术（Waterston shut）、中央分流术等。

病理生理 体肺分流术主要用于缓解缺氧程度，并改善心肌等重要脏器供应。患儿发绀的严重程度取决于肺血流量及回心血液在心腔内的混合程度。与体循环供血量相比，肺循环的供血量越大（Qp/Qs 越大），动脉血氧饱和度也就越高。体肺分流术可以有效地增加肺血流量，从而改善发绀症状，增加氧供，并促进肺血管发育。

手术适应证 体肺分流术主要用于姑息性治疗重症法洛四联症、三尖瓣闭锁、肺动脉瓣闭锁、单心室、左心发育不良综合征及其他一些复杂的发绀型先天性心脏病。

手术方法 ①经典布莱洛克-陶西格分流术：胸骨正中切口或右胸外侧切口，将锁骨下动脉与同侧的肺动脉行端侧吻合。见锁骨下动脉-肺动脉分流术。②改良布莱洛克-陶西格分流术：胸骨正中切口或右胸外侧切口，将人造血管连接锁骨下动脉起始部及同侧肺动脉。见锁骨下动脉-肺动脉分流术。③沃特斯顿分流术：经右胸外侧切口第 4 肋间进胸，将升主动脉与右肺动脉行侧侧吻合。见升主动脉-右肺动脉分流术。④中央分流术：中央分流术是沃特斯顿分流术的替代术式，主要用于小婴儿患者。取胸骨正中切口，分别用侧壁钳钳夹升主动脉和主肺动脉，做纵行切口。

使用聚四氟乙烯人造血管，两端均剪成斜面，分别与升主动脉和主肺动脉切口端侧吻合，开放阻断钳可在主肺动脉表面扪及连续性震颤。注意连接升主动脉及主肺动脉的人造血管不要太粗，以免分流量过大，导致肺血管发生梗阻性病变。

手术疗效 由于经典布莱洛克-陶西格分流术因损伤大，影响上肢血供，且术后肺动脉易扭曲，近年已较少应用。而沃特斯顿分流术因肺血流量难以控制，吻合拆除困难，易形成肺动脉扭曲，现已基本弃用。目前临床上广泛应用的体肺分流术主要有改良布莱洛克-陶西格分流术和中央分流术。手术效果和预后主要与管径大小、分流量多少及管道是否通畅密切相关。体肺分流术后维持经皮氧饱和度在 75%～85%，过高，提示分流量过大，必要时需再次手术更换小规格人造血管；过低需考虑人造血管血栓形成、堵塞可能，注意复查心脏超声，必要时再次手术。故术后需常规给予肝素和或阿司匹林抗凝以免人造血管堵塞。

（莫绪明）

xīnfáng diàozhuǎnshù

心房调转术（atrial switch procedure） 针对大动脉错位在心房水平矫治的手术方法。主要包括马斯塔德（Mustard）手术和森宁（Senning）手术。先天性大动脉转位属于圆锥干畸形的一种，主动脉起源于右心室，肺动脉起源于左心室，其特征是有两个独立的平行循环，依靠动脉导管和房间隔缺损使左右心腔的血液混合，以达到向体循环供氧的作用。在心房调转术开展前，1953 年，利乐海（Lillehei）和瓦尔科（Varco）采用下腔静脉与左心房

连接而右肺静脉与右心房连接的方法，这种手术方法为心房调转术的开展提供了有力的基础，在此基础上，1959 年森宁（Senning）采用心房内调转方法首先取得成功，但死亡率和并发症较高。1963 年，马斯塔德（Mustard）采用同样原理的心房内调转术取得成功，由于远期的腔静脉回流梗阻和房性心律失常的发生率较高，又逐渐被森宁手术替代。马斯塔德手术和森宁手术，是将体静脉、肺静脉回流入心房的位置重新连接以适应正确的大动脉生理连接。马斯塔德手术中的心包板障以及森宁手术中的右心房翻转只是将错就错，使上下腔静脉血回流入左心房，经二尖瓣进入左心室至肺循环；氧合的肺静脉血则回流入右心房，经三尖瓣进入右心室至体循环。尽管这样在生理上得到纠治，但是心脏的解剖畸形并没有得到纠治。术后解剖左心室承担肺循环功能，而解剖右心室承担体循环功能。由于心脏解剖特征，左心室腔呈圆柱形，收缩时向心性运动，收缩力强；右心室腔呈月牙形，心腔内表面与容量之比较大，其收缩形态适合大容量、低阻力的肺循环，术后却承受体循环负荷，远期随访发现右心射血分数明显降低，导致三尖瓣反流、心律失常和心脏骤停等。由于马斯塔德手术和森宁手术后可能发生的并发症包括上腔静脉梗阻、肺静脉梗阻、板障漏、房性心律失常、三尖瓣反流以及右心室衰竭等，因此，当 1975 年雅特内（Jatene）的大动脉转换术获得成功后被广泛应用，而心房调转术治疗完全性大动脉转位则成为历史。

目前心房调转术主要在双调转手术中用于治疗矫正性大动脉

错位的患儿。矫正性大动脉错位是一种心房心室连接不一致，心室大动脉连接不一致的畸形。由于存在两个水平的连接不一致，虽然解剖转位，但血流在生理学上是"纠正"的。双调转手术是将两个水平的连接不一致进行调转，使畸形得以彻底纠正。通常情况下森宁手术较马斯塔德手术应用更多，但当因既往姑息手术造成粘连，而不适宜做森宁手术时，就必须实施马斯塔德手术。

另外，心房调转术还可应用于合并严重左室流出道梗阻、肺血管梗阻性病变的患儿，以及因就诊太晚而错过最佳手术年龄的单纯完全性大动脉转位患儿。

（贾 兵 闫宪刚）

shuāngdiàozhuǎn shǒushù

双调转手术 （double switch procedure）

矫正性大动脉转位的解剖矫治手术。此手术是近10年来开展起来的一种新的方法。通过心房调转使上下腔静脉血进入形态学右心室，肺静脉血进入形态学左心室。心室与大动脉的连接有两种方法，即无肺动脉狭窄的婴幼儿心房调转和大动脉调转术；有肺动脉狭窄的患者用心房调转和拉斯泰利手术，目的是改善传统修复手术长期效果。

手术适应证 包括心房调转和大动脉调转的适应证和心房调转和拉斯泰利手术的适应证。

心房调转和大动脉调转的适应证 ①两个心室和半月瓣无梗阻。②两个心室可以分开，无房室瓣骑跨。③两个心室发育良好，形态左心室/右心室收缩压比值大于0.7。④冠状动脉可以移植。⑤新生儿有巨大室间隔缺损合并肺动脉高压，应先做肺动脉束带术，待生后12个月以后施行双调转术。⑥无肺血过多者，生后3~12个月手术，此时心房发育够大，易于施行心房调转术。有心力衰竭者，经检查肺血管阻力上升，应尽早手术。

心房调转和拉斯泰利手术的适应证 ①年龄应在5岁以上施行。少数婴儿因严重肺动脉流出道梗阻或闭锁，室间隔缺损可以变小，应尽早术。②两心室发育较好，形态学左心室/右心室压力比值应大于0.7，容积比值应大于0.75。③肺动脉发育好，肺动脉-降主动脉直径比值（McGoon ratio）大于1.5，肺动脉指数大于180mm²/m²。④成人形态右心室功能障碍，中到重度三尖瓣关闭不全产生心力衰竭危险者，应择期施行双调转手术。文献报道双调转术后右心室成为肺循环血泵，右心室功能得到改善，三尖瓣关闭不全明显减轻。合并埃布斯坦畸形（Ebstein malformation）者置换三尖瓣。⑤形态右心室发育不全的病例，可用双调转术加双向腔肺分流术（即一个半心室手术）；室间隔缺损小的病例，双调转术同时加肺动脉近心端与主肺动脉吻合，避免左心室流出道梗阻。

手术方法 包括以下几方面。

术前准备 ①新生儿和小婴儿有巨大室间隔缺损合并充血性心力衰竭者，应用洋地黄和利尿剂治疗，并做心导管检查。如对非手术治疗无效或发现肺血管阻力逐步上升，应尽早手术。左心室压力较低者，先作肺动脉带缩术，术后6~12个月心导管检查发现左心室/右心室收缩压大于0.7后，施行双调转术。②在合并室间隔缺损和肺动脉流出道阻塞的病例，术前超声心动图应仔细检查肺动脉下左心室流出道因二尖瓣附瓣组织或室间隔膨出瘤产生阻塞。心血管造影显示两侧肺动脉发育较好，在5岁以后施行心房内调转术和拉斯泰利手术。5岁以前发绀严重者，先做改良锁骨下动脉与肺动脉分流术。右心房较小的病例，特别是在SLL型右旋心，IDD型右旋心，先作改良锁骨下动脉与肺动脉分流术，待右心房扩大后做双调转术。③合并左侧三尖瓣严重关闭不全和心力衰竭者，术后应用洋地黄和利尿药物，择期施行双调转术，术中应做三尖瓣的修复，少数做瓣膜置换术。④合并预激综合征者，术前应做心电生理检查，确定异常传导束的部位。

手术方法 在先天性矫正性大动脉转位患者施行哪一种双调转术，应根据其合并畸形而定。一般来说，在合并巨大室间隔缺损者，肺动脉瓣形态正常，左心室大小和功能正常以及两心房够大，应考虑做森宁手术和大动脉调转术。在SLL型和IDD型分别合并右旋心或左旋心和大室间隔缺损者，应用改良森宁手术和大动脉调转术。在合并室间隔缺损和肺动脉流出道阻塞者，则实施改良森宁手术和拉斯泰利手术。①森宁手术和大动脉调转术：做终嵴前1.0~1.5cm右心房纵切口，其上、下端达右肺静脉上、下缘平面。经右心房切口和二尖瓣口进行大室间隔缺损的补片修补。裁剪涤纶片呈圆形，补片略小于缺损。应用4-0或5-0带垫片的双头针做一圈褥式缝合，缺损前上缘缝在离缺损边缘2~3mm的右心室面，其他边缘缝在左心室面，避免产生心脏传导阻滞，每针缝穿补片的边缘，推下结扎。森宁手术：纵行切开房间隔前缘，在其两端向后切开呈梯形切口，

应用房间隔片，缝合至左肺静脉左侧和上下方的左心房后壁上，使肺静脉和左侧三尖瓣隔开。在小的儿童由于房间隔肌肉较厚，直接作为屏障分隔心房易造成上腔静脉回流梗阻。需切除肥厚的房间隔，用聚四氟乙烯补片或心包片替代房间隔片，再缝到肺静脉前缘。将右心房纵切口后缘中部缝至房间隔切口前缘并分别沿缺损上、下缘至上、下腔静脉开口，从而建立腔静脉到左侧三尖瓣的腔静脉通道，保留冠状静脉口在新建立的左心房内。应用右心房纵切口前缘缝至房间沟左心房切口后缘，形成新的肺静脉通道，均用 4-0 或 5-0 聚丙烯线连续缝合。此时在右心房切口前缘上端向前做一横切口，并将其边缘缝绕窦房结上方至左心房切口，避免产生窦房结的损伤。如右心房游离壁小，需用心包补片修补心房切口，以扩大肺静脉血流腔。后者称为改良森宁手术。②大动脉调转术：在主动脉瓣上方 1cm 和肺动脉分叉下方分别横断升主动脉和肺动脉干。绝大多数病例需做勒孔特（Lecompte）操作，即将肺动脉干及其分支牵引至主动脉的前方。此畸形的冠状动脉分布为正常心脏的反位，所以应在右后窦和左后窦分别做 U 形切口，将含有冠状动脉开口的 U 形主动脉冠状动脉片移植至邻近肺动脉的相应部分，先左侧后右侧吻合，均用 6-0 或 7-0 聚丙烯线连续缝合。用 5-0 或 6-0 聚丙烯线做远侧主动脉和近侧肺动脉端端吻合。采用自身心包修复主动脉近侧 U 形缺口并扩大主动脉与肺动脉远侧端端吻合（图 1）。②马斯塔德手术和拉斯泰利手术：做平行房室间沟的右心房斜切口，按常规方法施行马斯塔德手术，切

除房间隔，应用自身心包片将腔静脉血经三尖瓣引流至右心室。如右心房小，可用经戊二醛处理的心包扩大。做右心室纵切口，切除部分肥厚肌肉，充分显露室间隔缺损，从缺损下缘经三尖瓣前瓣根部并环主动脉瓣环作一圈带垫片的褥式缝合，将缝针穿过人工血管补片边缘，推下结扎。做肺动脉纵切口，封闭肺动脉近端，施行右心室到肺动脉心外管道。在 SLL 型矫正性大动脉转位合并室间隔缺损和肺动脉狭窄或闭锁，左位心或合并右心房异构或右旋心可做主动脉左侧的右心室到肺动脉心外管道，避免心外管道受压（图 2）。

术中注意事项　①防止心脏传导束的损伤，在 SLL 型矫正性大动脉转位的心脏传导束位于室间隔缺损前上缘在左室面。经右心房和二尖瓣径路要充分显露室间隔缺损，在危险区缝在右心室

面。在小的室间隔缺损，经右心房径路，在危险区无法缝在右心室面，否则产生完全性房室传导阻滞，应该经右心室径路作间断带垫片的缝合。在 IDD 型的传导束位于缺损的后下缘，在此处应缝在左心室面和二尖瓣前瓣的根部，比较安全。在大室间隔缺损的周围均用一圈带垫片的褥式缝合，防止产生残余室间隔缺损。②在心房调转术中，要保持腔静脉到左侧房室瓣通道通畅，避免产生上腔静脉综合征。在森宁手术中需剪除房间隔用聚四氟乙烯或心包片替代房间隔片。遇有右旋心的病例，做改良森宁手术。在马斯塔德手术中，心包片缝至上腔静脉口时要缝在横嵴前方，防止窦房结的损伤。遇有上腔静脉综合征时，加用双向腔肺动脉分流术。③在矫正性大动脉转位的病例进行大动脉调转术时，两大动脉关系往往呈并列关系，所

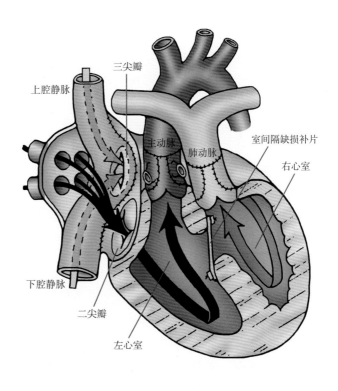

图 1　完成后的双调转手术（箭头显示血流方向）

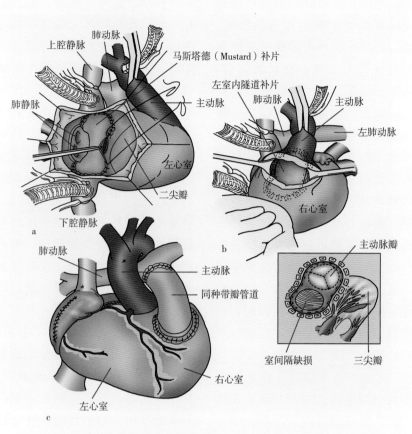

图 2　矫正性大动脉转位双调转手术（马斯塔德+拉斯泰利手术）
a. 马斯塔德手术；b. 修补室间隔缺损；c. 拉斯泰利手术

以分离冠状动脉要比完全性大动脉转位长，吻合时避免产生冠状动脉扭曲和吻合口紧张。在主动脉近端应用心包片延长与肺动脉远端吻合，防止产生肺动脉狭窄。在拉斯泰利手术中，经右心室切口应用较大的椭圆形补片覆盖室间隔缺损和主动脉瓣口，保证左心室流出道通畅。遇有右心室流出道狭窄时，可做跨瓣环带单瓣右心室流出道补片。④在合并肺动脉流出道阻塞和（或）小室间隔缺损的病例，应施行左心室到肺动脉的心外管道。单纯肺动脉瓣切开往往遗留严重的肺动脉狭窄而致命。在 SLL 型矫正性大动脉转位双调转术的病例，应尽力施行在主动脉左侧的右心室到肺动脉的心外管道，防止胸骨压迫和术后低心排综合征。应用心外

管道者，一律作右侧心包开窗和闭式胸腔引流，防止慢性心包积液。⑤术中应用食管超声心动图严密观察双调转术的完善程度，有无心肌缺血导致局部心室活动减弱、心脏各腔容量、腔静脉和肺静脉通道的通畅程度以及心脏瓣膜功能等，及时发现问题和处理。⑥常规安放心脏起搏器，准备在心动过缓时应用。

（刘迎龙　许耀强）

jiǎzhuàngpángxiàn-xiōngxiàn
fāyùbùquán zōnghézhēng

甲状旁腺-胸腺发育不全综合征（DiGeoge syndrome）

胚胎期第 3、第 4 咽囊发育障碍，使胸腺和甲状旁腺缺如或发育不全而引起的先天性异常。

病因及发病机制　患儿常伴其他先天性畸形。该综合征是多

基因遗传性疾病，但染色体 22q11 区域缺失是主要原因。因先天性胸腺不发育或发育不良所造成的 T 细胞功能缺陷的疾病，细胞介导的免疫缺乏或抑制。可分为完全型和部分型两种。免疫缺陷的程度，可从胸腺轻微缺陷伴 T 细胞功能分化的正常化，到胸腺缺如 T 细胞功能严重缺陷以致影响 B 细胞功能。尽管免疫球蛋白水平通常正常，病毒或真菌感染却非常常见。由于胸腺和甲状旁腺都是由第 3、4 咽腭弓发育而来，故也伴有甲状旁腺发育不良，常伴低钙血症。有时还伴有主动脉弓和心脏的先天性缺陷。

病理生理　淋巴结深皮质胸腺依赖区的淋巴细胞减少。胸腺体积小，仅含 10%～20% 的正常胸腺组织甲状旁腺也缺如或发育不全。由于胎儿甲状旁腺功能减退和低钙血症，新生儿出现手足搐搦症，低钙血症倾向于生后 1 年缓解。由于胸腺发育不良，患儿免疫功能尤其是细胞免疫功能缺陷，易患感染。患儿腭弓发育不良，导致面容异常及圆锥间隔异常引起的先天性心脏病。

临床表现　患儿表现为特殊面孔，如眼眶距离增宽，耳郭位置低且有切迹，上唇正中纵沟短颌小和鼻裂。由于胎儿甲状旁腺功能减退和低钙血症，新生儿出现手足搐搦症。如新生儿期未死亡，生后 3～4 个月可发生各种严重的病毒、真菌如念珠菌和肺孢子菌感染，而细菌感染较轻。接种如牛痘疫苗、麻疹疫苗等减毒的活病毒疫苗和如卡介苗等细菌活菌苗注射时易发生严重反应，甚至致死，这是由于细胞免疫功能丧失所致。该综合征可与主动脉弓离断、永存动脉干、法洛四联症、室间隔缺损、动脉导管未

闭并存。

诊断与鉴别诊断 当新生儿出现不易纠正的低钙血症时，应仔细检查面容和心脏，若有异常，特别是做 X 线检查不见胸腺影，则支持该诊断。需与引起低钙血症、免疫缺陷及其他可引起面容该异常和先心病的综合征相鉴别。

治疗 一般疗法包括加强护理和营养以及预防感染。严禁接种活疫苗。对症疗法包括静推葡萄糖酸钙。免疫替补疗法主要是补充 T 细胞和增强 T 细胞的功能，包括如下几个办法：输注新鲜全血、转移因子、胸腺素、干扰素（IFN）、白细胞介素-2、骨髓移植、胸腺移植。近年有采用免疫淋巴细胞进行治疗获得暂时疗效的报道。先天性心脏病需行手术治疗。

预后 多数完全型甲状旁腺-胸腺发育不全综合征患儿在婴儿期死亡，死因可为心力衰竭而非感染并发症，但不完全型甲状旁腺-胸腺发育不全综合征患儿的临床经过较为良性。血清钙水平趋向于随年龄而逐步恢复正常。

（刘迎龙　顾　虹）

Tángshì zōnghézhēng

唐氏综合征（Down syndrome）

染色体异常（多了一条 21 号染色体）而导致的疾病。又称 21-三体综合征或先天愚型，属常染色体畸变。是小儿染色体病中最常见的一种，活婴中发生率约1/700，母亲年龄愈大，该病的发病率愈高。

病因及发病机制 按照核型分析可将 21-三体综合征患儿分为三型（图），其中标准型和易位型在临床上不易区别，嵌合体型的临床表现差异悬殊，视正常细胞株所占的百分比而定，可以从接近正常到典型表型。标准型患儿体细胞染色体为 47 条，有一条额外的 21 号染色体，核型为 47，XX（或 XY），+21，此型占全部病例的 95%。其发生机制系因亲代（多数为母方）的生殖细胞染色体在减数分裂时不分离所致。双亲外周血淋巴细胞核型都正常。易位型占 2.5%～5%。多为罗伯逊易位，是只发生在近端着丝粒染色体的一种相互易位，又称着丝粒融合，其额外的 21 号染色体长臂易位到另一近端着丝粒染色体上。其中，D/G 易位最常见，D 组中以 14 号染色体为主，即核型为 46，XX（或 XY），−14，+t（14q21q）；少数为 15 号。这种易位型患儿约 50% 为遗传性，即亲代中有 14/21 平衡易位染色体携带者，核型为 45，XX（或 XY），−14，−21，+t（14q21q）。另一种为 G/G 易位，是由于 G 组中两个 21 号染色体发生着丝粒融合，形成等臂染色体 t（21q21q），或一个 21 号易位到一个 22 号染色体上，t（21q22q），较少见。嵌合体型占该综合征的 2%～4% 患儿体内有两种及两种以上细胞株（以两种为多见），一株正常，另一株为 21-三体细胞，本型是因受精卵在早期分裂过程中染色体不分离所引起，临床表现随正常细胞所占百分比而定。

病理生理 目前推测这类畸形可能是由于三倍体基因所决定的而不是胚胎发育过程中的变异所导致的。例如，虽然心脏可能按一般性的规律形成，但是将心脏分隔成两边的房/室间隔可能不能完全闭合。同样气管和食管也可能存在缺陷，从而导致气管食管瘘或气管和食管相连接。

临床表现 眼距宽、两眼外角上斜、内眦赘皮、耳位低、鼻背低、舌体宽厚、口常半张或舌伸出口外、舌面沟裂深而多、手掌厚而指短粗、末指短小常向内弯曲或有两指节，40% 患儿有通贯掌。跖纹中，踇趾球区胫侧弓状纹，踇趾与第 2 趾指间距大，关节韧带松弛或见肌张力低。智力低下为轻、中度，多数是中度神经发育迟滞，其智力随着年龄的增长而逐步降低。大多数研究表明，环境因素是影响智商的因

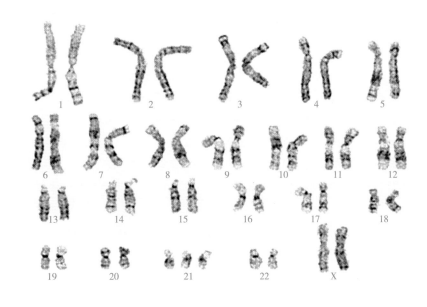

图　21-三体综合征染色体核型（女）

素，在良好环境中抚养的患者智商相对较高。不同类型的患者智力低下的程度不同。由于患儿安静、温顺，为特殊教育训练提供较好条件，有一定的生活自理和劳动能力。约有 50% 的病例并发先天性心脏病、易患传染性疾病和白血病。

诊断与鉴别诊断　一般妊娠 14~16 周，对羊水进行染色体检查可以判明患病与否。这种检查在一般的妇产科医院就能进行。

治疗　对父母尤其是高龄父母进行产前检查有助于提前诊断胎儿的唐氏综合征。对唐氏综合征患者进行早期教育可帮助他们具备基本的社会功能，甚至可以像正常人一样的学习和生活。

（刘迎龙　顾　虹）

Àisēnméngé zōnghézhēng

艾森门格综合征（Eisenmenger syndrome）

各种左向右分流性先天性心脏病发展的后果。由于进行性肺动脉高压发展至器质性肺动脉阻塞性病变，可由原来的左向右分流变为右向左分流，皮肤黏膜从无青紫发展至有青紫时，即称为艾森门格综合征。1897 年，艾森门格（Eisenmenger）报道了第 1 例后来被命名为"艾森门格综合征"的病例：32 岁患者男性，发绀，活动耐量下降，充血性心力衰竭，死于咯血。尸检时发现室间隔膜部存在一较大缺损，同时合并主动脉弯曲折叠。

病因及发病机制　左向右分流型先心病。主要包括房间隔缺损、室间隔缺损和心内膜垫缺损，是引起肺动脉高压的重要病因。复杂的心脏畸形，如单心室、大动脉转位、三尖瓣闭锁、完全性肺静脉异位回流等也可引起肺动脉高压。罹患上述疾病的患者，随着时间的推移，持续大量的分流会引起严重的肺血管病变，导致血液分流方向逆转为右向左，称为艾森门格综合征。

病理生理　由于先天性心脏病的存在，引起肺血流增多、血流增快等改变，导致了肺动脉高压的产生。肺动脉高压的血流动力学定义是肺动脉平均压 ≥ 25 mmHg，同时肺小动脉楔压 ≤ 15 mmHg。当先心病合并肺动脉高压时，此时最好的治疗方式就是尽早行手术或介入的方法治愈先天性心脏病。如果因为某种原因未能及时手术治疗先心病，肺动脉高压继续进展，可发生梗阻性肺动脉高压，即艾森门格综合征。该病症以进行性的肺小动脉阻力增高为特征，伴有肺血管扩张试验阴性的低氧血症，可以引起连接肺动脉之心室的功能衰竭并最终导致患者死亡。

临床表现　表现为呼吸困难、发绀、活动耐量下降、水肿、眩晕、晕厥、咯血、心律失常，并可合并脑血管事件的发生，最终导致患者的生活质量下降，生存时间缩短。

诊断与鉴别诊断　超声心动图可为诊断先天性心脏病并估测肺动脉高压的程度，确诊需要行心导管检查及急性肺血管扩张试验。如果患者心脏缺损小（成人房间隔缺损 < 2cm，室间隔缺损/动脉导管未闭 < 1cm）但合并重度肺动脉高压，需考虑为先天性心脏病合并其他类型的肺动脉高压，如自身免疫病、肺栓塞、慢性阻塞性肺炎、门静脉高压、获得性免疫缺陷综合征、遗传性因素等。

治疗　患者应避免剧烈运动，尽量避免并积极治疗呼吸道感染、及时给予预防接种，女性患者应避免妊娠。由于艾森门格综合征患者出血倾向较大，故不推荐华法林抗凝治疗。对于存在严重低氧血症的患者，血细胞比容高，有栓塞倾向，故不建议利尿治疗。对于心功能不全的患者，可慎重应用地高辛强心。禁用钙通道阻滞剂。目前国际上常用的肺动脉高压靶向治疗药物，包括内皮素受体阻断剂、前列环素类类似物和磷酸二酯酶抑制剂等。建议选择一种内皮素受体阻断剂联合一种磷酸二酯酶抑制剂治疗肺动脉高压。

预后　艾森门格综合征的患者，大多数能存活到 20~40 岁。如予患者正规的治疗和随访，甚至有存活到 60 多岁的病例报道。

（刘迎龙　顾　虹）

Lúténgbāhè zōnghézhēng

卢滕巴赫综合征（Lutembacher syndrome）

房间隔缺损伴二尖瓣病变的心脏病。临床较少见，其发生率占二尖瓣狭窄的 0.6%~0.7%，占继发孔房间隔缺损的 4%，女性多见。1916 年，卢滕巴赫（Lutembacher）最先将该综合征定义为先天性房间隔缺损伴获得性二尖瓣狭窄；后来将其定义扩展为先天性和（或）后天性房间隔缺损合并二尖瓣狭窄和（或）关闭不全。

病因及发病机制　先天性房间隔缺损的发病机制不明，后天性房间隔缺损与冠心病、外伤等相关。二尖瓣狭窄和（或）关闭不全与风湿性、先天性、黏液性病变等有关。

病理生理　该综合征的病理生理学基础在于房间隔缺损的存在减轻了二尖瓣狭窄造成的左房负荷增加肺淤血的状态。同时，二尖瓣狭窄的存在加重了房水平左向右分流，增加患者右心负荷，导致肺动脉高压、心律失常及右心功能不全；因左室容量负荷减少，导致左心室舒张末径下降。肺动脉高压及左心功能不全的出现，对患者能否安全度过围术期造成很大的影响。

临床表现 该综合征患者可因肺动脉高压、心律失常及心排量降低等原因，感到心悸气短，活动耐量下降，甚至可出现水肿、呼吸困难等心功能不全的表现。心脏听诊可发现胸骨左缘 2~3 肋间均可闻及收缩期杂音，心尖部可闻及舒张期杂音，肺动脉瓣听诊区第二心音亢进。心电图与胸部 X 线平片均提示右心增大。多普勒显示房水平左向右分流及二尖瓣病变，可有不同程度的肺动脉高压。

诊断与鉴别诊断 该综合征经体表超声心动图大多可以确诊。如检查效果欠满意，可行食管超声检查，进一步明确诊断。鉴别诊断时需进一步排查心内外水平有无其他畸形，如主动脉瓣狭窄等。如患者肺动脉高压较重，需考虑是否合并其他原因导致的肺动脉高压，如肺栓塞、慢性阻塞性肺疾病（COPD）、自身免疫病及特发性因素等。

治疗 该综合征一经诊断，应尽早行手术治疗。手术的目的是同时处理房间隔缺损和二尖瓣病变，可通过介入及开胸手术两种途径解决患者疾病。由于患者大多存在肺动脉高压及左心容积不足，故应注意围术期监护，加强强心、利尿及肺动脉高压靶向治疗，防止肺动脉高压危象及急性左心衰竭的发生。

预后 该综合征如不经手术治疗，大多快速进展为肺动脉高压，严重影响患者预后，宜尽早行手术治疗。术后患者房间隔缺损可以治愈，预后因素受到二尖瓣病变影响。预后同其他二尖瓣病变术后患者。

（刘迎龙 顾虹）

Nǔnán zōnghézhēng

努南综合征（Noonan syndrome） 以独特面貌、矮身高、胸腔畸形和先天性心脏病为特征的先天性遗传疾病。又称男性特纳综合征、假性特纳综合征等。但是该综合征男、女均可患病，在致病原因上努南综合征也不是男性的性腺发育不全，因而不宜把该病命名为男性或假性特纳综合征，以免引起对该病症的误解。

病因及发病机制 大多数病例为散发性，家族性患者为常染色体显性遗传，基因定位于 12q-q，基因突变是基本的病因，染色体核型多数为 46，XY，少数为染色体嵌合。

病理生理 表型个体差异很大，以身矮、心脏缺陷、生殖器官和性发育异常以及智能落后为特征。其确切发病率、疾病自然经过、遗传方式等尚不明了。

临床表现 该综合征患者身材矮小、部分比例正常。可有智能落后，偶伴感觉及神经性听力缺陷。外观表现为前额宽、眼距宽、单或双睑下垂、睑裂斜向下、内眦赘皮、口角向下、斜视、马鞍鼻、耳位置低、耳郭多皱襞且向后旋、后发际低、颈侧部皮肤松弛或形成翼扑、腭弓高、错牙咬合、悬雍垂分叉、偶可见腭裂。患者常伴有轻度骨骼异常，表现为肘外翻、盾状胸、乳突间距宽、脊柱侧后凸。X 线检查可见胸骨、椎体、肢体和颅骨异常；胸廓畸形较突出，胸骨上部向外移位，下部向内移位，构成同一患者既有鸡胸又有漏斗胸，关节过伸。30%~50% 有心脏缺陷，以右侧心脏畸形为特征，最常见的类型为肺动脉瓣口狭窄、动脉导管未闭和主动脉瓣口狭窄；其他类型心脏畸形为肥厚性心肌病、主动脉缩窄、肺动脉分支狭窄和罕见的埃勃斯坦畸形。性发育迟缓，男性阴茎常较小，半数以上有隐睾，不育少见，而女性患者多无生育能力。其他表现有脑积水，肾盂输尿管梗阻引起的肾积水，可伴有甲状腺功能低下，个别患者可发生肺淋巴管扩张或乳糜胸，皮肤常有多发性色素痣，指甲发育不全，手足常发生淋巴性水肿，卷发，多毛，常有瘢痕形成，可有皮肤弹性过度。

诊断与鉴别诊断 诊断主要依靠临床表现，肤纹无特异性改变，染色体核型正常，应与特纳综合征（Turner syndrome）鉴别，两病均有身材矮小、骨骼及皮肤异常，仅面容特征不足以鉴别两病，不育见于特纳综合征，且无家族史，心脏畸形特纳综合征以主动脉狭窄最多见。

治疗 心脏畸形需手术矫治，但由于瓣膜和结缔组织发育不良，致手术效果不一定理想。隐睾需手术治疗，也可考虑激素替代治疗。患者可有生育力，也可能不育，除心脏畸形和可能具有发生肿瘤倾向外，对寿命无多大影响。遗传咨询是预防的重要措施。一部分男性患者在青春期年龄后存在睾酮分泌不足，是雄激素替代治疗的指征。

预后 该综合征合并症不同，患者预后差异很大。

（刘迎龙 顾虹）

Wēilián zōnghézhēng

威廉综合征（Williams syndrome） 七号染色体长臂 7q11.23 区段部分缺损的先天性疾病。病变影响到患者的多个系统，最明显的症状是精神发育迟滞。该综合征在存活新生儿中发病率约为1/20000，男女无明显差别。

病因及发病机制　该综合征是一种可遗传性疾病。大多数患者的致病基因存在于7号染色体长臂上的弹性蛋白基因的微缺失。罹患该综合征的患者，其子女发生患病的概率为50%。除此之外，该综合征也可由于患者自身的基因突变形成。

病理生理　存在精神发育异常的患儿可导致智力、身体、心理、精神、社会认知等方面的问题。存在心血管疾病（大多数为主动脉瓣上狭窄）的患儿可出现心功能不全，甚至出现昏厥、猝死的严重并发症。

临床表现　该综合征的患者具有独特的面部特征，包括耳朵突出、大耳垂、眶周丰满、星状虹膜、面颊突出、鼻背扁平、鼻孔前倾、人中长、嘴唇厚、嘴巴宽、下颌小等，且面部特征随患者年龄增长呈现的越发明显（图）。大部分患者存在心血管系统畸形，以主动脉瓣上狭窄最多见，部分患者合并肺动脉狭窄。患者的精神发育异常包括喜好社交，同情心强，存在听觉过敏，音乐感较强，注意力和空间感缺陷，数字能力欠佳，语言技能不均衡，智商偏低。此外，患者还可合并特发性高钙血症，骨骼、关节异常等。

诊断与鉴别诊断　洛厄里（Lowery）评分可用于初步筛查患者，需行体格检查、心脏超声、实验室检查、神经系统专科检查等全面的检查评估患者病情。对于疑似存在威廉综合征的患者，可行荧光原位杂交技术（fluorescence in situ hybridization，FISH）检验确诊。对于FISH检验阴性但临床上高度怀疑的患者，可行定

时定量聚合酶链反应检查等方法进一步确诊。需予其他能引起面部异常、心血管畸形、精神异常的综合征，如努南综合征等相鉴别。

治疗　存在主动脉瓣上狭窄的患者手术治疗效果较好，如患者存在外周肺动脉狭窄，手术效果欠佳。其他系统疾病可通过相应的手术治疗或非手术治疗的以改善。精神异常目前无特别的治疗方法，应注意对患者的早期教育，改善其社会适应能力。

预后　大部分的患者可以学习到自我照顾的能力，完成初、中级的学业，甚至从事简单的工作。寿命视各个器官，尤其是心脏病的影响而定，如器官疾病不严重，则寿命大多接近常人。

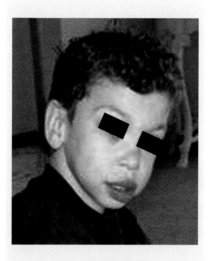

图　威廉综合征

（刘迎龙　顾虹）

duōpí zōnghézhēng
多脾综合征（polysplenia syndrome）　具有两个以上脾脏伴有多种类型心血管畸形的先天性畸形。是一种少见的心脾综合征。在所有先天性心脏病中占不到1%。它表现为左侧异构，即双侧均为二叶肺。该综合征女性多于男性。可以单独发生，亦可合并

心血管及内脏多种畸形。常见的并存心血管系统异常，包括双侧上腔静脉、下腔静脉肝段缺如、单心房、共同房室瓣、室间隔缺损，肺动脉狭窄/闭锁、大动脉转位等。

病因及发病机制　确切病因还不清楚。可能由于胚胎时期脏器分化异常，导致包括心血管系统严重畸形在内的多系统畸形。

病理生理　合并肺动脉瓣狭窄和肺动脉瓣闭锁的患者可存在发绀，但多数发绀不严重。而无肺动脉瓣狭窄和肺动脉瓣闭锁的患者可由于肺血流量增加导致心功能不全。

临床表现　患者表现为轻度发绀或无发绀；可闻及室间隔缺损的心脏杂音；常可触及对称性肝脏（50%）。约70%的患者因无窦房结心电图显示异位心房节律，心率慢，约10%患者存在完全性心脏传导阻滞。X线检查表现为心影增大、肺纹理增重、中位肝脏。超声心动图检查可诊断大部分心血管系统畸形。CT表现为一个或多个副脾；为结节状或球状的组织，密度或增强特性与正常脾脏相同；脾脏异位，可位于右侧腹部；．多同时有多脏器的异位症，如右位心、异位的肝、胃肠、胆囊、胆道等，即内脏异位症；个别病例有可能同时发生胆囊先天缺如、心脏与大血管发育不全、畸形等。

诊断与鉴别诊断　主要和内脏异位畸形中的另一种，即无脾综合征（右心房异构）相鉴别。另外，需要与腹腔肿大淋巴结或其他肿物鉴别。副脾密度或增强特性与正常脾脏相同可为鉴别提供参考。

治疗　大部分患儿可以行根治手术，另一部分需要行房坦

手术。

预后 如不经手术治疗，多于生后第 1 年死亡，房坦手术后患者预后欠佳。

（刘迎龙 顾 虹）

wúpí zōnghézhēng

无脾综合征（asplenia syndrome）

先天性脾脏发育不全或无脾，伴有心脏大血管畸形，合并胸腹腔内脏位置异常的疾病。作为内脏异位综合征的一个亚型，往往伴有复杂畸形，手术矫治难度大，大多需行单心室矫治术。无脾综合征见于 1% 有症状的先天性心脏病患儿，男性发病率高于女性。

病理学 ①在无脾综合征中脾脏缺失：主要器官畸形特点是明显的双右侧倾向。双侧三叶肺伴双侧的动脉上方支气管；胃肠道多种畸形；对称的中位肝；小肠扭转不良也很常见。胃可以位于左侧也可位于右侧。②复杂的心脏畸形：心血管畸形涉及心脏、体静脉和肺静脉及大动脉在内的所有部分。可见双侧窦房结。

病理生理学 ①由于该综合征合并多种心血管畸形，体静脉和肺静脉血常复杂混合。②肺动脉瓣狭窄或闭锁引起肺血流减少，导致生后及出现严重发绀。③如果不合并肺动脉瓣狭窄会早期出现充血性心力衰竭，但这种情况较少见。

临床表现 发绀为首发症状，且通常非常严重。心脏听诊无特异性表现，常可闻及肺动脉瓣狭窄（PS）和室间隔缺损（VSD）的心脏杂音。可触及对称水平肝。往往为青紫男婴，呼吸急促，第一心音和第二心音均单一，杂音可为收缩期喷射性杂音、连续性杂音或无杂音；触诊在上腹部可触及肝脏左右几乎等大，横置于上腹称横置肝或水平肝。

诊断 ①X 线平片：应包括胸部及上腹部，可以提示心脏位置与肝、胃的位置异常且可查看有无肺血太少（肺动脉闭锁或狭窄）或肺水肿（肺静脉回心受阻），气管支气管两侧对称，常可见双侧动脉上的支气管。②心电图检查：有异常，但无特异性。P 波电轴可朝左下或向右下，或因常有两只窦房结，左右轮番发出激动。房室结亦偶有二，有时有完全房室传导阻滞。心电图上 QRS 波的形态和电轴可反映心脏的位置和心内解剖；如有两个心室，QRS 波电轴朝上，如朝下常为单心室。③超声检查：心内畸形和体、肺静脉回心的途径可由超声检查得知，先从膈下查起，探知肝脏的位置，下腔是否存在及其位置，腹主动脉位置及其与脊柱的关系，肋下四腔位可查知心脏四腔的位置，心尖的方位，及心内畸形，仔细追查肺静脉的回路。④MRI 检查：亦可将静脉的连接及其他畸形揭示。⑤心导管造影：可以获取很多资料，尤可查出肺静脉受阻的情况。

治疗 包括药物治疗和手术治疗。

药物治疗 ①严重发绀的患儿给予前列腺素 E1（PGE1）维持动脉导管开放（如果怀疑梗阻性肺静脉异位引流，则应在 PGE1 维持动脉导管开放的情况下做肺血管造影）。②暴发型感染，尤其是肺炎链球菌的感染风险很高，无论免疫接种情况如何，均建议维持口服抗生素治疗。

手术治疗 ①新生儿或婴儿期常需行体-肺分流术。无脾综合征分流术死亡率高于其他病变的死亡率，可能与房室瓣反流及未诊断出的梗阻型完全性肺静脉异位引流有关。a. 具有共同房室瓣，尤其是伴有反流患者，不能耐受分流导致的容量超负荷。b. 具有梗阻型的完全性肺静脉异位引流患者，可能只有在体肺分流术后才会出现肺水肿的体征，呈现出异常回流证据。无论是分流还是完全性肺静脉异位引流修补，手术死亡率均高的无法接受，达 90% 以上。②尽管该畸形的完全解剖上矫正是不可能的，但还是可以施行房坦类手术。房坦类手术总体死亡率高达 65%。房室瓣反流是高危因素之一，需要修补或置换瓣膜。

如果没有进行姑息手术治疗超过 95% 的无脾综合征患者在生后第 1 年内死亡，暴发型败血症可能是死因之一。

（金 梅）

nèizàng yìwèi zōnghézhēng

内脏异位综合征（heterotaxia syndrome）

胚胎时期脏器向右侧器官和左侧器官分化失败，导致包括心血管系统在内的多器官先天性畸形。分为无脾综合征和多脾综合征或左房异构及右房异构两个亚型。正常情况下，不对称的器官和成对的器官均有明显的对称发育倾向。而在该疾病中，成对器官如肺常出现明显的异构性，而不成对的器官如胃，则可表现为处于随机位置。

病因及发病机制 大多数右房异构常合并严重的发绀性心脏病，常常在幼儿期发现，而左房异构常合并不同程度的心脏畸形，一些轻微的心脏畸形可能直到手术才被发现，所以很难准确估计心房异构的发病率。亚洲人内脏异位综合征的发病率高于西方。内脏异位综合征不是单一因素致病，从人体及动物实验研究来看染色体畸形是可以确定的与内脏异位综合征相关的因素之一。内脏器官沿着左右轴线不对称分布，发生于妊娠早期。第一个从对称的正中位置移至侧位的器官是心管。胚胎管在妊娠 23 天的时候右祥，其他器官协调一致的变化。妊娠 35 天时，胃开始它的 90° 旋转，并且在随后的 1 个月的时间里，小肠和大肠 270° 成环，肝、胆囊、胰腺和脾也移至正常的位置。另外，最初成对动脉和静脉不对称的回归以及原始成对器官的不对称的形成促使正常内脏结构的形成。目前，胚胎单侧化的复杂形成过程还没有完全被认识。正中线被认为在形成正常的不对称结构中起到至关重要的作用。正中线中的细胞，如脊索细胞，可能是形成左右不对称结构的信号来源。正中线在单侧化形成过程中的重要性通过正中联合缺陷的高发病率得到了支持。这些提示联合缺陷可能因起初的发育过程中相关或同步缺陷所导致而不是独立的畸形。多脾、无脾综合征散发的同时，家族性也有报道。大部分被认为是常染色体隐性遗传。多脾、无脾和完全性内脏反位可能在同一家庭中发生。在过去的十年当中，不断增加的基因位点被证实在内脏正常形成过程中起到关键性的作用，并且单侧化缺陷很可能是异基因源性的。在动物实验中，一些基因被发现在胚胎形成左侧面的过程中起到至关重要的作用。这些基因包括了转化生长因子（TGF）家系成员，lefty-1 和 lefty-2。在另一项患有严重先天性心脏畸形 30 例病例研究中，在患有内脏异位综合征的 6 例患者中都发现有编码优势间隙连接蛋白的间隙连接蛋白 43 的突变。然而，由于这一结果不能在其他患者中得到再现，所以

间隙连接蛋白 43 的突变在单侧化缺陷中显得不是那么重要。

临床表现 几乎无一例外，右房异构均合并有右室流出道狭窄或肺动脉闭锁，发绀为右房异构最为常见的表现；偶有肺静脉畸形引流伴肺静脉梗阻，表现为严重的呼吸困难和发绀，以心上型肺静脉畸形引流最为常见。有些患儿无发绀伴右室流出道狭窄，可在该部位闻及收缩期杂音。这种情况下，体格检查可以提供线索发现器官排列异常，如心尖朝右或中位肝。与右房异构不同，左房异构无特异性表现，合并心脏畸形相对较轻，临床有下腔静脉中断的左房异构患者不合并心脏和血管畸形。这类患者除非合并心外畸形，如胆道闭锁、肠扭转不良等，否则很难发现。一些患儿左房异构可表现为心力衰竭，与左向右分流而肺动脉流出道不窄而左室流出道狭窄有关。心脏异构中常有肾道畸形，而胆道闭锁更为常见。即使没有黄疸的左房异构常规腹部超声检查对胆道系统的检查也是必要的。持续性呕吐应注意是否为闭锁或受压引起的上消化道梗阻。胃肠道扭转不良可引起迟发型呕吐。一些右房异构患者，如果左房或右房起源的 P 波表现为不同时期，提示双窦房结的存在。左房异构中，真正的窦性心律是不常见的，可能与窦房结发育不良有关。很多患者随着年龄增长心率逐渐减慢而需要植入起搏器。房室传导阻滞在右房异构几乎不存在，而左房异构往往合并不同程度的房室传导阻滞。约 10% 左房异构合并完全性房室传导阻滞。

治疗 包括药物治疗和手术治疗。

药物治疗 所有患者都应评

估脾脏的位置，如果确诊为脾脏缺如，那么终身都有暴发型感染的危险。需每天使用青霉素和阿莫西林预防有荚膜的细菌感染。2 岁时预防接种肺炎球菌疫苗。严重发绀的新生儿给以 PGE1 维持动脉导管开放。

手术治疗 ①双心室矫治：因左房异构患儿合并的先心病较右房异构的轻，约 2/3 的左房异构适合双心室矫治，这类患者往往房室大动脉连接一致，常合并房室间隔缺损，体静脉或肺静脉异常回流，然而双心室矫治后可出现逐渐加重的房室瓣反流，尤其是左侧房室瓣，而需要再次手术。相反，即使两个心室发育平衡的右房异构患儿也很少可行双心室矫治。②房坦类手术：绝大部右房异构及部分左房异构不适合行双心室矫治而需行减症手术直至行房坦手术。更为复杂的畸形如单心房通过共同流出道连接单心室或发育不均衡的心室，十字交叉心、严重的房室瓣骑跨手术选择的余地更少。患儿往往需要在幼儿期行减症手术，而减症手术的多样性（体肺分流术、肺动脉环缩术及诺伍德手术）反映了其合并畸形的多样性。当合并肺静脉连接异常或体循环梗阻，恰当的肺静脉连接及体循环梗阻的解除都是手术应该考虑的。新生儿姑息术后，大部分可行双向腔肺分流术，最后行房坦手术。

预后 合并复杂畸形的内脏异位综合征预后很差，无脾综合征患儿 1 岁死亡率>85%，多脾综合征患儿>50%。最初文献报道内脏异位综合征改良房坦手术后早期死亡率 13%~80%，随着房坦手术的进步及改良，尤其是心外管道的应用，内脏异位综合征患者早期预后有了质的飞跃，但远

期预后仍不乐观。巴茨（Bartz）等曾对 142 例内脏异位综合征患者房坦手术后进行 30 年随访，共 61 例（43%）患者死亡，其中术后 30 天内死亡 32 例（23%），5 年、10 年及 15 年生存率分别为 64%、57% 及 53%。1995～2004 年手术患者早期死亡率 10%。在 81 例存活患者中，有 41 例患者通过不同方式进行随访，其中 8% 的患者无或仅有轻微症状，19 例（46%）患者有心律失常表现，9 例（22%）植入永久起搏器，5 例（12%）出现血栓栓塞，1 例（2%）有肠蛋白丢失综合征。

（金 梅）

Mǎfāng zōnghézhēng

马方综合征（Marfan syndrome）

累及骨骼肌、心血管和视觉系统，具有临床症状的全身性结缔组织病。为一遗传型结缔组织病，系常染色体显性遗传性疾病，个别呈常染色体隐性遗传。具体发病原因不明，据认为与先天性蛋白质代谢异常有关。人群发病率约 1/0.5 万～1/1 万。最早于 1896 年由法国儿科专家马方（Marfan）报道，此后有类似病例报道。于 1931 年正式称为马方综合征。

病因及发病机制 该病呈常染色体显性遗传，主要是第 15 对染色体上的原纤维蛋白 1（fibrillin-1，FBN1）基因发生突变，造成结缔组织排列紊乱，导致多种器官异常表现。目前发现约 500 种不同的 FBN1 基因突变，2/3 突变为错义突变，主要位于表皮生长因子样基序。然而，至今尚无法得知突变位置与临床症状的相关性。马方综合征的临床表现涉及全身器官，包括眼睛、骨骼、皮肤、肺部和心血管等，依据基因突变点位置的不同，临床症状有相当大差异，甚至同一家族中可有不同程度临床症状。临床表现是渐进的，症状多于青少年时期才渐渐表现出来。新生儿马方综合征是其中最为严重的，基因突变主要位于外显子 24～32。寿命很少超过 2 年，死因主要为二尖瓣与三尖瓣回流导致的充血性心力衰竭，主动脉剥离并不常见。

临床表现 两性发病，无种族差异，多见于儿童，也可见于成人多数患者出生后即有症状，面容显老，表现为一种忧愁的外观，躯干纤细肌肉不发达，皮下脂肪菲薄。

骨骼改变 患者四肢奇长且细，尤以指（趾）为著。躯干可因侧弯后突而短缩，使四肢显得更为伸长，宛如蜘蛛足，故名蜘蛛指。肌肉张力降低，关节活动增加，可有超常的运动范围，但脱位罕见。头长，额部圆凸，胸骨畸形多由肋骨过长所致漏斗胸或鸡胸更常见，肩胛隆起呈翼状。全身性结缔组织异常可累及关节囊、韧带、肌腱、肌膜，可导致关节反复脱位、扁平足或高弓足，腭弓高，牙齿不整齐。常见检查方法：①掌骨指数：在双手 X 线后前位片上，示指、中指、无名指和小指 4 个掌骨平均长度除以该 4 掌骨中部的平均宽度所得数值，正常人掌骨指数小于 8，该综合征男大于 8.4，女大于 9.2。②拇指征：令患者拇指内收，横置于掌心伸直并握拳。如果伸展的拇指明显超出该手尺侧缘，则为阳性。③腕征：患者以一手在对侧桡骨茎头近端处握住对侧手腕，以拇指和小指围绕 1 周如果拇指与小指不加压力时可相互重叠则为阳性。

皮肤改变 最常见的皮肤表现为皮纹增宽或有萎缩性皮纹，这些皮肤异常表现可见于身体的许多部位，尤以胸部、肩部三角肌区和大腿部为显著。

心血管异常 30%～40% 的患者有心血管系统并发症，最常见的心血管异常为主动脉特发性扩张、主动脉夹层动脉瘤和二尖瓣异常等。有时可同时发生主动脉病变和二尖瓣病变。伴有收缩晚期杂音的收缩期喀喇音是其最常见的体征。此外，外伤、高血压和妊娠可以诱发急性主动脉破裂和夹层动脉瘤形成。除主动脉瓣和二尖瓣病变外，有时尚可发生三尖瓣病变。虽然主动脉扩张总是发生在升主动脉，但胸主动脉和腹主动脉也可发生动脉瘤样扩张、夹层动脉瘤形成或破裂。约 1/3 的患者可并有先天性心脏病，常见为主动脉瓣狭窄、动脉导管未闭、房间隔缺损等。其他少见的心血管并发症有佛氏窦和肺动脉扩张，主动脉的主要分支如颈总动脉、脾动脉扩张，心内膜纤维变性主动脉瘤破裂和心力衰竭是本综合征的主要死亡原因。

眼部改变 最特征性表现是晶体脱位或半脱位，约 3/4 的患者为双侧性。晶体脱位可由多种因素所引起。大眼和小晶体可使晶体周围间隙增大，悬韧带扩展，睫状体发育不良，悬韧带及其附着于晶体处异常。此外，该综合征还可出现高度近视、青光眼、视网膜剥离、虹膜炎等眼部异常。这些眼部病变较晶体脱位对眼的影响更为严重。巩膜异常表现为蓝色巩膜。有时也可发生角膜过大、色素性视网膜炎、脉络膜硬化、斜视、眼球震颤、睑震颤和前房变浅。

神经系统病变 该综合征的神经系统症状与其他先天性风湿病一样，也是由脑血管畸形所造成，表现为蛛网膜下腔出血和颈内动脉瘤所致的压迫症状动脉瘤引起的癫痫大发作。

其他 马方综合征患者还可发生脊柱裂脊柱脊髓膨出、脊髓空洞症。肌张力低下伴有肌萎缩是本综合征最常见的神经肌肉症状。少数患者可有智力落后或痴呆。

并发症 ①心血管最可能并发，主动脉特发性扩张、主动脉瓣狭窄，主动脉夹层动脉瘤和二尖瓣异常等。②眼部病变可并发晶体脱位或半脱位、高度近视、青光眼、视网膜剥离、虹膜炎等。③神经系统病变可并发蛛网膜下腔出血和颈内动脉瘤、癫痫大发作。此外，马方综合征患者还可发生脊柱裂脊柱脊髓膨出、脊髓空洞症。

诊断 马方综合征的临床表现复杂多变，诊断很不容易。目前诊断标准是依据1996年德帕普（DePaepe）等提出的根特（Ghent）标准，根据影响每个系统的主要及次要特征作为诊断参考。对于偶发个案，诊断需两个不同器官系统符合主要条件，合并第三个器官系统表现；对于有家族史或家族成员证实FBN$_1$基因突变的案例，则需一个器官系统符合主要条件，合并另一个器官系统表现。①裂隙灯检查：可确定有无晶状体异位。②X线检查：指骨细长，掌骨指数≥8.4（即右第2~5掌骨长宽之比），正常5.5~8.0。③超声心动图检查：可见主动脉根部扩张、主动脉瓣关闭不全和其他并发的心脏畸形。④CT、MRI检查：较超声心动图更精确。

鉴别诊断 ①艾-荡综合征：虽可有四肢过长、关节过动症状，但马方综合征不出现皮肤和血管脆弱及皮肤过度伸展症状。②弹性假黄瘤病：可发生主动脉瘤和松弛性皮损皮损为丘疹或斑丘疹，边界清楚呈点状、圆形或椭圆形或融合成片，局部高起另外，该病有特征性视网膜血管样色素纹理。无关节过动也无肢端骨细长和蜘蛛指。③同型胱氨酸尿症：为一种先天性甲硫氨酸代谢异常疾病可有晶体脱位、肢端异常胸和脊柱异常。但尿的异常全身性骨质疏松、脉管栓塞和反应迟钝等在马方综合征者不出现。

治疗 无特殊疗法，眼异常可进行相应的手术或药物治疗。主动脉病变时可服用普萘洛尔（心得安），使其心室排血和压力减低，减轻主动脉壁承受的冲击。因此，可延缓主动脉根部扩张的发展及防止主动脉夹层动脉瘤的发生。对青春期前的女性患者，可服用雌激素及黄体酮以提前进入青春期，防止因生长过快造成脊柱侧弯畸形严重胸廓、脊柱畸形患者、中度主动脉瓣闭锁不全或主动脉根部明显扩张患者，可采用手术治疗。

（金 梅）

wāndāo zōnghézhēng

弯刀综合征（scimitar syndrome）

以右肺发育不良及部分或所有右肺静脉异位连接到下腔静脉为特征的疾病。较少见。常伴右位心及发育不良的右肺血供起自降主动脉，因胸部X线平片显示异位连接的肺静脉外表像土耳其弯刀而得名。发生率为2/100 000，肺血流增多、右心增大及有临床症状的患者需要手术矫治。1912年，库珀（Cooper）和蔡辛特（Chasinat）首先报道该复杂血管畸形。1960年，凯瑟琳·尼尔（Catherine A. Neill）等命名为弯刀综合征。

病理解剖与病理生理 弯刀综合征为部分性肺静脉畸形引流的一种特殊形式，由胎儿形成时期右肺静脉与左房连接失败所导致。右肺静脉可回流至上腔静脉，右心房和下腔静脉。弯刀综合征很少表现为单一畸形，常常合并有其他的先天性心脏病，如右肺发育不良、右位心、右肺动脉发育不良、右下肺血供起自腹主动脉、房间隔缺损、膈疝。大多数患者，右肺发育不良可引起横膈移位及心脏右移，少数病例整个心脏可以位于右侧胸腔，往往伴有异常的体动脉供应右肺、右肺下叶隔离症、永存左上腔静脉和房间隔缺损。肺动脉高压的成因主要包括异常肺静脉至下腔静脉的左向右分流，弯刀样静脉狭窄，心内畸形，肺发育不良导致的肺血管床减少，体动脉至右肺的左向右分流增加右心的回心血量。肺动脉高压在畸形矫治后可能持续存在而需行肺移植手术。

临床表现 与异位连接肺静脉的左向右分流、肺动脉压力、肺实质的病变程度及并发的心内畸形有关，可表现为活动量降低、呼吸困难、乏力、心悸、晕厥和充血性心力衰竭。临床表现可以分为两种类型。①婴儿型：表现为发育迟缓、发绀、呼吸困难或新生儿期的充血性心力衰竭。②成人型：婴儿期无临床表现，儿童期或青春期可以出现劳力性呼吸困难和反复呼吸道感染，由于这一类型的患儿不存在右肺发育不良，约70%的患儿在胸部X线平片上可表现为弯刀征。

诊断与鉴别诊断 胸部X线平片示右肺发育较小、心脏右移、异位连接肺静脉阴影。超声心动图可以明确诊断，但由于存在不同的变异且这些静脉远离心脏而难以看到，需要经验丰富的医师进行诊断。心导管造影可以进一步明确诊断，显示异常肺静脉的走行（图），评估肺静脉狭窄、肺动脉解剖及压力，左向右分流的程度，是否合并心脏畸形。心导管造影还可以识别异位起源于降主动脉并穿过横膈供应右下肺的体动脉。目前通过 CT 或 MRI 对该病异常的血管走行也可做出明确诊断。

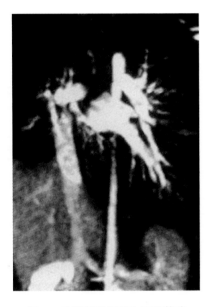

图　一支肺静脉引流入下腔静脉

治疗　非手术治疗以减轻心力衰竭及促进生长发育为主，如果无效需早期手术干预。手术干预应根据症状程度和心导管发现而个体化。合并房间隔缺损、肺动脉高压、异常肺静脉狭窄及体肺循环血流比例超过 1.5 为手术指征。婴儿期结扎或封堵起源于降主动脉的右肺血供对治疗肺动脉高压及心力衰竭有重要的作用。手术方法：1950 年德雷克（Drake）等首先应用肺右下叶切除术对弯刀综合征进行矫治，目前肺叶切除术不作为弯刀综合征的推荐治疗，但伴有反复肺部感染、持续性咯血、心房内血栓及

显著的肺发育不良，仍为肺叶切除术指征。因为单纯行肺静脉结扎术可能导致肺充血或梗死也不做推荐治疗。1956 年柯克林（Kirklin）等首先实施弯刀综合征生理矫治术，该手术方法切断右肺静脉后先与邻近房间隔缺损的右房壁吻合，然后采用房间隔移位重叠方法将吻合口转入左房内。1961 年托恩瓦尔（Tornvall）等成功报道将异常走行肺静脉移至左房。手术方法因合并畸形不同而不同，手术的原则是将右肺静脉引流至下腔静脉的血液引入左房内。需要指出的是一些专家推荐实施心脏不停搏矫治术。体外循环及心脏停搏的应用基于最佳的肺静脉暴露及清晰的手术视野。

预后　治疗结果与术前肺动脉高压程度和伴发的心内畸形有关。成年患者症状轻微，预后好。婴儿常有发绀、生长迟缓、严重肺动脉高压，死亡率高。

（金　梅）

wúdǐng guānzhuàngjìngmàidòu zōnghézhēng

无顶冠状静脉窦综合征（unroofed coronary sinus syndrome，UCSS）

管样结构的冠状窦与左心房间存在直接交通而形成的先天性心脏畸形。又称冠状静脉窦间隔缺损。尽管房间隔上没有真正意义上的开口，但在心房水平存在左向右分流，常并发左上腔静脉回流入冠状窦、左上腔静脉或直接入左心房。

病因和病理生理　无顶冠状静脉窦综合征是由于胚胎发育时期左房静脉皱襞即冠状静脉窦间隔部分或完全缺损，使冠状静脉窦与左房存在直接交通。UCSS 属于体静脉连接异常中冠状窦畸形的一个亚型，常伴有永存左上腔静脉（PLSVC）。根据冠状静脉窦

间隔缺损的部位和程度将 UCSS 分为四型。Ⅰ型：冠状静脉窦间隔完全缺损合并左上腔静脉（LSVC）；Ⅱ型：冠状静脉窦间隔完全缺损不合并 LSVC；Ⅲ型：冠状静脉窦间隔中段部分缺损；Ⅳ型：冠状静脉窦间隔终末段缺损。

UCSS 的血流动力学改变取决于：①是否存在 LSVC。②冠状静脉窦开口是扩大，还是缩窄或闭塞。③有无心房间交通。④有无左侧或右侧房室系统内的血流梗阻等合并畸形。

临床表现　症状出现的迟早和轻重决定于缺损的大小，缺损小可终身无症状，缺损较大者可有活动后心悸、气短及易疲劳；如存在左上腔静脉回流入无顶冠状静脉窦可出现发绀；胸骨左缘第 2、3 肋间可闻及收缩期柔和杂音。

诊断与鉴别诊断　因为缺乏特异的临床表现，该病术前诊断比较困难，有下列情况应警惕 UCSS 的存在：左向右分流的先心病无肺动脉高压，出现发绀、动脉血氧饱和度下降；存在 PLSVC。超声心动图容易发现冠状静脉窦扩大，经胸骨上窝处探查容易明确 LSVC、右上腔静脉（RSVC）和左无名静脉（LIV）的情况。只要超声心动图检查发现 LSVC，就应该经左上肢静脉注射声学造影剂进一步观察 LSVC 流向，以及经 LIV 与 RSVC 的交通情况，心导管检查时经左上肢静脉插管较容易发现 LSVC；若经右上肢静脉插管而导管尖端通过右心房后又出现于左上纵隔时，也提示有 LSVC 的存在。应用食管超声心动图检查（TEE）、实时三维超声心动图或 MRI 检查更容易确诊 UCSS。

治疗　UCSS 的手术治疗方案

和难易程度虽取决于冠状窦间隔缺损的类型，但更取决于 LSVC 存在与否及其与 RSVC 之间的交通情况，即 LSVC 能否结扎。对不伴有 LSVC 或伴有 LSVC 而能结扎者只需修补房间隔缺损（ASD）和关闭冠状静脉窦开口，或补片修补 ASD 时将冠状静脉窦开口隔向左心房侧，由此而产生的少量右向左分流并无明显的生理影响。当伴有 LSVC 而不能结扎时，LSVC 经过改道后到达右心房，需对不同类型的冠状窦间隔缺损采用不同的处理方法。①房间隔重建：即先切除房间隔，然后用大片自体心包片（或涤纶片）斜置于打通的左、右心房内形成板障，将 LSVC 隔向右心房侧，将左心耳、二尖瓣和全部肺静脉隔向左心房侧，故又称心房内板障折流术。切除房间隔的目的是为了允许最理想的板障位置以免造成体静脉和肺静脉梗阻。范索恩（Van Son）等报道，心房内板障术会减少左心房容积和顺应性并引起肺静脉梗阻。②左心房内隧道术：对 I 型 UCSS 患者可应用长条形涤纶补片、自体心包片或直接将左心房后壁包绕 LSVC 插管缝合，建立左心房内隧道将直接引流入左心房的 LSVC 开口位置移至房间隔右心房侧，重建心房间隔，引导 LSVC 血流入到右心房内。其优点在于不影响左心房的容量，但建立左心房内隧道时要注意左上肺静脉的位置。③对 III 型 UCSS 患者可经左心房行冠状窦顶修补术（覆顶术）；对 IV 型 UCSS 患者，因 UCSS 常合并原发孔型或继发孔型房间隔缺损，可在补片修补 ASD 时将补片下缘向左心房下壁弯曲缝合，从而将冠状静脉窦开口折流向右心房。④LSVC 连接到右心房：LSVC 经充分游离后再植入到

右心房，但这种方法不常用。⑤将 LSVC 横断，近心端缝合，远心端与左肺动脉的上缘切口做端侧吻合，但对肺动脉高压者应避免行腔静脉-肺动脉吻合术。

预后 大多手术效果良好。死亡率低，主要与合并畸形的复杂程度有关。

（全 梅）

xiǎoxīnzàng zōnghézhēng

小心脏综合征（small heart syndrome，SHS）

心脏相对较小，造成活动后心排血量相对不足继而产生头晕、心悸、胸骨后（心前区）疼痛、呼吸急促、易疲劳、乏力等表现的临床综合征。其特征为胸部 X 线检查显示心脏阴影较正常人为小。该综合征最早由拉埃内克（Laennec）于 1826 年发现并报道。

病因和发病机制 小心脏综合征的特征为心脏小而无结构异常，属先天性心脏畸形的一种，发病年龄多在 20~30 岁，是否与遗传有关尚不清楚。国内曾发现一家族中有 6 例 SHS 患者的报道，符合常染色体显性遗传特征，病理学上对 SHS 尚无统一的定义。米瓦（Miwa）等研究发现，慢性

疲劳综合征患者中有相当数量的 SHS，提示 SHS 可与慢性疲劳综合征有关。SHS 发病机制未明，可能由于心脏发育不全致心脏偏小，收缩力不强引起心排血量不足有关。

病理生理 由于心脏发育不全致心脏偏小，收缩力不强引起心排血量不足，组织相对缺氧，影响正常新陈代谢，致使机体免疫力低下，易发生肺部感染。当机体体力劳动或剧烈运动时，全身组织缺氧明显，心脏供血不足，心率加快。此外，当机体受到精神刺激时，体内儿茶酚胺分泌增加，心率加快，临床上出现心悸、胸闷、乏力及胸痛等症状。

临床表现 由于心排血量较少，一些重要器官会出现供血不足的临床表现，特别是活动后易出现胸闷、气短、心前区疼痛、四肢无力、头晕、视物模糊、黑矇甚至晕厥。

诊断与鉴别诊断 ①胸部 X 线平片显示小心脏，心胸比率 < 0.40，心脏横径均 < 12.0cm（图）。超声心动图示左心室舒张末内径、收缩末内径明显小于正常。②均在平静时无症状，运动

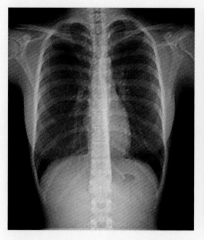
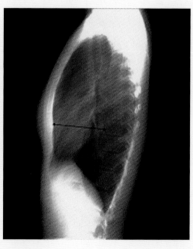

图 小心脏综合征胸部正侧位 X 线平片

或兴奋时出现头晕、气短、出汗、心前区痛、无力，是由于心排血量相对不足所致。③立位和卧位时血压和心率均有明显改变，原因是心脏适应能力较差，这种体位调节障碍是与交感神经紧张度增强有关。④心电图示 I 导联 QRS 波振幅小，II、III 导联呈大的 R 波。SHS 临床上极易误诊为心脏神经官能症、甲状腺功能亢进症、心肌炎甚至冠心病，也有可能考虑为瘦长体型膈肌位置低引起，甚至肺心病等，从而延误治疗，须引起注意。

治疗及预后 SHS 目前无特效治疗，主要为增加适度锻炼和营养，逐渐提高心肌的泵血功能，提高心肌收缩力及搏出量，提高机体免疫功能，减少肺部感染等。儿童预后较好。中年以上者则应注意适当休息，减少大运动量活动及情绪激动，以免诱发或加重病情。对于年轻女性妊娠的问题，目前观点不一。可试用改善自主神经功能药物。可通过心理、体育锻炼及药物治疗。曲美他嗪、美托洛尔及中药调理等能否改善患者预后有待进一步的探讨。

（金 梅）

zhíbèi zōnghézhēng
直背综合征（straight back syndrome）

胸椎的正常生理性向后弯曲消失，胸廓前后径变小，使心脏和大血管受压，在心底部出现收缩期喷射性杂音的临床综合征。1960 年，由罗林斯（Rawlings）等首次报道。经检查结果表明，实际上这些患者的心脏并不存在器质性病变，而是属于一种体质性的假性心脏病。这种情况如不及早被正确认识，往往在升学、服兵役或招工体检中因误诊而被淘汰，对这些青少年的心理造成压力，前途带来影响。

病因及发病机制 由于多见于青少年且缺乏骨实质病变的证据，考虑该病为胚胎发育异常导致先天性骨质发育异常。约 50% 患者可合并二尖瓣脱垂，由于随着胸腔径线的扩大，部分二尖瓣脱垂患者二尖瓣反流程度的降低或消失，有学者认为该病为后天获得性疾病。

病理生理 正常的生理弯曲消失，大多不会对呼吸功能造成明显影响，胸骨和肋骨伴随呼吸可适当运动。但由于前后径变窄，导致轻度舒张受限，残余肺活量轻度增加，如压迫右室，呈薄饼样心，可致右室舒张末压增加，临床上可出现心悸、气短、胸痛等症状。心脏靠近前胸壁，胸骨 2~5 肋间可见心脏搏动，且搏动于吸气末更为明显，易误认为肺动脉或右室扩大，多数患者随年龄的增加，发育逐步完善，随胸廓前后径增宽，心脏、大血管的压迫亦可部分缓解或完全解除有自然缓解趋势。

临床表现 多见于青少年，大多无明显症状。可因健康体检或其他疾病摄片而被发现。部分患者可有劳力性呼吸困难，心悸或非心源性胸痛等，严重者可有呼吸衰竭表现。胸廓扁平，背部脊柱变直，生理性后凸消失，由于压迫移位，使右心室流出道、肺动脉及主动脉紧贴胸骨后缘，肺动脉瓣听诊区可闻及 I~IV 级收缩期杂音，坐位或深吸气杂音可减轻甚至消失。心电图可有轻微 ST 段改变，完全性或不完全性右束支传导阻滞。后前位及左侧位胸部 X 线平片可发现有相当特征的胸段脊柱正常生理性后凸消失。

诊断 该综合征的诊断不难，体格检查发现脊柱的生理弯曲消失，侧位胸部 X 线平片提示脊柱变直，胸腔前后径变小，如果 T_8 前缘中部至 T_4 前缘上部与 T_{12} 前缘下部连线的距离小于 1.2cm，可对该病做出诊断（图）。因该病常以体检闻及心脏杂音为首要表现，易被误诊为肺动脉瓣狭窄、房间隔缺损及室间隔缺损等病，因此应行超声心动图检查除外器质性心脏病，必要时行心导管造影检查明确诊断。

治疗 直背综合征无需治疗。预后良好，也不会恶化。直背综合征的心脏杂音是属于无害性杂音，对健康无影响，要打消思想顾虑，不必背上"心脏病"的包袱。对于直背综合征关键在于预防，预防直背应从婴幼儿时期开始，除了注意营养，适当地补充

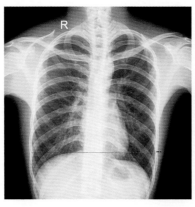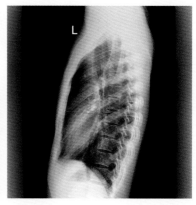

图 直背综合征的胸部正侧位 X 线平片

维生素 A、维生素 D 及钙以外，可做婴幼儿保健体操，如体前屈运动。具体做法：使婴儿面向前站立，两腿伸直并拢，家长一手托婴儿胸部，一手按婴儿膝弯，婴儿上体自行前屈（可放一玩具，让其拾取），两手着地，然后协助婴儿慢慢抬起身体并挺直，可重复 5~7 次，每天早晚各一遍。较大的孩子可每天做几次弯腰动作，这对预防直背有一定的效果。

（金 梅）

fēngshīxìng xīnzàng bànmóbìng

风湿性心脏瓣膜病 （rheumatic valvular heart disease）

因风湿性心脏炎遗留下来的以心瓣膜病变为主的心脏病。患风湿性心脏病后风湿活动仍可反复发作而加重心脏瓣膜损害。风湿性心脏瓣膜病患者一般先有风湿热病史，如风湿性咽喉炎、风湿性关节炎、风湿性心肌炎等，但临床上仍有约 50% 患者以往无明显风湿热病史。经济落后、生活水平低、卫生条件差的地区较易发病。随着中国卫生及医疗条件的改善，该疾病发病率已逐渐降低。该病的发病机制目前仍尚未完全阐明，一般认为与 A 组溶血性链球菌感染有关。A 组溶血性链球菌能使机体产生与结缔组织交叉反应的抗体，这种抗体不仅作用于链球菌本身，还能作用于结缔组织，从而引起风湿性改变。风湿性心脏瓣膜病虽然和链球菌感染有关，但感染链球菌的人只有极少数（1%~3%）发病，说明了机体反应性在该病发生中的重要性。

分类 临床分析显示，在风湿性心脏瓣膜病中，单纯的二尖瓣病变最为常见，占 70%~80%；二尖瓣合并主动脉瓣病变次之，占 20%~30%；约 5% 合并三尖瓣病变，合并肺动脉瓣病变不到 1%。单纯的主动脉瓣病变甚少，占 3%~5%；单纯三尖瓣或肺动脉瓣病变极少，多与二尖瓣或主动脉瓣病变同时存在。

经典分期 导致风湿性心脏瓣膜病的风湿性心脏病基本病理改变为多发性的非化脓性炎症，如初发病变很轻，亦无再发，一般经过 4~6 个月病变可完全吸收，不遗留瓣膜畸形，但该病常反复发作，经过长期发展而形成风湿性心脏瓣膜病。风湿性心脏病的病变发展过程可分为三期。

变质渗出期 病变部位结缔组织纤维发生黏液样变性，纤维素样坏死。还有少量浆液和炎症细胞（淋巴细胞、个别中性粒细胞和单核细胞）浸润。此期持续约 1 个月。

增殖期 又称肉芽肿期，形成具有特征性的风湿性肉芽肿，即阿绍夫小体（Aschoff body），对该病具有诊断意义。阿绍夫小体体积颇小，多发生于心肌间质、心内膜下和皮下结缔组织。在心肌间质小血管旁，略呈梭形，其中心为纤维素样坏死灶，周围有各种细胞成分：①阿绍夫细胞：胞质丰富，嗜碱性，核大，呈卵圆形、空泡状。染色质集中于核的中央，核的横切面状似枭眼；纵切面上，染色质状如毛虫。②阿绍夫巨细胞：含有 1~4 个泡状的核，与阿少夫细胞相似，胞质嗜碱性。此期经过 2~3 个月。

纤维化期 又称瘢痕期，细胞成分减少，出现成纤维细胞，产生胶原纤维，并变为纤维细胞。整个小体变为梭形小瘢痕。此期经过 2~3 个月。

临床表现 该病的临床表现因累及瓣膜的不同以及瓣膜功能上出现狭窄或关闭不全等不同而有一定差别。早期可无明显症状，多表现为轻微的活动后气短，疲乏无力。然而随着疾病进展，可出现心脏增大，心悸、胸闷，晚期可出现心力衰竭症状。其中，最常见的症状是活动后心悸、气短、胸闷，反复咳嗽及头晕等。严重者有咯血、晕厥、心前区痛、水肿、腹水等。晚期患者可因左、右心衰竭或心脏骤停而猝死。其损害主要还以各种并发症形式表现。

二尖瓣狭窄 一般在二尖瓣中度狭窄（瓣口面积 < 1.5 cm²）时方有明显症状。临床上其症状包括：①呼吸困难。肺静脉高压、肺淤血引起。早期，多在运动、发热、妊娠等心排血量增加时出现。随病程进展，轻微活动，甚至静息时即可出现呼吸困难。阵发房颤时心室率增快亦可诱发呼吸困难。②咯血。长期肺静脉高压所致的支气管小血管破裂有关。③咳嗽、声嘶。左心房极度增大压迫左主支气管或喉返神经引起。④体循环栓塞、心力衰竭及房颤。出现相应临床症状。主要体征包括：①心脏心尖区第一心音增强。舒张期隆隆样杂音及开放拍击音（开瓣音）为二尖瓣狭窄的典型体征。第二心音与开瓣音间期表示二尖瓣狭窄程度，间期越短，狭窄越重。第一心音亢进及开瓣音的存在提示瓣膜弹性尚可。舒张期杂音响度与瓣口狭窄程度不一定成比例。在轻、中度狭窄患者，杂音响度与舒张期二尖瓣跨瓣压力阶差成正比，狭窄越重压力阶差越大，杂音越响。但在重度二尖瓣狭窄患者，杂音反而减轻，甚至消失，呈哑型二尖瓣狭窄。心前区可有轻度收缩期抬举性搏动及心尖部常触及舒张期震颤。②二尖瓣面容及颈静脉压升高。重度二尖瓣狭窄可出现二尖瓣面容及颈静脉压升高。

二尖瓣关闭不全 急、慢性二尖瓣病变的临床表现有所区别。症状：①急性。轻度反流仅有轻微劳力性呼吸困难。重度反流（如乳头肌断裂），很快出现急性左心衰竭，甚至心源性休克。②慢性。轻度二尖瓣关闭不全患者，可长期没有症状。当左心功能失代偿时，患者出现乏力、心悸、胸痛、劳力性呼吸困难等因心排血量减少导致的症状。随后，病情加重，出现端坐呼吸、夜间阵发性呼吸困难，甚至急性肺水肿，最后导致肺动脉高压、右心衰竭。主要体征：①听诊。心尖部收缩期杂音是二尖瓣关闭不全最主要的体征，典型者为较粗糙全收缩期吹风样杂音，多向腋下及左肩胛间部传导，后瓣受损时可向心底部传导。二尖瓣脱垂时只有收缩中晚期杂音。P_2亢进、宽分裂。②其他。心尖搏动增强，向下移位；心尖区抬举样搏动及全收缩期震颤。并发肺水肿或右心衰竭时，出现相应体征。

主动脉瓣狭窄 常见的临床症状包括：①心绞痛。60%有症状患者，常由运动诱发，休息后缓解。发生于劳累后，也可发生在静息时，表明与劳累和体力活动不一定有关。②眩晕或晕厥。约30%的患者有眩晕或晕厥发生，其持续时间可短至1分钟长达半小时以上。部分患者伴有阿-斯综合征或心律失常。眩晕或晕厥常发生于劳动后或身体向前弯曲时，有时在静息状态，突然体位改变或舌下含服硝酸甘油治疗心绞痛时诱发。③呼吸困难。劳力性呼吸困难往往是心功能能不全的表现，常伴有疲乏无力。随着心力衰竭的加重，可出现夜间阵发性呼吸困难、端坐呼吸、咳粉红色泡沫痰。④猝死。占10%~20%，

多数病例猝死前常有反复心绞痛或晕厥发作，但亦可为首发症状。主要体征包括：①听诊。第一心音正常，第二心音主动脉瓣成分减弱或小时，第二心音常为单一性，严重狭窄者逆分裂。在胸骨右缘第2或3肋间可闻及收缩期喷射性杂音，为吹风样、粗糙、递增-递减型，主要向颈动脉传导，常伴有震颤。②动脉脉搏上升缓慢，细小而持续，即所谓细迟脉。

主动脉瓣关闭不全 轻中度患者无明显症状，重者感心悸，左侧卧位易产生左胸不适感。左心衰竭时可感乏力、呼吸困难，或发生急性肺水肿，病情发展可致右心衰竭。少数患者有头晕、晕厥、心绞痛或猝死。体征方面，中、重度狭窄有舒张压降低和脉压增宽，此时可有明显周围血管征。心尖搏动呈抬举性，范围较弥散，胸骨左缘可触及舒张期震颤，心界向左下扩大。第一心音常柔和，第二心音可消失或呈单心音，主动脉瓣区可闻收缩早期喷射音。胸骨左缘第3~4肋间可闻舒张期杂音，传导至心尖区，部分病例心尖区可闻舒张期杂音。

诊断 患者既往有风湿热病史。体检心前区可闻及心脏杂音等。抗链球菌溶血素"O"（抗O），C反应蛋白（CRP）、红细胞沉降率（ESR）、心电图、胸部X线平片等化验检查对诊断有帮助。心脏超声心动图及彩色多普勒检查能明确诊断。各类主要的风湿性心脏瓣膜病诊断要点如下：①二尖瓣狭窄。中青年患者有明确的风湿病史，如二尖瓣区有舒张期隆隆样杂音伴左房增大，结合超声心动图检查不难确诊；对于无风湿病史的患者，结合实验室检查，排除其他可造成二尖瓣

狭窄的原因，也可考虑此诊断。②二尖瓣关闭不全。最主要的诊断依据是心尖区典型的收缩期杂音，病程中晚期尚有左房增大。根据患者年龄，有反复发作的风湿热病史以及病变的严重程度，结合超声心动图和多普勒检查可确诊。③主动脉瓣狭窄。此病多合并关闭不全及二尖瓣狭窄，且多有风湿病史。根据主动脉瓣区3级以上收缩期杂音及收缩期震颤，再结合超声心动图即可确诊。④主动脉瓣关闭不全。根据胸骨左缘第3肋间典型的舒张早期杂音，再结合超声心动图特别是二维图即可确诊。

鉴别诊断 各类主要风湿性心脏瓣膜病鉴别诊断要点如下。

二尖瓣狭窄 应注意与以下疾病相鉴别。①左房黏液瘤：杂音随体位的改变而改变，超声心动图可资鉴别。②严重的主动脉瓣关闭不全：舒张期因反流血流将二尖瓣前叶冲起，造成二尖瓣开放幅度减小而引起舒张期隆隆样杂音，但不伴第一心音亢进和开瓣音，有严重的主动脉瓣关闭不全的体征，超声心动图能够鉴别。③相对性二尖瓣狭窄：在严重的二尖瓣关闭不全、室间隔缺损、动脉导管未闭、甲亢、严重贫血的患者，二尖瓣口的面积虽然正常，但流经二尖瓣口的血流量增加，造成相对性二尖瓣狭窄。这种患者也可有舒张期杂音，但同样不伴第一心音亢进和开瓣音，超声心动图可鉴别。

二尖瓣关闭不全 应注意与功能性杂音、三尖瓣关闭不相鉴别。①功能性杂音：性质柔和，2/6级以下，杂音局限，发生于收缩早、中期，左房、左室无增大。②三尖瓣关闭不全：杂音在胸骨左缘第4、5肋间最响亮，吸气时

增强，不传至左腋下，伴有显著的右室扩大、颈静脉和肝静脉的收缩期搏动。

主动脉瓣狭窄 应注意与肥厚性梗阻型心肌病、后乳头肌断裂所致的重度二尖瓣关闭不全相鉴别。①肥厚型梗阻性心肌病：收缩期杂音在胸骨左缘与心尖区之间，少伴震颤，杂音不传至颈部或锁骨下区，超声心动图可予鉴别。②后乳头肌断裂所致的重度二尖瓣关闭不全：杂音可传至主动脉瓣区，但不传至颈部，含服硝酸甘油可使杂音减轻，而主动脉瓣狭窄在含服硝酸甘油后杂音增强。超声心动图可予鉴别。

主动脉瓣关闭不全 应与肺动脉瓣相对性关闭不全、梅毒性主动脉瓣关闭不全相鉴别。①肺动脉瓣相对性关闭不全：该病杂音类似轻度主动脉瓣关闭不全，但杂音以胸骨左缘第2肋间最响，常伴有肺动脉高压和右室肥厚，无脉压大及周围血管征。超声心动图有助于诊断。②梅毒性主动脉瓣关闭不全：其发病年龄多在40岁以上，杂音往往在胸骨右缘第2肋间最响，呈音乐性，不伴有二尖瓣病变。X线和梅毒血清检查可资鉴别。

治疗 总的治疗原则包括早期诊断、合理治疗，防止病情进展造成心脏不可逆的病变。①一般治疗：避免剧烈体力活动，尽可能避免急性感染等，有充血性心力衰竭者还应适当限制盐和水分的摄入。②抗风湿治疗：预防风湿热复发，首选苄星青霉素，建议长期甚至终身使用。③处理并发症：镇静、利尿、扩张小动脉、控制心室率、抗凝预防血栓。④手术治疗：包括心脏瓣膜成形术、心脏瓣膜置换术。

（徐志云 谈梦伟）

gǎnrǎnxìng xīnnèimóyán

感染性心内膜炎（infective endocarditis）

由病原微生物感染人体后经血液系统进入心脏，并定植于心内膜后引发的机体感染性病变。常侵及心脏瓣膜，血管内膜，或心房、心室异常部位，统称为感染性心内膜炎。病原微生物几乎可以涵盖现今所发现的所有致病体，但主要致病原常常是寄生于人体的常见病菌，如链球菌、葡萄球菌、肠球菌等。临床上常将感染性心内膜炎分为急性（临床症状出现于诊断前6周内）、亚急性（临床症状出现于诊断前6周~3个月）和慢性（临床症状反复出现3个月以上）三种。主要是以发病时病情的危重程度作为分类标准，而临床工作中常以感染情况分为感染活动型、感染静止型和感染隐匿型三种类型。感染活动型是指临床出现感染表现，血培养阳性者，感染静止期是指曾经有感染的临床表现，经有效抗生素治疗后感染已控制，血培养已经阴性者，感染隐匿型是指患者自始至终无发热等任何感染症状，而表现为瓣膜损害导致的心功能不全，或以周围动脉栓塞为首发临床表现。感染性心内膜炎发生在自身瓣膜者，称为原发性感染性心内膜炎，而发生在人工瓣膜置换术后者称为人工瓣膜心内膜炎。

（朗希龙）

yuánfāxìng gǎnrǎnxìng xīnnèimóyán

原发性感染性心内膜炎（native infective endocarditis）

发生在自身瓣膜上的感染性心内膜炎。

病因 导致感染性心内膜炎发生的感染源可以覆盖现今发现的任何一种致病微生物，革兰阳性菌中链球菌属及葡萄球菌属的检出率最高，链球菌属中草绿色链球菌占绝大多数，可达70%以上；革兰阴性菌占7%左右。近年来由于广谱抗生素的普遍应用，感染菌谱有明显改变，以耐药微生物致病的发生率显著增多，金黄色葡萄球菌、肠球菌、表皮葡萄球菌及革兰阴性菌的发生率有明显上升趋势。真菌类感染主要发生于长期使用抗生素者以及长期服用免疫抑制剂者。当人体抵抗力下降、有创的操作或治疗、心脏有原发病基础的人群致病菌会容易入侵并种植暴发。经口腔途径导致菌血症最为常见，牙科操作是常见的感染途径之一，与牙科治疗有关的菌血症发生率可高达80%以上，其致病菌绝大多数为链球菌类。内镜检查中一过性菌血症发生率约为10%，包括上消化道内镜、结肠镜、膀胱镜等，致病菌主要是草绿色链球菌。另外，患者住院期间，深静脉及外周静脉置管，心导管检查及治疗，血液透析管道等也可导致病原菌经皮肤穿刺点侵入人体，导致心内膜炎的发生。感染性心内膜炎是病原菌侵蚀心内膜并种植于心内膜，并造成一系列的临床症状的一类疾病，其易感因素包括全身因素及心脏局部因素。大多数感染性心内膜炎的患者均有不同程度心内结构或瓣膜功能异常的基础，这部分患者是感染性心内膜炎的高发人群。

病理生理 主要的病理改变包括心内感染部位的组织结构破坏、赘生物脱落引起的组织器官的栓塞病变及心血管以外的组织器官的感染性病变。致病菌种植于心内膜及瓣膜后进一步侵蚀局部心内组织，可造成瓣膜坏死、穿孔，瓣下结构的破坏，造成不同程度心功能不全，甚至发生急性左心衰竭。累及瓣膜周围组织后可于局部形成心内脓肿和瓣环脓肿，可导致心肌穿孔，累及传导系统，可导致传导功能障碍，引发心律失常的发生。临床上绝大多数感染性心内膜炎是在已有瓣膜病变基础上发生的，如二尖瓣脱垂、主动脉瓣二叶瓣畸形等，当并发心内膜炎时，往往表现为原有的二尖瓣或主动脉瓣病变加重，或出现新的心脏杂音，这部分患者极易出现急性左心功能不全。

临床表现 ①发热：绝大多数感染性心内膜炎患者都有致病菌感染引发的发热症状，但一部分患者可无发热症状，如患有尿毒症、充血性心力衰竭、消耗性疾病患者，由于机体免疫力低下，常常不出现发热症状或仅为轻度发热。②心脏杂音：新出现的心脏杂音是感染性心内膜炎的典型体征，尤其以左心系统心内膜炎为著，其病理基础是心脏瓣膜由于致病菌的侵蚀导致瓣膜反流引起，新的心脏杂音的出现往往与心力衰竭同时出现。③淤斑：是最常见的外周体征。指（趾）端常出现奥斯勒结节（Osler node），持续时间较短，往往不易发现；小型红斑状的詹韦结节（Janeway node）是由于菌斑脱落栓塞导致化脓性病变而出现的临床表现，其持续时间亦较短，多位于手掌及足背部，可伴有疼痛和肢体末端的功能障碍。④栓塞：是由赘生物脱落所致，且可反复发生，大的赘生物脱落可导致严重并发症，如急性脑梗死、脾梗死、肾梗死、肠系膜血管梗死、肺梗死等；体积较小的赘生物可发反复脱落，产生肢体栓塞症状及一过性神经系统症状。⑤心力衰竭：感染性心内膜炎患者并发急性充血性心力衰竭的发生率极高，往往预示瓣膜损坏较重，尤其是当感染累及二尖瓣和主动脉瓣双瓣膜时更容易发生急性左心衰竭。心力衰竭是该病的首要致死原因，其病死率可达90%以上，往往需要急诊手术。

诊断 发热是该病的主要病症，因此，对于患有心脏瓣膜病、先天性心脏病、人造瓣膜置换术后的患者，一旦出现反复发热1周以上，应在发热期抽血做病原微生物培养。血培养结果结合临床症状、辅助检查结果等做出临床诊断。①血培养：血液微生物培养阳性是诊断感染性心内膜炎的最直接证据。血培养应常规做需氧和厌氧菌培养，同时应行抗生素药敏实验，初次发病者可不做真菌培养，对于较长时间应用抗生素治疗、长期留置静脉导管、导尿管等患者，经抗生素治疗后仍然出现感染性心内膜炎症状者，应行真菌培养。发病初期血液学参数可在正常范围或仅有轻度贫血，白细胞计数在急性期可增高并伴有中性粒细胞比例上升和左移，亚急性和慢性者可在正常范围，红细胞沉降率在几乎所有患者中均升高。②尿液检查：可见蛋白尿或肉眼、镜下血尿，肾功能检查可有轻度血尿素氮及肌酐增高。③循环免疫复合物（CIC）检查：绝大多数患者CIC检查均呈阳性，且都在100μg/ml以上，提示免疫刺激和炎症反应，并不能直接判断心内膜炎的存在，当血培养和超声心动图不能对短暂菌血症和感染性心内膜炎做出鉴别时，该实验可能会有一定作用。④心电图检查：对感染性心内膜炎无特异性。超声心动图可发现心内结构的改变，尤其是瓣膜结构的改变和是否有赘生物的存在，并可检测到病变部位，程度和赘生物大小、数量及形态。经食管二维超声可发现细小赘生物的存在，可大大提高诊断率，尤其适用于肥胖、胸廓畸形、肺气肿患者，对于化脓性心内并发症的诊断率明显高于经胸壁超声检查。⑤心导管检查和冠状动脉造影：不建议将心导管检查和冠状动脉造影作为常规检查手段，有发生赘生物脱落栓塞可能，应严格掌握适应证，对于合并有冠心病患者，可行冠状动脉造影检查，但需先行超声心动图检查排除有主动脉瓣赘生物的存在。右心瓣膜心内膜炎不建议行心导管检查。心内膜炎的诊断目前应用改良Duke诊断标准。

治疗 以抗感染和心内感染灶的清创和修复为目的。在感染初期，心内结构没有遭到破坏之前应用有效抗生素治疗可以达到消灭致病菌，保护心脏等重要脏器结构免受侵蚀的目的，当心内结构已经遭到破坏后，在抗感染和纠正心力衰竭的同时，需借助外科手段清除感染灶，修复受损的心内结构。

抗感染治疗 是纠治感染性心内膜炎的必要手段，选择有效、敏感抗生素尤为重要。绝大多数自体瓣膜心内膜炎是由草绿色链球菌和金黄色葡萄球菌感染所致，在没有确定致病菌种类的前，可以经验用药，主要应用对链球菌和葡萄球菌敏感的抗生素，在确定致病菌后再选用经筛选后的敏感抗生素。

手术治疗 是清除感染病灶、修复心内结构破坏、纠正心力衰竭、防止并发症发生的重要手段，需要手术的心内膜炎患者往往病情较重，单纯抗感染治疗已无法完全纠治患者病症，心内结构已有一定程度的破坏，或已出现前述的各类并发症，选择合适的手术时机进行手术治疗往往决定了患者的转归。在持续应用有效抗生素控制菌血症后 4 周或以上行手术治疗，其术后生存率可达 90％以上，而一部分患者，由于菌血症持续存在，抗生素控制不良，其手术时机的选择存在争议。当心内膜炎累及心内瓣膜，导致瓣膜结构破坏时，往往会出现心力衰竭症状，心力衰竭早期往往可以通过抗心力衰竭得到一定程度的纠正，随着炎症对心内结构，尤其是瓣膜结构的进一步破坏，心力衰竭症状可突然加重，经抗心力衰竭治疗无法纠正，手术及时干预才是最有效的方法。手术方法根据心内膜炎的不同部位和程度而有不同的选择。如瓣叶结构完整，往往可以经抗炎治疗后好转，如果瓣叶结构已经破坏，须行手术治疗，术中可行赘生物切除加二尖瓣成形术，但不必过度追求二尖瓣成形，尽可能避免植入任何人工材料，如成形环、人工腱索等，以免增加术后再次感染机会。对于瓣膜组织破坏严重，无法修复者，应尽快行瓣膜置换术，置换瓣膜种类与常规手术标准一致。

（朗希龙）

rénzào bànmó xīnnèimóyán

人造瓣膜心内膜炎（prosthetic valve endocarditis）

瓣膜置换术后，致病菌种植于人造瓣膜周围造成一系列病理反应的心内膜炎。是人造瓣膜置换术后极其严重的并发症之一。一旦出现人造瓣膜心内膜炎，感染症状往往难以控制，死亡率极高。目前将人造瓣膜心内膜炎分为早期和晚期两种，术后 1 年内发生人造瓣膜心内膜炎者称为早期人造瓣膜心内膜炎，1 年以后发病者称为晚期人造瓣膜心内膜炎。

感染途径　①早期人造瓣膜心内膜炎，感染源可以来自围术期任何一个环节，包括患者本身身体状况、手术人员自身身体状况、手术器械与敷料、体外循环管道、监护室内的周边患者的感染情况、患者内置的各种导管、临时起搏器导线、呼吸机管道的管理等，均可受到污染而导致病菌侵入人体，造成早期人工瓣膜心内膜炎。②晚期人造瓣膜心内膜炎，感染源大多来自心脏以外的手术操作或慢性疾病导致的身体抵抗力下降，其中牙齿疾病导致菌血症后出现人造瓣膜心内膜炎最为常见。另外，泌尿系统的一些检查和治疗也可导致菌血症的发生，如排尿困难患者长期留置导尿管、膀胱造瘘等。另外，静脉滥用药物引起的心内膜炎近年来有逐渐增多的趋势，值得重视。

病理生理　瓣下脓肿、瓣周脓肿及瓣周漏是人造瓣膜心内膜炎的常见病理改变，瓣下或瓣周脓肿常见于主动脉瓣心内膜炎，当脓肿侵犯传导系统，可造成恶性心律失常，侵犯到主动脉壁可形成细菌性动脉瘤。瓣周漏在二尖瓣、主动脉瓣人造瓣膜心内膜炎均常见，常常引发急性充血性心力衰竭，同时赘生物或坏死组织极易脱落形成急性栓塞，常见于中枢神经系统栓塞。生物瓣膜心内膜炎与机械瓣心内膜炎的病理改变有所不同，生物瓣膜心内膜炎很少形成瓣周漏及瓣周脓肿，最常见的病理损害是瓣叶穿孔或瓣叶毁损，造成瓣膜急性关闭不全，导致急性充血性心力衰竭。

临床表现　发热是早期和晚期人造瓣膜心内膜炎的共同临床表现，行瓣膜置换术后早期如果患者出现高热状态，呈弛张热或稽留热，应首先考虑有血行感染。晚期人造瓣膜心内膜炎大多有明确的诱发因素，体温呈低度稽留热状态，如果不及时进行治疗，体温会逐渐增高。血常规检查均可表现出白细胞显著增多及中性粒细胞比例的上升。菌栓或坏死组织脱落造成组织器官栓塞的发生率很高，一旦发热合并栓塞症状，提示感染性心内膜炎的存在，脑部发生栓塞的概率最高，其次是肾、脾和四肢。人造瓣膜心内膜炎患者，贫血及溶血现象的发生率远高于自身瓣膜心内膜炎患者，尤其是当赘生物附着于人造瓣膜时，由于瓣叶活动受限及开放幅度下降，血流通过人造瓣膜时的流速过快，导致溶血及贫血病症的发生。

诊断　诊断标准依据改良 Duke 标准。①血培养：时机、次数及药物敏感试验等均与自身瓣膜心内膜炎一致，早期人造瓣膜心内膜炎患者，由于术后常规抗生素的应用，其血液微生物培养的阳性率往往较低。因此，在术后早期的人造瓣膜心内膜炎患者，抗生素治疗主要以经验用药及广谱为首选。②心脏超声检查：是诊断人造瓣膜心内膜炎的主要手段，机械瓣心内膜炎患者，常规经胸二维超声检查往往由于金属瓣叶的多变反射而无法准确判断人造瓣膜位置的赘生物。因此，2014 年 ACC/AHA 瓣膜指南已将经食管超声检查列为常规检查手段。

治疗　早期或晚期人造瓣膜心内膜炎是瓣膜置换术后严重并发症之一，其致死率极高。因此，人造瓣膜心内膜炎应重在预防，术后早期心内膜炎大多由于医源性感染所致。因此应加强围术期感染的控制及感染途径的监测，晚期人造瓣膜心内膜炎大多有明确的感染源或感染途径，应避免在瓣膜置换术后行有创检查或治疗。一旦出现感染性心内膜炎，无论是早期或晚期，其治疗方法包括抗感染治疗和再次手术治疗两种。

抗感染治疗　一旦怀疑有感染性心内膜炎，应连续行血培养检查和药物敏感实验，包括需氧及厌氧菌培养，一般应在发热期间行血培养检查，并根据药物敏感实验选择敏感药物治疗。在细菌培养及药物敏感试验未完成之前，应根据临床判断选用广谱大剂量抗生素行经验性用药，如果行大剂量抗生素治疗后菌血症症状仍然持续存在，应考虑有真菌性感染的可能，应加用抗真菌药物，如果抗菌治疗无效、出现新的心脏杂音或充血性心力衰竭，应再次行手术治疗，拆除原有瓣膜，彻底清除感染病灶后再次行瓣膜置换术。

手术治疗　近年来，由于耐药菌株的不断变化以及依附于人造瓣膜周围的菌株的隐匿性，往往在抗生素治疗停止后病原菌又可重新繁殖。另外，由于病原菌的大量繁殖及破坏作用，导致瓣周脓肿或瓣周漏的发生，此时，手术治疗成为首选治疗方案，其治疗要达到彻底清除感染灶及周围感染组织，修补瓣周组织缺损，恢复瓣周及瓣环的组织结构，更换新的人造瓣膜。出现下列病情变化时，应是绝对的手术适应证：①瓣周漏、瓣周脓肿、瓣周赘生物形成、充血性心力衰竭。②真菌性感染性人造瓣膜心内膜炎、抗生素治疗无效的金黄色葡萄球菌心内膜炎。③反复出现外周血管栓塞症状者。

不同瓣膜部位人造瓣膜心内膜炎的手术处理方法：①主动脉瓣人造瓣膜心内膜炎。绝大多数主动脉瓣人造瓣膜心内膜炎均可采用切除原人造瓣膜，彻底清创后置换新的人造瓣膜后治愈，对于感染已经侵蚀主动脉瓣环或形成瓣周脓肿时，清创后遗留的组织结构缺损的修补是今年来治疗的难点，对于大多数瓣环结构破坏的患者，在清创后可以将自体心包片剪成相应瓣环缺损区形状，将心包片连续缝合于缺损区域来重建主动脉瓣环；瓣环结构破坏严重，形成瓣周脓肿，清创后缺损组织较大者，应行主动脉根部置换术，可采用同种带瓣管道或带瓣人造血管行本托尔手术（Bentall operation）。②二尖瓣人造瓣膜心内膜炎。其感染区域一般较局限，多集中于二尖瓣后瓣，切除原人造瓣膜后应仔细检查并清创，瓣环组织遭到破坏后绝大多数可以将心包补片缝合于缺损部位，重建二尖瓣环。

预后及疗效评价　人工瓣膜心内膜炎发病急，病理改变多样，虽然经过针对性的抗菌治疗及手术治疗后，其早期死亡率仍然可以达到 20%~26%，二次手术后往往会导致心功能的进一步下降，其晚期死亡率仍然较高，4~6 年的存活率为 50%~80%，远低于自身瓣膜心内膜炎患者的远期存活率，经单纯抗生素治疗的死亡率可达 16%~27%，尤其是近年来细菌谱的不断变异及抗生素的不规范应用，导致细菌耐药性的进一步上升，单纯抗生素治疗的治愈率也在进一步下降，因此，避免人工瓣膜心内膜炎的发生应重在预防，医源性感染是早期人工瓣膜心内膜炎的主要病因，应重视围术期严格的消毒制度及预

防性应用抗生素。

晚期人工瓣膜心内膜炎，由于其致病菌往往来源于心脏以外的感染灶和各种手术操作，其致病微生物的毒力较弱，经清除心脏以外的感染病灶及敏感抗生素治疗后，80% 以上患者的感染症状可以得到控制而免于再次手术，仅有部分出现瓣周脓肿、瓣周漏、瓣叶功能障碍的患者需再次手术治疗。因此，对于心脏瓣膜置换术后患者，应注意避免感染性疾病的发生，在做有创外科治疗后应注意感染预防。

（朗希龙）

tuìxíngxìng xīnzàng bànmóbìng
退行性心脏瓣膜病 （degenerative heart valve disease）

无明确外在因素条件下，心脏瓣膜组织内出现功能性组织或细胞成分减少，非特异性细胞（如成纤维细胞、炎症细胞）成分增加，异常物质（如脂质、钙质、黏多糖）沉积，导致瓣膜组织结构破坏、功能受损的心脏瓣膜病。"退行性"是英文"degenerative"的习惯译法，但其更准确的含义是"变性的"，与"退行"的字面意义并无关系。另外，该类病变常出现在老龄患者中，故常被认为是衰老过程的伴随现象，而究其理，虽然病变严重的程度常与病变发展的时程相关，但老龄并非其发病的必需因素。临床常见的退行性心脏瓣膜病包括退行性二尖瓣病变和退行性主动脉瓣病变两种，其病理基础、临床表现和治疗方法均各有特点，详见各条目。

（唐昊）

tuìxíngxìng èrjiānbàn bìngbiàn
退行性二尖瓣病变 （degenerative mitral valvular diseases）

二尖瓣装置出现组织结构退行

性改变而导致二尖瓣功能不全的一系列疾病的总称。此类病变在西方国家是二尖瓣关闭不全的主要病因，发病率在人群的 2% 左右，在中国具体发病率不详，但近年来临床病例呈明显上升趋势。

病因及病理改变　最常见的病理变化是腱索延长或断裂，瓣叶脱垂，从而引起不同程度的二尖瓣反流。此类疾病按其病变特点又可分为多种类型，主要有巴洛综合征（Barlow syndrome）、弹力纤维缺失症和马方综合征（Marfan syndrome），少见的则包括埃勒斯 - 当洛综合征（Ehlers-Danlos syndrome）、弹性假黄瘤病、特纳综合征（Turner syndrome）等结缔组织疾病累及二尖瓣造成的二尖瓣脱垂并关闭不全。此外，还有少数仅累及二尖瓣环的病变，如心房颤动等快速心律失常引起的瓣环松弛、扩大，或老年性二尖瓣环钙化症等引起的Ⅰ型二尖瓣反流，也属于广义的退行性二尖瓣病变范畴。

诊断与鉴别诊断　以上各种退行性二尖瓣病变的诊断主要依据心脏彩超的检查所见，结合患者的年龄、外貌、起病状况、进展速度和症状体征，一般是不难确立的。主要应与风湿性心脏瓣膜病相鉴别，后者往往病程长，进展慢，具有风湿活动病史，最重要的是一般都存在二尖瓣交界融合、瓣叶纤维化钙化等造成的二尖瓣狭窄，这种病变是风湿性心脏瓣膜病的特征性表现。

治疗　主要是手术治疗，有二尖瓣成形术（修复）和二尖瓣置换术两种手术方式。重度二尖瓣反流即是手术的明确指征，但对于修复成功可能性较大的患者，

在反流中等程度时进行手术也是合理的。近年来的大量资料表明，在二尖瓣反流造成的心室扩大、射血分数下降、并发心房颤动、活动耐力下降等出现之前及早手术修复二尖瓣，有利于术后远期生存率的提高和左室收缩功能的维持。因此，当前对该病的手术治疗态度趋于更为积极。

预后　自 1960 年，卡尔庞捷（Carpentier）等对退行性二尖瓣病变的瓣膜成形手术方法进行了系统的研究和总结，对于二尖瓣成形术的推广应用起到了关键性的作用。2001 年，卡尔庞捷等报道了退行性二尖瓣病变行二尖瓣成形术后随访结果，术后 15 年免于再次手术率达到 95%。这一令人鼓舞的结果进一步推动了更多的外科医师积极采用成形手术治疗该病，从而使患者更好地保留了左室结构和功能，避免了二尖瓣置换术后长期抗凝等固有的风险和并发症。然而必须指出，二尖瓣成形术技术要求较高，不同病因、不同病变的退行性二尖瓣病变成形难度差别很大，不同医师的远期手术效果也存在差异。比如，巴洛综合征的二尖瓣病变往往广泛而复杂，成形手术需要综合运用各种技术，其成功率显著低于弹力纤维缺失症，术后复发率也相应较高，即使在经验丰富的外科医师手中依然如此。因此，虽然二尖瓣成形术的优势已得到广泛认可，但二尖瓣置换术仍然是该病治疗的主要手段之一。随着设计改进的新型人造瓣膜的推出，其血流动力学性能、组织相容性和耐久性均有提高，二尖瓣置换术对退行性二尖瓣病变的近、远期疗效仍然是确切和肯定的。

（唐　昊）

tuìxíngxìng zhǔdòngmàibàn bìngbiàn
退行性主动脉瓣病变（degenerative aortic valve diseases）

老年人发生的以主动脉瓣钙化狭窄为主要病理改变的心脏瓣膜病。随着中国社会经济的进步和国人平均寿命的延长，退行性心脏瓣膜疾病的发病率逐年升高，其中退行性主动脉瓣病变也伴随着社会老龄化而更加多见。

病因及病理改变　退行性主动脉瓣病变曾长期被认为是衰老过程的伴随现象，但近年来研究表明，此类病变实际上与动脉粥样硬化过程类似，是一个进行性的炎症反应性病变。在病变发展的早期阶段，可见基底膜断裂、炎症细胞浸润、脂质沉积等现象，这与动脉粥样硬化的早期过程很相似；动脉粥样硬化的风险因素，如年龄、性别、糖尿病、高血压、高胆固醇血症、吸烟等，均同样是退行性主动脉瓣病变的发病风险因素。而另一方面，退行性主动脉瓣病变合并冠状动脉粥样硬化性心脏病的发病率并不高，这又说明其具有各自独立的发病机制。

退行性主动脉瓣病变，旧称老年钙化性主动脉瓣病变，是老年主动脉瓣疾病的最常见类型，可占到 65 岁以上主动脉瓣手术患者的 70% 以上。此类病变的特点如下：①主动脉瓣正常发育为三叶。②交界无明显融合。③钙质沉积常首先发生于瓣叶基底的反折部，呈弥漫性小结节状或蛋壳样，但一般并不融合为大的钙化团块。④瓣叶硬化、固定于近关闭状态，故多以瓣口狭窄为主，有时可合并一定程度的关闭不全。⑤钙化可累及主动脉瓣环、主动脉窦和升主动脉，且常合并二尖

瓣前叶和瓣环的钙化。根据以上病理特征，退行性主动脉瓣病变与其他主动脉瓣病变（如二叶瓣畸形、风湿性主动脉瓣病变等）的鉴别区分并不困难。

临床表现 虽然也常合并一定程度的主动脉瓣关闭不全，退行性主动脉瓣病变的临床特点以主动脉瓣狭窄的表现为主，症状为心绞痛、晕厥，甚至可发生猝死。心绞痛或猝死系因心肌肥厚需氧增加，以及因冠状动脉过度受压引起的供氧减少，少数患者是由于合并冠心病引起。晕厥最常见的原因是主动脉瓣口面积减小、心脏排血量反射性调节能力下降而引起的脑血流灌注降低。左室功能失代偿发生心力衰竭时，则表现为劳力性呼吸困难、端坐呼吸和夜间阵发性呼吸困难。体格检查时，在主动脉瓣听诊区可闻及 II～IV 级粗糙的收缩期喷射性杂音，并向颈动脉区传导，有时可扪及局限性收缩期震颤；合并主动脉瓣关闭不全的患者，可于胸骨左缘第 3、4 肋间闻及舒张早期的泼水样杂音，但此类患者的周围血管征一般为阴性。

诊断与鉴别诊断 根据上述患者的症状、体征和辅助检查发现，结合患者的年龄因素，退行性主动脉瓣病变的诊断即可确立。①心电图检查：可表现有电轴左偏，左心室肥大，ST 段下移与 T 波倒置，有时可见左心室的传导障碍。②胸部 X 线检查：心影可正常或仅轻度扩大，心影左缘及心尖呈钝圆状，同时常见升主动脉迂曲、扩张，有时显示主动脉钙化灶。③超声心动图检查：经胸二维超声心动图可清晰显示主动脉瓣形态，有助于鉴别先天发育畸形引起的钙化病变和风湿性

心脏病的主动脉瓣病变，是确立诊断的主要手段。多普勒超声心动图检查可较准确地测定主动脉瓣狭窄的程度，计算左室-主动脉的压力阶差，进而诊断和测定主动脉瓣狭窄的程度。一般认为，最大跨瓣流速大于 4 m/s、压差大于 40 mmHg、主动脉瓣口面积小于 1 cm^2 即为重度狭窄。但应注意，左室收缩功能显著下降时，可出现跨主动脉瓣低压差、低流速现象，不应据其低估主动脉瓣狭窄程度。主要应和先天性主动脉瓣二叶畸形及风湿性主动脉瓣病变相鉴别，确立诊断的最终依据是主动脉瓣手术中的病理所见。

治疗 退行性主动脉瓣病变以主动脉瓣狭窄为主的机械性梗阻性质，决定了其药物治疗的无效性。扩血管药物可增大跨瓣压差、降低冠脉供血，属于使用禁忌。增强心肌收缩力药物（如洋地黄类药物），同样增大压差、增加耗氧，仅在治疗心力衰竭时谨慎使用。利尿剂可慎用，但应注意血容量降低导致的左室充盈压不足和心排量下降。硝酸酯类药物有助于缓解心绞痛症状。β受体阻断剂可抑制代偿性升高的交感神经兴奋性，诱发心力衰竭，对主动脉瓣狭窄的患者尽量避免使用。

经皮主动脉瓣球囊扩张术可选用于小儿和青少年的先天性主动脉瓣狭窄，对于退行性主动脉瓣病变则基本无适用指征。因为成人常见的主动脉瓣钙化病灶导致脑梗死并发症风险较高，且再狭窄率高。过去偶用于抢救危重患者，作为改善症状、创造手术机会的桥梁，随着经导管主动脉瓣置换术的开展现已极少采用。目前，手术置换主动脉瓣是治疗

严重退行性主动脉瓣病变的主要方法。重度主动脉瓣狭窄出现症状者，或者无症状但出现左室收缩功能下降者［射血分数（EF）<50%］均应行主动脉瓣置换术；有其他心脏瓣膜、主动脉或冠脉手术指征的中、重度狭窄患者均应同期实施主动脉瓣置换术；无症状的重度主动脉瓣狭窄患者，如瓣膜钙化严重、进展迅速或运动试验出现症状或低血压，也应该考虑实施主动脉瓣置换术；需要行其他心脏手术的轻度主动脉瓣狭窄患者，如果瓣膜钙化严重，预计进展较快的，也可同期置换主动脉瓣。经导管主动脉瓣置入术是主动脉瓣狭窄介入性治疗的最新进展。

（唐 昊）

fùfāxìng xīnzàng bànmóbìng
复发性心脏瓣膜病（recurrent heart valve diseases） 心脏瓣膜手术后，不同致病因素引起已手术的瓣膜或其他瓣膜的病变。近年来复发性心脏瓣膜病患者逐渐增多，复发的原因也更加复杂，此类患者病程时间长，心功能损害较重，全身状况差，手术难度大，甚至有时患者处于危重状态，手术危险性急剧增加，手术死亡率和并发症均较高。

病因 各种涉及瓣膜的手术或介入操作后，都会发生复发性心脏瓣膜病。例如二尖瓣狭窄术后复发、二尖瓣成形术后关闭不全、主动脉瓣狭窄球囊扩张术后复发、主动脉瓣病变直视成形术后复发、主动脉瓣瓣叶置换术后复发等。不同手术术后心脏瓣膜病复发的原因不尽相同，较常见的是成形后瓣叶组织再次发生粘连、钙化或退行性变，或瓣环及瓣环邻近组织再次发生扩张等病变所致。医源性因素也是复发性

心脏瓣膜病发生的原因之一。

临床表现 复发性心脏瓣膜病的病理表现依据瓣膜位置及瓣膜病理改变不同而呈现不同的临床表现，并导致不同程度的左心或右心功能下降，以瓣膜狭窄为主的心功能不全最为常见。

急性血流动力学改变的临床表现 多见于左心瓣膜术后，尤其多见于主动脉瓣成形术后，由于左心室急性容量负荷过重，导致急性充血性左心功能不全，甚至出现急性心源性休克，短时间内即可出现心搏骤停而猝死，患者常常表现为血压下降，对升压药物及强心药物治疗后无法缓解。患者脉搏细弱，四肢湿冷，呼吸急促，甚至出现急性肺水肿，如不及时再次手术治疗，患者病死率极高。右心瓣膜成形术后出现急性瓣膜撕裂或腱索断裂往往不会出现急性血流动力学紊乱的临床表现。

慢性血流动力学改变的临床表现 多见于二尖瓣或三尖瓣成形术后、左心瓣膜术后晚期三尖瓣关闭不全等，而主动脉瓣术后导致慢性血流动力学改变少见。二尖瓣扩张或成形术后都有发生二尖瓣进行性狭窄和关闭不全的可能，与原发心脏瓣膜病病程不同，后者往往心肌代偿过程较短，其血流动力学表现为进行性恶化过程。主动脉瓣术后，尤其是罗斯手术（Ross operation）或戴维手术（David operation）后，由于主动脉瓣叶的进一步纤维化和衰败，主动脉瓣病理改变表现为狭窄和关闭不全同时存在，左心室容量负荷及压力负荷同时增加，导致左心功能进一步损害，但由于主动脉瓣叶失功过程比较缓慢，其血流动力学改变表现出慢性进行性变化过程。三尖瓣原发性疾病术后或左心瓣膜术后晚期功能性三尖瓣病变导致的血流动力学改变往往进展缓慢，其临床表现类似于原发三尖瓣关闭不全，但其病程较原发病时亦明显缩短，晚期会出现心功能进行性恶化，出现左心或右心功能不全的临床症状和体征。

以溶血性贫血为主或血红蛋白尿为主的临床表现 主要见于二尖瓣狭窄或关闭不全，行二尖瓣成形术患者，同时放置人工瓣环，但术后仍残留二尖瓣关闭不全，血流冲刷人工瓣环，导致血细胞机械性破坏，患者出现血尿和贫血的临床症状，溶血严重时可导致肾衰竭和贫血性休克。

诊断 复发性心脏瓣膜病患者，其临床症状与原发性心脏瓣膜病症状基本相似，原发心脏瓣膜病患者，由于心肌有较长的代偿和适应过程，患者可以长期不出现血流动力学异常导致的临床症状，而复发性心脏瓣膜病患者，其代偿和适应过程相对缩短，且出现症状后缺乏缓解过程，心功能呈现出进行性恶化的过程。①血液检查：虽然不能发现心内结构异常，但可为临床提供有价值的诊断依据，尤其对于有血红蛋白尿患者和术后怀疑感染性心内膜炎的患者。②心脏超声检查：是心脏外科常规的检查手段，绝大多数复发性心脏瓣膜病患者均可经心脏超声检查得以确诊，尤其是三维心脏超声临床应用以后，可以对心脏瓣膜的立体结构改变有明确的指导意义。③CT 检查：并非用于判断患者疾病发展情况，主要用于评价胸骨后间隙情况，为二次经胸骨正中切口手术做术前准备，以期避免在二次开胸时损伤到心脏。心脏大血管 CT 成像（CTA）检查不做作为常规检查项目，但对于罗斯手术或戴维手术后出现复发性瓣膜病患者，建议行 CTA 检查，用于判断主动脉根部及升主动脉病变情况。对于左心瓣膜手术后晚期三尖瓣关闭不全患者，建议行右心导管检查。④右心导管检查：不仅可以精确测定肺动脉压力，而且可以通过测定主肺动脉和肺小动脉不同血氧差来计算全肺阻力和肺小阻力，从而判断再次三尖瓣手术后肺动脉压力是否能够进一步下降，为术后治疗右心功能不全和肺动脉高压提供依据。

治疗 包括非手术治疗和手术治疗。

非手术治疗 急性血流动力学紊乱导致心力衰竭者，非手术治疗往往无法纠正心力衰竭症状，需当机立断进入手术室再次手术。常见于左心瓣膜术后，右心瓣膜术后患者发生率较低。慢性血流动力学紊乱导致心力衰竭者，如果没有明确手术禁忌证，也应考虑限期或急诊手术。无明确心力衰竭表现者心功能仍处于代偿阶段，患者临床症状较轻，甚至无任何临床症状，非手术治疗以纠正内环境紊乱及全身支持治疗为主，需定期复查瓣膜病理改变情况，一旦出现心功能受损情况，也应及时进行手术治疗。对于有溶血性贫血的患者，如果进行尿液碱化、输血治疗等措施无效，亦应及时手术治疗，当出现肾功能受损时已失去最佳手术时机；对于有感染性心内膜炎患者，应先行全程有效灭菌抗生素治疗。

手术治疗 手术适应证：①复发性二尖瓣狭窄：依据二尖瓣狭窄手术指征，见二尖瓣狭窄。②复发性二尖瓣关闭不全：依据二尖瓣关闭不全手术指征，见二尖瓣关闭不全。③复发性主动脉瓣狭窄或关闭不全：依据主动脉瓣狭窄或关闭不全手术指征，见主动脉瓣狭窄和主动脉瓣关闭不全。与原发主动脉瓣狭窄或关闭不全不同的是，如果在术后早期出现急性左心衰竭，往往经药物治疗无法纠正心力衰竭，需果断急诊进行二次手术。④复发性三尖瓣病变：包括原发性三尖瓣病变术后复发和左心瓣膜病术后复发三尖瓣病变。三尖瓣病变术后复发，其对心功能影响相对左心瓣膜轻，如果左心功能良好，往往能代偿一部分右心功能，如果出现因静脉淤血导致的肝、肾功能损害，往往提示已出现右心功能不全，建议在充分调整右心功能及肝肾功能的基础上，择期手术治疗。手术方式建议采用生物瓣直接置换三尖瓣。⑤复发性感染性心内膜炎：见感染性心内膜炎。感染性心内膜炎术后复发绝大多数由于术中清创不彻底，遗留有感染病灶存在，或由医源性感染所致，应再次行血液微生物培养，病选用有效抗生素行全程治疗，如果出现机械瓣置换术后心内膜炎、感染性瓣周漏成形术后瓣膜溃烂、穿孔、瓣环或心肌脓肿等情况，是再次手术的绝对适应证。⑥二尖瓣成形术后溶血性贫血：往往是由于成形环或缝线、垫片等粗糙面经血液反复冲刷导致血细胞破坏造成，溶血严重时可导致急性肾衰竭等并发症出现，应积极采取手术的方式剔除心内异物，并置换人工瓣膜，置换人工瓣膜时应采取聚丙烯线连续缝合方式，一面再次遗留粗糙面而导致术后复发溶血性贫血。手术方法：①切口的选择。a. 胸骨正中切口：目前常用的手术路径，适用于所有再次瓣膜手术，

采用摆动锯锯开胸骨，术前应通过胸部平片或CT等检查评估胸骨后间隙的大小，锯开胸骨时应注意避免误伤胸骨后重要组织结构，尤其是升主动脉和右心室前壁。b. 右胸前外侧切口：平卧位，右胸抬高45°，此类切口适用于二尖瓣和三尖瓣手术，麻醉应采用双腔插管，进胸后采用左肺单肺通气方法。c. 胸骨正中上部倒T形切口：锯开胸骨柄至第4肋水平，并向两侧横断胸骨体，此切口适用于主动脉瓣再次手术。②体外循环的建立：绝大多数主动脉供血管采用股动脉插管，急诊手术或出现严重血流动力学紊乱时应快速采用股动脉及股静脉插管方法建立体外循环并降温，然后快速开胸分离心脏。右胸前外侧切口进胸时应采用带气囊腔静脉插管。

复发性二尖瓣病变 ①再次手术行二尖瓣成形术：这种方法主要适用于退行性或缺血性二尖瓣关闭不全患者。其瓣叶及瓣下结构病变较轻，往往可以经二次二尖瓣成形术得到救治，术前心脏超声检查尤为重要，可明确二尖瓣病变解剖部位，为术中确定成形方法提供临床依据。成形方法见二尖瓣成形术。②再次手术行二尖瓣置换术：适用于二尖瓣球囊扩张术、闭式分离术或直视切开成形术患者。由于瓣叶结构的破坏、交界撕裂和再次交界粘连、钙化，二次手术时行再次成形术的难度较大，绝大多数采用保留二尖瓣瓣下结构的二尖瓣置换术。尽可能保留二尖瓣全部瓣下结构，如果二尖瓣瓣下腱索或乳头机已经明显缩短或纤维化，为避免影响左室舒张功能，应切除前瓣及瓣下结构，并对保留下来的二尖瓣后瓣增厚瓣膜进行削

薄处理，尽可能保留后瓣及瓣下结构，然后置换人工瓣膜。

复发性主动脉瓣病变 ①开胸和建立体外循环：与再次二尖瓣手术开胸建立体外循环相同，可采用胸骨正中全长切口，也可采用胸骨上段倒T形切口。采用这种切口时，体外循环插管应采用股动脉-股静脉转流方式，并在插入股静脉管时确保管道前端进入上腔静脉开口处。②再次行主动脉瓣成形手术：由于主动脉瓣成形技术要求较高，开展医院较少，因此适合再次主动脉瓣修复的病例较少。主要适用于瓣叶结构正常的功能性主动脉瓣关闭不全患者或交界粘连为主的主动脉瓣狭窄患者。主要采用主动脉瓣三交界悬吊技术，并确保主动脉瓣三交界位于同一个平面，如果因瓣叶臃垂导致瓣叶关闭错位，可将臃垂瓣叶折叠缝合于交界处。③再次主动脉瓣手术：因再次主动脉瓣成形手术难度较大，适应证较窄，大多数复发性主动脉瓣病变都采用人工瓣膜置换的方法。术中尽可能解剖出升主动脉全貌，应采用升主动脉横切口方法。切开升主动脉周径的1/2以上，也可横断升主动脉，做到显露良好的情况下切除病变的主动脉瓣叶，置换相应大小的人工主动脉瓣。④再次主动脉根部置换术：主要应用于戴维手术或罗斯手术后再次出现主动脉根部扩大或移植肺动脉衰败患者，或同时存在主动脉窦部扩大的患者，如瓦氏窦瘤术后复发主动脉瓣关闭不全患者。再次行上述手术治疗的操作难度极大，需完整切除主动脉根部，尽可能保留主动脉瓣环，如不慎损伤主动脉瓣环，应以心包补片重建瓣环；避免损伤左、右冠状动脉开口。主动脉窦瘤行窦部成

形术后晚期出现再次主动脉瓣关闭不全时，应及时行主动脉瓣置换术，在切除原有主动脉瓣叶后可选择无支架瓣置换主动脉瓣。戴维手术后复发主动脉瓣关闭不全可采用无支架瓣置换手术，这种方法不仅避免了再次手术中主动脉根部暴露困难、冠状动脉处理难度大等弊端，而且具有术后血流动力学良好，无需术后抗凝等优势。罗斯手术后晚期出现主动脉瓣关闭不全亦可采用上述相同方法处理。

复发性三尖瓣病变　①开胸及建立体外循环：无论是原发性三尖瓣病变术后复发，还是左心瓣膜术后晚期三尖瓣病变，均可采用右胸前外侧切口入路，这种手术入路可以避免正中切口入路的各种弊端，但最好采用双腔气管插管，待进胸后建立体外循环时可左肺单肺通气，达到术野充分暴露的目的。体外循环插管建议采用股动脉及上、下腔静脉插管方法，可采用带气囊静脉插管，可以省去上下腔静脉套带操作，手术可以在并行循环，浅低温下进行。②再次手术行三尖瓣成形术：适用于初次三尖瓣成形缝线撕裂或左心瓣膜手术后晚期三尖瓣环扩大导致的功能性关闭不全，但由于此类患者多伴有右心室腔的明显扩大，三尖瓣前乳头肌移位，同时有右心功能不全，单纯应用瓣环成形术效果较差，残留三尖瓣反流或关闭不全复发率较高，因此，对于此类患者宜采用三尖瓣置换术。而对于右心室腔扩大不明显者，则可采用瓣环成形术，术中应选用硬质几何三尖瓣成形环，其临床效果明显优于其他方法，同时，为了避免术后由于右心功能不全而出现的右心室腔扩大，前乳头肌移位等所致

的三尖瓣反流复发，可以在应用三尖瓣成形环的基础上，采用双孔或三孔三尖瓣成形术。③再次手术行三尖瓣人工瓣膜置换术：三尖瓣置换术目前已广泛应用于左心瓣膜术后晚期三尖瓣关闭不全患者，特别是瓣环及右室扩大非常明显，反流严重，瓣叶有器质性改变及既往做过成形术者。三尖瓣置换术采用全瓣结构保留置换生物瓣或机械瓣，目前生物瓣置换三尖瓣的年龄要求有所放宽，50岁以上即可选用生物瓣，50岁以内建议采用机械瓣置换方法，手术采用右胸前外侧切口，浅低温体外循环心脏不停搏下置换三尖瓣，不仅可以避免二次胸骨正中切口入路的种种弊端，而且手术视野暴露清晰，明显缩短手术时间。术中在缝合瓣膜时，应注意避免损伤传导束，于三尖瓣隔瓣部位进针时，应采用右心室面进针，且进针部位在隔瓣根部的方法，尽可能不要将缝瓣线置于三尖瓣隔瓣环或右心房面进针，以免压迫传导束，导致术后恶性心律失常的发生。

预后　需再次手术的复发性心脏瓣膜病患者，其术前心功能状态、重要脏器如肝、肾、呼吸功能状态及营养状况，不但对术后早期生存率产生影响，也与术后晚期的生活质量及生存率有直接关系。总体来看，初次手术行瓣膜成形患者复发后再次行瓣膜成形或置换术，早期死亡率约为4%，晚期死亡率无明显差异，再次行二尖瓣成形或置换术者的晚期生存率高于再次主动脉瓣置换或成形者，术前心功能Ⅳ级的患者死亡率较高。近年来，随着围术期处理技术、手术技术、心肌保护技术等水平的不断提高，术后早期患者病死率已有明显下降。

复发性心脏瓣膜病需要再次手术治疗的患者，其术后早期住院死亡的主要危险因素，包括高龄、术前心功能Ⅳ级、血流动力学处于不稳定状态、多瓣膜病变需要同期手术、需急诊手术、心源性恶病质及人造瓣膜心内膜炎的患者。这些因素不仅影响患者术后早期生存率，也对术后晚期效果产生重要影响，因此，对于复发性心脏瓣膜病患者，应力争在病情稳定、心功能良好时及时进行手术治疗，良好的手术时机选择对改善术后早期及远期的生存质量有着极其重要的作用。

（朗希龙）

èrjiānbàn xiázhǎi

二尖瓣狭窄 （mitral stenosis, MS）

由于二尖瓣结构异常，限制了左室舒张期二尖瓣膜正常开放，在二尖瓣膜水平发生血流的梗阻的心脏瓣膜病。90%二尖瓣狭窄的病因为急性风湿热的后遗症，极少数为先天性狭窄或老年性二尖瓣环或环下钙化。

病因及发病机制　①风湿性心脏病：是二尖瓣狭窄最常见病因。二尖瓣由于风湿热的炎性病变，在瓣叶交界边缘发生水肿和渗出，纤维蛋白沉积和纤维组织形成，使瓣叶边缘纤维化增厚、交界逐渐粘连、融合，使二尖瓣孔变小，形成二尖瓣狭窄，同时瓣叶本身也有不同程度的纤维化增厚，病变尚可累及瓣下的腱索和乳头肌，使之增粗、融合、缩短，以致影响瓣叶的活动能力，从风湿热首次发作后至少2年以上才会引起二尖瓣狭窄。根据病变程度，二尖瓣狭窄病理分为四个类型：隔膜型、隔膜增厚型、隔膜漏斗型、漏斗型。②先天性发育异常引起的单纯先天性二尖瓣狭窄：极为罕见。二尖瓣环及

环下区钙化是老年人常见的退行性变，瓣环钙化可影响二尖瓣正常的启闭，可引起二尖瓣狭窄和（或）关闭不全。

病理生理 正常成人二尖瓣瓣口面积为 $4\sim6cm^2$，当二尖瓣口狭窄的程度达到 $2cm^2$ 时，则血流动力学发生变化，左房压力和心排血量受到影响，此时血流从左房进入左室时遇到阻力，血流通过瓣口时发生紊乱，临床上开始出现轻度症状（表）。二尖瓣狭窄时，舒张期由左房进入左室的血流产生阻碍，左房压首先升高，此时血流只能通过异常增高的左房与左室之间的压力阶差来推动，随着左房压的升高，左房发生扩张。长期左房扩大，左房纤维化以及心房肌束排列紊乱，从而易于发生房性期前收缩和心房颤动。左房压升高时，肺静脉和肺毛细血管压也同时升高，肺静脉和肺毛细血管发生扩张和淤血，造成慢性肺脏梗阻性充血。该期患者在休息时可无明显症状，但在劳累或情绪激动时，可引起劳力性呼吸困难、阵发性呼吸困难或咯血等症状。严重的肺静脉淤血可引起肺动脉高压。肺动脉压高到一定程度，右心室后负荷增大，使右心室壁肥厚，右室收缩压升高，可导致右心衰竭，引起肝淤血及外周水肿。右心扩张可引起功能性三尖瓣关闭不全，进一步加重右心房和右心室的容量负荷，右心衰竭表现可进一步加重。随着二尖瓣狭窄的进展，左室舒张充盈期充盈量不足，每搏量降低，长期左室充盈减少，左心室腔可萎缩，因此重度二尖瓣狭窄晚期，由于左心室萎缩和心肌纤维化，是手术的高危因素，术后低心排发生率和死亡率明显上升。

临床表现 呼吸困难是二尖瓣狭窄患者早期出现的临床症状，是指患者觉得喘不过气及呼吸费力的一种主观感觉，早期患者伴随体力活动而出现的呼吸困难，休息后即行消失。随着病情进展，患者在静息时也感到呼吸费力，平卧位尤为明显，故被迫采用端坐位或半卧位以减轻呼吸困难的程度。此时患者会出现入睡后突然为严重的气闷所憋醒，需急速坐起喘气及咳嗽。可为干咳，也可带有粉红色泡沫痰。除上述症状外，二尖瓣狭窄在疾病的进程中会出现急性肺水肿、心房颤动、左房血栓与动脉栓塞、肺部感染、恶病质、感染性心内膜炎，以及声音嘶哑等并发症状。查体可以发现有双颧常呈绀红色为特征的二尖瓣面容，在心尖区触及舒张期震颤，左侧卧位时明显，胸骨左缘心前区处可有收缩期抬举性搏动，听诊可在心尖部闻及二尖瓣狭窄的特征性杂音，即隆隆样的舒张期杂音，第一心音（S_1）亢进和开瓣音。

诊断与鉴别诊断 诊断包括临床诊断、病因诊断和临床分期，根据病史、临床症状结合有关实验室检查，尤其是超声心动图检查都能做出诊断，对于临床表现不典型者需要与慢性肺心病伴右室极度增大者、甲状腺功能亢进、左房黏液瘤等相鉴别。绝大多数二尖瓣狭窄的病因是风湿性的，其有明确的风湿热病史。①X线检查：可见左心房增大，后前位见左心缘变直，肺动脉段隆突，右心缘见双心房影；左前斜位见左主支气管上抬；右前斜位见食管下端向后移位，并有间质性肺水肿表现（图）。②超声心动图检查：二维及多普勒超声心动图是目前诊断二尖瓣狭窄最为特异和敏感的无创检查。M型超声最典型特点为正常 E、A 峰之间凹陷消失，瓣叶活动呈城墙样改变，可定性地诊断二尖瓣狭窄；二维超声可准确测量二尖瓣瓣口面积、各个瓣环内径及各房室的腔径，并能对二尖瓣形态和活动度做动态观察，从而对病变程度做出定量评价；多普勒超声心动图可显示出经二尖瓣口血流速度增快，通过二尖瓣口的血流速度可以计算出舒张期左房和左室的跨瓣压力阶差、二尖瓣瓣口面积、肺动脉压估计等。

表 超声心动图二尖瓣狭窄程度分级

分级	瓣口面积（cm^2）	跨二尖瓣口平均压差（mmHg）
正常	4.0	5
轻度	1.5~2.5	5~10
中度	1.5~1.0	10~20
重度	<1.0	>20

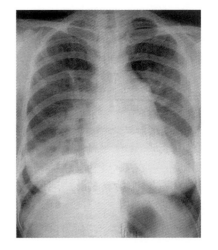

图 二尖瓣狭窄胸部 X 线表现

治疗 包括非手术治疗和手术治疗。

非手术治疗 根据不同的临床分期，分对因治疗、对症治疗和并发症的预防和救治。①预防风湿热和感染性心内膜炎：风湿性二尖瓣狭窄一经确诊即开始应用抗生素预防风湿热复发，肌内注射给药可选用长效青霉素。②改善心功能：患者一旦出现症状应减少体力活动，避免和消除可能诱发急性肺水肿的因素，并限制钠盐的摄入，出现活动后胸闷肺部淤血改变或右心衰竭者，应开始服用利尿剂和使用洋地黄类药物。在利尿剂的选择上应掌握缓慢、间歇、小量、联合、交替的原则，根据病情轻重及肾功能选择合理的药物并根据治疗反应进行剂量调整。在洋地黄类药物当中最常用者为地高辛，常以小剂量长期服用，须注意洋地黄类药物毒性反应的出现，慎用以扩张静脉为主的扩血管药物（如硝酸酯类药物）。

手术治疗 是治疗二尖瓣狭窄的根本途径，最早采用左心耳闭式扩张二尖瓣，现在被球囊扩张术取代，对于病变严重的或合并有关闭不全的患者采用二尖瓣成形或二尖瓣置换手术，手术成功率达到99%，临床疗效满意。

预后 风湿性二尖瓣狭窄是渐进性发展的终身性疾病，自风湿热后，至瓣膜出现病理改变，到发生血流动力学上的异常，出现症状，最终发展为肺动脉高压和右心衰竭，有10~30年的潜伏期。未治疗的二尖瓣狭窄患者总的10年生存率为50%~60%，如果没有症状或仅有轻微症状，10年生存率可高达80%，其中60%患者的症状没有加重。因此，这类患者要定期行经胸心脏超声检查随访，二尖瓣面积小于1.0cm^2，每年随访1次；面积小于1.5cm^2，每1~2年随访1次；面积大于1.5cm^2，每3~5年随访1次。一旦出现症状，出现Ⅲ~Ⅳ级心功能及临床症状时，预后很差，10年生存率还不到15%。如果患者出现房颤，预后也差，10年生存率为25%；而窦性心律者10生存率为46%。房颤患者体循环血栓栓塞的危险明显增高。

（韩 林）

èrjiānbàn guānbì bùquán

二尖瓣关闭不全 （mitral regurgitation，MR）

二尖瓣装置结构和（或）功能上的异常，造成左心室收缩时左心室内血液部分反流到左心房的心脏瓣膜病。根据起病情况，可以分为急性二尖瓣关闭不全和慢性二尖瓣关闭不全。继发性二尖瓣关闭不全是指继发于左心室的扩张导致的二尖瓣功能性关闭不全，如扩张性心肌病、缺血性心肌病和主动脉瓣关闭不全导致的巨大左心室，其反流量与原发病及其病程有关，其手术时机及方法还有待于统一认识。

病因及发病机制 导致二尖瓣关闭不全的病因诸多，而且其涉及结构异常情况繁杂，发病机制也不尽相同。多种疾病可引起二尖瓣关闭不全，包括先天性瓣膜畸形、退行性病变、风湿性病变、感染性心内膜炎和左心室心肌病变（扩张性心肌病、缺血性心肌病、肥厚性梗阻心肌病等）。在美国和西方发达国家，黏液样退行性二尖瓣病变已成为引起二尖瓣关闭不全的最主要的原因，占45%~65%。冠心病引起乳头肌缺血或坏死已成为引起二尖瓣关闭不全的第二位原因，占10%~27%。慢性风湿性心脏病仍是许多发展中国家后天性二尖瓣关闭不全的最常见的原因，约占80%。

二尖瓣关闭不全引起的基本血流动力学障碍是收缩期血液从左心室向左心房反流。反流分数可以用来衡量二尖瓣关闭不全的严重程度，即反流血量与总心排血量比值，当反流分数小于20%为轻度反流，20%~40%为中度反流，40%~60%为中重度反流，大于60%为重度反流。由于左房和左室的代偿机制在二尖瓣关闭不全发生过程中起重要作用，因此急性和慢性二尖瓣关闭不全发生的病理生理和临床表现不相同。①急性二尖瓣关闭不全：左心房容量负荷突然增大，而左心房顺应性正常，不能发生适应性扩张，左房压急剧升高，使肺静脉压和肺毛细血管压明显升高，导致急性肺淤血和肺水肿；同样，射入主动脉的前向血流量因二尖瓣反流而明显降低，血压降低，组织灌注量不足。②慢性二尖瓣关闭不全：由于反流量是逐渐增加的，容量负荷逐步加重，使左心房和左心室发挥充分代偿调节作用，左房明显扩大，左房压力可接近正常或轻度升高，静息时肺动脉压仅轻度增加，然而由于左房的扩大，易发生心房颤动。左室因容量负荷的增加，发生离心性心肌肥大，最终会导致左室心肌功能障碍，左室射血功能下降，左室收缩末容积增加，左室、左房的排空能力下降，引起左室充盈压升高，导致肺淤血。慢性二尖瓣关闭不全患者射血分数正常或接近正常，已表示左心室功能受损，当射血分数中度降低时，则表示左室收缩功能已严重损伤，左心室收缩功能减退使心排血量减少，左室收缩末期容量增大，舒张末期容量和压力均升高，引起左心房压力升高，进而肺静脉压和肺毛细血管压升高，出现肺淤血。

临床表现 ①急性二尖瓣关闭不全：短时间内血液反流至左心房，而左房顺应性差，左房压短期内上升3~4倍，以致迅速出现左房衰竭性急性肺水肿，患者可以出现呼吸困难，不能平卧，咯粉红色泡沫样痰，双肺底满布湿啰音等，之后还可发生右心衰竭，表现为颈静脉曲张、肝大和双下肢水肿等。严重者可导致左室功能衰竭，肺水肿加重，心排血量减少，可出现低血压或心源性休克。部分患者经救治后，病情稳定，可演变为慢性关闭不全。②慢性二尖瓣关闭不全：因病因多，其临床表现和严重程度均不相同，症状主要与二尖瓣关闭不全的程度、左室和左房功能的状态有关。慢性二尖瓣关闭不全可以很长时间没有症状，但在此过程中，左房逐渐扩大容纳反流的容量，肺静脉淤血，而逐渐出现相应的症状，一旦出现症状则预示不可逆性左室功能障碍。其主要症状包括劳累后呼吸困难、端坐呼吸、疲劳、乏力、心悸，甚至胸痛等。通常情况下，患者没有特征性的体征，在心尖区可见到并扪及一有力的局限性抬举性心尖搏动及全收缩期震颤，其搏动点因左室扩大而向左下方移位。二尖瓣区的收缩期吹风样杂音是临床诊断二尖瓣关闭不全的主要体征，向腋下传导，在整个收缩期杂音强度一致，即使在心律不齐时也不随左室容量而改变。胸部X线平片上心影通常普遍增大，但以左房和左室增大为主，左房增大在右心室心影内出现双重阴影，吞钡时可见食管因左房弥漫性扩张而向左移位。此外可见轻度肺淤血。急性二尖瓣关闭不全心脏房室增大不明显，而主要表现为重度肺淤血及肺水肿征象。

诊断 典型的二尖瓣关闭不全根据临床表现，心尖区大于3级全收缩期杂音并震颤，即可做出诊断，结合有关实验室检查，特别是超声心动图不仅可以定性诊断，而且可以对二尖瓣关闭不全的程度做出定量诊断。病因诊断应结合病史、既往史等做出，如心内膜炎有发热史、外伤性有胸部撞击伤史等。二尖瓣关闭不全的病情程度不仅取决于二尖瓣反流量，还应考虑瓣膜的病损程度、左心房和左心室的代偿程度以及左心功能和临床症状等诸多因素，而手术治疗指证和时机的选择也与此有关。

治疗 手术修复和置换是治疗二尖瓣关闭不全的根本方法，但对于急性二尖瓣关闭不全并发急性肺水肿应先采用非手术治疗稳定病情为手术治疗做准备或创造条件，应用洋地黄和利尿药、正性肌力药物，后者有多巴胺、多巴酚丁胺、米力农等，使用硝普钠等血管扩张剂，降低左室后负荷，减轻左室射血阻力，降低了左室容积，减少了二尖瓣反流量。如果药物控制效果不明显，则需要应用主动脉内气囊反搏（IABP）机械辅助或左心辅助治疗，可以提高血压，降低后负荷。同时应注意加强病因治疗，如急性心梗、感染性心内膜炎等治疗。慢性二尖瓣关闭不全有心力衰竭症状患者，应按照慢性心力衰竭的治疗方法，应用洋地黄、利尿剂和β受体阻断剂、血管紧张素转化酶抑制剂（ACEI）或血管紧张素Ⅱ受体阻断剂（ARB）。应用利尿剂降低左房压和缓解肺淤血症状，提高手术效果。

预后 二尖瓣关闭不全的自然病史取决于其基本病因，也取决于反流的容量和心肌收缩力。经非手术治疗的慢性二尖瓣关闭不全患者，5年生存率约80%，10年生存率约60%。但是，有症状的二尖瓣关闭不全的患者，虽经非手术治疗，预后也较差，5年生存率仅为45%。一旦重度反流的二尖瓣关闭不全患者临床上出现左心衰竭（NYHA心功能Ⅲ级或Ⅳ级），并伴有射血分数下降，其预后极差。

（韩林）

zhǔdòngmàibàn xiázhǎi

主动脉瓣狭窄（aortic valve stenosis）各种因素致主动脉瓣在收缩期不能完全开放而造成左心排血受阻的心脏瓣膜病。在西方发达国家是最常见的心脏瓣膜病，近几年，在中国、印度等发展中国家也呈明显上升趋势。在发达国家，主要病因为老年钙化性主动脉瓣狭窄，在发展中国家，主要病因为风湿性主动脉瓣狭窄。另外，先天性二叶主动脉瓣畸形是最常见的先天性发病原因。

病因及发病机制 主动脉瓣狭窄的病因不同，但其病理生理学改变都是主动脉瓣瓣口面积降低，导致左心室后负荷（或压力负荷）增加和跨瓣压差增加，随之出现一系列的病理生理改变，其过程可以分为代偿期和失代偿期。

病理生理 主动脉瓣狭窄造成左心室流出道梗阻，左心室后负荷增加，左心室收缩压相应升高，以克服左心室后负荷的增加而维持正常的心排量，心脏代偿性反应为左心室向心性肥厚，左心室壁增厚而左心室腔大小正常。随着主动脉瓣狭窄程度的加重和左心室长期压力负荷过重，最终会导致左心室功能失代偿，出现左心室舒张功能降低，收缩功能降低、肺动脉压升高等一系列病理生理改变，最终因左心室收缩和舒张功能的降低，出现左心室腔扩大，严重左心室衰竭而失去手术时机。

主动脉瓣狭窄的病理发展较为缓慢，而且左心室心肌的代偿功能很强。轻度的狭窄对血流动力学的影响不大。因此，这类患者在症状出现前心肌的代偿有一个较长的稳定过程，即是临床听诊存在典型的收缩期杂音，心电图或超声心动图检查证明左心室肥厚，出现血流动力学的异常，但也可多年不出现临床症状。经过长时间的无症状期之后，由于主动脉狭窄日渐加重，通常瓣口面积缩小到正常的 1/4 以下时，左心室代偿功能降低，在活动后出现典型的或部分的三联征：心绞痛、晕厥和左心功能不全表现。这些症状出现后，病程进展加快，而且急剧恶化，甚至有患者突然死亡。

临床表现　轻度或中度主动脉瓣狭窄患者的脉搏没有明显的特殊改变，重度的患者收缩压与脉压均较正常人为低，故其脉搏细小，与强有力的心尖冲动呈不对称的现象，心尖搏动表现为亢强而不弥散，否则提示合并主动脉瓣或二尖瓣关闭不全。多数患者在心底部可扪及收缩期震颤，听诊的主要特点为主动脉瓣区（胸骨右缘第 2 肋间），可闻及粗糙、高调的收缩期增强的杂音。狭窄愈严重，杂音持续时间愈长，而且传导范围较广，在颈动脉区和心尖区均较响亮。但主动脉瓣狭窄的严重程度与杂音高低并无相关性。当严重主动脉瓣狭窄，瓣口通过的血流减少，杂音可不明显，或当发生左心衰竭时，主动脉瓣狭窄的杂音可减轻甚至消失，有时会造成误诊。

诊断　主要依据临床听诊和超声心动图检查。主动脉瓣狭窄的严重程度判断主要依据心脏超声检查或结合心导管检查的结果。根据 2014 年美国心脏协会（AHA）/美国心脏病学会（ACC）的指南，将主动脉瓣狭窄程度分为轻、中、重度（表）。①X 线透视：心脏形态可在正常范围内，因为左心室发生向心性肥厚，透视时可见心脏的左下部分包括心尖呈钝圆形，呈缓慢的收缩期搏动；升主动脉因受长期急促喷射性血流的冲击，而发生狭窄后扩张。②心电图检查：绝大部分患者有左心室肥厚和劳损的心电图表现，左胸导联中 T 波倒置，伴有 ST 段压低。如 ST 段的压低超过 0.3mV，则提示存在严重的左心室肥厚。③超声心动图检查：在 M 型超声心动图上，主动脉瓣狭窄患者可见瓣叶增厚与钙化，瓣叶活动受限，收缩期瓣叶间距低于正常。二维超声心动图检查对主动脉瓣狭窄的诊断优于 M 型超声心动图，可检查瓣膜增厚与钙化的程度，瓣膜的活动度，以及左室射血分数与容量，评价左心室功能损害的程度。多普勒超声心动图检查对诊断主动脉瓣狭窄是一项很有价值的非侵入性检查方法，可测定经主动脉瓣收缩期压力阶差。并按平均跨瓣压差计算出狭窄的程度，将其分为三型。轻型狭窄：跨瓣压差 < 25mmHg；中型狭窄为 25～40mmHg；重型狭窄 > 40mmHg 以上。如以主动脉瓣上血流速度为指标，也可将主动脉瓣狭窄分为三度。轻度狭窄：血流速度 < 3.0m/s；中度狭窄：血流速度 3.0～4.0m/s；重度狭窄：血流速度 > 4.0m/s。但超声心动图对主动脉瓣狭窄的瓣口面积不能进行精确的定量测定。④CT 检查：主动脉瓣狭窄患者虽无需常规做胸部 CT 检查，但主动脉瓣狭窄患者常常合并有升主动脉瘤样扩张和升主动脉瘤，60 岁以上患者也常有主动脉钙化。⑤心导管检查：通过左心室导管检查可测定左心室和主动脉之间的压差，同时测定心排量，可按戈林（Gorlin）公式计算瓣口面积，瓣口面积大于 1.5cm^2 为轻度狭窄，瓣口面积 1.0～1.5 cm^2 为中度狭窄，瓣口面积少于 1.0cm^2 为重度狭窄，如以体表面积计算，当瓣口面积小于 0.6 cm^2/m^2 为重度狭窄。

治疗　①无症状的主动脉瓣狭窄患者，不需要进行药物治疗，因为这种患者发生猝死的概率很低。但对于无症状的重度主动脉瓣狭窄者应劝告避免从事剧烈活动或过度的精神紧张，以防止诱发严重的心律失常和猝死。②对于出现典型症状的患者，主动脉瓣置换手术是常规手术，效果确切，远期疗效满意。对于高龄或合并有严重其他疾病的患者，近几年出现的经皮介入主动脉瓣置

表　主动脉瓣狭窄程度（2014 年 AHA/ACC 指南）

指标	轻度狭窄	中度狭窄	重度狭窄
主动脉瓣上流速（m/s）	<3.0	3.0～4.0	>4.0
平均跨瓣压差（mmHg）	<25	25～40	>40
主动脉瓣口面积（cm^2）	>1.5	1.0～1.5	<1.0
瓣口面积指数（cm^2/m^2）			<0.6

换手术也是一个很好的选择。

预后 单纯性主动脉瓣狭窄的预后一般较主动脉瓣关闭不全为好。有些极为轻度的瓣口狭窄患者可终身没有症状。轻度的瓣口狭窄患者无症状期可持续20~30年之久；中度狭窄的患者无症状期为10~20年；而且即使是重度的狭窄患者病程的进展也相当缓慢。但一旦出现晕厥、心绞痛或充血性心力衰竭等典型症状后，病程恶化加快。据统计心绞痛发生后平均寿命为3~5年，晕厥发生后为3年，心力衰竭发生后为1.5~2年，甚至有突然发生死亡的危险。

（张宝仁 韩庆奇）

zhǔdòngmàibàn guānbì bùquán
主动脉瓣关闭不全（aortic valve regurgitation）
心脏舒张期主动脉内的血液经病变的主动脉瓣反流进入左心室的心脏瓣膜病。功能正常的主动脉瓣关闭时，没有血液经主动脉瓣反流入左心室。

病因及发生机制 后天性主动脉瓣关闭不全主要是由主动脉瓣瓣叶本身的病变所致，主动脉瓣环扩大和（或）主动脉窦管交界扩大引起的关闭不全也比较常见。临床上主动脉瓣关闭不全的病因种类多，远远多于主动脉瓣狭窄，实际上主动脉根部结构的改变或异常均可导致主动脉瓣关闭不全。常见的原因包括：风湿性心脏瓣膜病（中国最常见的病因）、主动脉瓣心内膜炎、主动脉瓣环扩张症、急性主动脉夹层分离、创伤性或医源性、主动脉瓣黏液退行性病变和其他少见病因；除了以上后天性因素以外，一些先天性因素也是成人常见的主动脉瓣关闭不全的病因，其中最主要的是先天性二叶主动脉瓣畸形，

其次是马方综合征导致的主动脉根部瘤，先天性心脏病如高位室间隔缺损或膜部大室缺伴主动脉瓣脱垂所发主动脉瓣关闭不全，或室缺修补术后仍有主动脉瓣关闭不全；主动脉窦瘤破裂时常伴有相应瓣叶脱垂及关闭不全。

临床表现 急性严重主动脉瓣关闭不全发生时，由于起病急骤，病程进展迅速，没有充足的时间允许左心室发生肥厚和扩张，以发挥慢性主动脉瓣关闭不全时左心室的代偿作用机制。正常的左心室腔无法容纳如此骤增的反流血量，出现左心室舒张期压力迅速升高，导致左房压和肺静脉压迅速升高，产生急性肺水肿。尽管左心室舒张期压力的增加可相应地降低主动脉反流血量，但却使左心室每搏量减少，动脉压降低，出现低血压，甚至休克。

急性主动脉瓣关闭不全　常见于感染性心内膜炎、急性主动脉夹层或创伤。自然病史和预后取决于主动脉瓣反流程度。轻度急性关闭不全，尽管患者可以有症状，但经过一段时间的左心室适应性代偿后，症状逐渐消退，其自然病程与慢性关闭不全相同。但明显的急性关闭不全，患者迅速出现急性左心衰竭症状，如不及时行内科治疗，可在短期死亡；而未及时行手术治疗者，90%在1年内死亡；严重的急性主动脉瓣关闭不全，如未及时行手术治疗，95%以上在1周内死于急性左心衰竭。手术治疗的尽管死亡率可高达15%，但远期效果明显优于慢性主动脉瓣关闭不全伴左心室功能障碍者。

慢性主动脉瓣关闭不全　病程进展比较缓慢，同时由于左心室功能的代偿作用，患者可在相当长的一段时间内无症状，生活

质量与正常人一样。患者无症状期的长短主要取决于主动脉瓣反流程度和左心室的代偿功能。左心室功能代偿期如有严重主动脉瓣关闭不全者，常诉心悸、胸部冲撞感及心尖部搏动感，这与左心室每搏血量增加有关。左心室功能失代偿时，逐渐出现体力活动后乏力或疲倦，劳累性呼吸困难等。严重主动脉瓣关闭不全，尤其是当有左心功能损害时，可有心绞痛发生，这与主动脉舒张压低、冠状动脉灌注不足、室壁张力增加和心肌氧耗增加有关。

轻度主动脉瓣关闭不全，心脏大小及心尖搏动位置均可位于正常范围。严重主动脉瓣关闭不全，心尖搏动向左下移位，范围扩大，可触及明显的抬举性冲动，心浊音界向左下扩大。听诊在胸骨左缘第3、4肋骨有舒张期泼水样杂音，呈高调、递减型，向心尖部传导，多为舒张早中期杂音，在患者坐位、胸部前倾及深吸气时杂音会更明显。此外，当主动脉瓣叶有穿孔时，可闻及音乐样杂音或鸽叫声样杂音。主动脉瓣严重关闭不全患者，可有典型的周围血管体征：动脉收缩压增高、舒张压降低和脉压增宽；颈动脉搏动明显，口唇或指甲有毛细血管搏动征，股动脉枪击音等。在病程的晚期，可有颈静脉怒张、肝大、双下肢水肿等右心衰竭表现。急性主动脉瓣关闭不全的体征，除舒张期泼水音外，其他体征有心率增快，脉压缩小，第一心音降低，出现第三心音。肺水肿时，肺部可闻及湿啰音。但多无外周血管体征。

诊断 主动脉瓣关闭不全的临床诊断主要依据心脏听诊主动脉瓣区有舒张期杂音，结合超声心动图检查，可以明确有无主动

脉瓣关闭不全及反流程度（表）。①心电图检查：急性主动脉瓣关闭不全时，心电图检查常呈窦性心动过速，ST 段和 T 波非特异性改变，有时出现心肌缺血改变。慢性主动脉瓣关闭不全患者，主要表现为左心室肥厚伴劳损。②胸部 X 线检查：急性主动脉瓣关闭不全的影像检查心影基本正常或稍有扩大，但通常有肺淤血或肺水肿表现。慢性主动脉瓣关闭不全胸部 X 线检查依据病因、病程、关闭不全严重程度及左心室功能等的不同，而呈现不同的表现。特征性表现是心影向左下扩大，呈靴形心，心胸比例有扩大。③多普勒超声心动图、彩色多普勒显像图检查：是诊断主动脉瓣关闭不全最为敏感和准确的非侵入性技术。可以明确有无主动脉瓣关闭不全及其严重程度；鉴别主动脉瓣关闭不全的病因，是主动脉瓣病变或主动脉根部病变，瓣膜病变性质，有无赘生物等；可以明确左心室腔大小和左心室收缩功能等重要参数；也可以了解有无其他合并的心脏畸形。急性主动脉瓣关闭不全超声心动图可显示二尖瓣开启运动幅度减少，二尖瓣提早关闭和延迟开启。急性和慢性主动脉瓣关闭不全时均可见舒张期二尖瓣前叶的高频扑动，是主动脉瓣关闭不全的特征性表现。④心导管检查：主动脉瓣关闭不全患者一般无需做心导管检查和造影。但当怀疑有主动脉根部病变、冠状动脉病变，

或其他可能合并的心脏畸形时，则需要做此检查。

治疗 包括非手术治疗及手术治疗。

非手术治疗 包括以下几方面。

急性主动脉瓣关闭不全 轻度或中度主动脉瓣关闭不全，患者血循环稳定，无肺水肿和左心衰竭，可以应用药物治疗，同时严密观察病情变化，一旦有明显的左心衰竭，应立即或尽快手术治疗。如病情稳定，经非手术治疗后症状完全消退，则定期随访复查，按慢性主动脉瓣关闭不全处理。

慢性主动脉瓣关闭不全 ①轻度或中度无症状的主动脉瓣关闭不全，左心室功能正常，左心室轻度或中度扩大者，无需药物治疗。②中度以上无症状的主动脉瓣关闭不全，左心室功能正常，但左心室收缩舒张末期直径接近 70mm 者，可以应用扩血管治疗。

手术治疗 包括以下几方面。

急性主动脉瓣关闭不全 急性感染性心内膜炎者一旦发生急性主动脉瓣关闭不全，心功能显著恶化或有左心衰竭，即使感染未能得到有效控制，也应限时或急诊手术，否则患者将在等待感染控制的过程中死于心力衰竭，或者因术前已出现多脏器功能不全，术后死于多脏器衰竭。

有症状的慢性主动脉瓣关闭不全 慢性主动脉瓣关闭不全者

一旦出现症状就是手术的绝对指征。有症状且伴有左心室功能严重损害者（EF<25%），由于手术死亡率很高，预后极差，且不能延长患者寿命，一般不主张手术治疗。

无症状的慢性主动脉瓣关闭不全 其手术指征如下：①慢性严重主动脉瓣关闭不全无症状，但左室 EF<50%。②慢性严重主动脉瓣关闭不全患者同时有其他心脏病需手术时。③慢性严重主动脉瓣关闭不全无症状，左室 EF≥50%，但左室收缩末期直径>50mm。④中度主动脉瓣关闭不全同时有其他心脏手术指征时；慢性严重主动脉瓣关闭不全无症状患者，其左室 EF≥50%，但左室进行性扩大（舒张末期直径>65mm），如手术风险低，也可以考虑手术。

主动脉瓣置换术（AVR） 是目前治疗主动脉瓣关闭不全最为有效的方式，从根本上纠正主动脉瓣反流，减轻左室前负荷，缩小左室收缩期末容积，改善左室射血分数。国外文献报道单纯 AVR 术治疗主动脉瓣关闭不全的早期死亡率约为 4%，当同期行冠状动脉旁路移植术时早期死亡率为 6.8%，而合并升主动脉瘤的患者死亡率为 10%。

（徐志云　韩庆奇）

sānjiānbàn bìngbiàn

三尖瓣病变（tricuspid valve diseases） 各种原因引起三尖瓣结构或（和）功能异常的心脏瓣膜病。三尖瓣病变可以单独存在，也可与其他心脏病变或心外病变合并存在。总的来说，三尖瓣病变较二尖瓣、主动脉瓣病变的发病率低。三尖瓣病变的病因主要分为先天性和后天性（获得性）两大类。临床常见的三尖瓣病变

表　慢性主动脉瓣关闭不全程度分级

	反流束宽度	反流容积	反流分数	主动脉根部造影
轻度 AR	<25%	<30ml/每搏	<30%	1[+]
中度 AR	25%~64%	30~59ml/每搏	30%~49%	2[+]
重度 AR	≥65%	≥60ml/每搏	≥50%	3[+]~4[+]

主要为后天性三尖瓣病变。后天性病变又主要分为功能性三尖瓣关闭不全（包括风湿性心脏病、扩张性心肌病、肺动脉高压、冠状动脉粥样硬化型心脏病等）和器质性三尖瓣病变（包括风湿性心脏病、感染性心内膜炎、黏液瘤样变性等）。功能性三尖瓣病变主要由于各种病因引起右心室扩大，导致三尖瓣环扩张，三尖瓣对合不良，出现三尖瓣关闭不全，而瓣膜本身并无器质性改变。器质性三尖瓣病变最常见病因为风湿性心脏病，其三尖瓣病变几乎都伴有严重的左心瓣膜病变，三尖瓣叶发生纤维化增厚，甚至卷曲，瓣叶活动受限，交界融合，瓣口面积减少、腱索增粗、挛缩，从而导致瓣膜关闭不全和（或）狭窄。此外，感染性心内膜炎是三尖瓣器质性病变的另一病因，目前其发病率呈上升趋势。

（张宝仁 宋智钢）

sānjiānbàn xiázhǎi

三尖瓣狭窄（tricuspid valve stenosis）

各种病因引起三尖瓣口狭窄、瓣叶开放受限及开放面积变小，使血流通过受阻的心脏瓣膜病。

病因及发病机制 后天性三尖瓣狭窄最常见病因为风湿性，约占所有病例的90%以上。其病理改变为三尖瓣叶发生纤维化增厚，甚至卷缩，瓣叶活动受限，交界融合，瓣口面积减少、腱索增粗、缩短，因此往往瓣膜狭窄与关闭不全并存（图）。风湿性三尖瓣狭窄的发病率，根据各学者的尸检报告，差异很大，可占风湿性心脏病总数的14%～44%，但临床上比较少见，不到5%。其他不常见的病因包括类癌心脏病、先天性心脏结构异常、感染性心内膜炎有巨大赘生物等。三尖瓣狭窄可出现右心房明显扩大，心房壁增厚，全身静脉淤血，也可出现肝、脾大等严重内脏淤血的征象。

病理生理 三尖瓣出现狭窄时，血液从右房流入右室受阻，右心房压力升高，右心房与右心室之间就会出现舒张期压力阶差（跨瓣压）。压差越大，三尖瓣狭窄程度越重，若平均舒张期压力差超过5mmHg时，即可使平均右房压升高而引起体循环静脉淤血，表现为颈静脉充盈、肝大、腹水和水肿等。另一方面，三尖瓣狭窄时由于右心室舒张期充盈量不足，使右心室心排血量减低，肺循环血量减少，回流至左心房、左心室血量亦减少，因此三尖瓣狭窄时亦可出现左心排血量降低。

临床表现 以女性多见，其发病数为男性的3倍左右，发病年龄为40岁左右。主要症状为乏力、食欲减退、恶心、嗳气、腹胀、肝区疼痛、颈静脉搏动感等症状，晚期可出现肝大和腹水。此外，偶尔可有运动后气短和端坐呼吸等表现，但一般都较轻。三尖瓣狭窄较重的患者，周身有淤血表现，下肢有慢性水肿；腹部因有腹水而膨胀，可有移动性浊音；肝大并有压痛；颈静脉怒张，且有搏动可触及。心脏检查：在胸骨左缘下方可扪到局限性舒张期震颤，深呼吸时增强，呼气时减弱。三尖瓣区第一心音亢进，第二心音后可有开放拍击音。于胸骨左缘第4肋间可闻及舒张期滚动样杂音，杂音的响度与震颤相同，但以吸气终了时增强，呼气时减弱。

诊断 临床上对于三尖瓣狭窄的诊断有时比较困难，因为物理学检查的体征常被合并的二尖瓣狭窄所掩盖，而且单纯的三尖瓣狭窄时极为罕见。诊断依据主要包括：①颈静脉怒张和搏动，三尖瓣区有舒张期杂音和震颤，受呼吸影响。②心电图具有特征性的高大P波而无右心室肥大表现。③胸部X线平片检查可发现右心缘下部向右移位，右心房显著扩大，上腔静脉影增宽。④超声心动图示瓣膜增厚或钙化、舒张期运动受限呈穹顶样改变、瓣膜最大开放距离减小、瓣口面积缩小，右心房扩大。⑤心导管检查右心房和右心室有显著的收缩期前或舒张期压力阶差。

治疗 包括非手术治疗和手术治疗。

非手术治疗 主要包括限制钠盐的摄入，以减少钠水潴留，如果水肿比较严重，可适量应用利尿剂。对于长期用利尿剂的患者，要注意低血钾引起的心律失常。对右心功能不全特别同时合并左心功能不全的患者，应给予地高辛强心。因三尖瓣狭窄多为器质性病变，且症状明显，非手术治疗往往难以奏效，因此需积极行手术治疗。

手术治疗 适应证：①心功能Ⅲ～Ⅳ级，出现肝淤血、腹水、周围水肿，应用限制盐的摄入和利尿症状难于缓解者。②心导管检查舒张期三尖瓣跨瓣压差＞4mmHg者。③因类癌样变或黏液瘤样变性导致三尖瓣狭窄者。首

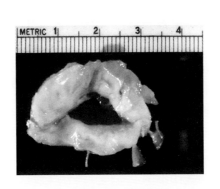

图 风湿性三尖瓣病变

先考虑做前瓣叶加宽、狭窄分离或腱索乳头肌劈开，然后行瓣环环缩等修复手术，难于修复时才行瓣膜置换术。手术方法包括三尖瓣成形术及三尖瓣置换术等。

预后 三尖瓣狭窄是个渐进的过程，行三尖瓣成形手术的患者远期出现再狭窄的可能性极高。因此，在出现右心功能不全之前建议患者及早手术治疗。

预防 该病主要是风湿热所引起，故临床上对于有风湿热疾的患者应积极进行治疗，考虑到有三尖瓣狭窄存在的可能性时，应做到早发现，早诊断，早治疗。

（张宝仁　宋智钢）

sānjiānbàn guānbì bùquán

三尖瓣关闭不全 （tricuspid regurgitation）

在右心室收缩时，因各种原因导致三尖瓣瓣叶无法正常闭合，血液由右心室回流至右心房的心脏瓣膜病。

病因及发病机制 三尖瓣反流可分为功能性（继发性）和器质性（原发性）两大类。临床上以功能性三尖瓣反流较为常见。功能性三尖瓣关闭不全常继发于二尖瓣病变、肺动脉高压、心房颤动或心肌病病变，以及其他先天性心脏病如房间隔缺损、肺动脉瓣狭窄、原发性肺动脉高压症和三尖瓣下移畸形等。发病机制主要由于各种病因引起压力增高、右心室扩大进而出现三尖瓣瓣环扩张，随着右心室和三尖瓣环的扩张，三尖瓣乳头肌和腱索表现出相对缩短，腱索被牵拉入右心室腔而使瓣叶不能在房室环平面完全对合，导致三尖瓣关闭不全。器质性三尖瓣关闭不全除少数属先天性或因损伤、结缔组织病、红斑狼疮、肿瘤等，绝大多数是三尖瓣风湿性心瓣膜炎的结果，感染性心内膜炎是三尖瓣器质性

病变的另一重要病因，目前其发病率呈上升趋势。

病理生理 三尖瓣关闭不全的患者，收缩期血液的反流增加右心房的容量负荷和压力，因而引起右心房的扩大、肥厚。右心房容量和压力负荷中度升高，可使静脉回流发生障碍，由于右心室的高度顺应性特点，右心系统对容量改变的适应性较强，因此患者可经历很长的代偿阶段。代偿期患者无明显症状或仅存在轻度下肢水肿，经少量利尿剂即可缓解。随着病情的进展和三尖瓣反流的持续性加重，三尖瓣关闭不全可使右心室终末舒张期容量增多，并刺激右心室持续性扩大和肥厚，导致供应右室心肌的冠状动脉血流减少，致使右心室缺血和进一步扩张。右心室的扩张进一步加重三尖瓣反流，使右心室的容量负荷和压力负荷进一步增加，进而使室间隔移向左心室腔，随后发生继发于右心室压力超载的左心室改变，左心室舒张末期压力和肺毛细血管楔压增加。随后，一系列级联反应发生，右心室舒张末期充盈压力升高，患者出现失代偿性的右心功能不全。此时患者出现药物无法缓解的双下肢水肿，颈静脉怒张，充血性肝大，组织灌注减少，最终导致心血管系统崩溃。功能性三尖瓣反流的发生和转归与肺动脉和右心室压力升高的程度密切相关，压力升高会使三尖瓣关闭不全加重；而器质性三尖瓣关闭不全的程度，不仅决定于瓣膜本身的病变，还受到伴有二尖瓣疾病和肺动脉高压双重因素的影响。因此，二尖瓣病变纠正后肺动脉压减轻，三尖瓣关闭不全也将得到部分改善。

临床表现 三尖瓣关闭不全的症状和体征与瓣膜关闭不全的

程度有关。轻度关闭不全临床上不易觉察，较严重者可有疲乏、胃纳不佳、肝区胀痛、腹部膨胀和下肢水肿等，部分患者可出现轻度黄疸。二尖瓣病变合并三尖瓣关闭不全的患者，二尖瓣病变导致的肺淤血症状可因三尖瓣关闭不全的发展而减轻，因此如活动后气短、端坐呼吸或夜间阵发性气短等症状，往往较单纯二尖瓣狭窄为轻，但乏力和其他心排血量减少的症状可更加重。颧部绛红、口唇发绀、颈静脉怒张是常见的征象，占50%~90%；颈静脉搏动占3/4，重症者颈部可有静脉收缩期震颤和杂音；90%的患者有肝大，偶伴黄疸，肝颈回流征大多数呈阳性，此外尚可有腹水和下肢水肿。心前区胸骨左缘可触及强有力的右心搏动。心脏听诊，常可听到右心室第三心音，在吸气时加强；因多伴有肺动脉高压，故肺动脉瓣区第二心音亢进，甚至分裂；仅约20%的患者可在胸骨左缘下方或剑突下听到三尖瓣反流的全收缩期吹风样杂音，右心室显著扩大的患者，杂音转至心尖部最响，易与二尖瓣关闭不全的收缩期杂音混淆。

诊断 主要包括临床诊断和病因诊断。临床诊断主要依据三尖瓣听诊区收缩期吹风样杂音和静脉淤积的体征，再结合超声心动图检查，必要时进行心导管检查协助诊断。病因诊断除依据患者临床表现外，应注重病史的采集并结合超声心动图的表现，如患者有吸毒史、反复发热，血培养阳性，则感染性三尖瓣病变不难诊断；如患者有风湿性二尖瓣病变，心脏超声显示瓣叶质量好而瓣环扩大者多为继发性功能性三尖瓣关闭不全，如瓣叶增厚、纤维化者多为风湿性三尖瓣关闭

不全。另外，术中所见及病损瓣叶病理结果亦为三尖瓣关闭不全的病因诊断提供依据。三尖瓣关闭不全的诊断除依据病史和临床表现，往往需各项辅助检查进行诊断和鉴别诊断。①心电图检查：三尖瓣反流本身不会出现特殊的心电图变化，但三尖瓣可能导致右心室肥大而出现电轴右偏，右心房增大而出现 P 波高尖。心电图检查没有异常并不能排除三尖瓣病变。②胸部 X 线检查：可发现上腔静脉增宽，右心房增大和右室增大。侧位胸部 X 线平片亦可示右室增大。但是，胸部 X 线平片的结果并不能提供三尖瓣反流的确切诊断。③心脏超声检查：是目前评估和诊断三尖瓣反流的最有效的无创性检查。通过超声检查可以评估三尖瓣反流的程度，观察瓣膜结构的异常情况，估测肺动脉压力以及右心室的功能状态。④右心导管检查：是评估和诊断三尖瓣反流常用的方法。该检查可实时记录右心房、右心室压力曲线；可见三尖瓣反流波 S 形峰随着反流程度加重而逐渐升高，并与正常充盈波 V 形峰相连形成一类似右室的压力曲线（右房压力曲线右室化）。经导管测得右心室收缩压或肺动脉收缩压＜40mmHg 者，提示器质性三尖瓣关闭不全的可能性；而右心室或肺动脉收缩压＞60mmHg 时，表明右心室失代偿所致，即功能性三尖瓣关闭不全。

治疗　包括非手术治疗和手术治疗。

非手术治疗　对于大多数心房颤动的患者，可应用地高辛和 β 受体阻断剂控制过快的室性心律，以增加舒张间期并改善右室充盈和血流动力学状态。限制液体，应用利尿剂，以及低盐饮食，可以降低右房压和控制右心衰竭。用于硝酸盐类药物可增加体静脉顺应性和降低前负荷。

手术治疗　因三尖瓣关闭不全多为功能性的，且瓣膜置换术后并发症和死亡率均较高，因此，手术原则上首选瓣膜修复成形术，对于不能修复成形或成形术失败者才考虑做瓣膜置换术。

手术适应证　①存在严重症状，包括周围性水肿、颈静脉怒张、肝大等，或左心瓣膜手术时同时合并肺血管阻力增高和中~重度的功能性三尖瓣关闭不全。②任何病因所致的器质性三尖瓣关闭不全，右心室容量超负荷、右心衰竭。③右心心内膜炎伴严重三尖瓣关闭不全，持续败血症、脓毒血症。④复发性人工心脏瓣膜性心内膜炎。

手术方法　①三尖瓣环成形术：主要包括二瓣化瓣环成形术（后瓣环折叠术或 Kay 成形术）、De Vega 瓣环成形术或改良 De Vega 瓣环成形术以及人工成形环瓣环成形术，具体见三尖瓣成形术。②三尖瓣叶成形或修复术。③三尖瓣置换术：成形手术可用于绝大多数三尖瓣关闭不全患者，而三尖瓣置换术应严格掌握适应证，只有瓣膜病变严重，瓣膜不能成形时才采用。其手术方法和技术要点详见三尖瓣置换术。

预后　轻、中度三尖瓣反流，不伴肺动脉高压、瓣环扩张的患者可长期无任何症状；伴肺动脉高压、瓣环扩张或全身症状的患者远期可能出现三尖瓣反流加重，因此需定期复查、积极治疗原发病。中、重度三尖瓣反流的患者出现右心功能不全的可能性较高，需积极控制原发病，治疗三尖瓣反流。

预防　对于某些疾病，如原发性肺动脉高压、二尖瓣病变、肺动脉瓣或漏斗部狭窄、右心室心肌梗死等，应时刻警惕和预防功能性三尖瓣关闭不全的发生；而在另一些疾病，如先天性异常中的埃布斯坦畸形（Ebstein malformation）及共同房室通道和一些后天性病变，如风湿性炎症、冠状动脉病变致三尖瓣乳头肌功能不全、外伤及感染性心内膜炎等，也应注意是否有发生三尖瓣关闭不全的表现。

（张宝仁　宋智钢）

fèidòngmàibàn bìngbiàn

肺动脉瓣病变（pulmonary valve disease）　常见的主要包括肺动脉瓣关闭不合和肺动脉瓣狭窄等。

肺动脉瓣关闭不全　各种原因致肺动脉瓣结构改变或瓣环扩张，造成右心室舒张时，肺动脉瓣无法完全关闭的心脏瓣膜病。

病因　最常见病因为继发于肺动脉高压的肺动脉干根部扩张，引起瓣环扩大，见于风湿性二尖瓣疾病、艾森门格综合征等情况。少见病因包括特发性和马方综合征的肺动脉扩张。肺动脉瓣原发性损害少见，可发生于感染性心内膜炎、肺动脉瓣狭窄或法洛四联症术后、类癌综合征和风心病。

病理生理　主要是肺动脉瓣关闭不全导致右心容量负荷过度。如无肺动脉高压，可多年无症状；如有肺动脉高压，则加速右心衰竭的发生。

临床表现　早期临床症状是心悸、气短，易患呼吸道感染，同时因右心室扩张合并严重心律失常，心力衰竭时出现水肿，阵发性呼吸困难，肝大、尿少等。

治疗　单纯的肺动脉瓣关闭不全一般不必治疗，仅需预防并发细菌性心内膜炎。合并肺动高压患者以治疗导致肺动脉高压的原发性疾病为主；而严重的肺动脉瓣反流导致顽固性右室衰竭时，应对该瓣膜进行手术治疗。对于肺动脉瓣关闭不全的患者手术方式主要包括瓣膜修补术和瓣膜置换术。对于瓣叶脱垂，老年性退行性病变或轻度风湿性瓣膜关闭不全，修补手术常可成功地重建瓣膜功能。对于瓣膜畸形严重，或有增厚钙化、僵硬变，或细菌性赘生物，需要切除瓣膜，换置人工瓣。

肺动脉瓣狭窄　各种原因致肺动脉瓣结构改变，造成右心室收缩时，肺动脉瓣无法完全张开，导致右心排血受阻的心脏瓣膜病。肺动脉出口处狭窄，造成右心室排血受阻，广义的肺动脉狭窄包括肺动脉瓣狭窄，右心室漏斗部狭窄及肺动脉瓣上、肺动脉主干及分支狭窄。该病在先心病中较常见。获得性肺动脉瓣狭窄可因纵隔肿瘤（最常见的是淋巴瘤和畸胎瘤）以及纵隔囊肿、主动脉窦瘤、胸骨后肿瘤、纤维化纵隔炎和缩窄性心包炎所引起。其病理生理及临床特点类似先天性肺动脉瓣狭窄。

病因　肺动脉出口狭窄，使右心室排血受阻，右心室收缩期负荷增加，右心室压力增高，肺动脉压力正常或减低，狭窄前后有收缩期压力阶差，日久可引起右心室肥厚，以至右心衰竭。

病理生理　肺动脉瓣狭窄使右心室排血受阻，右心室腔内压力增高，增高幅度与肺动脉瓣狭窄程度成正比。肺动脉内压力则保持正常或稍有下降，因而右室腔与肺动脉内存在跨瓣压力阶差，其压力阶差随着狭窄程度而增大，轻度狭窄对右心排血影响不大，严重狭窄右室负荷明显增加。长

而久之，将促使右心室肥大，以致右室心肌劳损，长期右心室负荷增加，最终可导致右心衰竭，出现颈静脉怒张、肝大、腹水和下肢水肿等症状。

临床表现　轻度狭窄者，一般无症状，中度以上狭窄者，可有劳累后气短、乏力、心悸以及昏厥。晚期可有右心衰竭。

治疗　积极治疗原发病，缓解压迫症状，同时防治肺部感染，心力衰竭或感染性心内膜炎。

（徐志云　余咏潮）

lián hé bàn mó bìng biàn

联合瓣膜病变（combined valvular disease）　同时有两个或两个以上心脏瓣膜发生病理损害的疾病。又称心脏多瓣膜病（multiple valvular disease）。联合瓣膜病变占心脏瓣膜病变的27%～41.5%，其中二尖瓣和主动脉瓣是最常同时受累的瓣膜；三尖瓣病变常伴发于左心瓣膜病变，但大多数为继发性功能性病变，器质性病变较少见；肺动脉瓣病变罕见。

病因　大致分为风湿性和非风湿性两大类，其中以风湿性最常见，尤其是在非洲、印度、拉丁美洲以及包括中国在内的许多发展中国家。在非风湿性病因中以退行性变（或称黏液样变）和感染性心内膜炎常见，特别是在西方发达国家，随着中国社会经济及医疗条件的改善，风湿性心脏病已显著减少，退行性变引起的联合瓣膜病比例明显上升，成为联合瓣膜病的主要病因之一。原发性感染性心内膜炎近年来也呈上升趋势，以侵及左侧心瓣膜多见，常常先侵及一个瓣膜（以主动脉瓣最常见），若未及时得到诊治，然后随着病情发展再侵及另一瓣膜（如二尖瓣）。另外，一

些主要引起单瓣膜病变的因素也可引起联合瓣膜病变，如老年钙化性主动脉瓣病变也可合并二尖瓣环的钙化或扩大，侵及二尖瓣环和瓣叶，导致二尖瓣关闭不全。其他罕见的病因，如系统性红斑狼疮、继发性高甲状旁腺素症、放射性损伤、外伤、沃纳综合征（Werner syndrome）以及厌食性减肥药物等也可引起二尖瓣和主动脉瓣双病变。多瓣膜病变一般由同一病因引起，如风湿性心脏瓣膜病；但也可由两种或两种以上不同的病因叠加引起，如退行性二尖瓣病变合并主动脉瓣感染性心内膜炎。

病理分型　联合瓣膜病的瓣膜病理改变开始多限于1个瓣膜，以后随着病情发展逐渐累及另一瓣膜，也可2个或2个以上瓣膜同时受累。不同瓣膜病变的严重程度可轻重不一，同一瓣膜病变的病理类型亦可不同。虽然瓣膜狭窄合并关闭不全的混合性病变很常见，但其血流动力学影响则可表现为以狭窄为主或以关闭不全为主，而狭窄和关闭不全均严重的平衡型病变也非少见。因此，在临床上可出现不同瓣膜、不同病变严重程度的多种联合瓣膜病变组合类型，产生不同的血流动力学障碍。对于最常见的二尖瓣、主动脉瓣双病变，根据二尖瓣和主动脉瓣的不同病变类型（即狭窄或关闭不全）的组合形式，可分为以下五种基本病理类型：①二尖瓣狭窄合并主动脉瓣狭窄。②二尖瓣狭窄合并主动脉瓣关闭不全。③主动脉瓣狭窄合并二尖瓣关闭不全。④主动脉瓣关闭不全合并二尖瓣关闭不全。⑤二尖瓣和主动脉瓣混合病变。此外，二尖瓣、主动脉瓣和三尖瓣同时受累的三瓣膜病变也较常见。通

常在二尖瓣和主动脉瓣双瓣病变的基础上，根据三尖瓣病变的性质分为以下两种基本病理类型：①二尖瓣和主动脉瓣双瓣病变合并三尖瓣功能性关闭不全。②二尖瓣和主动脉瓣双病变合并三尖瓣器质性病变。

病理生理 联合瓣膜病变引起的血流动力学紊乱及其对心肺功能的影响远较单瓣膜、单病变复杂和严重。在对不同瓣膜病变类型和组合方式导致的病理生理紊乱进行分析时，应着眼于其对左房及肺循环的影响、对左室压力与容量负荷的影响、对左室心排量的影响，同时考虑其对冠状动脉流量、心肌血供的影响以及对右心系统和三尖瓣的影响，对双瓣膜不同病变的不同组合作具体分析。

二尖瓣狭窄合并主动脉瓣狭窄 对左房、肺循环及右心系统的影响与单纯二尖瓣狭窄相似。左房在舒张期排血受阻，左房压升高，肺静脉和肺毛细血管扩张，压力也随之升高，导致肺淤血、水肿和肺顺应性下降，从而影响肺的换气功能，在临床上可出现胸闷、气短，尤其是劳累性呼吸困难。长期肺淤血和肺静脉压升高可进一步引起肺小动脉痉挛收缩、管壁增厚和肺血管阻力增加，产生肺动脉高压并引起右室代偿性扩大和肥厚，继而影响三尖瓣的关闭功能和引起右房扩大，一旦右心失代偿，遂发生右心衰竭和体循环静脉淤血征象。对左室心肌的影响，二尖瓣狭窄使左室容量负荷趋于减轻，心肌损害主要受主动脉瓣狭窄所致压力负荷加重的影响。因此，二尖瓣和主动脉瓣均为狭窄病变对左室结构和功能的影响，有一定的互相抵消作用。对左室心排量的影响，

主要来自于左室充盈的变化：一方面，二尖瓣重度狭窄时左室充盈压下降；另一方面，主动脉瓣狭窄所致的左室肥厚又造成左室顺应性和舒张功能降低，左室舒张末压升高，而左室舒张压升高又可降低舒张期左房左室压差，进一步影响左心室的充盈。因此，这种联合病变的患者，可较早出现心排量降低所产生的虚弱、乏力症状。然而，心排量降低却又可能减小主动脉瓣压差，使主动脉瓣狭窄的症状相应减轻，从而使二尖瓣狭窄症状表现为主导症状。冠状动脉和心肌血供主要受主动脉瓣狭窄的严重程度影响。一般轻至中度主动脉瓣狭窄对冠状动脉血供影响不大。当主动脉瓣重度狭窄时冠状动脉血流和心肌血供可明显下降。

二尖瓣狭窄合并主动脉瓣关闭不全 这种联合病变形式，对左房及肺循环的影响主要与二尖瓣狭窄，如前所述。轻至中度的二尖瓣狭窄引起的病理生理改变主要有左房压升高、左房扩大和肥厚，肺淤血和肺静脉高压，并可产生心房颤动，30%~40%可伴左房血栓。长时间的重度二尖瓣狭窄可进一步导致肺动脉高压和右心衰竭。左室的结构和功能改变既与二尖瓣狭窄又与主动脉瓣关闭不全有关，主要受容量负荷的影响。由于二尖瓣狭窄，左室舒张期充盈血量减少，尤以重度二尖瓣狭窄影响较明显；但由于同时存在主动脉瓣关闭不全，在舒张期有一部分血液从主动脉反流入左心室。因此，左心室舒张末容量可不减少，甚至有所增加。在这种情况下，左室不仅未因二尖瓣狭窄而缩小，反而因主动脉瓣关闭不全而发生代偿性扩大和肥厚，但其程度较单纯主动脉瓣

关闭不全引起的要轻。因此，二尖瓣狭窄合并主动脉瓣关闭不全时，左室代偿期很长，在相当长的时间内左室功能可增强或维持在正常范围内。冠状动脉和心肌的血供主要受主动脉瓣关闭不全的严重程度影响。轻至中度主动脉瓣关闭不全即可引起冠状动脉供血减少，严重主动脉瓣关闭不全则可引起冠状动脉供血、供氧不足，易发生心肌缺血、引起心绞痛等，但很少会引起心肌梗死。

主动脉瓣狭窄合并二尖瓣关闭不全 这种联合形式，对左房和肺循环的影响主要取决于二尖瓣关闭不全及其严重程度。左心房明显扩大。与二尖瓣狭窄引起的恒定左房压升高不同，左房压升高呈动态变化，因而对肺循环的影响也较轻，只要左心功能代偿良好，可在相当长时间内无明显肺淤血和肺动脉高压表现，临床上气短和呼吸困难等症状亦较轻。左室大小及其功能的变化受主动脉瓣狭窄和二尖瓣关闭不全的双重影响，虽然压力负荷与容量负荷均加重，但左室一般以容量负荷过重的表现为主，表现为离心性扩大和肥厚。对冠状动脉和心肌供血的影响主要取决于主动脉瓣狭窄严重程度和左心功能。一般轻至中度主动脉瓣狭窄对冠状动脉的心肌供血都无明显影响，重度主动脉瓣狭窄合并左室显著扩大和肥厚时，可引起冠状动脉和心肌的绝对或相对供血不足，尤其是运动时更明显，氧供和氧耗失衡，易出现心绞痛等心肌缺血表现。

主动脉瓣关闭不全合并二尖瓣关闭不全 这一联合病变类型主要是增加左心系统的容量负荷。由于引起的病因不同，二尖瓣关闭不全和主动脉瓣关闭不全可分

急性和慢性两种类型，两者引起的病理生理变化也不同。急性主动脉瓣关闭不全合并二尖瓣关闭不全的左心房容量负荷急性增加，左房顺应性小，不能产生相应的扩张，导致左房压显著升高，继而出现急性肺淤血、肺水肿；明显升高的肺动脉压又会影响右心功能，引起急性右心衰竭，出现肝大、腹水和下肢水肿等全身淤血表现。同时左心室的容量负荷也急性显著增加，因为正常的左心室难以耐受急性增加的容量负荷，不能明显扩张，也不能保持正常的顺应性，因而可使左室发生急性功能不全，心排血量降低，最终导致急性泵功能衰竭，发生左、右心衰竭。而对于慢性主动脉瓣关闭不全合并二尖瓣关闭不全，由于主动脉瓣关闭不全和二尖瓣关闭不全两者都进展缓慢，心肺均有适应和代偿的过程，因此，无症状期可很长。即使左侧心腔，特别是左心室已有显著扩大和肥厚，其临床症状仍可较轻。但一旦左室显著扩大，心功能失代偿，则临床症状可迅速加重，往往提示左室心肌已存在严重的病理损害，甚至出现不可逆的病理改变。

临床表现 可因病变的组合类型及其严重程度不同而有明显差异，主要取决于瓣膜中病变相对较重的瓣膜，有时病变较轻的瓣膜的临床表现会被掩盖或减轻。一般说来，二尖瓣病变的临床症状较早出现，且常因合并主动脉瓣病变而加重；主动脉瓣病变的症状出现较晚，且常因合并二尖瓣病变而减轻甚至被掩盖。二尖瓣狭窄为主的患者，较早出现肺高压和右心功能不全；二尖瓣关闭不全为主的患者出现肺高压和右心功能不全较晚，且程度较轻；

主动脉瓣病变为主的患者出现肺高压和累及右心者少见，一旦出现则意味着已发生严重心功能损害。两个瓣膜病变均以狭窄为主者则症状出现较早和明显，但病情进展较缓慢；而两个瓣膜病变均以关闭不全为主者，则临床体征明显，而症状出现相对较晚和轻，病情进展缓慢，但一旦发生心力衰竭，则症状加重较快，病情进展也明显加快。另外，急性瓣膜病变引起的临床表现要较慢性的明显，病情进展也快。联合瓣膜病变与单瓣膜病变相比，左心衰竭症状出现较早，心房颤动趋于提前发生。

二尖瓣与主动脉瓣双病变引起的症状主要是肺循环淤血和高压，左心功能不全，以及外周动脉供血不全的表现，而右心功能不全的表现较少和出现较晚。气短、呼吸困难是最常见的症状，发生率可达94%～100%，主要与肺静脉淤血和高压、肺间质水肿有关。心悸也是较常见的症状，发生率>50%，主要与心律失常和心脏搏血功能增强有关。患者还可有咳嗽、咯血，咳嗽与肺静脉淤血刺激支气管引起的神经反射有关，咯血主要是由于支气管黏膜下层静脉或内膜微血管等破裂所致，轻者痰中带血，重者可发生大咯血，发生急性肺水肿时可有粉红色泡沫样痰。以二尖瓣关闭不全合并主动脉瓣病变为主者常见疲劳、乏力和多汗，主要与心排血量减少不足有关。主动脉瓣严重狭窄或关闭不全患者，因冠状动脉供血不足可见心绞痛症状，甚至可发生致命性心律失常（如室颤、室速等）而猝死。眩晕和晕厥主要见于以主动脉瓣狭窄为主者，常在劳动后或体位突然改变时（如突然从蹲坐位立起）

发作，一般认为是由于主动脉瓣狭窄限制了体位改变时的反射性心排量增加，从而导致脑供血不足。无论是以二尖瓣病变为主还是以主动脉瓣病变为主，当病变发展到中、晚期，均可影响三尖瓣和右心的功能，从而出现右心功能不全和三尖瓣病变的症状，主要是体循环静脉系统（尤其是消化道）淤血的表现，如食欲减退、腹胀、肝大、黄疸、下肢水肿等。二尖瓣病变合并房颤并左房血栓形成者，或感染性心内膜炎患者合并瓣膜赘生物者，还可因左房血栓或赘生物脱落引起脑栓塞和肢体偏瘫表现。

典型联合瓣膜病变的体征基本上是单纯二尖瓣、主动脉瓣和三尖瓣病变之体征的组合，如心界扩大，心尖部或整个心前区抬举性搏动，心房颤动时可出现心律绝对不齐伴心音强弱不一，主动脉瓣狭窄和二尖瓣关闭不全引起的收缩期杂音以及二尖瓣狭窄和主动脉瓣关闭不全引起舒张期杂音。明显主动脉瓣关闭不全者，如水冲脉、脉压增大、股动脉枪击音及毛细血管搏动征等。三尖瓣狭窄或重度关闭不全患者，可见明显的肝脾肿大、下肢水肿或腹胀、腹水表现。一般来说，病变较重的瓣膜所产生的体征为主，有时还会掩盖或减轻另一较轻病变瓣膜产生的体征。

诊断 不仅要求定性明确瓣膜病变的性质，而且要求定量明确各个瓣膜病变的严重程度以及心功能的状态。一般情况下，根据病史、临床表现，重点是杂音性质，结合胸部X线平片和心电图等辅助检查，即可初步做出定性诊断。而进一步的准确定性（包括病因）和定量诊断，主要依靠彩色超声心动图检查。超声心动图检查包括 M 型超声、二维超声、多普勒超声和经食管超声。M 型超声可观察各瓣膜瓣叶的活动状态，测定各心腔、壁及大血管内径或厚度，从而可定性分析各瓣膜病变的类型，定量分析各心腔、大血管的大小和心功能的变化。二维超声可获得多个不同方位心脏和大血管的切面，动态了解各瓣膜的活动情况、病变严重程度、各心腔内径和房室壁厚度，结合多普勒超声和彩色多普勒血流显像，可进一步了解各瓣膜、心腔和大血管的血流频谱特征、血流的方向、速度、性质、来源和时相，定量分析瓣膜狭窄或关闭不全的严重程度，各心腔大血管的压力及跨瓣压差。经食管超声心动图可获得体表超声所不能获得的切面，并能在很大程度上减少两个瓣膜病变间的相互干扰，对二尖瓣和主动脉瓣病变可做出灵敏和精确的判断，尤其是对术中二尖瓣或主动脉瓣成形效果的即时评价有重要价值。但有时定量诊断较困难，需结合心导管或造影资料进行综合分析和判断，有时需术中直视探查后才能得出最后明确的诊断。

治疗 可分为非手术治疗和手术治疗两类方法。鉴于瓣膜器质性病变的病理不可逆性，非手术治疗的目的主要是改善患者的心功能状态和防治主要脏器的继发性功能障碍，以及纠正水与电解质紊乱，提高患者的自身营养状态等为手术创造条件。而手术治疗置换或修复病变的瓣膜，可彻底纠正血流动力学紊乱，打破心肺功能损害的恶性循环，是联合瓣膜病变的主要治疗手段。

非手术治疗 主要包括：①强心药物的应用：如服用洋地黄类药物，可继续服用至术前日。

对心力衰竭明显者，常可应用小剂量多巴胺或多巴酚丁胺，持续或间断静滴以利心功能的改善。②利尿药物的应用：对于有明显体内水钠潴留或心力衰竭症状患者，可口服或静注利尿剂治疗。治疗期间应定期测定电解质和体重，保持电解质正常（主要是钾、镁）和体重先降后稳。若患者存在低蛋白血症，可间歇输入少量血浆或人体白蛋白，以利提高血浆胶体渗透压，增强利尿效果。③血管扩张剂的应用：对于以急性关闭不全为主的双瓣膜病变患者，术前给予硝普钠或硝酸甘油静脉滴注，可减轻心脏前、后负荷，是术前治疗纠正心力衰竭的重要措施。一般无心力衰竭或高血压的患者，术前准备不必常规口服血管扩张药。④抗凝血药物的应用：合并心房颤动或冠心病患者，可服用华法林或阿司匹林、氯吡格雷等药物。但必须注意手术前应及时停服，改用肝素或低分子肝素抗凝。一般华法林可在术前 2~3 天停服，而阿司匹林应在术前 5~7 天停服，氯吡格雷的停药时间应在 7~10 天为宜。静脉使用肝素者，术前 3 小时停用；使用低分子肝素皮下注射抗凝的，应在术前 12 小时停用。

手术治疗 手术目前仍然是联合瓣膜病变的最重要治疗方法。美国和欧洲心脏病协会都推出了各自的瓣膜病治疗指南并屡次更新，为单瓣膜手术的适应证和手术时机等做出较为系统的阐述，但对于联合瓣膜病变的手术指征，目前尚缺乏基于客观证据的推荐方案。

在双瓣病变手术指征的确定方面，可以参照单瓣膜手术适应证，但是必须根据个体患者的具体病变性质、程度和组合类型，

具体地为每例患者选择合适的手术治疗方案。当病变累及双瓣的程度不同时，应谨慎决定瓣膜手术的范围。比如，风湿性心脏病二尖瓣严重病变常见合并轻度主动脉瓣病变，在决定二尖瓣置换同期是否进行主动脉瓣置换时，对于主动脉瓣狭窄者，宜积极换瓣，因为 35% 的轻度主动脉瓣狭窄患者在 5 年后发展为中重度狭窄；而对于单纯的轻度主动脉瓣关闭不全，则可以采取较保守态度，因其进展缓慢，在术后 12 年，也仅有 5% 发展为中重度反流。对于严重主动脉瓣病变合并轻度二尖瓣病变，要根据病因区分对待，如果二尖瓣病变为风湿性改变，手术宜采取积极态度，根据患者年龄、是否仍有风湿活动以及病变的程度，决定换瓣抑或修复；如病变非风湿性，则应根据其是否为主动脉瓣病变的继发病变、瓣叶活动状态和具体病理损害，决定是否手术处理以及如何处理，一般多采取瓣膜成形。由于主动脉瓣成形的技术难度高、远期效果难以确定，故很少应用，二尖瓣和主动脉瓣双病变的手术方案最常见为主动脉瓣置换同期二尖瓣置换或成形。

二尖瓣、主动脉瓣和三尖瓣同时受累的三瓣膜病变，其处理与二尖瓣与主动脉瓣双瓣膜病变相似，关键不同是对于三尖瓣病变的手术处理，因其病理改变的性质不同而异。三尖瓣功能性关闭不全，因为仅为瓣环的扩大，而瓣膜本身很少病理改变，因此采用瓣环环缩术即可恢复瓣膜的关闭功能；三尖瓣器质性病变，风湿性病变者一般仅表现为交界的融合，瓣叶特别是前瓣叶的病变，往往仅有纤维性增厚，鲜有钙化，而且瓣下结构的病变也较

轻。因此，可施行融合交界或腱索切开，以期恢复瓣膜的关闭功能；部分患者出现瓣叶游离缘卷缩，造成瓣叶面积减小，可施行自体心包片瓣叶扩大术，也可能获得良好的疗效。由于三尖瓣瓣环的结构较二尖瓣的薄弱，而且瓣下腱索与乳头肌均不如二尖瓣坚固，因此，三尖瓣狭窄解除后必须加作瓣环成形术，以避免发生关闭不全。只有病变严重，经成形术无效者，才施行三尖瓣置换术。总的来说，三瓣膜病变的手术方式临床上主要有以下四种：二尖瓣和主动脉瓣置换加三尖瓣成形术；二尖瓣置换加主动脉瓣和三尖瓣成形术；主动脉瓣置换加二尖瓣和三尖瓣成形术；二尖瓣、主动脉瓣和三尖瓣三瓣膜置换术。

预后 联合瓣膜病的自然病程和预后主要取于其受累的瓣膜、瓣膜病变的类型及其严重程度。一般来说，联合瓣膜病的预后较单瓣膜病差，但有时一个瓣膜病变可能部分抵消另一瓣膜病变的血流动力学效应，反而使心肌功能损害得到一定程度的缓解。联合瓣膜病的手术治疗国外始于20世纪50年代，而国内主要从20世纪70年代末开始逐渐开展，目前已较为广泛开展。近年来其死亡率已显著下降至5%~8%，甚至在一些技术条件较好的单位已降至2%~3%，与单瓣膜手术的死亡率相近或无明显差异。影响远期疗效的主要因素是术前心功能状态、心肌肥厚程度及与抗凝有关的并发症，5年和10年的远期生存率分别为60%~88%和43%~81%，血栓栓塞的发生率为0.3%~6.6%患者/年，抗凝出血的发生率为0.1%~4.5%患者/年。重视术后随访，尤其是加强心功能支持、防治心律失常和抗凝指

导有助于提高双瓣膜手术的远期疗效。

（唐 昊）

érjiānbàn zhìhuànshù

二尖瓣置换术（mitral valve replacement）

采用人工瓣膜（生物瓣或机械瓣）原位替换病变二尖瓣的手术。

手术适应证 ①风湿性二尖瓣重度狭窄患者，二尖瓣瓣口面积小于 1.5cm²，出现症状，NYHA 心功能Ⅲ~Ⅳ级，即为 D 期患者，出现以下情况者均考虑二尖瓣置换术：a. 瓣环、瓣叶及交界严重钙化；或二尖瓣叶因严重纤维化、僵硬而失去柔软性和活动性，瓣下腱索、乳头肌严重缩短、粘连、融合，不能施行成形术者。b. 血栓和栓塞：左房发现有血栓，或有反复发生动脉栓塞史。c. 球囊扩张、闭式扩张或直视切开术后再狭窄。d. 二尖瓣狭窄伴关闭不全：如关闭不全较明显，不能通过瓣环成形术纠正者；或瓣下结构病变严重，不能通过修复术消除关闭不全者。②二尖瓣重度狭窄无症状患者，二尖瓣瓣口面积小于 1.5cm²，如需要行其他心脏手术，应同期行二尖瓣置换术。③二尖瓣中、重度狭窄无症状患者，二尖瓣瓣口面积小于 1.5~2.0cm²，如出现阵发性或持续性房颤，可考虑二尖瓣置换术同期行房颤消融术。④并发感染性心内膜炎。

手术禁忌证 二尖瓣狭窄患者行二尖瓣置换术，本身并无绝对禁忌证，但出现以下情况时，应暂缓手术。①脑栓塞：是风湿性二尖瓣狭窄常见的并发症之一。脑梗死早期合并有梗死灶周围出血，此时手术肝素化后可导致脑出血危险。一般选择 4~8 周后，复查脑部 CT，梗死灶面积无扩

大，周围出血灶吸收，可以考虑手术治疗。②风湿活动风心病：二尖瓣狭窄如有风湿活动，说明风湿性心肌炎仍持续存在，甚至恶化，此时手术，低心排血量发生率高，手术后远期疗效差。因此一般应在控制风湿活动后 3~6 个月行择期手术。

手术方法 胸部正中切口是最常用的常规切口，但部分患者还可选择右胸前外侧切口、胸骨下端小切口和腋下小切口等微创切口。常规建立体外循环并阻断主动脉后，可经房间沟径路、右房-房间隔径路或左房顶部-房间隔联合切口显露二尖瓣，仔细探查左心耳和二尖瓣病变情况，去除病变的二尖瓣，如遇瓣叶或瓣下心肌和瓣环有钙化斑时，应小心剔除，对于嵌入心肌的钙化斑谨防强行剔除，在瓣环部的钙化斑，用测瓣器测量瓣环的大小，根据测量结果和患者的体表面积选择相应型号的人造瓣膜，二尖瓣缝瓣线为双头针（7×17）带垫片的 2-0 涤纶线，采用间断褥式外翻缝合，心房面进针，心室面出针，一般全周缝合 12~16 针。把每对缝线依次缝于人造瓣膜的缝环上，再把人造瓣膜推下落座，然后顺序结扎每根缝线。剪去缝线，检查人造瓣膜的瓣叶开放与关闭是否灵活、受限（图）。换瓣结束后缝合左房切口，常规留置左心引流管，开放主动脉后吸引减压，心内手术结束后，患者取头低位，主动脉根部置放排气槽针头，缓慢开放主动脉阻断钳，排除心脏内气体后，若心脏自动复跳，应继续辅助循环（一般为主动脉阻断时间的 1/2~1/3）。如不能复跳，可电击除颤。当心脏复跳后，松开上、下腔静脉束带。如心脏收缩有力，则逐渐减少腔

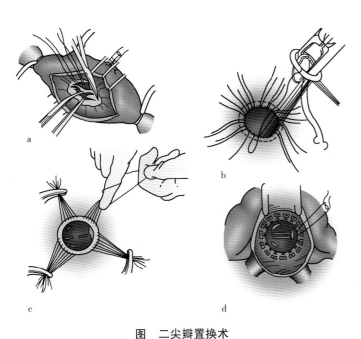

图 二尖瓣置换术
a. 切除病变瓣膜；b. 缝合人造瓣膜；c. 打结固定；d. 置换瓣膜

静脉至体外循环机的引流量，相应地减少灌注流量，并监测左房压与中心静脉压，待其左房压力达到正常范围，同时动脉压也维持在正常范围，心脏收缩有力，鼻咽温在37℃以上时，即可逐步停止体外循环，拔除左心房减压管与上、下腔静脉插管。详细检查心脏切口没有明显出血，经升主动脉插管逐渐补充体外循环机内的剩余血液，然后拔除升主动脉插管，用鱼精蛋白中和术中应用的肝素量，老年患者或房颤患者均应留置心外膜起搏导线。

术中并发症 ①左心室后壁破裂：二尖瓣置换术后左心室破裂是一种少见的致死性并发症。详情请参阅相应词条。②左冠状动脉回旋支损伤：常由于缝合后叶瓣环时进针过深，过于靠近心肌或穿过心肌造成，主要表现为心肌供血不足，心肌梗死，低心排血量及左房室沟处出血。应做急症冠状动脉架桥术治疗。③主动脉瓣损伤：缝合二尖瓣前叶基部时，在瓣间组织进针过高，或遇主动脉瓣脱垂，

均可误伤主动脉瓣，以左冠瓣多见。其主要表现是二尖瓣置换后，开放主动脉阻断钳时左室扩张。这种少见的并发症必须立即处理，重新建立体外循环，拆除人造瓣膜缝线，切开升主动脉修补撕裂的主动脉瓣叶，严重者应行主动脉瓣置换手术。④急性人造瓣膜功能障碍：术中发生人造瓣膜功能障碍常见于机械瓣术后瓣叶活动障碍，如残留的瓣叶、腱索、过长的线结等卡在瓣叶与瓣环之间，使瓣叶固定于关闭状态；或小左室遗留乳头肌过长，或瓣环下钙化组织等，妨碍瓣叶完全开放或关闭；牛心包瓣支架被缝线圈套也可引起急性功能障碍。这些异常情况多在脱离体外循环时，发现左房膨胀，左房压力明显升高，人造瓣膜启闭音减弱或消失，脉搏波异常或消失，术中经食管超声心动图检查见瓣叶功能障碍，应果断重新换瓣。

术后并发症 ①低心排血量综合征：仍是二尖瓣置换术后的主要并发症。常见的原因有：心

肌收缩无力，代谢性酸中毒，严重心律失常，严重肺动脉高压及三尖瓣关闭不全处理不当等。低心排血量综合征的处理主要是先查明原因，在解除病因的同时采取必要的治疗措施。主要治疗措施包括：根据右房压、肺毛细血管楔压，逐渐补足有效循环血容量；对心肌收缩无力者，应用正性肌力药。同时应用小剂量血管扩张药物如硝普钠、酚妥拉明等扩张血管，减轻心脏的前负荷。药物不能控制心力衰竭时，可应用主动脉内气囊反搏（IABP）或用离心泵左心转流，纠正心力衰竭。②血栓栓塞：见心脏瓣膜置换术后抗凝治疗。③出血：见心脏瓣膜置换术后抗凝治疗。④人造瓣膜功能障碍。⑤人造瓣膜心内膜炎。⑥瓣周漏。⑦患者-瓣膜不匹配。

手术疗效 二尖瓣狭窄需行瓣膜置换术的患者，其特点是患病时间长，风湿性心肌炎病变较重，心肺功能受损害，营养状态不良。这些因素均影响手术疗效及远期结果。目前大多数文献报道二尖瓣置换术后早期死亡率一般为5%~9%，死亡风险与术前心功能状态、年龄及合并冠心病有关。

（韩 林）

bǎoliú èrjiānbàn bànxià jiégòu èrjiānbàn zhìhuànshù

保留二尖瓣瓣下结构二尖瓣置换术（mitral valve replacement with preservation of subvalvular structures） 为保持左室功能，二尖瓣置换时不切除瓣叶或只切除部分瓣叶的手术。心室结构的完整性对于维持心室几何形状保持左心室协调收缩具有重要的意义。在二尖瓣置换时，切除过多的瓣下腱索常导致心室结构和形状的改变，是发生术后低心排血量和影响远期心功能的主

要因素，越来越多的临床随访研究发现，保留二尖瓣瓣下结构的重要性，目前二尖瓣置换手术常规做保留瓣下结构，保留二尖瓣瓣下结构的二尖瓣置换的方法主要有保留全部瓣下结构和保留后瓣叶的瓣下结构。

保留二尖瓣后瓣叶及其瓣下结构的二尖瓣置换术　1964 年，利乐海（Lillehei）等率先采用保留瓣下结构的技术进行二尖瓣置换术以降低术后低心排血量的发生率与手术死亡率，也是目前临床上最常用的技术。该方法易于操作，除少数腱索严重挛缩无法保留以及感染性心内膜炎累及瓣叶须予以彻底切除者外，绝大多数患者均可采用该法。距前瓣环 3~5mm 处完整切除前瓣叶及其腱索，保留后叶及腱索，但应注意：①如后叶靠近两个交界的部分往往明显增厚、钙化，应予切除，保留部分瓣叶。②若整个瓣叶病变严重，则只保留主要腱索及其附着处的小部分瓣叶，也可以用刀片逐层削薄瓣叶，避免瓣叶组织过厚影响人工瓣膜的置入。③如后瓣叶及瓣环组织钙化斑，应该先剔除钙化斑，尽量留存正常的瓣叶和瓣下腱索。④如果二尖瓣瓣下结构病变严重，如腱索融合、短缩、严重钙化等，自体腱索不能保留需要切除，用人工腱索——4-0 膨体聚四氟乙烯（高泰克斯，Gore-Tex）缝线连接乳头肌和瓣叶（图 1）。然后采用间断褥式带垫缝合方法，自左房侧进针，左室侧出针，穿过瓣环、后叶边缘或腱索附着处及人工瓣缝合环。也可从左室面进针，穿过后叶边缘和瓣环，左房侧出针后再穿过缝合环，最后收紧缝线，后叶即被折叠压缩在后瓣环与缝合环之间或两者之下。若瓣叶较宽大，缝合前可将其做新月形切除，以免残留过多瓣叶组织影响人工瓣叶的启闭（图 2）。

保留二尖瓣全部瓣下结构的二尖瓣置换术　在保留后瓣腱索使术后心功能获得明显改善的基础上，20 世纪 80 年代以来，戴维（David）等提出同时保留前、后瓣下结构能更好地保护左心功能，但是目前尚存有争议。保留前后瓣技术虽然保持了乳头肌-瓣环的连续性，但却改变了瓣下结构的正常解剖关系及左室壁应力分布，可能对左室几何构形产生不良影响，同时也有左室流出道梗阻的报道。常用的方法有以下几种。①前瓣叶腱索固定于后瓣环上：保留二尖瓣全部瓣下结构时，先将连接前、后乳头肌腱索的前瓣瓣叶修剪成两个片状（约 10mm×5mm），再分别将两块片状组织后翻，置于近前、后交界处后瓣叶后方，以带垫片间断水平褥式缝合将其固定于后瓣叶后方（图 3），然后置入人造心脏瓣膜。置入单叶瓣时，人造心脏瓣膜的大开口应朝向室间隔；置入双叶瓣时，瓣叶片应呈前后方向开放。②前瓣叶腱索固定于前瓣环上：先将连接前、后乳头肌腱索的前瓣瓣叶修剪成两个片状（约 10mm×5mm），也可以环形切除前瓣叶的透明部，再分别将前瓣叶缝于前瓣环上，使前瓣叶的腱索仍位于前方，然后行二尖瓣置换（图 4）。③完全保留自体二尖瓣的二尖瓣置换术（原位二尖瓣置换术）：不切除病变的自体二尖瓣瓣叶，置换的人造心脏瓣膜成为自体二尖瓣的"瓣中瓣"，前、后瓣叶的折叠缝合方法同保留后瓣叶及其瓣下结构的折叠缝合方法（图 5）。

（韩　林）

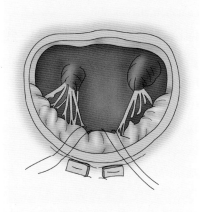

图 1　保留二尖瓣后瓣及其瓣下结构

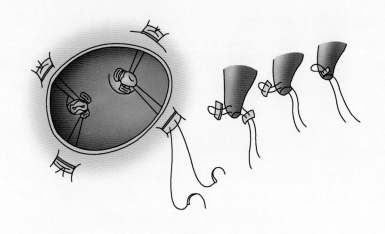

图 2　人工腱索的应用

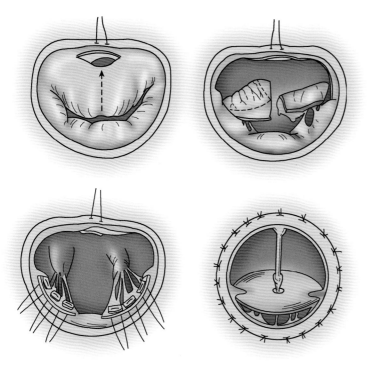

图3 保留前瓣下结构固定于后瓣环上

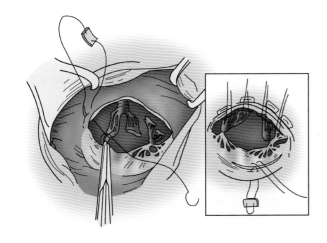

图4 前瓣下结构固定于前瓣环上

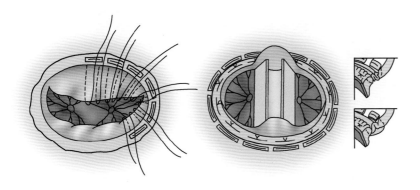

图5 完全保留自体二尖瓣结构

zhǔdòngmàibàn zhìhuànshù

主动脉瓣置换术（aortic valve replacement） 采用人工瓣膜（生物瓣或机械瓣）原位替换病变主动脉瓣的手术。主动脉瓣病变到达一定程度，在结构上出现严重的病理改变，在功能上无法满足机体的需要时，主动脉瓣置换术是有效的治疗方法。主动脉瓣置换术的方法多种多样，这里仅介绍最常规的手术方法。

手术方法 施行主动脉瓣置换术的常规方法是行胸骨正中切口。升主动脉远心端插入动脉灌注管，经右心耳插入右房双极引流管建立体外循环。经右上肺静脉放置左心引流管。心肌保护的基本方法是经主动脉根部灌注心肌停搏液，20分钟经冠状动脉开口重复灌注，也可以经冠状静脉窦持续或间歇灌注冷血停搏液。心脏表面呈冰屑，以使心脏持续低温状态。对于合并有主动脉瓣关闭不全的患者，应该在切开升主动脉后做左、右冠状动脉直接灌注心肌停搏液。

主动脉切口一般采用横切口：距右冠状动脉开口上方约2.0cm处横行切开升主动脉前壁与侧壁。主动脉切口中点上、下切缘牵引线，上切缘线牵引线牵拉切口上缘，下切缘牵引线多缝于心尖部的心包，一般显露比较好，但对主动脉根部狭小者，显露较差。对于有严重主动脉瓣钙化的患者，尤其是老年患者，因钙化严重，主动脉壁也比较脆弱，宜扩大主动脉切口，采用主动脉切缘置牵引线或眼睑拉钩牵引的方法。

显露主动脉瓣后，用有齿镊钳夹瓣叶，一般同时钳夹右、无冠瓣叶，从右-无冠瓣交界始依次剪除右-无冠瓣交界、右冠瓣、无冠瓣、左-无冠瓣交界、左冠瓣及左-右冠瓣交界，保留瓣环及瓣叶残边 0.2mm。部分病变的瓣膜常有广泛的瓣叶钙化，钙斑有时扩展到瓣环或邻近的心肌，左或无冠瓣的钙化可侵犯二尖瓣前瓣，右冠瓣及无冠瓣的钙化可侵犯室间隔膜部。切除上述病变时，可先从瓣口将纱布条送至左心室堵住流出道，避免钙屑或组织碎片落入左心室内。切除瓣膜时不必先从交界开始，而应从钙化轻的部位，把瓣叶剪开至瓣环基部，然后沿瓣环基部逐渐向两侧扩大，侵犯瓣环深部的钙斑可先部分切除，遗留部分则用小咬骨钳逐块取出。主动脉壁及心肌内钙化灶有时清除非常困难，可以用咬骨钳逐块清除，但不必完全清除，否则有可能导致主动脉壁穿孔或室间隔穿孔或损伤传导束，原则上仅清除影响缝合瓣环、瓣膜碟片活动，或易脱落的钙斑。如为清除瓣环钙灶后遗留有较明显的缺损，可用自体心包片修补后，再行带垫褥式缝合瓣环。

术中注意事项 由于主动脉瓣狭窄患者多为钙化性狭窄，清除瓣环钙化组织后其瓣环组织比较薄弱，或者仍有部分钙化组织未能完全清除，使得瓣环组织脆弱。因此，缝合主动脉瓣环时多采用带垫片缝线从心室面进针、主动脉腔面出针，这样植入人造瓣膜打结时不易撕裂瓣环组织。如果按照常规方法做主动脉瓣环外翻褥式缝合，打结时易发生缝线撕裂瓣环。不带垫片的间断褥式缝合或间断缝合目前已经很少在临床应用，其主要问题是打结时容易撕裂主动脉瓣环。缝合主动脉瓣环完毕后，逐一按序穿过人造瓣膜的缝环，一般分为三组缝线，牵引缝线，推下人造瓣膜，确认人造瓣膜落座良好，其瓣下

无缝线垫片扭转或过长，然后开始逐一打结缝线，一般取三个瓣环的中点缝线先打结固定，然后依次完成打结，切忌从三个交界开始打结，如此的结果是将人造瓣膜固定在较高的位置，不利于其他缝线的打结固定。最后剪除缝线、残留线结约 2.0mm，并确认人造瓣膜的瓣叶活动良好，其瓣下无残留组织或缝线。严重主动脉瓣狭窄的患者往往有不同程度的升主动脉狭窄后扩张，尤其是老年患者，其主动脉壁薄而脆弱，如若缝合不当易导致术毕切口出血或切口缘撕裂并发根部大出血。在此种情况下，采用切口缘两侧用毛毡条加固缝合或切口缘两侧用自体心包条加固缝合，可以有效地防止切口出血或渗血。

（张宝仁 韩庆奇）

zhǔdòngmài gēnbù tuòkuānshù

主动脉根部拓宽术（aortic root extension） 主动脉瓣替换术中为增宽主动脉瓣环而应用的

各种方法。主动脉瓣环狭小的患者通过选择应用特殊类型机械瓣或无支架瓣，可以一定程度地扩大置入人造瓣膜的型号。但对于主动脉瓣环过小或者患者体表面积过大，尤其是年轻患者，则必须通过拓宽主动脉根部，置入适合型号的人造瓣膜，方能避免术后人造瓣膜与患者不匹配的结果。从手术入路的角度来分，主动脉根部拓宽术有后路拓宽和前路拓宽两个术式。前者包括尼克斯（Nicks）法及曼诺给恩（Manouguian）法，后者则为康诺（Konno）法。康诺法多用于儿童先天性心脏病矫治中，在成人患者中很少应用。

尼克斯法 1970 年，由尼克斯（Nicks）首先提出。将主动脉切口向右下方延伸至无冠状窦，直至二尖瓣前瓣环，但是不切开二尖瓣环，然后用戊二醛处理的梭形自体心包片或牛心包或人造血管片加宽（图 1）。尼克斯法拓宽主动脉根部的手术方法比较简

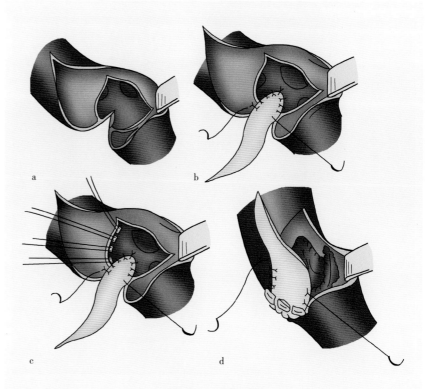

图 1 尼克斯法主动脉根部拓宽术

单，但是实际扩大主动脉瓣环非常有限，这是由于这种方法并没有剪开和扩大与主动脉无冠瓣环相连的二尖瓣前瓣环。这种方法主要适用于主动脉窦管交界小或者有主动脉瓣上狭窄的患者，对于主动脉瓣窦较小者也有一定的作用。

曼诺给恩法 1979 年由曼诺给恩（Manougiuan）首先报道。与尼克斯法相比较，操作较为复杂，但可以有效扩大主动脉瓣环，是目前临床最常用的方法。本方法是将升主动脉切口向右下方延伸进入主动脉根部，切开左-无冠交界、二尖瓣前瓣环中央的根部，根据所需扩大主动脉瓣环的程度，可将切口一直延伸至二尖瓣前瓣高度的 2/3（图 2）。曼诺给恩法多用于成年人主动脉瓣环扩大成形，应用此方法时应特别注意以下问题：切开二尖瓣前瓣的深度和补片大小的选择是保证置入较大号主动脉瓣的关键，扩大瓣环时宜大勿小；缝合补片与二尖瓣前瓣切缘要精确，防止瓣叶皱缩，引起瓣膜关闭不全；在缝合主动脉瓣环切缘两端时，应用垫片加固，以防撕裂；当补片缝合至主动脉切开的瓣环两端后，应再次用测瓣器测量主动脉口径，避免主动脉瓣置入困难；左房顶部缝合要确切，尤其是缝合至主动脉根部时，必要时加用垫片，以防该处撕裂出血。

康诺法 1975 年由康诺（Konno）提出，最初用以矫治主动脉瓣下狭窄及主动脉瓣环狭窄。因此，康诺法临床更常用于小儿心脏外科（图 3）。若决定采用康诺法行主动脉瓣环扩大成形，则应行升主动脉纵切口。首先应解剖升主动脉根部，找出右冠状动脉起始部位，将升主动脉纵切口

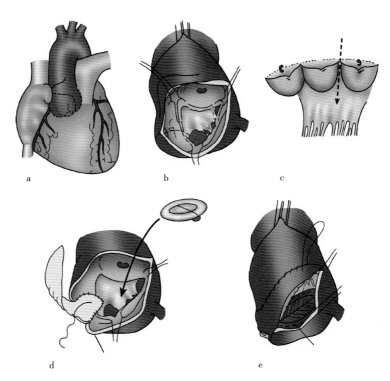

图 2　曼诺给恩法主动脉根部拓宽术

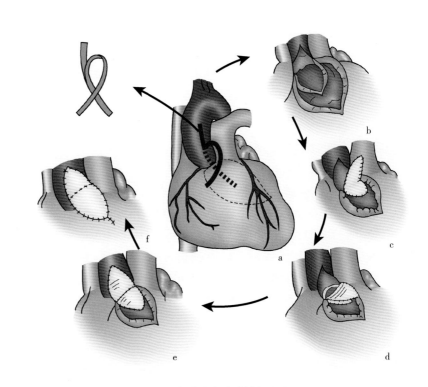

图 3　康诺法主动脉瓣拓宽术

在右冠状动脉起始部位左侧 1cm 处向下延伸，切除主动脉瓣叶，将切口向下延伸，切开室间隔及右心室游离壁。康诺法复杂，主要适合于小儿心外科，用以矫治左心室流出道发育不良及主动脉瓣环严重狭窄的患者。室间隔切口有时可伤及冠状动脉第 1 间隔

支，可导致致命的心肌梗死；此外，出血、传导阻滞、室间隔补片再通也是其主要并发症。因此，康诺法适合于有经验的外科医师实施。

（张宝仁 韩庆奇）

sānjiānbàn zhìhuànshù

三尖瓣置换术（tricuspid valve replacement）

采用人工瓣膜（生物瓣或机械瓣）替换病变的三尖瓣的手术。自 1963 年施行三尖瓣置换术以来，三尖瓣置换术在瓣膜置换术中所占比例较少。因其术后死亡率、血栓栓塞风险及瓣周漏等发生率明显高于左心瓣膜置换，临床上对于三尖瓣置换仍然较为慎重。

手术适应证 大部分三尖瓣病变的患者行三尖瓣成形均能取得较好的效果，但少部分患者仍需行三尖瓣置换术，其中包括：①三尖瓣成形术失败，三尖瓣重度反流。②三尖瓣畸形，特别是前瓣叶增厚、卷曲、变小。③由风湿性心瓣膜炎或类癌肿瘤所致的瓣叶增厚、交界融合，腱索乳头肌明显缩短融合。④由细菌性心内膜炎或胸部创伤引起的三尖瓣叶严重破坏，多处腱索乳头肌断裂，无法修复。⑤先天性埃布斯坦（Ebstein）畸形，瓣叶发育不良。

手术方法及术中注意事项 三尖瓣置换术中应尽量保留隔瓣叶，切除病损的前、后瓣叶及所有腱索和部分乳头肌；以 2-0 带垫片双头针行间断褥式缝合，先从隔瓣叶缝起，从心房面进针，紧靠隔瓣根部浅缝，出针后再缝至瓣膜叶游离缘，使隔瓣叶折叠，可作为缝针的垫片加固缝线，防止缝线撕脱及避免损伤瓣环深部传导束，最后依次缝合前瓣环和后瓣环，并按序缝至人造瓣膜缝环上，送入人造瓣膜后顺序打结。缝合三尖瓣环时注意缝针间距应稍大于人造瓣环的间距，这样可使三尖瓣环缩环，且人造瓣膜固定可靠（图）。三尖瓣全瓣保留时，瓣膜置换缝线的缝合方法与二尖瓣保留全瓣置换的缝合方法相似，即从瓣环心房面进针，瓣叶游离缘心房面出针，带垫片间断褥式缝合，但在隔瓣区域缝合时注意缝针不可过深，从隔瓣根部进针，否则可能损伤到传导组织。

常见或特殊并发症 由于三尖瓣和心脏传导束的特殊比邻关系，在三尖瓣置换术时，特别是在隔瓣及前隔交界部位易伤及传导束，引起三度房室传导阻滞，有文献报道其发生率为 2%~7%，一旦发生需植入永久性心脏起搏器。三尖瓣瓣环较为薄弱，三尖瓣置换术后易出现瓣周漏。三尖瓣置换术后晚期并发症主要有人工瓣膜衰败或功能障碍、三尖瓣人工瓣膜心内膜炎、瓣周漏、血栓形成等。

（张宝仁 宋智钢）

duōbànmó zhìhuànshù

多瓣膜置换术（multiple valves replacement）

对两个或两个以上的心脏瓣膜以人造瓣膜实施置换的手术。1963 年，卡特赖特（Cartwright）等最早报道了二尖瓣与主动脉瓣双瓣膜置换术。1964 年，斯塔尔（Starr）等报道了首例二尖瓣、主动脉瓣和三尖瓣三瓣膜置换术。1992 年，诺特·克雷格（Knott Craig）等又报道了二尖瓣、主动脉瓣、三尖瓣和肺动脉瓣四瓣膜同期置换术。

手术适应证 瓣膜置换术是治疗无法修复的心脏瓣膜不可逆病变的有效手段，多瓣膜置换适用于联合瓣膜病变，主要是指二尖瓣和主动脉瓣的双瓣同期置换。偶见二尖瓣、主动脉瓣和三尖瓣的三瓣置换手术。涉及肺动脉瓣的四瓣膜置换术极为罕见。

二尖瓣和主动脉瓣双瓣置换术的手术适应证 ①风湿性二尖瓣与主动脉瓣病变：风湿性心脏病一般均累及二尖瓣，并且其病理损害常较主动脉瓣病变为重，瓣叶可见显著纤维化、钙化，瓣下结构缩短融合；而主动脉瓣病变多为狭窄与关闭不全并存，交界融合，瓣叶纤维化、钙化。任一瓣膜病变达到手术指征时，对于病变相对较轻的另一瓣膜，只要病理损害明显，也往往同期置换，避免早期再次手术。②细菌性心内膜炎：细菌性心内膜炎多侵犯主动脉瓣，感染可导致瓣叶穿孔、形态破坏和赘生物形成，严重者可侵犯主动脉窦或室间隔，形成瓣周脓肿，延及二尖瓣前瓣，

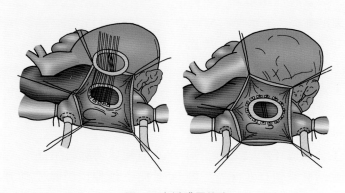

图 三尖瓣膜置换术

也常见二尖瓣后瓣同时受累。无论在急性期或感染控制后的稳定期，如果瓣膜形态破坏并功能障碍，形成重度关闭不全，应施行双瓣膜置换术。③其他病因引起的二尖瓣和主动脉瓣病变：瓣膜退行性变可同时累及主动脉瓣和二尖瓣，主动脉瓣病变一般采取瓣膜置换处理，而二尖瓣病理损害较显著、修复较困难时，宜积极施行瓣膜置换术，不必强求修复。先天性主动脉瓣二叶畸形或主动脉瓣退行性变引起的主动脉瓣病变，若同时合并冠心病引起的缺血性二尖瓣关闭不全，也可积极施行双瓣膜置换术。

二尖瓣、主动脉瓣和三尖瓣三瓣置换术的手术适应证　由于左心瓣膜病变出现较早，病变程度也往往比三尖瓣更为严重，所以一般情况下左心瓣膜病变是手术的主要指征，而三尖瓣绝大多数可修复。需要同期置换的情况主要是三尖瓣器质性病变，如严重风湿性病变或心内膜炎造成的瓣膜结构性损毁，三尖瓣成形失败或器质性病变严重难以成形的患者。故三尖瓣置换术仅作为少见的情况与主动脉瓣和二尖瓣的双瓣置换术同期实施。

手术方法　二尖瓣和主动脉瓣双瓣手术的基本操作相应的单瓣手术相似。但由于双瓣手术时间较长及瓣膜病变类型的不同，采取的手术方式和心肌保护方法亦有所变化，因此，二尖瓣和主动脉瓣双瓣手术还有其自身的特点和注意事项。

一般采用全身静脉复合麻醉。患者仰卧位。最常用的切口是胸骨正中劈开切口。在少数患者中，小切口双瓣手术也是可行的，比如，止于第 2 或第 3 肋间的倒 L 形胸骨下段劈开切口。经升主动脉和上、下腔静脉插管建立常温或低温体外循环，目前在临床上仍以低温为主，通常采用中度低温（30～32℃）体外循环。心肌保护的方法基本同单纯主动脉瓣手术。对于主动脉瓣无明显反流者，首剂心肌麻痹液通常是由主动脉根部顺行灌注；对于主动脉瓣反流明显者，可切开主动脉，直接经左、右冠状动脉开口顺行灌注首剂心肌麻痹液；也可先不顺灌，经冠状静脉窦插管直接逆行灌注。心脏停搏后，可以含氧冷血心脏停搏液经冠状静脉窦持续逆灌维持，也可每隔 20 分钟分别经左、右冠状动脉开口直接重复灌注，尚可经左、右冠状动脉开口插入软头灌注管持续灌注。手术程序原则上先行二尖瓣手术，再行主动脉瓣手术。这主要是因为主动脉瓣位置的人造瓣膜落座后，二尖瓣前瓣环被牵拉向外上方，向主动脉瓣下翻出，且张力大以至于难以放置缝线。特别值得注意的是，当人造二尖瓣落座后，主动脉瓣环的后分（左冠瓣-无冠瓣与二尖瓣前瓣环的纤维连续部分）伸展性明显下降，常使主动脉瓣环内径较先前的测量值减小，若选用的人造瓣膜型号不相应减小，可能出现主动脉瓣落座困难。因此，在双瓣手术中测量瓣环、选择主动脉瓣时，测瓣器应能轻松通过主动脉瓣口，必要时在人造二尖瓣落座后再次测量，避免因选瓣过大而落座困难。

二尖瓣置换术的具体方法见二尖瓣置换术。值得注意的是：若行二尖瓣置换，在缝合二尖瓣前瓣区的瓣环时，缝针不宜过深，以免置换主动脉瓣时，使主动脉-室间隔膜部张力过大，引起无冠瓣与左冠瓣内 1/2 部分的瓣环缝线撕裂，或 2 个人造瓣膜的瓣环接触处处于同一水平，引起该处组织的压迫坏死。主动脉瓣置换术的具体方法见主动脉瓣置换术。需注意的是，双瓣置换术中在二尖瓣缝线上瓣后可以暂不送瓣座环打结，接着施行主动脉瓣替换，在人造主动脉瓣入座打结后再将二尖瓣入座打结，以免人造二尖瓣入座后影响人造主动脉瓣的入座打结，也是避免主动脉瓣落座困难的有效方法。切忌在送瓣座环时强力塞瓣，以免发生与二尖瓣邻近处或主动脉根部后壁撕裂，引起难以控制的大出血。双瓣手术的排气较单瓣手术应更加仔细。应注意从右上肺静脉（左心引流管置入处）和主动脉根部两个部位进行被动和主动的排气。有的单位术中常规使用向心包腔内持续注入二氧化碳的方法，也有利于消除心腔内气体残留。有条件可采用经食管超声指导排气。二尖瓣和主动脉瓣双病变行双瓣置换术，选择瓣膜的型号及其相互间的匹配，对瓣膜手术后血流动力学和心功能改善起着重要作用。选择人造瓣膜的一般原则是：主动脉瓣争取替换较大型号的瓣膜，而二尖瓣则应根据左室的大小，患者的身高和体重，以及主动脉瓣区置入人造瓣膜的型号综合考虑再定。由于正常二尖瓣较主动脉瓣口大，二尖瓣的型号通常较主动脉瓣大 1～2 个型号，一般要求外径≥25mm，最常用的是外径 27 mm 和 29 mm 的人造瓣膜。另外，在二尖瓣和主动脉瓣双瓣置换时，除应注意人造瓣膜型号的匹配外，还应注意其类型的匹配。原则上，二尖瓣和主动脉瓣均应选择同一类型，而不应一个选用机械瓣另一个选用生物瓣，这样不但不能体现两种人造瓣膜的各自优点，反而突出其各自的缺点。

三尖瓣置换一般在二尖瓣和主动脉瓣手术完成后进行，有两种基本方法可供选择：①继续在阻断主动脉、心脏停搏下完成三尖瓣手术。②开放主动脉并常规复温，待心脏复搏，在心脏搏动情况下继续施行三尖瓣手术。这两种方法各有优缺点，前者术野安静清楚，手术操作方便可靠，但主动脉阻断时间稍长；后者则有利于缩短主动脉阻断时间，另外在缝合房室结附近危险区可时时观察有无损害传导束的危险。但其缺点是术野有血，手术操作稍困难。三尖瓣置换术的基本手术方法见三尖瓣置换。通常采用 2-0 涤纶编织缝线，做带垫片间断褥式缝合。在前瓣、后瓣环区缝针应通过纤维环，但不能过深，以免损伤走行于房室间沟的右冠状动脉。缝合隔瓣区时有两种方法：一是沿隔瓣附着环缝合，即从心室面瓣叶附着部的瓣环浅层进针，从保留的隔瓣基底部出针；二是将冠状静脉窦隔至心室侧，使 Koch 三角危险区隔至人造瓣膜缝环的右室侧。三尖瓣置换术的人造瓣膜的选择，目前尚有争议。因为机械瓣膜在三尖瓣区血栓形成的发生率比左心瓣膜区为高，三尖瓣又处于右心低压系统，而三尖瓣位置的生物瓣衰败比二尖瓣位置的要缓慢，因此以选用生物瓣膜为宜。但近年来对于性能优良的中心血流型双叶机械瓣膜的临床资料总结显示，三尖瓣生物瓣置换术后患者与其相比并无生存优势，故近来呈增多趋势，尤其对于青少年等较年轻的患者，以克服生物瓣易老化，耐久时限相对较短的缺点。

常见并发症与疗效 在现今的体外循环和手术技术条件下，二尖瓣和主动脉瓣双瓣手术的主动脉阻断时间较长已不是术后并发症发生的主要原因。术后低心排血量综合征、严重室性心律失常、呼吸功能衰竭和多脏器功能衰竭等重要脏器功能不全发生多与术前心功能损害的严重程度和合并疾病密切相关。近年来，二尖瓣与主动脉瓣双瓣膜置换术手术的早期死亡率已下降至 5% ~ 8%，而其远期疗效较单瓣膜置换术稍差。影响远期疗效的主要因素是术前心功能状态、心肌肥厚程度及与抗凝有关的并发症。因此，选择合理手术时机，重视术后心功能维护、加强抗凝指导与监测有助于提高双瓣膜手术的远期疗效。

(唐昊)

zuǒshì pòliè

左室破裂（left ventricular rupture）

二尖瓣置换术后一种特有的左室后壁破裂的致死性并发症。1967 年，罗伯特（Robert）与莫罗（Morrow）等首先报道此种并发症。以后陆续有文献报道，其发生率平均为 1.2%（0.5% ~ 2.0%）。一旦发生此种并发症，75% 的患者死亡，如发生在术后的延迟性破裂，由于来不及建立体外循环行急诊手术，几乎 100% 的患者死亡。

分类与病因 1979 年，米勒（Miller）等根据左心室后壁破裂的部位将其分为三型（图）。

Ⅰ型破裂 位于左室后壁房室沟部位，占左室后壁破裂的 46.3%。常见原因为：①患者风湿病程长，钙化严重，后瓣环钙化灶侵入左室心肌，剔除钙化灶过多而损伤左室心肌。②缝线深入左室心肌或因暴露不佳过分牵拉缝线而切割左室后壁心肌。③二次手术是心脏暴露欠佳，采用钝性分离过度牵拉或抬高心尖导致粘连的左室后壁破裂。④置入的瓣膜型号过大，强行置入导致瓣环撕裂。⑤左室按压或左室排气抬高心尖时，人工瓣环导致左室破裂。

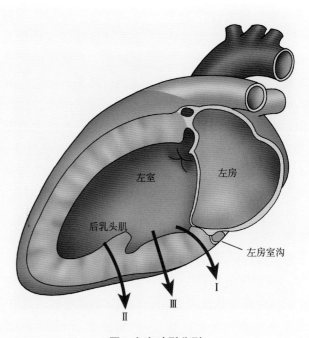

图 左室破裂分型

Ⅱ型破裂 位于二尖瓣后乳头肌在左室后壁的附着部。此型破裂的主要原因为切除二尖瓣结构时，因牵拉切除乳头肌的附着部或切穿左室壁。

Ⅲ型破裂 位于左室后壁房室沟与乳头肌附着部的中间处。其发生原因为手术操作的机械损伤，导致左室后壁薄弱处心内膜和心肌的损伤，心脏复跳后左室容量负荷和压力负荷增加，使心肌薄弱处破裂。根据文献报道，发生左室后壁破裂的原因，必须考虑三个因素的协同影响，即原发心肌病变的诱发因素、手术损伤引起原发性撕裂的因素，以及在原发性撕裂的基础上转化为全层破裂的血流动力学因素的作用。

临床表现与防治 二尖瓣置换术后左室后壁破裂是一种极其严重的并发症，故二尖瓣置换手术中应以预防为主。其措施包括：重视诱发因素（女性、年迈、二尖瓣狭窄、小左心室与低体重患者等高危因素）；避免手术操作技术上的错误，预防手术引起原发性的损伤；改变血流动力学的影响、避免撕裂的形成与病变的扩大。左室破裂根据全层破裂或心内膜肌层部分破裂，在临床上分为两种不同的表现。

全层破裂 二尖瓣置换术后左室后壁破裂，在瓣膜置换的过程中很少能够发现和检查出来，常在体外循环停止后数分钟至数小时，甚至数月突然表现出来。其表现是不能解释的突然大出血。或者是左心室假性室壁瘤。有三种不同的临床表现，即早期、延迟和晚期破裂。①早期破裂：此是左室破裂常见类型。此种类型为停止体外循环后发生在手术室内的破裂，心脏复跳后心包内大量鲜血从心脏后部涌出，而又不

是心房切口的出血，这种现象提示有左室后壁破裂的可能。在这种情况下，应迅速地重新建立体外循环，检查出血部位，进行修补。②延迟破裂：此种类型发生在术后患者返监护室数小时或数天，早期表现为突然血压下降，胸腔引流管内大量鲜血涌出。患者很快发生出血性休克，甚至心搏骤停。因此，这类患者很少能够迅速建立体外循环，几乎全部死亡。③晚期破裂：此型破裂发生于二尖瓣置换术后数天，甚至数年。其临床表现为左室假性室壁瘤。它常是早期破裂修补后的并发症，也可成为手术以后小的心肌部分破裂的晚期表现。假性室壁瘤可以没有症状，而是在术后随访时经 X 线检查或非侵入性检查时发现，有的患者表现为左室衰竭。

心肌部分破裂 1977 年科尔斯（Colls）等报道二尖瓣置换术后，因左室中部分心肌横行断裂死亡的患者，经过尸体解剖得到证实。这种心肌部分撕裂可在体外循环停止后发生急性左心衰竭，心电图示为高侧壁心肌梗死，不经尸体解剖很难确定诊断。部分患者可能演变为全层破裂，发生大出血。二尖瓣置换术后发生的进行性左心衰竭的原因可为左心室中部心肌部分断裂引起，这种病变虽然难以外科治疗，但降低左心室的压力容积负荷，可以预防心内膜肌层损伤发展为全层断裂。左室后壁破裂的程度和范围，可以是简单的心肌穿孔，也可呈广泛的心肌断裂。其手术发现常是一个大的心外膜血肿覆盖一个真正的较小缺损，心内膜和心外膜下的缺损部位和范围往往不相一致。根据临床观察，常是大的心内膜及其下面的肌层缺损穿出

引起一个小的心外膜破裂，或者经心肌分离形成一个伤道，成为不同部位的心外膜缺损，穿孔周围的心肌脆弱、出血与水肿，因此很难做直接缝合修补，需在体外循环转流下，使心脏停搏和减压空虚的状态下施行破裂修补术。修补后生存的患者应严格随访，注意的修补处形成假性室壁瘤。

（唐杨烽）

shēngwùbànmó shuāibài

生物瓣膜衰败（biological valve failure） 生物瓣置入体内后随着时间推移而发生的退化、钙化，最终导致瓣膜功能异常的生物学过程。生物瓣膜目前主要可分为两大类：异种瓣膜与同种瓣膜。其中异种瓣包括主动脉瓣和牛心包瓣；同种瓣包括新鲜同种主动脉瓣、自体硬脑膜瓣等。由于其所特有无金属开瓣音、无溶血、低血栓发生率以及不需要终身抗凝等优点，其临床应用和研究一直受到人们的关注。但目前由于生物瓣其自身的特点，使得瓣膜衰败而引起的耐久性问题未能得到满意的解决。因而生物瓣的退行性变与钙化是再次瓣膜置换术的多见的原因。虽然因所用生物瓣的种类不同，衰败的时间各异，但退变是生物瓣随着时间的延长必然发生的问题。在 20 岁以下的年轻人，生物瓣衰败率可达 20% 患者/年，超过 30 岁的患者衰败率平均为 2%～4% 患者/年。因瓣膜部位不同，衰败的时间也不相同：二尖瓣区生物瓣的衰败率较主动脉瓣区低；牛心包的衰败率较异种猪瓣低。生物瓣衰败的过程是渐进性的，心功能逐步恶化，如能及时发现，常有选择手术的时间。目前的观点，一旦生物瓣功能异常，尤其是出现关闭不全，常常是衰败的危急症状，不论患

者的症状如何，应及时施行再次瓣膜置换手术。

众多研究表明，钙化是生物瓣膜衰败的首要因素，其钙盐沉积为最显著的病理特征。一般认为与蛋白聚糖和羟基组织中残余的碱性磷酸酶有关，且多出现在应力集中的部位。生物瓣力学效应所导致的瓣膜衰败常被认为是钙化所致，其实它是一个独立的损伤因子。机械应力的变化也是引起生物瓣衰败的重要因素，其所致的机械性磨损，胶原纤维裸露或撕裂也可能是走向钙化的第一步，因为承应力最大的部位也是最容易发生钙化的部位。但临床上常见的是生物瓣所具有的非线性、各向异性和滞后性等特点在体内不断受到交变、弯曲变形的应力作用而形成瓣膜组织疏松、撕裂、穿孔等改变，并未见明显的钙化。此外免疫原性反应在生物瓣的衰败过程中也存在不小的影响。研究已表明，宿主与生物瓣之间的免疫反应是客观存在的。格雷伯莫杰（Graber-moger）研究认为免疫作用主要表现为吞噬作用，他对置入 76～150 个月的失功瓣膜形态学研究发现：巨噬细胞通过对胶原纤维和弹性物质的吞噬作用，使外源性大细胞在撕裂或穿孔边缘聚积，以及使与胶原纤维交联的周期性相关联的细胞间隙小晶体的钙化，表明瓣膜失功不仅由钙化所致，而且吞噬作用对于瓣膜的坏损也起重要作用。尽管生物瓣的钙化、力学和免疫学研究的不断深入，有望提高生物瓣的功用。但其寿命、衰败程度的控制等远未达到真正的生物学意义上的生物瓣膜水平。

目前认为理想瓣膜应为：①符合生理使用寿命。②表面完全内皮化。③无免疫原性，不引起血液成分沉积。④充分交联，机械力学性能稳定。⑤有自身修复功能。而同种生物瓣因含有内皮细胞，具有代谢和修复功能，且抗原性能低，耐久性好，是生物瓣中理想的选择，但又多认为其抗原性强，经液氯保存后，残留的内皮细胞仍能完整地表达 HLA 抗原，并且来源困难。因此，目前便注重于异种生物瓣膜的宿主内皮化的研究。虽然目前有关生物瓣膜方面的研究取得一定的进展，但仍存在较多尚需进一步解决的问题。

（唐杨烽）

jīxièbàn gōngnéng zhàng'ài

机械瓣功能障碍 （mechanical vavle malfunction）

人工瓣膜开放或关闭状态异常的情况。其中包括瓣膜置换手术技术不当导致的瓣膜功能障碍，即所谓外源性功能障碍。常见原因为机械瓣膜置换中，缝线线结遗留过长或心腔内残留腱索，均可卡在碟片与瓣环之间，致使碟片不能开放；或是选择人工瓣膜型号过大或瓣片开口方向不当，均可限制阀体活动。也包括人造瓣膜装置本身的结构性损伤，又称内源性功能障碍。还包括瓣周异常组织侵犯瓣膜装置而产生的启闭异常，如瓣膜血栓形成和瓣周纤维组织过度增生。

根据机械瓣内源性损坏的程度不同，所产生的血流动力学障碍的严重情况也不尽一样；如阀体卡住并处于关闭状态（碟片梗阻型），血流呈阻断状态，常无机会及时施救，患者可在数分钟内死亡；如碟片固定在某一方位不能完全开放（碟片狭窄型），血流部分受阻，类似瓣膜狭窄的情况，这类患者表现为低血压或心源性休克状态，多数患者可生存数天或较长时间，如能及时诊断并急诊手术，尚可能获救；如为阀体脱逸（碟片脱离型），则瓣膜完全丧失关闭功能，但这类患者依赖心肌的收缩代偿功能，尚可生存数小时，如能及时确诊，尚有抢救成活的机会。

机械瓣膜发生急性功能障碍的临床表现非常凶险，一旦出现即可引起严重的血流动力学紊乱。瓣叶碟片活动受限甚至完全固定，造成瓣口梗阻的情况最为凶险，可引起血流循环立即中断，全身供血停止，中枢神经系统和冠状动脉急性缺血缺氧，患者出现神志丧失、心肌收缩无力甚至心搏停止，发病数分钟内即可导致死亡。偶有患者经心脏按压抢救，碟片可能恢复或部分恢复开闭功能，心脏搏动恢复，但往往不能维持，卡瓣反复发作，抢救成功机会很小。如果双叶机械瓣一个瓣叶发生障碍，尚有另一个瓣叶正常活动，则患者出现类似瓣膜狭窄的临床表现。根据狭窄程度不同，急性心力衰竭症状的严重程度也有差异，严重者短期内即出现肺水肿和心源性休克，但也有患者仅出现活动耐力急剧下降，而血压尚可维持数日甚至数周。如能及时诊治，手术抢救成功的机会较大。极少数情况下，机械瓣碟片发生脱逸，瓣膜功能丧失，出现急性重度关闭不全，可发生急性肺水肿和左侧心力衰竭，如此类患者正在住院，能立即急诊手术，尚有一定的抢救机会，否则难以救治。另外，这种情况发生在主动脉瓣位置较二尖瓣位置更为紧急凶险，常因急性严重冠状动脉供血障碍而发生心搏骤停或心室颤动。

（唐杨烽）

rénzào xīnzàng bànmó bànhuánzǔzhī guòdù zēngshēng

人造心脏瓣膜瓣环组织过度增生（overgrowth of prosthetic heart valve ring）

心脏瓣膜置换术后瓣周组织长入瓣环较为隐匿的一种术后并发症。其变化过程较为缓慢，据相关文献报道，其发生率在换瓣术后患者中为1.8%~3.5%。

发病机制 目前尚未完全阐明，一般认为它是人造瓣膜缝合环置入心脏后出现的一种过度的异物反应过程。异物反应的强度因人而异，与遗传体质有关。从临床分析来看，女性患者多见，占病例数的70%左右。瓣周组织增生在机械瓣置换术后较生物瓣置换术后更多见。主动脉瓣位置比二尖瓣位置的瓣周纤维组织增生发病率高。在主动脉瓣置换术中瓣环组织残留较多、瓣膜置入后瓣周内组织不规整、左心室流出道组织凸起造成瓣口流场不对称等均可引起瓣周组织增生的形成。此外，华法林抗凝强度不足、风湿活动、感染性心内膜炎、房颤、心功能低下等因素也可是诱发瓣周纤维组织增生的因素。

临床表现 大部分瓣周组织增生的患者可无明显症状，但随着增生的进展，逐渐出现瓣膜狭窄或梗阻造成的心排量下降和心力衰竭症状。其症状特点之一是起病隐匿，初期多表现为体力减退、易疲劳、活动耐力降低等非特异性症状，易被忽视；特点二是进展缓慢，常于数月至数年的时间内逐步加重，出现劳力性呼吸困难等心力衰竭表现，但是也有症状出现后突然加重，常与瓣周纤维组织增生引起血栓形成有关。心脏彩超检查对瓣周纤维组织增生的诊断具有重要作用，最常见的发现是跨瓣压差增大，多次随访呈进行性加重，有效瓣口面积测定值显著低于相应瓣膜的正常值。

治疗 手术治疗是目前去除增生的瓣周纤维组织的唯一手段。

手术方式 主要有两种：①单纯的瓣周纤维组织切除术，手术较为简单，在少数有条件的病例中可以采用。②再次换瓣置换及瓣周纤维组织切除术，难度相对较大，但大部分病例需要采用该术式才能彻底清除增生的瓣周纤维组织。瓣周纤维组织增生的手术指征现在尚无明确的一致意见。一般来说，应参照瓣膜梗阻或瓣膜狭窄的手术指征，根据患者的具体情况确定。

手术指征 ①主动脉瓣置换术后瓣周纤维组织增生的手术指征：如果患者在术后出现主动脉瓣狭窄导致的相应症状，如低心排血量症状、心力衰竭或心肌缺血等表现，结合影像学检查结果、跨瓣压差进行性增大至60mmHg以上、多普勒流速指数小于0.35、瓣叶开放角度增大等，应及时手术；如果患者无自觉症状或症状轻微，但心脏彩超显示跨瓣压差进行性增大至60mmHg以上，应根据其进展情况和患者的年龄、心功能及全身状况考虑手术。②二尖瓣置换术后瓣周纤维组织增生的手术指征：如患者出现瓣膜梗阻症状，主要是劳力性呼吸困难，影像学检查明确有瓣周纤维组织增生合并血栓形成的证据，应及早手术；如瓣膜梗阻症状不明显，但心脏彩超检查发现左心房持续扩大，肺动脉压升高，二尖瓣最大跨瓣压差大于25mmHg，平均压差大于10mmHg，且随访呈逐渐增大，应考虑瓣周纤维组织增生，需结合患者的具体情况探讨手术治疗的必要性。

（唐杨烽）

xīnzàng bànmó zhìhuànshù hòu róngxuè

心脏瓣膜置换术后溶血（hemolysis after prosthetic valve replacement）

换瓣术后导致的血液成分的破坏。溶血及溶血性贫血是心脏瓣膜置换术后特有的并发症。近年来由于人工瓣膜设计的不断改进，制作材料和工艺的进步，由于人造瓣膜本身所导致的溶血及溶血性贫血的发生率已显著降低。人造瓣膜置换术后并发溶血，红细胞破坏增加，但人体骨髓组织具有很大的代偿能力，因此一般并不产生溶血性贫血。只有当重度溶血，红细胞破坏速度超过骨髓生成能力，才会出现溶血性贫血。

病因及发病机制 瓣膜置换术后溶血的原因主要有三类。①瓣膜类型及制作材料：即血流通过瓣口时产生涡流，对红细胞产生切应力，造成血细胞破坏。②瓣膜内径及瓣膜置换术区因素：如瓣口较小，跨瓣压差大，血流通过瓣口所产生的切应力相应变大，溶血作用较明显，尤其是在剧烈活动时更明显。③瓣周漏及瓣内漏：目前瓣周漏已成为瓣膜置换术后并发溶血性贫血最为常见的原因；瓣内漏多指机械瓣的阀体因故不能完全关闭，如血栓的阻碍、碟片边缘磨蚀性缺损、球体破坏等，或是生物瓣的瓣叶发生撕裂、穿孔或卷缩等所形成的关闭不全。人造瓣膜置换术后并发的溶血属于血管内溶血。明显溶血所产生的贫血，不仅增加心脏的负担，甚至可导致心脏扩大，加重心脏功能的损害；而且，因心排血量相应增加，射血速度加快，可加重机械性因素的溶血作用。

治疗 对于瓣膜置换术后溶

血的治疗主要包括两个方面。①单纯溶血的治疗：绝大多数瓣膜置换术后并发溶血的患者，仅有血管内溶血的证据，而无溶血性贫血，部分患者可有活动后血尿，早晨或休息后消失，一般无需特殊治疗，仅需适当限制活动和休息。但由于长期慢性溶血，常可导致体内缺铁，因此必须加强营养，补充含铁和叶酸丰富的食物。②溶血性贫血的治疗：包括输血、补足铁剂及叶酸、休息及限制活动、加强心功能以及手术治疗，如为人造瓣膜本身的结构或材料所致，则应考虑二次换瓣；如为瓣周漏所致，则应修补或再次换瓣。

（唐杨烽）

rénzào bànmóbàn zhōulòu

人造瓣膜瓣周漏 （perivavular leakage of prosthetic valve） 人造瓣膜置入后，其缝合环和心脏自身瓣环组织之间存在的残余漏口。是瓣膜两侧存在压力阶差的腔室连通，导致的异常反流。是心脏瓣膜置换术后特有的并发症。

分类 根据瓣周漏发生时间可以分为早期和晚期两大类。早期瓣周漏主要与瓣膜缝合和置入的手术技术有关，也受到患者瓣环组织强度、人造瓣膜匹配和感染等因素的影响。晚期瓣周漏原因难以确定，但临床资料显示人造瓣膜心内膜炎是导致术后远期出现瓣周漏的主要原因，此外自身免疫性疾病，如白塞综合征，也是诱发术后远期出现瓣周漏的重要因素。较小的瓣周漏对患者常无影响，但较大的瓣周漏则可带来明显的病理生理改变，如心脏容量负荷加重，左心室舒张末压力和左心房压升高，最终出现心力衰竭。

临床表现 瓣周漏的临床表现是多样的。大部分患者属于无症状的静默型，瓣周漏仅在心脏彩超检查中发现；另外的患者则出现充血性心力衰竭症状、溶血症状或两者兼有。

治疗 瓣周漏的处理策略大致可分为非手术治疗、手术治疗和介入治疗三类。对于瓣周漏较小的患者，如果血流动力学紊乱或溶血性贫血的症状不明显，仅在心脏彩超检查中发现瓣周漏，可以暂时不手术，采取定期随访、严密观察的非手术处理，但是必要意识到这种情况下发生心内膜炎的风险会明显增加。对于心力衰竭症状明显，且可排除其他原因导致心力衰竭的，或是溶血相应症状明显的，则应积极考虑手术或介入治疗。手术治疗的方式有两种：瘘口修补术和再次瓣膜置换术。由于瓣周漏再次手术的显露较差，难度较大，因此手术死亡率和并发症发生率较高，一般均主张尽量采取修补术式，但是对于瓣膜组织缺损较大、合并心内膜炎，特别是合并人工瓣膜活动障碍的患者，应积极再次做瓣膜置换手术。但应注意，由于再次换瓣患者自身瓣环往往存在缺损、钙化等，瓣周漏复发的风险较首次换瓣明显增加。当然，随着心脏病介入治疗技术的发展，瓣周漏介入封堵技术也逐步成为可能。1992 年，胡里安（Hourihan）等首次报道了采用拉什金德（Rashkind）动脉导管封堵器成功经导管封堵主动脉瓣瓣周漏的病例。近年来，随着实时三维超声影像学和心脏 CT 血管造影（CTA）影像学等相关技术的进步，国内外部分中心相继报道了介入治疗瓣周漏的经验，其技术成功率 80%～85%，随访中大部分患者症状有明显改善。但必须看到，瓣周漏介入封堵也可能造成严重术中并发症，如血管损伤、心脏穿孔、大出血等，发生率在 9% 左右，死亡率 2%；还可能出现心律失常、瓣膜功能障碍等其他严重并发症，封堵器可能移位甚至脱落，可能残存反流，有的患者封堵术后溶血反而加重。

（唐杨烽）

xīnzàng bànmó zhìhuànshù hòu bùpǐpèi

心脏瓣膜置换术后不匹配 （prosthesis-patient mismatch, PPM） 置入瓣膜的有效开口面积相对于患者体型过小，发生人工心脏瓣膜无法满足患者生理需求，术后残留明显的跨瓣压差进而影响患者预后，并引起一系列不良后果的现象。

病因 造成主动脉瓣置换术后 PPM 的原因主要有以下四点：①患者的体表面积比较大，瓣环径相对较小或瓣环径自身过小，为了手术安全置入了小型号瓣膜。②随着瓣膜置入时间的延长，瓣环发生增生样改变，进一步造成瓣膜的有效瓣口面积减小。③主动脉瓣病变的患者往往存在主动脉瓣环的钙似或纤维化，并伴有不同程度的左心室肥厚，以上病理改变进一步造成主动脉瓣环径的缩小。④所置入的人工心脏瓣膜有其自身的支撑结构，其开口面积必然小于相同瓣环径的正常瓣膜的瓣口面积；而且人工心脏瓣膜的支撑结构或多或少地影响了左心室流出道的几何结构，并造成左心室流出道的相对狭窄。而二尖瓣置换术后引起的 PPM 将产生类似二尖瓣狭窄的病理生理改变，相应的左心房压和肺动脉压升高，导致左心房扩大、肺水肿和右心衰竭。同时左心房扩大容易并发房颤，从而影响心输出量，增加血栓形成的发病率，导致住院率和病死率上升。

临床表现 主动脉置换术后引起的 PPM 相当于术后仍然存在主动脉瓣狭窄或左心室流出道梗阻，患者术后静息和（或）运动情况下血流动力学无法改善，左心室后负荷增加，左室做功也随之增加，最终造成左心室肥厚不能减轻或减轻不完全，甚至造成左室重量增加。目前对 PPM 的主要研究方法是超声心动图和彩色多普勒血流显像技术，通过测量人工心脏瓣膜的在体血流动力学指标，包括过瓣血流峰值速度、跨瓣压差、有效瓣口面积和有效瓣口面积指数（effective orifice area index，EOAI）等，并结合患者的临床表现进行综合分析。如主动脉瓣置换术后，如果 EOAI＞0.85cm²/m²，认为不存在或仅有轻度的 PPM；中度 PPM，0.65 cm²/m²＜EOAI ≤ 0.85 cm²/m²；重度 PPM，EOAI ≤ 0.65 cm²/m²。若为二尖瓣置换术后，轻度 PPM 为 EOAI＞1.2cm²/m²；中度 PPM 为 0.9 cm²/m²＜EOAI ≤ 1.2 cm²/m²；重度 PPM 为 EOAI ≤ 0.9 cm²/m²。

预防与治疗 对于人工心脏瓣膜置换术后 PPM 主要以预防为主，如主动脉瓣置换时应该尽可能置入大口径的人工瓣膜以减少术后 PPM 的可能性。有学者建议手术时可根据患者的身高和体重计算体表面积，从而选择合适的人工瓣膜。针对小主动脉瓣环患者，临床上不断推出新型人工心脏瓣膜，主要包括无支架生物瓣和环上瓣等。与传统的人工心脏瓣膜相比，此类瓣膜具有良好的血流动力学，更低的跨瓣压差，可以明显减少术后 PPM 的发病率，促进左心室肥厚的恢复和心

功能的改善。相对主动脉瓣置换术后发生 PPM 的防治，二尖瓣置换术后发生 PPM 的预防较为困难，由于二尖瓣置换术中无法扩大二尖瓣环以置入相对大口径的人工瓣膜，而置入同种异体瓣和无支架瓣等技术上要求很高，手术难度大，故没有太多的方法可供选择。目前，预防二尖瓣置换术后发生 PPM 的最好办法是尽可能采用二尖瓣成形术，二尖瓣成形术后瓣膜血流动力学良好，跨瓣压差较低，术后肺动脉高压的发病率明显低于二尖瓣置换手术。但是在中国，瓣膜病的主要原因还是风湿性心脏病，患者就诊较晚，且瓣膜已严重钙化、挛缩、变形，往往瓣膜成形手术无法施行，所以并非每个患者都具有二尖瓣成形术的适应证。值得注意的是，即使施行瓣环成形术的患者，仍可能导致一定程度的二尖瓣狭窄，出现类似于二尖瓣置换术后 PPM 的表现。

（唐杨烽）

xīnzàng bànmó zhìhuànshù hòu kàngníng zhìliáo

心脏瓣膜置换术后抗凝治疗（anticoagulation after heart valve replacement） 人工心脏瓣膜置换术后常规采用的抗凝治疗。由于人工心脏瓣膜与血液接触容易引起血小板凝聚，形成血栓，严重者可能发生血栓脱落，造成各脏器血管栓塞，导致偏瘫、失语、下肢动脉栓塞等，甚至会卡住人工瓣叶，使瓣膜不能开启，导致心力衰竭或猝死。因此，人工心脏瓣膜置换术后常规要求抗凝治疗。一般生物瓣需 6 个月左右的短期抗凝，而机械瓣必须终生抗凝。如何正确掌握抗凝治疗是减少换瓣术后并发症，提高患者生活质量的一个重要环节。

抗凝药物的选择 当前使用的抗凝药物主要有三类：①香豆素类药（华法林）。②抗血小板类药（双嘧达莫、阿司匹林等）。③肝素。研究表明，人工心脏机械瓣置换术后未用抗凝药物者，其栓塞率为 4% 患者/年；采用抗血小板药物抗凝者，栓塞率为 2.2% 患者/年；而采用香豆素类药物抗凝者，栓塞率最低，为 1% 患者/年，说明后者抗凝效果最好。因此，目前公认人工瓣膜置换术后抗凝药物首选华法林。华法林为维生素 K 拮抗剂，在体外无抗凝作用，只在体内有效。服用华法林后至少需要经 36~48 小时才出现作用，而完全发挥抗凝作用需要 72~96 小时。一次给药抗凝作用可维持 3~4 天，停药后，随着新的有活性的凝血因子合成，凝血功能也需经多日渐渐恢复。

华法林的给药方法 华法林给药有维持量给药法和饱和量给药法两种。维持量给药法适用于不需要紧急抗凝的患者，为术后 1~2 天开始每天用小剂量华法林，2~3 天后根据检验结果调整用药量，一般 7~14 天后可达到稳定抗凝效果。饱和量给药法适用于抗凝治疗比较紧迫的患者，为术后 1~2 天开始使用肝素和华法林抗凝，华法林连续应用 3 天，当 4~5 天后 PT 达到治疗范围时停用肝素，以后华法林改为维持给药，根据检验结果调整用药量。由于术后早期患者体内凝血因子仅及正常的 46%~62%，维持给药量的华法林并无栓塞的危险，而饱和量给药法可使凝血因子Ⅶ活性迅速降低，容易引起患者用药过量，在治疗的最初几天里患者有抗凝出血的危险，所以华法林抗凝采用维持量给药法更为安全和

简便。通常于术后第 1 天或第 2 天患者能进食时，开始每天口服华法林 2.5mg，2~3 天后根据检查结果调整用药量，每 2 天测定 1 次，每次增减 1/4 或 1/3，一般 2 周左右即可达到稳定量。对于术后不能早期进食的患者，术后第 2 天开始使用肝素抗凝，每次静推 0.5mg/kg，每 4~6 小时 1 次。待患者可进食后，再开始口服华法林同前。

抗凝监测　凝血酶原时间（PT）是华法林抗凝最常用的监测方法，但 PT 检验过程中因试剂、方法、技术等因素会不同程度地影响其准确性。1982 年，世界卫生组织建议用国际敏感指数（international sensitivity index, ISI）来校正 PT 值，所得结果称国际标准比率（international normalized ratio, INR），即 INR =（患者 PT/标准 PT）^{ISI}，应用 INR 后，不同实验室的抗凝效果具有了可比性和参考性。中国人抗凝治疗出血的发生率远远高于栓塞率，抗凝治疗的主要危险是出血而不是栓塞。目前中国多数学者认为机械瓣替换术后抗凝治疗的 INR 应控制在 1.5~3.0，主动脉瓣替换者 1.5~2.0，二尖瓣及双瓣替换者 2.0~2.5，三尖瓣置换者 2.5~3.0。该抗凝强度对国人较为理想，既可减少出血事件的发生率，又可避免血栓事件的发生，是一个较安全的范围。

换瓣术后患者对华法林的敏感性增加，易发生出血。因此，术后早期（1~3 个月）必须密切监测抗凝强度。一般开始口服华法林 2~3 天后即应查 INR，每 2~3 天监测 1 次，剂量调整期约需 2 周左右。待将抗凝强度控制在上述标准内并稳定后可改为每周监测 1 次。1 个月后改为每月 1 次。如连续 2~3 次监测稳定，可改为每 3 个月 1 次。1 年后如无异常，可适当延长至每 6 个月 1 次。对于监测中出现异常结果者，应立即复查，以排除检查误差。如复查确认异常，应在医师指导下调整药量，重新开始监测抗凝强度，直至再次稳定。抗凝监测从用药的第 2 天开始，1 周 2~3 次，持续 1~2 周，出院后视 INR 值稳定情况逐次递减。调整华法林用药量应参考每周用药量，每次增减的量不宜>1 周内平均药量的 15%，否则易导致出血。每次调整用药量后应维持 1 周，观察其疗效。

影响华法林抗凝效果的因素　包括以下几方面。

药物的影响　产生干扰的药物。可分为四类：①由于华法林的血浆蛋白结合率很高，如与其他血浆蛋白结合率也很高的药物（如保泰松、水合氯醛、依他尼酸等）合用时，则使血浆中已被结合的华法林从结合部位被排挤而使非结合型的华法林的血浆浓度增高，以致抗凝作用增强，出现出血倾向。②由于华法林经肝药酶代谢灭活，如与肝药酶抑制剂（如氯霉素、别嘌呤醇等）合用，其抗凝作用增强；反之，如与肝药酶诱导剂（如巴比妥类）合用，则其抗凝作用减弱。③华法林如与抑制凝血因子合成的药物（如阿司匹林、高血糖素、奎尼丁等）或促进凝血因子代谢的药物（如甲状腺素等）合用，其抗凝作用增强；反之，如与增强抗凝因子合成的药物（如维生素 K、口服避孕药等）或影响维生素 K 吸收的药物（如考来烯胺等）合用，则其抗凝作用减弱。④阿司匹林、氯贝丁酯等能抑制血小板聚集，与华法林发生协同作用，导致抗凝作用增强（表）。干扰作用不确定的药物有维生素 C、苯妥英钠、考来烯胺及同化激素，如苯丙酸诺龙、美雄酮等。药物干扰的处理：有显著干扰作用的应避免使用，如维生素 K；有的可用替代药，如用地西泮取代安眠药，丙磺舒代替别嘌呤醇；需要长期用的如女性避孕药，可在开始加入时，化验几次凝血酶原时间，以决定是否要增加香豆素类用量，

表　增强或减弱香豆素类药抗凝作用的常用药物

增强作用	减低作用
酒精	维生素 K
保泰松	安眠药
水合氯醛	雌激素
依他尼酸	口服避孕药
别嘌呤醇	利福平
西咪替丁	
类固醇（甾类化合物）	
吲哚美辛	
奎尼丁	
水杨酸盐	
甲状腺素	
甲硝唑	
氯霉素	
磺胺	

停用后再化验几次凝血酶原时间，以决定是否需要减少香豆素类用量，一般并不复杂；短期增加某种药物，如感冒药，临时注射几天广谱抗生素或用氯霉素，则不必调整香豆素类用量，一般不至于干扰很大。

性别、体重及年龄的影响 在治疗范围内，性别与华法林服用剂量及PT间无明显相关。影响华法林服用剂量的因素是患者的年龄而不是体重，体重对华法林的维持剂量是一个极微弱的决定因素。在治疗范围内，华法林服用剂量、体重与PT之间的相关性无显著意义相关。35岁以下患者所需剂量约为75岁以上患者的1倍。老年人对华法林的需要量比青年人低。年龄越小，相对剂量越大。①由于儿童的生理特点，抗凝治疗中的并发症较少发生且不严重，所以抗凝水平可与成人相仿或略低。如在抗凝范围内仍发生血栓栓塞，可每日加用阿司匹林6～20mg/kg或双嘧达莫2～5mg/kg。当发生瓣膜血栓时，则以溶栓治疗为首选，使用大剂量尿激酶，效果良好。应当指出，口服华法林的儿童，除可能发生抗凝并发症外，尚可能出现气管钙化、脱发、皮肤坏死、食管溃疡、吞咽困难甚至膈疝等副作用。临床上应加强认识并及时处理。②老年人常合并糖尿病、高血压或心脑血管病，抗凝治疗的并发症发生率远高于中青年人。年龄≥65岁为发生抗凝并发症的高危因素。所以，老年人机械瓣置换术后的抗凝更应重视控制抗凝水平。研究表明口服华法林的同时，用小剂量阿司匹林（100mg/d），可有效降低血栓栓塞率而不增加出血率。该方案与常规华法林方案比较，大出血的发生率明显减

少，故认为，对老年人或原有出血史者可用降低抗凝水平，加用阿司匹林的方法，以减少致命性大出血的发生。对于换瓣同期行冠状动脉搭桥术的患者，阿司匹林的用量应增至每天200mg。

实验室的影响 检验因素直接影响其效果的直观性，正确性。因此应注意：正确采取血标本，采血量要准确，一般抽血1.8ml加3.8%枸橼酸钠0.2ml于试管中，充分摇匀，避免发生凝血，并应在30分钟内送检以保证检验结果准确。

饮食的影响 患者术后的饮食可干扰香豆素药的抗凝作用，但并非直接，一般干扰很小。术后早期，全身情况好转，肝功能恢复正常后，胃纳增加一个阶段后常应增加服药量，特别是经常吃菠菜、青菜、番茄、菜花、鲜豌豆等蔬菜量较大，或经常吃较多肉食，如猪肝，或水果等。因这些副食品中含维生素K较多，可使凝血酶原时间减短。但在抗凝剂量调整阶段以后，正常饮食和生活习惯中，饮食对抗凝的影响并不重要。出院后不必改变饮食的习惯，一般不限制饮食，可以改善伙食，改变食物品种，但应避免一个阶段的长期饮酒或酗酒，或者单调地吃一种富含维生素K的蔬菜，几天或几周不变。如能注意避免一般不会出现影响，则不必因饮食而化验凝血酶原时间或调整香豆素类用药量。

疾病的影响 脂肪痢与胆道阻塞、饥饿、急性病毒性肝炎、甲状腺功能亢进、手术后、感染高热等疾病可使维生素K的吸收减少，因而香豆素类抗凝作用增强。充血性心力衰竭时，肝脏制造维生素K所依赖的凝血因子的功能受损，对口服抗凝剂的敏感

性也提高，应减少剂量，常需推迟抗凝，服药前先化验凝血酶原时间，这种情况在术后早期可发生，尤其是术前合并三尖瓣病变或相对性关闭不全，周围淤血，肝大肝功能差或腹水者；心肌梗死及肺栓塞患者对口服抗凝剂的耐受力低，凝血酶原时间也可很快达到延长。

抗凝治疗常见的并发症及处理 包括以下几方面。

出血 是中国人抗凝治疗最常见、最重要的并发症，根据其程度不同，出血分一般性出血（皮下出血、肉眼血尿、月经量过多、鼻出血、眼结膜下出血等）与严重性出血（导致患者住院、输血或死亡）两种。严重出血中，颅内出血值得重视，它是抗凝治疗中最危险的并发症，发生率为0.3%～1%患者/年，死亡率高达60%。颅内出血的危险因素有：①抗凝强度过高，抗凝过度导致颅内出血的风险远远大于抗凝不足所致栓塞的风险。②合并使用抗血小板药物（如阿司匹林）。③抗凝治疗早期（特别是术后最初3个月）。导致华法林抗凝治疗出血的有关因素为：①抗凝强度：心瓣膜置换术后抗凝治疗的强度与出血率高低密切相关。近年来，国内外均已认识到抗凝强度过高是导致术后出血的重要原因，并不同程度降低了抗凝强度。②患者自身因素：既往有消化道出血、出血性疾病、肝肾功能不全及高血压病史及其他血管性疾病病史者易出血，年龄≥70岁者出血率明显增高，约9.2%患者/年，青少年出血率较低，仅0.8%～4.0%患者/年。③抗凝治疗持续时间：术后抗凝时间愈长，出血危险性愈小。如心瓣膜置换术后第1个月内出血率为3%患者/年，1年后

降至 0.3% 患者/年。④合并用药：主要是干扰凝血机制，抑制血小板功能及损害肝功能的各种药物。⑤种族：非白种人出血的风险明显高于白种人。

抗凝治疗应以预防出血为重点：①轻度出血，如皮肤淤斑、牙龈出血，可根据凝血酶原时间及活动度的测定结果减少华法林用量（减少 1/4 或 1/8）。②明显出血，如鼻出血、血尿，可停用华法林 1~2 天，同时立即到医院测定凝血酶原时间及活动度，逐渐调整。③严重出血，如咯血、呕血、颅内出血，要立即静脉注射维生素 K_1 20mg，待出血停止后观察 1~2 天，再重新抗凝。④危重患者出现贫血，应使用全血、新鲜血浆或凝血因子，以增强凝血功能。⑤正常女性在月经期，经量不多，抗凝药不变；如月经量轻度增多，可减少华法林用量；如出血量很多，可静注维生素 K 止血；如月经失调，持续不断，应服用调经药物；极少数大量出血者，需作子宫切除。因合并用药、生活习惯改变及个体差异等因素，患者常可出现抗凝过度，即 INR 值异常升高。此时，可分为有症状和无症状两种。处理方法有停用华法林、口服维生素 K_3、肌注或静脉注射维生素 K_1，以及使用新鲜冻干血浆或凝血酶原复合物等。

栓塞 与栓塞发生的有关因素为：①抗凝药种类：机械瓣抗凝治疗以华法林为主，是否合用抗血小板药物争议较大。以往在华法林抗凝效果不好时，主张加用阿司匹林以减少栓塞的危险。但有研究认为长期使用华法林抗凝的患者，合用阿司匹林并不能降低栓塞发生率，反而有出血风险-特别是颅内出血的风险增加。

也有人认为在年龄<70 岁，低抗凝强度（华法林 2.5mg/d、INR2~3）的情况下，加用中小剂量的阿司匹林（81~162mg/d），栓塞率较低，亦无出血危险。②抗凝强度：抗凝强度不足易导致栓塞发生。由于种族差异，亚洲人抗凝强度较欧美人明显要低。③瓣膜类型：术后 10 年栓塞率国产侧倾碟瓣为 2.6% 患者/年，ST. Jude 瓣为 2.0% 患者/年，Carbo-Medics 瓣为 2.2% 患者/年。④心瓣膜置换的部位：主动脉瓣置换术后栓塞率最低，为 0.74%~2.3% 患者/年；二尖瓣置换术后约为前者的 2 倍，为 1.3%~4.0% 患者/年；双瓣膜置换术栓塞率与二尖瓣置换相似或更高，约 4.0% 患者/年。⑤其他：如心房颤动、巨大左心房及左心功能不全等均是栓塞发生的危险因素。如出现瓣膜音质变钝，出现心力衰竭、偏瘫、失语、肢体动脉栓塞疼痛等症，要复查凝血酶原时间及活动度，如确诊有血栓形成，要增加抗凝药剂量。

抗凝期间外伤与手术的处理 一般外伤性出血，不要轻易停用抗凝药。如遇大出血或急症手术，立即停止抗凝，静脉注射维生素 K_1 20mg 后手术。择期手术患者，术前停止抗凝两天，待凝血酶原时间接近正常再手术，术中仔细止血，术后 24~48 小时再重新抗凝。

(徐志云 白一帆)

xīnzàng bànmó zhìhuànshù hòu rènshēn yǔ fēnmiǎn

心脏瓣膜置换术后妊娠与分娩 (pregnancy and childbirth after heart valve replacement)

随着现代医学的进步，心外科及产科技术的发展，越来越多患有心脏瓣膜疾病的女性在接受瓣膜

置换术后可以成功妊娠分娩。但妊娠期间特殊的生理状态使得这部分妇女的妊娠风险远高于正常妇女。

心脏瓣膜置换术后妇女妊娠时机选择和孕期监护 在中国，风湿性心脏瓣膜病是心脏瓣膜置换的主要病因。先天性心脏病瓣膜缺损也是心脏瓣膜置换的原因之一。风湿性心脏病主要累及 40 岁以下人群，且最常见的风湿性左房室瓣狭窄在中国患者群中有 2/3 的患者为女性，对于这部分妇女来说，面临的一个很大问题就是如何能成功妊娠并顺利分娩。一般认为，心脏瓣膜置换术后患者心功能恢复需要 1~2 年时间，故在术后 2 年左右妊娠为好。先天性心脏病术后如果生活正常，活动时无气短发绀，心功能维持在 Ⅰ~Ⅱ 级，能够安全渡过妊娠期。而后天性心脏病患者，心脏术后心功能改善达 Ⅰ~Ⅱ 级，术后无并发症及心脏增大者，可考虑妊娠，一般认为使用生物瓣膜最好在换瓣术后 2 年左右，机械瓣膜置换后则需要 2~3 年。在妊娠期间进行心脏瓣膜置换的手术，虽然没有母体死亡，但围生期流产率达到 25%。心脏瓣膜置换术后妇女，一旦确诊妊娠，就要进行必要的母儿监护。妊娠期血容量至孕 6~8 周开始增加，血容量的增加会对瓣膜置换术后妇女心功能造成不利影响，故从孕 6 周开始就应密切注意孕妇的心功能变化，定期行超声心动图检查。至孕 32~34 周血容量达到高峰，较妊娠前增加 30%~45%。此时，孕妇发生心力衰竭的概率大大增加，故更应严密监测心功能变化，并及时做出正确的评估。一旦发现异常，及时采取治疗措施。随着妊娠期的延长，患者心功能呈

下降趋势，合并妊娠高血压综合征时更明显，因此妊娠期心功能达到Ⅲ级以上，就应住院观察及治疗。随着妊娠后期血容量的增加，孕妇可能会出现水钠潴留及电解质紊乱，故应定期检查，并根据检查结果及时给予调整。孕妇还应注意充分休息，预防感冒及感染，科学饮食，加强营养，补充适当维生素及钙，避免体力活动，定期行无应激试验和B超检查，密切监护胎儿宫内发育情况。

妊娠期间抗凝方案的选择

由于机械瓣膜的置入，患者需要终生持久的抗凝治疗。对于机械瓣膜置换术后准备妊娠的妇女来说，妊娠所引起的一系列生理变化，如血液高凝状态、妊娠后期血容量的升高等都为妊娠期抗凝方案的选择带来新的挑战。目前主要的抗凝剂有口服抗凝剂及皮下注射肝素两大类。口服抗凝剂以华法林为代表，它在孕期保护母体方面优于肝素，但其相对分子质量小，可以自由通过胎盘屏障，容易导致香豆素胚胎病。香豆素胚胎病是一种常染色体显性疾病，主要表现包括：胎儿鼻发育不良、骨骺脱落、视神经萎缩、小头畸形及神经发育迟缓，对妊娠期影响最大的是在孕6~12周。其次，华法林能在胎儿体内过度抗凝，导致胎儿各器官出血，特别是脑部，出生后表现为中枢神经系统异常、智力低下、失明、痉挛状态和癫痫发作。相比之下，肝素的分子颗粒较大，不易通过胎盘屏障，不易导致胎儿畸形的发生。鉴于肝素和华法林两种抗凝剂各自的优缺点，目前国际上对于妊娠期抗凝剂的选择无统一意见，有研究对比了整个妊娠期间使用口服抗凝剂和妊娠早期使用肝素、中晚期使用口服抗凝剂

的两组患者的妊娠结局，两组均无香豆素胚胎病及母体死亡的发生。对比资料中两种抗凝方案对胎儿的风险相差不大（两组都无胎儿死亡），提示整个孕期包括孕早期使用口服抗凝剂的方案是可行的。此外，对于母体而言，妊娠早期使用肝素的妇女血栓并发症增加，说明了华法林在母体的保护方面强于肝素。也有研究显示虽然口服抗凝剂在保护母体方面强于肝素，但会造成胎儿畸形及其他不良反应，建议整个孕期都使用口服抗凝剂的治疗方案适用于存在高风险血栓栓塞的妇女。国内目前抗凝方案的选择一般为：孕早期及36周后停用华法林可以减少死胎及胎儿畸形的发生。但近年来也有研究显示：心脏瓣膜置换术后妊娠妇女，在孕早期用肝素代替华法林的抗凝治疗并不能减少胎儿不良结局的发生率，对于其是否会增加母体血栓性疾病的发生率目前该分析尚不能得出结论。该分析认为，整个孕期口服小剂量华法林抗凝治疗，分娩前停用华法林改为肝素是可行的方案。妊娠不良结局可能与华法林的剂量有关：华法林剂量>5mg/d对妊娠结局影响较大，而小剂量华法林相对安全。

分娩方式的选择

孕妇一般在预产期前2周入院待产，选择最佳时机计划分娩，若在妊娠期间出现胸闷、气短等并发症应及时入院治疗。国内资料大都主张采用剖宫产结束分娩，因为经阴道分娩时血流动力学的改变，产程难以控制等因素加重患者的心脏负担同时也会对新生儿造成不可预计的损伤。而麻醉状态下剖宫产可降低周围血管阻力，降低心脏负担，镇痛完善，极大地缩短产程，还能按照需要调整抗凝

剂的使用剂量，对于术中出血也能较好处理。另外，对于一些合并妊娠高血压综合征、胎儿窘迫、凝血障碍的产妇，应积极主张采用剖宫产结束分娩。

产褥期的常见并发症处理及护理要点

出血、感染及血栓栓塞是产褥期的常见并发症，极易诱发心力衰竭，应重点防治。换瓣术后的产妇本身即存在发生血栓栓塞和出血的危险，在产前或产后由于抗凝剂使用不当或调整剂量不理想等因素，更加容易发生出血和栓塞，威胁产妇生命。因此，对换瓣术后的妊娠妇女，在产前、产后要合理使用抗凝剂，孕期采用口服抗凝剂者，可在孕38周或预期分娩前24~72小时改用肝素抗凝；如从阴道分娩，则在预产期前24~48小时停止抗凝，剖宫产在术前24~72小时停止抗凝。停用抗凝药物后仍需监测凝血酶原时间，如未接近正常，则于术前或产前4~6小时静注维生素K，术后或产后24小时要迅速恢复抗凝剂的应用，开始用药36小时后即进行APTT的监测，并注意及时调整剂量，使APTT达到正常对照值的2~2.5倍，整个产褥期都要在APTT监控下进行抗凝治疗。在产后恢复抗凝的同时，还需密切观察子宫收缩及阴道出血情况，注意有无出血倾向及血栓形成并及时采取治疗措施。产前及产后均需使用抗生素预防感染。

母婴结局

尽管心脏瓣膜置换术后合并妊娠存在较大的风险，对母体而言主要有孕期血栓形成、心力衰竭发生及产时产后出血等危险，对于胎儿主要有早产、死产及畸形的风险，目前国内外对上述风险发生概率尚无具体的统计数据，但结合大量的临床资料来看，如果能成功把握孕期监护、

合理抗凝、产后护理几个重要环节，成功妊娠及分娩的概率仍然较高。

（徐志云　白一帆）

bìshì èrjiānbàn jiāojiè kuòzhāng fēnlíshù

闭式二尖瓣交界扩张分离术

（closed mitral valve boundary separation technique）　非体外循环下扩开狭窄二尖瓣的一种手术。作为最早开展的心脏手术，在心内直视手术开展前，该技术拯救了许多风湿性二尖瓣狭窄患者的生命，尽管20世纪70~80年代逐渐被球囊扩张术取代，但仍有必要做一介绍。闭式扩张分离术可分为左径和右径两种。其手术适应证和禁忌证同经皮球囊二尖瓣导管扩张术，一般采用左径闭式扩张术。但左心耳过小或慢性房颤、有栓塞史及左径扩张后再狭窄的患者，则选用右径路。

手术方法　包括以下几种。

左径闭式二尖瓣交界扩张分离术　取左胸前外侧切口，由第4或第5肋间进入胸腔，在左膈神经前1~2cm平行切开心包，充分显露心尖和左心耳。探查心脏，注意左心耳大小，估计是否可通过术者的示指。分别在心尖处和左心耳处，用3-0聚丙烯线，做两个同心外向荷包缝线，套入Rumel止血器备用，用剪刀剪除心耳顶端，剪断心耳腔内肌小梁，以免阻碍示指伸入。剪去术者示指上的大部分手套，用3%碘酊涂抹，干燥后再用75%酒精脱碘两次，然后用含3.8%枸橼酸钠溶液纱布湿润示指。助手冲洗心耳切口，松开心耳钳和荷包缝线，让少量血液涌出后，术者的示指伸入左房，收缩荷包缝线，心房内探查以明确瓣上有无反流及其程度、瓣叶活动度及柔软性，有无

瓣膜钙化和附壁血栓，如手指能通过瓣孔，则迅速感知瓣下结构状况，但不宜堵塞瓣孔过久。扩张器扩张分离瓣叶交界：①由助手切开左心尖荷包中心部的心肌，扩张器头部穿透后插入左室腔。②术者左手接过扩张器，沿流入道推送扩张器，然后术者的示指伸入左室，引导扩张器头部进入左房，并使撑开架柱朝向前外角和后内角。左手施力于扩张器的把手部，使撑开架张开，并施压于交界粘连处（图1）。放松把手部，使撑开架在原位闭合，然后退出左心室。③心房内的示指探查分离程度和有无反流，如无反流喷射，则转动扩张器把手部的螺丝轴，调节到需要撑开架再次张开的尺寸，重复上述步骤再行扩张。④一般采用分次扩张，第一次扩张幅度为2.5cm，根据体重和有无反流等局部情况，依次扩至3~3.5cm。⑤扩张完毕，放松左心耳荷包线，示指退出左心房，此时，应让适量血液随示指溢出，再收紧荷包线并结扎。用心耳钳轻夹心耳，结扎荷包缝线，并靠心耳基部处，加用3-0的涤纶线结扎。结扎心尖荷包线，并以间断褥式加垫片缝合2针加固。

右径闭式二尖瓣交界扩张分离术　做右胸前外侧切口，第4肋间进入胸腔，切开心包，充分显露房间沟，用无创钳提起切口前缘的右房边缘，解剖房间沟达底端，分别于上下相距1cm做长约2cm和0.8cm切口，上方切口处做两圈荷包缝合，内圈的直径应大于术者示指根部直径，其缝线两端套入Rumel止血器；再作下方切口的荷包缝线，内圈的直径则应大于右径扩张器头部的直径。用无创钳提起上方切口的前缘，用小圆刀片切开内圈荷包中

的左房壁，左示指对准切口，逐渐转进，使整个示指进入左房。示指进入左房前的准备和进入后探查的要点与左径者相同。术者右手持扩张器，从下方切口插入左房后，在示指尖引导下插入瓣口（图2），如同左径法逐步扩开粘连的交界。扩张完毕后，先退出扩张器，再退出示指，分别结扎两个切口的荷包缝线。

术中评估扩张的效果　除按扩张器的刻度，手指感觉扩开的程度和有无反流评估外，尚可用在心脏表面或经食管放置超声检查的探头观察有无反流；或分别测量左房和左室的压力评估二尖瓣的跨瓣压差。

主要并发症　包括以下几种。

术中大出血　术中大出血的常见部位是左心耳、左心房或心尖部。左心耳或左心房出血，如能注意心耳上的荷包缝线圈够大，切开时不切断荷包线，手术插入时轻巧顺当，不撕裂组织，遇组织脆弱时用无创针线做双重荷包缝合，可避免左心耳撕裂出血。此外，扩张器头部送入瓣上过多也可能使左房破裂。心尖出血，常见于荷包线断裂，做切口时避免切断可以防止。

防止腱索、乳头肌及瓣叶撕裂　腱索、乳头肌撕裂见于撑开架扩张瓣膜后未及时闭合，呈张开状态退向心室，钩住腱索所致。有时可单独发生腱索断裂，或合并乳头肌及瓣叶撕裂，出现严重的二尖瓣关闭不全。有上述损伤时，应立即改做直视手术。

体循环栓塞　脑栓塞的处理，以非手术治疗为主，部分患者可采用手术摘除栓子。处理周围循环部位的栓塞，因部位不同而异，大、中血管的栓塞宜及时摘除栓子。

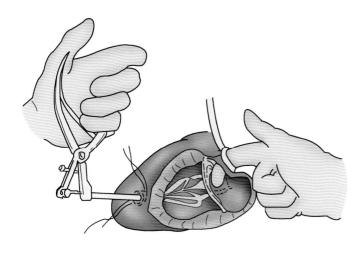

图 1　左径闭式二尖瓣交界扩张分离术

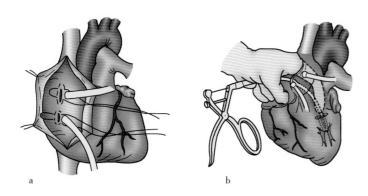

图 2　右径闭式二尖瓣交界扩张分离术

心力衰竭　常见原因为：①手术造成或加重二尖瓣关闭不全，引起左、右心衰竭。②术前心力衰竭或心功能较差的患者，未予合理治疗，手术后左心室不能承担新增加的容量负荷。③狭窄扩开不满意。处理措施主要应用强心利尿剂。严格限制补液量。如低血压和心力衰竭，由瓣膜机械因素引起，狭窄未满意解除或合并关闭不全者，非手术治疗无效，应考虑做直视成形或换瓣手术。

心律失常　闭式扩张术并发心房颤动的发生率比其他心脏手术为高。其原因与手术创伤或狭窄扩开不满意有关。创伤反应过后可能自动消失，或应用复律治疗。

（韩　林）

jīngpí qiúnáng èrjiānbàn dǎoguǎn kuòzhāngshù

经皮球囊二尖瓣导管扩张术

（percutaneous mitral balloon valvuloplasty，PMBV）　应用特制器械扩开狭窄二尖瓣的介入疗法。井上（Inoue，音译）等1984年首先提出。随着技术和设备不断进步，因其良好的安全性、有效性，即时、短期、中长期治疗效果好的优势，逐渐取代闭式或直视二尖瓣分离术，成为二尖瓣狭窄（mitral stenosis，MS）的主要治疗措施之一。又称经皮二尖瓣球囊成形术。

手术适应证　①有症状（心功能 NYHA Ⅲ～Ⅳ级）的重度 MS（二尖瓣面积≤1.5cm²）患者，瓣膜形态良好，无左房血栓或中重度二尖瓣关闭不全。②无症状的重度 MS（二尖瓣面积≤1.0cm²）患者。③二尖瓣面积>1.5 cm² 患者，如有以下情况之一均应考虑 PMBV：a. 有症状。b. 血流动力学异常，肺动脉收缩压>60mmHg、肺动脉楔压>25mmHg 或二尖瓣跨瓣压>15mmHg。④对于患有 MS 的孕妇，出现持续呼吸困难或肺动脉高压经药物治疗无缓解，可考虑妊娠 20 周后在腹部、盆部有效防护下或 TEE 下行 PMBV 治疗。⑤重症二尖瓣狭窄，手术风险大或存在禁忌证者，尽管有钙化或左心耳血栓存在，建议 PMBV 作为姑息治疗。

手术禁忌证　①左心房有血栓，经华法林抗凝治疗 3 月后经 TEE 检查仍没有消失者。②合并有中重度二尖瓣关闭不全，或瓣膜有钙化。③合并严重的主动脉瓣或三尖瓣疾病、合并冠心病需旁路移植手术者。

手术方法　经右股静脉穿刺插管，行右心导管检查，观察各部血氧饱和度、肺动脉压、肺毛细血管楔压以及测定心排血量，再行右心房造影，观察三尖瓣环、左心房及主动脉根部的相对解剖关系。穿刺股动脉，送入 5F 猪尾导管，测量主动脉及左心室压力以及血氧饱和度，再作左心室造影，观察二尖瓣有无反流，然后将 5F 猪尾导管后退至降主动脉，作为监测血压用。经右股静脉送入布洛肯波卢（Brockenbrough）穿刺针，穿刺房间隔。穿刺成功后，用 14F 扩张器扩张股静脉穿刺孔和房间隔穿刺孔，然后经导丝送入球囊导管（Inoue 球囊导管系统），在荧屏连续监视下充胀球囊扩张二尖瓣口。扩张结束后，如心尖部舒张期杂音消失或明显减弱，左心导管检查左心房平均压≤11mmHg，二尖瓣压差≤18mmHg，TEE 检查二尖瓣口面积≥2cm²，提示治疗成功有效。

手术疗效　经皮球囊二尖瓣扩张术的急性并发症和中、远期结果取决于多方的因素：包括年龄、NYHA 心功能分级、狭窄的严重程度和肺动脉压力，但是二尖瓣狭窄的病变程度是影响结果的最重要因素。瓣叶钙化与纤维化增厚，因瓣下结构病变和钙化的交界使瓣叶活动度差的患者，其急性并发症发生率高，再狭窄率也高。相反，二尖瓣结构基本正常的患者其成功率高，术后3~7 年无事件（无死亡、二次介入或瓣膜置换）生存率为50%~65%，瓣膜条件好的可达80%~90%，90% 的患者可保持心功能Ⅰ~Ⅱ级，更长期的随访中，10 年无事件生存率为61%~79%，15 年为43%；瓣膜条件好的则分别可达88% 和60%。术后瓣膜再狭窄（二尖瓣面积≤1.5cm²，或较术后减少50% 以上）是 PMBV 成功后远期功能恶化的主要原因，与联合部再融合和瓣膜下结构增厚/退行性改变有关。多于术后5 年开始出现进行性恶化，发生率与术前瓣膜结构、术后二尖瓣面积和随访时间有关。有研究报道，再狭窄发生率为15%（5 年）、30%（10 年）和56%（15 年），瓣膜评分较低的分别为8%（5 年）、15%（10 年）和35%（15 年）。

手术并发症　大组病例报道，经皮球囊二尖瓣扩张术后死亡率为1%~2%，但随着经验的增加，死亡率应该能降至1% 以下。经皮球囊二尖瓣扩张术最常见的并发症是引起二尖瓣关闭不全。因严重的二尖瓣关闭不全需要在同一医院行二尖瓣置换术的患者约为

3%。残余的房缺在球囊扩张术后的发生率为20%~87%，左向右分流是扩张术操作中穿过房间隔的后遗症。它更易发生在跨瓣压力降低不理想的患者，因其左房高压持续存在。分流率大于1.5:1 的仅有3%~5%，许多房间隔缺损的分流率小于1.4:1，并在扩张术后数月消失。其他少见的并发症包括：心室穿孔（0.5%~4%）、跨房间隔穿刺引起的并发症（1%）、栓塞事件（1%~3%）、心肌梗死（0.3%~0.5%）及心律失常等，这些并发症的发生已随着术前 TEE 使用和球囊导管设备与技术的改进而明显下降。

（韩林）

zhíshì èrjiānbàn xiázhǎi chéngxíngshù

直视二尖瓣狭窄成形术（visualized valvuloplasty for mitral valve stenosis）　体外循环下修复二尖瓣病变的手术。以往认为风湿性二尖瓣狭窄成形困难，远期效果差，只是对一些早期病变行直视二尖瓣交界切开术。但近十年来，随着成形技术的成熟，一些风湿性心脏病发病率高的国家也开展了针对二尖瓣狭窄病变的病理特点的成形技术。成形手术的比例逐年升高，而且取得较好的近期效果，但仍存在比较高的再手术率。在中国目前仍然以二尖瓣置换术为主，以免二次手术，增加手术风险和经济负担。风湿性二尖瓣狭窄的病理改变涉及整个二尖瓣装置，因此其成形手术包括瓣叶、瓣下腱索和乳头肌等综合修复，针对各个部位的病理特点运用不同的技术。常用的成形技术包括以下几种。

瓣叶成形技术　①交界切开术：这是最常用的技术，曾经以直视下交界切开术替代闭式扩张

术。切开左房后，显露出二尖瓣叶交界区后，在交界下方水平放置一把直角钳提起交界区，用刀片切开粘连、融合的交界直至瓣环2~3mm 处（图1a）。定位交界区是手术成功的关键，大部分患者的交界融合是由增厚组织形成的一条沟带，其颜色和组织结构与邻近的瓣叶均不相同，风湿性病变交界融合增厚严重造成精确定位困难，交界下方的交界腱索可提供重要的标志。因交界腱索发自乳头肌，呈辐射状连于前后瓣叶。一旦明确了交界区，拉紧前后瓣叶及相邻的腱索，用刀片一边小心分次切开融合的交界，一边证实连于腱索上的前后瓣叶各自的边缘，交界线通常呈轻度的前弯，并非直接对向两侧。②瓣叶削薄和钙化剔除：纤维化增厚的瓣叶组织活动度差，尤其是钙化部分妨碍瓣叶的活动。用小圆刀片小心削除心房面增厚的瓣叶，由于纤维化瓣叶累及全层，没有界限，因此只要瓣叶柔软性和活动度改善即可；对于钙化斑，用有齿镊或梅花镊钳夹钙化组织，无法完整取出的，可以夹碎后逐粒取出，可以完全去除钙化组织，如造成瓣叶缺损的，可以用自体心包组织修补。③瓣叶加宽：由于瓣叶的纤维化引起瓣叶卷缩，使瓣叶对合不佳，可以用自体心包瓣加宽。上提前后瓣叶，根据瓣缘对合情况确定和估算瓣叶加宽的部位、大小，常在瓣叶的透明部切开，量取需加宽的高度和长度，然后裁剪心包组织，可以直接用心包加宽，或用戊二醛处理后的心包组织，后者处理固定会引起挛缩，因此裁剪时面积比实际要大，用5-0 聚丙烯线连续缝合（图1b）。

腱索和乳头肌成形技术　①切开融合的腱索与乳头肌结构：

融合的腱索与乳头肌限制了瓣叶活动，由于腱索和乳头肌病变复杂，手术处理应根据瓣叶的活动度确定，对限制或牵拉瓣叶的腱索或乳头肌用尖刀片劈开（图2），如瓣下主腱索融合，可在融合的腱索做倒三角形切除，切开乳头肌不宜过深，以防造成左室破裂，对切开的乳头肌创面最好用心包片缝补，防止术后因左室收缩使创面扩大而引起左室破损。②人工腱索：如腱索明显缩短，可游离切除相应的腱索，应用4~5-0膨体聚四氟乙烯（PTFE）带垫片褥式缝合穿过乳头肌，不进行打结。然后缝线的两端缝合脱垂的瓣叶边缘，采用腱索长度测定器或以相对应后瓣叶区的腱索长度为参照确定人工腱索的长度，然后用钛夹轻轻固定，左心室注水，观察前瓣叶关闭情况，调节至合适长度，注水未见有反流，最后在瓣叶上打结（图3）。

瓣环成形技术 二尖瓣狭窄二尖瓣瓣环常不扩大或扩大不明显，然而其常常合并有二尖瓣关闭不全，这类患者成形术后应缝置成形环，成形环的选用和使用方法见二尖瓣关闭不全。完成各种成形操作后，应用冲洗球向左室内注水检查，观察瓣叶的活动度、对合情况，如果有反流的话，应该做局部调整，直至满意为止，开放主动脉心脏复跳后，体外循环停止前，应用术中TEE评价二尖瓣关闭情况，在正常心脏收缩和血压情况下，可通过测量左房和左室舒张末压即左房-左室压力阶差得以证实狭窄纠正的情况。大部分患者，压力阶差为2~4mmHg，在一些瓣叶僵硬的患者，残余阶差4~5mmHg是可以耐受的，但几年后可能因瓣叶纤维化和钙化的发展而需行瓣膜置换手术。如果残余压力阶差大于4~5mmHg，应放弃交界切开，改行瓣膜置换术。

（韩 林）

èrjiānbàn chéngxíngshù

二尖瓣成形术（mitral valvoplasty）

修复病变的二尖瓣的手术。瓣膜不同部位不同病损情况有多种技术运用于成形手术，但瓣膜成形术的基本原则为：①保留或恢复瓣叶正常的启闭功能。

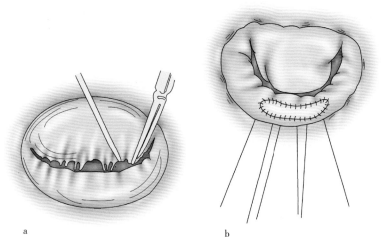

图1 二尖瓣瓣叶成形

a. 瓣叶交界切开；b. 心包片瓣叶加宽

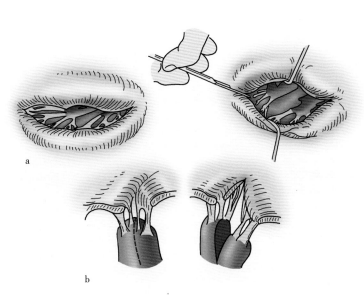

图2 腱索劈开

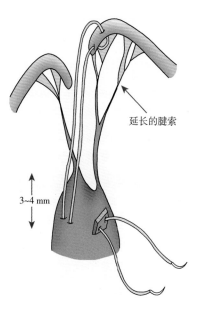

延长的腱索

3~4 mm

图3 人工腱索

②造成尽可能大的瓣叶接触面。③重塑并固定瓣环。

基本方法 ①手术切口：除常规的胸骨正中切口外，应该微创小切口下二尖瓣成形手术的比例逐年提高，尤其是在胸腔镜辅助下或达芬奇机器人技术的应用后，胸骨下段小切口和右侧胸部小切口下均能很好地显露二尖瓣。②二尖瓣显露途径：显露二尖瓣常用的切口有房间沟切口、房间隔切口和房间隔联合左房顶部切口，后者可以很好地显露二尖瓣，因此对于左房小、成形比较复杂的病例可以选择这种切口。③二尖瓣装置探查：对于二尖瓣成形患者，麻醉诱导后均应常规放置TEE，了解瓣膜病变情况并能初步计划选择修复技术，由于在麻醉状态下，心脏前后负荷和瓣膜启闭力量受影响，因此此时瓣膜反流量减少。进入左房后，应根据术前提供的检查结果，认真探查瓣叶和瓣下结构损害情况，明确病损部位、类型以及瓣环扩大和形态、有无钙化、纤维增生等，用注水球充盈左心室，观察反流部位，从而明确成形的部位和运用的成形技术。④术中测试：术中采用注水法和心脏复跳后TEE检查二尖瓣成形的效果。成形完成后，用冲洗球经二尖瓣瓣口向左室注水，使左心室充分充盈后，观察二尖瓣前后瓣叶对合情况，如发现有水柱向左房涌出，那么可以判断该处瓣膜对合不佳，需要调整。二尖瓣成形应常规放置TEE，心脏复跳后，待心肌收缩有力，左室充盈，主动脉血压恢复至术前水平后，检查二尖瓣是否有反流，应该注意的是，在麻醉状态或心脏脱离体外循环机前，二尖瓣反流量比平时状态要小，因此如果有轻度反流的患者，需

再次阻断修复。

成形技术 包括以下几方面。

瓣环成形技术 恢复或固定二尖瓣瓣环结构是二尖瓣成形的基本要素之一，因此成形环不仅用于修复瓣环扩大引起的二尖瓣关闭不全，而且应用于其他病损修复后能固定瓣环减小瓣叶活动张力，提高远期疗效。有文献报道，应用成形环的患者其远期瓣膜再反流发生率为没有使用成形环的1/5，成形环在瓣膜成形中的重要性已得到普遍认同（图1）。

后瓣成形技术 二尖瓣后瓣腱索延长或断裂导致的二尖瓣脱垂占原发性二尖瓣关闭不全的70%。采用后瓣脱垂部分瓣叶矩形切除技术，其修复成功率在95%以上，近远期临床效果良好。二尖瓣后瓣叶脱垂瓣叶矩形切除是二尖瓣修复术一个关键的技术。上提后瓣脱垂的瓣叶段，确定左右正常腱索附着点，用剪刀向瓣环方向垂直切开，然后沿瓣环切除瓣叶，如果切除瓣叶宽度小于2cm，而且左右瓣高小于2cm，可以用5-0聚丙烯线间断缝合瓣叶，瓣环处8字缝闭（图2）；如果左右瓣高不等，游离瓣高高的一侧瓣叶与瓣环的附着，连续缝合瓣

环与瓣叶，调整瓣高与对称相等，再间断缝合瓣叶（图2）；如果切除瓣叶宽度大于2cm，或切除后的瓣叶高度大于2cm，则应采用滑行技术，即分别切开两侧瓣叶与瓣环附着，长度约2cm，然后用5-0聚丙烯线连续缝合两侧的瓣叶与瓣环，两侧距离相等，再间断缝合瓣叶，这种技术可以有效地避免了因后瓣高度过高或瓣环缺损过多而缝合折叠过多导致的收缩期前向活动（SAM）现象（图2）。对于脱垂范围小的后瓣叶也可以采用三角形切除法。上提后瓣脱垂的瓣叶段，确定左右正常腱索附着点，用剪刀向瓣环方向斜向切除瓣叶，瓣环处瓣叶不切除，然后用5-0聚丙烯线间断缝合瓣叶。

前瓣叶修复技术 前瓣叶脱垂的病理损伤较后瓣复杂，修复难度大，前瓣叶在瓣膜关闭中起了主要作用，简单的瓣叶切除或折叠缝合均不宜用于前瓣修复，其技术要求必须精确，因此其成功率在80%左右。目前用于前瓣修复的技术包括腱索缩短术、人工腱索、腱索转移等。①腱索缩短术：这是卡尔庞捷（Carpentier）最早应用于矫正前瓣腱索延

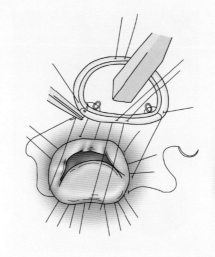
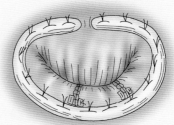

图1　成形环缝置方法

长的技术。缩短腱索的方法是：对称地劈开乳头肌，用钳子夹住要缩短的腱索，按准备缩短腱索的长度，将其折叠后嵌入劈开的乳头肌内，以此决定缝线在乳头肌上进针点与出针点，用 2-0 无创伤线，套绕延长的腱索，并缝合环绕乳头肌后结扎（图 3）。但该技术手术后远期易发生腱索断裂，再次手术率高，此方法现已少使用。②腱索转移技术：将正常腱索转移到由于腱索延长或断裂造成的脱垂节段，通常是将前瓣叶脱垂区域对应的后瓣叶区连同其附着腱索游离下来，缝合到脱垂的前叶节段，修复后瓣的步骤同矩形切除法，因该方法使用正常的自体腱索来支持前瓣叶，无需进行复杂的测量和计算以确定合适的腱索长度，但该技术需要对两个瓣叶进行手术（图 4）。③人工腱索移植术：中野（Nakano，音译）等应用膨体聚四氟乙烯缝线作为人工腱索，修复断裂前瓣叶腱索，是修复前瓣脱垂最常用的方法。应用 4~5-0 膨体聚四氟乙烯缝线带垫片褥式缝合穿过乳头肌，不进行打结。然后缝线的两端缝合脱垂的瓣叶边缘，采用腱索长度测定器或以相对应后瓣叶区的腱索长度为参照确定人工腱索的长度，然后用钛夹轻轻固定，左心室注水，观察前瓣叶关闭情况，调节至合适长度，注水未见有反流，最后在瓣叶上打结（图 5）。圈环（Loop）技术是人工腱索新技术，其是用两根 5-0 的聚丙烯牵引线或小神经拉钩将瓣膜拉入左心房，找到病变腱索，用特制的腱索测量卡尺测定病变腱索邻近相对应的正常腱索的长度，然后固定卡尺的两臂。取 5-0 膨体聚四氟乙烯（高泰克斯，Gore-Tex）缝线等长绕过卡尺的两臂，打 3~4 个结，再将两针穿过垫片，即制成单根腱索环，缝针穿过硬质垫片绕卡尺一圈再穿过垫片，和另一根线打结，做成第 2 根人工腱索环。以此方法，可以做成多根人工腱索环。完成整个人工腱索环的制作约需要 5 分钟。应用时，于乳头肌测量点下 3~4 个线结的位置穿过乳头肌，将预制人工腱索环移植于病

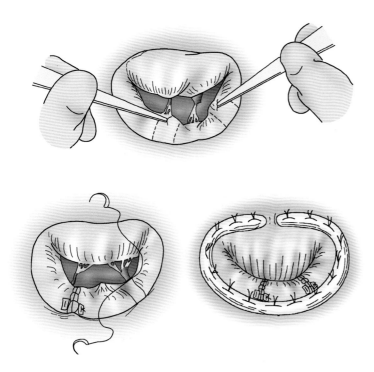

图 2　后瓣叶矩形切除

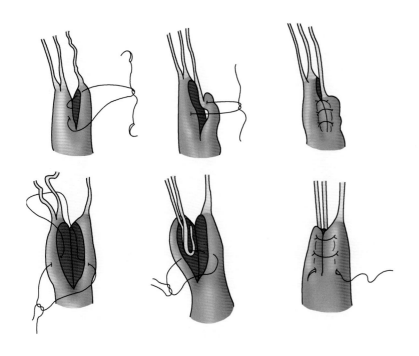

图 3　延长腱索修复技术

变腱索的位置，于对侧再次穿垫片打结，重建二尖瓣瓣环和乳头肌之间的连接（图6）。

交界区脱垂修复　交界区脱垂可以直接切除后缝合，也可以采用交界成形术。即将病变的瓣叶用聚丙烯线直接褥式缝合与相对应交界区瓣环上（图7）。

双孔技术　又称缘对缘技术或 Alfieri 技术。将前瓣叶和后瓣叶瓣缘中点用涤纶线行褥式或8字缝合在一起，形成了双孔二尖瓣，缝合后应确定两孔直径在2cm 以上，如果过小的话不宜采用（图8）。该技术简单易行，据10年的临床随访显示，其临床效果良好，可应用于前瓣脱垂、双瓣叶脱垂以及瓣环扩大的缺血性二尖瓣关闭不全，可以用于矫正因成形术后产生的收缩期前向活动（SAM）。目前的主要观点是双孔技术用于轻度的前叶脱垂或成形后测试有轻度反流，介入二尖瓣夹（Mitraclip）二尖瓣成形技术也是应用了该原理。

（韩　林）

zhǔdòngmàibàn chéngxíngshù

主动脉瓣成形术（aortic valvuloplasty）　修复病变的主动脉瓣的手术。主动脉瓣病变以关闭不全为主时，如果瓣膜本身病理改变不十分严重，主动脉瓣成形术往往是一个很好的选择。近年来，成形术越来越受到重视，临床应用报道增多，尽管手术技术似乎并不复杂，但其疗效不如二尖瓣成形术。一般仅在部分合适的患者中应用，有经验的医师可以取得较好的效果。应严格手术适应证，常用手术方法主要有如下几种。

主动脉瓣叶修补术　主要适用于瓣叶穿孔、裂伤，常见于感染性心内膜炎、医源性瓣叶损伤

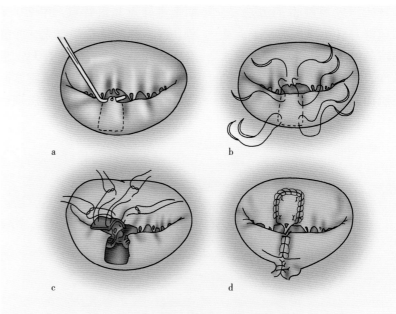

图4　前瓣叶腱索断裂的修复技术
a. 前瓣叶腱索断裂；b. 前瓣叶断裂区切除；c、d. 后瓣叶连同腱索转移至前瓣区

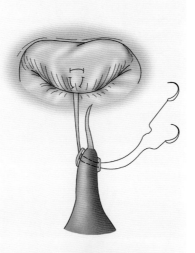

图5　人工腱索移植术

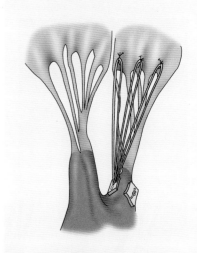

图6　圈环（Loop）技术

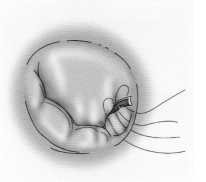

图7　交界区修复

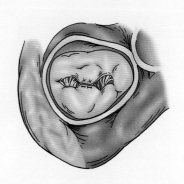

图8　双孔技术（缘对缘技术或 Alfieri 技术）

等。较小的穿孔或裂伤，可以用 5-0 或 6-0 聚丙烯线直接缝合修补；较大的瓣叶穿孔，可用自体心包片补片，如瓣叶缺损较大或瓣叶毁损较明显，或限于一个瓣叶的心内膜炎者，可以用经戊二醛短时间固定的自体心包片做单个瓣叶置换术。基本方法：先测量正常瓣叶游离缘的长度和瓣叶高度，将自体心包片修剪成半圆形的补片，直线部分为游离缘的长度，弧形部分则用 4-0 聚丙烯线连续缝合于切除主动脉瓣叶的瓣环，在交界区用带垫片的缝线加固。注意在修剪半圆形的心包片时，圆形的直径应比测量径大 4mm，以备缝合之用。

脱垂瓣叶折叠悬吊术　适用于单个瓣叶的脱垂，多见于高位膜部或漏斗部室缺引起的主动脉瓣脱垂，也可用于主动脉窦瘤所致的瓣叶脱垂。其病理改变的特征为脱垂瓣叶的游离缘过长，低于其他瓣叶的平面，导致主动脉瓣关闭不全。基本方法：将 6-0 或 5-0 聚丙烯线穿过两个正常瓣叶游离缘的中点，也即穿过主动脉瓣小体，然后将脱垂瓣叶游离缘的一侧与前述正常瓣叶小体对齐，形成两条对拢良好的关闭线，将上述聚丙烯线缝针再穿过脱垂瓣叶游离缘的对合点。这样可以判断出脱垂瓣叶过长的游离缘长度，然后再将过长的瓣叶折叠缝合到相应的主动脉壁。也可采用加固缝合脱垂的瓣叶。术毕检查三个瓣叶的对合线，并可注水测试瓣叶关闭程度。停止体外循环或在辅助循环复温过程中，经食管心脏超声检查主动脉瓣关闭状态，有无反流和反流程度。

脱垂瓣叶 V 形切除缝合术　主要适用一个瓣叶的脱垂，脱垂瓣叶的游离缘长，瓣叶也明显扩大。基本方法：用 6-0 聚丙烯线穿过两个正常瓣叶游离缘的中点，用另一无创线穿过脱垂瓣游离缘的中点向对应的主动脉壁方向牵引。然后将脱垂瓣叶的一侧游离缘与相应的正常瓣叶游离缘对合，至两个正常瓣叶游离缘的结合点，再用最初的 6-0 聚丙烯线穿过此点。另一侧瓣叶游离缘也作相同的处理。这样就可以确定脱垂瓣叶正常的中点和过剩的瓣叶游离缘。做 V 形剪除过剩的游离缘及瓣体，两侧多留残边 1.0mm，以做缝合之用。最后用 6-0 单丝线做间断缝合，术毕测试瓣叶关闭情况。

主动脉瓣环环缩术或升主动脉置换术　适用于主动脉环扩张症所致的主动脉瓣关闭不全，病理特征是瓣叶正常，瓣环有不同程度的扩大，窦管交界线有较明显的扩大，造成三个正常瓣叶对合不严或有较大的空隙，产生关闭不全。因此，环缩术既要纠正扩大的瓣环，也要纠正扩大的窦管交界线。部分瓣环轻度扩大者，仅需环缩窦管交界线。这种成形技术较复杂，效果尚不肯定，应慎重进行此法行成形术。单纯主动脉窦管交界区扩大引起的主动脉瓣关闭不全常见于合并升主动脉瘤的患者，这部分患者由于窦管交界扩大导致主动脉三个瓣叶对合不良，引起主动脉瓣中央型反流，其窦管交界区的直径远大于主动脉瓣环直径。因此，术中应先测量主动脉瓣环直径，选用小于此直径 2mm 的人造血管置换升主动脉，缝合近端时，应先将三个主动脉瓣交界固定在人造血管相应的部位，再作连续缝合。否则，易产生三个瓣交界间距显著不同而残留反流。

假性交界切除缝合或补片修建术　二叶主动脉瓣畸形常因一侧瓣叶脱垂而导致主动脉瓣关闭不全，常见于 50 岁以下的患者，对于这部分患者可以考虑行主动脉瓣成形术。但由于二叶主动脉瓣本身所存在的结构畸形以及相应的瓣叶应用变化特性，最终仍有可能会产生瓣叶钙化等病变而导致主动脉瓣狭窄。因此，存在二次手术的可能。假性交界切除缝合或者补片修补术主要适用于有假性交界一侧的瓣叶脱垂，如果切除后双侧瓣叶对合良好，则直接间断缝合处理；如果切除后对合不良，常采用三角形心包片修补。

游离缘缝线加固缝合或补片加高　主要适用于二叶主动脉瓣畸形无假性交界侧主动脉瓣叶的脱垂，用 7-0 聚丙烯线连续往返缝合脱垂瓣叶的游离缘，缝线加垫后固定在主动脉壁，起到缩短游离缘和加强边缘张力作用。也有术者采用自体心包条加高脱垂的瓣叶，心包条的两端固定在主动脉壁，以达到瓣叶对合良好的目的。

其他方法　主动脉瓣关闭不全的原因较多，其病理解剖的差异也很大，因此，成形的方法比较多。除上述的基本方法，还包括自体心包片置换主动脉瓣叶的方法，即选取形态和大小合适的自体心包，置换毁损的一叶主动脉瓣或者二叶主动脉瓣，常用于儿童主动脉瓣病变，以避免人造瓣膜的应用。二叶主动脉瓣成形术后仍然面临着再次手术的风险，因此，有术者采用自体心包片的方法将二叶主动脉瓣修补成形成为三叶主动脉瓣，也取得了比较好的临床效果。

（徐志云　韩庆奇）

三尖瓣成形术（tricuspid val-voplasty）

使三尖瓣瓣叶对合良好，以消除瓣叶狭窄或反流的手术。其成形方法主要分为瓣环成形和瓣叶成形。三尖瓣反流可分为功能性和器质性两类，临床上以功能性三尖瓣反流较为常见。对于三尖瓣反流成形的认识由来已久。20世纪60年代认为：三尖瓣往往伴随左心瓣膜病变，左心瓣膜病变得到纠正后，三尖瓣反流将会得到改善或治愈，因此无需做三尖瓣成形。随着体外循环技术的普遍开展以及左心瓣膜置换患者生存率的提高，术后三尖瓣反流的情况得到了许多人的关注，从而提出了各种成形方法。三尖瓣狭窄多为器质性病变，且症状明显，非手术治疗往往难以奏效，因此需积极行手术治疗。手术原则上应首先考虑作狭窄分离和腱索乳头肌劈开，然后行瓣环环缩等修复手术，难以修复时才行瓣膜置换术。

手术适应证 一般认为当三尖瓣反流为中度或中度以上时应在二尖瓣手术时同期考虑施行三尖瓣成形术。随着深入研究，瓣环径/体表面积$\geqslant 21\mathrm{mm/m^2}$或术前存在重度肺动脉高压的患者亦应术中行三尖瓣成形。有症状的单纯三尖瓣反流也应手术治疗。三尖瓣狭窄的患者临床症状均较三尖瓣反流患者重，对于患者出现心功能 Ⅲ～Ⅳ级、肝淤血、腹水、周围水肿、非手术治疗难于缓解者，心导管检查舒张期三尖瓣跨瓣压差>5mmHg者，或因类癌样变或黏液瘤样变性导致三尖瓣狭窄者，均应行手术治疗。

手术方法 目前常用的治疗三尖瓣反流的成形方法主要有两类，分别针对三尖瓣瓣环扩张的瓣环成形法，以及针对瓣叶病变的瓣叶成形法。

二瓣化瓣环成形术（后瓣环折叠术） 通过折叠后瓣瓣环而使三尖瓣转变为二叶瓣。其优点是特别适用于缺乏后瓣瓣叶组织的三尖瓣病变的修复；缺点是没有处理右心室游离壁其余部分扩张的三尖瓣环。具体方法主要有以下三种：①穿过后瓣环的两个8字形缝合（Kay法）（图1）。②两个带垫片褥式跨越缝合（Reed法）（图2）。③沿后瓣环做1～2排带垫片褥式缝合，有时也可同时放置1枚弹性可调节大小的成形环，这种方法较为复杂，应用尚不广泛。

De Vega 瓣环成形术及改良

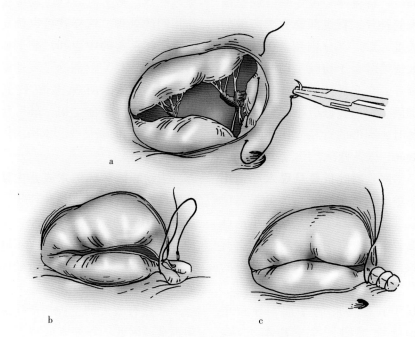

图1　后瓣环8字形缝合法（Kay法）

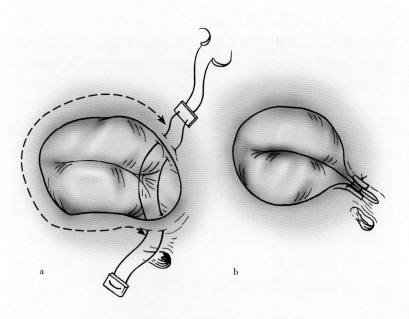

图2　后瓣环带垫片褥式缝合法（Reed法）

De Vega 瓣环成形术 是一种应用较普遍的技术，历年来还有许多改良的方法出现。通常用 2-0 聚丙烯线带垫片双头针，第一道缝合从前隔交界开始，沿前瓣环和后瓣环顺时针方向，3~5mm 间距 1 针，直至刚超过后隔交界；第二道在第一道缝合线外侧 2~3mm 处，平行第一道，一般每道需缝 11~12 针，间距与深度均匀，双头针再穿过垫片，打结至瓣口能通过 27mm 测瓣器（图 3）。在此技术的基础上发展了三种改良技术：第一道缝合与前相同，第二道缝线斜行，从心房面进针至三尖瓣环出针，连续缝至后隔交界瓣环加垫片结扎，这样结扎后不易松开，称改良 De Vega 瓣环成形术（图 4）。第二种改良技术仅在前隔交界和后隔交界将瓣环折叠，既可使瓣环缩小消除三尖瓣反流，又不至于使前瓣皱缩，尽可能地保留了三尖瓣前瓣叶的面积，称节段性 De Vega 瓣环成形术（图 5）。第三种技术缝合时从前后交界开始，直至后隔交界，仅环缩后瓣环，此技术既最大限度保留了后瓣的功能，又不影响影响前瓣的功能，特别适用于以后瓣环扩张为主的轻~中度功能性三尖瓣关闭不全（图 6）。

缘对缘技术（Edge-to-Edge 技术） 又称双孔三尖瓣膜成形术。该技术借鉴了双孔二尖瓣成形手术，使三尖瓣孔转变为双孔，并结合二瓣化瓣环成形和 De Vega 瓣环成形术，纠正三尖瓣关闭不全。具体方法：首先应用瓣环成形技术以 2-0 聚酯（Ticron）带垫片缝线褥式缝合环缩后瓣环，再将环缩后的前瓣叶边缘中点与对应位置的隔瓣叶边缘以 4-0 聚丙烯线 U 形对合缝合，从而产生双孔三尖瓣（图 7）。

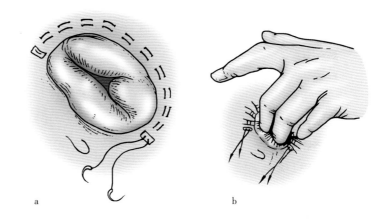

a   b

图 3 De Vega 瓣环成形术

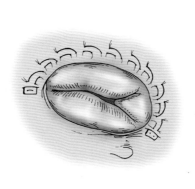
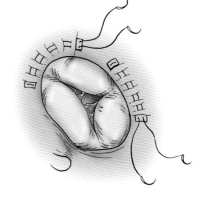

图 4 改良 De Vega 瓣环成形术 图 5 节段性 De Vega 瓣环成形术

前叶

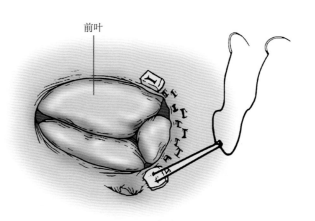

图 6 环缩后瓣环的 De Vega 瓣环成形术

人工瓣环成形术 这一技术适合于严重的三尖瓣关闭不全的矫正，尤其是伴有肺动脉高压和肺血管阻力增高的患者。人工环尺寸的选择有两种方法：①通过特制的测瓣器测量前瓣叶的面积。②用测瓣器测出隔瓣瓣环的长度，根据所测量的情况选择适当的人工环。目前最常用且被公认的三尖瓣成形环是卡尔庞捷（Carpentier）人工环，其他可用做三尖瓣成形的还有杜兰（Duran）弹性成形环和科斯格罗夫·爱德华兹（Cosgrove-Edwards）成形环。其具体方法为：从前隔交界沿前瓣和后瓣至后隔交界，以 2-0 聚酯（Ticron）带垫片缝线间断褥式缝合上述范围内的三尖瓣环，每一对褥式缝合针之间的间距和双头针的针与针之间的间距应稍宽，缝针穿过人工环时针距应稍小，这样才能有效环缩和固定三尖瓣环（图8）。

术后并发症 早期常见有暂时性或永久性心脏传导阻滞、低心排血量综合征、术后因出血再次开胸止血等并发症。三尖瓣成形术后晚期复发性三尖瓣关闭不全或三尖瓣狭窄较为常见。

（徐志云 宋智钢）

fèidòngmàibàn jíbìng de wàikē zhìliáo

肺动脉瓣疾病的外科治疗

（surgical therapy for pulmonary valve diseases） 手术治疗肺动脉疾病的方法。要根据患者的病因决定治疗方案，通俗的说，肺动脉瓣关闭不全就是由于一些心血管疾病而引起。最常见病因为继发于肺动脉高压的肺动脉干根部扩张，引起瓣环扩大，见于风湿性二尖瓣疾病、艾森门格综合征等情况。少见病因包括特发性和马方综合征的肺动脉扩张。肺动脉瓣原发性损害少见，可发生于感染性心内膜炎、肺动脉瓣狭窄或法洛四联症术后、类癌综合征和风心病。若是病情较轻的肺动脉瓣关闭不全患者，可以先不予以治疗，但一定要注意观察，做好随访工作，疾病的早期或者可以使用药物治疗。但症状明显的情况下，建议手术治疗。手术治疗肺动脉瓣关闭不全的技术有多种方式，主要根据患者的病情选择决定。手术方式主要包括肺动脉瓣膜修补及瓣膜置换术等。获得性肺动脉瓣狭窄主要病因多是在纵隔占位压迫、炎症或缩窄性心包炎等疾病的基础上继发的，也有极少数是非常严重的风湿性心脏病或感染性心内膜炎赘生物堆积导致的。风心病或感染性心内膜炎导致的肺动脉狭窄在手术治疗过程中行肺动脉瓣膜置换术，手术方法同上。而占位压迫、炎症或缩窄性心包炎导致的肺动脉瓣狭窄则主要是在内科治疗的基础上积极治疗原发病。

肺动脉瓣修补术 包括以下几方面。

手术适应证 对于肺动脉瓣膜质量尚可，瓣叶脱垂，老年性退行性病变或轻度风湿性瓣膜关闭不全，修补手术常可成功地重建瓣膜功能。

手术方法 手术均采用气管插管及静脉复合麻醉，胸骨正中切口，中度降温（28～32℃）体外循环转流，心脏停搏可应用顺行灌注冷血含钾心脏停搏液。经

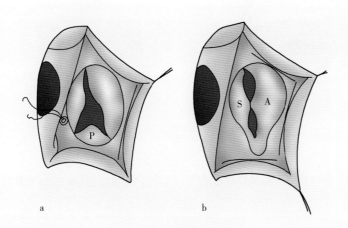

图7 双孔三尖瓣膜成形术
a. 环缩后瓣环；b. 前-隔瓣叶边缘中点对合缝合；P后叶；S隔叶；A前叶

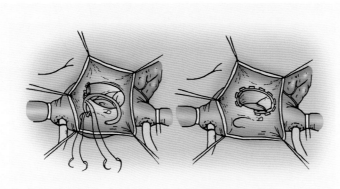

图8 人工瓣环成形术

右室流出道切口，在采取保存肺动脉瓣叶完整的情况下，沿肺动脉瓣根部切下部分肺动脉瓣至近的肺动脉瓣交界，心包补片修剪合适大小，将其缝合于原瓣环上，成形为一个较完整的肺动脉瓣和新的瓣膜结构。

手术疗效 肺动脉瓣修补术近期效果尚可，但因自体心包片存在远期钙化导致远期继发肺动脉瓣狭窄等问题，导致修补远期效果不佳，目前单纯肺动脉瓣修补在临床上应用不多。

肺动脉瓣置换术 包括以下几方面。

手术适应证 严重肺动脉关闭不全，继发右心室扩大的容积与左心室之比大于2∶1，已经引起了三尖瓣关闭不全，同时因右心室扩张合并严重心律失常，并且具有心力衰竭的表现，是及时进行肺动脉瓣置换术的时机。同时对于另外一些瓣膜畸形严重，或有增厚钙化、僵硬变，或细菌性赘生物，也需要切除瓣膜，换置人工瓣。肺动脉瓣置换术又包括原位肺动脉瓣置换及应用带瓣管道移植肺动脉瓣置换两种手术方法。

手术方法 经原胸部正中切口，中度降温（28～32℃）体外循环转流，开胸后置放上、下腔静脉插管引流静脉血流，置放股动脉或升主动脉插管做供血管道。施行肺动脉瓣手术可在心脏搏动下完成，是否阻断升主动脉应视个人经验，如需心脏停搏可应用顺行灌注冷血含钾心脏停搏液。①原位肺动脉瓣置换术：适应于单纯肺动脉瓣膜病变而肺动脉血管无病变患者。切开右室流出道、瓣环至肺动脉分叉处，探查右心室与三尖瓣，切除病变的肺动脉瓣，测量流出道、瓣环与主肺动

脉直径。一般选用大号异种猪主动脉瓣，置于邻近瓣环下方的右室流出道做间断或连续缝合固定，因为此处较肺动脉瓣环为宽，成人可应用27mm或29mm的人造瓣膜。远端与近端缝合结束后，应该详细止血，分别测量右室与肺动脉的压力，然后缝合胸部切口。②应用带瓣管道移植肺动脉瓣：适用于肺动脉瓣及肺动脉主干均有严重病变的患者。纵行切开右室流出道，切开的长度自右心室的漏斗部至肺动脉的分叉水平，详细检查右室的合并畸形，如流出道狭窄或残留的室间隔缺损，应予以疏通或修补。并切除增厚或钙化的肺动脉瓣。选用适当口径与长度的带瓣管道，一般选用异种主动脉瓣，或同种主动脉瓣管道。在远端与肺动脉吻合，在近端剪成斜形突凸状，与右室流出道吻合。

手术疗效 有报道原位肺动脉瓣置换手术死亡率在1%～3%，长期生存中90%患者心功能恢复至Ⅰ级，10年累计生存率为90%～95%，表明手术早期与晚期效果均良好。

（徐志云　余咏潮）

shùhòu èrjiānbàn qiánbànyè shōusuōqī qiánxiàng yùndòng

术后二尖瓣前瓣叶收缩期前向运动（postoperative systolic anterior motion）

在心脏收缩期，二尖瓣的一个或两个瓣叶朝向室间隔中部的矛盾运动。泰尔米尼（Termini）等在1975年第一次报道收缩期前向活动（systolic anterior motion，SAM）发生于二尖瓣修复术后。虽然现代二尖瓣修复术（MVP）后SAM发生率已减少了1/3，然而SAM的发生率仍有4%～10%，但死亡率仍在1.3%～2.0%。

病因及病理 一般认为SAM发生的原因包括三方面。①几何因素：包括瓣叶组织冗长，瓣环小，前叶移位，室间隔基底部>15mm，前叶大于2.0cm，后叶>1.5cm，前叶/后叶长度比值<1.3，二尖瓣-主动脉瓣夹角<120°，二尖瓣叶对合点-室间隔距离<2.5cm。②结构异常：包括二尖瓣黏液样变性，室间隔增厚，乳头肌移位，小左室腔，腱索异常，冗长后叶，冗长前叶。③动力因素：主要为左室腔小和高动力状态。SAM的临床表现取决于左心室流出道梗阻（LVOTO）的程度，而后者与二尖瓣和室间隔接触的开始时间、持续时间和贴紧程度有关。SAM导致LVOTO的机制主要包括：文丘里效应（Venturi effect）和拖曳效应（drag effect）。①文丘里效应：即左室流出道狭窄，血流速度加快，流出道相对负压，吸引二尖瓣前叶以及腱索前向运动贴紧室间隔。为退行性瓣膜病中MVP后发生的SAM所致LVOTO的主要机制。②拖曳效应：即由于肥厚的室间隔使乳头肌排列紊乱，当心脏收缩时，肥厚的室间隔挤压绷紧的腱索，腱索后移，而二尖瓣叶上翘前移，迫使二尖瓣叶进入血液几乎排空的左室流出道。为肥厚型梗阻性心肌病所致LVOTO的主要机制。

SAM的综合治疗策略现状 对术后SAM治疗提倡综合策略，首先行非手术治疗，即通过增加容量负荷、β受体阻断剂控制心率等措施，可以消除部分SAM；如果无效考虑手术治疗，主要包括滑行（sliding）瓣叶成形技术，瓣叶折叠成形技术，缘对缘缝合技术和圈环（Loop）成形技术。除了前面提到的治疗方式之外，

在此基础上，又出现了诸多改良的术式。萨梅尔（Samer）等提出一种称为"papillary muscle-to-anterior annulus stitches"的新技术。即两种人工腱索被植入前、后乳头肌，然后锚定到二尖瓣环中前部，以保持二尖瓣前叶在舒张晚期远离室间隔，从而防止其进入左心室流出道。该报道仅为 4 例选择性 SAM 高危患者，因此其疗效有待更大样本、更长随访验证。特鲁（Tohru）等提出了一种蝴蝶形切除术。该报道纳入 53 例后叶脱垂患者，其中蝴蝶形切除术 29 例，经典卡尔庞捷（Carpentier）技术 24 例，并报道早期、中期疗效。该研究表明，蝴蝶形切除术优于经典卡尔庞捷技术：前者术后无 SAM，随访无再次手术，后者各有 2 例和 1 例。池井优（Masaru，音译）等提出的与蝴蝶形切除术类似的沙漏形切除术，早期结果也显示安全有效。尽管 SAM 是一种相对少见的并发症，但是发生后可以导致严重的 LVOTO 和（或）二尖瓣反流，甚至威胁生命，因此需要积极采取综合治疗策略。目前二尖瓣修复的关键在于外科医师根据其病理解剖选择最佳术式。并且为了完全解除病变以取得最佳的疗效，应提倡多种术式联合应用。

（徐志云　谈梦伟）

xiǎoqiēkǒu zhíshì xīnzàng bànmó shǒushù

小切口直视心脏瓣膜手术

（mini-incision heart valve surgery）　皮肤切口小于常规手术的心脏瓣膜手术。随着手术技术、体外循环技术等不断地发展，在确保手术安全的条件下，为满足患者对于切口美容效果和减轻手术创伤，尤其是术后早期活动和康复的要求，小切口心脏直视手术已经在临床应用日益增多，在一些心脏中心，对于比较简单的心脏瓣膜病，已经常规应用小切口进行手术。大量临床报道证实小切口心脏手术的安全性与常规胸骨正中切口相似，患者出血少、术后康复快、切口美容性好。

优缺点　小切口心脏直视手术的优点已获得临床证实，但小切口心脏直视手术最大的局限性是因切口小、视野有限、有时显露手术部位不很清楚或受限、手术难度有一定的增加，特别是术前漏诊某些心脏病变时，影响手术的安全性和精确性。因此开展小切口心脏直视手术必须具备：熟练的心内直视手术技术和经验、术前诊断明确、体外循环技术操作安全。否则，将会增加手术的风险性和精准性。

开展条件　与电视胸腔镜及机器人辅助心脏手术不同，开展小切口心脏直视手术所需的器械、设备等硬件条件较低。由于无需添置大型手术辅助设备，因此几乎所有能够开展常规体外循环心脏直视手术的单位都具备开展小切口心脏直视手术的条件。具备外周血管体外循环技术能够为小切口心脏手术提供很大的帮助，但很多熟练的术者能够在小切口内完成传统体外循环的插管。因此，外周血管体外循环亦并非小切口手术的必备条件。在手术技术上，熟练掌握正中切口心脏直视手术是必需的，这有助于在狭小的空间里熟识各解剖结构并完成各项手术操作，且一旦出现意外情况，能够迅速扩大切口或转为正中切口，以保证手术的安全。对硬件条件要求低使得很多基层医院能够在力所能及的条件下开展小切口心脏直视手术，这也是该技术的重要优点之一。

常用手术器械　小切口心脏直视手术仍属于心脏直视手术，常规手术器械或加长的常规器械能够完成绝大部分的手术操作。尽管小切口心脏直视手术对手术器械没有苛刻的要求，但一些特殊或专门的器械可以很好地改善小切口的线路效果，并极大地方便狭小空间内的手术操作。很多外科医师借用胸腔镜器械进行小切口直视手术，能够有很好的效果。

常见手术入路　见常用小切口直视心脏瓣膜手术入路。

（徐志云　陆方林）

chángyòng xiǎoqiēkǒu zhíshì xīnzàng bànmó shǒushù rùlù

常用小切口直视心脏瓣膜手术入路

（operative approach of mini-incision heart valve surgery）　应用小切口行瓣膜手术时经胸壁进入心脏的途径。

胸骨上段小切口　①手术适应证：胸骨上段小切口主要适用于主动脉瓣置换术或成形术、主动脉瓣下狭窄或瓣上狭窄、主动脉根部置换术或升主动脉置换术，也适用于肥厚性梗阻性心肌病手术。但对左心室巨大或左心室功能比较差的患者，应该慎用。②切口范围：切口上至胸骨上切迹下 1.0~2.0cm，切口下至第 3 或第 4 肋间水平，锯开胸骨时下端常向右侧锯断胸骨，也可以在第 3 或第 4 肋间水平横断胸骨，但必须保护好左侧乳内动脉（图 1）。③体外循环建立：一般情况下可以经升主动脉近端插入动脉灌注管，经右心耳插入腔房引流管建立体外循环。对于初学者或升主动脉较粗短者或局部显露不佳者，可以行股动脉插管，同时作股动脉插管至右房，完全可以满足体外循环要求，应用股动脉和股静脉插管建立体外循环时，术野管道少，操作方便。④左心引流管放置：一般情况下可以经肺动脉主干插入引流管，代替经右上肺静脉插入引流管。当肺动脉引流效果不佳时，可以在主动脉根部和上腔静脉间的左房顶部直接插入左房或经二尖瓣至左心室引流管，后者在心脏复跳时可以充分引流左心室血液，防止左心室膨胀，也利于恢复心跳。⑤常规阻断升主动脉：经主动脉根部或经左、右冠状动脉开口，灌注心肌保护液，可以在心脏表面置冰屑或心包腔内置冰盐水、完成心脏直视手术后关闭主动脉切口。⑥心脏排气和复跳：小切口心脏直视手术结束后，必须确保心腔排气充分。因此，可以在术中在术野内放置二氧化碳充气，以确保在术毕术野，尤其是心腔内充盈二氧化碳气体。有利完全排气。在心肌复跳时，应防止左心室膨胀，因此，经左房顶部放置左心室引流减压管是很有效的方法。⑦完成心脏手术：完成心脏手术后常规放置右房和右室起搏导线或右室起搏导线，放置心包引流管，必要时放置右胸引流管。

胸骨下段小切口

①手术适应证：胸骨下段小切口可以适用于绝大多数心脏直视手术如房间隔或室间隔缺损、法洛四联症或三联症、双腔右心室、肺动脉瓣狭窄等右心疾病，也适用于二尖瓣成形术或二尖瓣置换术。由于这种切口较难显露升主动脉，故一般不作为主动脉瓣或主动脉根部手术的切口。②切口范围：切口上缘起始于第3肋间，下缘至剑突下方。自下而上锯开胸骨至第3肋间水平，向右侧横断胸骨，注意右侧乳动脉损伤和止血（图2）。③体外循环建立：一般情况下可以选择升主动脉插管和上下腔静脉插管建立体外循环，如升主动脉显露较差或为操作方便，可选择股动脉插管方法。④胸骨下段小切口行心内直视手术的其他方法与常规正中切口相似。

右侧胸骨旁第2肋间小切口

①手术适应证：右侧胸骨第2肋间小切口手术操作范围小，目前主要用于主动脉瓣置换手术，是老年性单纯主动脉瓣手术比较常用的切口。为准确估测升主动脉和主动脉瓣的相对位置，便于经右侧第2肋间显露主动脉瓣，术前必须常规做胸部CT检查，以评估升主动脉和主动脉瓣在体表相对应的位置。对于老年患者、升主动脉向右侧偏移的患者，手术操作更为方便。相反，则手术操作难度大。②切口范围：右侧胸骨旁第2肋间做6.0cm左右的切口进胸，切开心包后交右侧心包向上、向右牵引固定，以上提主动脉和更好地显露主动脉根部，牵引线一般经右侧胸壁穿出牵引（图3）。③体外循环建立：经右侧股动脉和股静脉插管建立体外循环，股静脉插管必须是双极管至右心房中部，左心引流管可以经右上肺静脉插入或经左房顶部插入至左心房或直接插入左心室。④阻断主动脉和主动脉瓣置换术：一般应用特殊的主动脉阻断钳（国外多为Cosgrove flexible主动脉阻断钳）经主动脉根部或左、右冠状动脉开口灌注心肌停搏液。一般可以在心包腔注入冰盐水，以防止心肌表面温度升高。完成主动脉瓣手术后关闭切口，并缝置心脏起搏导线。⑤心脏排气和复跳：与前述小切口心脏手术相似。

右胸第4肋间小切口

①手术适应证：这种小切口主要适用

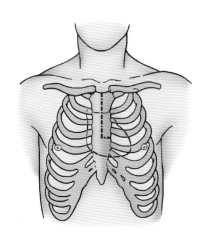

图1 胸骨上段小切口

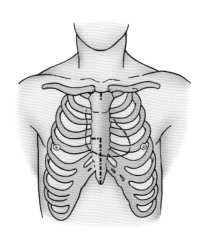

图2 胸骨下段小切口

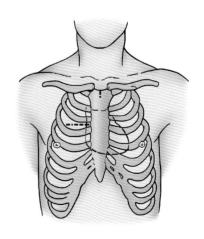

图3 右侧胸骨旁第2肋间小切口

于房间隔缺损、膜部室间隔缺损、左房黏液瘤、三尖瓣病变和二尖瓣病变等手术，尤其适用于年轻女性患者，可以达到比较好的切口美容效果。②切口范围：在右侧胸骨旁第4肋间左6~8cm的切口进胸，女性患者必须在乳房下缘做皮肤切口，同时注意防止损伤乳腺组织，切口的前端注意右侧乳内动脉的损伤和止血（图4）。③体外循环建立：有两种方法：一是股动脉插管和股静脉插管建立体外循环，术野清晰，操作方便，是成人心脏手术比较适用的方法；二是升主动脉插管和上、下腔静脉插管建立体外循环，主要适用于小儿先心患者，左心引流管一般经右上肺静脉插入。④为便于显露术野，应在切开心包后将心包向右侧牵引，也便于显露升主动脉。应用特殊阻断钳阻断升主动脉，主动脉根部灌注心肌停搏液，心内直视手术方法依据具体病种而定。⑤心脏排气和复跳等基本方法与前述小切口手术相似。

右侧腋下小切口 ①手术适应证：右侧腋下小切口比较隐蔽、切口美容效果更好，但此切口距心脏较远，增加了手术操作难度，尤其是对于胸廓较宽的成人患者，手术操作难度比较大。原则上，该切口适用于儿童或年轻患者，也可以适用于体型较小的成人患者。主要适应证为先心病如房间隔缺损、室间隔缺损等，三尖瓣病变或二尖瓣病变，也可以适用于主动脉瓣手术。②切口范围：切口位于腋窝中下部近腋中线，平行于身体纵轴向下或略向前，将胸大肌和背阔肌牵开，切断前锯肌，经第3或第4肋间进胸。该切口可以比较好地显露上、下腔静脉、右心房，牵引心包后可以显露主动脉根部和升主动脉（图5）。③体外循环建立：一般情况下，可以在术野内作主动脉插管和上、下腔静脉插管建立体外循环。对于成年患者显露或作升主动脉插管较困难者，可以作股动脉插管建立体外循环。④右侧腋下小切口进行心内直视手术时的基本方法与其他小切口手术相似，术中应特别注意主动脉插管的安全性，由于经此切口距升主动脉较远，行升主动脉插管时无法用手持主动脉插管的方法，必须借助于器械。因此，手术操作时应十分注意插入主动脉腔内的准确性，避免发生意外（出血或夹层形成）。此外，心内直视操作困难时，应延长切口，确保手术的准确性。

左胸前外侧小切口 ①手术适应证：在成人心脏病中，主要用于非体外循环下心脏不停搏冠状动脉旁路移植术，其靶血管主要是前降支或合并对角支，在婴幼儿或儿童心脏病中，已有不少术者应用此切口做先心病室缺修补术、肺动脉狭窄纠治术，甚至法洛四联症手术。②切口范围：在成人冠状动脉旁路移植时，一般经左胸前外侧切口第4肋间进胸，而在小儿先心病纠治时，则可经第3或第4肋间进胸（图6）。③体外循环建立：成人非体外循环冠状动脉旁路移植术则无需体外循环，但当术中必须要应用体外循环时，可在降主动脉插入供血管，并在牵引心包后可做右心耳插入引流管，也可在显露下腔静脉后做下腔静脉插管，同时做肺动脉引流。而在小儿先心病纠治时，则选用降主动脉插管，显露右房后做上、下腔静脉插管，同样可做主动脉阻断和灌注心脏

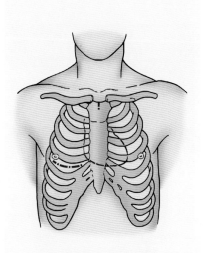

图4 右胸第4肋间小切口

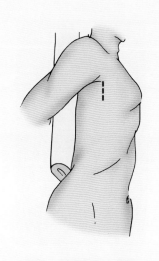

图5 右侧腋下小切口

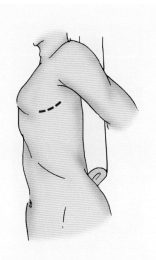

图6 左胸前外侧小切口

停搏液。这主要是由于小儿先心病心脏体积有限，牵引心包或附轻压心脏后可取得较好的上、下腔显露和升主动脉显露。④成人非体外循环心脏不停搏行冠状动脉旁路移植术：一般先取左侧乳内动脉，在胸腔镜下可更好地获取内乳动脉，手术时将做乳内动脉与前降支吻合。而在先心病纠治时，则在完成心脏直视手术后，必须充分注意心腔排气的方法。

（徐志云　陆方林）

jīqìrén fǔzhù xià xīnzàng bànmó shǒushù
机器人辅助下心脏瓣膜手术
（robotic heart valve surgery）
与传统的胸部正中切口、体外循环下实施心脏手术不同，机器人辅助下心脏瓣膜手术不需要破坏胸腔骨架结构开胸，微创器械的直径 5~8cm，通过钥匙孔大小的切口进入人体组织内即可完成手术操作，可最大程度地降低手术创伤，具有痛苦少、疗效好和恢复快等特点。同传统胸腔镜技术相比，机器人手术系统下术者的视野为三维立体结构，具有同开放式手术相同的手术视野，这些优势使机器人心脏瓣膜手术成为微创心脏瓣膜外科的最前沿技术之一。

1995 年，弗雷德里克（Frederic）和美国国家航空和宇宙航行局（National Aeronautics and Space Administration，NASA）以及斯坦福研究员合作建立直觉外科手术（Intutive Surgical）公司，并制造了达芬奇（Da Vinci）机器人手术系统，2000 年 7 月通过美国食品和药物管理局（Food and Drug Administration，FDA）市场认证，达芬奇系统成为世界首套可以在正规医院手术室使用的机器人手术系统。该系统是目前临床应用最为广泛的机器人手术系统，系统由三个部分组成，外科医师控制台、仪器车和观察平台。外科医师可以通过控制台的两个操控手柄对两个机器人手臂进行实时操作，完成剪、切、电、灼、缝合等外科操作。外科医师从控制台通过末端效应器，在机器人手臂上安装的微型手臂装置，后者经胸壁安装在机器人手臂上，上述设备轴模拟人类 X-Y-Z 轴腕运动在七度操纵巡航，运动通过两个关节一起控制投掷，偏航和旋转。此外，手臂插入和旋转以及变量握力为操作手腕提供额外的自由度。

由于心脏手术的复杂及危险性，该领域应用机器人开展手术的时间较晚，经过不断的探索和实践，2003 年达芬奇系统开始成功地应用于心脏瓣膜手术。为了实现理想的心脏瓣膜手术，外科医师需要通过小切口在有限的空间内手术，这需要视觉辅助和器械改进，完全在内镜下进行瓣膜手术是困难的，然而使用机器人的远程控制技术可为外科医师对瓣膜患者提供了理想的内镜技术。

机器人辅助下心脏瓣膜手术陡直的学习曲线也影响了其广泛发展。从传统的胸骨正中劈开术为基础的手术到弃用胸骨劈开术，经部分胸骨切开术或经肋间小切口，最终达到完全内镜下机器人瓣膜手术需经过以下几个阶段。第一阶段：直视。最初的微创瓣膜手术是为了减小切口，施行几乎所有的直视手术。第二阶段：直视/视频融合应用。第三阶段：视频辅助。第四阶段：机器人。1998 年 6 月，卡尔庞捷（Carpentier）和莫尔（Mohr）率先使用达芬奇机器人完成了二尖瓣手术；2000 年 5 月，美国的东卡罗莱纳大学心脏中心奇特伍德（Chitwood）等完成了首例达芬奇二尖瓣修复术。迄今为止，奇特伍德（Chitwood）、墨菲（Murphy）和史密斯（Smith）等在机器人二尖瓣修复术方面取得丰富经验。随着临床经验的积累，机器人技术的完善和新型器械的发明，机器人辅助下瓣膜手术将变得更加简单。

（徐志云　王　崇）

jīqìrén fǔzhù xià èrjiānbàn shǒushù
机器人辅助下二尖瓣手术
（robotic mitral valve surgery）
利用机器人施行的二尖瓣手术。使用机器人遥控操作特别适合于修复严重的二尖瓣双瓣叶病变，因为高清 3D 放大视野可以区分多个独立的腱索，并跟踪到其附着的瓣叶位置。

手术禁忌证　对于存在以下病变者认为不适合行机器人辅助二尖瓣成形术：①有右侧胸部手术或创伤史，纵隔或右胸感染史。②二尖瓣严重钙化，或者风湿性瓣膜病需行二尖瓣置换术。③外周动脉严重动脉粥样硬化或钙化，或者合并冠心病需手术治疗。④重度肺动脉高压或肺功能不全。⑤左室射血分数小于 0.20 等。

手术方法　①手术准备：机器人二尖瓣手术患者应采用平卧位，将右臂置于手术床外下方，显露右侧胸壁，便于通过右侧腋中线插入主动脉阻断钳。②体外循环建立和心肌保护：体外循环灌注插管技术经多方面改进后可用于机器人二尖瓣手术，包括薄壁的动脉和静脉插管，经股动脉插管，通过胸壁的主动脉阻断钳，经主动脉停搏液插管，或者经皮冠状静脉窦逆行停搏液灌注术以及负压辅助静脉引流等。③显露二尖瓣：现在的达芬奇系统包括 4

个机器臂可动态操纵从左心房牵开器，通过左边的机器臂灵活变化。此牵开通过改变叶片的接触位置，长度，旋转，弯曲改变显露二尖瓣。经男性右侧的第 3 肋间和女性的第 4 肋间，位于胸部切口的内侧插入牵开器臂。④达芬奇机器人可用于二尖瓣成形术和二尖瓣置换术，借助达芬奇机器人手术系统提供的高清视野，通过机械臂连接操控多种专用器械，完成经典的瓣膜成形术和腱索断裂修复术，具体的手术步骤同传统手术。

在过去的 10 年里心脏外科医师的工作思路和心脏手术治疗路径发生了改变，机器人二尖瓣手术同传统的胸正中切口开胸相比在死亡率和神经系统事件发生率方面没有明显差异，而且因出血导致的再手术率低，住院时间短，痛苦小，患者可更快的康复，从而可以提高有效医疗资源的利用率。

（徐志云　王崇）

jīngdǎoguǎn xīnzàng bànmó zhìliáo jìshù

经导管心脏瓣膜治疗技术

（transcatheter heart valve therapeutics）　在数字减影血管造影（DSA）或超声透视引导下，利用心腔或血管腔内介入技术，通过各种心腔和（或）血管腔内导管对心脏瓣膜进行的各种治疗方法的总称。

手术适应证　手术是治疗心脏瓣膜病的主要方法，但是对于高危的患者（如高龄、心功能较差、曾经有开胸手术史、合并多器官疾病、心脏手术危险因素评分高等），手术存在很大风险，死亡率较高，有些甚至成为手术禁忌证。经导管心脏瓣膜病治疗技术一般不需要体外循环，多数甚至无需开胸，尽可能地减少了手术操作对心脏的打击；尽管对瓣膜疾病本身纠治效果不及传统外科手术，但较低的手术风险弥补了这一不足，一般适用于高危、高龄、预期寿命不长的患者。目前这一技术逐渐成熟，并广泛应用于临床。

手术方法　根据治疗目的的不同，分为经导管心脏瓣膜成形术和经导管心脏瓣膜置入术，临床上又以主动脉瓣、二尖瓣和肺动脉瓣位置的经导管治疗技术应用较多。

（徐志云　乔帆）

jīngdǎoguǎn zhǔdòngmàibàn zhìrùshù

经导管主动脉瓣置入术

（transcatheter aortic valve implantation，TAVI）　在数字减影血管造影（DSA）或超声透视引导下，经心腔和（或）血管腔内导管输送装置将人造瓣膜在主动脉瓣位置原位置入的手术。由于手术过程中不去除原病变瓣叶组织，故不称其为置换术（replacement）而称为置入术（implantation）。

手术适应证　一直是 TAVI 技术最具争议的焦点。目前，新的循证医学临床证据使 TAVI 的适应证有不断拓宽的趋势。①手术高危或无法耐受手术的主动脉瓣狭窄：手术风险评估基于两大体系：胸外科医师协会死亡率风险预测和欧洲心脏手术风险评价系统。由心内科和心外科医师共同对手术风险进行评估依然是十分必要的。②重度主动脉瓣狭窄的中低危患者人群：欧洲部分中心已尝试对中低危患者进行 TAVI 治疗的研究。有报道显示在更年轻、风险更低的患者中 TAVI 有降低死亡率和心血管事件的趋势。③二叶式主动脉瓣：二叶式主动脉瓣畸形是最常见的先天性瓣膜疾病，中国人群发病率非常高，约占 TAVI 人群的 50%。几项国内外的研究显示，二叶瓣与三叶瓣 TAVI 成功率和术后并发症发生率方面无明显差异，反映了其在二叶式主动脉瓣患者中应用的安全性，有效性和可行性。④主动脉瓣关闭不全：研究发现对有手术禁忌的重度单纯主动脉瓣反流患者可在 TAVI 后获益。但操作难度较主动脉瓣狭窄大，置入第 2 个瓣膜的概率较高。

手术禁忌证　①存在无法控制的心律失常。②肌酐清除率< 20ml/min。③凝血功能异常。④败血症。⑤对镍金属或造影剂及抗栓药物存在应用禁忌。⑥预期寿命< 1 年。

手术方式　包括以下几种。

经股静脉顺行途径　最先由克里比耶（Cribier）等报道。术前应用超声心动图和 X 线平片评估瓣膜情况，置入前行心导管检查和冠状动脉造影，评价心功能、跨瓣压差、冠状动脉血供等。给予心室快速起搏每分钟超过 200 次，可暂时减少左心室输出。股动脉穿刺，经导管逆行途径对狭窄的主动脉瓣球囊预扩张。再行股静脉穿刺，经导管房间隔穿刺，使漂浮导管经房间隔过二尖瓣，继而穿过主动脉瓣，交换加硬导丝以通过主动脉瓣，用圈套器捕获加硬导丝后拉出股动脉建立轨道。沿轨道经股静脉送入瓣膜输送鞘依次通过房间隔、二尖瓣、主动脉瓣，经球囊扩张后置入主动脉瓣。整个路径的通过性较好，可置入直径较大的瓣膜系统。但这种途径技术上操作复杂，在穿刺房间隔后，有损伤二尖瓣前叶的风险，甚至撕裂，而产生急剧血流动力学改变，还可影响传导系统。随着介入操作系统不断改进，顺行途径只适用于无法逆行置入或置入失败的患者（图1）。

经股动脉逆行途径　最先由汉泽尔（Hanzel）等报道。股动脉穿刺后导丝和导管经股动脉逆行通过主动脉瓣，球囊扩张后，交换以加硬导丝建立轨道，爱德华兹（Edwards）介入瓣输送鞘逆行通过主动脉瓣，在快速起搏下球囊扩张置入主动脉瓣。当外周血管扭曲或明显钙化时，逆行途径输送鞘通过困难，对输送系统的直径和柔顺性有一定要求。此外输送系统有时逆行通过狭窄的主动脉瓣也很困难。随着输送系统尖端设计的进一步完善，输送系统的操控性得到改进，并且新一代介入瓣膜输送鞘直径明显减小，外周血管路径通过性问题得到一定程度的改善。该方法已是经股动脉置入 Edwards 介入瓣膜的常用方法（图2，图3）。科雷·瓦尔韦（CoreValve）介入瓣膜，附着于自膨胀镍钛记忆合金支架，需要鞘管固定，仅适用于经导管逆行途径置入。

经心尖途径　爱德华兹（Edwards）介入瓣膜可经心尖顺行置入，需在杂交手术室中进行。胸部前外侧小切口暴露左心室心尖后，置入临时起搏电极，在左心室心尖部做荷包缝合。穿刺左心室心尖，在 X 线监视下导引导丝顺行通过主动脉瓣，送入鞘管，交换以加硬导丝送至主动脉建立轨道。快速起搏下球囊预扩张主动脉瓣，经心尖沿轨道输送系统通过主动脉瓣，球囊扩张置入瓣膜。优点在于输送途径短，不受外周血管情况限制，并可使用大尺寸输送鞘，一旦需要还可紧急建立体外循环，应用前景较好（图4）。

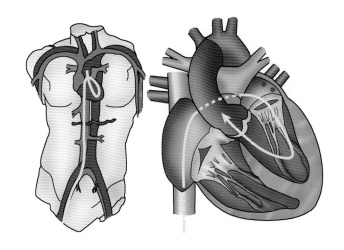

图 1　经股静脉顺行途径 TAVI

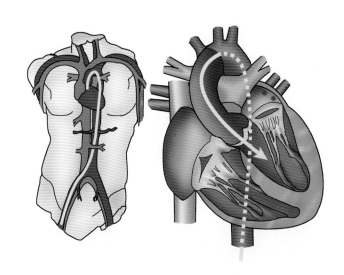

图 2　经股动脉逆行途径 TAVI

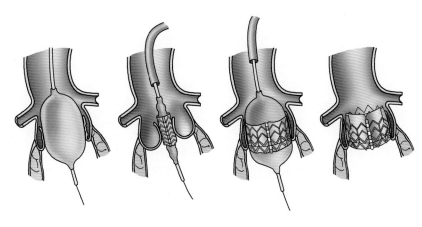

图 3　爱德华兹（Edwards）介入瓣膜经股动脉逆行途径置入

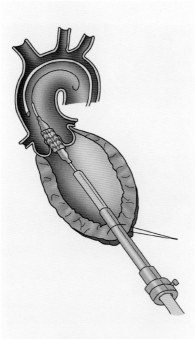

图4 爱德华兹（Edwards）介入瓣膜经心尖置入途径

并发症 ①瓣周漏：瓣周漏是最常见的并发症。一般为轻度可耐受，严重的瓣周漏会引发血流动力学异常。②血管损伤：最早被认为是逆行途径的严重并发症。术前应当仔细检查患者的血管直径、钙化程度、曲折性、股动脉病变以及腹主动脉、胸主动脉的情况，在股动脉条件不允许的情况下可考虑经心尖途径。③介入瓣膜移位：上述两种广泛临床应用的介入瓣膜均可发生瓣膜移位，常常导致严重的反流。如介入瓣膜的大小合适，置入位置正确，此并发症的发生率很低。④冠状动脉口损伤：因介入瓣膜置入位置过高或钙化物栓塞引起。术前对主动脉瓣和主动脉根部解剖条件应仔细评估，可减少并发症发生。⑤二尖瓣前叶损伤：介入瓣膜置入位置过低影响左心室流出道时易发生。⑥传导异常：经验表明，TAVI后也会出现传导异常，原因可能是介入瓣膜自扩张时损伤心室连接主动脉瓣的传

导组织。⑦输送路径损伤：包括假性动脉瘤、股动脉闭塞或离断。⑧脑血管意外：包括脑卒中和短暂脑缺血发作，系由于导管经过钙化的主动脉、球囊预扩张及介入瓣自膨胀过程中所致动脉粥样物质栓塞脑血管等引起。⑨心脏穿孔或填塞：可因操作不当坚硬导丝引起心脏穿孔并引发填塞，但极少见。已发生者需紧急手术处理。

（徐志云 乔 帆）

jīngdǎoguǎn èrjiānbàn chéngxíngshù
经导管二尖瓣成形术（transcatheter mitral valvoplasty） 在数字减影血管造影（DSA）或超声透视引导下，经血管腔导入修复系统至二尖瓣修复二尖瓣反流的手术。目前已应用于临床的两种设备均由欧盟CE认证，北美及国内尚无同类产品批准应用于临床。

手术适应证 ①功能性或器质性中、重度二尖瓣反流。②患者具有临床症状，或有心房颤动、心脏扩大或肺动脉高压等并发症。③左心室收缩末内径≤55mm、左心室射血分数（LVEF）>25%，可以平卧耐受心导管手术。④二尖瓣开放面积>4.0cm²。⑤无二尖瓣初级腱索断裂；二尖瓣叶A2、P2处无钙化、二尖瓣反流主要来源于A2、P2之间。⑥无严重瓣中裂；瓣膜解剖结构合适。⑦对于二尖瓣脱垂呈连枷样改变者，连枷间隙小于10mm，宽度小于15mm。⑧功能性二尖瓣反流患者，瓣尖接合长度大于2mm，深度小于11mm。

手术禁忌证 ①12周内发生急性心肌梗死。②需要行其他心脏手术。③左心室射血分数（LVEF）<25%。④左心室收缩末内径>55mm。⑤二尖瓣开放面

积<4.0cm²。⑥二尖瓣初级腱索断裂。⑦二尖瓣叶A2、P2处有严重钙化、二尖瓣反流主要不来源于A2、P2之间或存在严重瓣中裂。⑧瓣膜解剖结构不合适。

手术方法 不同的经导管二尖瓣修复技术具有不同的操作流程。下面简要介绍临床上相对较为广泛开展的二尖瓣夹（MitraClip）经导管二尖瓣修复术操作技术。患者麻醉后取仰卧位，穿刺股静脉，送入6F鞘管。应用房间隔穿刺针穿刺卵圆窝处的房间隔，成功后送入加硬导丝至左上肺静脉，体外对MitraClip系统继续排气及调试，应用18F扩张鞘管扩张股静脉，然后在DSA引导下沿加硬导丝送入24F的MitraClip系统至右心房，旋动调弯装置使MitraClip系统自然打弯并通过房间隔，应用食管超声在不同切面观察MitraClip系统在左心房内的形态，继续调整MitraClip系统弯度，进入左心室。此时注意有无进入左心耳而引起损伤，同时切忌暴力损伤心房壁。通过移动固定装置来调节MitraClip系统位于瓣口中央，食管超声确认系统进入左心室并位于瓣口中央后，打开夹合器至180°，操作夹子操控杆，以便捕获瓣膜，缓慢回撤输送系统，在恰好低于二尖瓣叶顶端的位置，当二尖瓣瓣尖中央贴于夹合器两个臂时，迅速关闭夹子，同时捕获二尖瓣前后瓣叶的瓣尖。再次确定夹钳双臂与瓣叶游离缘长轴的垂直方向，然后回撤夹钳直到二尖瓣叶被夹钳双臂获取。如果两个瓣叶都被成功抓取，就会从瓣叶"边对边"折叠中获取一个双孔瓣叶。若捕获瓣叶效果不佳，可重新打开夹合器重复以上步骤。食管超声观察夹合器是否固定良好，充分捕获

及二尖瓣反流是否减轻，效果满意后，将夹合器关闭至10°。再次食管超声评估，若效果满意，则考虑释放夹合器的测试解锁装置。最后释放操纵杆的细线，退出MitraClip系统，完成手术（图）。

并发症 ①心脏穿孔、心脏压塞：多由于房间隔穿刺引起。此外，不当操作系统及暴力也可造成损伤，处理原则同一般心导管术的并发症处理，主要包括中和肝素、补液、心包引流或中转外科手术。②局部血管并发症：由于MitraClip系统直径为24F，有一定的局部血管并发症的发生概率，输送MitraClip系统时应注意避免粗暴进行，以免损伤血管，同时可应用血管缝合器，必要时考虑中转外科手术。③夹合器脱落引起栓塞：由于MitraClip系统有多重保险装置，可避免夹合器的脱落，很少有这方面的报道，主要是夹合器部分的脱位，应于术中仔细通过食管超声确认后方可释放夹合器。④血栓栓塞：由于夹合器是异物，存在血栓栓塞的可能，术后常规使用阿司匹林及氯吡格雷双联抗血小板治疗3个月。⑤腱索及乳头肌损伤：MitraClip系统在左心室内操作时可能会引起腱索及乳头肌损伤，主要以预防为主。⑥其他并发症：如心内膜炎、气体栓塞、出血等，处理同常规心导管术。

（徐志云 乔 帆）

jīngdǎoguǎn èrjiānbàn zhìrùshù

经导管二尖瓣置入术（transcatheter mitral valve implantation，TMVI）

在数字减影血管造影（DSA）或超声透视引导下，经心腔和（或）血管腔内导管输送装置将人造瓣膜在二尖瓣瓣位置原位置入的手术。此技术目前尚处于研究阶段，未达到临床应用的阶段。主要技术难点在于如何在二尖瓣瓣环上固定人造介入瓣膜。近年来公布的一些早期动物实验和临床研究结果显示，术后30天死亡率25%～50%，远不能满足临床应用的要求。这些公布的数据增强了对经导管瓣膜置换术危险的认识，设计创新或可减少这些风险，但是经导管二尖瓣置入术仍任重道远。

（徐志云 乔 帆）

jīngdǎoguǎnfèidòngmàibànzhìrùshù

经导管肺动脉瓣置入术（transcatheter pulmonary valve implantation，TPVI）

在数字减影血管造影（DSA）或超声透视引导下，经心腔和（或）血管腔内导管输送装置将人造瓣膜在肺动脉瓣位置原位置入的手术。主要用于右心室流出道及肺动脉瓣术后肺动脉瓣反流患者的介入腔内治疗。TPVI是最早应用于临床的经皮瓣膜置入/置换术。

手术适应证 ①患者存在中重度的肺动脉反流，MRI测量反流指数>25%，伴或不伴有肺动脉瓣狭窄或带瓣管道管道狭窄。②中重度的肺动脉反流，患者有活动耐量下降、右侧心力衰竭症状及相关的心律失常导致的症状，如心悸、黑矇、晕厥等。③无症状者有以下一种以上情况者：三尖瓣中度以上反流；右心室舒张末容积指数>150ml/m^2；右心室收缩末容积指数>70ml/m^2；右心室射血分数<45%及与右心扩大有关的心律失常（室上性心动过速、频发室性期前收缩、心房扑动或心房颤动）。④右心室流出道肺动脉影像学检查提示，其解剖形态适于置入相应型号瓣膜支架。

手术禁忌证 ①活动性心内膜炎。②其他主要非心源性疾病。③中心静脉梗阻。④凝血功能异常。⑤败血症。⑥超声证实心内血栓形成、占位、赘生物等。⑦静脉注射毒品者。⑧不能耐受阿司匹林或肝素治疗者。⑨怀孕。⑩预期寿命<1年。

手术方法 手术入路选择股静脉途径，现也有选择颈内静脉入路进行手术。穿刺成功后，首先置入右心导管和有创动脉压力监测装置进行血流动力学监测，选择适当的瓣膜支架型号和相应的输送系统。必要时可应用测量球囊（PTS、AGA Medical）测量右心室流出道及肺动脉直径。完成血流动力学监测及造影和相关测量后，即可建立输送轨道。使用导丝引导贾金斯（Judkins）右冠状动脉导管或多功能导管穿过

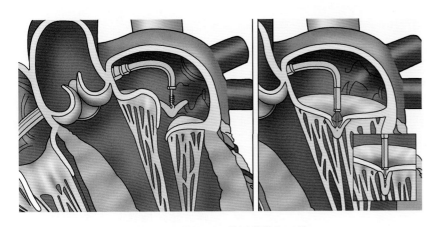

图 MitraClip心血管瓣膜修复系统

三尖瓣到达右心室，并前行直至嵌入肺动脉分支的远端，交换加硬导丝。将导丝远端嵌入左肺动脉有助于引导输送系统的进入和后撤，并注意导丝不可进入肺动脉分支过深，以免刺破肺血管造成气管内出血。建立轨道并确定瓣膜支架型号后，可开始置入瓣膜支架。瓣膜支架置入前应以生理盐水冲洗3次以上，每次5分钟，以去除瓣膜支架上的戊二醛，同时输送系统也应进行冲洗排气备用。以造影结果为参考，在X线引导下将输送系统置于目标位置，回撤外鞘准备释放。依次球囊内侧和外侧球囊顺序充入造影剂将瓣膜支架固定于目标位置，注意内球囊充入造影剂后，仍可对瓣膜支架调整位置。瓣膜支架释放后，小心回撤输送系统，保持瓣膜支架位置不变。最后再次进行血流动力学监测明确术后肺动脉瓣跨瓣压差，并行肺动脉瓣上造影以评价有无肺动脉瓣反流及瓣周漏（图）。

并发症 ①支架断裂：根据目前有限的报道，支架断裂是TPVI术后较常见的并发症。在未预置流出道塑形支架的患者中有20%~43%在随访中发现有支架断裂。②支架移位：由于对患者右心室流出道形态判断不准确，支架型号的选择不够恰当，以及手术技术的不完善，在某些患者瓣膜支架释放后的即刻或短期内均可发生瓣膜支架的移位。③冠状动脉狭窄：冠状动脉狭窄是TPVI术中最严重的并发症。迄今为止文献报道的2例TPVI术中死亡均为瓣膜支架释放后压迫冠状动脉，造成冠状动脉狭窄缺血所致。为避免此类并发症的发生，术中应使用测量球囊扩张肺动脉，同时进行非选择性或选择性冠状动脉造影，观察冠状动脉与肺动脉位置毗邻关系，判断瓣膜支架释放后冠状动脉是否会受压狭窄，如手术操作可能影响冠状动脉应即放弃继续置入瓣膜支架。

（徐志云 乔帆）

xīnzàng bànmó zhìhuànshù hòu suífǎng

心脏瓣膜置换术后随访（follow-up after heart valve replacement）

医师或医疗机构通过查体、电话、信件等方式，了解瓣膜替换术后患者抗凝、瓣膜功能及身体情况的过程。

随访目的 患者接受瓣膜置换术后仍然会面临许多后续问题：①置换机械瓣膜的患者需要终身服用华法林等抗凝药物。饮食结构、药物及患者的健康状态等均会影响抗凝药物的疗效，导致血栓或出血的并发症。②部分主动脉瓣合并心房颤动的患者，即使规律服用抗凝药物，仍会在机械瓣膜或心脏各房室腔内形成血栓，一旦血栓脱落即会造成严重甚至致命的栓塞并发症。③行主动脉瓣机械瓣置换的患者，随着时间的推移，可由于心内膜的过度增生而在机械瓣膜下形成显著的增生，导致类似于主动脉瓣狭窄的临床表现。④先天性主动脉瓣二叶畸形的患者往往合并有升主动脉扩张，即使已行瓣膜置换术，升主动脉扩张的现象仍会继续发展，最终可导致升主动脉破裂危

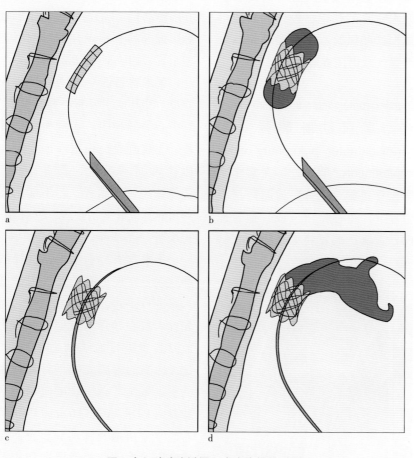

图　介入肺动脉瓣置入术术中操作过程

a. 内球囊扩张；b. 外球囊扩张；c. 瓣膜支架释放完毕；d. 释放后肺动脉瓣上造影

及生命。⑤行生物瓣置换的患者，虽然避免了终生抗凝所带来的血栓或出血风险，但生物瓣有一定的寿命，受患者性别、年龄、血压水平及置换瓣膜部位等因素的影响，如出现生物瓣衰败，则需行再次瓣膜置换手术。鉴于以上所述的原因，有必要对瓣膜置换术后的患者进行有针对性的，长期而规范的随访。

随访意义 疾病的发展是一个动态变化的过程，受多方面因素的影响。即使文化水平较高的患者，也难以全面理解自身的病情，一旦出现瓣膜置换术后相关的并发症，很难做到及时发现，及时处理。因此，定期及规范的随访可以帮助患者及时发现问题，真正达到改善生活质量、延长寿命的治疗目的。医学是一门实践性很强的学科，虽然每一种特定的疾病都有一定的发展规律，但受性别、年龄等因素的影响，患者的病情也是因人而异。对于医师而言，针对不同的患者如何选择合适的治疗方案，永远都没有最佳答案。对于瓣膜置换术后的患者，需要进行长期甚至是终生的随访观察，通过科学的统计分析来验证以往的治疗措施是否有效，并从中发现问题加以改进，最终造福于患者。国家对医疗的投入也是不容小觑的问题。在不断改善医疗保险制度的同时，如何合理安排医疗资源的配置、增加科室床位使用率及周转率以及减少不必要的医疗支出等问题，都具有重要的意义。若想解决这些问题，同样需要通过长期的随访工作来总结经验，通过科学的分析来制定解决方案。

随访方法 早期常用的方法为电话随访及门诊随访。由于人口流动性较大、交通不便、经济条件较差、电话联系方式不稳定及部分患者依从性差等原因，上述随访方式的效果往往不理想，失访率较高，很难做到及时准确而全面的数据收集，从而影响随访效果。针对中国的随访工作现状，如何降低失访率是关键问题。针对中国的国情，如能将随访工作与患者身份信息挂钩或可显著改善该问题，但面临政策扶持，跨部门合作，及医院资源整合等诸多问题。随着网络技术的不断发展和普及，以电脑或手机网络的形式进行随访的方式正在逐渐走向成熟，以后将更加完善。在不远的将来，随着基础设施建设的不断完善以及对随访数据的需求愈加迫切，将出现专业的数据公司及相关的专业人员对患者进行主动的随访工作。

随访内容 心脏瓣膜置换术后的患者就诊时，仍需要详细的问诊及查体，常见的症状有胸闷胸痛、心悸、发热、黑矇及晕厥等，查体时需注意观察患者的精神状态，皮肤有无淤点、淤斑，双下肢有无水肿。仔细询问患者的主观感觉，术后的就诊记录及治疗措施，近期的服药种类、剂量及疗效等。通过初步的了解制定随访内容。①所有的患者都应定期进行心脏超声检查，除了评估心功能水平，还需观察机械瓣的工作情况，有无血栓或赘生物形成；主动脉瓣置换的患者有无瓣下增生物形成，已有增生物形成的患者需评估瓣下狭窄的程度，此外还需测量主动脉窦部及升主动脉的直径，观察有无升主动脉扩张；风湿性心脏瓣膜病的患者多合并三尖瓣关闭不全，虽同期进行手术处理，但随着时间的推移，部分患者仍会出现严重的三尖瓣反流，需要再次手术治疗；

置换生物瓣的患者需观察瓣膜功能是否良好，有无衰败的迹象等。②风湿性心脏病的患者多合并心房颤动，部分患者可在手术时同期行房颤射频消融术治疗，但疗效欠佳，还有些患者术后仍可出现新发房颤；少数患者由于手术时损伤心脏传导系统而出现不同程度的传导阻滞或期前收缩（即房性或室性早搏），上述情况均需行心电图检查以评估病情。③根据病情的需要，部分患者可行 X 线平片、CT 等、心血管造影及心导管等影像学检查。④服用华法林的患者需密切监测凝血功能，以调整用药剂量；服用药利尿剂的患者排除水电解质紊乱的可能；食欲减退或存在胸腔、腹腔及心包等浆膜腔积液的患者需行肝功能检查，纠正低蛋白血症，肝功能不全的患者在纠正体循环淤血的同时需给予相应的药物治疗。此外，根据病情可行心肌损伤标志物及 B 型钠尿肽等检查。

随访问题 中国的随访工作仍面临许多问题，需要医患双方的共同努力以及政策和资金的扶持。中国是人口大国，心脏瓣膜病的患者人数众多，若随访工作落后，将丢失大量宝贵的数据资源。因此，在今后的工作中，一方面需要不断改进随访方法；另一方面，需要加强患者的随访意识，使患者了解到手术治疗并不是一劳永逸的，后续随访与治疗同样重要。

（徐志云　白一帆）

guànzhuàngdòngmài
zhōuyàngyìnghuàxìngxīnzàngbìng

冠状动脉粥样硬化性心脏病

（coronary atherosclerotic heart disease） 动脉粥样硬化斑块在冠脉血管腔内积聚引起冠状动脉

壁的弹性降低和管腔的狭窄或闭塞，心肌供血量无法满足心肌需求从而导致心肌损害的疾病。又称冠状动脉性心脏病（coronary heart disease）或缺血性心脏病（ischemic heart disease）。简称冠心病（coronary artery disease）。冠状动脉粥样硬化性心脏病是危害人类健康甚至导致人类死亡的常见疾病。欧美发达国家发病率高于中国，但随着中国生活水平的提高及人口的老龄化，其发病率也在逐渐升高。

病因及发病机制 动脉粥样硬化是导致冠心病的根源，虽然粥样硬化发生的始动机制仍未十分明了，但从病理学角度来看，粥样硬化的发生主要包括以下几方面的内容：内皮细胞的损伤，血液内脂质、胆固醇等进入内皮下，血管中层的平滑肌细胞和血液内单核巨噬细胞也迁移到内皮下，吞噬脂质和胆固醇，形成泡沫细胞。泡沫细胞进一步坏死崩解，连同脂质和胆固醇形成粥样物质，长时间钙质沉积会使粥样物质进一步发生钙化。粥样硬化可以发生于冠状动脉的任何分支血管，但最为常见的病变血管为前降支。粥样斑块使冠脉狭窄的同时还使血管管壁弹性下降而失去正常的舒缩功能。因此当患者由于活动饱食等原因出现心率增快或心脏收缩增强等心肌耗氧量增加的因素时，心肌供血不足，在缺血缺氧情况下的代谢产物在局部蓄积，从而出现心绞痛症状。发生粥样硬化的冠脉容易在体液因素的作用下发生痉挛收缩，例如血小板聚集时释放的 TXA$_2$ 等能够导致冠脉血管出现痉挛，从而使管腔进一步狭窄而无法满足心肌供血需求，在这样的情况下也会导致心肌缺血而出现心绞痛症

状。粥样斑块的稳定性，是另一个影响冠心病临床症状的一个重要因素。粥样斑块可能在某些因素作用下突然发生破裂，破裂的斑块成为激发凝血的诱因，局部急性血栓形成导致管腔的明显狭窄甚至堵塞，形成急性心肌梗死。按照时间变化的顺序，心肌梗死表现心肌细胞的充血、水肿、炎性细胞浸润，坏死心肌的溶解、吸收、肉芽组织形成和纤维化。心肌梗死的局部组织变薄，早期可发生室壁瘤甚至心脏破裂，梗死部位内壁可形成附壁血栓。心肌梗死可分为透壁性心肌梗死和非透壁性心肌梗死，前者累及心室肌全层，后者仅累及心内膜及心肌中层而未累及心外膜冠状动脉有一定的储备能力，即轻度狭窄并不会导致心肌缺血。通常认为，当管腔横截面积损失 50%～75% 或者管腔内径狭窄超过 50%，才会出现临床症状。慢性的血管狭窄会导致侧支血管的生成，即在无明显狭窄的冠脉血管与有明显狭窄的冠脉血管之间形成新的血管通路供应，所以在临床上有部分患者出现冠脉某分支血管的完全堵塞，但其供血部位并无心肌梗死。

危险因素 多种因素能够促进动脉粥样硬化的发生发展，这些因素被称作冠状动脉粥样硬化性心脏病的危险因素，这些因素主要包括以下几个方面：①遗传：父母患有冠心病者，其子女不一定肯定发生冠心病，但其子女罹患冠心病的可能性要比其他人大。②年龄：虽然粥样硬化发生发展从儿童期就已经开始了，但只有当粥样硬化严重到一定程度时才会导致冠脉狭窄从而引起症状，因此该病多发病于 40 岁以后，随着年龄的增长发病率越来越高。

③性别：女性在绝经前发生冠心病和动脉粥样硬化疾病的可能性明显低于男性，普遍认为雌性激素具有抗粥样硬化的作用。④吸烟：吸烟可使交感神经兴奋，导致心率加快，血管收缩。烟草所含毒性物质可使血管内皮受损伤，可使血液中胆固醇升高，使对人体有好处的高密度脂蛋白降低。吸烟后血液中所携带的一氧化碳含量增加可导致内皮损伤。⑤酗酒：所导致的肝脏功能障碍导致血脂代谢异常。⑥饮食：高盐、高糖、高脂饮食者容易出现脂质和血糖代谢异常，过多摄入氯化钠被认为是高血压的促发因素。⑦高血压：高血压本身导致血流对血管内皮的剪切力增加从而容易导致内皮损伤，长期的高血压导致动脉血管中层平滑肌细胞增生，动脉血管管壁增厚，弹性降低，管腔狭窄。⑧糖尿病：高糖可导致血管内皮细胞的损伤，同时高血糖还可以促进脂质代谢异常，上述两个方面都是动脉粥样硬化发生发展的主要机制。⑨高血脂：脂质是动脉粥样硬化发生过程中发挥重要作用，因此高血脂患者发生动脉粥样硬化的可能性明显高于无高血脂者。⑩肥胖：肥胖者容易出现高血压、高血脂和高血糖，这三者都是导致冠状动脉粥样硬化的危险因素。另外 A 型性格、社会压力等也是冠心病发生的危险因素。

临床表现 典型临床表现为心绞痛。疼痛的诱发因素、性质、部位和程度有很大的个体差异。典型的心绞痛症状表现为心前区的压榨性或憋闷性的疼痛，多在活动后、受冷、饱餐、饮酒、情绪激动等导致心肌耗氧量增加的情况下发生，并常伴有左侧颈、

肩、前臂或者背部的牵涉痛，患者常伴有紧张焦虑感，一般持续3~5分钟，休息或服用硝酸甘油可缓解。还有些患者的疼痛部位不典型，被误认为牙痛、胃痛、腹痛、颈肩痛等。当心肌缺血持续存在得不到缓解时则会演变为心肌梗死，主要表现为心绞痛症状的持续存在不能缓解，因此患者会有明显的焦躁不安、恐惧甚至濒死感。有些患者胸痛发作与心肌需氧量的增加无明显关系。世界卫生组织（WHO）根据心绞痛发作时是否有氧耗增加这一因素将心绞痛分成劳力性心绞痛和自发性心绞痛。前者指心绞痛在心肌氧耗增加的情况下发生，持续时间短，多在休息或者服用药物后迅速缓解。劳力型心绞痛又可细分成初发劳力性心绞痛、稳定型劳力性心绞痛和恶化型劳力性心绞痛。初发劳力性心绞痛是指劳力性心绞痛病程在1个月以内；稳定型劳力性心绞痛指劳力性心绞痛病程稳定且在1个月以上；恶化性劳力性心绞痛是指劳力性心绞痛所诱发的胸痛发作次数，严重程度及持续时间突然加重。自发性心绞痛的胸痛发作与心肌需氧量的增加无明显关系。同劳力性心绞痛相比，其疼痛一般持续时间较长，程度较重，并且不易为硝酸甘油所缓解，无心肌酶检查改变，心电图常出现某些暂时的S-T段压低或T波改变。自发性心绞痛可单独发生或与劳力性心绞痛合并存在。部分患者无明显的临床症状但临床检查有心肌缺血证据，称为无症状性心肌缺血。部分患者初次发病就表现为心肌梗死甚至猝死。

诊断 ①实验室检查：无症状患者或者心绞痛患者仅可以发现血脂、血糖等的升高，在出现心肌梗死时还会出现心肌酶学的变化以及心肌特有蛋白的变化。②心电图检查：在没有心肌梗死的患者，当没有症状时，普通心电图无阳性表现，当患者有缺血所导致的心绞痛表现时则可以表现为阳性。因此24小时动态心电图可以捕捉到一天当中患者发作时的心电图改变，从而协助诊断。还有通过增加心脏耗氧量同时行心电图检查也就是心脏负荷试验（这其中包括运动和药物等方式），但这种检查会增加患者的风险。对于已经有陈旧性心肌梗死的患者则通常普通心电图就会有特征性的变化，易于诊断。③胸部X线平片：对于定性诊断意义不大，但对于已经诊断患有冠心病的患者，该检查可以帮助评价患者的心功能状态。④超声心动图检查：可以发现心肌梗死部位的室壁变薄、运动异常以及瓣膜的异常表现，了解心功能状况，对于一些没有心肌梗死的冠心病患者，在无症状时进行的心脏超声检查，其结果往往并无阳性发现。⑤冠状动脉螺旋CT（MDCT）：提供冠脉血管的狭窄程度以及狭窄部位的三维重建后的影像学资料，其准确度和精确度仅次于冠状动脉造影，由于其创伤小，花费少，已逐渐成为一种判断是否患有冠心病的常规检查。⑥冠状动脉造影：将造影剂直接注入左右冠状动脉内，可以直观地提供冠脉血管影像资料，能够清楚地显示冠脉血管的实际情况。还可同时行心室造影，有助于了解心功能状况，是诊断冠心病的最重要的手段。由于该检查有一定的创伤性，过去只有当患者被高度怀疑有冠心病，需要进一步明确病变严重程度以便决定进一步的治疗措施

时才使用。随着技术水平和安全性的提高，其应用指征也越加宽泛。⑦MRI检查：可以识别心肌状态，清楚地显示心肌梗死的范围，显示心肌梗死所导致的并发症，确定心功能状态。⑧核医学检查：心肌对核素的摄取能力取决于局部的心肌血流量。当冠脉狭窄或堵塞导致心肌缺血或坏死时，心肌对核素的摄取会减少或不摄取，从而反映局部心肌的血流分布及是否还有存活心肌，从而确定心肌的某些部位是否还有血运重建的必要性。通过放射性核素心血管造影可以准确评价心功能状况。

常见并发症 ①心室壁瘤：心肌梗死后最常见的并发症，多见于较大面积的累及心室壁全层的心肌梗死。由于局部肌肉组织消失，代之以没有收缩能力的纤维组织，在心室收缩，心腔缩小，心室内压力增高时，该部位反而向外膨出。这使得心脏收缩所泵出的有效血流减少，加重了心肌梗死后心功能不良的程度。较大的室壁瘤通常采用手术切除的方式处理。②心脏破裂：心肌梗死部位肌肉坏死，组织发生水肿，炎性细胞浸润，组织强度明显降低，在心室内张力作用下发生破裂。由于心脏外包裹有一层坚实致密的纤维结缔组织，即心包，心脏破裂后喷出的血液不是撑破心包，而是会迅速造成心脏自身的压迫，心脏在极短的时间内失去有效的收缩舒张，患者常迅速死亡而来不及接受任何抢救。因此对于心肌梗死的患者采取正确的治疗措施来防治心脏破裂的发生是很重要的。③室间隔穿孔：是心脏破裂的一种特殊形式，心肌梗死部位累及室间隔，局部炎性反应组织水肿，其强度明显降

低，在心室张力的作用下发生破裂，左右心室间出现异常通道，出现突发的左向右分流，患者多在短期内因心力衰竭而死亡。发病凶险，在没有手术治疗的情况下，心肌梗死后室间隔穿孔患者24 小时内死亡率为 25%，2 周内的死亡率超过 70%。治疗一般是在药物和应用主动脉内球囊反搏稳定循环的情况下维持到穿孔后48 小时再行手术闭合穿孔；但对于出现心源性休克者则不得不紧急手术；对于穿孔小，循环稳定者则可延后至穿孔后 3~6 周手术。④心力衰竭：在长期反复的缺血损伤和心肌梗死的作用下，存活心肌明显减少，出现散在的弥漫的心肌纤维化以及心室重构，导致心室收缩力弥漫下降。其最核心的问题是存活心肌数量严重不足，因此药物治疗效果差。而针对冠心病的介入治疗和冠状动脉旁路移植术均无法挽救已经梗死的心肌，因此效果也均不理想。已知的有效的临床治疗手段是心脏移植。⑤心律失常：心律失常有时可以是冠心病的唯一表现。由于缺血，心脏内的起搏细胞及电传导通路可能发生功能障碍，供应窦房结的冠脉血管发生堵塞时，可以出现窦性心动过缓，窦房阻滞等表现。房室结缺血时则可能出现房室传导阻滞。心房扑动及心房颤动等也是常见的房性心律失常。室性心律失常多见于心肌梗死患者，一般表现为频发的室性期前收缩，心肌梗死后早期容易出现室颤，这是导致急性心肌梗死患者死亡的重要原因之一。具体见心肌梗死并发症。⑥二尖瓣脱垂：心脏瓣膜长有腱索，这些腱索像绳索一样一端连在瓣膜上，另一端连在心室内的肌肉上，这部分肌肉隆起呈乳头

状，所以被称为乳头肌。心肌梗死时乳头肌受累失去正常的收缩功能则其对瓣膜的正常的拖拽作用降低，从而出现瓣膜的脱垂和关闭不全。心肌梗死最常累及左室内二尖瓣乳头肌。严重的二尖瓣关闭不全导致心脏功能不全，需要手术处理。具体见缺血性二尖瓣关闭不全。

治疗 包括以下几方面。

一般治疗 低盐低脂饮食，忌烟和避免酗酒，控制体重，适当锻炼，保持健康的生活习惯，防止高血压、高血糖、高血脂的出现。

药物治疗 多数患者需要联合应用如下药物：①β 受体阻断剂：此类药物如阿替洛尔、美托洛尔等能够不同程度地减慢心率，降低心肌收缩强度和降低血压，从而明显减少心肌耗氧量，缓解心肌缺血症状。②抗血小板药物和抗凝药物：抗血小板药物，如阿司匹林和氯吡格雷等能够抑制血小板的聚集，防止急性血栓形成，稳定斑块从而减少急性冠脉综合征的出现。另外在冠脉内支架术后，必须服用抗血小板药物，以防止支架内急性血栓的形成和支架内再狭窄。其中氯吡格雷的抗血小板作用更为强大，对于某些高凝危险的患者，甚至需要联合应用这两种抗血小板药物。抗凝药物主要是指肝素，此类药物能够抑制血液凝固，也能够起到抗凝作用，因可以被迅速中和，故主要用于围术期以避免术中难以止血。③钙通道阻滞剂：钙离子是心肌细胞及血管平滑肌细胞收缩必需的离子成分，使用钙通道阻滞剂可以降低心肌收缩力、减慢心率、松弛血管平滑肌、降低血压从而减少心肌耗氧量。对于平滑肌的抑制作用还可防止冠

脉痉挛，因此对于不稳定心绞痛尤其适用。钙离子是血小板聚集过程中必需的物质，因此钙通道阻滞剂还可以抑制血小板的聚集，有助于防止急性血栓的形成。④降脂、降糖、降压药物：对于已经出现高血压高血糖及高血脂的患者，患者应尽可能服用相应药物将血压、血脂、血糖控制于理想范围。

介入治疗 经皮冠状动脉腔内成形术（percutaneous transluminal coronary angioplasty，PTCA）。通过外周血管送入带球囊导管，到达冠状动脉狭窄部位后扩张狭窄冠状动脉以及放入支撑支架的一种治疗技术。自 20 世纪 90 年代在中国兴起，该项治疗无论是在技术改进方面还是在临床应用范围等方面都发展得越来越快，由于技术的不断改进，其疗效也逐渐得到提高。作为冠状动脉造影检查的一个延伸，越来越多的诊断冠心病的患者选择在冠状动脉造影的同期接受冠心病的介入治疗。

手术治疗 早在 19 世纪末，医师就试图通过手术的方法来缓解心绞痛，早期的手术主要是胸交感神经切除术。但随着人们对心绞痛认识的深入，这种手术逐渐被废弃。1957 年，贝利（Bailey）首先报道了冠状动脉内膜剥脱术的成功经验。随后一些心脏外科中心也开展了该项手术。但其死亡率较高，远期预后不良。随着冠状动脉旁路移植术的出现，冠状动脉内膜剥脱术的应用也逐渐减少。冠状动脉旁路移植术（coronary artery bypass grafting，CABG）是在升主动脉和冠状动脉梗阻远端用自体血管进行搭桥，以恢复梗阻部位远端心肌血运供应的手术方法，是冠心病治疗的

最常用和有效的方法之一，但其发展之路也是一波三折。具体见冠状动脉旁路移植术。部分血管病变弥漫，血管狭窄严重的冠心病患者，无法施行冠状动脉旁路移植术。对于此类患者，有研究者尝试通过促进自体血管新生、促进侧支血管生成以增加心肌血供。在这样的背景下，部分研究者通过应用促血管新生的细胞因子来促进心肌血管新生，但由于生成的血管无论在数量和血管直径上都无法满足心肌的需求，且治疗方式本身也有无法克服的难题，并没有成为常规的临床治疗方法。具体见分子搭桥术。部分学者通过激光给心肌打孔，期望通过小孔连接心肌内的血窦以及血管，从而缓解心肌缺血，但其治疗效果并不理想。世界范围内仅个别治疗中心还在尝试该方法，并没有在临床大范围应用。具体见激光心肌血运重建术。心肌梗死后细胞坏死，而冠脉旁路移植术仅仅是解除缺血心肌的缺血，无法修复或者逆转已坏死心肌活力，20世纪90年代，旨在恢复坏死心肌活力的一项治疗研究——干细胞移植开始兴起，骨骼肌成肌细胞、胚胎干细胞、平滑肌细胞以及骨髓干细胞都成为心脏干细胞移植研究的热点，其中自体骨髓干细胞移植由于无免疫排斥问题，成为最有可能应用于临床的实验性治疗方案，但目前为止仅有少量临床应用研究，其应用结果及治疗效果尚存争议，前景尚不明朗。具体见干细胞移植。对于心肌梗死面积大，存活心肌少，临床表现为心力衰竭的冠心病患者，目前临床上最确实有效的治疗手段仍然是心脏移植。

预后　决定冠心病自然预后的主要因素是冠状动脉病变的范围和心功能状态，就冠状动脉病变范围而言，左冠状动脉主干病变最为严重，据统计年死亡率可达30%，在右冠、前降支和回旋支中，又以前降支病变最为严重。发生心肌梗死者，则预后与心肌梗死范围，是否有心肌梗死并发症相关，心肌梗死范围小，对心功能影响小以及无心肌梗死并发症者预后较好。

预防　应用抗血小板药物，如氯吡格雷和阿司匹林，控制血压、血糖、血脂于正常范围，戒烟，戒酒，适当运动，控制体重，改变不良生活习惯，预防心律失常，避免过快心室率，减轻心脏负荷。

（胡盛寿）

guānxīnbìng wàikē zhìliáo

冠心病外科治疗（surgical therapy of coronary artery disease）　重建缺血心肌血运及治疗冠心病心肌梗死相关并发症的外科手术。前者主要指冠状动脉旁路移植术（coronary artery bypass grafting，CABG）以及一些实验性的治疗手段或者已经逐渐被弃用的外科治疗手段，这包括冠状动脉内膜剥脱术（coronary endarterectomy）、胸交感神经切除术（thoracic sympathectomy）、激光心肌血运重建术（transmyocardial laser revascularization）、干细胞移植（stem cell transplantion）及分子搭桥术（molecular bypass surgery）等。后者是指针对心肌梗死并发症，如心室壁瘤、室间隔穿孔和缺血性二尖瓣关闭不全等进行的手术治疗。

冠状动脉旁路移植术（CABG）　1962年，萨比斯顿（Sabiston）进行了人类历史上第1例用大隐静脉作为旁路的CABG。

将一端与升主动脉吻合，另一端与远侧的右冠状动脉吻合，但3天后患者死亡。随着造影技术的发明和体外循环技术的引入，外科医师可以在静止、无血环境下进行心内手术。1967年，法瓦洛罗（Favaloro）成功地在体外循环下应用大隐静脉做主动脉-右冠状动脉旁路移植术，奠定了现代冠状动脉旁路移植术的基础。1974年，阜外医院郭加强教授则完成了中国的第1例CABG。在20世纪80年代初，CABG开始被广泛接受，被认为能改善症状，延长冠心病患者的生命。常规的CABG是在建立体外循环后，利用心脏停搏液诱导心脏停搏，进行手术操作，这种手术方式可称为体外循环下冠状动脉旁路移植术。随着现代工业技术的发展，一系列冠状动脉稳定器、冠脉分流装置和其他特制器械应运而生，使非体外循环下冠状动脉旁路移植术在近十多年得到快速的进步，这种手术可减少体外循环引起的灌注后综合征等一系列并发症，其原理是短暂阻断冠状动脉血流不致引起严重的血流动力学改变。非体外循环下冠状动脉旁路移植术迅速普及自然产生了微创的小切口冠状动脉旁路移植术。1995年，贝内蒂（Benetti）首次利用胸腔镜取乳内动脉，在小切口下进行冠状动脉直接吻合，胸腔镜技术引入冠状动脉旁路移植领域使得手术创伤进一步缩小（具体见胸腔镜下冠状动脉旁路移植术）。在此基础上，又发展了机器人辅助冠状动脉旁路移植术。近年来冠状动脉旁路移植术还同介入技术结合，形成了冠心病外科治疗的复合技术（具体见复合技术治疗冠心病）。

冠状动脉内膜剥脱术　是治

疗冠状动脉粥样硬化性心脏病的方法之一。20世纪60~70年代的一些随诊结果表明，单独进行冠状动脉内膜剥脱术的远期并发症和死亡率较高。冠状动脉内膜剥脱术通常作为冠状动脉旁路移植术的一种辅助方法来完成完全的血运重建（具体见冠状动脉内膜剥脱术）。

胸交感神经切除术　是冠状动脉旁路移植术产生之前，人们对冠心病的认识尚不成熟的情况下出现的一种旨在消除冠心病心绞痛症状的手术，由于并没有解除心绞痛的核心问题即心肌缺血，因此在冠状动脉旁路移植术产生并成熟后，它自然淡出了冠心病外科治疗的历史舞台（具体见胸交感神经切除术）。

激光心肌血运重建术（TMLR）　是20世纪80年代起发展的利用激光打孔产生新生血管灌注缺血心肌的新方法。迈罗思尼（Mirhoseini）首次报道了TMLR能改善缺血心肌的灌注，并将此技术作为CABG的辅助方法应用于临床，随后很多医师应用该方法进行冠心病的治疗，多个心脏中心相继开展了这种激光心肌血运重建术的临床试验，该治疗方法于1998年通过美国食品和药物管理局（Food and Drug Administration，FDA）批准用于临床治疗，但其治疗效果并不理想，目前已被绝大多数治疗中心弃用，具体见激光心肌血运重建术。

干细胞移植　是近年来被逐渐关注的治疗冠心病的新手段。2001年，法国的梅纳谢（Menasche）等完成了世界上首例自体人骨骼肌成肌细胞移植治疗冠心病，滨野公一（Kimikazu Hamano）等于2001年首次利用骨髓单个核细胞治疗冠心病。但是无论是移植的种子细胞，移植的途径等各个方面仍存在诸多问题，例如伦理问题、细胞存活问题、植入细胞的追踪评价等问题并没有达成共识。虽然部分研究者认为，干细胞移植可能代表冠心病治疗的未来，但目前的研究仅仅是证实了骨髓单个核细胞在人体心肌内移植是安全的，具体见干细胞移植。

分子搭桥术　是基因治疗的通俗说法。是指通过转基因使缺血心肌局部产生促血管新生的细胞因子，以促进局部新的血管生成和增加心肌血供，但由于是一种实验性的治疗手段并未大规模应用与临床，具体见分子搭桥术。

心室壁瘤的手术治疗包括多种方式。1955年，利科夫（Likoff）等施行了首例闭合性心室壁瘤切除术。1958年，库利（Cooley）在体外循环下施行首例开放性心室壁瘤切除术，使用了标准线性修补术。1977年，达格特（Dagget）采用了涤纶补片作为室壁瘤切除后替代部分心室壁的概念。1985年，雅特内（Jatene）和多尔（Dor）先后提出了采用涤纶补片对切除后的心室壁瘤施行心室成形术，恢复其心肌梗死前的原始形状，具体见心室壁瘤。室间隔穿孔和缺血性二尖瓣关闭不全的手术治疗可分别见室间隔穿孔和缺血性二尖瓣关闭不全。

(王巍)

guānzhuàngdòngmài pánglù yízhíshù

冠状动脉旁路移植术（coronary artery bypass grafting，CABG）

取患者自体的血管作为旁路将主动脉血流引流到冠脉狭窄以远的血管腔，从而改善心肌血液供应，进而达到缓解心绞痛症状，改善心脏功能，提高患者生活质量及延长寿命目的的手术。又称冠状动脉搭桥术。这种手术犹如在心脏上架起了"桥梁"。

历史背景　冠状动脉旁路移植术是国际上公认的治疗冠心病最有效的方法之一，迄今已有50多年的历史。其探索成熟的过程花费了较长时间。1910年，卡雷尔（Carrel）将犬的一段颈动脉吻合在犬降主动脉和左冠状动脉之间，由于当时体外循环技术还没有应用，实验犬无法耐受循环阻断，在手术过程中很快死亡，这个实验是当代CABG手术的雏形。第1例冠状动脉旁路移植术是在1960年5月2日由罗伯特·戈茨（Robert Goetz）和他的团队在美国爱因斯坦医学院布朗克斯医疗中心完成。他采用的技术是先游离胸廓内动脉，在其远端套入一个金属环，然后将末端血管外翻包住金属环并固定。接着结扎狭窄的右侧冠状动脉近心端，然后切开狭窄的远端血管，插入已经处理好的胸廓内动脉，最后在冠状动脉外方扣及金属环再套线结扎，整个吻合过程花费15秒钟并且没有应用体外循环。但是9个月后胸廓内动脉和右冠状动脉吻合处结扎线松开了，并且胸廓内动脉发出部位也因为粥样斑块导致闭塞。这是CABG历史上第1例非吻合方法完成胸廓内动脉冠脉旁路移植术，也是唯一的1例。术后患者症状明显缓解，但是1年后患者因突发侧壁心肌梗死而死亡。1962年萨比斯顿（Sabiston）将大隐静脉一端吻合于患者主动脉，另一端则与患者右冠动脉端端吻合。患者3天后死亡，尸检发现移植桥血管堵塞，这是历史上第1例应用大隐静脉作为旁路的冠状动脉旁路移植术。1964年，加勒特（Garrett）第1

次将大隐静脉移植于患者升主动脉和左前降支之间，但直到7年后才证实了移植的血管桥的通畅，这是第1例在临床上实施成功的冠脉旁路移植术。同年，瓦西里·科列索夫（Vasilii Kolesov）在列宁格勒第一次成功地完成了胸廓内动脉与钝缘支的吻合。次年，他又完成了胸廓内动脉和前降支的吻合，患者术后存活17年，并且没有心绞痛再发。在1964~1967年瓦西里·科列索夫（Vasilii Kolesov）所领导的外科小组是世界上唯一系统开展CABG的单位，并奠定了应用胸廓内动脉移植治疗冠心病的基石。1967年，阿根廷勒内·法瓦洛罗（René Favaloro）在克利夫兰医学中心成功地完成了应用旁路移植治疗冠心病的手术。他的新技术是切除狭窄的右冠状动脉部分，应用一段大隐静脉来替代狭窄的右冠状动脉部位，两端进行断端吻合。后来，他发现这种内置式的吻合方法有很多缺点，于是他成功地将大隐静脉一端吻合于升主动脉，另一端跨过狭窄冠状动脉与狭窄远端冠状动脉进行端侧吻合，这种吻合也就是现在所熟知的经典旁路技术。很快，杜德利·约翰逊（Dudley Johnson）把这种技术应用到左冠状动脉系统的吻合技术当中。他实施了一系列多支静脉或胸廓内动脉搭桥，提出在所有冠状动脉狭窄的远端都应该尽可能地给予再血管化即完全再血管化的概念，这使CABG的理论更加成熟。随着大量手术病例积累和随访资料，也终于证明胸廓内动脉是更好的移植材料。同时，冠状动脉旁路移植术也迈向了微创化道路，包括采用小切口和非体外循环不停搏的冠状动脉旁路移植术。在中国，

1974年北京阜外医院郭加强教授完成了国内首例以大隐静脉为材料的冠状动脉移植手术。1996年，北京阜外医院胡盛寿教授成功实施了中国首例正中小切口非体外循环下的冠状动脉旁路移植手术。同年，万峰教授完成了经左前外侧切口的非体外循环下的冠状动脉旁路移植术；胡盛寿教授完成了经胸骨旁小切口的非体外循环冠状动脉旁路移植术。非体外循环下冠状动脉旁路移植术（OPCAB）由于避免了体外循环的不良反应，在临床上已经取得满意效果，技术也比较成熟，目前在不同的心脏中心占到冠状动脉旁路手术20%~80%的比例。电视胸腔镜-机器人辅助冠状动脉旁路移植术也已经在临床开始应用。1999年，胡盛寿教授完成了中国首例胸腔镜辅助下的冠状动脉旁路移植术。2007年，中国人民解放军总医院的高长青教授完成了国内首例机器人辅助下的冠状动脉旁路移植术，都取得了良好的临床疗效。

手术适应证 CABG的目标血管是冠状动脉造影显示狭窄>50%，远端通畅，血管直径大于1mm的主要冠状动脉血管。CABG适应证的涵盖范围广泛，不仅包括可以接受经皮冠状动脉腔内成形术（PTCA）的患者，还包括因病变较重而无法接受PTCA治疗的患者。一般认为在以下情况下行CABG的效果可以优于介入治疗。因此，对手术适应证的选择是基于患者预期获益与其所面临风险之间的平衡而决定的。①左冠状动脉主干或类似左主干，即左前降支和左回旋支起始端明显狭窄（≥70%）以及易于发生大面积心肌梗死的病变，无论其有无症状或轻微心绞痛均应手术治

疗。②慢性稳定性心绞痛：充分药物治疗不能满意控制心绞痛或造影资料显示病变特征经血管重建后可改善预后，如三支血管病变伴有左前降支狭窄>50%；左主干狭窄>50%；左前降支近端（如第1间隔支之前）狭窄>70%；与冠心病相关的心室功能中度以上受损患者。③不稳定性心绞痛/无Q波心肌梗死：对不稳定性心绞痛患者不进行血运重建，10%~15%患者将在心绞痛发作后3周出现急性心肌梗死。④ST段抬高（有Q波）的急性心肌梗死：在心肌梗死后6~12小时内，疼痛持续或复发性心肌缺血，且有较大范围心肌受到威胁；同时，药物无效又无法接受溶栓或经皮冠状动脉介入治疗（percutaneous coronary intervention，PCI）并且冠状动脉适合手术者。⑤冠状动脉病变引起的致命性的室性心律失常。⑥PTCA可引起冠状动脉的血管破裂、急性血管壁夹层、血肿和急性血管闭塞等并发症，导致血流动力学急剧恶化，应急诊手术。⑦曾行CABG术的患者再次发生明显的心肌缺血现象，冠状动脉造影显示患者自身冠状动脉或者原旁路移植血管狭窄>50%。⑧合并糖尿病多支病变患者、PTCA无法治疗者、接受手术患者存活率明显优于介入治疗。⑨严重三支病变，合并左主干狭窄，相关瓣膜病变以及复杂的解剖情况不适于其他治疗者。

手术禁忌证 冠状动脉病变弥漫，狭窄远端血管腔内径小于1mm；陈旧性大面积心肌梗死，核素及超声心动图检查提示病变冠状动脉供血区域已无存活心肌或存活心肌极少，手术对改善心功能帮助不大；长期慢性心力衰竭，心脏显著扩大，心胸比>

75%，左心室射血分数<25%，左心室舒张末径>70mmHg，合并重度肺动脉高压；若发展为弥漫性心肌纤维化和形成缺血性心肌病及全身情况和重要脏器功能不全无法耐受手术者，均列为手术禁忌。

手术方法 手术所需材料及相关手术技术如下。①旁路材料：即桥血管。②冠状动脉探查与旁路设计：左侧原位胸廓内动脉与前降支（LAD）吻合15年通畅率可达90%，是CABG的金标准。如果冠脉对角支（Dia）发出比较低位，可利用胸廓内动脉与Dia和LAD形成序贯吻合。有些外科医师选择将回旋支的桡动脉桥与左侧胸廓内动脉吻合追求全动脉化效果。右侧原位胸廓内动脉由于长度所限，一般仅能与右冠状动脉（RCA）或后降支（PDA）近端吻合。游离的内乳动脉和桡动脉也是较好的动脉化材料，但应防止发生痉挛导致围术期心肌缺血。钙通道阻滞剂是常用来预防痉挛的药物，轻轻扩张动脉材料是预防痉挛发生最有效的措施。大隐静脉材料虽然十年通畅率仅50%左右，但由于取材方便仍然是常用的旁路材料。轻柔的取材技术能减少内皮细胞损伤。有经验的外科医师会对取下来的大隐静脉进行优化截取，使所截取的静脉材料粗细相对均匀，中间所含静脉瓣最少，两端吻合口部位不含静脉瓣。③远端吻合技术：结合冠状动脉造影中冠脉的影像解剖，仔细探查冠状动脉的走行及病变部位，将吻合口选择在狭窄部位的远端。先用小圆刀划开冠脉表面的心外膜和脂肪，用冠状动脉尖刀在其表面正中切开，然后用角度剪沿其长轴方向向两端延长、切口长4~5mm。冠状动

脉切口尽量位于其表面中线部位，避免向两侧甚至向后壁偏移，切口偏移易导致吻合口出血或扭曲成角。一般应用左胸廓内动脉远端和前降支狭窄远端切口进行端侧吻合，多采用连续缝合。大隐静脉由于静脉旁路材料有静脉瓣特点，吻合时必须将其近心端吻合于冠状动脉远心端，以确保血流通畅。大隐静脉或桡动脉通常与钝缘支或右冠状动脉狭窄远端缝合。吻合的方法通常都采用连续缝合。进针方向多采用冠状动脉由内向外（旁路血管材料由外向内）的吻合方法。原则是保证吻合口既通畅又不出血。吻合口漏血很难完全避免，补针时应注意看准出血部位，准确缝合吻合口边缘。多数情况下缝合漏血部位的外膜即可使边缘对合达到止血的目的，盲目过深的补针易导致吻合口狭窄。远端吻合方法可以采用单一的端侧吻合，也可以采用端侧吻合加侧侧吻合的序贯吻合方法。通常在完成近端吻合后再进行近端吻合。远端吻合首先需要清楚地显露靶血管位置，靶血管的显露依是否使用体外循环而有所不同。各个靶血管的吻合顺序在这两种手术方法中也有区别。具体可分别见非体外循环下冠状动脉旁路移植术和体外循环下冠状动脉旁路移植术。④近端吻合技术：吻合顺序多数从旁路切口标定的"足后跟"开始缝合，缝合的方向多采用逆时针方向缝合，另外准确的测量旁路血管的长度避免旁路太短导致吻合口张力过大或旁路太长导致成角、扭曲影响远期通畅率。心脏搏动下应用侧壁钳部分阻断升主动脉，应用打孔器在预定吻合部位打出相应大小孔，打孔的部位应尽可能避开升主动脉硬化部位。将大

隐静脉或桡动脉一端与对应孔进行吻合，吻合方法通常应用连续缝合。对体外循环下进行旁路移植手术患者也可以在心脏停搏，主动脉完全阻断的状态下完成对主动脉进行打孔，旁路血管近端吻合。对主动脉壁钙化严重患者，为避免主动脉钳夹引起内膜损伤，动脉硬化斑块脱落导致的脑部并发症。有一些近端吻合辅助装置应用于临床以减少脑部并发症。完成最后一个近端吻合口打结之前应充分排气，如果旁路无静脉瓣或者是动脉材料，将旁路哈巴狗钳开放即会自然回血排气。否则先开放主动脉侧壁钳然后打结，再进一步排除旁路内的残气。⑤流量测定：瞬时超声流量仪可以监测桥血管流量和波动指数（PI），PI是指最大流量减去最小流量除以平均血流量，正常值为1~5。如果吻合口狭窄，PI值会增大，必要时需要重新吻合。

体外循环下冠状动脉旁路移植术（ONCAB） 为经典的手术方式，迄今欧美大多数心脏中心仍有70%~80%的冠状动脉旁路手术采用此基本方式。随着体外循环、心肌保护、围术期监护、呼吸和循环支持以及心血管外科技术的改进和发展，使得体外循环下冠状动脉旁路移植术变得更为安全可靠。体外循环的建立：肝素化后在升主动脉和右心房分别插管建立体外循环，它能在术中代替心肺功能，并能控制患者中心温度。在升主动脉插管近心端夹闭主动脉，灌注富含钾的心脏停搏液使心搏停止，然后进行旁路血管和冠状动脉狭窄远端的远端吻合口缝合，当所有远端吻合口缝合完毕后可以开放升主动脉阻断钳使心肌恢复血供，心脏复跳。然后应用侧壁钳部分阻断

升主动脉，应用打孔器在升主动脉壁打孔，进行旁路血管和升主动脉的近端吻合口吻合。所有近端吻合口缝合完毕后撤除体外循环装置，给肝素对应剂量的半量鱼精蛋白进行中和。具体见体外循环下冠状动脉旁路移植术。

非体外循环下冠状动脉旁路移植术（OPCAB） 尽管体外循环技术已经广泛应用于心脏外科，但其诱发的一系列炎性反应使患者处于"灌注后综合征"风险之下，如脏器再灌注损伤、内毒素释放等，而这会导致术后并发症发生率升高。为避免体外循环引起的炎性反应以及其后导致的并发症，心脏外科医师对非体外循环下冠状动脉旁路手术进行着不懈的探索。其中先驱性的人物包括巴西的布福洛（Buffolo）和阿根廷的贝内蒂（Benetti）。具体见非体外循环下冠状动脉旁路移植术。

小切口冠状动脉旁路移植术 经典小切口冠状动脉旁路移植术是指通过非正中胸骨劈开切口在心脏不停搏状态下完成的冠状动脉旁路移植术，包括经左前外、左胸骨旁或右前外小切口（切口长度通常为10cm）游离左或右侧胸廓内动脉，然后直视下完成胸廓内动脉与左前降支或右冠状动脉的吻合。目前泛指包括胸壁切口、胸骨旁切口、胸骨下端切口或剑突下切口在内的常温心脏不停搏的冠状动脉旁路移植术。这种手术方法适合应用于前降支或右冠状动脉单支病变手术，由于技术难度大，外科单支血管病变患者少，并且肋间切口是否优于胸骨正中切口尚存疑问，该手术方法目前应用率尚不到2%。具体见小切口冠状动脉旁路移植术。

胸腔镜下冠状动脉旁路移植术 1995年，阿根廷的贝内蒂（Benetti）正式将胸腔镜技术应用于冠状动脉外科。初期的胸腔镜辅助下冠状动脉旁路移植术主要借助胸腔镜-电视监视系统所提供的良好视野完成ITA的游离，而对于胸廓内动脉的修剪和吻合还是要通过左胸4~5cm左右的切口来完成。由于原有胸腔镜器械长度与活动自由度的限制，外科医师的操作需要十分精细。与直视下小切口冠状动脉移植术相比，胸腔镜辅助下游离左胸廓内动脉的优点在于：①有良好的视野，可以清楚地观察左胸廓内动脉及其周围结构。②可以完全游离胸廓内动脉及离断所有分支，避免冠状动脉窃血。③切取足够长的血管，避免吻合口张力。④不必强行牵拉肋骨或切断肋骨，术后疼痛轻。⑤切口小，手术通过5cm左右小切口即可完成。具体见胸腔镜下冠状动脉旁路移植术。

机器人辅助冠状动脉旁路移植术 近十余年来，在内镜技术广泛应用于心外科的推动下，临床医师和技术人员开发出机器人并将其引入临床研究。机器人动作灵活，易于操作，图像稳定，吻合精度和手术速度、安全性都得到极大提高。近几年，以机器人为核心的微创辅助心脏外科，在全世界范围内广为研究和开展，形成一股热潮。机械手辅助下冠状动脉旁路移植术主要是借助机械臂来完成胸廓内动脉的游离，然后小切口下完成移植血管的吻合，操作与常规的胸腔镜辅助下搭桥较为类似。具体见机器人辅助冠状动脉旁路移植术。

复合技术 近20年来，科学技术的发展，极大地推动了人类社会观念的转变，心脏外科也同样发生着巨大的变化。复合技术的使用正是多学科交叉碰撞的结果。20世纪80年代以来，PTCA迅速发展，部分取代CABG成为CHD血运重建治疗的一个重要方法。但对多支病变左心功能良好，无左主干病变及新近心肌梗死（MI）的患者，PTCA发生再狭窄致心绞痛复发多，靶血管需再次血管重建者多。随着实践的积累和人们识到CABG和PTCA这两种技术可以有机地整合。1996年安格利尼（Angelini）报道了结合PTCA支架植入的复合CABG，即利用微创技术对病变的冠脉左前降支搭桥，同时利用介入技术为其他病变血管进行PTCA治疗。由于左前降支在PTCA治疗后有更高的再狭窄率，而通畅的左前降支是冠心病患者存活率的重要影响因素，因此用远期通畅率较高的胸廓内动脉桥接左前降支是最佳的选择。复合（Hybrid）技术结合微创心脏外科学（minimally invasive cardiac surgery，MICS）和介入治疗的优点，在微创的条件下既保证了重要的左前降支的远期通畅率，又达到了动脉完全再血管化。具体见复合技术治疗冠心病。

再次冠状动脉旁路移植术 冠状动脉旁路移植手术是治疗冠心病的重要且有效的手段，但是它并不是冠心病的根治手术。随着时间的推移，原有冠状动脉病变会继续加重，造成吻合口再狭窄。同时原来没有病变的冠状动脉也会发生病变产生狭窄。并且，移植血管无论是动脉还是大隐静脉也会再狭窄甚至闭塞，导致心绞痛症状再次发作甚至心肌梗死。二次甚至多次的冠状动脉旁路手术有时就成为唯一有效的治疗手段。相对于初次手术，再次冠状动脉旁路手术操作更困难，并发症更多，死亡率也更高。具体见再次冠状动脉旁路移植术。

急诊冠状动脉旁路移植术 急诊冠状动脉旁路移植术有其特殊性，这类患者轻则心绞痛用药物难以控制，重则伴有心源性休克，使急诊冠状动脉旁路移植术成为抢救手术，手术死亡率也明显增高。具体见急诊冠状动脉旁路移植术。

手术疗效 对于左主干病变、3支血管病变合并左心室功能障碍、两支血管病变合并前降支近端病变以及严重缺血的多支病变患者，再血管化后其生存率明显高于药物治疗组。但对于单支病变患者，两种方法对于生存率的影响尚无定论。冠状动脉旁路移植术不仅能提高冠心病患者的生存率，而且能明显缓解患者的心绞痛发作，提高生活质量。80%~90%的药物治疗有症状的冠心病患者接受冠状动脉旁路移植术后，症状明显缓解。症状缓解与完全再血管化和移植血管通畅密切相关。研究发现，处于缺血状态但仍生存的，低动力心肌（又称冬眠心肌）接受有效的再血管化后可以恢复较强的收缩功能，这样使得过去认为仅适合接受心脏移植的左心室功能严重不全患者的再血管化手术适应证得到扩大。早期的介入治疗主要应用于1~2支较为局限的冠脉病变。近年来由于医疗设备和技术的进步，其适应证以扩大到多支病变，甚至冠状动脉主干。近期的临床资料显示经皮冠状动脉介入治疗（PCI）+支架比CABG术后1年、5年的主要心脑血管不良事件（major adverse cardiac and cerebral vascular events，MACCE）、再血管化率明显增高。住院期间或首次冠状动脉旁路手术30天死亡率

为1%~5%。影响围术期死亡率的危险因素分为两类。第一类是患者年龄、伴随疾病、心肌缺血程度等手术前危险因素；第二类是手术因素，包括术者、体外循环时间、心肌再血管化程度等。远期生存率5年为80%~92%，10年为64%~82%，15年以上为60%。

术后并发症 ①围术期心肌梗死：发生率为2%~5%。通过心电图、心肌酶谱等指标可诊断。原因包括术中心肌保护不够充分、再血管化程度不够、吻合技术问题、血栓等，应加强防治。②神经系统并发症：年轻患者发生率低，约为0.5%，年龄超过70岁患者为5%。主要危险因素为高血压、过去脑血管事件及糖尿病，应以预防为主。③其他器官影响：取决于各器官术前状况，如术前慢性肾功能不全患者出现术后肾衰竭风险较高。

后期治疗 CABG术后患者仍需服用口服药物避免再狭窄。通常服用小剂量阿司匹林，如果病情需要可服用降压药物和降脂药物。患者可在术后2~3个月后恢复工作，这取决于工作的性质。

（许建屏）

tǐwài xúnhuán xià
guānzhuàngdòngmài pánglù yízhíshù

体外循环下冠状动脉旁路移植术 （on-pump coronary artery bypass grafting，ONCAB）

借助体外循环技术，在心脏停搏的情况下进行的冠状动脉旁路移植术。通过这种术式，外科医师更容易获得充分的显露和无血静止的手术视野，从而使血管吻合口更精细。因此，其吻合口远期通畅率是衡量其他各种微创冠状动脉旁路移植术（CABG）吻合质量的金标准。

手术适应证 有关CABG的适应证参看条目冠状动脉旁路移植术，这里仅就体外循环下的冠状动脉旁路移植术式的选择强调几点。下面将体外循环下冠状动脉旁路移植术的适应证划分为三类。① I 类适应证：指需要CABG并且同时需要体外循环下施行开心直视手术的病例。包括冠心病合并瓣膜病、室壁瘤、升主动脉瘤、室间隔穿孔等。冠心病急性心梗心源性休克需要急诊CABG的病例也属于这一类。这一类适应证比较明确。② II 类适应证：指单纯需要CABG并且对体外循环无明确危险因素的病例。这一类适应证范围较广，与非体外循环下冠状动脉旁路移植术（OPCAB）无明确界限。这一类患者中如果冠状动脉病变广泛弥漫或者前降支走行在肌肉内多建议选择ONCAB。③ III 类适应证：指单纯需要CABG但存在对体外循环构成危险因素的疾病或器官功能障碍，包括冠心病合并严重主动脉或颈动脉粥样硬化、慢性阻塞性肺部疾患、慢性肾功能不全、高龄等全身情况较差的病例。这一类病例虽不构成ONCAB的禁忌证，但由于存在这些危险因素，ONCAB术后并发症明显增加，这一类病例建议首选OPCAB。

手术方法 ①体外循环与心肌保护：ONCAB绝大多数采用胸骨正中切口经升主动脉插管和右心房单根腔房静脉插管建立体外循环。需要切开右侧心腔施行心内直视手术时则需上、下腔静脉分别插管。升主动脉钙化会给插管带来困难甚至可导致动脉壁破裂出血或者斑块脱落栓塞等严重并发症，所以插管前应注意触摸探查主动脉壁，选择弹性较好的部位缝荷包线，避开钙化部位。

如果主动脉壁广泛严重钙化，则不宜施行升主动脉插管，可选择股动脉插管作为替代。ONCAB术中左心系统回血的充分引流对于保持冠脉吻合口的无血视野非常重要。一般情况下没有必要经右上肺静脉置左心引流管。简单有效的左心引流途径是经主动脉根部心脏停搏液灌注管直接回吸。升主动脉阻断之后，灌注心脏停搏液是心肌保护最重要的措施。心脏停搏液大多经冷血直接稀释，灌注的途径一般经主动脉根部灌注管灌入（又称顺灌），灌注速度250ml/min，首次灌注量10～15ml/kg。每间隔20～30分钟重复灌注1次，重复灌注量8～10ml/kg。心脏停搏液进入心脏的钾浓度一般为15～25mmol/L。冠状动脉左主干严重病变或三支血管近端严重狭窄可影响停搏液顺灌的均匀分布，导致心脏停搏不满意，冠脉切口回血多，不但影响心肌保护效果也影响手术野的显露和操作。对于这类病例选择经冠状静脉窦插管逆行灌注心脏停搏液能获得良好的心肌保护效果。心肌保护措施除灌注心肌保护液之外，注意心脏减压防止心室过度膨胀亦很重要。ONCAB过程中体温一般降至32℃左右。心包腔内冰盐水降温有助于心肌保护。ONCAB术中麻醉师和灌注师做好麻醉和体外循环管理，保持机体内环境稳定，尽量降低体外循环对机体的影响，包括维持合适的动脉灌注压，防止血液过度稀释或破坏丢失等十分重要。尽量缩短体外循环时间和心脏阻断时间能有效降低ONCAB术后并发症的发生率。少数心外科医师基于减少心肌再灌注损伤的考虑，采用体外循环并行下心脏不停搏的CABG方法，吻合过程中心脏空跳或颤动，不阻断心脏也不需灌注心肌保护液。这种方法是否优于常规阻断心脏的方法有待进一步观察，这一方法尚不被大多数心外科医师所接受和采用。②靶血管的显露：ONCAB方法之所以成为最常用的CABG方法，主要原因是心脏停搏后外科医师能满意地显露各部位的冠状动脉，获得安静无血的手术视野达到精确的吻合效果。不同的外科医师都有自己显露靶血管的方法和技巧，其目的都是将不同部位的冠状动脉暴露在易于操作的视野里。依靠助手直接用手搬动压迫心脏的显露方法应尽可能少用，因为手指易于疲劳靶血管易于移位。比较简单的显露方法包括心包悬吊牵引或借助于纱布旋转固定心尖的方向和位置。③吻合技术：见冠状动脉旁路移植术。ONCAB中冠状动脉远端吻合一般先吻合心脏侧壁或后壁的冠状动脉（包括钝缘支、对角支、左室后支、后降支、右冠状动脉主干等），最后完成胸廓内动脉（LIMA）与前降支（LAD）的吻合。需要进行序贯吻合时，如果应用游离材料（如大隐静脉、桡动脉或游离IMA），一般先完成远端的端侧吻合，再进行中间的侧侧吻合。如果应用LIMA与对角支（Dia）和LAD同时进行序贯吻合。一般先完成LIMA和Dia之间的侧侧吻合，最后行LIMA和LAD之间的端侧吻合。

手术结果　国际上大组临床统计报道，自20世纪80年代以后CABG手术死亡率已稳步下降至2%～3%。有些中心单纯CABG的手术死亡率降至1%甚至更低。国内CABG的发展自90年代中后期明显加快，近5年几家大的心脏外科CABG的早期疗效已接近欧美国家。中国冠状动脉旁路移植术登记研究协作组报道的影响中国患者CABG住院死亡的独立危险因素，包括高龄、肾衰竭、慢性阻塞性肺疾病、既往心血管手术、不稳定心绞痛、左室功能低下、术前危重状态、非择期手术、合并其他手术。另外有报道导致手术死亡的主要原因包括：低心排血量综合征、恶性心律失常、神经系统并发症、呼吸系统感染、呼吸衰竭、肾衰竭、代谢紊乱综合征、多器官功能衰竭等。另外不用胸廓内动脉（IMA）也可能是影响因素。单纯CABG大组统计1个月生存率98%；1、5、10、15、20年生存率分别为97%、92%、81%、66%、51%。CABG后10年免除心绞痛发生率达60%。5年免除心肌梗死发生率94%，15年免除心肌梗死发生率73%。LIMA-LAD的通畅率比较明确，早期通畅率≥95%，5～10年通畅率为90%～92%。RIMA的通畅率比LIMA低5%～10%，这可能与LIMA绝大多数是与LAD吻合有关。游离IMA的通畅率85%～92%，低于原位IMA的通畅率。美国心脏协会出版的冠状动脉外科指南报道，桡动脉5年通畅率为85%。大隐静脉旁路在CABG术后1个月约有10%的静脉血管闭塞，1年内有20%闭塞，以后每年约2%的比例发生闭塞，10年通畅率50%～60%，15年通畅率约50%。

手术并发症　①神经系统损害：ONCAB术后神经系统损害可能与缺氧、栓塞、出血或代谢异常有关。术后神经损害分为两种类型：Ⅰ型为昏迷或昏睡，与大的局灶性神经损害有关；Ⅱ型为智力明显减退。罗奇（Roach）等对美国24个中心的2108例ON-

CAB 患者的调查研究结果显示，严重神经系统事件的发生率为 6.1%，其中围术期脑卒中为 3.0%，昏迷、癫痫或脑病的发生率为 3.1%。有神经系统后遗症的患者住院时间明显延长。发生脑卒中或昏迷患者的死亡率达 21%，无这些并发症的患者死亡率为 2%。在与神经系统并发症最明显相关的诸多因素中，高龄和体外循环时间分别排在第一、第二位。1985 年，加德纳（Gardner）等的一组 3200 例数据库资料显示 70~79 岁 CABG 术后脑卒中发生率为 7%。图曼（Tuman）等报道类似年龄组 CABG 术后脑卒中发生率为 9%。脑卒中的发生率与年龄呈正相关。颈动脉狭窄和神经系统并发症有密切关系。30% 的术后早期中风归因于血流动力学变化显著的颈动脉狭窄。颈动脉疾病与年龄也呈正相关的趋势。当颈动脉狭窄<50% 时，围术期中风的危险小于 2%；狭窄 50%~80%，中风的危险为 10%；狭窄大于 80%，则中风的危险为 11%~19%。若双侧颈动脉高度狭窄或阻塞，中风的概率达 20%。颈动脉高度狭窄的病例一般在 CABG 之前或同时进行颈动脉内膜切除术。②肾功能不全：尽管体外循环技术在不断发展和改进，但仍有许多原因导致体外循环心脏手术之后发生肾功能不全或衰竭。这些原因包括高龄、术前有肾功能不全或左室功能受损的病史、体外循环时间过长，尤其体外循环所导致的机体炎性反应和低灌注影响。文献报道体外循环心脏术后发生严重肾功能损害需要透析的比例为 1%~5%。导致肾功能不全的危险因素，包括高龄、有中度心力衰竭史、再次 CABG、1 型糖尿病和既往有肾脏疾病史。术前有明显肾功能不全的患者接受搭桥手术需要透析的机会明显升高。③围术期心肌梗死：术后心电图出现新的 Q 波或血清心肌生物标记物水平升高。围术期心肌梗死的发生率因其诊断标准不一而变化很大，一般在 2.5%~5%。导致围术期心肌梗死最常见的原因可能与心肌保护不当有关，另外也可能由外科技术问题或不完全性心肌再血管化所导致；术后血流动力学不稳定、旁路桥血栓形成、旁路血管痉挛等也可能是引起围术期心肌梗死的原因。④纵隔炎：CABG 术后纵隔炎的发生率为 1%~4%。与纵隔炎有关的危险因子包括：肥胖、高龄骨质疏松、糖尿病、慢性阻塞性肺部疾患、再次 CABG、应用双侧 IMA、手术时间延长、肾功能不全等。外科医师注意正中锯开胸骨，关胸时牢固固定胸骨，避免胸骨活动或裂开可有效减少纵隔炎的发生。

(宋云虎)

fēitǐwài xúnhuánxià guānzhuàngdòngmài pánglù yízhíshù

非体外循环下冠状动脉旁路移植术（off-pump coronary artery bypass grafting，OPCAB）

不应用体外循环辅助，在搏动的心脏上完成的冠状动脉旁路移植术。由于不应用体外循环，OPCAB 避免了体外循环的并发症，从而减少输血，缩短 ICU 时间和住院时间，同时那些有体外循环禁忌的患者也可以有机会接受冠状动脉旁路移植术。实际上，早期的冠状动脉旁路移植术都是在搏动的心脏上完成的。1962 年，萨比斯顿（Sabiston）首先报道在非体外循环辅助下完成大隐静脉和右冠状动脉的吻合。1964 年，圣彼得堡的科列索夫（Kolessov）最先报道于非体外循环下经左前胸切口行左胸廓内动脉即左乳内动脉（LIMA，又称胸廓内动脉）与冠状动脉左前降支（LAD）吻合技术。后来，因体外循环技术的出现及心肌保护水平的提高，在低温常规体外循环下行冠状动脉旁路移植术（on-pump coronary artery bypass grafting，ONCAB）则更简单和安全，使 OPCAB 一度被放弃。1975 年，安坎尼（Ankeney）等报道美国若干医疗中心坚持在心脏不停搏下行 CABG 的经验。其后，巴西的布福洛（Buffolo）和阿根廷的贝内蒂（Benetti）等对 OPCAB 的技术要领进行有意义的探索，包括冠脉血流的阻断、心脏的稳定、用药物降低心肌氧耗等。随着博斯特（Borst）等发明心脏表面机械吸引装置，在动物实验中能减低心脏表面的运动，激发了众学者对心脏稳定器的探索。随着器械的不断革新和手术技术的成熟，接受 OPCAB 的病例数日益增多。1996 年，北京阜外医院胡盛寿教授成功实施了中国首例非体外循环下的冠状动脉旁路移植手术。此后，OPCAB 在中国取得长足进步，越来越多的心脏中心可以完成 OPCAB。

手术适应证 目前认为对几乎所有单纯 CABG 的患者均可采用 OPCAB。尤其是对高龄，合并肾功能不全或者衰竭，慢性阻塞性肺疾病，神经系统合并症，周围血管疾病，多脏器功能不全不能耐受体外循环而又需要 CABG 的患者。OPCAB 有固有的优势，对于升主动脉严重钙化的患者，OPCAB 由于不需要在主动脉上插管建立体外循环，所以相对于 ONCAB 有绝对的优势。现在可以通过双侧乳内动脉做全动脉化旁路移植，避免在主动脉上操作。

手术禁忌证 OPCAB 的几乎没有绝对禁忌证，但是具体的禁忌是和整个手术组的整体水平相关的。包括外科医师的手术技术和熟练程度以及经验，麻醉科医师的术中管理水平等。以下是一些相对禁忌证：①靶血管直径<1.25mm。②靶血管的条件较差，如弥漫病变、钙化严重等。③靶血管位置差，如肌内桥等。而这些相对禁忌证随着手术组整体水平的提高可能都不再是禁忌。

手术方法 包括以下几方面。

麻醉及检测 常规监测体表5导联心电图，可以监测 ST-T 改变。动脉置管，监测动脉血压。术中食管超声可以监测心室收缩和舒张功能，并且可以发现新出现的室壁运动异常。必要时可以置入漂浮导管，监测肺动脉压、楔压、心排量等指标。采用气管插管，全身麻醉，给予相应的镇静、镇痛和肌松药物。在手术过程中外科医师要充分显露靶血管需要搬动并限制心脏运动，这会使心室壁运动幅度减低，瓣膜出现反流，心脏功能下降，在搭桥时会切开冠脉而影响心肌血供。麻醉医师可以通过降低心肌氧耗，提高心肌氧供以改善心肌的供氧平衡。可以应用 β 受体阻断剂和二氢吡啶类钙通道阻滞剂降低心率，减少氧耗，同时提高主动脉压力，提高冠脉灌注压力，使患者生命体征平稳以使手术顺利进行。

移植血管的取材过程 见桥血管。

靶血管的显露 在搏动的心脏上完成心肌再血管化，要使用冠状动脉稳定器。在血管取材完成后，首先探查各个靶血管的条件，确定本次手术的具体方案。

在心包心脏的左后侧缝合两条深部牵引线。根据吻合不同的血管选择不同的体位。前降支的血管显露比较简单，可将手术床向右侧稍倾斜 10°~15°，心底置湿纱垫 1~2 块，此时心尖部自然外翻，结合冠状动脉稳定器可以很好地显露前降支。回旋支及其发出的钝缘支走行在心脏的左后方，可以将手术床继续向右侧倾斜，同时将两根深部牵引线向左侧用力牵引，将心脏向右侧翻起；调整牵引线的力度同时应用冠状动脉稳定器可以分别显露不同位置的钝缘支。右冠状动脉的分支包括左室后支和后降支。左室后支的走行类似靠下的钝缘支，显露的时候可将靠膈面的牵引线进一步向下牵引，同时加头低位，然后上冠状动脉稳定器。显露后降支时可将靠上的牵引线松开，将下面的牵引线置于膈面，同时加头低位，然后再上冠状动脉稳定器。右冠主干的显露相对简单，单纯靠固定器即可完成，必要时可在心外膜用带大垫片的牵引线向上牵引。有的心脏中心采用心尖部吸引装置固定心尖，帮助显露，这对于心脏后面的靶血管显露有较好的效果。

吻合技术 ①吻合顺序的选择：在 OPCAB 术中血管吻合的顺序有两个大的原则。一是先吻合心脏前方的血管，然后是下壁或侧壁，最后是心脏后方。二是先吻合狭窄严重的血管然后吻合狭窄较轻的血管或者提供侧支循环的血管。所以常用的吻合顺序为前降支、右冠、钝缘支、对角支。也有的术者考虑到左乳内动脉（LIMA）与前降支（LAD）吻合后，再吻合其他血管的时候可能会因为搬动心脏导致 LIMA 桥的牵拉甚至撕脱，所以可能会在吻合后面或者侧面的血管后再吻合 LIMA-LAD。对于静脉血管或者桡动脉血管的桥材料的近远端吻合顺序有两种即：先吻合远端吻合口，再吻合近端的升主动脉吻合口；或者先吻合近端升主动脉吻合口再吻合远端。目前大多采用先吻合远端吻合口再吻合主动脉吻合口的方式。②吻合技术：冠状动脉的吻合技术和 ONCAB 类似，具体可见冠状动脉旁路移植术。特殊之处在于非体外循环下切开靶血管后，会有出血，这时需要喷雾系统、冠状动脉阻断带及冠脉分流装置的帮助。采用喷雾系统将无菌的 CO_2 与生理盐水形成喷雾，吹开吻合口周围的血液，更好的显露吻合口。如果出血较多，单纯喷雾无法完全提供无血视野。可采用钝头针橡胶阻断带，贯穿缝合一次或两次后完成阻断。但是阻断带的风险是造成心肌缺血，许多外科医师采用缺血预适应的方式增加心肌耐受，即先试阻断 3~5 分钟后松开阻断带，恢复供血，然后再阻断。如果术者认为冠脉血流量大，阻断后会导致明显的心肌缺血损伤，则需要冠脉中放入冠脉分流装置，然后松开阻断带。

术中转体外循环冠状动脉旁路移植术 其原因分为三类。①外科医师认为非体外循环下不可能完成完全的心肌再血管化。②术中循环十分不稳定时可能需转体外循环旁路移植术，指征不是绝对的，需要麻醉医师和外科医师的沟通。一般来说：经积极处理后心指数<1.5L/(min·m²)，混合静脉血氧饱和度<60%，MAP<50mmHg，伴有 ST 段改变>2mm 超过 5 分钟可能需转体外循环手术。③流量测定或临床情况显示桥血管失功。

与体外循环下冠状动脉旁路移植术的比较 ①全身炎症反应：虽然体外循环已经广泛应用于心脏外科，但目前仍认为体外循环是控制性休克。由于平流灌注、血液和管路接触以及低温，心肌缺血再灌注损伤可以造成全身炎症反应激活。故而 ONCAB 较 OPCAB 全身炎症反应明确。②失血和输血情况：体外循环的时候由于血液和异体的管路接触，可能会造成凝血和纤溶系统的激活，引起止血困难，所以 ONCAB 较 OPCAB 失血量和输血量多。③对肾功能的影响：体外循环中肾脏灌注压降低，以及全身炎症反应可能会造成肾脏的损伤，有报道表明 OPCAB 对低危患者不增强肾脏保护效果，但在已经存在肾功能损伤的高危患者可能较 ONCAB 有利。④神经系统并发症的发生率：神经系统的并发症增加了心脏手术的死亡率。由于 OPCAB 和 ONCAB 都要在主动脉上操作（侧壁钳、打孔、吻合），所以两者的神经系统并发症的发生率没有明显差异。⑤住院时间和死亡率：荟萃分析表明 OPCAB 和 ONCAB 相比死亡率相当，住院时间缩短。⑥桥血管的近远期通畅率：目前认为对于有经验的外科医师，OPCAB 能获得较好的桥血管近远期通畅率。但有对比研究报道 OPCAB 相对于 ONCAB 有更高的远期再次血运重建率和更高的远期心血管事件发生率。

非体外循环下冠状动脉旁路移植术对外科医师的手术技术要求及麻醉师的技术要求更高，因此通常需要有丰富的临床手术经验者才可胜任该工作。经验不足者在搏动心脏上进行吻合其吻合口通畅程度可能不够理想，因此各个中心通常是具备一定例数的体外循环下冠状动脉旁路移植术的外科医师及麻醉医师才可尝试行非体外循环下冠状动脉旁路移植术。

OPCAB 手术专用器械 ①冠状动脉稳定器：1996 年，西替艾斯（CTS）公司的冠脉稳定装置首次出现，同年有荷兰的博斯特（Borst）推出的负压吸引式冠脉稳定装置由美敦力（Medtronic）公司量产。临床上应用的冠脉稳定装置从原理上分为两种：压迫固定和吸引固定。压迫固定是通过压迫靶血管的心外膜两侧组织实现血管稳定。压迫固定的弊端是可能造成左室收缩功能的一过性降低，对于心功能较差的患者可能会对手术造成影响。1996 年，博斯特（Borst）提出可以通过负压吸引靶血管两侧的心外膜，达到稳定靶血管的目的。常用的吸引固定装置因为外形像章鱼的吸盘，所以被命名为章鱼组织稳定器。吸引固定装置因为采用负压，可能会造成靶血管周围组织轻度淤血，大多无碍。②喷雾系统：OPCAB 中除了要将冠状动脉的靶血管稳定，还要尽量为术者提供无血的操作视野。采用喷雾系统将无菌的 CO_2 与生理盐水形成喷雾，吹开吻合口周围的血液，更好地显露吻合口。在使用喷雾系统的时候，要注意气压和喷雾位置。气压不可以过高，一般 <150mmHg，尽量不损伤吻合口内膜。③冠状动脉阻断带：多采用钝头针橡胶阻断带。早期外科医师应用 4-0 或 5-0 聚丙烯线将冠状动脉吻合口近端贯穿缝合阻断血流，如果有逆行灌注，也可以同时将吻合口远端阻断。这样就可保证吻合口无血。但是锐性的针和聚丙烯线可能造成吻合口周围组织切割损伤。④冠脉分流装置：一种中空的硅胶装置，根据外径分为 2mm、1.75mm 和 1.5mm 等多种规格。两端稍钝，可以无损伤置入冠状动脉。既可以保持冠脉远端血供，又可以防止冠状动脉内血液从切口流出，影响操作视野。

（孙寒松）

xiǎoqiēkǒu guānzhuàngdòngmài pánglù yízhíshù

小切口冠状动脉旁路移植术（coronary artery bypass grafting with small incision; minimally invasive direct coronary artery bypass, MIDCAB） 不同于传统正中大切口开胸的小切口下常温心脏不停搏的冠状动脉旁路移植术。其中根据手术径路的不同分为左侧开胸、右侧开胸、胸骨小切口（上段和下段）和剑突下小切口等。1967 年，科列索夫（Kolessov）就开始了经左前胸切口行左乳内动脉（LIMA）——冠状动脉左前支的冠状动脉旁路移植术。但是，因为当时手术技术和器械的限制，以及历史的原因，这一技术未得以推广。在之后的 20 多年里传统的大切口正中开胸全麻低温体外循环下手术在（coronary artery bypass grafting, CABG）领域一直处于绝对的统治地位。尽管如此，因为体外循环的并发症和心内科介入治疗的竞争等因素，迫使心外科医师认识到必须通过改进技术，来实现既保持 CABG 患者旁路血管良好的远期通畅率的优点，同时又使手术创伤更小，手术切口更小和患者恢复更快的目的。鉴于贝内蒂（Benetti）的大组常温非体外循环心脏搏动下 CABG 方面的良好结果，又重新引起人们对心脏在搏动下行冠状动脉旁路移植术的兴趣。而同时医疗设备的技术进步，使小术野的精细手术操作成为可能。

手术适应证 小切口直视下冠状动脉移植术的手术适应证的选择有较多争议，这在很大程度上取决于：①医师对 MIDCAB 的认可程度和应用经验。②切口选择的差别以及是否采用体外循环或左心转流。③与介入治疗结果的比较。小切口、非体外循环和心脏搏动下是经典的 MIDCAB 的基本特征。因此其手术适应证主要用于左前降支或右冠状动脉（RCA）的单支病变。对单支病变在手术适应证方面的掌握各家的报道大同小异，有一个基本的共识，即左前降支（LAD）或右冠状动脉单支病变在以下情况下适应于 MIDCAB：①具有体外循环高危因素的患者，如肾功能衰竭、严重的慢性肺部疾病、高龄、进行性主动脉粥样硬化、主动脉钙化、有脑卒中史的严重脑疾病、原发性血液学异常等。②由于技术原因，LAD 或 RCA 病变不适于采用经皮冠状动脉腔内成形术（PTCA）和支架置入的病例，如 LAD 为 C 型病变的，LAD 起始部严重狭窄，介入治疗时可能影响左回旋支开口的，和 LAD 完全闭塞，PTCA 未能成功的等。③因为左前降支或右冠状动脉上的静脉桥堵塞而再次手术。LIMA 完好可用的二次 CABG 病例。④单纯左前降支、右冠状动脉或者钝缘支病变，介入治疗后再次狭窄。⑤在 MIDCABG 同时，其他病变血管非常适于行介入治疗（即复合技术）。随着 MIDCAB 和专用手术器械越来越成熟，MIDCAB 也不仅限于 LAD 或者 RCA 单支病变的患者，其手术适应证被一定程度的放宽。

手术禁忌证 MIDCAB 不论是经典的还是改良的方法，在手术禁忌证上都包括两个方面。

绝对禁忌证 主要从解剖位置上来讲，所选择的手术径路不能达到必须要达到并完成吻合的靶血管。如经典的 MIDCAB 和改良的 MIDCAB 各径路因解剖位置关系，都无法完成包括左室后支的多支旁路移植术。因此，因解剖位置关系不能完成手术应被视为 MIDCAB 的绝对禁忌证。需要考虑的是由于 MIDCAB 所包括的手术径路有几种，各自的手术适应证不同，则绝对禁忌证也有很大的差异，往往一种 MIDCAB 的手术径路被视为不可能完成的手术，但在另一种 MIDCAB 手术径路却为良好手术适应证。因此，MIDCAB 手术径路的选择才是真正重要的事。术前必须仔细阅读患者的冠状动脉造影资料，认真分析病情，才能做出正确的选择。

相对禁忌证 主要是从冠状动脉靶血管的情况来讲，早期一般认为以下三种情况不适合行 MIDCAB，即①病变 LAD 行走在肌肉中。②靶血管钙化。③靶血管细小（直径<1.5mm）。这三种情况都需要通过术前仔细阅读患者的冠状动脉造影片来发现，这取决于阅片人的经验并且没有肯定的经验可循，因此鉴别和发现就比较困难。好在以目前 MIDCAB 来看，这三种情况下并非绝对不能完成远端吻合口，只是比较困难而已，故被视为相对禁忌证，这一点与非体外循环下冠状动脉旁路移植术（OPCAB）是一样的，只是术前应更加慎重，MIDCAB 适应证掌握要更加严格。因为一旦术中需要被迫改用常规的体外循环手术时，除了正中小切口外，其他手术径路都需要另改手术切口，不但增大手术创伤，

而且大大增加手术风险。

手术方法 包括以下几方面。

术前准备和评估 包括患者和冠状动脉旁路移植术的术前准备和评估。

患者的术前准备和评估 ①除了 CABG 患者的常规术前准备外，特别强调心率的控制，最好通过应用 β 受体阻断剂等药物，将安静状态下心率控制在 80 次/分这一水平之下。这将有助于患者麻醉和手术平稳。②与心内科医师多沟通，明确 LIMA 是否可用，尤其在冠状动脉造影中发现需要行 MIDCAB 的 LAD 单支病变患者，最好行 LIMA 造影。对需要二次手术，而第一次手术未使用 LIMA 的患者更是如此。③外科医师通过术前复习患者的冠状动脉造影资料，不仅要熟悉其病变血管数目及部位，而且必须了解冠状动脉病变的远端血管条件和预备行远端吻合的确切部位。诸如冠脉血管钙化，弥漫性全程病变或 LAD 行走于肌肉中等不适合 MIDCAB 的情况，都应该在术前明确，避免术式选择错误，术中不得不改变手术方式；以及病变 LAD 上吻合口的部位只能在第 2 对角支开口以远时，左前外小切口的部位选择非常重要，如选择切口仅仅高 1 个肋间，都将造成远端吻合口的操作非常困难。④详细了解病史，一定要明确患者是否有胸膜炎、脓胸、肺切除史等。避免错误选择 MIDCAB 或因准备不足造成手术困难。⑤术前应该向患者讲清 MIDCAB 的优缺点，让患者了解他（她）从中有何受益，以及术中有时不得不改变手术方式的可能性及带来的问题的发生率。

冠状动脉旁路移植术的术前准备和评估 除了常规 CABG 的

手术室准备外，还有几点在 MID-CAB 时需注意。①MIDCAB 时常规准备灌注师和体外循环机备用。体外循环管道根据情况选择是否预充。②尽可能维持患者正常体温，一般通过采用手术室升温、变温垫加温，有的还采用输液前液体加温等。③侧开胸 MIDCAB 最好预置体外除颤电极板，尤其在二次 CABG 时。④心肌氧耗和心率控制，由于各种专用靶血管固定器的使用，对诱导性心动过缓（35~40 次/分）已经不依赖、不主张。心率控制的主要目标是避免出现心动过速。⑤维持较高的血压直到移植血管开放，即使是在远端吻合过程中，收缩压也最好维持在 90mmHg 以上。已有的研究经验表明血压在较高时翻动心脏后可能下降至正常，比翻动心脏血压降低后使其恢复正常要更加容易。

手术技术 随着各种专用手术器械的推出和改进，使得 MID-CAB 更容易掌握并广泛的应用。手术技术也变得多样化。但主要的手术技术根据手术径路不同大致被分为四种。

经前胸壁小切口的 MIDCAB ①手术切口主要包括左或右前外小切口、胸骨旁小切口。根据切口的需要，患者采用平卧、左或右侧卧位 30°。全麻、常温，最好选择双腔气管插管，单侧通气，便于操作。通常前外胸壁做切口长 6~10cm，切口位置根据显露靶血管部位的需要，可选择在左前外胸骨第 3、4 或 5 肋间，或右前外第 4 肋间，也可选择胸骨旁第 3 或第 4 肋间，但以前外第 4 肋间最常用。切口位置选择不当，会给靶血管的显露和手术操作带来困难。如远端吻合必须在 LAD 上第 2 对角支开口以远时，就不能

选择第 3 肋间切口。②乳内动脉的游离。以 LIMA 为例，采用专用的胸壁牵开器来显露和游离 LI-MA，上段可游离至第 1 肋，下段可游离至 LIMA 分叉以远。能完全满足 LAD 旁路移植的需要。常规肝素化（1mg/kg）后，远端离断，游离的乳内动脉蒂用罂粟碱盐水纱布包裹备用。③更换专用的带固定器的牵开器，切开心包，显露 LAD。靶血管的显露和血管吻合技术可见*冠状动脉旁路移植术及非体外循环下冠状动脉旁路移植术*。

经正中小切口的 MIDCAB 有经胸骨上段小切口和经胸骨下段小切口两种。前者应用较少，主要用于 LAD 和第 1 对角支的旁路移植术；后者要常用得多，如前所述手术适应证也宽得多。手术技术基本相似。这里以胸骨下段小切口为例来介绍这一技术。①患者取仰卧位。全麻、低温、常规单腔气管插管。皮肤正中切口自胸骨角下 3cm 左右至剑突基部，长 9~12cm。正中锯开胸骨从剑突基部至第 2 肋间并横断左或右侧胸骨，横断左侧还是右侧胸骨取决于手术需要。左侧横断胸骨便于 LIMA 的游离和左冠状动脉上远端吻合口的完成；而右侧横断胸骨则便于 RCA 及后降支（PDA）上吻合口的完成，尤其是便于升主动脉根部的显露和主动脉上近端吻合口的完成。②乳内动脉的游离即可用专用的牵开器，也可用普遍的微创牵开器牵开胸骨并抬高左半侧胸骨来完成。是否切开左侧胸膜取决于术者的习惯。由于手术的视野和操作方法与正中开胸传统大切口基本相似，所以外科医师是在一个自己非常熟悉的状况下完成手术操作。显露并游离出带蒂的 LIMA 备用的

同时，如是需多支病变冠状动脉旁路移植的患者，还要根据需要取患者的大隐静脉和（或）桡动脉备用。用微创胸骨牵开器，牵开胸骨，常规切开心包缝置心包牵引线来显露靶血管，用冠状动脉专用固定器固定靶血管，在无血术野下完成远端吻合。具体见*冠状动脉旁路移植术*。

经左后外小切口的 MIDCAB 主要用于单纯边缘支病变需要 CABG 的患者。尤其是二次 CABG，升主动脉钙化严重等情况时，可有效避免手术对通畅良好的原旁路移植血管如 LIMA-LAD 的损伤。患者取右侧卧位，除了方便摘取准备大隐静脉和左后外切口操作外，在二次 CABG 时，还要方便迅速游离股动脉、静脉及插管建立体外循环之用。全麻、常温最好选择双腔气管插管，单侧通气，便于操作，通常左后外胸壁上切口长 8~10cm，切口位置一般在第 4 肋间。于左膈神经下 1cm 处切开心包，需向上延长心包切口时需要充分游离膈神经，避免损伤。根据边缘支的解剖位置或原旁路血管及吻合部位来确定靶血管及吻合部位。远端吻合的完成见*冠状动脉旁路移植术*。近端吻合在胸主动脉，左锁骨下动脉或左腋动脉上。

剑突下小切口的 MIDCAB 患者取平卧位，全麻、常温，根据情况选择单侧或双侧肺通气。皮肤切口第 4 肋间以下长 6cm 左右，切开剑突及部分胸骨至第 4 肋间水平，向两侧横断胸骨呈 T 形或在第 4 肋间向左侧或右侧开胸。在二次手术的患者需要去除胸骨下段的固定钢丝 1~2 根。是需要向左或右侧开胸，则取决于胸骨下肋骨夹角的宽窄，太窄就不得不向左或右侧开胸。经剑突

下 T 形切口游离乳内动脉一般只能达到第 3 肋水平，故 LIMA 的游离长度受限。绝大多数情况需要游离胃网膜右动脉为 RCA 或 PDA 的旁路血管材料。但游离准备胃网膜右动脉最好在切开心包明确靶血管及吻合部位后进行，以确定胃网膜右动脉确切能用。靶血管是 LAD 和 RCA，则远端吻合见冠状动脉旁路移植术。如果是 PDA，就要困难一些，尤其在二次 CABG 时。需要调整手术切口和用牵引线来帮助 PDA 的显露。至于胃网膜右动脉的使用及注意事项与在传统方法 CABG 时一样。

尽管 MIDCAB 采用不同的手术径路有各自的特点及优点，但靶血管显露、固定、无血术野的获得等基本技术是一样的，并且与 OPCAB 大致也一样。因此 OP-CAB 的熟练掌握和成熟经验对顺利开展 MIDCAB 有一定帮助。

常见并发症 不同的 MID-CAB 手术径路在并发症的发生和预防及处理上有一定的差异：①低心排血量综合征。②心律失常。③心动过速和心动过缓。④与靶血管显露和远端吻合口吻合技术有关的并发症。在 MID-CAB 时与 OPCAB 大致一样。⑤与不同手术径路有关的并发症。不同的小切口 MIDCAB 会面临一些相同的问题，也有一些特有的术中并发症。如 LIMA 长度不够达到 LAD 的吻合部位和 LIMA 损伤。其次是 LAD 靶血管判断错误和 LAD 不能显露。LIMA 成角打折，切口周围及相应的副损伤。⑥肾功能不全、肺功能不全和神经系统并发症等。遵循的处理原则也与常规 CABG 和 OPCAB 基本一样。

(胡盛寿 潘世伟)

jīqìrén fǔzhù guānzhuàngdòngmài pánglù yízhíshù

机器人辅助冠状动脉旁路移植术（robot assisted coronary artery bypass grafting）

利用机器人设备将精细手术器械通过胸壁小手术孔送入手术部位进行的冠状动脉旁路移植术。20 世纪 90 年代以来出现的利用机器人在人体进行的冠状动脉旁路移植术是微创心脏外科学（minimally invasive cardiac surgery，MICS）的前沿技术，与传统冠状动脉旁路移植术相比，该手术可以不必破坏胸腔骨性结构，而仅仅是通过胸壁锁眼大小的小孔将特制的精细手术器械送入手术部位来进行手术，因此，具有切口小、创伤轻、痛苦少、疗效满意以及恢复快等特点，同时通过远程操纵机器人可以实现特殊情况下的遥控手术。1998 年，世界上第 1 例机器人辅助下的冠状动脉搭桥手术完成。随后又成功地进行了全机器人操作下的冠状动脉搭桥手术。应用最广泛也是首个通过美国食品和药物管理局（Food and Drug Administration，FDA）市场认证的机器人系统是直觉外科手术（Intuitive Surgical）公司的达芬奇系统。

达芬奇系统手术工作原理 该系统的手术设备主要分为三部分：①手术医师操作的主控台。②机械臂、摄像臂和手术器械组成的移动平台。③三维成像视频影像平台。术者控制台是全机器人手术系统的核心部分，术者利用它的控制手柄及控制面板完成手术过程中对机械臂和三维内镜的控制，并可利用其脚踏实现内镜聚焦、电凝、更换控制手柄等组合功能。术者手臂、手腕和手指的运动通过传感器在电脑中精确记录下来，并同步翻译给机器手臂。振动消除系统和动作定标系统保证了机械臂在狭小的手术野内进行精确的操作。通过安装各种不同的特制的精细器械的机械臂经过胸壁锁眼大小的小孔进入胸腔，在视频系统所提供的放大了 10 倍的三维视野下，进行心脏表面或心腔内手术。全机器人外科手术系统超越了人眼的局限——通过安装在机械臂上的双目视频镜头，清晰呈现出完全闭合的胸腔内的三维结构，同时超越了人手的局限——机械手臂就像外科医师的双手伸入胸腔，不折不扣地完全模仿人手的各种精细动作。

全机器人远程外科手术系统其主要工作原理完全不同于传统的外科手术，术者不在患者身旁而是远离患者，通过术者控制台控制床旁机械臂，不怕放射性物质和感染性疾病可以实现远程急救医学，实现战争、地震等极端环境下的遥控手术。与另一种微创的胸腔镜下冠状动脉旁路移植术相比，机器人辅助下冠状动脉旁路移植术有很多明显的优点，比如它具有三维的图像、机械臂有七个自由度、手术医师能舒适地坐在较远距离外操纵机器进行手术。机械臂的七个自由度大于人手的活动度，可以完成人手不能完成的高难度动作，从而大大增加了手术可覆盖范围和完成高难度操作的可能性。此外，还能将控制柄的大幅度移动按照比例转换成患者体内的精细动作。恢复合适的眼手协调性和符合人体生态学的位置。它具有的三维视觉和深度知觉较传统的腔镜摄像系统有了很大的提高。但触觉反馈体系的缺陷是机器人手术的一大缺陷，使术者只能通过视觉信息反馈弥补触觉反馈的不足，对术者的手术技能提出了更高的要求，必须经过专业的培训和对操作的熟悉过程，并能及时、有效的处理手术过程中可能的机械障碍。

手术适应证 主要应用于单支血管病变。对于多支血管病变或合并左主干病变的患者，多数单位采用全机器人不停搏下或停搏下冠状动脉旁路移植术（TECAB）和经皮冠状动脉介入治疗（PCI）相结合的复合手术方法。适应证：①前降支单支病变，不适宜药物或 PCI。或者曾经有过介入治疗再狭窄。或者未使用乳内动脉前降支病变的二次手术。②前降支病变合并对角支或边缘支病变。采用乳内动脉序贯搭桥，或者取双侧乳内动脉分别搭桥。③合并前降支病变的多支病变，使用 TECAB 完成前降支吻合，再采用复合技术完成其他目标血管的再血管化。

手术禁忌证 相对禁忌证：①目标血管条件差，直径小于 1.5mm，有弥漫钙化斑块。②心肌内冠状动脉。③患者需要急诊手术。④心功能较差。⑤曾经因胸部手术导致纵隔或者心包重度粘连。⑥肺功能储备无法承受单肺通气。

手术方法 包括三种术式。①机器人单侧或双侧内乳动脉（internal thoracic artery，ITA）游离并同期小切口微创不停搏冠状动脉旁路移植术（ITA harvesting and endoscopic atraumatic coronary artery bypass grafting on beating heart，Endo A-CAB）。②全机器人不停搏下或停搏下冠状动脉旁路移植术（totally endoscopic coronary bypass graft，TECAB）。③对合并有回旋支或右冠的局限性狭窄的患者，接受上述两种术式的

一种后行分站式支架置入术。

手术步骤包括以下几步：①患者体位。麻醉后，患者取仰卧位，左侧抬高 30°，左手垂于手术床边。②套管穿刺器放置和内镜器械插入。于患者左侧第 4 肋间腋前线放置胸腔镜，与达芬奇机器人腔镜臂相连。在腔镜引导下，于患者左侧第 2~3 肋间腋前线放置右手操作器械，与机器人 1 号臂相连（在取乳内动脉时为电刀，在吻合冠状动脉时为精细持针器）。于患者左侧第 5~6 肋间腋前线放置左手操作器械，与机器人 2 号臂相连，通常为镊子或精细持针器。在取下乳内动脉后，于患者左侧肋弓下缘锁骨中线放置内镜稳定器，与机器人 3 号臂相连。③乳内动脉获取。通过机器人控制台观察患者胸腔，确定左乳内动脉（LIMA）全程和周围重要结构。用电刀剥离 LIMA 筋膜，骨骼化游离 LIMA，留下小部分脂肪供牵引用，暂时使 LIMA 间断与胸壁相连，较大分支用钛夹夹闭，较小分支用电凝切断。取双侧乳内动脉时，从胸骨下解剖纵隔胸膜，进入右胸腔，首先用相同的方式游离右乳内动脉，然后再游离 LIMA。④冠状动脉血管吻合。游离乳内动脉后，近端夹哈巴狗钳，远端夹钛夹，离断乳内动脉。切开心包，辨认左前降支，确认吻合部位，在吻合口上下方分别放置血管阻断带。插入内镜稳定器，固定冠状动脉，收紧阻断带，切开左前降支，用 U 形夹间断缝合，将 LIMA 与左前降支吻合。血管吻合处理可选用 U 夹、缝线（7-0 GoreTex）及吻合装置（C-Port Flex-AR）。

手术疗效和并发症 由于受到手术空间、手术视野和血管固定等影响，选择适合进行 TECAB

治疗的患者群尚存在一定局限性。TECAB 必须经过专业的培训和对操作的熟悉过程，仍会碰到手术难题无法解决，比如组织的粘连，冠脉血管走行于心肌中、冠脉血管病变比预想更广泛和弥漫等，出血等不得不转为常规开胸手术或再次手术，另外相对于常规手术吻合口也更容易出现狭窄、堵塞、出血等问题。虽然机器人辅助下冠状动脉旁路移植术有诸多优点，但只能由专业化程度高的大型团队才能承担昂贵的设备花销以用于机器人系统的使用，在国际范围内仅限于极少数心脏中心才有该项治疗技术。希望在将来，此项技术能减少围术期并发症和住院天数，机器人能够进行更多细微操作，搭桥血管化更加完全，使得机器人辅助的冠状动脉旁路移植术更具性价比。

（胡盛寿 杨克明）

xiōngqiāngjìng xià
guānzhuàngdòngmài pánglù yízhíshù
胸腔镜下冠状动脉旁路移植术（endoscopic coronary artery bypass grafting） 借助胸腔镜、电视监视系统或计算机等辅助操作设备所提供的视野，使用或不使用体外循环完成的冠状动脉旁路移植术（CABG）。主要包括两种术式：①胸腔镜辅助下获取乳内动脉，通过小切口在非体外循环下完成冠状动脉旁路移植手术。②完全胸腔镜辅助下，用或不用体外循环完成冠状动脉旁路移植手术。20 世纪 90 年代，随着电视监视系统、微小摄像头和经皮内镜等技术的发展，使得胸腔镜成为较为理想的治疗工具，并成为微创心胸外科的主角之一。1992 年，麦克（Mack）和刘易斯（Lewis）等人分别报道了电视胸

腔镜在胸外科的应用，使得电视胸腔镜技术迅速在胸外科领域得到推广。1995年贝内蒂（Benetti）等首先报道了胸腔镜辅助下获取胸廓内动脉（乳内动脉 IMA）并经胸壁完成小切口冠状动脉旁路移植术。紧随其后，计算机系统辅助下的全胸腔镜冠状动脉旁路移植术在经历动物及模拟实验后开始应用于临床治疗，并迅速演变为较成熟的机器人辅助冠状动脉旁路移植术（见机器人辅助下冠状动脉旁路移植术）。北京阜外医院胡盛寿教授于1999年实施了国内首例胸腔镜辅助下冠状动脉旁路移植术（video-assisted coronary artery bypass，VACAB），而后国内多家医院相继开展这项手术。

手术适应证 由于胸廓内动脉具有极高的远期通畅率，使得单支左前降支病变的术式选择可以首先考虑小切口冠状动脉旁路移植术（MIDCAB）或 VACAB，尤其是近端的严重病变（B2 或 C型病变）。对于一般情况不佳或有合并症的多支病变患者，伊扎特（Izzat）等提出可以考虑仅行左前降支的旁路移植术以缓解其症状，因此 VACAB 可以作为考虑的术式。VACAB 适应证的选择包括：①左前降支单支病变，尤其是近端的复杂病变（B 或 C 型病变）。②左前降支或中间支和右冠病变的两支病变，经皮冠状动脉腔内成形术（PTCA）或支架植入后再狭窄、完全堵塞或严重狭窄无法实施经皮冠状动脉介入治疗（PCI）。③具有体外循环高危因素的左前降支病变和或右冠主干病变的患者，如肾衰竭、严重的慢性阻塞性肺疾病、高龄、主动脉粥样硬化、主动脉钙化、曾行纵隔放疗、有卒中史的严重脑疾病、原发性血液学异常、肿瘤和

移植后免疫抑制、胰岛素依赖性糖尿病等。

手术禁忌证 患者的选择和评估类似于 MIDCAB，术前评估对手术的顺利进行有很重要的意义。通常情况下影响 MIDCAB 手术的因素如胸壁的弯曲度、胸壁的长度等并不影响 VACAB 的进行。主要禁忌证是胸膜的广泛粘连和不能耐受单肺通气。VACAB 的主要禁忌证和 MIDCAB 一样，术中要单肺通气，因此不能耐受单肺通气或有广泛胸膜粘连的患者应当排除，详细询问患者既往有无胸部外伤和肺部疾病，如肺结核、胸膜炎等病史，应当做肺功能或呼吸功能耐量检查。对施行 VACAB 不利的因素还有：①目标冠状动脉远端内径 < 1.5mm。②冠状动脉弥漫性钙化。③左前降支行走于心肌内。④左锁骨下动脉狭窄或闭塞。⑤肥胖患者可能会因为过多的脂肪影响胸廓内动脉的解剖，肥大的心脏会影响胸腔镜下的操作。⑥肺高压至心脏左旋，使左室转向后方。

手术方法 术式和选择策略包括以下几方面。①单支左前降支或对角支病变：电视胸腔镜辅助下游离左胸廓内动脉，左胸前外小切口下完成旁路移植术。②单支右冠状动脉主干病变：电视胸腔镜辅助下游离右胸廓内动脉，右胸前外小切口下完成旁路移植术。③两支病变：左前降支或对角支病变和右冠状动脉病变，电视胸腔镜辅助下游离双侧胸廓内动脉，双侧胸壁分别做前外小切口完成旁路移植术。④左前降支和对角支或高位钝缘支病变：左侧胸廓内动脉加大隐静脉或桡动脉的 T 形桥。⑤三支病变：联合 VACAB 和 PCI，或者并行体外循环下采用近端吻合器完成近端

吻合的多支血管旁路移植技术，或者闭式体外循环下心脏停搏，小切口或完全内镜下完成多支血管旁路移植技术。

胸腔镜辅助下游离胸廓内动脉 ①手术室的摆设和术者站位：通常游离左胸廓内动脉时，术者和持胸腔镜的助手站在患者的左侧，监视器在右侧，器械护士在术者的对侧。②患者仰卧位，左侧垫高30°，左上肢向上固定在头架上（图1）。心电监护、血压、氧饱和度连续监测，经食管置入食管心脏超声探头，以备术中监测室壁运动，可以及时观察心肌缺血。全麻，双腔气管插管。选择左第4肋间或第5肋间锁骨中线，约2cm的皮切口，置入操作孔套管前单侧右肺通气，使左肺塌陷。置入胸腔镜套管，插入胸腔镜。观察胸内情况，有无粘连，胸廓内动脉的位置，心脏的位置，判断是否可以在小切口下完成。然后延长第4肋间的左前外切口，长4~8cm的切口（视患者的胸壁情况而定），可以通过这一切口在电视胸腔镜的监视下直接进行操作（图2）。必要的时候，可以选择在腋中线第3和（或）第5肋间打孔，放入特制的电烙、镊子等操作器械。通常通过胸壁的小切口插入胸腔镜和操作器械，同时需第3肋间腋中线的操作孔。胸廓内动脉起始部通常仅覆盖一层薄的胸膜，易于辨认及游离；中段往往被脂肪覆盖，下段则走行于肌肉层中。分离血管时可从上段开始，也可以从切口旁的第3、第4肋间开始。沿血管走行距血管约0.5cm处切开壁层胸膜，用电刀游离血管束，仔细辨认血管分支并用钛夹夹闭。胸腔镜具有放大作用，因此容易获得骨骼化的胸廓内动脉。由于胸腔镜的

良好显露，可以全程游离乳内动脉，上至第 1 肋间，下至第 6 肋间血管分叉处。血管游离后，在血管离断前给肝素（1 ~ 1.5mg/kg）抗凝，保持部分激活凝血酶原时间在 300 ~ 400 秒。在血管远端分叉处钛夹夹闭，离断血管。仔细检查是否有未夹闭的血管分支，以及血管床有无出血。

胸壁小切口下冠状动脉旁路移植术　在第 4 肋间的切口中置入牵开器牵开肋间，在膈神经前方约 2cm 切开心包，做 T 形或 J 形切口，置心包缝线牵引，显露左室前壁和左前降支。使用特殊的心表固定器固定心脏表面（图 3），使目标血管的活动幅度降低，直视下切开冠状动脉。术毕根据部分激活凝血酶原时间用鱼精蛋白对抗肝素。再用胸腔镜仔细检查胸廓内动脉和血管床有无出血。可以在肋间注射局部麻醉药以镇痛。通过第 5 肋间腋中线的小孔放置胸腔引流管，逐层缝合胸壁切口。

胸腔镜辅助下双侧胸廓内动脉旁路移植术　患者取仰卧位，背部垫高，使两侧胸腔均有利于胸腔镜的操作。全身麻醉，双腔气管插管。右肺单侧通气，先完成左侧胸廓内动脉的游离和胸廓内动脉至左前降支的旁路移植，留置胸腔引流管关胸之后继续右侧胸腔的操作。左侧单肺通气，游离胸廓内动脉和冠状动脉旁路移植方法同右侧。此外，国外已有报道利用新式近端血管吻合器在并行体外循环下完成多支病变血管的旁路移植术。

常见并发症　小切口或微小切口下，心脏搏动时手术增加了冠状动脉吻合难度，易引起吻合口狭窄或吻合位置错误，但是随着经验的成熟和心表固定器械的

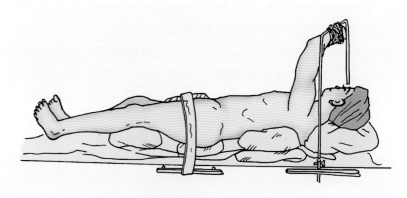

图 1　胸腔镜手术体位（左侧垫高 30°）

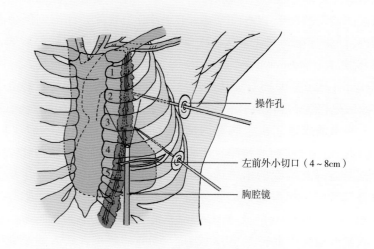

图 2　胸腔镜操作

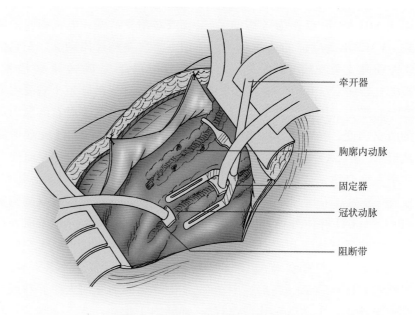

图 3　小切口冠状动脉旁路移植术

发展使吻合质量已经接近或等于常规手术；少数患者可能因为胸廓内动脉分支的止血不彻底，导致胸液增多，需要二次开胸止血；随着手术技术的成熟和辅助设备的改进，手术吻合的质量已经可以和常规体外循环下手术相比，围术期心肌梗死发生率较低；其他并发症包括胸腔积液、皮下气肿、肋间神经痛、膈神经损伤、肺部感染和伤口感染等。

（郑　哲）

fùhé jìshù zhìliáo guānxīnbìng

复合技术治疗冠心病（hybridization to treat coronary heart disease）

微创冠状动脉旁路移植术（minimally invasive direct coronary artery bypass，MIDCAB）与经皮冠状动脉介入治疗（percutaneous coronary intervention，PCI）相结合治疗冠状动脉多支病变。复合技术，又称镶嵌技术或杂交技术，是将传统外科手术与现代介入手段相结合治疗相应疾病的方法。该概念最先由安格利尼（Angelini）于 1996 年报道，并首次证实了复合手术治疗冠心病的安全性和有效性。1999 年，阜外医院胡盛寿教授首次在国内实施复合手术，并于 2001 年报道了世界上首次应用胸腔镜辅助下小切口 CABG 联合介入分期治疗冠脉多支病变的复合治疗方式。2007年又提出并实践了同期或者一站式复合技术治疗冠心病的理论。对于某些具有高危因素的冠状动脉多支病变患者而言，复合技术已经成为一个更为个体化的治疗选择。

经皮冠状动脉介入治疗（PCI）和冠状动脉旁路移植术（coronary artery bypass grafting，CABG）是冠状动脉多支病变最主要的有创治疗方法。冠状动脉旁路移植术仍然是冠状动脉多支病变的首选治疗方法，其远期疗效仍要优于 PCI，这主要是由于 CABG 所应用的左胸廓内动脉即左乳内动脉（left intenal mammary artery，LIMA）与前降支吻合的远期通畅率高。通畅的前降支是维系正常生活质量最主要的血管，通过实施乳内动脉–左前降支搭桥的手术，患者 5 年内的通畅率可达 96%，10 年也可高达 93%，这种通畅率是任何支架所无法比拟的。但对非前降支病变进行再血管化时，CABG 最为常用的大隐静脉桥（saphenous vein graft，SVG）的中远期通畅率则不尽如人意。10 年时仅有 50% 左右的大隐静脉桥仍保持通畅，这也严重影响了 CABG 的远期疗效。随着介入器材、技术和经验的积累，PCI 也越来越多的用于冠状动脉多支病变的治疗。其主要优势在于创伤小，风险小，早期恢复快。药物洗脱支架（drug-eluting stent，DES）被广泛应用于冠心病心肌血运重建。DES 在降低支架再狭窄率和死亡率、靶血管再血管化和靶病变再血管化等方面有显著优势。尽管在前降支血运重建方面药物洗脱支架仍逊于 LIMA，但在非前降支病变的冠状动脉血运重建方面，已经可达到甚至要优于大隐静脉桥。未来有可能取代 SVG 对非前降支病变进行再血管化。

复合技术则结合了手术治疗和介入治疗的优势，通过 MIDCAB 实施乳内动脉–左前降支搭桥，同时通过 PCI 治疗非前降支病变。该技术不但可以达到与传统外科手术相似甚至更佳的疗效，而且还可以避免体外循环和主动脉根部操作，避免体外循环对机体多个系统的激活和多个重要器官的损伤，减少术后出血或血栓栓塞等并发症的发生风险，术后恢复快，手术安全性高。同时 LIMA 的应用可减少支架的应用数量，消除前降支支架内血栓的风险，提高长期预后，并为高危患者进一步再血管化保驾护航。另外，复合技术时无需搬动心脏即可对侧壁和后壁的冠状动脉血管狭窄病变进行完全再血管化，可避免钙化的升主动脉和二尖瓣环的损伤，尤其是避免了近段吻合所涉及的升主动脉部分阻断诱发的脑栓塞等并发症。

手术适应证　复合技术治疗冠心病时适应证的选择十分重要。前降支严重病变（如开口病变、分叉病变、长段病变、严重钙化、严重成角等）不适合行 PCI 治疗；而非前降支［多是右冠状动脉和（或）左回旋支］病变适宜行介入治疗的多支病变患者是复合技术再血管化的最佳适应证，尤其是常规 CABG 术后并发症发生率高的高危患者，如高龄、肾功能不全、升主动脉或二尖瓣瓣环钙化、慢性阻塞性肺疾病（COPD）、神经系统疾病（多发性硬化）或恶性肿瘤等，则收益更大。复合技术也可用于动脉粥样硬化进行性进展，将来可能需要再次再血管化的年轻冠心病患者，以及 PCI 后再狭窄或再次手术的患者。另外，随着一站式复合手术室的出现，复合技术也可在 LIMA-LAD 旁路移植保护下安全有效治疗左主干合并多支病变。

手术禁忌证　复合技术的禁忌证尚有争议。总体而言，冠状动脉肌桥、弥漫性冠状动脉粥样硬化病变、不稳定型心绞痛、急性心肌梗死、失代偿的心力衰竭、显著的心律失常等被认为是复合技术的禁忌证。对放射显影剂过敏、血流动力学不稳定或不能完全再血管化的情况也不宜行复合技术。此外，前降支细小，乳内动脉或左锁骨下动脉狭窄病变等也不适合采用复合技术。

手术方法 复合技术开始出现的形式是小切口、非体外循环下的 MIDCAB 与 PCI（PTCA 或金属裸支架）相结合。随着经验的积累，以及造影技术、心表固定装置和机器人技术的发展，MIDCAB 的手术方式呈现多样化的形式，相继出现内镜下/内镜辅助下冠状动脉旁路移植术（endoscopic/endoscope-assisted coronary artery bypass，Endo-CAB/Endo-ACAB）、胸腔镜辅助下 MIDCAB（video-thoracoscopy assisted MIDCAB，VACAB）、机器人辅助下完全内镜冠状动脉旁路移植术（robotically assisted totally endoscopic coronary artery bypass graft surgery，robotically assisted TECABG）等，而 PCI 方面的主要进展是 DES 的出现及广泛应用。近年来，一站式复合手术室的面世将复合技术带入了一个崭新的境界。以往的复合手术多为分期手术，即首先在导管室行 PCI 或在手术室行 MIDCAB，经过数小时、数天或数月后再于相应的手术室内进行 MIDCAB 或 PCI。即使是同一天手术，也需要将患者在手术室和导管室之间进行转运。而现在在一个配置有多种影像学设备的一站式复合手术室里，则可以在一个手术室单元内同期进行手术和介入操作。一站式复合技术治疗冠心病的优势在于无需在影像学科室和手术室之间多次转移患者，在同一个手术室内即可完成全部操作，从而避免了患者的多次麻醉和转运可能带来的风险。一次性麻醉状态下完成搭桥和支架，还可以减少患者的痛苦和缩短总住院时间。另外，搭桥的吻合口情况可由术中桥血管造影即刻评估，如果搭桥的效果不满意或有缺陷，则可以即刻再次手术进行纠治；介入治疗过程中，外科医师真正的"standby"，通过常规搭桥手术可以很方便地救治多种介入并发症。总之，一站式复合技术代表了冠状动脉多支病变治疗的新的发展方向。

注意事项 复合技术治疗冠心病虽然其已经展示出了巨大的发展前景，但尚处于起步阶段，仍需更多的经验积累和前瞻性临床试验探索。①患者是否适合进行复合技术需要内科医师和外科医师对病情共同评估后方可决定。在这个过程中应当坚持"患者利益第一"的理念，需要均衡考虑各种手术方法选择的风险和预后，为患者选择最佳的个性化治疗方案。治疗方法的最终目的是达到完全再血管化，缓解症状，延长寿命，而不是特殊治疗手段的成功应用。②复合技术的抗凝措施，尤其是围术期抗凝和抗血小板药物的应用尚无统一的规范供遵循。PCI 治疗后需要充分的抗凝抗血小板治疗，以避免支架内血栓形成等致死性并发症的发生；而围术期的抗凝抗血小板治疗又可能增加术后出血、增加因出血而再次手术的风险及输血用量。因此，在实施复合技术时要特别注意围术期的抗凝措施。阜外心血管病医院对此做了如下改良，即术前停用氯吡格雷至少 1 周，但阿司匹林持续使用至手术当天，完成 LIMA-LAD 旁路移植并血管造影证实其通畅后，给予鱼精蛋白中和肝素，并经胃管给予负荷剂量的氯吡格雷，术后常规 PCI 后抗凝治疗，临床观察显示术后出血、因出血再手术以及输血量均未显著增加，亦未发现有早期支架内血栓形成等情况，取得了良好的临床疗效。③分期复合技术患者需要在内外科之间转运，延长了治疗时间，增加了患者的手术创伤和治疗费用。而一站式复合技术避免了患者的反复就诊，同时集 CABG 和 PCI 的优点，远期疗效初步证实优于单纯 CABG 和 PCI，有望减少患者及整个社会的医疗资源占用和降低医疗费用，使更多的患者获益。

复合技术治疗冠心病基于内、外科医师的密切配合，从而对合适的多支病变患者实现完全再血管化。但由于手术例数尚少，随访时间较短，其适应证仍需内、外科医师的小心把握，手术操作亟待统一和规范，围术期抗凝抗血小板治疗措施需要进一步完善。尽管还处于逐步完善阶段，复合技术已经显示出了广阔的前景，尤其是一站式复合技术代表了冠心病治疗的未来发展方向，将为更多的冠心病患者提供更佳的治疗选择。

（胡盛寿　熊辉）

zàicì guānzhuàngdòngmài pánglù yízhíshù

再次冠状动脉旁路移植术

（redo coronary artery bypass grafting，Re-CABG）　冠状动脉旁路移植术后为解除心肌缺血而施行的手术。冠状动脉旁路移植术（CABG）是治疗冠状动脉粥样硬化性心脏病最有效的手段之一，但手术本身并不是冠心病的根治手段，它并没有从病因上彻底消除导致冠状动脉阻塞的根本原因。因此，术后靶血管吻合口远端的冠状动脉以及当时不需要旁路移植的冠状动脉仍然会随着动脉粥样硬化病变的自然发展产生有意义的狭窄。另一方面，旁路移植血管无论动脉还是静脉都会随着时间的推移发生不同程度的阻塞性病变。上述两种情况都会再次引起心肌缺血，导致患者再次出现症状，需要再次就医。而再次冠状动脉旁路移植术就成为最有效的手段之一。

手术适应证　对于首次行冠状动脉旁路移植术后需要再次治疗的患者，选择药物治疗、介入治疗还是再次冠状动脉旁路移植，需要内外科医师共同讨论，结合多种因素综合考虑，权衡不同的治疗方案所带来的好处与可能遇到的风险，再决定治疗方案。需要注意的是，虽然随着外科经验的不断丰富以及新技术的广泛开展，Re-CABG 取得了很好的临床结果，但仍有报道其死亡率及围术期心脏事件的发生率均明显高于第一次手术。因此，总的来说，CABG 后需要再次进行心肌血运重建时，应充分考虑介入治疗的优越性，尤其是对于具有通畅乳内-前降支旁路，病变主要局限于自身血管或单支、双支的静脉桥（尤其是 5 年以内的桥，更长期的静脉桥多因病变严重且广泛，多有附壁血栓，效果不佳，但绝非禁忌）而全身状态比较差的患者。随着经皮冠状动脉腔内成形术（PTCA）操作技术的不断提高，器械的不断改进，以及一系列新技术的产生，适应证还会不断扩大。另一方面，近几年越来越成熟的复合技术也给二次需要血运重建的患者带来新的希望。对于某些患者，采用小切口（左前外或左后外经胸切口）不停搏搭桥（前降支或回旋支）结合介入支架（处理右冠及回旋支病变）技术，使患者能够在同等受益的情况下，尽量降低因体外循环和广泛游离

带来的各种风险。最后应该指出，对于某些高危患者，部分再血管化也是一种思路和选择，对于改善生活质量和延长寿命也是有意义的，再次手术时过分追求完全再血管化对于某些患者未必是最佳选择。

目前临床上较为公认的 Re-CABG 标准是：①多支大隐静脉血管桥狭窄且病变弥漫。②多支冠状动脉狭窄，特别是并发前降支近端狭窄。③前降支静脉桥狭窄 > 50% 且为大于 5 年的晚期血管桥（尤其是首次搭桥时未用乳内动脉，而造影和血管超声显示左乳内动脉可以使用时）。④左心功能低下的患者（因左心功能低下，导致冠脉血流慢，易导致支架内血栓形成）。⑤对于急性心肌梗死后出低心排血量、心肌破裂、心脏压塞、室间隔穿孔、乳头肌断裂引起二尖瓣严重关闭不全及内科血管成形术失败的患者均应急诊手术。

手术方法　二次手术如果采用正中原切口开胸，会遇到心包、纵隔与胸骨后的紧密粘连。因此，建议术前常规行 CT 检查，了解心脏与胸骨之间的距离，开胸前应准备好股动、静脉插管和体外循环，贴好体外除颤电极片。至于是否需要先插好股动、静脉再开胸，要根据患者的具体情况和医师的技术和习惯而定。由于二次手术时桥血管材料的来源少、获取难度大，同时开胸过程中有可能损伤心脏和原来通畅的血管桥而造成严重的后果。因此，开胸前应准备好桥血管材料，避免一旦出现意外，耽误宝贵的时间。某些病变局限的病例可采用非正中切口，尤其是前降支或（和）回旋支病变的病例，采用左侧经胸切口可以获得良好的显露，近

端吻合选择降主动脉或左锁骨下动脉。对于单纯右冠病变，也可以采取上腹部切口经膈肌应用胃网膜右动脉搭桥。采用这些切口还可以同时结合非体外循环下行再次冠状动脉旁路移植术，尤其是对于有体外循环高危因素的患者有重要的意义。但是，对于正中切口非体外循环下完成多支血管的 Re-CABG 存在争议。主要是因为面临以下可能：①再血管化不完全。②显露差，寻找靶血管和吻合难度加大。③术中大面积游离搬动心脏较常规再次冠状动脉旁路移植术更容易造成已有粥样硬化的前移植旁路上的斑块脱落而致栓塞。因此，应该综合考虑，有选择地使用不停搏技术。其中最关键的还是取决于外科医师的手术技术。对于体外循环下行再次冠状动脉旁路移植术的患者，多数人主张应尽可能选择经冠状静脉窦逆行灌注。其理由是：①再次冠状动脉旁路移植术不仅旁路有梗阻，且原冠状动脉病变会较第一次 CABG 时更严重和广泛。②升主动脉顺行灌注有可能导致病变旁路中小斑块脱落，引起远端栓塞。③持续的逆行灌注对于心脏粘连、侧支较多的心脏而言，其心肌保护效果要比经升主动脉顺行灌注更好。无论是顺行灌注还是逆行灌注时，对第一次手术选用乳内动脉且通畅者，应先游离出乳内动脉并临时阻断，不过有时游离通畅的乳内动脉时存在较大风险，也可采用球囊阻断乳内动脉开口的方法。再次手术时主动脉的病变会较前次更重，因此很多外科医师在主动脉阻断下行移植物近端的吻合，可避免游离和放侧壁钳等操作引起的并发症，但弊病是会明显延长体外循环时间，对于有体外循环高危

因素的患者不适宜。另外，由于近端吻合空间的紧张，近端吻合口的部位可选择在原近端吻合口处或前次旁路血管上，尽可能不在升主动脉壁上打孔。也有医师采取多根远端移植物与一根近端移植物吻合的办法。也可以将近端吻合于无名动脉上（左侧颈动脉有严重狭窄或闭塞者慎用）。如果前次手术时的乳内动脉桥仍通畅，可以将桥血管的近端吻合于乳内动脉上。再次旁路移植时，将已经发生严重粥样硬化并重度狭窄或完全闭塞的大隐静脉去除，重新再旁路移植已无争议。但对轻度狭窄或仍旧通畅的大隐静脉的处理尚存在不同观点，无论去除还是保留都各有利弊，应综合考虑。当代之以乳内动脉桥时应保留旧静脉桥，这样既可避免围术期心肌缺血的发生，又能保证较高的远端通畅率。对通畅静脉旁路，一种观点认为，考虑到旁路若干年后再梗阻的发生率很高以及冠状动脉造影常易低估移植血管存在的狭窄程度，因此主张凡是距第一次CABG 5年以上的旁路，无论冠状动脉造影显示有无狭窄病变存在均应重新再血管化。另一种观点认为造影显示通畅的静脉旁路具有生物优势而不应被置换。但两种观点均缺乏临床证据支持。具体吻合技术见冠状动脉旁路移植术。

近远期结果　随着手术技术、麻醉、体外循环及监护水平的提高，近些年的文献报道（多中心）Re-CABG围术期死亡率及心脏事件的发生率有明显下降，1年、3年、5年和6年的生存率可达93.1%、90.5%、85.9%和80.5%。且风险因子调整后的中远期生存率与首次搭桥无明显差别。因此主张CABG后的患者，一旦再次

出现心肌缺血症状，药物治疗效果不佳且无法行介入治疗，应积极考虑手术。

（胡盛寿 凤玮）

jízhěn guānzhuàngdòngmài pánglù yízhíshù

急诊冠状动脉旁路移植术

（emergent coronary artery bypass grafting）　主要是针对急性冠脉综合征时那些心肌濒临或已经严重缺血、坏死，产生严重心绞痛或心肌梗死导致血流动力学不稳定或出现严重心律失常危及生命，而药物难以控制，溶栓或介入无法进行或无效，需要紧急应用外科手段完成的心肌再血管化手术。根据病情的不同包括不稳定心绞痛、非ST段抬高心肌梗死、ST段抬高心肌梗死以及心源性休克，由于时间紧、病情重、危险性高、病理机制复杂，需要尽快做出合理判断与妥善的处理选择。

手术适应证　①不稳定心绞痛，药物治疗难以控制心绞痛症状，患者常在短期内形成心肌梗死。②非ST段抬高性心肌梗死。③左主干病变伴心绞痛，左主干一旦发生闭塞，则心室会发生大面积心肌梗死，容易导致患者出现心源性休克或猝死，因此无论药物控制是否有效，都应急诊或亚急诊手术。④急性ST段抬高性心肌梗死，首选经皮冠状动脉腔内成形术（PTCA）。如需外科手术，则争取在胸痛发作4~6小时重建心肌血液供应。⑤急性心肌梗死机械并发症：心肌梗死后心绞痛，提示心肌梗死区域及周边存在缺血心肌，为防止再次发生心肌梗死可急诊冠脉旁路移植。⑥溶栓或PTCA失败并发急性冠状动脉闭塞或冠状动脉穿孔。⑦心脏外伤伴重要冠状动脉断裂。

手术方法　包括以下几种。

常规体外循环下手术　对于不稳定心绞痛或非ST段抬高心肌梗死等血流动力学相对稳定的患者急诊冠状动脉旁路移植术（CABG）在搭桥方法上与择期手术基本相似，大多数心外科医师采用常规中低温体外循环（28~30℃），阻断升主动脉，经主动脉根部冷血停搏液前向间断灌注，在静止无血的心肌上完成远端吻合口，一些医师在做最后一个吻合口时喜欢心肌温血灌注；开放升主动脉后，完成近端吻合口。手术尽可能达到完全性再血管化，以提高术后远期效果。由于胸廓内动脉搭桥的远期通畅率明显优于大隐静脉桥，因此，急诊CABG时，如果患者血流动力学稳定，仍尽量使用胸廓内动脉。也有学者采取主动脉根部顺灌管结合冠状静窦逆行灌注的方法，这样在主动脉阻断后可立即快速给予心脏停搏液，诱导心脏停搏；对完全闭塞的冠状动脉供应的心肌区域，经冠状静脉窦逆行灌注心脏停搏液可以提供更好的心肌保护效果。如患者术前已使用主动脉内球囊反搏（IABP），在主动脉阻断后可暂时停用，等到主动脉开放、心脏复搏后即可恢复使用；如术前未使用IABP，而患者又脱离体外循环有困难，则可在术中插入IABP。具体可见体外循环下冠状动脉旁路移植术。

非体外循环下不停搏手术或体外循环并行下不停搏手术　选用非体外循环不停搏手术，可以避免与体外循环相关的不良作用，如果血流动力学不能耐受心脏搬动，还可以在体外循环并行下不停搏完成血运的重建。具体可见非体外循环下冠状动脉旁路移植术。

急性心肌梗死心源性休克的手术治疗　左室功能性心肌丧失>40%以及伴发的体循环炎症反应，是心源性休克的主要原因，其他原因主要包括伴发的机械并发症如室间隔穿孔、游离壁破裂和乳头肌断裂伴急性二尖瓣关闭不全等。早期提供循环支持和迅速恢复心肌灌注是治疗的核心。主要措施包括在 IABP 或心室辅助下急诊造影和应用 PTCA 或 CABG 完成再血管化，如伴发机械并发症是导致心肌梗死后心源休克的主要原因，则不得不采取急诊手术以便同期处理见心肌梗死并发症。如患者左室功能极差，则考虑植入左室辅助装置维持，期待心脏功能慢慢恢复。如 1~2 周后无恢复迹象，则应考虑心脏移植。

存在问题　急诊冠状动脉旁路移植术，因时间紧，要求相关各个科室人员的密切合作，忙而不乱。患者处于危重状态，因此对相关人员的技术要求高，即便如此，急诊冠状动脉旁路移植术的围术期死亡率仍比常规的冠状动脉旁路移植术要高得多。尽早恢复血液灌注已成为治疗缺血性疾病的基本原则，目的在于解除组织的缺氧和营养物质供应不足的状态，以阻止缺血性损伤的发展或促使其恢复。急性心肌梗死后，在 2 小时内经溶栓恢复冠脉血流，除常出现一时性再灌性心律失常外，无其他明显的再灌注损伤。但当组织细胞低灌流缺血超过 2 小时后获得血液再供应时，不但未使组织细胞缺血性损害减轻或恢复，反而加重了缺血性损伤，即缺血再灌注损伤。这主要是再灌性心肌顿抑所造成的，所谓心肌顿抑是指心肌缺血恢复血液灌注后，而心肌的力学功能并未恢复，须经一定时间，有时须

数天甚至数周后才能恢复，它是一种可逆性的心肌力学功能性障碍。虽然普遍认为心功能恢复主要发生于再灌注后 7~10 天，但对于何时可认为完全恢复尚不清楚。

（胡盛寿　唐跃）

qiáoxuèguǎn

桥血管（bypass grafts）　应用于冠状动脉旁路移植术中的移植血管。常用的桥血管有动脉和静脉两大类。常用的动脉桥血管主要是乳内动脉和桡动脉，胃网膜右动脉和腹壁下动脉应用相对较少，其他动脉如尺动脉、胃左动脉、脾动脉、肩胛下动脉、肠系膜下动脉、旋股外侧下动脉和肋间动脉等的应用则只有少数报道。静脉桥血管主要是大隐静脉和小隐静脉。一般来说，动脉桥血管的远期通畅率要高于静脉桥血管的远期通畅率。

胸廓内动脉　①特点：又称乳内动脉。胸廓内动脉发自锁骨下动脉第一段的下壁，沿胸骨侧缘外侧 1~2 厘米处下行，居于上 6 肋软骨和肋间内肌的深面，胸横肌和胸内筋膜的浅面。至第 6 肋间隙处分为腹壁上动脉和肌膈动脉两终支。在第一肋附近，从胸廓内动脉发出心包膈动脉，与膈神经伴行经肺根前方，在心包与纵隔胸膜之间下行至膈，沿途发出分支至心包和胸膜。胸廓内动脉在下行经过上 6 肋间隙处发出肋间前支和穿支，前者向外侧走行并与肋间动脉终末支及其侧副支末端相吻合；后者分布于胸前壁浅结构。胸廓内动脉有两条静脉与之伴行。胸廓内动脉管壁的弹力层有 9~12 层，而平滑肌细胞成分则很少，其管壁弹性蛋白含量高，这种弹性蛋白是一种代谢率较低的惰性蛋白，使其对管壁缺血的耐受性很强。胸廓内

动脉管壁中有致密的内弹力层，是阻止平滑肌细胞迁移的重要屏障，可以防止管壁内膜增生的发展。另外，胸廓内动脉对血管壁的滋养血管的依赖性也不如其他平滑肌成分多的肌性动脉如桡动脉、胃网膜右动脉、下腹壁动脉那样强。以上结构特点是胸廓内动脉有较高的晚期通畅率，动脉粥样硬化率低的原因。随访 10~15 年，通畅率为 85%~92%。因此，左胸廓内动脉到前降支的吻合已作为冠状动脉旁路移植术的金标准而广泛应用。临床上还可应用右侧胸廓内动脉作为桥血管。②血管提取技术：胸骨正中标准切口。将胸腺及心包前组织分离，不切开心包。应用改良式法瓦洛罗（Favaloro）牵开器抬高游离侧胸骨，手术台向术者对侧倾斜。使用低功率电刀（20J），首先将胸骨后的胸膜反折，沿胸内筋膜和胸膜壁层之间轻轻向下游离以显露胸廓内动脉，也可打开胸膜腔显露胸廓内动脉。一旦胸膜反折的疏松组织被游离开后，术者可看到或触及胸廓内动脉。将电刀头呈 45° 角开始游离胸廓内动脉。胸廓内动脉的游离从中段向下段进行。沿平行胸廓内动脉内侧的胸内筋膜做 3~4 cm 切口，用细镊子夹住胸内筋膜的边缘，显露胸廓内动脉。用电刀尖轻轻将胸廓内动脉连同伴随静脉、筋膜、淋巴及少许脂肪组织沿胸壁向下段游离，镊子绝对不能夹胸廓内动脉。到胸廓内动脉远端时，需切断胸横肌纤维以显露胸廓内动脉。到约第 6 肋间隙，胸廓内动脉的终末支分成 2 支，即外侧的肌膈支和内侧的腹壁上动脉，肝素化后切断这 2 支。远端游离后，再开始游离上段。该段大部分侧支在前、外侧，用钛夹夹闭

侧支，用电刀切断。游离至最上端时，胸廓内动脉随胸壁弧度走行，此时的游离最为困难，而且肺的通气也影响胸廓内动脉的显露和操作。最后切断最上的胸壁穿支，将胸廓内动脉游离至锁骨下动脉。获得胸廓内动脉最大长度，以到达靶血管。然后用 1∶1 的含罂粟碱温盐水浸润胸廓内动脉外面的软组织，并用含有该浓度的温纱布包裹胸廓内动脉待用。另外，乳内动脉的游离还可不带乳内静脉及周围组织，称为骨骼化乳内动脉。其有避免乳内动脉的扭曲，增加长度及血流量，并保护胸骨的侧支循环的优点。

桡动脉 ①特点：1973 年，卡尔庞捷（Carpentier）最早将桡动脉作为桥血管应用于临床。桡动脉是肌性动脉，其管壁较冠状动脉、乳内动脉厚，其中层弹性纤维少，主要是平滑肌细胞，比乳内动脉更易于发生痉挛；桡动脉血管易痉挛特性会引起早期狭窄及闭塞。随着钙拮抗剂的使用及安全的桡动脉获取技术，桡动脉的通畅率得到增加。近些年由于"完全动脉化"概念的提出，桡动脉以其管径长、易于获得等优点已越来越被广泛应用。对于桡动脉作为桥血管的适合度的评估包括非创伤性二维超声检查、艾伦试验（Allen test）或者光电血氧仪器的临床检测。一般应用非优势手的桡动脉。②血管提取技术：术侧手臂与胸部同时消毒铺无菌巾，将上肢呈 90° 角。外展，掌心朝上平放于体侧的手术台上，手腕下方可稍垫高以便于暴露。前臂沿桡动脉走行做一纵行稍微弯曲切口。皮下锐性分离并仔细止血后，自肱桡肌与桡侧腕屈肌肌腹之间分离其表面的筋膜，以牵开器将此两肌小心向两

侧分开，即可显露桡动脉。仔细游离，钛夹夹闭分支并切断。桡动脉主干远端切断后，远心端缝扎，再于肱动脉分叉下 1 cm 切断缝扎桡动脉近心端，取下桡动脉置于 10% 罂粟碱溶液中备用。手术过程注意保护血管、前臂外侧皮神经及桡神经浅支。前臂检查止血后，用可吸收线连续缝合皮下组织，皮内缝合皮肤。弹力绷带加压包扎前臂，完成桡动脉获取。

胃网膜右动脉 ①特点：1984 年，皮姆（Pym）首次将胃网膜右动脉（GEA）作为桥血管应用，胃网膜右动脉多应用于年轻的全动脉化搭桥患者、升主动脉钙化者及再次行冠状动脉旁路移植术（CABG）血管材料不足者。胃网膜右动脉常吻合到右冠状动脉，也可吻合到前降支和回旋支远端。优点在于长度口径均适合，并且只需吻合远端，缺点在于增加创伤和胃部并发症。②血管提取技术：胃网膜右动脉获取时需要胃肠减压，将胸骨正中切开向下延 3~5cm，切开腹膜，沿大网膜和胃的边缘游离出，穿过膈肌进入心包。

腹壁下动脉 ①特点：腹壁下动脉位置浅表、恒定，长度足够，但管径较细，难于吻合到主动脉上。临床开始应用的时间并不长，一般选择将其吻合到大隐静脉或与乳内动脉做成 Y 形移植血管，也有报道将其与乳内动脉行端端吻合延长乳内动脉桥，早期通畅率较单独应用大隐静脉有所提高，同时也扩大了乳内动脉的可移植范围，但远期效果尚不清楚。②血管提取技术：通过脐下正中或旁正中皮肤切口，向外或内牵开腹直肌暴露动脉，将动脉连同其伴行的静脉和小部分软

组织分离，从肋缘游离到髂外动脉水平。

大隐静脉 ①特点：大隐静脉由于其管径长、易于获取与缝合，最先被用于冠状动脉旁路移植术中，并获得推广。术后 1 年闭塞率 10%~26%，10 年后仍算通畅的血管中，50% 以上有明显粥样硬化。术后 15 年 50% 以上血管发生闭塞。静脉桥血管的闭塞，早期多表现为血栓的堵塞和吻合口的狭窄，中期为内膜增生及中膜向内膜迁移，晚期则表现为明显的粥样硬化。桥静脉内皮在高血压及高血流影响下的损伤所引起的血小板黏附及内膜增生，为其主要原因。②血管提取技术：自内踝前上方约 2cm 处纵行切开皮肤，找到大隐静脉主干，沿主干走行方向切开皮肤，直至获得足够长度的大隐静脉为止。分离大隐静脉，适当保留静脉外膜，结扎并切断大隐静脉的侧支。分离过程须避免任何暴力牵拉或手术器械对静脉壁直接损伤。取出大隐静脉后在其远端插入橄榄头状钝头针，结扎固定后注入含肝素生理盐水，并以适当的压力扩张管腔，丝线结扎大隐静脉侧支，浸泡于含肝素的生理盐水中备用。近年来许多术者应用皮肤间断小切口或内镜下获取大隐静脉，近期通畅率无改变，电镜扫描发现两者在内皮损伤方面没有区别，但明显降低了下肢切口的并发症。

小隐静脉 ①特点：近年来，冠状动脉旁路移植术已经成为治疗冠心病的常规手术而得以大量开展，临床上面临越来越多的 2 次冠状动脉搭桥的患者。其乳内动脉、大隐静脉、甚至桡动脉已被获取使用，有些患者的大隐静脉因为静脉曲张、过分粗大、静脉炎、输液、硬化或合并下肢其

他病变等原因无法使用，乳内动脉病变或损伤，桡动脉因细小或艾伦试验（Allen test）阳性等原因而不能使用，常遇到旁路材料缺乏。而上肢静脉因为通畅率很低，很少应用。因而选择小隐静脉作为桥血管。②血管提取技术：获取小隐静脉通常采用两种体位：a. 将下肢脚踝处悬吊 30°～45°。患者常规消毒后，术者取手术台脚端坐位，沿跟腱和外踝的中点纵行切开找到小隐静脉，并沿其走向切开皮肤，获取之。b. 患者采取 90°侧卧位，使获取小隐静脉侧下肢位于上方，微曲、消毒后，术者站在手术台侧面或者脚侧，按照常规方法获取。如需要同时获取对侧，则需要将患者体位翻到对侧。取完再翻平患者体位完成手术。

（胡盛寿　王小启）

guānzhuàngdòngmài nèimó bōtuōshù

冠状动脉内膜剥脱术（coronary endarterectomy）

通过切除狭窄部位的冠状动脉内膜来达到解除狭窄、恢复冠状动脉血流目的的手术。是治疗冠状动脉粥样硬化性心脏病的方法之一。20世纪60年代和70年代的一些随诊结果表明单独进行冠状动脉内膜剥脱术的远期并发症和死亡率较高，从而使该手术的可行性受到质疑。20世纪70年代后，随着导管介入和支架技术的广泛开展，大部分患者进行了介入治疗。在剩下需要手术的病例当中，严重的弥漫性病变明显增多。在这些严重的弥漫性的冠状动脉病变，0.8%～25.1%的患者运用常规的冠状动脉旁路移植术往往不能进行完全的血运重建，从而影响近期和远期疗效。对于这样的病变，一些心脏外科医师尝试在冠状动脉内膜剥脱术的同时进行冠状动脉旁路移植术，发现治疗效果明显提高。这样该术式又重新引起了大家的重视。冠状动脉内膜剥脱术通常作为冠状动脉旁路移植术的一种辅助方法来完成完全的血运重建。

手术适应证　严重的弥漫性甚至完全闭塞性冠状动脉病变不能进行血管吻合，进行完全血运重建，是冠状动脉内膜剥脱术的手术适应证。该手术并非首选，通常作为冠状动脉旁路移植术的辅助手术。需要行动脉内膜剥脱的冠状动脉直径一般应大于或等于 1.5mm。若其直径小于1.5mm，完全摘除动脉内膜比较困难，而且术后血管内血流较慢极易闭塞，因而不太适合行该手术。右冠状动脉比左冠状动脉更适合行冠状动脉内膜剥脱术，因为其近端分支较少，供应左心室的分支均发自右冠状动脉远端；而左冠状动脉近端分支较多，在行内膜剥脱的时候有可能引起大的间隔支或对角支的闭塞，从而引起围术期心肌梗死的发生。

手术方法　手术可在体外循环下进行也可在非体外循环下进行，两者的结果没有显著差异。具体是不是使用体外循环，可根据术者行冠状动脉旁路移植术时的习惯而定。常用的内膜剥离方法有两种：闭式和开放式冠状动脉内膜剥脱术。

闭式冠状动脉内膜剥脱术　只在预计搭桥的部位行一个小的切口（5～10mm），而不是剥离的全程做切口。切口近端和远端的内膜不是直视剥离，而是"拉出来的"。在增厚硬化的内膜与冠状动脉外膜之间建立剥离层。用剥离子将增厚的内膜作为栓芯进行全周剥离后，用蚊式钳将栓芯提起并切断。近心端栓芯完整剥离后，可见血液自冠状动脉近端流出；冠状动脉近心端的栓芯不必刻意彻底剥离，栓芯常在病变最严重的部位断裂，剥离的长度足够时，有时常切断或用力拉断栓芯。以剥离子沿剥离平面向冠状动脉远端游离，若栓芯周围有粘连，可用剥离子轻轻游离，避免用力牵拉栓芯而造成栓芯的断裂。栓芯取出后应仔细观察是否完整，完整栓芯末端的外形呈鼠尾状。若在内膜剥脱过程中，栓芯不慎被拉断或剥离不完全，应在冠状动脉远端的相应部位，另做一个切口取出残留在血管腔内的栓芯。冠状动脉内膜剥脱后，冠状动脉的管腔常是不平整的，应仔细探查远端血管的通畅情况，血管腔内残留的内膜片应细心清除，以减少血栓形成的机会。冠状动脉上的两个切口，可以将近端切口闭合或用静脉片扩大补片，单独运用远端切口与移植物吻合；也可以运用两个切口行冠状动脉序贯吻合。左冠状动脉近心端内膜剥离的运用应较为慎重，很多学者不主张行近心端的左冠状动脉内膜剥脱，因可造成大的对角支及间隔支的闭塞，引起围术期心肌梗死。冠状动脉内膜剥脱后，动脉切口往往较大且血管壁较薄，血管吻合时缝隙稍密为宜。移植物可用大隐静脉或动脉。

开放式冠状动脉内膜剥脱术　是在需要行冠状动脉内膜剥脱的动脉段做一个长的切口，在直视下剥离内膜。在冠状动脉的近、中段，将增厚硬化的内膜全周游离后轻轻提起，即可显露沿途大的分支，沿着剥离平面，用剥离子轻轻游离冠状动脉大分支内栓芯周围的粘连，即可将分支内的栓芯完整取出，完整取出的栓芯应呈鼠尾状。若血管直径小于

1.5mm，且病变延伸到远端，可同时采用闭式冠状动脉内膜剥脱术方法行远端冠状动脉内膜剥脱。该方法多应用于冠状动脉前降支。处理前降支近端时注意避免盲目剥离，因为有可能会影响回旋支、对角支及间隔支等大分支的血流。近端冠状动脉切口的处理方法有三种：①运用动脉或静脉血管片行冠状动脉扩大补片，若冠状动脉粗大也可直接缝合切口，随后在血管片上做一切口而行移植物的吻合。②静脉或动脉移植物剖开，长度为冠状动脉切口的长度，将剖开后的移植物与冠状动脉的行端侧吻合。③静脉或动脉移植物中间平均剖开，长度为冠状动脉切口的一半，制成两个血管补片，运用 T 形吻合方法与冠状动脉行端侧吻合。

冠状动脉内膜剥脱两种手术方法各有优缺点，选择何种方法应根据实际情况而定。闭式冠状动脉内膜剥脱术动脉切口较小易于重建，但远端血管的栓芯不易完全剥离，血管分支内的栓芯易于扯断，尤其不利于冠状动脉前降支范围的内膜剥脱，容易损伤间隔支的血供，造成相应部位的缺血。而右冠状动脉沿途分支较少，牵拉栓芯的角度较为理想，容易满意的剥离栓芯，因而比较适合闭式手术。开放式冠状动脉内膜剥脱术在直视情况下能完全剥离主干血管及分支内的栓芯，从而避免了闭式法的缺点。但这种方法操作相对困难，耗时较长，在移植物与冠状动脉远端进行吻合前，常需用血管片先进行冠状动脉扩大重建，心肌缺血时间较长，不利于术中心肌保护。有时运用闭式方法进行冠状动脉内膜剥脱，但栓芯剥离不完全，远端血管仍有残留栓芯，继续运用闭式方法很难满意剥离栓芯，此时可将冠状动脉剖开，在直视下进行冠状动脉内膜剥脱，即将闭式方法改为开放式方法。近年来随着手术技术和心肌保护技术的提高，开放法的一些缺点得到了一定程度克服，而使其显露好、剥离彻底的优点充满吸引力。日本大阪的仁志（Nishi，音译）等比较了闭式法（59 例）和开放法（68 例），其 30 天死亡率分别为 6.8% 和 2.9%，5 年生存率为 74.0% 和 90.7%。结果表明开放法明显优于闭式法。德国的施米托（Schmitto）等也首选开放法，在 104 例患者中，79% 的使用开放法。

冠状动脉内膜剥脱术后，移植物的选择以往多运用大隐静脉，这是考虑到内膜剥脱术后的冠状动脉切口较大，运用乳内动脉有血管大小不太匹配以及会出现术后低灌注的不利因素。近年来，随着手术技术的提高，很多医师可以熟练地运用乳内动脉和桡动脉与内膜剥脱术后的冠状动脉吻合，并取得了较运用大隐静脉更为满意的近期及远期临床效果。施万（Schwann）等报道了连续 288 例冠状动脉旁路移植术＋冠状动脉内膜剥脱术的临床结果，术后冠状动脉造影发现在内膜剥离后用动脉移植物的通畅率明显高于静脉移植术。这可能是由于动脉与冠状动脉相近的组织生物学特性，而不易出现移植物的再狭窄，从而明显降低术后再干预治疗的机会。

常见并发症　冠状动脉内膜剥脱术后常见并发症与其他常规冠状动脉旁路移植术无很大区别（见冠状动脉旁路移植术）。由于行该手术的多为晚期的严重弥漫性冠状动脉病变，其围术期心肌梗死发生率较高为 3%～25.9%。其原因为内膜剥离后，内膜的抗凝作用消失，同时病变血管床阻力高致血流缓慢，导致冠状动脉内及血管桥内血栓形成造成心肌梗死。围术期心肌梗死的主要表现为心电图 ST-T 段的显著抬高和新的 Q 波、心肌酶及肌钙蛋白异常升高、持续性室内传导阻滞及低心排血量。动态监测上述指标的变化有助于围术期心肌梗死的诊断。围术期心肌梗死的预防主要为抗凝治疗。术后一旦判定无活动性出血时立即给予肝素抗凝。拔除气管插管后给以阿司匹林。同时辅助以双嘧达莫治疗。一些学者推荐先使用华法林 3 个月后，再更换为阿司匹林终身抗凝。近年来，一些中心开始使用硫酸氢氯吡格雷终身抗凝。术后一旦确定围术期心肌梗死为桥血管狭窄或闭塞所致，应立即行开胸探查重新恢复冠状动脉血供。

（胡盛寿　吴永波）

xīnjīgěngsǐ bìngfāzhèng

心肌梗死并发症（complications of myocardial infarction）

因心肌缺血坏死所致的机械并发症和心梗后心律失常，因心肌大面积透壁坏死所产生的泵衰竭和因附壁血栓形成导致栓塞等。20%～25% 的急性心肌梗死（AMI）患者合并有一种或以上并发症。

心脏破裂　较少见。大多发生于心肌梗死后 1 周内，包括心室游离壁破裂、室间隔穿孔、和假性室壁瘤，其本质均是心室壁破裂。临床上常发生于无高血压病史，首次大面积透壁性急性心肌梗死的老年女性患者。血压过高是其诱因；晚期溶栓治疗、抗凝过度和皮质激素或非甾体抗炎药增加其发生风险。多为心室游离壁的破裂，会造成心包积血引起急性心包填塞，导致患者猝死。由于发生突然，很少有手术治疗机会，是急性心肌梗死最严重的并发症。部分患者会出现血栓与心包一起封住左室壁破口，阻止了大量心包积血的发生，形成假性室壁瘤。病死率极高，多主张手术修补（见心室壁瘤）。

心室膨胀瘤 心肌梗死后较常见的并发症常称为室壁瘤。是由于心肌坏死以后形成瘢痕；瘢痕组织薄弱，在心室腔内压力作用下局部心室壁向外膨出而形成。主要见于左心室。发生率国内资料为20%，临床资料为28%。常见于心肌梗死范围较大的患者，一般于起病数周后才被发现。并发心室膨胀瘤易导致心力衰竭、心律失常或栓塞，但在心肌梗死愈合后少有破裂的危险，具体见心室壁瘤。

缺血性二尖瓣关闭不全 乳头肌（主要为二尖瓣乳头肌）因缺血、坏死等而收缩无力或断裂，造成二尖瓣关闭不全，心尖区有响亮的吹风样收缩期杂音，并易引起心力衰竭。功能性乳头肌功能不全约见于35%的心肌梗死后患者。有些患者，乳头肌或游离壁瘢痕引起永久性二尖瓣反流，具体见缺血性二尖瓣关闭不全。

附壁血栓形成及栓塞 附壁血栓形成见于约20%的AMI患者（60%为大面积前壁梗死）。约10%左心室附壁血栓患者发生系统性栓塞，为心室附壁血栓或下肢静脉血栓破碎脱落所致。栓塞风险在AMI后前10天危险性最大，但危险性至少可持续3个月。栓塞发生率国外一般在10%左右，中国在2%以下。如栓子来自左心室，可产生脑、肾、脾或四肢等动脉栓塞；如栓子来自下肢深部静脉，可产生肺动脉栓塞。

心肌梗死后综合征 即德雷斯勒综合征（Dressler syndrome）。一般发生在AMI后数天至数周，甚至数月，发生率约10%。虽然近几年发生率似乎有下降，但仍可见于有些患者。有发热、胸痛、气短、咳嗽等症状，其特征为发热、有摩擦音的心包炎、心包积液、胸膜炎、胸腔积液、肺渗出和关节痛、血中白细胞增高、血沉快等。诊断标尚无统一标准，一般认为肯定的AMI或陈旧性心肌梗死后1~2周出现发热、胸痛、呼吸困难、咳嗽等。具有胸膜、心包炎、肺炎可靠证据；抗感染治疗无效，皮质激素治疗效果明确，则可诊断。与梗死延展或再梗的鉴别较困难，但心肌酶不会明显升高。此综合征可反复发生。其发生机制尚不明了，但普遍认为可能为机体对坏死物质产生过敏反应所致，可用糖皮质激素及阿司匹林等药物治疗。

心肌梗死后心律失常 在AMI的各种并发症中以心律失常发生率最高，可见于90%以上的心肌梗死患者。①室性心律失常：室性心律失常包括室性早搏（PVCS）、室性心动过速（VT）和心室颤动（VF），是AMI后第1个24小时内，特别是最初数小时或数分钟内常见并发症，也是引起AMI早期猝死的主要原因。15% AMI患者发生室性心动过速，心室率常在140~200次/分，并可发展成室颤。8% AMI患者发生室颤，多见于大面积透壁心梗，且发生前多无预兆。心肌梗死后任何时间发生的室颤都是预后不良的征兆。心肌梗死后期出现的室性心律失常往往由内在左室功能不全引起，这些患者预后较差。②室上性心律失常：约25%的AMI患者因疼痛、焦虑或低容量等因素诱发窦性心动过速。合并心力衰竭的患者常出现心房扑动和心房颤动；下壁急性心肌梗死常出现交界区心律和加速性交界区心律（即非阵发性交界区心动过速，心律在70~130次/分）。还可出现房性期前收缩（PACS）和阵发性室上性心动过速（PSVT）。由于心动过速使心肌耗氧量急剧增加，因此，急性心肌梗死时无论何种原因引起的心动过速均需加以控制。③缓慢性心律失常：AMI时，心脏传导系统可受到缺血损伤或（和）迷走神经反射影响而产生异常，导致缓慢性心律失常，如房室传导阻滞或束支传导阻滞。下（后）壁心肌梗死时，传导异常大多与迷走神经张力增高有关，且多数为一过性，对阿托品治疗效果良好，预后较佳。相反，前壁心肌梗死时出现传导异常则提示心肌坏死已累及室间隔大部，通常伴有左室功能的显著下降。

泵衰竭 AMI的严重并发症之一，常见于大面积心梗伴大面积心肌缺血患者。主要是由于左室收缩功能衰竭，伴随舒张功能异常，导致肺淤血、水肿。当梗死面积大，患者心室收缩功能严重减低或伴随室间隔穿孔等机械并发症时则出现心源性休克，心源性休克是AMI后泵衰竭最严重的类型，发生率为5%~7%，多见于入院后数小时。临床表现为持续（>30分钟）低血压（SBP<80mmHg）、低组织灌注（意识模糊、皮肤湿冷苍白、四肢冰凉，少尿和酸中毒）以及肺水肿（呼吸困难、肺部湿啰音）。预后很差，是AMI患者住院期主要死亡原因。治疗方面除了针对心力衰竭的药物治疗，主要包括心室辅助装置的应用（见心脏机械

辅助）和手术恢复缺血心肌血运和消除伴随的室间隔穿孔等机械并发症。

其他并发症 尚有呼吸道（尤其是肺部）或其他部位的感染、肩-手综合征（肩臂强直）等。

（胡盛寿 罗新锦）

xīnshìbì liú

心室壁瘤 （ventricular aneurysm）

心肌梗死后造成的室壁变薄呈瘤状向外突出的病理改变。心室壁瘤主要是指左心室室壁瘤（left ventricular aneurysm，LVA），右心室室壁瘤极少见。通常定义为心肌梗死后运动出现减低，不运动或反常运动的造成左心室射血功能降低的部分室壁变化。这定义不仅包括狭义经典的、瘢痕组织形成的薄壁的囊袋性 LVA，而且还包括了无收缩功能的、变薄的含有存活心肌的瘢痕区。心室壁瘤最早是在尸检中描述，直到 1881 年才认识到与冠状动脉病变的关系。现代外科室壁瘤的治疗是在 1955 年开始的，利科夫（Likoff）等施行了首例闭合性心室壁瘤切除术。1958 年库利（Cooley）在体外循环下施行首例开放性心室壁瘤切除术，使用了标准线性修补术。1977 年达格特（Dagget）采用了涤纶补片作为室壁瘤切除后替代部分心室壁的概念。1985 年雅特内（Jatene）和多尔（Dor）先后提出了采用涤纶补片对切除后的心室壁瘤施行心室成形术，恢复其心肌梗死前的原始形状。

病因及发病机制 心室壁瘤是冠状动脉粥样硬化性心脏病患者心肌梗死后的主要并发症之一。临床 95% 以上的 LVA 是由于透壁性心肌梗死引起的，其发生率占透壁性心肌梗死的 10%～35% 不

等。极少数的 LVA 是由于创伤、恰加斯病（Chagas disease）或肉瘤样病，此外还有先天性左心室憩室和假性室壁瘤。近年来由于心肌梗死后，血栓溶解和经皮冠状动脉介入治疗（PCI）再血管化等积极治疗，LVA 的发生率在明显下降。左室造影表明 50% 的心室壁瘤在急性心肌梗死（acute myocardial infarction，AMI）的 48 小时产生，其余的是在 AMI 后的 2 周产生。一般说来，左前降支（left anterior descending，LAD）或右优势的右冠状动脉（right coronary artery，RCA）的急性闭塞造成透壁性心肌梗死后易形成心室壁瘤。无侧支循环形成可能是心室壁瘤形成的必要条件。

病理生理 心肌梗死后心室壁瘤的形成经历了一个非常复杂的物理和神经体液调控过程，简单地说，就是心室扩张和病理性重塑。病变区域的心肌组织经历坏死、纤维化、瘢痕形成并钙化；非病变区域的心肌代偿性的肥大并拉长。神经体液调节因子的分泌及心肌梗死后激素的使用，增加引起血管收缩及体液潴留，最终导致增加了室壁张力，心肌耗氧及心脏负荷，使心脏功能逐渐由代偿期进入失代偿期。心室壁瘤的病理生理变化，主要包括充血性心力衰竭和恶性心律失常。心室壁瘤除了增加区域心室壁张力外，会增加心肌氧的需求和减少前向净心排血量。因为室壁瘤的形成使部分每搏输出量进入室壁瘤而不能全部进入主动脉，产生所谓偷窃现象，导致剩余心肌纤维超过缩短限度。心室腔的扩大和僵直，每搏输出量会下降，舒张末压（LVEDP）会增加。病理性重塑的结果是心室有效收缩范围减小，出现甚至超过心室容

积一半以上的无效的失用性容积，进一步消耗有限的心室收缩动能，导致严重的心功能不全。舒张期心功能不全是由于扩张和纤维化的瘤壁僵硬，这样削弱了心室舒张期的充盈和增加 LVEDP。进而增加了左心房的压力，导致充血性心力衰竭的发生。在不到 1 年的时间内，患者心脏功能急剧恶化，手术风险也迅速发展到几乎不能接受的手术死亡率。所以近年来临床医师主张在 LVA 以外的心肌进行性损害到"不可逆改变"前，应尽早行室壁瘤切除手术。由于心室壁瘤的周边区正常心肌和变性心肌混杂，有形成异常折返通道的基础，所以心室壁瘤形成的过程中任何时间都可能出现快速性室性心律失常，个别病例甚至出现反复心室颤动，发生心源性猝死的可能性很大。

临床表现 心绞痛是最常见的症状。胸闷、活动受限等心功能不全表现也是主要症状之一。超过三分之一的患者可有房性或室性心律失常，可导致心悸，气短，甚至猝死。

诊断 主要依据辅助检查。①心电图检查：可表现为陈旧性心梗改变。②胸部 X 线平片：可显示非特异性的心脏左心室增大。确切的诊断要根据左心室造影，显示在前间隔和心尖处的巨大的无收缩功能区域，伴有反向搏动，有时根据云雾状充盈还可诊断左心室附壁血栓。③二维超声心动图：对心室壁瘤的诊断也具有一定的敏感性及特异性，对附壁血栓和合并的二尖瓣关闭不全具有良好的检出性，此外对区分真性和假性室壁瘤有一定帮助。④MRI 检查：对于测量左室容积、室壁瘤位置及大小、整体及阶段室壁功能准确性要优于其他检查，

被称为"金标准"。⑤药物激发和代谢的心肌灌注核素扫描（PET）：可以判断心室壁瘤中是否存在"冬眠"心肌。

治疗 只有无附壁血栓、LVEDP不高的小心室壁瘤（<5cm）或者没有严重冠状动脉疾病EF>0.55的无症状患者，可以在密切随访下药物治疗。而患者一旦出现心绞痛、充血性心力衰竭、室性心律失常或反复的栓塞症状，应尽早进行手术治疗。出现心室破裂和假性室壁瘤征象，手术指征更加明确。此外，对于虽然症状不明显，但辅助检查显示伴有严重冠状动脉病变和有迹象表明左室功能渐渐恶化（左室舒张末容积增大、EF值下降、二尖瓣反流增加），也主张手术治疗。反复心肌梗死及反复充血性心力衰竭，特别是同时伴有心衰症状的，EF<25%，伴有3+以上的二尖瓣反流或右室功能不全，靶血管条件差的晚期缺血性心脏病患者应考虑心脏移植，可以作为常规室壁瘤手术的相对禁忌证。随着晚期缺血性心脏病患者的增加和面临心脏移植供心的短缺，对该类患者的常规手术治疗范围逐渐扩大，患者可通过一定时间的药物辅助治疗，改善心脏功能，使之具备手术的条件，部分患者可以考虑常规手术。如一般情况允许，应在心肌梗死8周以后手术，否则室壁瘤部分未完全纤维化，组织脆弱易致出血。切除的界线由三方面来考虑，不运动的室壁和瘢痕组织的分布，心室腔的几何结构及重建后左室腔的大小。一般说来，术者用手指触摸心肌的收缩性来判断，明显变薄的透壁瘢痕组织要切除，不能收缩的部分即使是4.0~5.0mm厚的也要切除，而明显收缩或增厚的

部分不要切除，而要行再血管化。一般的原则是，如果LVA占左心室容积小于30%，可以直接线性缝合切口，不必进行心室成形术，如果LVA大于左心室容积30%，尤其是大于50%的巨大室壁瘤，直接线性缝合会造成左心室腔的严重扭曲，部分病例还会造成残留的左室腔过小，都会直接影响患者心脏功能的恢复，增加低心排综合征的发生率，因此这类患者建议进行心室成形术。

闭式折叠技术 1955年，贝利（Bailey）使用侧壁钳从LVA外面水平折叠完成首例闭式LVA切除术。该技术仅用于患者无严重心功能不全和LVEDP升高，而且较小的室壁瘤，但有可能会造成附壁血栓脱落引起栓塞。在非体外循环下冠状动脉旁路移植术（OPCAB）中，对于个别小室壁瘤也可在心脏搏动情况下，进行闭式折叠，使这一方法有了新的应用意义。

标准线性修补术 即"三明治"技术。在体外循环下，1958年库利（Cooley）采用了线性缝合技术，成功地完成了首例LVA切除术，该技术沿用至今称为标准线性修补术。该技术优点：术式简单，避免在心腔内使用人选材料。缺点是对于心内膜严重钙化的患者无法精确缝合，再有就是对于巨大室壁瘤患者会明显减小功能性左室腔且无法很好的恢复左室的正常空间几何形态，而且不能消除室间隔的反常运动。

心室成形术（左心室的几何重建技术） 技术理念是切除无运动或反常运动的心室壁，通过补片等技术尽可能恢复左心室的正常形态。①雅特内（Jatene）术式：手术首先要折叠远端室间隔以消除其反常运动，同时恢复远

端室间隔的正常锥体形；然后是环缩LVA的基底。术者要设想将其环缩至梗死后LVA尚未发生时的左心室的大小和形状。为了较准确判断LVA的基底，采取心脏搏动或颤动下，用手指触摸LVA与正常心肌的边界。在缝闭左室时，若环缩后切口小于2.5cm，外加毡片直接线性对缝切口。若切口大于2.5cm时，用涤纶补片缝补缺口。②多尔（Dor）术式：即心内环缩补片成形术。使用涤纶内衬心包的补片在心室内将不运动的室间隔及室壁瘤部分旷置于外面。补片的周边（在瘢痕组织和正常组织的交界处）全部用2-0聚丙烯线连续缝合止血。③库利（Cooley）术式：即心内补片室壁瘤成形术。将适当大小的卵圆形涤纶补片用2-0或3-0聚丙烯线缝到心室疤痕组织和正常组织的交界处，再将旷置在外面的室壁瘤组织对缝起来，这样避免了人造材料直接和心包腔接触的缺点。北京阜外医院自1996年在左心室成形时，改良全层荷包环缩法为心内膜荷包环缩法（endocardium encircle suturing remodeling, EESR），既可以最大限度缩小室壁瘤切口，对左室几何结构得到一定程度恢复，又避免了补片成形的弊病。美国克利夫兰（Cleveland）心脏中心1998~2000年采用此术式完成102例左室成形，院内死亡率1%。此术式几乎适用于所有巨大室壁瘤患者，除非钙化严重或环缩后左室容积过小（需行补片修补）。

合并病变的处理 同期冠状动脉再血管化（CABG）：LVA患者的冠状动脉再血管化与标准的冠状动脉搭桥技术一致，一般在LVA切除并左心室成形后根据冠状动脉的病变情况选择目标血管。

多数学者认为，对手术指征明确的患者采用室壁瘤切除左室几何重建技术同时实行 CABG，远期疗效是满意的。

同期室间隔穿孔修补术 多为后间隔穿孔，一般在切开 LVA 后，探查穿孔的位置，从左室面补片修补穿孔。对于穿孔距离 LVA 边界较近者，有学者主张用单片法闭合穿孔同时进行左心室成型，但对于室间隔穿孔距离 LVA 边界较远者，以穿孔补片修补和 LVA 切除缝合或补片分别进行为好。

同期行二尖瓣成形或换瓣 引起二尖瓣反流的可能机制为左室增大导致的瓣环扩大、乳头肌因缺血或钙化导致的功能失常以及因局部室壁运动异常导致的乳头肌空间位置的改变等。中重度的二尖瓣反流应积极处理。术中经食管超声仔细评估，根据情况选择成形或换瓣。

对于术前有室性心律失常的患者术中可考虑行标测后手术切除异位兴奋灶，可以进行心内膜环状切除，局部或广泛心内膜切除等。部分患者可以考虑放置体内自动除颤起搏器（AICD）。

预后 研究表明，心室壁瘤伴有左室增大、EF 减低和严重的冠状动脉病变的患者自然预后不佳，随后几年就出现心功能失代偿，患者病情会很快恶化和死亡。5 年自然生存率 47%，10 年自然生存率仅 18%。心室壁瘤手术治疗的院内死亡率早年为 2% ~ 19%，已降到 7% 以内。死亡原因主要为左心室功能衰竭和室性心律失常。相关的危险因素为高龄、再血管化不完全、心功能等级增加、女性患者、急诊手术、左心室射血分数小于 30% 等。关于远期生存率，因不同术式 5 年生存率为 61.2% 到 87.5%，15 年生存率为 33.5%。国内报道巨大 LVA 患者 3 年生存率为 87.9%，5 年生存率为 62.5%。关于影响远期生存的因素，研究表明良好的左室塑形、充分的再血管化及应用内乳动脉对远期疗效有利，未受损心肌的功能决定远期效果。而手术方式对远期疗效的影响尚有争论，多数学者认为心室成形术结果优于标准线性修补术。5 年心绞痛免除率为 88%，术后早期的左室舒张末径有明显缩小，反映左室容积减少，心脏的负荷减轻。NYHA 心功能的改善，随访时比术后早期有明显提高，绝大部分患者可以正常生活和工作。但由于部分患者左心室功能术前已有了部分不可逆的改变，心室壁瘤对心功能的影响会延续到术后，加上术后冠状动脉病变进一步发展，大多数患者术后仍需要接受药物治疗，心功能指标远期有轻微恶化的趋势。

（胡盛寿 吴洪斌）

shìjiàngé chuānkǒng

室间隔穿孔（ventricular septal perforation） 急性心肌梗死后由于室间隔心肌坏死、破裂而导致的缺损。又称心梗后室间隔缺损、心梗后室间隔破裂。1847 年，莱瑟姆（Latham）第一次在尸检中发现这一病理现象，1923 年布鲁恩（Brunn）首次对这一病理进行命名，1957 年库利（Cooley）等首次用手术方法治疗该病。

病因及发病机制 室间隔穿孔是急性心肌梗死的并发症之一，有 1% ~ 2% 的急性心肌梗死患者出现室间隔穿孔，大部分出现在心肌梗死后的 1 周，两周后出现者罕见。60% ~ 80% 发生于近心尖部的室间隔前部伴前壁心梗，通常是前降支出现完全堵塞导致首次急性透壁性心梗的结果；20% ~ 40% 发生在室间隔的后部伴下壁心梗，常为优势型右冠状动脉堵塞，偶为优势型回旋支堵塞。穿孔直径自 1 毫米至数厘米。穿孔多为单发，偶有多个缺损。

病理生理 患者除了有急性心肌梗死的血流动力学特点外，还有突然出现的左向右分流所带来的血流动力学改变，病变严重程度与穿孔大小有关，常造成已经缺血受损的左右心室血流动力学负荷严重增加，左心室容量负荷加重，肺循环高压，右心室后负荷增加，原发梗死区向周围扩展，导致心衰、休克、少尿、肺间质水肿。

临床表现 典型表现是已经发生急性心肌梗死的患者突发血流动力学恶化，在低位胸骨的左缘出现收缩期杂音，迅速出现心功能不全，心源性休克。

诊断与鉴别诊断 胸部 X 线平片示肺血多，肺循环高压；心电图示与穿孔部位有关的前壁、下壁、和间隔的心梗；心脏超声检查通常能够确诊；是否作冠状动脉造影及心导管检查，尚有争议。应与缺血性心脏病所导致的二尖瓣反流相鉴别，超声检查可以鉴别。

治疗 室间隔穿孔均需手术治疗。多数患者因无法维持正常的血流动力学需要紧急手术治疗，只有很少一部分患者仍能维持血流动力学的平稳，表现为：①充足的心排量，无心源性休克迹象。②无肺动脉高压症状，或者在使用药物后肺动脉高压症状易于控制。③无液体潴留或虽有液体潴留，但通过应用洋地黄和利尿剂液体潴留可以得到有效控制。④良好的肾功能可以维持到穿孔后 2 ~ 3 周。对于此类患者可以推迟到心梗后 2~3 周，形成陈旧性瘢痕后再进行手术治疗。病情危重者，术前处理非常重要。这类患者病情可能会迅速恶化，通常情况下一经确诊就应该放置球囊反搏甚至股动脉静脉转流，循环支持下迅速进行必要的术前检查及准备，在明确病情后迅速进行缺损修补术。手术中应尽可能减少对心脏的刺激，迅速建立体外循环。手术方式根据室间隔穿孔的部位稍有不同：当穿孔位于室间隔前部时，通过左心室前壁切开左室，当穿孔位于室间隔后部时，则翻转心尖，从左心室后壁切开左心室。然后用补片从左室面完全覆盖穿孔及心肌梗死区域。如果是间断缝合，应从右心室面进针，将垫片置于室间隔右心室面，从左心室面穿孔周围的健康心肌出针。如果用连续缝合，则应从左心室面穿孔周围的健康心肌进针和出针。另外也可以用补片将室间隔穿孔旷置到右心室。左心室前壁直接加垫片缝合，当伴有前壁梗死时，需同时切除坏死部分，切除部分较大时，需要用自体心包或其他材料补片。穿孔位于心尖部累及室间隔及左右心室时，需同时切除受累的心尖部室间隔及心尖部左右心室游离壁，在健康室间隔两侧和左右心室游离壁加垫片缝合。另外还有通过右心房修补室间隔穿孔和介入封堵伞治疗室间隔穿孔的报道。

预后 未经手术治疗的患者 24 小时内死亡率 24%，1 周死亡率 50%，2 周死亡率 70%，6 周死亡率 87%，1 年内存活率 5% ~ 7%。经手术治疗的患者院内死亡率 30% ~ 40%，5 年生存率 44% ~ 57%，10 年生存率 29% ~ 36%。心力衰竭是术后死亡的主要原因。积极及时的手术干预是降低室间隔穿孔死亡率的主要手段。接受手术的患者仍有 3% ~ 40% 有残余的室间隔漏，对于分流量较大的患者（Qp/Qs > 2）或出现持续低心排血量、肺水肿或者其他器官功能不全的患者仍需再次手术修补缺损。

（胡盛寿 吕锋）

quēxuèxìng èrjiānbàn guānbì bùquán

缺血性二尖瓣关闭不全 （ischemic mitral regurgitation） 由于心肌缺血梗死后乳头肌出现断裂或延长所致的二尖瓣关闭不全及心肌缺血梗死后心室扩大和反常运动导致乳头肌移位和（或）功能异常、瓣环扩大、瓣叶脱垂所致的二尖瓣关闭不全。是冠心病最常见的合并症之一，发病率一般为 6% ~ 19%，分为急性和慢性二尖瓣关闭不全。流行病学调查认为缺血性二尖瓣关闭不全常出现在心肌梗死后早期，大多为中度反流。1935 年美国霍普金斯医院报道了第 1 例心肌梗死合并缺血性二尖瓣关闭不全的尸检结果。1948 年第 1 例患者在死前被确诊。1965 年美国麻省总医院手术治疗缺血性二尖瓣关闭不全取得成功。

病因及发病机制 冠心病是其最主要的发病原因，心肌缺血所致的心肌梗死总是发生于缺血性二尖瓣关闭不全之前。缺血性二尖瓣反流即可以突然发生于急性心肌梗死后，也可以缓慢出现于心肌梗死后心室重构导致的充血性心力衰竭患者。而在所有病例中，瓣叶以及瓣下结构都是正常的。心肌梗死的范围、位置和穿透度决定心室重构的程度，从而决定缺血性二尖瓣关闭不全的严重程度，而与冠脉狭窄程度没有明显关系。心肌缺血大多是通过影响乳头肌功能及室壁运动造成缺血性二尖瓣关闭不全的。急性病变中后乳头肌受损的机会更大，多是由于右冠状动脉病变造成的下壁心肌梗死所致。值得指出的是，研究表明，单纯的急性缺血导致乳头肌功能减退并不会引起二尖瓣反流，急性缺血性二尖瓣反流是由于乳头肌较小的几何形态和短暂的收缩时相改变而引起的。值得指出的是，研究表明，单纯的急性缺血导致乳头肌功能减退并不会引起二尖瓣反流，急性缺血性二尖瓣反流是由于乳头肌较小的几何形态和短暂的收缩时相改变而引起的。而慢性缺血性二尖瓣反流则是心肌梗死后心室重构导致心室壁运动异常，使得乳头肌牵拉瓣叶方向发生改变造成瓣叶活动受限造成二尖瓣反流。

病理生理 急性重度缺血性二尖瓣关闭不全造成左心室容量负荷增加，增加左心室舒张末容积和前负荷，减低左心室收缩末容积。左心房压、肺毛细血管楔压、左心室舒张末压升高。肺泡或肺间质水肿渗出，血氧含量下降，加重心肌缺血和左心功能不全。肺血管阻力增加可能导致右心衰竭，从而最终发展为全心衰竭。慢性缺血性二尖瓣反流到患者舒张末期左室容积、室壁张力及左室质量增加，而室壁厚度未增加。左心房、左心室舒张末压及肺毛细血管楔压会增加 2 ~ 3 倍；其左心室增大并不协调，在梗死区域和梗死边缘增大明显。随着时间的进展，二尖瓣反流和心肌收缩力降低会加重左心室的扩大。

临床表现 缺血性二尖瓣关闭不全会出现心绞痛及心功能不全症状，其临床表现决定于三个主要因素：①心肌缺血的严重程度。②二尖瓣反流到程度。③左心室功能不全的程度。大多数表现为急性胸痛、胸闷、气短、呼吸急促。急性发病肺水肿以及低血压是典型表现，部分患者发展为心源性休克表现为低血压、少尿、酸中毒、脉搏弱。患者也可以表现为急性心肌梗死，或无症状。体格检查可发现心尖部响亮的全收缩期杂音，向左侧腋下传导，杂音也可以出现在收缩中晚期，甚至听不到，心界扩大。

诊断 ①心电图检查：几乎全部患者均有心电图异常，大多数有心肌缺血的心电图改变，也可见左室高电压、束支传导阻滞、心房颤动、室性期前收缩。②胸部X线平片：心影增大，食管吞钡可见左心房受压，肺淤血、肺间质水肿以及肺静脉扩张。③超声心动图及食管超声检查：可以评价二尖瓣结构及反流程度，心腔大小和心室壁运动情况。④冠状动脉造影及左心室造影：非心源性休克的患者可行造影检查明确冠脉病变，一半患者会有单支病变，其余多数是三支病变。造影还可以有助于评价心室壁运动，心脏功能以及二尖瓣反流情况。⑤Swan-Ganz导管检查：对部分患者血流动力学监测以及诊断很有帮助。

鉴别诊断 需要与非心肌梗死二尖瓣关闭不全鉴别，例如单纯二尖瓣关闭不全、腱索断裂、退行性变、外伤、感染、先天性等原因所致的急性或慢性二尖瓣反流，超声检查可发现瓣叶及瓣下结构的异常从而加以鉴别。还要与心肌梗死室间隔穿孔鉴别。扩张型心肌病导致的顽固的左心功能不全常合并二尖瓣反流，但从病因学角度与缺血性二尖瓣关闭不全有明显区别。

治疗 早期存在充血性心力衰竭和心源性休克风险的患者应积极监护，血管活性药物维持循环的稳定，必要时气管插管呼吸机辅助，重要脏器灌注不足可以行主动脉内球囊反搏（IABP）辅助，心律失常应积极处理，及时电复律或临时起搏器治疗。大多数急性心肌梗死造成的缺血性二尖瓣关闭不全的患者，尽快手术是提高生存机会的最佳选择。部分在早期无乳头肌断裂的患者可在6小时内的溶栓以及再血管化可以有效地逆转心肌梗死和二尖瓣关闭不全，至少对于心肌梗死后的心室重构是有益的。择期手术治疗冠心病患者合并轻中度二尖瓣关闭不全可以只做冠状动脉旁路移植术（CABG），再血管化后二尖瓣反流会有所好转。如果是中重度二尖瓣反流合并心力衰竭的患者应行冠状动脉旁路移植术的同时行瓣膜手术治疗。麻醉后在手术前一般可以经食管超声再次评价瓣膜以及心室壁运动情况。经胸骨正中切口显露心脏，升主动脉及上下腔静脉插管建立体外循环，采用中低温体外循环的方法，探查冠脉后，阻断升主动脉，升主动脉根部灌注停搏液，切开左心房减压，在显露二尖瓣前完成冠状动脉旁路移植术。可经右房-房间隔入路，或者左心房入路显露二尖瓣。合并室壁瘤者应先切除室壁瘤再行二尖瓣操作。手术方式主要有二尖瓣成形术和二尖瓣置换术，可因具体病例情况进行选择，不过无论如何瓣膜置换术都是最可靠的办法。急性缺血性二尖瓣反流时瓣膜成形是很困难的，多数外科医师不建议在急性期进行瓣膜成形术。而慢性缺血性二尖瓣关闭不全则大多数采用二尖瓣成形术。人工瓣可

以间断缝合或者连续缝合至二尖瓣环，尽可能保留连接到瓣环的腱索。二尖瓣成形术需结合具体病例有所区别。如果瓣叶无脱垂，瓣环扩大可行前、后交界环缩或植入人工瓣膜成形环。瓣叶脱垂可行腱索转移或者双孔法成形。如果修复缺血性二尖瓣反流时，经过仔细探查瓣膜结构后仍不能明确引起二尖瓣反流到主要病理原因，应掌握一个原则，即成形不成功立即改行瓣膜置换术。60岁以上患者或有抗凝治疗困难者，首选生物瓣，年轻患者可以选择机械瓣膜。心内操作完成后缝闭心脏切口，心腔充分排气，开放循环，完成血管桥近端吻合口后脱离体外循环。停机过程应用食管超声评价左心室功能，血管活性药物维持循环，必要时机械辅助减低心脏做功，术后平稳过渡至生理状态。

预后 患者不接受手术治疗的预后因二尖瓣病变情况差别巨大。①急性心肌梗死后严重的二尖瓣关闭不全，不手术住院存活率25%～50%，乳头肌完全断裂的患者一般仅存活3～4天，轻中度二尖瓣关闭不全30天和3年死亡率为15%和20%。②急性严重缺血性二尖瓣关闭不全手术后住院死亡率为31%～69%。近年来，快速诊断，及时手术，完全再血管化，保留腱索的瓣膜置换技术使得近期结果得到改善。戴维（David）报道保留腱索技术的住院死亡率为22%。手术成功的患者的5年生存率在50%左右。③慢性缺血性二尖瓣反流单纯性心肌再血管化的住院死亡率要高于没有缺血性二尖瓣反流的患者。轻度缺血性二尖瓣反流使手术死亡率提高到3.4%～4.5%；中度的缺血性二尖瓣反流手术死亡率提

高到 6%~11%。而同期行二尖瓣成形术的死亡率是 3%~29.4%；成形失败常常需要再次手术，其概率为 14.7%。同期行二尖瓣置换的住院死亡率为 3%~33%，多数报道的经验是保留腱索的瓣膜置换，这已经成为标准术式。但众多报道表明再血管化手术合并二尖瓣置换或成形术患者的 5 年生存率仅为 30%~40%。

（胡盛寿 王 欣）

xīnjīgěngsǐ hòu xīnshì pòliè

心肌梗死后心室破裂
（post-infarction cardiac rupture）

心肌梗死后心室破裂应包括心室游离壁破裂、室间隔穿孔和乳头肌断裂，其本质均是心室壁破裂。下文只侧重于描述心室游离壁破裂。1647 年，威廉·哈维（William Harvey）首次报道了急性心肌梗死后心室游离壁破裂的病例。1765 年，莫尔加尼（Morgagni）描述了左心室游离壁破裂的解剖变化。1970 年，哈彻（Hatcher）等首先完成了右心室游离壁破裂的手术。吉本（Gibbon）和蒙泰居（Montegut）分别在 1971 年和 1972 年报道了成功修补左心室破裂并同期冠状动脉旁路移植术。心室游离壁破裂以左室为主，其中约 45% 发生于前壁，后壁占 38%，下壁占 9%，心尖占 6%；右室游离壁破裂仅占 2% 左右。

病因及发病机制　心室游离壁破裂是急性心肌梗死后严重并发症。临床上常发生于无高血压病史，首次大面积透壁性急性心肌梗死的老年女性患者。血压过高是其诱因。晚期溶栓治疗、抗凝过度和皮质激素或非甾体抗炎药增加其发生风险。此外，梗死后有心绞痛者、体力活动过多者及心肌梗死有心包炎者也易发生。

心室游离壁破裂可单独发生，也可伴发室间隔穿孔和乳头肌断裂。心脏破裂占致死病例 3%~13%。常发生在心肌梗死后 1~2 周，好发于左心室前壁下 1/3 处。尸体解剖发现心室游离壁破裂的发生率比室间隔穿孔高 10 倍以上。据各组报道，4%~24% 的急性心肌梗死患者发生心室游离壁破裂。它是导致急性心肌梗死患者死亡的第二位直接致死原因（第一位是泵功能衰竭），可占到急性心肌梗死患者早期死亡的 20%。于左室游离壁最易破裂部位，目前尚有分歧。早期认为是前壁，近年的研究认为侧壁和后壁是最易破裂处。只是由于前壁心肌梗死比侧壁心肌梗死更常见，前壁是心肌梗死最常发的位置，给人造成了错觉。大多数心室游离壁破裂并不是暴发式的，而有一个发展过程：从心内膜撕裂小口，形成心壁血肿，血肿蔓延、剥离心肌，再自心肌梗死坏死区撕裂心外膜而突然引发致死性心包填塞。破裂通常发生在左心室前、侧壁心尖-心底部连线的中间部位。根据肉眼及光镜特征，破裂口可分四型。Ⅰ 型：直接破裂，心肌血液浸润较少；Ⅱ 型：多个喷射孔伴广泛心肌剥离和血液浸润；Ⅲ 型：破裂孔被心室内血栓阻塞或心包联合阻塞；Ⅳ 型：心外膜、心肌、心内膜不完全破裂。

在心室破裂过程中，透壁心肌梗死及梗死面积扩大具有重要意义。心肌梗死面积扩大是由于梗死区域急性变薄或向外扩张所致，在早期 24 小时似乎与急性心肌梗死时心肌的坏死程度不相关，而是坏死区域的变薄，向外扩张和坏死区心肌细胞数量减少的结果。心室向外扩张使心室腔扩大，增加室壁张力并易使坏死区的内

膜撕裂。高血压会加速坏死区域的心室壁变薄和扩张，因此增加心室破裂的可能性。心肌坏死、中性粒细胞和单核细胞释放水解酶所致的酶性溶解作用；以及梗死区域缺乏侧支循环的建立也增加心室破裂的发生率。由于心室破裂通常发生在严重出血性透壁心肌梗死后，溶栓治疗可将缺血性心肌坏死转变为出血性坏死，故溶栓治疗可能会增加心室破裂的发生机会。一般认为，早期成功溶栓治疗，可以通过限制心肌坏死程度的加重，使本来为透壁的心肌梗死变为非透壁心肌梗死，而减少心室破裂的风险。急诊经皮冠状动脉介入治疗（PCI）亦可降低心室破裂发生率。

病理生理　心室游离壁破裂可以分为三个临床病理类型：急性、亚急性和慢性。急性破裂或称为暴发型破裂，它的特点是急性心肌梗死后突然再发胸痛、电机械分离、重度休克，在几分钟内由于大量血液从心室涌入心包腔内，导致急性心包填塞死亡。这一类型的心室破裂大多数患者没有机会接受手术治疗，死亡一般在再发胸痛几分钟内发生。亚急性心室破裂的特点是破裂口较小，破口被血块或心包粘连的纤维丝暂时封住，通常会出现心包填塞的症状和体征，最终导致心源性休克。亚急性心室破裂可能是小面积急性心肌梗死后的并发症，常伴发心肌梗死面积扩大和右心衰竭。患者可能存活几小时、几天、偶尔几周。有研究显示 21%~42% 的心肌梗死后游离壁破裂是亚急性破裂。慢性心室破裂常伴假性室壁瘤形成。由于在心外膜与心包间形成粘连，发生心室破裂后，心包粘连周围形成高压，发生破口出血比较慢，加之

大量的血栓形成，堵住破口，故出血可以被控制。假性室壁瘤与真性室壁瘤相比有四个特点：假性室壁瘤瘤壁不含心肌细胞；假性室壁瘤更常发生于后壁；假性室壁瘤常有一较小的瘤颈；假性室壁瘤有更大的破裂倾向。有些患者可没有症状，在心肌梗死后多年被发现存在假性室壁瘤。许多假性室壁瘤内充满了附壁血栓，最终有一半的假性室壁瘤会发生破裂。

临床表现 亚急性心室破裂最初的临床表现是心包填塞、奇脉、颈静脉怒张和心源性休克。心包填塞的血流动力学变化，包括低血压、右房压升高、心脏回心血量减少。前驱症状可能有呕吐、不安、易激动，血压骤降。心室破裂的终末期表现往往是胸痛后即刻出现血压骤降伴电机械分离；这种患者常有严重的多支冠状动脉病变。

诊断与鉴别诊断 诊断应根据胸部 X 线平片、经体表超声或经食管超声发现有心包积液存在。对心室破裂的诊断手段中，超声检查最具价值。其超声表现包括积液厚度>10mm；液体密度较大；心室壁有缺损和心包填塞征象。心包穿刺吸出不凝固的血液有助于明确诊断心室破裂；如心包穿刺为清亮积液，则可以肯定排除心室破裂。心包穿刺也是一种治疗手段，可短期改善血流动力状况。假性室壁瘤的可通过超声、CT、磁共振、核素显像等方法确诊。

治疗 包括以下几方面。

急性心室游离壁破裂 导致患者死亡非常快，往往来不及进行手术治疗。对一些高度怀疑的患者，经皮心包穿刺后，向心包腔内注射纤维蛋白生物胶，可能对这些无法治疗的患者提供一线生还的机会。

亚急性心室游离壁破裂 患者有可能从手术治疗中生存下来。只要超声诊断为心室游离壁破裂，患者应马上送入手术室，不允许浪费时间做冠状动脉造影。在准备手术时，给予输液和正性肌力药物。心包穿刺能暂时改善患者的血流动力学状态。即使主要问题为心包填塞，置入主动脉内球囊反搏（IABP）对患者仍有益。如患者伴有心包填塞，在麻醉诱导时可能导致严重低血压，建议在麻醉前作股动脉插管。经胸骨正中开胸，心包减压，血压往往能很快回升。高血压应很好控制，因为会造成出血增加或使心室裂口扩大。在大多数病例，心室裂口会被血块阻塞住，没有活动性出血。传统方式是在体外循环辅助下进行破裂修补。有报道认为，除了在左心室后壁破裂、合并严重二尖瓣关闭不全、合并室间隔穿孔等情况外，可不用体外循环而直接修补。还有报道使用体外循环但不阻断升主动脉，在心脏搏动、左心室减压下进行左心室后壁破裂修补。修补破裂的方法主要有四种：①在大的裂口两侧采用水平的条形毡片平行褥式缝合，一般适用于边缘有坏死心肌，心肌组织较脆弱和易撕裂的情况。②切除坏死组织，用带垫片或用涤纶片间断褥式缝合修补，一般需采用体外循环，最适宜在伴有室间隔穿孔的情况下应用。③努涅斯（Núñez）法：先用两条毡片水平褥式缝合关闭破口，再用聚四氟乙烯（特氟龙，Teflon）片覆盖周围坏死的心肌及缝合口，利用聚酯线将聚四氟乙烯片缝合到正常的心外膜组织上，这种方法能较好地控制活动性出血。④用聚四氟乙烯或牛心包片加生物胶黏贴在没有活动性出血的破口及其周围的心包外膜上，这种方法可以不使用体外循环。

假性室壁瘤 手术时机根据心肌梗死的时间而定。当在心肌梗死后 2～3 个月发现假性室壁瘤，应在冠状动脉造影和左室造影后紧急手术治疗。如果在心肌梗死后几个月或几年诊断发现假性室壁瘤，是否需要急诊或手术治疗，应根据冠状动脉病变的严重程度，而不是依据心室破裂的危险性而定。一般而言，假性室壁瘤是应当切除的。假性室壁瘤最好是使用补片材料如真性室壁瘤一样修补。慢性假性室壁瘤在瘤颈部纤维组织比较结实时，可采用直接缝合法。如果假性室壁瘤位于左心室后壁，直接缝合后可能会造成二尖瓣关闭不全，所以一般采用涤纶片或牛心包片修补。

预后 手术治疗亚急性心室破裂没有大组报道，手术危险性及死亡率尚不能从小样本的病例中客观统计。各组报道的手术生存率为 39.3%～50%，早期诊断可能改善生存率。但没经过手术治疗的患者均死亡。显然，手术治疗成功抢救了部分患者，给心室破裂的患者带来了生存的希望。左室假性室壁瘤修补术的手术死亡率比较低。但因为患者均伴有明显的心肌梗死和心力衰竭史，因此远期预后也取决于相应治疗的效果。

(胡盛寿 罗新锦)

fēnzǐ dāqiáoshù

分子搭桥术（molecular therapy for ischemic heart disease）利用生长因子促进缺血心肌局部血管新生，从而增加冠心病缺血心肌及其他缺血组织供血的研究。

其研究热潮出现于 20 世纪 90 年代，截至目前仍是一种处于实验阶段。1994 年，伊斯内尔（Isner JM）等首次在对患者进行血管介入治疗同期尝试对血管内皮进性血管内皮细胞生长因子（VEGF）基因转染的尝试。由于其安全性、疗效、技术步骤等多方面仍存在问题及争议，因此研究数据大多来源于动物实验，尚未作为常规治疗手段应用于临床。

手术原理及机制 在缺血等因素刺激下心脏内产生血管内皮细胞生长因子（VEGF），成纤维细胞生长因子（FGF）等细胞生长因子，在这些生长因子作用下，微血管基底膜溶解，血管内皮细胞迁移和再连接形成新的血管。基于这一原理，研究者认为如果在缺血局部导入更多的促进血管新生的生长因子能够明显增加新生血管的数量从而更明显改善心肌缺血。

手术方法 由于是一种实验性的治疗手段，各个研究组所采用的方法各不相同，其最佳操作流程并无定论。另外而且多数动物实验中所制作的缺血部位多是骨骼肌而不是心肌。①就生长因子而言，被认为能够促进血管新生的生长因子主要有 VEGF 族和 FGF 族。其中 VEGF 族在研究过程中应用较多。②就生长因子导入的方法而言，起初研究者将生长因子通过静脉或者心肌局部直接注入，但静脉注入后会使得药物稀释和导致低血压，且无法准确作用与目的部位。而无论是静脉注入还是局部注射或者局部动脉灌注生长因子，都会由于生长因子半衰期很短而很快失去作用。也有研究者将生长因子制成缓释制剂，从而延长生长因子的作用时间，但都不能从根本上改变生长因子作用时间短的问题。因此研究者进一步提出用转基因的方式使心脏局部细胞表达生长因子基因，持续分泌生长因子，从而使其持续发挥作用。生长因子的基因载体包括非病毒类和病毒类两种载体。非病毒类载体主要包括裸质粒 DNA 和脂质体 DNA。这两种转基因方法简单，但是效率低，且持续时间过于短暂，其中后者还能在细胞内聚积，具有潜在毒性。逆转录病毒只有在细胞分裂增殖过程中才能实现细胞的转基因，需要一定的时间才能有足够细胞转基因，因此效率较低。而腺病毒可不倚赖细胞的分裂增殖而实现转基因，因此效率高，但可能激发机体的免疫反应。逆转录病毒转基因可长期表达，而腺病毒只存在一定时间，因此后者更符合应用的目的。基因转染的途径主要包括血管内转染和缺血组织局部转染，前者血管内的基因载体的直接注射，基因载体顺血流分布于冠脉支配区域，转染效率低，且基因转染容易扩散。后者是直接将基因载体注射到缺血组织局部，或者狭窄血管侧以实现对血管外膜的基因转染。另外还有研究通过介入球囊表面上覆盖携带生长因子质粒基因在对血管进行扩张时实现对冠脉血管内壁细胞的转基因。

手术适应证 此类治疗性研究所设定的最终的对象是终末期冠心病患者，血管病变弥漫，药物治疗效果不佳，且已经无法接受冠脉旁路移植术及经皮冠状动脉腔内成形术（PTCA）的患者以及因为其他原因无法接受上述两种侵入性治疗方式的患者。

存在问题 VEGF 刺激下产生的新生血管主要是一些细小的毛细血管，部分研究者认为这些新生血管无法带来有临床治疗意义的血液供应。静脉或者局部的直接注射无法使 VEGF 持续存留，因此也就无法持续发挥作用。而基因转染本身所需要的化学和生物介质会导致心肌局部的炎症。基因转染效率也是影响应用结果的因素。而持续的 VEGF 的基因表达，有人认为会造成肿瘤、粥样斑块、视网膜等部位的血管的生长，而这通常是有害的。

（胡盛寿 郑哲）

jīguāng xīnjī xuèyùn chóngjiànshù
激光心肌血运重建术
（transmyocardial laser revascularization，TMLR） 应用激光在心肌打孔试图解决心肌缺血的技术。又称激光打孔心肌血运重建术。是 20 世纪 80 年代兴起的一种针对不适于其他传统治疗（介入治疗和冠脉旁路移植术）的冠状动脉粥样硬化性心脏病的一种治疗手段。其中使用二氧化碳激光的 TMLR 于 1998 年通过美国食品和药物管理局（Food and Drug Administration，FDA）批准用于临床治疗，但其治疗效果并不理想，目前已被绝大多数治疗中心弃用。心肌微循环结构中存在大量的心肌窦状隙，这些窦状隙两端连接心肌的动脉血管和静脉血管，为心肌细胞血供的直接来源。这种结构是激光心肌血运重建术的理论基础。20 世纪 60 年代，森（Sen）等用针刺方式贯穿心室肌，试图将心室腔内血液引入心肌窦状隙内来增加冠心病缺血心肌细胞血运，并认为此方法能够为缺血心肌提供有效的血液供应，减少心肌梗死面积。但更多的学者认为，这些隧道会由于纤维化和瘢痕的形成而很快闭塞。后来发明的冠状动脉旁路移植术和介入治疗技术因原理清晰，疗效确切而得以广泛开展，从而使森（Sen）等的研究逐渐被淡忘。即使这样，临床仍然有很多患者因弥漫的冠脉病变而不能受益于这两种治疗手段，心绞痛难以控制。随着激光科技的发展，20 世纪 80 年代起，激光就被用来作为心肌再血管化的手段，被期望能通过其高能量气化心肌从而产生远期仍能维持通畅的隧道，由此产生了 TMLR。随诊中核素检查和心绞痛分级显示此种治疗有一定的疗效，大多数患者的活动耐量也明显提高。但基础研究显示，除了再血管化区域发现较多的新生血管外罕有研究能发现远期维持通畅的激光隧道。大多数的研究倾向认为，以上心绞痛的临床改善主要机制在于激光打孔后刺激局部生成的新生血管能够在一定程度上改善缺血区心肌灌注以及激光打孔对心肌的去神经作用。

手术适应证　不能介入支架或搭桥治疗，药物难以控制症状的严重心绞痛患者，或者部分缺血区域不能支架或者搭桥改善血供，需要同时对此区域进行激光心肌再血管化。此缺血区必须有足够存活心肌。

手术禁忌证　不能耐受全麻手术者，3 周以内的心肌梗死患者；难以控制的严重心律失常，严重肺功能障碍，如慢性阻塞性肺病等；严重心力衰竭，如充血性心力衰竭等。

手术方法　手术可以采用传统正中切口或者左前外侧切口完成，也有报道通过胸腔镜或者经皮穿刺心腔内激光打孔，常用的激光主要有二氧化碳激光、钬激光和准分子激光。其中准分子激光被称作冷激光，理论上较前两种激光对所产生的隧道周围组织的热损伤小。激光产生的隧道直径约为 1mm。缺血区每平方厘米产生 1~5 个隧道（隧道密度有不同意见），隧道出血绝大多数可以通过纱布压迫止血，少数需要表面缝合。一般每个手术根据缺血范围大小和密度不同，打孔 20~40 个不等。激光一般需要心电同步触发发射，以避免导致心室颤动。术中还要有食管超声监测，以确认隧道已穿透室壁和避免损伤二尖瓣腱索，导致二尖瓣关闭不全。术后要求维持可以接受的较高的血压，以维持理论上隧道开放灌注心肌的需要。因再血管化激光对心肌纤维的损伤，一定时间内的正性肌力药物维持在早期有时是必要的。

存在问题　激光打孔给心脏造成创伤，术后可出现心功能不全。激光打孔的心外膜表面可能出现术后出血，造成心包填塞。除了再血管化区域发现较多的新生血管外罕有研究能发现远期维持通畅的激光隧道。大多数的研究倾向认为，以上心绞痛的临床改善主要机制在于再血管后新生血管对缺血区灌注的改善和对心肌的去神经作用，它所提供的心肌血运非常有限，因此这种治疗手段已经很少应用。

(胡盛寿　王立清)

xiōng jiāogǎn shénjīng qiēchúshù

胸交感神经切除术（thoracic sympathectomy）　通过开胸、胸腔镜、锁骨上切口、注射硬化剂（酒精）、注射局麻药物切除或阻断颈胸交感神经，阻断心绞痛信号的传递途径，用以缓解心绞痛的方法。1899 年弗朗索瓦·范克（Fancois Fanck）首先提出利用阻断交感神经传导途径治疗胸部及心脏疼痛的概念。1916 年约内斯科（Jonnesco）做了第 1 例单侧颈交感神经切除术治疗心绞痛。其后的 30 年里，人们应用了多种交感神经切除术用来消除心绞痛症状，至 20 世纪 80 年代中期，仍有人应用交感神经切除术治疗顽固性心绞痛、变异型心绞痛。但随着人们对冠心病心绞痛的病理生理的认识的深入，恢复心肌血运重建这一治疗原则逐渐取代单纯消除症状的治疗原则，该种治疗措施已逐渐淡出冠心病治疗领域。只有少数心脏中心报道将该手术用于严重合并症手术风险高、有冠状动脉旁路移植手术史、冠状动脉病变不适于进行经皮冠状动脉介入治疗，无明确心肌缺血且优化药物后仍然有心绞痛反复发作的患者。

机制　心脏缺乏感觉神经，一般认为，心肌缺血时交感自主神经系统负责向中枢神经传递心绞痛的信号。信号具体的触发机制还不是很清楚。缺血心肌会释放某些兴奋性化学物质，如腺苷、缓激肽等，兴奋交感神经。交感神经纤维交联后形成心脏交感神经丛及心脏神经，然后与位于颈部的粗大的脊柱旁交感链汇聚。这些结构被称为颈部星形交感神经节。这些交感神经通路继续与上胸段的脊髓灰质相连。大多数心脏交感纤维与胸段 $T_2 \sim T_6$ 脊髓节段相连。现已发现，心绞痛信号通过脊髓丘脑通道传至大脑的疼痛中枢。胸交感神经切除术能够缓解心绞痛症状的机制，除了近端交感神经切除的直接麻痹作用外，还包括此切除其他可能的复合作用，包括血压心率降低后心脏氧耗量下降，消除了通过肾上腺素受体引发的冠状动脉收缩后冠状动脉血流改善。

手术适应证　这些患者代表终末期冠心病；他们有严重的冠状动脉灌注不足，中度受损的心室功能，几乎全部是三支弥漫性病变，有一次甚至是多次心肌梗死史，大部分患者已接受过冠状动脉搭桥手术，严重的合并症致其接受冠状动脉搭桥手术时风险极高。

手术方法 手术前必须确认，拟接受胸交感神经切除术的患者的确没有其他更好的减轻心脏负荷、改善心肌供血的治疗方法。因为疼痛是一种主观感觉，故术前应详细评定患者生活质量，对患者在心绞痛的记录和程度的判定方面进行充分指导和教育。采取的方法包括手术切除和局部注射酒精。单纯就交感神经阻断的效果看，左右双侧处理效果较单侧更好，神经节切除范围包括下胸段后效果也比不包括的更好。

手术疗效及存在问题 胸交感神经切除术用于缓解心绞痛症状有确实的效果。但作为一种对症治疗方法，其疗效主要来自手术后心绞痛信号的传导受阻。该手术并没有改善心肌血液灌注，而这一点是心绞痛发生的根本原因。所以随着药物治疗的进步、冠状动脉搭桥手术和经皮冠状动脉介入治疗的普遍开展和技术上的进一步完善，大多数冠心病患者都可以达到减轻心肌耗氧量、改善冠状动脉供血的目的，心绞痛症状得以减轻甚至完全消除。真正不适合于上述治疗或经综合治疗后仍然有心绞痛频繁发作的患者所占比例较低。因此该手术在冠心病治疗领域已经鲜有应用。另外心脏去神经化后心肌缺血信号的丧失可能导致患者对心肌梗死的预警机制丧失，这种例子已经发生在接受心脏移植的患者身上。从临床结果看，单纯左侧或双侧有限范围（$T_1 \sim T_4$）胸交感神经切除后患者会保留与术前不

同（下颌疼痛或吞咽感等）的心肌缺血感觉，这可能也是诸多术者将手术限制在此范围内的原因。同时，有人认为这也是胸交感神经切除后心脏去神经化不完全的证据。

（胡盛寿　董　超）

gànxìbāo yízhí

干细胞移植（stem cell transplantation）　分离，纯化或扩增自体、同种异体或异种干细胞并将其移植入患者体内以治疗相关疾病的技术。干细胞是一类具有自我复制能力的多潜能细胞，在一定条件下，它可以分化成多种不同类型的细胞。根据干细胞所处的发育阶段不同，干细胞可分为胚胎干细胞（embryonic stem cell，ESC）和成体干细胞（adult stem cell，AST）两大类。近年来，还可以从成体体细胞重编程后获得类似于胚胎干细胞的诱导多能干细胞（induced pluripotent stem cell，iPS）。干细胞移植最早成功地在血液病治疗中获得应用，在最近十余年时间心血管领域科学家开始尝试将其用于缺血性心脏病的治疗。

包括人类在内的哺乳动物心肌细胞属于终末分化细胞，即在出生后基本失去增殖能力，一旦死亡，很难再生。当发生心肌梗死时，内源性的心脏再生能力极为有限，对损伤心脏功能的修复主要依赖于存活心肌细胞的代偿性肥大和成纤维细胞的增殖，许多病例最终发展为不可逆性的心力衰竭。心力衰竭的根本原因之一就是有效心肌细胞数目锐减导致泵功能的衰竭。依现有的治疗手段，包括冠状动脉旁路移植术、经皮血管成形或支架术往往只能恢复再灌注，而无法对业已死亡的心肌进行修复。所以，研究者

长久以来一直致力于寻找一种能再生心肌的治疗手段。随着干细胞研究的兴起，细胞替代治疗成为人们对此类疾病治疗的可能选择，研究者期望细胞移植可以成为一种有效的辅助手段来改善患者生活质量和延长寿命。

1994 年，赛恩斯（Science）首次报道了利用心房肿瘤细胞株来源的心肌细胞实施首例细胞移植治疗心肌梗死的动物实验。由于骨骼肌来源的成肌细胞培养复杂且移植后有引起医源性心律失常的可能，所以始终未能成为主流的移植细胞源。而骨髓来源单核细胞移植无需体外培养，可以合并实施其他再血管化治疗而易于为患者接受，所以虽然细胞移植的临床研究层出不穷，但国内外主流还是选择骨髓来源的单个核细胞实施移植。2001 年，美国学者在《自然》（Nature）上发表论文，认为骨髓来源细胞移植后可以完全发育为心肌细胞并逆转心脏功能。同年，法国学者在《柳叶刀》（Lancet）上发布了首次细胞移植临床应用的报道。之后，细胞移植临床研究的热潮转瞬之间席卷世界各地。

机制　虽然仍没有确切的证据表明干细胞移植能够促进心脏的修复再生和功能改善，但对此持支持观点的学者认为干细胞移植治疗缺血性心脏病的可能存在以下四种机制：①移植的干细胞分化为心肌细胞，代替坏死心肌细胞，改善心室功能。或移植细胞直接与存活心肌细胞融合，参与心脏收缩。②移植的干细胞旁分泌多种细胞因子、生长因子保护残余的心肌细胞、促进血管再生及侧支循环形成。③移植细胞起着一个类似"组织绷带"作用，限制心室恶性重构。④移植细胞

分化为内皮细胞和血管平滑肌细胞，参与形成新生血管供应缺血心肌。

主要临床结果回顾 2006 年，新英格兰医学杂志发表了两篇研究报道，分别称为 REPAIR-AMI 和 BOOST 临床试验。REPAIR-AMI 临床试验通过冠状动脉输注骨髓来源祖细胞，经 12 个月随访后发现左室射血分数（left ventricular ejection fraction，LVEF）升高，但这项研究最初的目的仅仅是为了研究骨髓基质细胞（BM-SC）移植治疗对患者的安全性和可行性，并没有设立随机对照组，所以其数据的可靠性不足。BOOST 临床试验则属于随机对照试验，其短期的随访表明自体骨髓来源单核细胞移植治疗能够改善患者 LVEF，但长期随访未发现有统计学差异的心功能改善。2009 年，REGENT 临床试验属于多中心随机对照试验，该研究将 200 例急性心肌梗死患者随机分三组：经冠脉内输注非选择性骨髓单核细胞组；选择性 CD34$^+$ CXCR4$^+$细胞组；未接受细胞治疗的对照组。经 6 个月随访，两组细胞治疗组的 LVEF 均无明显改善，其他心血管并发症包括死亡、中风、新生血管形成、再梗在各组间均无统计学差异。国内，北京阜外医院报道在晚期缺血性心脏病患者行冠状动脉旁路移植术的同期行自体骨髓单个核细胞移植治疗，6 个月和 2 年的早中期随访的临床结果表明自体骨髓单个核细胞经桥血管心肌内移植是安全的，治疗早期无不良反应，但对左室射血分数的改善与输注血浆安慰剂的对照组比较并无统计学差异。上海复旦大学报道在心肌梗死患者行冠状动脉内支架置入术同期经冠状动脉内移植自体骨髓干细胞治疗，6 个月早期随访发现骨髓干细胞移植治疗组支架再狭窄发生率降低，左室射血分数改善程度较对照组明显，更长时间的随访发现这种优势依然存在。迄今为止，干细胞治疗缺血性心脏病的临床试验中使用的绝大多数是骨髓基质细胞、骨髓祖细胞和单核细胞、骨髓特异性 CD34$^+$CXCR4$^+$细胞。然而，长期的随访表明，目前还没有足够的临床研究证据能够证明干细胞治疗能够促进心脏修复和再生进而让患者受益。

面临挑战 干细胞移植治疗作为一个新的研究方向，要将其应用于临床并让患者获益，存在诸多挑战。

细胞源的选择 寻找合适的细胞源一直是细胞治疗研究中的一个主要科学问题。主要存在三大干细胞来源：成体干细胞、胚胎干细胞、诱导多能干细胞（表1）。①成体干细胞：是存在于一种已分化组织中的未分化细胞，这种细胞能够自我更新，并且能够特化形成组成该类型组织的细胞。成体干细胞存在于机体的各种组织器官中。对心肌细胞替代治疗具有潜在作用的成体干细胞，包括骨骼肌成肌细胞（satellite cells，SC）、骨髓干细胞、心脏自身具备的心脏干细胞等。移植入心肌梗死区域的骨骼肌成肌细胞不足形成心肌细胞，而是分化成担负心脏工作的慢收缩细胞，骨骼肌成肌细胞具有易于增殖，耐缺血能力强的特点，但骨骼肌与心肌有着根本不同，骨骼肌细胞之间没有闰盘，而且 SC 的收缩性和电活动与心肌有所不同，同时这种移植临床试验的安全性（引发心律失常）没有得到完全充分的评价，故限制了骨骼肌成肌细胞的临床应用。虽然有确凿的证据表明，心脏中确实存在多能干细胞，但为什么心肌梗死时心脏干细胞未能产生新生心肌细胞以修复坏死心肌的原因仍不清楚，可能是由于心脏中干细胞数量过少及微环境改变有关，有待于将来进一步的研究。②人胚胎干细胞（hESC）：一般由人囊胚内细胞团经体外培养 5 天获得。hESC 具有自我更新能力，同时保留形成所有体细胞和生殖细胞的能力。然而，将 hESC 体外诱导分化为心肌细胞的效率低下（不到 1%），这样诱导分化而来的心肌细胞常常是包含有起搏细胞、心房和心室肌细胞表型的未成熟心肌细胞，同时，hESC 的移植治疗存在免疫

表 1 三大干细胞源的特点

细胞源	优点	不足
成体干细胞	获取相对容易 不存在组织相容性的问题 致瘤风险很低 伦理学争议较少	成体干细胞向多系分化的"效率"不理想
胚胎干细胞	胚胎干细胞能永生化，可以传代建系 增殖能力强，来源充沛	存在组织相容性的问题 存在伦理学争议 致瘤风险 诱导分化的低效率
诱导多能干细胞	获取相对容易 不存在组织相容性的问题 伦理学争议较少	新技术，不成熟 诱导分化的低效率 致瘤风险

排斥反应和肿瘤形成的潜在风险，这些问题均限制了胚胎干细胞在心脏再生医学中的临床应用。③诱导多能干细胞：是 2006 年由日本科学家山中申弥（Shinya Yamanaka）在应用病毒载体将四个转录因子（Oct4，Sox2，Klf4 和 c-Myc）导入分化的体细胞中实现对体细胞的重编程，获得具有类似胚胎干细胞特性的一种细胞类型。iPS 细胞具有 ESC 的基本特征，但是，iPS 细胞也面临一些类似 ESC 的困境，如诱导低效率，诱导分化得到的心肌细胞的幼稚性等问题。再者，由于获取 iPS 细胞的过程需要病毒载体的介导，这会导致不可控的细胞增殖或者肿瘤形成。许多研究都聚焦于运用非病毒载体的重编程方法，已经实现了在非整合腺病毒或质粒介导转染技术帮助下的重编程因子的瞬时表达。另外，可以取代两种重编程因子的特异小分子也被发现，这对将来 iPS 细胞的治疗性应用具有非常重要的意义。

移植细胞的低存活率 极低的定植细胞存活率严重降低了干细胞治疗心肌梗死的治疗效应。经冠脉内注射骨髓单核细胞，在注射后的 2 小时内，仅有 5% 的细胞在心肌中存留，18 小时后，仅剩 1%。心肌内注射被认为是最为有效的能够将细胞精确定植到目标区域的移植途径，但在注射后即刻到 6 周内，心肌中存留的细胞也迅速从 34% ~ 80% 下降到 0.3% ~ 3.5%。移植途径和干细胞类型是移植细胞低存活率的部分原因，另外的一些因素也与低存活率相关。细胞移植入体内，面对的是一个陌生的对其不友好的微环境。氧供和营养成分缺乏，心肌运动时的机械压力，缺血心肌中存在的多种细胞毒性因子等均能使移植细胞大规模的凋亡和死亡。随着对有关细胞存活的信号通路的加深认识，将来有望在心肌梗死区创造形成一个适合移植细胞生存的微环境以改善其远期存活率。

移植途径的选择 干细胞治疗的成功取决于移植方式、细胞能否定植和定植细胞的存活率。干细胞归巢和定植取决于细胞的输注途径，移植细胞本身的特征以及目标区域的微环境（表2）。

通常的干细胞移植途径，是在急性心肌梗死进行冠脉重建术的同期经静脉内或冠状动脉内途径给予。静脉内途径简便易行，但细胞多定植在其他器官，细胞定植低效（<1%）。在介入导管辅助下的选择性冠状动脉内途径允许将干细胞直接经冠状动脉注入梗死区，比静脉内途径有稍高的定植效率。但无论静脉内或冠状动脉内途径均不适于冠脉阻塞严重患者以及干细胞的大量输注；同时因为存在微栓塞的风险，也不适于迁移能力差的细胞如成肌细胞的输注。对那些不宜行冠脉重建术的慢性心肌缺血部位，在外科直视下经心外膜或心导管辅助下经心内膜直接的心肌内注射则更为合适。心外膜注射可以直视梗死区，但仅适用于需行冠脉搭桥术的患者。另一方面，基于导管辅助的心内膜注射途径能够在导管室独立完成，但需要通过借助特殊设计的注射导管在三维

表 2 不同干细胞移植途径的可能临床应用及优缺点

移植途径	临床应用	临床经验*	优点	不足
静脉内途径	急性心肌梗死期	+/-	简便易行，避免了侵入性操作的风险	细胞定植低效 不适于冠脉堵塞患者 全身给药风险不明
冠状动脉内途径	急性心肌梗死期 慢性心肌梗死期	+++ +	在导管室可以广泛使用 全身给药风险低 临床试验进行中	细胞定植到目标心肌的效率不明 不适于冠脉堵塞患者 不适于大体积干细胞
导管辅助下直接心内膜注射	慢性心肌缺血期 急性心肌梗死期	++ +	无开放心脏手术的风险 细胞定植高效 短期安全性已被证实 临床试验进行中	需要特殊导管和成像技术指导操作过程
外科直视下直接心外膜注射	慢性心肌缺血期 慢性心肌梗死期	++ ++	适于行开放心脏手术患者 可以直视注射区域	开放心脏手术的风险
直接的心外膜组织工程细胞补片	慢性心肌梗死期	-	适于行开放心脏手术患者 避免细胞在心肌中的不均衡分布 允许直接移植大量细胞	需要组织工程方法制造细胞补片 开放心脏手术的风险

* -无临床实验证据支持；+ Ⅰ期临床实验证据支持；++ Ⅱ期的临床实验证据支持，+++ Ⅲ期临床实验证据支持

电子成像系统监视下才能注射到梗死区域。即便患者存在梗死的冠脉，或是应用某些大体积干细胞，心外膜或心内膜注射途径仍能使细胞直接定植到目标区域。另外，对于大面积心肌梗死后出现心力衰竭或不活动心肌的患者，由于梗死区域血供不足和缺乏邻近自体心肌细胞的旁分泌支持，将干细胞直接注入心肌瘢痕区后细胞的存活率将极为低下。因此，需要应用组织工程方法如直接的心外膜组织工程细胞补片方法来改善细胞滞留、存活和分化。

(胡盛寿 张 浩)

dàxuèguǎn wàikē

大血管外科（great vessels surgery） 用外科技术诊治大血管疾病的学科。大血管外科是医学科学一个重要组成部分，是现代外科学的一个重要分支。大血管外科范畴是在整个医学的发展历程中形成，并不断更新变化的。从解剖学的角度出发，大血管是指与心脏连接的动脉与静脉，包括上下腔静脉、肺动脉干、四支肺静脉和主动脉，因而大血管外科包括主动脉、腔静脉、肺动脉和肺静脉疾病的诊断、预防和治疗、病因、发病规律和预后；从病因的角度考察，大血管外科的疾病大致可以分为如下几类：即上述大血管的损伤、畸形、感染、肿瘤及其他病变，如血流异常等。大血管外科涉及人体的各个系统和器官，是一门交叉学科。一般而言，大血管疾病的治疗以手术为主。近年来，由于介入放射学、内镜技术的迅速进展，大血管疾病的治疗手段趋向于多样化，大血管外科与其他学科专业交叉的趋势更加明显。随着基础医学和其他基础学科（如自然科学、工程和材料科学）的发展进步，大血管外科的范畴必将会不断地更新变化。

(马维国)

dàxuèguǎn

大血管（great vessels） 从解剖学的角度，大血管是指与心脏连接的血管，包括上下腔静脉、肺动脉干、四支肺静脉和主动脉，其中主动脉分为根部、升主动脉、主动脉弓、胸降主动脉和腹主动脉部等节段。大血管位于心底部，是血液进出心脏的通道。2011年《人体解剖学（Human Anatomy）》第3版第657页对大血管的定义为：进入和离开心脏的动脉和静脉，因为它们相对大的直径，被称为大血管。具体见胸部大血管及主动脉根部。某些临床医师将大血管理解为主动脉和腔静脉，甚至认为大血管仅仅是指主动脉。这种观点有失片面，容易引起误解。

(马维国)

shēngzhǔdòngmài

升主动脉（ascending aorta） 从窦管交界到第一个主动脉弓分支开口（右无名动脉）的主动脉。正常的主动脉弓分支血管都是从主动脉弓的大弯侧发出，区分升主动脉与主动脉弓界限很容易。但有些情况，主动脉弓分支血管从主动脉弓的小弯侧发出，区分升主动脉与主动脉弓界限就会困难些。

窦管交界是一个非常明显的部位，圆的、较宽的主动脉窦与窄的、管状的升主动脉在此处汇合。窦管交界如果消失（或模糊不清），提示主动脉根部环形扩张，常见于马方综合征（Marfan syndrome）等病理改变。不同程度的消失亦可见于其他病理改变中，如主动脉瓣二瓣化畸形。窦管交界近端的病变会影响到主动脉瓣交界，从而影响到主动脉瓣的悬吊，也可能影响到冠状动脉开口。正常情况下，窦管交界与主动脉瓣环的直径相同，对瓣叶交界起到很重要的悬吊作用。正常窦管交界的直径为 $2.6\pm0.3cm$，其大小因人而异。主动脉瓣交界如果失去支撑，将导致瓣叶脱垂。窦管交界扩张将改变主动脉瓣的立体结构，造成主动脉瓣中心性对合不良，从而导致反流。在升主动脉瘤手术中，用直径适合的人工血管替换升主动脉和窦管交界，可以重建对主动脉瓣叶的悬吊，从而消除主动脉瓣反流。同样，在主动脉夹层中，用人工血管重建窦管交界，可以消除主动脉瓣反流。这样就避免了主动脉瓣置换及冠状动脉旁路移植及其并发症。

升主动脉位于心包内，心包返折位于主动脉第一个分支血管的根部。升主动脉的平均直径为 $2.6\pm0.3cm$，存在个体差异。升主动脉的后下方为右肺动脉、左主支气管、左喉返神经和左房顶。升主动脉的前方为主肺动脉。升主动脉的右侧为上腔静脉。正常升主动脉壁主要由内膜、中层和外膜三层结构组成。内膜由一层内皮细胞和内皮下间隙组成。其主要功能是抗动脉硬化和血栓。中层主要由弹力蛋白、胶原纤维和平滑肌组织构成，位于内膜和外膜之间。在横截面上，可以看到多个呈同心圆分布的弹力蛋白层（其间有弹性纤维蛋白相连）、胶原层（其间有间质组织）及小量平滑肌细胞。升主动脉有一个很厚的中层，其中有多个弹性蛋白层。弹性蛋白与胶原的比为 70：30，缓冲性最好。中层的这些组织学特点使中层具有以下特点：①在生理血压下，顺应每搏输出量（缓冲作用）。②在主动脉扩张时存储能量（储能作用），收缩时释放能量起到被动血泵的作用（弹性贮器作用）。③保持血管的完整性。④是分支血管相连的管道。

（孙立忠）

zhǔdòngmàigēnbù

主动脉根部（aortic root）

主动脉瓣环到窦管交界的部分。包括主动脉瓣环、瓣叶、主动脉窦（瓦氏窦）、左右冠状动脉开口和窦管交界。

主动脉瓣环、瓣叶 主动脉瓣叶基底部附着缘为致密的纤维组织索带，构成主动脉瓣环。瓣环下周长的55%为纤维组织，包括膜周部室间隔和二尖瓣前叶纤维，其他为室间隔和左室游离壁的肌肉组织。膜部室间隔位于主动脉瓣右无交界的下方。而主动脉瓣左无交界下方的致密纤维组织再向下延续即为二尖瓣前叶。主动脉无冠瓣，二尖瓣前叶和三尖瓣隔叶之间为中心纤维体，其中有传导束。主动脉左叶，二尖瓣前叶和左室侧壁之间为左纤维三角，其在心室壁的对应部位是回旋支和前降支的分叉部。主动脉瓣膜为三个半月形瓣叶，根部附着在主动脉瓣环。瓣叶与相应的主动脉壁构成向上开口的袋状凹陷，其游离缘部分附着于主动脉壁形成瓣交界。正常的主动脉瓣瓣叶柔软、光滑，游离缘充分的对合防止血液反流。按照与冠状动脉的关系瓣叶分为左冠瓣、右冠瓣和无冠瓣。三个瓣膜的大小相近，无冠瓣稍大于左右冠瓣。按照几何学原理可以推出主动脉瓣叶游离缘长度（free margin，FM），窦管交界周长（P）和直径（D），以及瓣膜基底部长度（Base）之间的关系。首先 $P = \pi \times D$。因为舒张期主动脉瓣完全开放时，瓣膜游离缘与窦管交界周长近似，即 $P \approx 3 \times FM$，故 $FM \approx D$。同样在主动脉瓣完全开放时，瓣膜基底部形成直径为游离缘的半圆形，所以 $Base \approx \pi \times FM \div 2 \approx 1.5 \times FM$。

主动脉窦 在主动脉瓣叶水平有3个圆形、袋状膨出的主动脉窦（瓦氏窦），即左冠窦、右冠窦和无冠窦。右冠窦骑跨着三尖瓣，与右心房和右心室毗邻。左冠窦与左心房毗邻。无冠窦骑跨着房间隔，与左、右心房毗邻。通常情况，左冠状动脉开口位于左冠窦的上部，右冠状动脉开口位于右冠窦上部。在主动脉瓣二瓣化畸形中，主动脉根部只有两个窦。主动脉根部的直径因人而异，平均 2.9 ± 0.4cm。主动脉窦部对于主动脉瓣的功能非常重要。收缩期主动脉窦内的涡流可以防止主动脉瓣叶与主动脉壁碰撞，减轻血液对瓣叶的冲击，并保证冠状动脉的持续血液供应。在收缩末期，湍流可以帮助主动脉瓣关闭，防止舒张早期关闭不全。湍流还可以分散瓣叶在舒张期的张力。主动脉瓣的变异最终决定主动脉窦的数目。主动脉瓣二瓣化畸形的发病率，在男性中为1%~2%，在女性中小于0.5%。在主动脉瓣二瓣化畸形中，只有两个窦，与正常情况下3个窦的形状、大小都不一样。主动脉瓣四瓣化畸形中，主动脉根部有四个窦，每个窦的大小都不同。主动脉瓣二瓣化畸形比较特别，不仅瓣膜功能异常，而且常常合并主动脉或其他心脏缺陷。主动脉窦的大小可能先天不同，甚至明显扩张形成主动脉窦瘤。窦瘤也有先天瘘或破裂，常常破裂到右心房或右心室。

左右冠状动脉开口 主动脉根部的分支血管包括左、右冠状动脉。冠状动脉开口及走行的变异比较常见。

窦管交界 是一个非常明显的部位，圆的、较宽的瓦氏窦与窄的、管状的升主动脉在此处汇合。窦管交界如果消失（或模糊不清），提示主动脉根部环形扩张，常见于马方综合征等病理改变。不同程度的消失亦可见于其他病理改变中，如主动脉瓣二瓣化畸形。窦管交界近端的病变会影响到主动脉瓣交界，从而影响到主动脉瓣的悬吊，也可能影响到冠状动脉开口。正常情况下，窦管交界与主动脉瓣环的直径相同，对瓣叶交界起到很重要的悬吊作用。正常窦管交界的直径为 2.6 ± 0.3cm，其大小因人而异。主动脉瓣交界如果失去支撑，将导致瓣叶脱垂。窦管交界扩张将改变主动脉瓣的立体结构，造成主动脉瓣中心性对合不良，从而导致反流。在升主动脉瘤手术中，用直径适合的人工血管置换升主动脉和窦管交界，可以重建对主动脉瓣叶的悬吊，从而消除主动脉瓣反流。同样的，在主动脉夹层中，用人工血管重建窦管交界，可以消除主动脉瓣反流。这样就避免了主动脉瓣置换及冠状动脉旁路移植及其并发症。

（孙立忠）

zhǔdòngmàigōng

主动脉弓（aortic arch）

主动脉的横行部分，是主动脉发出头臂血管的部分，从主动脉的第1个分支到左锁骨下动脉开口。主动脉弓大部分位于心包外。正常直径为 2.6 ± 0.3cm。左侧无名静脉横过主动脉弓前面的上半部分及主动脉弓三大分支的根部。主动脉弓的左前方与纵隔胸膜之间有两条较大的神经由上而下跨过主动脉弓，前一条是左侧膈神经，后一条是左侧迷走神经。左侧迷走神经越过主动脉弓，在其小弯侧发出左喉返神经。左侧喉返神经绕过主动脉弓的小弯，到主动脉弓后方转向上，行于主动脉弓左后方的食管和气管之间。主动脉弓的后方食管旁还有胸导管。主气管夹在无名动脉和左颈总动脉之间，在主动脉弓后近下缘处分叉后，其左主支气管伸向主动脉弓下方。肺动脉干也在主动脉弓下方分叉，并以动脉韧带与主动脉弓末端相连。主动脉弓从右前向左后依次发出的分支血管包括右无名动脉（它发出右锁骨下动脉和右颈总动脉）、左颈总动脉和左锁骨下动脉（主动脉弓分支血管有不少变异）。正常的左侧主动脉弓的形成依赖于右侧主动脉弓的退化。正常的左弓、左降、三分支头臂动脉在人群中只占70%。主动脉弓三个分支的变异很多，也可以见到右侧主动脉弓。

正常主动脉弓分支 右无名动脉（通常长3~4 cm）分为右锁骨下动脉（发出甲状颈干、椎动脉和右乳内动脉）和右颈总动脉（发出右颈内动脉和右颈外动脉），左颈总动脉发出左颈内动脉和左颈外动脉，左锁骨下动脉发出甲状颈干、左椎动脉和左乳内动脉。

主动脉弓的解剖变异 70%的人群有正常的3个主动脉弓分支。约1/3的人群（30%~35%）主动脉弓的3个分支有变异。最常见的变异（20%）是右无名动脉与左颈总动脉发自一支（牛型主动脉弓）。其他变异不太常见，包括左侧椎动脉直接发自主动脉弓（5%），乳内动脉起自甲状腺动脉（5%）。迷走右锁骨下动脉

的发生率为1%。多数情况下是一个单独的变异，但也可合并其他畸形。其发生与右侧第4动脉弓和右侧背侧主动脉持续存在有关。其典型的走行（80%）是位于食管后方，亦可走行于食管与气管之间（15%）或气管前（5%）。

右侧主动脉弓 右侧主动脉弓最常合并迷走左锁骨下动脉，一般很少合并先天性心脏病。主动脉弓分支依次为左颈总动脉、右颈总动脉，右锁骨下动脉和迷走的左锁骨下动脉。镜像主动脉弓常常合并先天性心脏病（通常为发绀型）。其分支依次为左无名动脉、右颈总动脉和右锁骨下动脉。

双主动脉弓 在双主动脉弓中，两个主动脉弓通常大小不一，一般右侧主动脉弓偏大。降主动脉一般在左侧，但也可以在右侧。颈总动脉和锁骨下动脉通常从一侧主动脉弓发出。动脉导管韧带一般在左侧。双侧主动脉弓的形成一般认为与右侧第6远端动脉弓的消失有关。食管与气管位于两个主动脉弓之间，症状多数为憋气。

颈部主动脉弓 非常少见，其原因为第4动脉弓闭锁。同时可以合并主动脉弓分支和颈部动脉异常。

（许尚栋）

zhǔdòngmài xiábù

主动脉峡部 （aortic isthmus）

左锁骨下动脉与动脉导管（动脉导管韧带）间一段很短的主动脉。这个名字来自胎儿期，这个时期由于血流动力学的原因，这一段主动脉比其前后的主动脉段都窄。前面的主动脉段接受来自左室的血液，后面的主动脉段接受来自动脉导管的血液。主动脉峡部的分支血管为动脉导管。主

动脉峡部的导管憩室常会误诊为主动脉瘤。科梅内尔（Kommerell）憩室是另一种畸形，主动脉右弓、右降，左锁骨下动脉从科梅内尔憩室发出。

（孙立忠）

xiōngjiàng zhǔdòngmài

胸降主动脉 （descending thoracic aorta）

主动脉峡部到膈肌水平的主动脉。通常是垂直的。食管与其伴行（相距小于0.5cm）。在胸主动脉上段，食管位于左侧，到胸下段则位于胸主动脉之前。胸主动脉的右侧有奇静脉和胸导管，左侧有半奇静脉和副半奇静脉。近端胸降主动脉的平均直径<3cm，在第11肋水平其平均直径<2.3cm。胸降主动脉发出很多分支，这些分支包括：肋间动脉、脊髓动脉（包括Adamkiewicz动脉）和支气管动脉。

肋间与肋下动脉 前肋间动脉发自乳内动脉。第1~3后肋间动脉来自上肋间动脉，后者从锁骨下动脉的颈肋干发出。第4~12后肋间动脉发自胸降主动脉。

脊髓动脉 脊髓横截面的前部（80%）的面积由脊髓前动脉供血，后部（20%）由脊髓后动脉（一对）供血。上段脊髓前动脉主要由椎基底动脉和上肋间动脉发出，并在其后的多个水平接受血供。而中下段脊髓主要来自一支非常重要动脉血供，即Adamkiewicz动脉（根大动脉），它通常从左侧的第5胸椎~第2腰椎水平发出，从第9~12胸椎水平发出的占75%，其余部分从椎基底动脉和上肋间动脉或腰骶动脉发出。如果手术损伤该动脉，将出现脊髓前动脉缺血。

支气管动脉 从第3~7肋间动脉发出。变异很常见。每侧有单支或多支（2~4支）支气管动

脉很常见。60%的人群右侧只有一支支气管动脉。食管动脉从颈部、胸部和腹部（膈动脉）的动脉发出。

（许尚栋）

fùzhǔdòngmài

腹主动脉（abdominal aorta）

膈肌与腹主动脉分叉间的主动脉。腹主动脉穿过膈肌的主动脉裂孔与胸主动脉相连（第12胸椎水平），在脊柱左前下方行至第4腰椎下缘分为左、右髂总动脉。其右侧为下腔静脉，其前方由上向下依次为胰、十二指肠水平部和小肠系膜根部。腹主动脉分支包括膈下动脉、腹腔动脉（肝动脉、胃网膜动脉和脾动脉）、肠系膜上动脉、肾动脉、肠系膜下动脉、腰动脉和脊髓动脉及髂总动脉。髂总动脉又分髂内动脉（其前支包括闭孔动脉、下臀动脉、阴部内动脉和内脏支和后支包括上臀动脉、髂腰动脉和骶外侧动脉）和髂外动脉。肾动脉上的腹主动脉的正常直径为2.0cm，肾动脉下腹主动脉的正常直径<2.0cm。腹主动脉的直径与患者的大拇指相当。腹主动脉壁主要由内膜、中层和外膜三层结构组成。

内膜 由一层内皮细胞和内皮下间隙组成。其主要功能是抗动脉硬化和血栓。中层主要由弹力蛋白、胶原纤维和平滑肌组织构成，位于内膜和外膜之间。在横截面上，可以看到多个呈同心圆分布的弹力蛋白层（其间有弹性纤维蛋白相连）、胶原层（其间有间质组织）及小量平滑肌细胞。主动脉有一个很厚的中层，其中有多个弹性蛋白层。腹主动脉弹性蛋白与胶原的比为50∶50。中层的这些组织学特点使中层具有以下特点：①在生理血压下，顺应每搏输出量（缓冲作用）。②在

主动脉扩张时存储能量（储能作用），收缩时释放能量，起到被动血泵的作用（弹性贮器作用）。③保持血管的完整性。④是分支血管相连的管道。

中层 高血压、动脉硬化或外伤都可以造成中层的损伤。受损中层容易导致以下病理改变：①主动脉壁过度扩张和硬化，在正常的血压状态下，主动脉不能很好地缓冲每搏输出量，使收缩压升高，动脉波形上表现为上升段变陡，可以出现收缩期高血压。②主动脉壁强度减弱，同时管径扩大，造成动脉瘤形成或各层之间出现裂隙，导致主动脉夹层或壁内血肿（由于主动脉壁中层的特殊结构，各层之间只有少量的黏合组织，使得主动脉比其他动脉更易发生夹层）。③动脉粥样斑块的侵蚀，造成进一步的硬化、穿透、壁间血肿或破裂。

外膜 是主动脉壁最外的一层，很薄，主要由胶原和滋养血管组成。滋养血管为主动脉壁提供代谢所需的血供，同时是防止主动脉破裂的最后一道屏障。梅毒螺旋体也是通过滋养血管这条途径侵犯主动脉壁。腹主动脉滋养血管少，容易发生动脉硬化。

（孙立忠）

dàxuèguǎnwàikē cáiliào

大血管外科材料（great surgery materials）

应用于大血管外科的各种人工材料。包括制造各种人工血管（含支架血管、带瓣管道）的合成材料，人工血管涂层材料，制造覆膜支架的合成材料，用于加固血管壁和止血的生物胶材料以及用于血管缝合的缝合线材料。大血管外科材料的共同特点是：对人体无害，即无毒、无致敏性、无致畸性、无致癌性；稳定的理化性能，即有相

当的强度、牢度和抗张力性，耐腐蚀，低吸水率；有良好的组织相容性和血液相容性；便于加工、制造、消毒、保存、运输、来源广泛、便于外科操作。

人工血管材料 指加工、制造人工血管所使用的合成材料。目前国际公认的使用效果最好的人工血管材料是聚酯涤纶和聚四氟乙烯。聚酯涤纶（polyester, dacron）：化学名称为聚对苯二甲酸已二酯（polyethylene terephthalate，PET），简称聚酯。其分子量为15000~20000。涤纶是高度结晶性聚合物，熔点为260~265℃。软化点238~240℃，比重1.38。涤纶具有高强度、高柔韧性和高弹性并能在室温下能耐受强酸、强碱而保持强度不变。它还具有低吸水率，仅为0.4%~0.5%，这使得涤纶血管在体内不会因吸收大量水分发生膨胀而导致血管强度减退。涤纶是目前世界公认的最佳人工血管材料。聚四氟乙烯（polytetrafluoroethylene，PTFE；Teflon）：是由四氟乙烯经聚合而成的高分子化合物，其分子结构由氟、碳以共价键形式连接。具有优良的化学稳定性、耐腐蚀性（是当今世界上耐腐蚀性能最佳材料之一，除熔融金属钠和液氟外，能耐其他一切化学药品，在王水中煮沸也不起变化，广泛应用于各种需要抗酸碱和有机溶剂的）、密封性、高润滑不黏性、电绝缘性和良好的抗老化耐力、耐温优异（能在+250℃~-180℃的温度下长期工作）。聚四氟乙烯人工血管的最大缺点是不能被体内组织包裹愈合。

人工血管涂层材料 为避免人工血管植入后血液从人工血管内过度渗出，因此渗水率在50ml/（min·cm²）以上的人工血

管均需要涂层。涂层材料通常是无细胞毒性，不易产生血栓的蛋白材料。涂层后的人工血管不再漏血，植入体内后，涂层材料逐步降解使血管假体逐渐被受体组织包裹愈合。常用的涂层材料有明胶、白蛋白、胶原蛋白。为进一步提高涂层材料的机械性能和生物稳定性，往往需要对涂层材料进行生物交联。常用的交联材料有甲醛、戊二醛和碳化二亚胺。

覆膜支架材料 覆膜支架由被覆的薄膜和内衬的金属支架两部分组成，因此其材料包括支架材料和覆膜材料。常用的支架材料包括：316L 不锈钢、镍钛记忆合金、钴铬合金等。而覆膜材料主要是涤纶和膨体聚四氟乙烯。

生物胶材料 又称生物蛋白胶或生物组织黏合剂，主要包括组织纤维蛋白黏合剂和人工合成黏合剂两种类型。生物胶主要用于手术止血和加固组织，可以缩短手术时间，减少出血等并发症，促使组织愈合。生物胶材料应具备以下特性：①在潮湿环境和常温、常压下能快速胶结。②在潮湿环境和常温常压下应有一定的胶结强度。③不影响组织的愈合。④具备可能人体使用材料的基本特性，即无毒等特点。⑤可被机体降解、吸收而不产生毒性、致癌、致畸、致敏的物质。⑥来源广泛，易于保存、运输。常用于大血管外科的生物胶有两种。一种是纤维蛋白原胶（fibrin glue，FG），另一种是明胶-雷琐辛-福尔马林胶（gelatin-resosinol-rormalin glue，GRF）。前者主要由黏合蛋白（高浓度人纤维蛋白原，凝血因子Ⅷ）和凝血酶/CaCl 组成，在大血管外科主要用于止血；后者主要由明胶构成，其成分明胶

和雷琐辛分别于交联剂甲醛（福尔马林）发生反应，明胶形成明胶凝块，雷琐辛和甲醛形成酚醛树脂，两者再互相交联起到黏合、加固主动脉壁组织，便于缝合的作用。

缝线材料 应用最广的大血管外科缝线是聚丙烯缝线。聚丙烯：分子式为（C_3H_6）$_n$，是由丙烯聚合而制得的一种热塑性树脂。无毒、无味，密度小。强度、刚度、硬度耐热性均优于低压聚乙烯，可在 100℃ 左右使用。具有良好的电性能和高频绝缘性，不受湿度影响。但低温时变脆、不耐磨、易老化。不能被组织吸收。常见的酸、碱有机溶剂对它几乎不起作用。由聚丙烯的等规结晶立体异构体制作的单丝缝线，具有光滑、组织反应性小、稳定性强和耐久度高等特点，是大血管外科应用得最多的缝线。

（孙立忠 程力剑）

réngōng xuèguǎn

人工血管（vascular prosthesis）

使用化工合成材料通过编织或非编织途径制备的血管代用品。人工血管具有来源广泛，可机器加工生产，易于保存、消毒，长短、口径不受限制等优点，是大血管外科应用最广泛的血管代用品。

人工血管的分类 ①按照材料来源分类：主要有涤纶（dacron）血管、聚四氟乙烯（polytetrafluoroethylene，PTFE）血管、膨体聚四氟乙烯（ePTFE）血管以及聚氨酯血管等。②按加工工艺分类：可分为织物型血管和非织物型血管。织物型血管是指加工过程中血管纤维采用编织的方法连接在一起从而制成的血管代用品，按编织方法的不同又分为机织（平织）血管、针织

（线圈编织）血管和绒结构血管，常见的有涤纶血管和聚四氟乙烯血管。非织物型血管主要是指加工过程中血管纤维采用挤压、热处理拉伸等工艺连接在一起所形成的血管代用品。常见的有膨体聚四氟乙烯血管（Gore-Tex 血管）。③按照人工血管管壁的通透性分类：可分为通透和不通透两大类。通透性人工血管是指人工血管的管壁有一定的孔隙，受体组织能通过管壁孔隙侵入管腔生长并包裹血管促使人工血管的生物愈合。反之，管壁不存在任何通透孔隙者则均属于不通透的人工血管。④按人工血管的管壁状态分类：可分为造纹和无纹两种。造纹指在管壁、外面同时呈现回旋起伏的规律性褶纹，用以防止管体在扭曲时可能发生的扭瘪。无纹是指人工血管的基本管壁结构不含任何褶纹。按人工血管制造的形态又可分为直筒血管、带窦血管、带分支血管、带瓣管道以及支架血管等。

人工血管的基本特性 材料的持久性、合理的孔隙率和柔顺、屈曲性是人工血管的三大基本特性。

人工血管的预凝与涂层 由于编织人工血管均有一定的孔隙率以利于植入后细胞生长和提高组织相容性，故此编织人工血管均具有较大的渗水率，这会导致植入后漏血增加。因此编织人工血管一般需要采用自体血预凝或蛋白涂层技术。由于自体血预凝具有诸多弊端，已被淘汰。现有的编织人工血管均为免预凝的浸渍涂层血管，采用生物蛋白涂层使用或不使用交联剂对涂层蛋白进行交联，以增加涂层的稳定性，减少血液渗漏。

（孙立忠 程力剑）

dílún biānzhī réngōng xuèguǎn

涤纶编织人工血管（woven polyester graft，dacron graft）

使用聚酯涤纶纤维经机器编织加工而成的血管代用品。自 1954 年由德贝基（DeBakey）研制成功并应用至今，涤纶血管是大血管外科应用最广泛的人工血管。

材料特点　见大血管外科材料。

加工工艺　编织涤纶血管的主要工艺有两种：一种为机织，又称平织；另一种为针织，又称线圈编织。机织是指人工血管纤维按照经纬两个方向互相浮沉进行编织。机织血管的特点为管壁结构较致密，管径不易延伸，渗水率和孔隙率低。不足之处是剪切缘易于松散，且缝合时柔顺性较差，组织相容性较差。而针织血管是将血管纤维形成线圈，并将线圈串联成连续的织物结构。可分为纬编和经编两大类。纬编是指血管纤维在纬向形成连续的线圈编织；经编是指纤维线圈的走向为经向。纬编的特点是纬向上具较大的迁移性，因此这类人工血管在移植后易于发生管径扩大和管周膨伸。此外，其剪切边缘易于卷曲和脱散。针织经编人工血管克服了以上缺点，其管径能保持恒定，移植后管径不易扩大，孔隙率较纬编低，剪切缘不易松散。针织人工血管的优点是手感柔软，柔顺易缝。管壁纤维之间可留有较多孔隙，从而促进移植后受体组织的侵入长入。但是针织血管的渗水率增加，植入人体后漏血量大，因此必须对针织血管进行涂层或预凝处理。还有一种绒结构血管，这并不是编织工艺，而是指针对编织型人工血管管壁构造不同于通常"平滑"的平组织人工血管而言的一种织物结构。在血管内、外壁具备促使细胞和组织攀附长入的细丝状和丝绒状的管壁结构，这种松散、交错的纤维构造易于黏附纤维蛋白，并逐渐形成稳定而不易致栓的流体面，而且有利于成纤维细胞和纤维结缔组织的全管壁层的长入，加速了移植材料的体内机化和愈合。根据管壁的形态，又分为造纹和无纹两种血管。造纹指在管壁、外面同时呈现回旋起伏的规律性褶纹，用以防止管体在扭曲时可能发生的扭瘪。但是造纹人工血管形成的波状皱褶将使腔内血流阻力增加，并同时减少其有效血流量，此对管径较小的人工血管尤为明显，其次，也可能影响新内膜的形成并增加血栓的形成。因此在一些外周血管使用的口径较小的血管中又使用了无纹血管，此种无纹的编织型人造型人工血管由绒型涤纶纤维编织而成，内含交错嵌叠的微小网孔，其外壁用聚丙烯单丝以等同的间距和间隔与绒型涤纶管体迂回抱合，从而形成一种腔内平滑，易于手术缝合操作，可以自由屈曲而不发生扭瘪的人工血管。

（孙立忠　程力剑）

jùsìfúyǐxī réngōng xuèguǎn

聚四氟乙烯人工血管（polytetrafluoroethylene graft，PTFE）

使用聚四氟乙烯纤维经加工而成的血管代用品。分为织物型聚四氟乙烯血管和非织物型膨体聚四氟乙烯血管（ePTFE graft）。这两种血管分别由爱德华兹（Edwards）和戈尔（Gore）在 1959 年和 1970 年研制成功。

材料特点　见大血管外科材料。

加工工艺　织物型聚四氟乙烯血管的加工工艺同编织涤纶血管。但由于聚四氟乙烯本身完全斥水，不能被组织包裹愈合，因此生物相容性较涤纶血管差。移植后发生血管阻塞和其他退行性变的概率也较高。非织物型聚四氟乙烯血管主要是指膨体聚四氟乙烯血管（e-PTFE graft）。膨体聚四氟乙烯血管系聚四氟乙烯分散树脂经糊状挤压并在高温下进行烧结拉伸而形成纤丝与结点互相连接的网络状构造，从而改变了聚四氟乙烯原有的硬度，使之成为一种柔顺易缝的血管代用品。膨体聚四氟乙烯保留了全氟聚合物的特点，而且表面 Zeta 电位为负，因此血管具有良好的抗血栓性能和稳定的化学性质。同时膨体聚四氟乙烯血管亦具有网络状的微孔结构，利于细胞爬行、生长。因此膨体聚四氟乙烯人工血管主要作为下肢低血流量区小动脉血管的代用品，主动脉肺动脉分流血管，通畅率高，效果好。

（孙立忠　程力剑）

fùmó zhījià

覆膜支架（covered stent）

用于主动脉腔内治疗（endovascular aortic repair，EVAR）以及外周主要大分支血管疾病介入治疗的装置。主要起到隔绝动脉瘤体，封闭动脉内膜破口或瘘口，促使动脉血流改道，使病变部位动脉重塑的作用。覆膜支架由两部分组成，一部分是自膨胀金属支架系统或球囊扩张金属支架系统，主要由镍钛记忆合金、钴铬合金、316L 不锈钢等构成。一般排列成 Z 字形或 V 字形，并组成圆柱状结构。另一部分为覆膜，一般由涤纶或膨体聚四氟乙烯薄膜构成，管壁厚度不超过 0.1mm。覆膜的腔内面保持平滑而无皱褶。金属支架和覆膜用聚丙烯缝线间断缝合的方法相结合。金属支架相对于整个覆膜支架的位置有三种：

全程支撑、两端支撑和一端支撑。覆膜支架的近端称为铆定装置，是由裸金属支架构成；亦有铆定装置也被覆薄膜者。覆膜支架的形态有两种：一种是直型，直型覆膜支架亦有两种形态，一种为直筒形，两端粗细相同；另一种为锥形，即支架近端较远端的直径稍大。另一种为分叉型，用于腹主动脉瘤的腔内隔绝。目前还有一些带分支结构的覆膜支架正处于临床试用阶段。在实施主动脉腔内介入治疗时，覆膜支架需经导入系统植入病变部位。覆膜支架最早由阿根廷帕罗迪（Parodi）于 1991 年研发成功并用于腹主动脉瘤的腔内介入治疗。其后，1999 年戴克（Dake）和尼纳贝尔（Nienaber）分别将其应用到主动脉夹层的腔内介入治疗。

（孙立忠　程力剑）

zhǔdòngmài wàikē de zàngqì bǎohù

主动脉外科的脏器保护（organ protection in aortic surgery）

主动脉外科术中和术后的脏器保护直接关系到手术的结果，包括心脏、脑、脊髓、内脏的保护。

心脏保护　由于术后心脏并发症是导致患者术后死亡的首要因素，因此术中的心肌保护和抗心肌缺血治疗尤其重要。在胸主动脉瘤的患者，根据患者的年龄、病因及手术和体外循环方式的不同，可导致不同程度的心肌缺血。在胸主动脉手术的任何阶段一旦发现心肌缺血，积极的处理是非常必要的，除以上处理外，药物治疗有时是必需的，尤其是在伴有冠脉疾病的患者。血管活性药的合理使用会使心脏恢复到慢、小、良好灌注的状态。主要的血管活性药有硝酸酯类、β 受体阻断剂、外周血管收缩药和钙通道阻滞剂。

脊髓保护　见脊髓保护。

脑部并发症和脑保护　见脑保护。

肺保护　主动脉手术围术期呼吸功能障碍较为常见的并发症之一。如患者术前存在有呼吸功能不全、慢性支气管炎、肺气肿、肺不张和感染等可增加围术期呼吸功能不全的发生率。术中导致肺损伤的原因有：①长时间体外循环导致的全身性炎症反应。②深低温停循环除直接导致肺缺血性损害外，身体其他部位因缺血（尤其是内脏器官的缺血）而释放的炎性介质和毒性产物，可对肺部产生进一步损伤。③术中左心功能不全或左心引流不畅导致肺静脉淤血和渗出、肺的炎性细胞浸润可加重肺间质水肿和炎性反应。④术中对肺的挤压和牵拉，可导致肺的机械性损伤。⑤大量输入血制品导致的肺部炎症和微栓。针对上述原因的处理措施包括以下几点。①减少体外循环的炎性反应：良好相容性的体外循环管道可减少补体激活和全身炎性反应。已证明抑肽酶可有效地降低体外循环的炎性反应，改善肺功能，其临床应用虽然因其肾功能损伤和增加术后栓塞风险而备受争议，但在欧洲一些国家仍在选择性应用。乌司他丁是一丝氨酸蛋白酶抑制剂，动物和临床研究均表明，它可抑制体外循环的炎性反应，对肺损伤有保护作用。大剂量的糖皮质激素亦证实可抑制体外循环的炎性介质释放，且提前（体外循环前 8 小时）给药效果优于术中给药。②减少肺和其他脏器的缺血性损伤：温度是减少缺血性损伤的有效手段。有人发现与 35℃ 时相比，在中心温度降至 35℃ 以下时，阻断肺动脉血流可改善术后肺功能。

还有人在停循环过程中经肺动脉灌注低温肺保护液也取得好的效果。减少其他脏器的缺血时间，尤其是热缺血时间是减少肺部并发症的有效手段。③术中积极的维护左心功能和左心引流：在常温高位主动脉阻断期间由于后负荷的突然增加可导致左心功能不全进而增加左房压和肺毛细血管内压使肺间质水肿。有效地降低左室前、后负荷和正性肌力药的辅助可缓解这一变化。在左侧开胸需深低温停循环的主动脉手术中，降温后期和复温早期，由于心脏处于颤动状态不能有效地排血，左心回血不能排出，可导致肺静脉压的升高和肺水肿，此时必须要进性左心引流。④避免和减少肺机械性损伤：在左侧开胸的主动脉手术，必须应用双腔气管导管并且要有良好的双肺隔离，这一方面可提供一个良好的手术视野，减少外科医师术中对肺不必要的压迫和牵拉，另一方面可阻止左侧肺部渗出的液体流入右肺导致右肺功能障碍。⑤减少血制品的应用：积极的血液保护措施可有效地减少血制品的用量。血液去白细胞技术的应用可有效减少输血性肺损伤。

肾保护　手术后肾衰竭与术前的肾功能不全、阻断期间的缺血、术中的血栓和气栓、低血容量和低血压有关，但首要的危险因素是术前肾功能不全。肾脏保护：常温下肾脏对缺血的敏感性略次于脊髓，常温下阻断肾血流 45~60 分钟在正常的肾脏是安全的，低温可明显延长肾脏缺血耐受时间。在术前即有肾功能不全或预计阻断时间较长的患者，选择性深低温和直接将甘露醇经动脉输入肾脏可对于预防肾衰竭的作用仍然不明确。甘露醇

（12.5～25.0g/70kg）经常在阻断前给予，它可改善缺血肾脏的肾皮质血流和肾小球滤过率，减轻内皮细胞水肿和起到渗透性利尿作用，其自由基清除作用也可保护肾脏的缺血性损伤；另外其还可减少肾素分泌和增加肾脏前列腺素的合成。有时也可给予髓袢利尿剂，在动物实验其作用不如甘露醇，人体研究中预防性使用髓袢利尿剂未发现有肾保护作用。多巴胺可扩张肾血管增加肾血流同时将其他利尿药带至作用部位增加尿量。非诺多泮是选择性内脏多巴胺受体激动剂，可选择性扩张内脏血管而无心脏兴奋作用，目前被越来越多地用于改善肾缺血。有人认为在主动脉开放后，如果尿量小于 0.125ml/（kg·h），在排除尿液引流的机械性问题和确保血流动力学稳定的前提下继续监测尿量，通常不需处理，一般在两小时内尿量可以恢复至可接受的水平。如果不能逐渐恢复，可以静脉给予 2～5mg 的呋塞米或者 0.25g/kg 的甘露醇促进排尿。也可以使用 3～5μg/（kg·min）的多巴胺或非诺多泮。在胸腹主动脉手术中预防肾功能不全的最佳措施是缩短缺血时间、维持稳定的血流动力学和足够的血容量、浅低温、应用甘露醇和在肾衰竭高危患者选择性应用非诺多泮或小剂量多巴胺。

（程卫平）

nǎobǎohù

脑保护（cerebral protection）

为减轻或避免脑组织缺血缺氧而造成的损伤所采取的措施。

中枢神经系统术前危险因素及评估 临床调查表明，高龄（>70 岁）、高血压、糖尿病、脑中风和一过性脑缺血病史、动脉粥样硬化是导致术后中枢神经系统并发症的危险因素。心血管健康研究中，在年龄超过 65 岁的心内科随诊社区人群（3360 例）进行磁共振成像检查，发现 31% 的人群有腔隙性脑梗死，其中 7%～10% 的男性和 5%～7% 的女性颈动脉狭窄>50%。颈动脉阻塞性疾病的最常见原因是动脉粥样硬化。约有 50% 的颈动脉疾病是双侧病变。颈动脉病变可以表现为无症状，或者在眼动脉栓塞时出现一过性黑矇（短时间的单眼失明）；其他患者可能表现为感觉异常、下肢麻木或语言障碍，可在短时间内自愈。这些都是典型的短暂性脑缺血发作（TIA）的表现。最常用的无创性检查是双重多普勒扫描。与血管造影相比，双重多普勒扫描的精确性可达 95%。血管造影可以显示粥样硬化斑块的大小和形态，以及主动脉弓部或颅内的病变。对于在合并有颈动脉狭窄的患者是否需要先行颈内动脉内膜剥脱术，或在行主动脉手术时同时进行颈内动脉剥脱手术，在不同的中心处理各异。一般认为当一侧颈动脉狭窄大于 60%，且有脑缺血的临床表现时，应考虑行颈内动脉内膜剥脱术。如条件允许（如非急诊手术）先行颈内动脉手术，待恢复后再进行主动脉手术，比同期进行两个手术的安全性要高。如病变同时累及椎动脉或基底动脉环时，极易发生术中脑缺血，患者耐受术中低血压的程度和时间明显缩短，这些患者术中脑保护极为重要。当主动脉病变累及头臂血管时，也可导致脑供血不足。在主动脉夹层的患者，当剥离侵犯肋间血管时可导致脊髓供血减少，大范围的急性主动脉夹层（剥离到脊髓第 8 胸椎～第 2 腰椎以下时）可能导致术前患者截瘫，如果患者脊髓的侧支循环能很快代偿，可表现为一过性截瘫；如不能及时代偿，则为永久性截瘫。由于剥离导致的脊髓血供减少，术中如进一步破坏了脊髓血供，将明显增加术后脊髓并发症的发生率。术前必须密切观察神经系统的体征变化，任何神经系统功能恶化的征象都是立即手术干预的指征。

围术期神经功能监测 包括以下几方面。

脑电图（EEG）监测 头皮部位记录得到的 EEG 数据通过计算机处理而得以简化分析。EEG 反映的是大脑皮层神经元的自发电活动。随着缺血程度的增加记录到的脑电活动就减少。约在脑血流量低于 15ml/（min·100g 脑组织）时脑电图发生不良变化，但是细胞代谢的衰竭要在脑血流量降至 10～12 ml/（min·100g 脑组织）时才会发生。在局灶性皮质脑缺血的情况下，受影响区域所记录的脑电图波频率将会明显变慢即>50%，另外波幅可能会比相对应区域明显降低。紊乱的背景节律出现也可能是一种缺血的征象。最后，当出现严重的缺血时 EEG 会呈等电位。手术期间如出现一侧缺血时，最常见的 EEG 缺血性改变为同侧衰减、同侧频率减慢伴衰减及同侧频率减慢而没有衰减。临床上，可以应用 16 导联的条带图表记录或者 2～4 导联合成的 EEG 监测。EEG 的监测也有许多局限性，不能用 EEG 来监测深部脑组织结构的缺血；对于原有或者不稳定的神经功能受损患者，EEG 可能会出现假阴性；亦即尽管这些患者没有大的术中 EEG 变化，但这些患者也可发生围术期脑卒中。这些患者可能有电沉寂的细胞群，或者这些细胞群非常接近梗死区域，因而 EEG 记录不到变化。这些沉寂的存活区域在术中可能发生不可逆的变化。此外，由于低温、血压下降和麻醉加深也可以引起相似的 EEG 变化，因而 EEG 不是一个特异性的脑缺血监测方法。但是，继发于麻醉或低温引起的 EEG 变化很可能是双侧的，而大脑半球缺血所引起的 EEG 变化很可能只影响单侧大脑的电活动。术中 EEG 的假阳性结果，有 EEG 改变但不伴有明确的损害改变，可能和很多因素有关。大脑可以耐受相对短时间的缺血而不发生梗死，因而暂时可逆的 EEG 变化不一定就预示着术后的神经损害。电活动衰竭的血流阈值要比代谢衰竭的血流阈值高得多。尽管 EEG 被认为是监测脑缺血的一个早期预警系统，但并非所有的 EEG 改变都表示发生了不可逆的缺血性改变。EEG 检测不到局灶性的栓塞。在深低温停循环时，许多中心常规行脑电图监测以指导停循环的时机和脑代谢抑制药的应用。

体感诱发电位（SSEP）监护 是通过电刺激外周神经后监测皮层的电位变化。监测的电位需要计算机辅助，费用昂贵。与只监测皮层功能的 EEG 相比较，SSEP 还可评价深部脑组织结构的功能。这些神经结构的任何损伤都在 SSEP 上有特征性的改变，通常是幅度降低和（或）潜伏期延长。如果发生严重的神经损伤，皮层诱发电位将会完全消失。脑血流降低至正常的 1/3 ［即 $15ml/(min \cdot 100g$ 脑组织）］时会发生严重的脑损伤。尽管一些研究表明，SSEP 对于监测脑缺血的作用比较乐观。但另一些研究者认为，在手术中 SSEP 对于监测缺血性损伤既不敏感也不特异。事实上所有常用的麻醉药物都可导致与脑缺氧极为相似的 SSEP 变化。因此如果要使用诱发电位的幅度减少和潜伏期延长作为脑部灌注不足的指征，就要维持一个较浅的麻醉。也有可能发生假阴性结果。

经颅多普勒（TCD） 是一项监测大脑中动脉血流速度的技术。术中血流速度相应降低 40% 时，就有 EEG 的明显变化。TCD 可以监测术中急性的血栓和气栓性阻塞和微栓塞。TCD 流速测定与脑红外线光谱分析所测定的局部氧合血红蛋白饱和度（rsO_2）有较好的相关性。

经皮脑氧饱和度 经皮脑氧饱和度可实时监测脑的氧代谢，其值的动态变化反映其监测局部氧供状态。在选择性双侧脑灌注时，如两侧经皮脑氧饱和度值有明显差别，往往反映灌注导管位置不当，应立即调整。在选择性单侧脑灌注时，如对侧经皮脑氧饱和度值明显下降则提示患者基底动脉环发育不全，应及时行双侧脑灌注。经皮脑氧饱和度监测的局限性是，不能反映微栓情况，它仅反映监测部位局部情况，且局部微循环状态也影响其结果。

颈静脉血氧饱和度（SjvO_2）和颈静脉窦血氧分压（PjvO_2）监测 是将一光纤导管经颈静脉逆行放入颈静脉窦连续监测 SjvO_2，也可间断抽取血液测定 PjvO_2。穿刺点一般在胸锁乳突肌前缘的中点，具体方法与颈内静脉穿刺相似，只是方向朝头侧。用穿刺针穿到颈内静脉后放入导引钢丝，钢丝的放置深度一般不超过针头 3cm，在钢丝的引导下放入插送器，撤出插送器管芯和钢丝，放入光纤导管直至遇到阻力，在清醒患者此时可能感到下颌或耳部不适，然后将导管退出 0.5~1cm，回抽血液通畅以确认导管位置良好，其管尖位置相当于乳突水平，有条件时可用颈部 X 线来确定管尖位置，在 X 线下管尖应不低于第 1 颈椎锥体下缘。SjvO_2 也是监测全脑血流和氧耗的一项指标。正常时 SjvO_2 在 55%~75%，低于体循环混合血。SjvO_2 用于监测脑缺氧有高的特异性和低的敏感性，即正常或甚至高的 SjvO_2 并不能排除脑缺氧，但低的 SjvO_2 可明确反映脑缺氧。但是由于大脑半球之间静脉血的混合，颈静脉血氧饱和度并有时不能反映局部脑组织的灌注。临床调查表明，在常温下颈静脉窦氧饱和度小于 50% 将增加术后神经系统功能异常的发生率，在低温和高温下其临床意义还有待评价。颈静脉窦血氧分压是不受温度影响、直接反映脑组织微循环进而间接反映脑细胞内氧分压的指标，在低温下其临床监测意义越来越受重视。

脑部并发症和脑保护 主动脉手术的脑部并发症发生率明显高于其他心脏手术。在行主动脉弓和主动脉弓降部手术时，由于其特殊部位，在术中常需中断脑部血流导致脑缺血，如何预防和减轻术中的脑缺血一直是人们关注的问题。当瘤体侵犯主动脉弓部时，术后一过性脑损害的发生率为 10%~30%，永久性脑损伤的发生率最高可达 15%。临床常用的措施，有选择合理的麻醉用药、维持稳定的血流动力学、合理的呼吸管理、深低温停循环、选择性逆行脑灌注、选择性顺行脑灌注以及在此基础上的药物保护等，但都不尽理想。

麻醉药的选择 所有常用的麻醉药都可降低脑代谢率，从而降低脑的氧需要量。脑组织在麻醉状态下对暂时性缺血耐受能力增强。但是现在，降低脑代谢率可以达到脑保护作用的观点受到了质疑。尽管如此，只要这种药物脑保护的方法未被彻底驳倒，无法否认其潜在的益处。吸入麻醉药中，异氟醚对于脑缺血的保护作用最强。与恩氟醚和氟烷相比较，异氟醚可以减少颈动脉内膜剥脱术中 EEG 监测到的脑缺血性改变的发生率。但在临床上神经系统的预后在各组麻醉药之间并无区别，而且异氟醚浓度达到 2 倍最低肺泡浓度左右才有最大的保护效应。在这种麻醉浓度下，许多患者会出现低血压，因而临床上不可能达到最佳的保护效应。巴比妥类药物在局部缺血期间有一定程度的脑保护作用。硫喷妥钠可以将脑氧代谢的需求量降到基础值的 50% 以下。这种脑氧需求降低达到最大的同时还伴有静息的脑电图（等电位）。但是再大剂量的巴比妥类药物既无必要也无益处。如果已发生大范围的脑缺血，基本的细胞代谢已经受损，即使是大剂量的巴比妥类药物也不能改善神经系统的预后。因此，一些临床医师不但用硫喷妥钠作麻醉诱导，而且还用于持续给药和（或）在停循环前给予 4~6mg/kg 的单次剂量。由于巴比妥类药物有心肌抑制作用，有时可能需要应用正性肌力药物。依托咪酯和异丙酚都能降低脑电活动，减少脑氧需求。依托咪酯具有较好的维持心血管系统稳定性的作用，对于心脏贮备功能受限的患者来说是有益的。异丙酚可以使患者快速苏醒，有利于在手术结束时评价神经系统的功能。依托咪酯和异丙酚在大血管手术中的脑保护作用尚未明确，对有短暂缺血的颅内动脉瘤夹闭术患者的

小范围应用显示，应用依托咪酯、异丙酚或者巴比妥类药物可以延长缺血耐受时间和减少脑梗死。近年来，麻醉药的预处理和后处理作用在临床越来越受重视。动物实验表明，所有强效吸入麻醉药和常用的静脉麻醉药对脑缺血损伤均有预处理和后处理的保护作用，临床也取得一些结果。但还缺乏多中心大样本的临床资料支持。

维持稳定的血流动力学 围术期血流动力学的波动可导致脑缺血和脑出血。在正常人体，当平均动脉压在 70~150mmHg 范围变化时，脑血管通过自身的扩张与收缩，使脑血流量维持在稳定值，以保证脑氧代谢的需要。在非生理条件下，如低温、高碳酸血症、体外循环、脑血管病变、脑栓塞等，脑血流的自身调节范围将受影响。早期研究表明，在低温时采用 α 稳态可使脑的自动调节曲线左移，使其下限降至 20~25mmHg，但忽视了温度、动脉 CO_2 分压和患者个体差异的影响。动物实验表明，在 33℃ 时脑血流自动调节的低限在 60mmHg。围术期低血压可导致脑缺血，患者在围术期的不同阶段对低血压的耐受程度，与患者是否存在脑缺血的高危因素和患者当时的脑代谢率及低血压持续时间有关。麻醉后体外循环开始前，应尽量维持患者血压在术前的正常范围。在体外循环中成人应保持平均动脉压在 50mmHg 以上。一项 248 例冠状动脉旁路移植手术的调查表明，在手术中维持平均动脉压在 80~100mmHg 的患者，术后神经系统并发症发生率（1.6%）比维持平均动脉压在 50~60mmHg 者明显降低（4%）。建议在体外循环中，必须降低流量时，应确

保维持脑的灌注压，即使在高流量灌注时如有低血压也不能保证脑灌注。对已有脑缺血的患者（如脑栓塞和弥漫性脑缺血）维持正常偏高的动脉压将有助于脑缺血的恢复。对老年合并长期高血压和脑动脉硬化的患者，应避免血压的急剧升高，急剧波动的血压可诱发脑出血。

呼吸和血气管理 正常人体循环动脉血氧分压（PaO_2）为 70~100mmHg，但在体外循环中 PaO_2 可有较大变化（100~700mmHg）。德克斯特（Dexter）等认为在深低温时由于氧离解曲线的严重左移，脑组织主要利用溶解氧，因此 PaO_2 升高有利于脑的氧供。临床观察发现在 18~20℃ 时，PaO_2 与颈静脉窦氧分压（$PjvO_2$）呈正相关。动脉血 CO_2 分压（$PaCO_2$）的变化直接影响脑血流，过度通气可使脑血管痉挛，导致脑缺血。$PaCO_2$ 在正常范围内每增加 1mmHg，脑血流增加 1~2ml/（min·100g 脑组织）。在一组冠状动脉旁路移植手术患者中发现，麻醉后当以 10ml/kg 的潮气量和 10 次/分的呼吸频率机械通气时，有 60% 的患者 $PaCO_2$ 小于 30mmHg，其中 40% 的患者颈静脉窦血氧饱和度小于 50%，提示有脑缺血存在。体外循环中不同的血气管理方法对脑功能的影响一直存在争论。体外循环中血气管理方法包括：pH 稳态法、α 稳态法、pH→α 稳态法。pH 稳态法是指在低温状态下，维持动脉血气实际温度下的 pH 在正常范围，这需要在体外循环环路中加入 CO_2，而 α 稳态法是指在低温状态下，维持动脉血气在 37℃ 下的 pH 在正常范围。冬眠的哺乳动物在体温下降时，采用 pH 稳态法维持内环境，而冷血脊椎

动物采用 α 稳态法维持内环境。虽然理论上采用 pH 稳态法导致的脑细胞酸中毒对脑细胞有害，而采用 α 稳态法能更好地维护细胞功能，但采用不同稳态法所带来的附加影响可能导致不同的临床结果。临床调查表明在成人中低温（>28℃）体外循环，采用 α 稳态法能更好地保护中枢神经系统功能，认为与 α 稳态法可通过维持脑血流的自身调节，减少脑的过度灌注，从而减少脑微栓塞有关。在小儿深低温（<24℃）体外循环中越来越多的证据表明，α 稳态法可加重脑损害，脑血管对 CO_2 的反应即使在低温和深低温时也同样存在。在成人深低温时采用何种血气控制方法尚无定论，研究发现，18~20℃时 $PjvO_2$ 与 $PaCO_2$ 呈正相关。深低温时，采用 pH 稳态法降温可增加脑血流，使脑组织均匀降温，减少区域脑组织的代谢和血流不匹配，而复温时可使脑内高能磷酸盐和 pH 快速恢复，脑细胞中水含量减少。在深低温时采用 pH 稳态法，可以部分克服低温导致的氧离解曲线严重左移，使细胞内细胞色素 aa3 增加。另外，pH 稳态法导致的脑细胞轻度酸中度，可抑制谷氨酸盐受体（NMDA）的活性，减少脑兴奋毒性。有学者建议深低温体外循环中最好的血气管理措施是在降温时应用 pH 稳态法，而复温时用 α 稳态法，以克服各自的缺陷。许多中心已采用这一方法，但其临床效果有待进一步评价。

深低温停循环 见停循环脑灌注。

选择性逆行脑灌注 见停循环脑灌注。

选择性顺行脑灌注 见停循环脑灌注。

其他药物 与脊髓的药物保护相似，糖皮质激素、钙通道阻滞剂、氧自由基清除剂、镁离子等在临床对脑缺血都有一定的保护作用。

(程卫平)

tíngxúnhuán nǎoguànzhù

停循环脑灌注 （circulatory arrest and cerebral perfusion）

心血管外科手术中在心脏停搏的情况下，用体外循环机只供应脑部血液的体外循环方法。

深低温停循环 脑组织温度的变化不仅影响神经细胞的电活动，也影响脑的基础代谢。脑组织温度每下降 1℃ 脑的氧代谢率可降低 6%~7%，中心温度为 32.8℃ 时人脑意识消失；当中心温度达 25℃ 时，脑干反射消失；脑组织温度在 20℃ 时，可完全抑制神经元的电活动，使脑电图达等电位线。大量临床实践表明低温是预防脑缺血性损伤的最有效方法之一。一般认为，在中心温度为 25℃ 时，停循环 14 分钟是安全的。一项调查表明，在中心温度为 15℃ 时，停循环 30、40、50 和 60 分钟术后，一过性认知功能障碍的发生率分别为 10%、15%、30% 和 60%。深低温也会给机体带来很多不良影响，如凝血机制损害、降温和复温时间的延长导致的体外循环时间延长、降温和复温的不均匀导致的组织血流和代谢不匹配以及在深低温时，由于氧离解曲线的严重左移导致的组织利用氧障碍等。在降温过程中，因为人体不同组织的血管对温度的反应不同，当低温导致的血管收缩与低温引起的组织代谢率下降不一致时就可引起组织缺氧。对温度敏感的血管在降温开始时迅速收缩导致其供应的组织血流减少，而减少的组织血流又

使该组织的温度下降缓慢。缓慢的降温（20~25 分钟）、维持水箱水温与患者中心温度差小于 10℃ 有利于缓解上述现象。过渡降温至中心温度低于 15℃ 对脑组织可能产生非缺血行损伤。复温时情况也类似。当相邻的组织血流分布不均匀时，血流丰富的组织温度快速上升，通过热的传导使邻近组织温度也随之上升，导致该组织的血流和代谢不匹配。缓慢的复温也有利于缓解上述现象。另外由于血管对温度的反应性不同，还可导致组织间的窃血。在深低温时血红蛋白与氧的亲和力大大增加，同时由于 CO_2 在血中的溶解度增加导致低 CO_2 分压，两者共同作用使血红蛋白氧离解曲线的严重左移，使其在组织中难以释放氧，表现为血乳酸进行性升高。由于深低温停循环的上述不利影响，在临床上的应用有逐步减少的趋势。

选择性逆行脑灌注 是在全身停循环时，以 200~300 ml/min 通过上腔静脉逆行灌注脑组织（维持灌注压在 15~25mmHg），向脑部供氧。此方法始于 20 世纪 90 年代。其脑保护作用的主要机制为：①逆行冲洗脑部动脉血管内的栓子。②维持低温下的脑代谢。③保持脑部的低温状态。但以后的大量动物和临床研究并未证实其独特的脑保护效果。研究发现，其虽然可相对延长全身停循环时间，但如时间超过 60 分钟，永久性神经功能损害的发生率可达 15%，一过性脑功能障碍的发生率可达 25%。认为这可能与逆行血流不能均匀分布至脑组织和逆灌引起的脑水肿、细胞损伤有关。这一方法已不在临床常规应用。

选择性顺行脑灌注 近几年

在国际上被广泛应用，它可在较高的温度下显著延长停循环时间（120~220分钟），为复杂操作提供保障。临床上一般将鼻咽温度降至23~25℃从而减少了深低温的损害。当鼻咽温达23~25℃时全身停循环，切开瘤体从无名动脉和左颈总动脉放入带套囊的灌注管，同时阻断左锁骨下动脉以防止灌注的分流。通过灌注管以10ml/（min·kg）的流量向脑部供血，同时维持灌注压在40~60mmHg。理论上，在选择性顺行脑灌注中不应导致脑缺血，但临床实践表明，即使采用这一技术仍有高达10%的永久性脑损伤和28%的一过性脑神经障碍。这可能与低温时脑血管自身调节障碍导致动静脉分流和手术操作本身有关。临床观察发现，经无名动脉和左颈总动脉置管行双侧选择性脑灌注时，插管过程本身可导致脑空气和固体物质栓塞，尤其在夹层累及头臂血管的患者更易发生脑血管栓塞。基于以上顾虑，近年来右腋动脉置管选择性单侧脑正行灌注在临床逐渐推广，它可以避免无名动脉和左颈总动脉置管导致的血栓和斑块脱落，同时灌注过程中无名动脉和左颈总动脉的逆向血流可防止脱落的斑块进入脑部。临床普遍应用方法为：咽温度18~22℃，灌注流量为10ml/kg，灌注压力为30~60mmHg。但此方法也存在不足，尸检结果发现人群中有14%的个体基底动脉环局部血管直径小于0.5mm，且随年龄的增加其发生率提高。这提示在应用此方法时有部分患者对侧大脑可能得不到足够的灌注。一些中心对这一顾虑的解决方法是：①术前筛选：术前通过脑血管造影、磁共振成像等技术评价基底动脉环的状态。

基底动脉环明显异常者禁用此方法。②低温：在选择性脑灌注前将中心温度降至18~20℃，且在选择性灌注过程中维持这一温度。③加强术中监测：在术中同步监测左、右颈动脉的压力可判断基底动脉环的异常。如在灌注过程中出现右侧压力在正常范围（30~60mmHg）而左侧压力明显下降（小于20mmHg）应考虑基底动脉环结构异常，此时根据中心温度和恢复脑循环所需时间，来决定是否需要采用双侧脑灌注。脑氧饱和度监测对基底动脉环功能异常的判断也能提供一定的参考。在灌注过程中如左侧脑氧饱和度明显低于右侧则考虑基底动脉环异常，但其最低允许值还没有定论。

（程卫平）

jǐsuǐ bǎohù

脊髓保护（spinal cord protection）　在心血管手术期间为避免或减轻脊髓损伤所采取的措施。脊髓缺血是一种灾难性并发症，研究者花了很大的精力设法来预防脊髓缺血。有许多方法被用于胸主动脉手术中的脊髓保护，包括在阻断期间维持阻断近端的高血压、局部或全身低温、脑脊液引流、远端灌注，以及使用镁、罂粟碱及其他药物。脊髓感觉或运动诱发电位对于预测患者有无脊髓缺血和衡量脊髓保护的有效性，可能会有一定价值，但是应用这项技术尚缺乏更多的经验。

维持阻断近端血压　在所有保护措施中最为简单的方法是维持阻断近端的血压，如患者情况允许在应用单纯阻断方法时应尽可能地维持近端较高的压力（平均动脉压在100~120mmHg）。较高的近端血压可通过增加椎动脉血流，继而增加脊髓前动脉血流

来改善阻断部位以下的脊髓血供。

低温　是应用最普遍也是最可靠的缺血性损伤的保护方法，温度每下降1℃组织耗氧量下降5%，将脊髓温度降至34℃可使阻断时间增加1倍，由于组织代谢率的降低与温度的降低呈线性相关，所以中度低温和深低温可提供更好的脊髓保护，脊髓的中度或深度低温可通过全身体外循环和部分体外循环来达成，30~32℃的低温结合左心转流和CSF引流可将阻断安全时间延长至70分钟。另外脊髓低温也可通过局部降温来完成，这可通过选择性肋间动脉灌注或硬膜外输入4℃盐水来完成。另外使患者被动降温至33~34℃亦有利于脊髓保护。

脑脊液引流　见脑脊液引流。

远端灌注　是最安全有效的脊髓保护方法，有些术者放置戈特（Gott）分流管，这是一种肝素化的管道，用以解除心脏的压力负荷同时也给远端提供灌注。戈特分流管的近端可以放在升主动脉（最常用的部位）、主动脉弓、降主动脉或者左室，而远端置于降主动脉（最常见）、股动脉或者腹主动脉。但是即便有戈特分流或者其他的分流方式，也还是会发生脏器缺血。即便使用了戈特分流管或者部分体外循环，如果内脏的血供来自阻断动脉的近端和远端之间时，也会存在内脏缺血的时间限制。放置分流管可能会导致动脉粥样硬化性栓塞，这反而会引起缺血损伤而不起预防作用。其他一些外科医师可能在开胸之前放置一个暂时的右侧腋动脉-股动脉体外分流管。在胸主动脉手术完成以后，撤除腋动脉-股动脉分流管。在行常温非体外循环下全胸腹主动脉替换时，采用四分叉人工血供，在位于左

锁骨下远端的近端吻合口完成后，通过一支分叉血管与一侧髂动脉吻合恢复全身血供，然后再由上至下分段阻断，吻合各部位血管。还有一些医师采用部分体外循环技术，从左房或升主动脉到髂动脉或股动脉转流可以提供远端的灌注和减轻心脏的压力负荷。还可通过变温器来降温而达到神经保护作用。在术中如主动脉病变涉及范围较大，应由上而下采用分段处理，在处理上端主动脉时，下段主动脉应采用远端灌注，以减少缺血时间和有充分的时间吻合重要的肋间动脉。因为吻合重要的肋间动脉（$T_9 \sim L_1$）可能有助于恢复脊髓前动脉的血供。在恢复灌注以后，就可以用变温器给患者复温。采用离心泵的左房-左股动脉转流的优点还在于术野显露良好、降低后负荷、避免阻断钳的损伤以及在没有肝素的条件下稳定维持主动脉远端的灌注。有些外科医师在术中采用快速的自体血回输的方式来改善脊髓的血供。这种手术方式是在动脉瘤的近端上一个阻断钳而让下半身的血液自然流入储血器内，每 $5 \sim 10$ 分钟快速输入储血器内的血液。采用这种方法由于在主动脉阻断期间肋间动脉和腰动脉得到充分的引流，降低脑脊液和中心静脉压的压力并增加了脊髓灌注压差，同时间断地灌注可部分偿还氧债和冲刷代谢产物。这种技术的脊髓损伤（8.5%）和肾功能不全（5.6%需要透析）的发生率都比较低。主动脉远端灌注复合脑脊液引流可在主动脉阻断时远端动脉压下降和中心静脉压上升时能够保证脊髓的血供，使得神经损伤的发生率明显降低。几乎所有的成功病例表明，阻断时间越短（<30 分钟）则神经损伤的发生率就越低。

保护药物　有许多药物在实验研究和临床实践中被用于脊髓保护，巴比妥盐在动物实验和人体研究中都被证明有明显的脊髓保护作用。糖皮质激素在狗被证明有保护作用在人体仅与 CSF 引流结合应用时才有保护作用，钙通道阻滞剂在一些研究中也被证明对脊髓缺血有保护作用，右羟吗喃（Dextrorphan，非竞争性 N-甲基门冬氨酸拮抗剂）、镁离子（N-甲基门冬氨酸受体阻断剂）和纳洛酮对脊髓缺血也均有保护作用。避免术中高血糖可能会缓解再灌注损伤的发生。鞘内应用罂粟碱扩张脊髓血管的同时结合脑脊液引流在人体也证明对脊髓有保护作用。虽然提出了多种外科手段和药物来减少胸主动脉阻断后的脊髓缺血和神经损伤，但是普遍认为缩短阻断时间和维持循环动力学的稳定是成功治疗的基本要素。

（程卫平）

脑脊液引流 (drainage of cerebrospinal fluid)

nǎojǐyè yǐnliú

是一个普遍使用的脊髓保护技术。尤其在瘤体范围超过第 9 胸椎平面时。一般在 $L_{3\sim4}$ 或 $L_{4\sim5}$ 间隙穿刺并将导管置入蛛网膜下腔，有单向压力控制活瓣的导管，可以在压力超过设定压力值时自然引流出脑脊液。一般在术后第 1 或第 2 天，待患者凝血病机制恢复正常后，才决定撤除脑脊液引流。脊髓的血供依赖于脊髓灌注压，在高位阻断时它等于远端平均动脉压减去脑脊液压（或静脉压）。与脑的自身调节相似，在生理条件下当脊髓灌注压在 $50 \sim 125$mmHg 范围变动时，脊髓通过自身调节维持血流不变。在低温或高碳酸血症时其自身调节消失，脊髓血流变为压力依赖性。在行主动脉阻断时脑脊液压力可增加 $10 \sim 20$mmHg（达 $25 \sim 35$mmHg）。由于脊髓处于一骨性椎管内，在椎管内除脊髓外还有脑脊液和血管系统，三者任何一方容积的变化都将影响其他两者。如脑脊液压力增加，必将压迫脊髓和血管系统，当脑脊液压力大于脊髓血管内压力时，脊髓血管受压使其管径变窄，血管阻力将大大增加，此时即使脊髓的灌注压不变，脊髓血流也将急剧减少。如果此时进行脑脊液引流降低脑脊液压力，不仅增加了脊髓灌注压，更重要的是其缓解了脑脊液对血管的压迫，从而可明显改善脊髓血供。另外在术中结扎的一些上胸段根动脉，在正常情况下虽然不致导致脊髓缺血；但如伴有低血压或脑脊液压力升高时可导致脊髓缺血。因此，持续至术后的脑脊液引流，可预防术后低血压和脑脊髓水肿导致的脊髓缺血。一般在术中控制脑脊液压力在 $8 \sim 10$mmHg；术后早期将脑脊液压力控制在 $10 \sim 12$mmHg。当确定患者四肢可以活动后，将脑脊液压力控制在 $12 \sim 15$mmHg。

（程卫平）

血液保护 (blood protection)

xuèyè bǎohù

体外循环心内直视手术患者围术期减少出血，出血后再利用，尽量减少库血的使用是主动脉手术成功的关键之一。出血后大量输血会使患者面临多种危险，同种异体输血会引发免疫抑制、感染、更长的住院时间和资源消耗，以及癌症复发。此外，输血也可引发成人的呼吸疾病、急性肾衰竭等并发症。血液保护的策略提供了一系列安全、有效和降低医疗费用的方法，以减轻对有限血源的需求压力，并促进了输血相关科学的发展。

主动脉外科围术期出血原因

造成围术期出血的原因包括：①术前使用阿司匹林、华法林、肝素（尤其是低分子肝素）、非甾体抗炎药等，存在出血倾向。②体外循环引起的止血功能改变。③大量血液丢失，造成凝血因子缺乏。④同时合并休克、血小板减少症、播散性血管内凝血等其他病理改变。

主动脉外科围术期血液保护措施 包括非药物性血液保护和药物性血液保护。

非药物性血液保护 ①术前对具有高危出血倾向患者的筛查：对于既往曾有手术时出血、牙科检查时出血、有出血性疾患家族史的患者，容易发生术后出血并发症，术前使用阿司匹林、非类固醇类药物的患者也应予以重视。对于既往有出血史的病例，术前应进行全面的血液学检查。②围术期停止或减少可能增加术后出血的药物，包括术前7天停用阿司匹林，以利于血小板的再生；术前2天停用非甾体抗炎药，以解除药物对环氧化酶的抑制作用。③术前自体血液保存：在术前间断性从患者体内放出一定量的血液并保存，同时补充促红细胞生成素和口服铁剂，以促进患者自身体内血液成分的补充。④血小板分离技术：可在麻醉诱导后至体外循环前，从患者体内分离出血小板，富含血小板的血浆于肝素中和后回输；而分离出的红细胞可根据情况立即回输给患者，以保存血液的携氧能力。这种情况下，血小板和凝血因子均可免受体外循环的破坏，保存正常功能，减少术后出血。⑤术中自体

输血：一般是在建立体外循环插管后，从体外循环静脉管路放血，保存一定量的自体血液成分，减少体外循环中的血液损伤。这部分血液可在体外循环结束后或术后回输，但由于其中含有一定量的肝素，在回输时需要追加适量的鱼精蛋白。⑥外科精细操作，减少手术源性失血。⑦体外循环使用合适的预充液体，尽量减少预充液体对凝血功能的影响。⑧使用生物相容性较好的体外循环管路，减少血液激活过程，如使用肝素化管道或X-涂敷管路，使用膜式氧合器，采用离心泵作为动力装置，减少剪切力造成的血液破坏。⑨对不同患者采取适当的血液稀释和温度管理。对于小体重患者，可以采用逆行血液预充技术减少血液过度稀释。⑩使用含血停搏液。⑪减少心外吸引造成的血液破坏。⑫自体血液回输技术，一般采用自体血液回收装置，将手术野失血以及停转流后剩余的机血洗涤后回输，可以最大程度上减少血液丢失，去除一些微栓及炎性介质。⑬适量的鱼精蛋白中和肝素。⑭术后胸腔引流血液回收技术。⑮使用血栓弹力图（TEG）分析仪动态监测凝血、血小板聚集、纤溶等凝血全过程，检测和评估凝血因子、纤维蛋白原、血小板聚集功能、纤维蛋白溶解，以及白细胞、红细胞等细胞成分对血浆因子活动的影响，全面分析血液凝固及溶解的全过程。

药物性血液保护 心脏、主动脉手术期间血液系统的激活难以避免，因此围术期使用一些针对血小板保护、纤溶过程、因子Xa和凝血酶的抑制剂等有效的保护血液药物，这些药物通过"血液麻醉"选择抑制体外循环中的

血液成分，使之不被激活，或处于冬眠状态，待体外循环结束后再恢复或"苏醒"，因其类似全麻过程故称血液麻醉。这些药物种类有：①凝血酶抑制剂：标准肝素能加快凝血酶反应约1000倍，是体外循环中必不可少的抗凝剂或"血液麻醉剂"。②抗纤溶制剂：体外循环后出血12%～15%与纤溶有关，抗纤溶制剂是使用广泛的血液保护药物。这些药物包括氨甲环酸（tranexamic acid，TA）和6-氨基己酸（ε-aminocaproic acid，EACA）。③血小板抑制剂：有许多可逆性血小板抑制剂能使体外循环中的"血小板麻醉"，如磷酸二酯酶抑制剂（双嘧达莫）、cAMP催化剂（前列腺烷酸）和血小板受体GPⅡb/Ⅲa抑制剂（噻氯匹定、三禾胺衍生物）等。④接触系统蛋白酶抑制剂：已知有许多Ⅻa、Ⅻ和激肽释放酶抑制剂，它们能有效防止体外循环中接触系统的活化。在体外模拟体外循环下，萘莫司他能抑制因子Ⅻa和激肽释放酶活性及中性粒细胞蛋白酶的释放，但不能防止补体激活。硼精氨酸抑制激肽释放酶的活性很强，且能抑制补体激活和中性粒细胞弹性蛋白酶的释放。⑤对难以控制的出血：可选用一些新型药物，如：a. 因子Ⅸ复合物：是人血浆的提纯冻干品，40ml的复合物中含有因子Ⅱ（1500U），Ⅶ（180U），Ⅹ（1500U）和Ⅸ（1000U）。对于左心辅助造成的消耗性凝血病，常规治疗无效时可以选用。但需要注意该药物的肝损伤作用。b. DDAVP：是人工合成血管加压素，无血管收缩活性。对患有血管性血友病及阿司匹林导致血小板功能异常的患者，使用0.3 μg/kg的DDAVP可以改善血小板功能，减

少术后失血。c. 重组因子Ⅶa（rFⅦa）：术中发生广泛性渗血，常规止血和药物治疗无效时使用rFⅦa，止血效果明显，推荐剂量为 80 μg/kg。

主动脉手术后的处理　可采用多种办法减少术后失血，尽可能增加患者自身机体造血能力、最大化氧供和最小化氧耗。

减少术后失血　避免血压过高、维持体温正常。应认识到：不同药物之间相互作用的结果很可能会增加出血风险，医源性贫血也可能增加出血机会。术后监护保持高度警惕，区分术后组织渗血和活动性出血。做好能够迅速制止活动性出血的准备。处理活动性出血不仅需要相关外科技术，也可能需要适量输血、患者自体引流血液的回输和使用止血类药物。

促进患者自身的造血功能　术后患者的血红蛋白生成处于最高峰，大多数患者术后需要促进自身造血治疗的可能性很小。然而，大量失血患者随后出现严重贫血时，就应积极地促进患者的自身造血功能，使其更好地耐受贫血状态。

改善氧供和降低氧耗　现代认为临床工作中只有当患者出现明确需要改善其血液运输氧能力时，才给予患者输红细胞治疗。实现最大化地提高血液运输氧能力，减少组织需氧量的措施包括很多细节：①改善氧供：在维持血容量的同时，避免循环系统容量超负荷。肿胀组织对血管造成不稳定性压迫，会导致血管内液体选择性渗出。应该给予高浓度氧通气治疗，同时维持患者血流动力学处于最佳状态，通常这些患者需要使用缩血管药物来辅助心脏功能。②降低氧耗：必要时

使用肌肉神经节阻滞类药物，达到镇痛、镇静，可明显减少耗氧量。某些特殊患者需采用全身低体温法进一步减少需氧量。

（孙立忠　杨璟）

zìtǐ xuèyè huíshōu yǔ shūrù

自体血液回收与输入（autologous blood recovery and infusion）

自体血液回收与输入是血液保护的重要环节，术前自体血液保存、术中血液稀释、自体血液回输、术后胸腔引流血回输以及逆行自体血液预充技术是临床上关注的热点问题。

术前自体血液保存（preoperative autologous donation，PAD）　是手术前计划性自体献血，予以适当的保存，以备手术时应用。PAD 的血可保存 42 天，通常根据手术中的出血情况一般采集 2~4 单位，在口服铁剂的情况下，再生 1 单位的红细胞需要 2 周时间，这就要求最好在术前 3 周左右实行 PAD，如果因病情变化而使手术提前，如急诊大血管手术者 PAD 将难以实施。回输自体血的患者能改善凝血块的形成质量、血小板数量和凝聚能力。

术中血液稀释　血液稀释有 3 种形式：①快速等容血液稀释（acute normovolemic hemodilution，ANH），成人在体外循环前可安全放血 2 单位，待手术结束鱼精蛋白完全中和后，输入体内。ANH 不需要时间等待血红蛋白的回升，故不适合 PAD 的患者可采用 ANH 方法。②输入血浆代用品或晶体液，补偿围术期出血。③大容量血液稀释，即给患者输用血浆代用品或晶体液，以增加血容量同时降低血红蛋白浓度。

术中自体血液回收（intraoperative cell salvage，ICS）　是应用最为广泛的自体血液保护方

法，红细胞洗涤能够提供优质的红细胞，血液血红蛋白含量、氧分压增加，能祛除大部分血浆和激活的炎性因子，减少自体血液回输炎性反应的发生率。

术后纵隔引流血液回输（autotransfusion of shed mediastinal blood，ATS）　是指术后收集胸腔引流血液回输，是心脏外科手术的另一种自体输血方法。术后失血是心脏外科手术后需要同种异体输血的重要原因，是手术失血的最大来源，如果有可能回收并利用术后引流的血液，将使自体血液回收更有实用价值。

逆行自体血液预充　又称预充替换。是一种避免体外循环时血液过度稀释的方法，使体外循环结束时维持较高的血红蛋白，从而减少输血的机会。逆行自体血液预充通常要与 ANH 结合使用，以防止转流时血红蛋白过高。

（孙立忠　杨璟）

xuèyè huíshōujī

血液回收机（cell saver）

术中应用血液回收机可使体外循环心脏直视手术同种异体输血量减少 32%~62%。红细胞洗涤能够提供优质的红细胞，血液血红蛋白含量、氧分压增加，能祛除大部分血浆和激活的炎性因子，同时能减少自体血液回输炎性反应的发生率，在各类手术中具有使用价值。术中自体血液回收（intraoperative cell salvage，ICS）是最为广泛的自体血液保护方法，经常被应用于体外循环下心脏手术和非心脏手术中。约翰·布伦德尔（John Blundell）在 1818 年首次报道了自体血液回收技术，在过去 10 年里，血液回收机经过不断的改进，处理回收血液的时间已经缩短到 3 分钟，操作简便，安全可靠。现有几种进口洗血球机，

如 BRAT2、Sequestra、Compact Advanced、Cell Saver 5（CS5）等，也有中国自产的洗血球机（ZZ-2000 型）。

工作原理 血液回收可分为四个步骤：收集血液，包括手术中创面失血及体外循环管道中遗留的血液，经过肝素抗凝，40μm 滤器滤过，储存至储血罐中；通过离心杯，收集到足够血液后，将回收血液转移至离心容器中离心处理；分离处理回收血液，分离出红细胞；洗涤红细胞回输，以生理盐水洗涤红细胞，丢弃的洗涤液中包含回收血中的血浆、血小板及凝血因子和细胞碎片，收集到红细胞悬液的血细胞比容约为 55%，储存在输血袋中。

应用效果 洗涤红细胞的寿命与自体血红细胞的寿命相同，红细胞形态不发生改变，变形性未变，2,3-二磷酸甘油酸含量正常，红细胞以低亲和状态携带氧，有利于向组织释放氧，这对于缺氧异常敏感的脑组织和心肌尤为重要；血小板计数明显少于库血，减少了因血小板激活而引发的凝血机制异常的可能性；肿瘤坏死因子、白细胞介素-6、白细胞介素-8、白细胞介素-2 处理后的含量降低；血液回收不会进一步激活术后患者的纤溶系统。

不良反应 创面血液有可能受到细菌污染，90% 的 ICS 血液细菌培养呈阳性，但回输后并未造成术后感染的增加，对于术后免疫抑制的情况应慎用。在肿瘤手术中应用 ICS 方法回输自体血，有可能导致肿瘤的血行播散。另外，应用大量生理盐水洗涤回输红细胞会造成代谢紊乱，可能形成高氯血症而导致代谢性酸中毒，血液中钙镁的浓度也会有所下降，所以在进行 ICS 治疗时应注意酸碱度和电解质的平衡，如果用电解质平衡液代替生理盐水，则 ICS 对生理的影响可能会减少。

并发症 ①气栓：用收集袋回输可增加气栓的机会。不可直接在收集袋外部加压，使血液直接输回人体。②用错洗涤液：应使用普通生理盐水洗涤。如果错误使用了其他溶液，如无菌蒸馏水，会使红细胞完全溶解，回输人体后可导致死亡。

（孙立忠 杨璟）

xuèbèngfǎ xuèyè huíshōu yǔ shūrù

血泵法血液回收与输入（blood pump recovery and input）

在胸腹主动脉夹层手术时，用吸引器将术野中出血吸回储血器，再由体外循环灌注泵输入股动脉的方法。

适应证 主动脉夹层是主动脉疾病中最常见的灾难性病变。孙立忠教授根据多年的大量的临床实践及科学的评估，在主动脉夹层 Stanford 分型基础上，细化主动脉夹层的分型，这样对于术前判断手术时机、制定手术方案和初步判断预后，具有重要的指导作用。根据 Stanford B 型主动脉夹层主动脉扩张（≥410 cm）的部位，将其分成 B1、B2、B3 型；另外根据主动脉弓部有无内膜撕裂累及，分为 C 型、S 型。B1S 及 B2S 型需要手术治疗，施行胸主动脉全段人造血管替换术时，需要将第 4～12 肋间动脉开口修剪成较大的血管片与人造血管吻合。此种方法耗时较长，易引起脊髓的缺血损伤。因此，可以采用常温阻断+血泵法血液回收股动脉输入技术，可以防止术中脊髓的缺血损伤和术后截瘫并发症的发生。

基本方法 常温阻断降主动脉，结合血泵法血液回收、股动脉插管回输。方法：腹股沟中上部纵行切开皮肤（长度 4～6cm），游离并显露股动脉，全身肝素化，股动脉插管。体外循环常规预充，术中出血经心内吸引器回收。回收血液经氧合器氧合、变温及浓缩后，由股动脉回输体内。经第 4 肋间进胸，显露不满意时可横断第 5 肋骨；如施行全胸主动脉人造血管替换术，则在第 7 肋间另做切口。在胸主动脉远端相应部位远端置阻断钳，同时阻断左锁骨下动脉。当处理主动脉夹层横断胸主动脉时，此时远端灌注依赖体外循环，应密切注意血压，调整流量。开放远端阻断钳时，需要大量血液填充人工血管，重新开放真腔，增大流量，调整温度，尽可能将氧合器中的残余血全部回输。手术完成后以鱼精蛋白中和肝素，撤除股动脉插管。

应用效果 ①可以作为快速容量扩充的血管通路，出血回收后经泵迅速输入。②以利于控制阻断近端血压，保障心脏供血。③回收血存贮于氧合器内可以定时、定压地经股动脉回输，在一定程度上改善阻断远端的缺血情况，减少脊髓、腹腔脏器的缺血损伤。④手术丢失的肝素化血液全部回收、浓缩回输，从而减少异体血的输入。⑤通过热交换器控制全身体温。⑥避免了围术期因大量输血带来血源性感染的风险。⑦避免了单纯红细胞回收输入的血浆丢失。⑧可以随时根据术中情况及手术方式的改变，转换转流方式，如股动脉-静脉转流或深低温停循环。

（孙立忠 杨璟）

dàxuèguǎn jíbìng fēnlèi

大血管疾病分类（great diseases classification）

按照既定原则把大血管疾病归入类目及系统

的方法。大血管疾病大致可以分为：主动脉、腔静脉、肺动脉干和肺静脉的损伤、畸形、感染、肿瘤及其他病变，如血流异常等。由于腔静脉、肺动脉干和肺静脉疾病以先天畸形为主，往往被归入先天性心脏病。下文不再赘述，将重点讨论主动脉疾病的分类。主动脉疾病有多种分类方法。

根据病因分类 退行性主动脉瘤、主动脉夹层、马方综合征（Marfan syndrome）及其他结缔组织病、感染、先天畸形、阻塞性病变、外伤及原发性肿瘤等。

根据主动脉形态学变化分类 分为狭窄性疾病和扩张性疾病。

狭窄性疾病 各种原因导致主动脉内径减小。又可分为先天性和后天性。先天性主动脉狭窄是先天性心脏病的一部分，如主动脉瓣上狭窄、弓发育不良、弓中断、弓部血管环、主动脉缩窄等。后天性主动脉狭窄是后天因素导致的主动脉狭窄，如多发性大动脉炎、动脉硬化性闭塞症。

扩张性疾病 不同原因导致主动脉内径增加。按病理特点分为：真性动脉瘤、假性动脉瘤和主动脉夹层。主动脉壁内血肿和穿透性主动脉粥样硬化性溃疡是主动脉夹层的特殊类型。

真性动脉瘤 是由于胸主动脉壁中层损伤，管壁变薄，在管腔内的高压血流冲击下，向外膨胀、扩张而形成。主动脉直径大小是诊断和治疗胸主动脉瘤的重要参数。正常成年人主动脉根部直径小于 40mm，升主动脉小于 35mm，而降主动脉小于 28mm。主动脉直径超过正常径的 1.5 倍即诊断为动脉瘤，而临床上升主动经大于 50mm，降主动脉大于 40mm 即诊断为动脉瘤。真性动脉瘤按照部位可分为：①升主动脉

瘤（包括主动脉根部瘤）：约占 50%。包括主动脉根部和升主动脉，常由先天性主动脉瓣二瓣化、主动脉瓣狭窄、马方综合征（Marfan syndrome）所致。可引起心力衰竭和主动脉夹层。②主动脉弓部瘤：约占 10%。累及主动脉弓部和头臂血管，常由动脉粥样硬化和先天性因素所致。③降主动脉瘤：约占 40%。病因以高血压和动脉硬化多见。先天性峡部动脉瘤常合并心内畸形，主动脉弓发育不良和主动脉缩窄。④胸腹主动脉瘤：指自左锁骨下动脉以远，至髂动脉分叉范围内，特别是扩张累及膈肌水平及其附近的主动脉瘤。⑤腹主动脉瘤：根据瘤体侵犯部位的不同，可分为肾下型和肾周型腹主动脉瘤。肾下型为动脉瘤仅累及肾动脉以下，占全部腹主动脉瘤的 95% 以上；肾周型为动脉瘤累及肾动脉开口的腹主动脉。真性动脉瘤的病因，包括动脉粥样硬化、先天性动脉瘤、感染、遗传性结缔组织病、外伤、非特异性炎症等。

假性动脉瘤 是指各种病因导致主动脉壁全层结构破坏或内膜中层破坏和仅残留主动脉壁外膜，使血液溢出血管腔外，并被周围组织或血肿包裹形成的瘤腔，其瘤壁已不存在主动脉壁的三层结构，或仅残存主动脉的外膜。

主动脉夹层 始发于主动脉壁内膜和中层撕裂形成内膜撕裂口，使中层直接暴露于管腔，主动脉腔内血液在脉压的驱动下，经内膜撕裂口直接穿透病变中层，将中层分离形成夹层，是一种病情凶险、进展快、死亡率高的急性疾病。①主动脉壁内血肿（aortic intramural hematoma, IMH）：是主动脉夹层的一种特殊类型或先兆病变，即称为没有内膜破口

的主动脉夹层。是由于主动脉壁内滋养血管自发破裂出血，引起主动脉壁环形或新月形增厚，增厚的主动脉壁没有内膜撕裂或溃疡样病变和真假腔血流交通。②穿透性主动脉粥样硬化性溃疡（penetrating atherosclerotic ulcers, PAU）：是在主动脉粥样硬化斑块基础上形成的溃疡。其特征性病理改变是粥样硬化斑块破裂形成溃疡，溃疡可穿透内弹力层，并在动脉壁中层内形成血肿，血肿范围不等，往往是局限的或者只延伸数厘米，但不形成假腔。

（马维国）

zhǔdòngmài yìnghuàxìng bìsè

主动脉硬化性闭塞（aortic atherosclerotic occlusion） 主动脉粥样硬化所导致的主动脉管壁增厚、钙化变硬，管腔缩小甚至闭塞的退行性和增生性病变。主动脉硬化闭塞症多见于肾动脉水平以下的腹主动脉段，极少发生于胸部主动脉，常累及髂动脉。1923 年，勒里什（Leriche）首先报道腹主动脉分叉部动脉硬化病例，并提出应用人工血管自腹主动脉重建下肢动脉的概念。1947 年，怀利（Wylie）应用动脉内膜剥脱术治疗主-髂动脉闭塞。1952 年，沃里斯（Voorhees）将涤纶血管用于血管重建。目前，少部分主动脉硬化性闭塞病变也可采用腔内技术治疗。

病因及发病机制 该病病因未完全明确。一般认为该病是多种因素作用于不同环节所引起，主要有包括以下几方面。①年龄：多见于 40 岁以上的中老年人。49 岁以后进展较快，但青壮年亦可有早期病变。②性别：男性多见，男女比例约为 2∶1，女性常见于绝经期之后。③高脂血症：血总胆固醇、低密度脂蛋白（LDL）、

甘油三酯、极低密度脂蛋白（VLDL）、载脂蛋白 B100、脂蛋白（α）[Lp（α）]增高，高密度脂蛋白（HDL）、载脂蛋白 AI 和 A Ⅱ 降低，均属易患因素。④高血压：冠状动脉粥样硬化患者 60%~70% 有高血压，高血压患者患冠状动脉粥样硬化者较血压正常人高 4 倍，且无论收缩压抑舒张压增高都重要。⑤吸烟：吸烟增加冠状动脉粥样硬化的发病率和病死率达 2~6 倍，且与每天吸烟支数呈正比。⑥糖尿病：糖尿病患者动脉粥样硬化的发病率较无糖尿病者高 2 倍。动脉粥样硬化的特点是病变发生在动脉内膜，先后有脂质和复合糖类积聚、出血和血栓形成、纤维组织增生和钙质沉着，并有动脉中层的逐渐退变和钙化。病变累及动脉多呈偏心性分布，如发展到足以阻塞动脉腔，则此动脉所供应的组织或器官将缺血或坏死。

病理生理 该病的发展呈进行性，近肾动脉水平腹主动脉狭窄或闭塞后，侧支血管建立的程度直接影响远端肢体的血液灌注。当动脉发生狭窄或闭塞时，病变近、远端之间压力差加大，促使侧支血管内血流速度加快，侧支血管开放，流经侧支血管的血流不断增加，最终可导致病变段两端的压差减少。肢体运动诱发组织缺氧，酸性代谢产物增多，促进侧支血管的进一步扩张，有利于侧支血管的建立。而随着病变的发展，动脉狭窄或闭塞段不断延伸，破坏侧支血管。动脉粥样硬化闭塞是一个缓慢的演变过程，一般情况下侧支血管比较容易建立，如果在动脉粥样硬化的基础上发生急性血栓形成，侧支血管来不及建立，患者将出现严重的缺血症状。近肾动脉水平腹主动

脉阻塞导致外周阻力增加，可加剧心脏后负荷。

临床表现 该病的发病年龄大多在 40 岁以上。男性多见。该病的最早症状为患肢间歇性跛行，臀部和下肢有酸胀、乏力、发凉、麻痹及性功能降低等。随着病情进展，患肢缺血加剧，在平静状况下足趾、足部或者小腿也会出现连续性的静息痛，夜间更为剧烈，患者常抱足而坐，彻夜不眠。在严重缺血下孕育发生趾、足或者小腿部溃疡、坏疽。动脉管腔严重狭窄或者纯粹闭塞时，双下肢皮色苍白，皮温低，股动脉及以远腘动脉、足背动脉和胫后动脉减弱或不能扪及，血压降低或者测不出。

诊断 一般而言，患者有下肢慢性缺血症状，发病年龄在 40 岁以上，查体提示双股动脉搏动减弱或消失；结合超声和 CTA 检查结果即可明确诊断。

鉴别诊断 ①血栓闭塞性脉管炎：多见于男的青壮年，90% 以上患者有吸烟史，它是一种慢性、周期性加剧的全身中小规模动、静脉的阻塞性疾病。主要累

及下肢的动脉如足背动脉、胫后动脉、腘动脉或者股动脉等。约有 40% 的患者在发病早期或病程中，小腿及足部反复发生游走性血栓性浅静脉炎。脉管炎患者一般无高血压史、糖尿病史、冠心病史等。②急性下肢动脉栓塞：起病急骤，患肢遽然出现疼痛、惨白、厥冷、麻痹、运动障碍和动脉律动减弱或者消失。多见于心脏病患者，栓子大都在心脏内形成，脱落至下肢动脉内。按照以前无间歇性跛行和静息痛，发病急骤，结合辅助检查较易与动脉硬化闭塞症相鉴别。

治疗 应采用主髂（股）动脉人工血管转流术（图）。

（孙立忠 李 庆）

fùzhǔdòngmài-qiàgǔdòngmài
zhuǎnliúshù

腹主动脉–髂股动脉转流术
（abdominal aortic-iliac femoral artery bypass） 用人工血管连接腹主动脉和髂股动脉的手术。20 世纪 60 年代人工血管开始应用于主-髂动脉重建，主-髂（股）动脉人工血管转流术发展至今得到了广泛应用，其疗效确切，因此

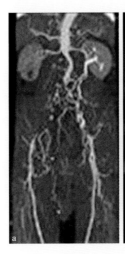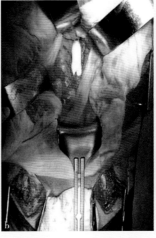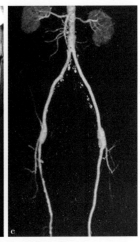

图 腹主动脉及髂动脉闭塞和主-股动脉人工血管转流
a. 术前腹主动脉髂动脉闭塞 CT 影像；b. 术中腹主动脉-双股动脉人工血管转流术后；c. 术后腹主动脉复查 CT 影像

成为目前的标准术式。

手术方法 包括以下几种。

经腹和腹膜后径路 早期腹主动脉闭塞和动脉瘤手术，就有罗布（Rob）等学者采用腹膜后径路。从脐下左腹直肌外缘向上至第11肋顶端做一斜侧切口。采用腹膜后径路的观点认为，可减少对心肺功能的影响，减少术后肠梗阻的发生和第三间隙液体的流失。对于合并内脏和肾动脉病变者，腹膜后径路更易于显露和控制。但无法显露右肾动脉，有时控制右髂动脉、做隧道至右股动脉困难。亦有学者对此两种方法进行随机对比后，未发现在并发症上有差异。目前仍以经腹直接行主髂动脉重建为常规入路。

近端吻合术 包括端侧吻合和端端吻合。端端吻合适合于有瘤样改变或腹主动脉完全闭塞，甚至接近肾动脉的患者。理论上，端端吻合更符合血流动力学原理，因此通畅率应更高；也可避免端侧吻合时侧壁钳夹导致腔内斑块血栓脱落引起的远端盆腔和下肢动脉栓塞。对于肾动脉异位起源于腹主动脉下端或髂动脉，或粗大的肠系膜下动脉和侧支供应盆腔脏器，端侧吻合更有利于保持这些动脉的血供。尤其是对于髂外动脉闭塞而腹主动脉、髂总动脉、髂内动脉尚通畅，端侧吻合可避免端端吻合至股动脉导致无反向血流引起的盆腔脏器缺血。在这些情况下端侧吻合有助于髂内动脉的供血，对于保证盆腔肠道供血、性功能和避免大腿间歇性跛行等均为较好的术式。一旦人工血管阻塞，而无有效的血管重建，端端吻合引起的下肢缺血要重于端侧吻合，甚至导致膝上高位截肢切口也难于愈合。

远端吻合术 远端吻合口根据病变累计范围可吻合于髂外动脉或股动脉。手术步骤：在腹主动脉前将后腹膜剪开，向下直达两侧髂外动脉，显露主动脉及两侧髂动脉，注意勿损伤输尿管；或在两侧腹股沟区纵行切口，游离出两侧股动脉，并经后腹膜与肾下腹主动脉建立隧道。游离好腹主动脉和两侧髂外动脉后先绕以塑料带便于提起。腰动脉不必显露。用无损伤血管钳在肾动脉以下阻断主动脉，再用另一把无损伤血管钳纵向部分夹住主动脉以阻断腰动脉血流。纵行切开主动脉壁，切口长度应大于人工血管直径，修整切缘使呈椭圆形缺口。选择一根与主动脉管径大致相等的分叉型人工血管，量好长度使分叉处不低于患者动脉的分叉。然后将人工血管近端剪成斜口（约30°），并适当修整斜口的尖端使与主动脉的椭圆形缺口大致相同。用3-0膨体聚四氟乙烯（高泰克斯，Gore-Tex）缝线或聚丙烯线与人工血管近端与腹主动脉做端侧吻合或端端吻合，可采用两点式连续缝合法。然后用一把小的无损伤血管钳，纵向夹住一侧的髂外动脉，纵行切开动脉的前壁约2cm，将人工血管的一臂调整至合适长度并剪成30°斜面，与髂外动脉（股动脉）做端侧吻合。将另一臂人工血管用无损伤血管钳夹住，然后先松开髂外动脉阻断钳，再慢慢地松开并移去主动脉近端的两把阻断钳，恢复一侧下肢血流。按相同方法做另一侧人工血管与髂外动脉（股动脉）端侧吻合。术后不必应用抗凝治疗。

并发症 常见并发症有出血、感染、多脏器功能衰竭、下肢动脉缺血、吻合口假性动脉瘤等。

手术疗效 疗效显著，远期通畅率高，5年通畅率为80%～95%，10年通畅率为75%～80%。

（孙立忠 李庆）

zhǔdòngmài zhēnxìng dòngmàiliú

主动脉真性动脉瘤（true aortic aneurysm） 主动脉局部病变向外膨出呈瘤状，瘤体有动脉壁中层及外层的动脉瘤。量化的概念为：动脉管径扩张或膨出超过其正常管径的1.5倍以上即为动脉瘤。

依据发病部位分为胸主动脉瘤和腹主动脉瘤。胸主动脉瘤包括主动脉根部、升主动脉、主动脉弓、降主动脉及波及膈下的胸腹主动脉瘤。腹主动脉瘤是指腹主动脉局限性扩张，管径≥3cm即称为腹主动脉瘤。也有人将肾下腹主动脉管径扩张超过肾上腹主动脉1.5倍定义为腹主动脉瘤。

（孙立忠 李庆）

zhǔdòngmài gēnbùliú

主动脉根部瘤（aortic root aneurysm） 各种原因导致的主动脉中层病变，引起主动脉全层扩张，造成的主动脉根部向外不可逆性的扩张或膨出，形成的瘤样变。

病因及发病机制 各种导致主动脉中层病变的因素，包括遗传性疾病，如马方综合征（Marfan syndrome）、埃勒斯-当洛斯综合征（Ehlers-Danlos syndrome）、洛伊迪茨综合征（Loyes-Dietz syndrome）等。动脉粥样硬化也可降低主动脉的弹性，血管壁变薄，与根部瘤密切相关。另外继发于主动脉瓣狭窄或二瓣化畸形的根部扩张；以及各种炎症疾病，如大动脉炎、白塞综合征（Behçet syndrom），均为主动脉根部瘤的病因。主动脉根部无法承受主动脉内的压力，逐渐扩张后形成主动脉根部瘤。

病理生理 主要病理改变是主动脉壁中层弹力纤维变性，断裂或坏死，丧失弹性，导致局部脆弱。由于主动脉内高压血流的冲击，使动脉局部向外膨出扩大，形成动脉瘤，病变大多数为单发，少数为多发。高血压可加速动脉瘤增长或主动脉夹层形成。动脉瘤一旦形成，有不可逆性发展和增大的趋势，根据拉普拉斯（Laplace）定律，$T=P\cdot r/2$（T为张力，P为血压，r为瘤体半径），瘤壁承受压力与血压和瘤体的半径成正比，即血压越高，瘤体越大，瘤壁承受的张力越大，破裂的可能性越大，当主动脉直径大于5cm后扩张速度增快。主动脉根部瘤因主动脉窦和瓣环扩大，可引起冠状动脉开口上移和主动脉瓣关闭不全，后者引起左心容量负荷增加及左心室扩大和心肌肥厚，并导致心功能不全。老年患者由于动脉硬化，多合并有高血压、冠心病和脑、肾血管病变。动脉瘤体发展过程中，压迫周围的组织或器官，会产生疼痛、器官功能失常。动脉瘤局部血流产生涡流，可产生血栓，如血栓脱落，可导致远端动脉栓塞。瘤体继续扩大，可破入心包、气管、纵隔和胸腹腔，引起突发的心脏压塞、大咯血等而猝死。

临床表现 马方综合征（Marfan syndrome）患者的发病年龄多为25~40岁，先天性动脉瘤为20~30岁，动脉硬化性动脉瘤多在50岁以上，感染性和外伤性动脉瘤多发生在青壮年。主动脉根部瘤早期均无明显症状。常合并主动脉瓣关闭不全并累及冠状动脉，可出现心功能不全与心绞痛症状。①疼痛：疼痛性质多为钝痛，也有刺痛。有的疼痛呈持续性，可随呼吸或运动而加剧。疼痛多在前胸部。疼痛可由动脉壁内神经因动脉壁的扩张牵拉引起，或者是因为周围组织，特别是交感神经节受动脉瘤压迫所致。②心功能不全与心绞痛：主动脉根部瘤常伴有严重的主动脉瓣关闭不全，出现心功能不全与心绞痛。临床出现心悸、气短等心功能不全的症状，严重者可出现心力衰竭而致死亡。心绞痛的原因一方面是由于严重主动脉瓣关闭不全造成舒张压过低、脉压过大而产生冠状动脉供血不足；另一方面是由于冠状动脉阻塞。物理学检查所发现的体征与病因有密切关系，由于动脉瘤腐蚀胸骨、肋骨，而出现的胸廓膨隆以至搏动性肿块，多见于梅毒性主动脉瘤。马方综合征可有胸廓畸形为扁平胸、漏斗胸或鸡胸、四肢过长，蜘蛛指（趾），晶状体脱位或高度近视，脊柱侧弯等。因升主动脉或（和）弓部主动脉瘤压迫上腔和无名静脉而出现上腔静脉阻塞综合征，则可见颈静脉和胸壁的静脉怒张，面颈部肿胀和青紫等体征。当有声音嘶哑时，喉镜检查可见一侧声带麻痹。主动脉瓣二瓣化、狭窄，在主动脉瓣听诊区可闻及收缩期杂音；主动脉瓣关闭不全，可闻及舒张期杂音及相应的外周血管征，并可出现脉压增大、水冲脉、枪击音和毛细血管搏动征。

诊断与鉴别诊断 超声心动图和主动脉CT或MRI可以明确诊断。年龄大于50岁的患者，术前应该常规查冠状动脉CT或冠脉造影，以除外冠心病。通常根据影像学资料主动脉根部瘤多可以确诊。但是不同病因的主动脉根部瘤特点不同，如马方综合征的根部可合并主动脉夹层；主动脉瓣二瓣化畸形的根部瘤，主动脉窦多无明显扩张、冠脉移位不明显。①心电图检查：无特异性，有主动脉瓣关闭不全的患者，可出现左室肥厚或高电压。动脉粥样硬化患者可同时显示有冠心病，心肌缺血或损伤的证据。②胸部X线平片：许多无症状的患者是在胸部X线检查时发现纵隔影增宽，主动脉根部与升主动脉影增大和（或）主动脉弓迂曲延长。如果有主动脉瓣关闭不全，心脏影常有不同程度的增大。③超声心动图检查：二维或三维超声心动图可显示升主动脉的形态，动脉瘤的大小，主动脉瓣和二尖瓣的结构，瓣叶活动状态以及左心室的大小和收缩舒张功能情况。结合经食管超声心动图对升主动脉瘤和主动脉根部瘤的诊断有很大帮助，能更精确地显示瓣膜、瘤体和心脏功能，是否合并主动脉夹层。但对内膜破口的诊断存在较大的假阳性、假阴性。④多排CT与磁共振（MRI或MRA）：是诊断动脉瘤的主要手段。两者均可精确地显示心脏大血管的形态学变化，以及左室、主动脉瓣及升主动脉瘤大小、范围以及头臂血管的情况，是当前无创诊断升主动脉瘤和主动脉根部瘤最可靠的方法之一，对手术方式的选择具有指导意义。特别是近年来应用临床上64排以上的螺旋CT和MRA技术，可以准确地确定动脉瘤的范围、主动脉夹层内膜破口的位置，基本上替代了有创性的心血管造影检查。⑤心血管造影检查：属有创检查，具有潜在危险性，存在需要准备和操作时间长等不足之处。随着无创影像诊断技术的进展，已很少作为胸主动脉瘤的首选检查。在怀疑合并冠心病时，采用此技术有助于确定诊断。

治疗 主动脉瘤破裂的独立危险因素是主动脉的直径。升主动脉瘤平均增长速度为 1～4mm/年，直径超过 5cm 后增速明显加快，直径达到 6cm 时，每年主动脉破裂 3.6%，形成主动脉夹层 3.7%，死亡 10.8%。对于无症状的主动脉根部瘤患者，合并主动脉瓣轻中度关闭不全，建议予保守治疗和严密随诊。β 受体阻断剂可以降低主动脉扩张的速度，特别是马方综合征患者。其他降压药物，如钙通道阻断剂或血管紧张素转化酶抑制剂，尚缺乏减慢主动脉扩张的证据。动物实验研究提示氯沙坦可降低主动脉瘤的扩张速度。手术是主动脉根部瘤的主要治疗方法。非马方综合征病例主动脉根部直径大于 5.5cm，马方综合征患者大于 5.0cm 为手术指征。有阳性家族史的主动脉瘤患者手术时机应按照马方综合征患者的标准。对于有症状的主动脉瘤患者，如出现疼痛或压迫症状，无论瘤体的直径大小均应限期手术。手术方式为：带瓣管道主动脉根部替换术（本托尔手术）；保留主动脉瓣的主动脉根部替换术（戴维手术）。术前给予强心利尿等保守治疗可以改善心功能，提高手术成功率。

预后 主动脉动脉瘤自然经过险恶，预后不良。病因不同预后也有差异，接受手术治疗后其预后可发生改变。1964 年乔伊丝（Joyce）与费尔布雷恩（Fairbrain）等报道 107 例主动脉瘤，5 年随诊率 91%，出现症状或动脉瘤过大者 5 年生存率仅 50%。1980 年普雷斯勒（Pressler）和麦克纳马拉（McNamara）报道 90 例动脉硬化性动脉瘤，未手术切除破裂而死亡的病例，明显高于手术死亡的病例。随着手术技术的成熟，无论是本托尔手术（Bentall operation）或戴维手术（David operation），手术成功率较高。本托尔手术患者的长期预后与抗凝有关。戴维手术的长期预后与术前主动脉瓣反流程度相关。

（孙立忠 刘宁宁）

zhǔdòngmài gēnbù tìhuànshù
主动脉根部替换术（aortic root replacement）

主动脉瓣替换、主动脉窦人工血管替换、冠状动脉开口移植的手术。1968 年，本托尔（H. Bentall）和博诺（A. De Bono）在伦敦率先完成带瓣主动脉根部替换术治疗主动脉根部病变，明显提高了手术成功率，开创了主动脉外科的新纪元。随后卡布罗尔（Cabrol）和库丘科斯（Kouchoukos）分别改良了经典本托尔手术的技术细节。

手术适应证 ①主动脉根部瘤：非马方综合征和无动脉瘤家族史病例，主动脉根部直径分别大于 5.5cm；马方综合征（Marfan syndrome）或有动脉瘤家族史病例主动脉直径大于 5cm。②A 型主动脉夹层：主动脉夹层严重损害主动脉瓣叶、瓣交界或瓣环；主动脉根部瘤基础上出现的主动脉夹层。③主动脉炎性病变：大动脉炎或白塞综合征，因主动脉关闭不全需行主动脉瓣替换术的病例。

手术方法 ①显露主动脉根部和主动脉瓣：工字形切开升主动脉，显露左右冠状动脉开口直视顺行灌注停搏液，心表放置冰屑降温。切开升主动脉时，切勿损伤右冠状动脉开口，尤其是巨大根部瘤冠状动脉开口移位较多。清除瘤体内血栓或夹层。仔细探查内膜破口位置，主动脉夹层累及范围、与冠脉开口的关系，彻底剪除剥脱内膜片。如行纽扣法冠状动脉吻合，游离出左右冠状动脉开口，使之呈纽扣状。②切除主动脉瓣：注意保留 2～3mm 的瓣叶根部，以利于缝合。③近端吻合：以带瓣管道或人工瓣膜和人工血管制成的人工组件，进行根部替换，近心端固定于主动脉瓣环上，用 6×14 或专用 2-0 换瓣线双头针带垫片褥式缝法，每个瓣窦缝 5～6 对褥式，垫片可置于升主动脉侧，注意各交界部缝合严密，防止出血。有学者认为冠状动脉移位 2cm 以上，可以将垫片置于主动脉侧；如果冠状动脉移位不明显，应将垫片置于左室面。如瓣环组织较牢固，可用连续缝合法，用 3 根 3-0 聚丙烯线分别缝 3 个窦。主动脉瓣环与带瓣管道的缝合顺序一般为：先左冠窦（左右交界到左无交界），右冠窦（左右交界到右无交界），最后为无窦（右无交界到左无交界）。推入人工组件，注意拉紧缝线并打结，勿撕脱组织环造成出血。④吻合冠状动脉：包括直接法吻合、纽扣法吻合和卡布罗尔（Cabrol）法。在与冠状动脉开口相对部位的人工血管侧壁上各切开 0.8～1.0cm 小孔，直接法用 5-0 聚丙烯线连续缝合法与冠状动脉开口吻合，先吻合左冠状动脉，后吻合右冠状动脉。也有学者完成吻合左冠状动脉后，缝合主动脉远端吻合口，之后再吻合右冠状动脉，认为这样可以避免人工血管长度不合适，导致右冠状动脉扭曲狭窄。如瘤壁组织薄弱，或已形成夹层，则保留瘤壁不要游离冠状动脉开口，直接与人工血管相吻合。纽扣法是将左、右冠状动脉开口自主动脉壁游离下来，修剪呈纽扣状，再与人工血管对应位置吻合。卡布罗尔法是用 8 或 10mm 人工血管两端分别与左、右冠状动脉开口做端端吻合，再与带瓣管道侧侧吻合。缝合过程中注意避免人工血管和冠状动脉扭曲。⑤吻合升主动脉远端。最后将人工血管远端与升主动脉近端行端端吻合，用 4-0 或 3-0 聚丙烯线连续缝合，如动脉壁薄弱可用垫片。吻合前最好将远端主动脉完全游离，以方便止血。⑥主动脉根部-右房分流：目前学术界对将瘤壁包裹人工血管并与右房分流的方法仍有争议。正确的分流方法可以缩短手术时间，减少出血和输血，尤其适用于急性主动脉 A 型夹层的病例。在根部替换完成后，等待体外循环复温的过程中进行分流手术，关闭主动脉根部与心包横窦腔隙的操作。切开瘤壁时，近端向左无交界方向至主动脉瓣环上方 5mm，用 4-0 聚丙烯线双头针带垫片将切开的瘤壁与上腔静脉根部和右房呈 V 形缝合。停机前即已完成心包片的缝合覆盖，体外循环停机后扩大右心房插管的切口，拔除心房插管的同时，进行心包与右心耳切口的端侧吻合完成主动脉根部-右心房分流。⑦开放复跳：排气开放主动脉阻断钳，心脏多可自动复跳，如不能自动复跳，可电击除颤，如再不复跳，可用温血停搏液灌注后再开放主动脉。常规停体外循环，控制血压在正常水平。止血、安置心包及纵隔引流管，闭合胸骨及切口。

并发症 ①大出血：随着预凝人工血管的广泛应用，以及手术技术的成熟，主动脉根部替换术后大出血较少见，但是吻合口和针眼出血仍是出血的最主要原因，如果无法缝合止血，特别是主动脉后壁出血，用瘤壁或心包包裹出血部位并与右房分流往往可以挽救生命。②冠状动脉缺血：主动脉根部替换术后出现冠状动脉缺血的主要原因包括：术前即合并冠心病；主动脉夹层累及冠脉开口；外科操作因素，如冠状动脉张力过大、吻合口扭曲和血肿压迫等。如不及时纠正，可导致严重的后果。③抗凝相关并发症：与主动脉瓣替换术后抗凝相关并发症类似。

手术疗效 本托尔手术彻底改变了主动脉根部瘤，特别是马方综合征患者的命运。荟萃分析表明，马方综合征患者择期行主动脉根部替换术的死亡率为 1.5%，限期手术死亡率为 2.6%（确诊到手术间隔少于 7 天），而急诊手术的死亡率为 11.7%。术后早、中期死亡的危险因素包括：心功能不全（Ⅲ和Ⅳ级）、术前出现主动脉夹层、马方综合征、男性。感染性心内膜炎和抗凝不足或过度是本托尔手术后常见的并发症。

（孙立忠 刘宁宁）

Dàiwéi shǒushù

戴维手术（David procedure）

应用人工血管替换主动脉瓣环以远的主动脉窦部，冠脉开口移植的手术。是由戴维（David）首创的保留主动脉瓣的根部替换术。戴维手术的方式大体分为两类：成形法和再植法。雅各布（Yacoub）和同事于 1983 年介绍了保留主动脉根部替换术的成形法，在 1993 发表详细描述手术方法的文章。此法将直桶形人工血管的一端修剪为三个波浪形，并与主动脉瘤壁缝合。戴维（David）和同事在 1992 年报道了再植法的具体方法和初步结果，即将人工血管直接与主动脉瓣环吻合，瓣交界悬吊并固定于人工血管内，称

为 David Ⅰ 型手术。1995 年戴维尝试成形法治疗主动脉根部病变，故成形法又称 David Ⅱ 型手术。两种方法的相同点是，均切除病变主动脉窦壁和保留主动脉瓣。区别是成形法保留了主动脉窦的形态，可减轻主动脉瓣与人工血管的撞击，但是有主动脉瓣环扩张的可能性。再植法的主动脉瓣环被人工血管固定，不会因瓣环扩张引起主动脉瓣关闭不全，而瓣叶与管壁碰撞可能加速其损坏。两种方法各有优缺点，尚无法确定哪种方法更优。

手术适应证 主动脉瓣叶的质量是戴维手术成功与否的决定因素。术中经食管超声可以清晰地观察主动脉瓣叶的数量、质量和主动脉根部扩张情况，以帮助手术方式的确定。如果主动脉瓣叶柔软、无增厚和明显脱垂，而且反流为中心性，提示可行戴维手术。当患者的主动脉根部直径超过 60mm，合并严重的主动脉瓣关闭不全时，瓣叶的结构多严重受损。当然最后的决定应在术中直视观察后做出。马方综合征（Marfan syndrome）合并急性 A 型夹层的病例进行戴维手术的指征，尚存在很多争议。

手术方法 ①游离主动脉根部：切开升主动脉后，仔细检查主动脉瓣瓣叶的结构和功能，确定可以行戴维手术后再切除病变主动脉壁，保留主动脉瓣和瓣交界。平行于主动脉瓣环上方 3～5mm，波浪形剪除扩张的主动脉窦壁，游离左右冠状动脉开口为纽扣状。游离的深度一般为，无冠窦至瓣叶附着的最低点，左、右冠窦至右室流出道的水平。游离过深有右室穿孔的危险。操作时用电凝仔细止血，特别是周围组织中的小静脉，防止术后出血。

同时避免损伤冠脉开口旁的主肺动脉。游离完成后，再次检查主动脉瓣叶和瓣交界的结构是否适合戴维手术。②再植法的戴维手术：主动脉根部游离完成后，沿瓣环纤维组织下方自内向外预置间断褥式缝线1周，穿过合适口径的人工血管打结，将人工血管固定于主动脉瓣下心脏的纤维支架上，起到主动脉瓣环成形的作用。3个主动脉交界悬吊并固定在人工血管内，悬吊高度是从主动脉窦的最低点到交界的距离。用4-0聚丙烯线将主动脉瓣环上方的瘤壁残端连续缝合在人工血管的内壁上。缝合时要注意保持主动脉瓣叶形态，并避免损伤瓣叶。可以从左冠窦的最低点向上缝合，随后吻合无窦和右窦。缝合完成后，在人工血管内部观察主动脉瓣叶的对合状况。如无异常可继续完成冠状动脉与人工血管，以及人工血管远端与主动脉的吻合。③成形法的戴维手术：主动脉根部的游离与再植法相同。将人工血管一端修剪为波浪形，弧度与主动脉瓣环的形态和瓣界的高度一致。用4-0聚丙烯线将主动脉瓣环上方的瘤壁残端与人工血管连续缝合。此后与再植法相同，完成冠状动脉开口和人工血管的吻合。成形法可以重建主动脉窦，防止主动脉瓣叶与血管壁撞击，而主动脉瓣环未得到加强，术后可能出现扩张导致关闭不全。

并发症 ①出血：戴维手术操作复杂，需要完全游离主动脉根部和冠状动脉，操作中易导致副损伤，并且吻合口多且缝合距离长，冠状动脉开口为纽扣法吻合，无法行分流术等多种因素致出血。有学者认为成形法的术后二次开胸止血发生率更高（成形

法 4/22，再植法 1/39，P = 0.01）。良好的术野显露、确切的缝合技术是防止出血的重要手段。②冠状动脉缺血：戴维手术术后冠状动脉张力过大、吻合口扭曲和血肿压迫等均可导致冠脉缺血。心脏复跳困难，循环不易维持和复跳后出现心电图变化提示有冠脉供血障碍的可能。冠状动脉吻合时充分显露、良好的吻合技术十分重要。早发现、早处理是治疗冠脉缺血的关键。③主动脉瓣关闭不全：戴维手术后出现主动脉瓣关闭不全有两种情况：一为术后短期即出现，二为术后随访中出现瓣膜关闭不全。前者多与手术技术有关。对主动脉根部结构和功能的深刻理解，精湛的缝合技术，以及术中影像学支持是预防的关键。后者与术式选择，主动脉瓣叶的病变发展有关。如前所述，有学者认为再植法术后出现瓣膜关闭不全的发生率低于成形法。

（孙立忠　刘宁宁）

shēngzhǔdòngmàiliú

升主动脉瘤（ascending aortic aneurysm） 主动脉口至右无名动脉开口近端的动脉瘤（图）。临床上，升主动脉直径超过50mm，即诊断为升主动脉瘤。常伴有主动脉瓣病变（主动脉瓣二瓣化、狭窄或关闭不全）、主动脉夹层或心力衰竭；占胸主动脉瘤的45%~50%。胸主动脉瘤的发生率国内还无准确的统计。早年，美国比克斯塔夫（Bickerstaff）报道的人群发生率为5.9/10万人/年，平均年龄在59岁~69岁，男女比例为（2~4）:1。欧洲近10年的研究发现，发病率随着年龄的增长而增加，40岁~70岁比较多见，近年报道的发生率呈上升趋势为10.4/10万人/年。

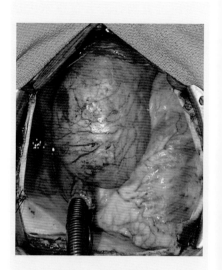

图　升主动脉瘤

病因 ①动脉中层囊性坏死或退行性变：是当前胸主动脉瘤中最常见的一种，其好发部位为升主动脉。②遗传性疾病：以马方综合征为代表和多见，是主动脉根部瘤最常见病因。埃勒斯-当洛斯综合征（Ehlers-Danlos syndrome），家族性动脉瘤病较少见。③动脉硬化性动脉瘤：动脉硬化所致主动脉瘤，是胸主动脉瘤的常见病因之一。主动脉弓与胸降主动脉瘤较升主动脉瘤多见。④主动脉夹层：升主动脉和主动脉弓部受累常见。⑤创伤性主动脉瘤：破裂或撕裂多发生在无名动脉起点下方2cm左右的升主动脉、主动脉瓣环上方3~5cm处和左锁骨下动脉起点的降主动脉（即降主动脉峡部）。⑥细菌或真菌感染性动脉瘤：偶可见原发性真菌性动脉瘤。梅毒性胸主动脉瘤已少见。⑦先天性胸主动脉瘤：先天性胸主动脉瘤较少见，包括主动脉窦瘤及胸主动脉峡部动脉瘤。⑧自身免疫性动脉瘤：如大动脉炎和白塞综合征等。

病理生理 主要病理改变是主动脉壁中层弹力纤维变性，断裂或坏死，丧失弹性，导致局部

薄弱。由于主动脉内高压血流的冲击，使动脉局部向外膨出扩大，形成动脉瘤，病变大多数为单发，少数为多发。高血压可加速动脉瘤增长或主动脉夹层形成甚至破例。动脉瘤一旦形成，有不可逆性发展和增大的趋势，根据拉普拉斯（Laplace）定律，$T = P \cdot r$（T 为张力，P 为血压，r 为瘤体的半径），瘤壁承受压力与血压和瘤体的半径成正比，即血压越高，瘤体越大，瘤壁承受的张力越大，破裂的可能性越大，当主动脉直径大于 5cm 后扩张速度增快。主动脉根部瘤因主动脉窦和瓣环扩大，可引起冠状动脉开口上移和主动脉瓣关闭不全，后者引起左心容量负荷增加及左心室扩大和心肌肥厚，并导致心功能不全。动脉瘤体发展过程中，压迫周围的组织或器官，会产生疼痛、器官功能障碍。动脉瘤局部血流产生涡流，可产生血栓，如血栓脱落，可导致远端动脉栓塞。瘤体继续扩大，可破入心包、气管、纵隔和胸腔腹腔，引起突发的心脏压塞、大咯血等而猝死。

临床表现 马方综合征所到升主动脉瘤的患者年龄多在 25～40 岁，动脉硬化性动脉瘤多在 50 岁以上。升主动脉瘤除急性主动脉夹层外，早期均无明显症状。常在 X 线检查时偶然发现。随着动脉瘤的增大，压迫周围的组织和器官时，可出现以下表现。①前胸部疼痛：疼痛性质多为钝痛，也有刺痛。有的疼痛呈持续性，也可随呼吸或运动而加剧。②压迫症状：升主动脉瘤可压迫上腔静脉出现上腔静脉阻塞综合征的表现。少数巨大升主动脉瘤压迫胸骨、肋骨时可引起剧烈疼痛和压迫症状。③心功能不全与心绞痛：主要出现在主动脉根部

瘤的患者，常伴有严重的主动脉瓣关闭不全，临床上可出现心悸、气短等心功能不全的症状，严重者可出现心力衰竭而致死亡。物理学检查所发现的体征与病因有密切关系，由于动脉瘤腐蚀胸骨、肋骨，而出现的胸廓膨隆以至搏动性肿块，多见于梅毒性主动脉瘤，现今比较少见。马方综合征可见到的胸廓畸形为扁平胸、漏斗胸或鸡胸、四肢过长，蜘蛛指（趾）、晶状体脱位或高度近视，脊柱侧弯等。因升主动脉瘤压迫上腔和无名静脉而出现上腔静脉阻塞综合征，则可见颈静脉和胸壁静脉怒张，面颈部肿胀和发绀等体征。主动脉瓣二瓣化、狭窄，在主动脉瓣听诊区可闻及收缩期杂音，伴有主动脉瓣关闭不全，可闻及舒张期杂音及相应的外周血管征，并可出现脉压增大、水冲脉、枪击音和毛细血管搏动征。

诊断 根据升主动脉瘤的临床表现，X 线平片，结合超声心动图（经食管超声检查），CT 和 MRI 大部分患者可以确诊。①胸部 X 线平片：许多无症状患者是在 X 线胸部检查时，发现纵隔影增宽，主动脉根部与升主动脉影增大和（或）主动脉弓迂曲延长。如果有主动脉瓣关闭不全，心脏影常有不同程度的增大。②超声心动图：可显示升主动脉的形态，动脉瘤的大小，主动脉瓣和二尖瓣的结构，瓣叶活动状态以及左心室的大小和收缩舒张功能情况。是否合并主动脉夹层，但对内膜破口的诊断存在较大的假阳性、假阴性。超声心动图是临床上最常用的无创性检查。③CT、MRI 检查：CT 与 MRI 临床应用逐渐普及，两者均可提供相当精确的心脏大血管形态学变化，显示左室、主动脉瓣及升主动脉瘤大小、范

围等情况，是当前无创性诊断升主动脉瘤和主动脉根部瘤最可靠方法之一，对手术方式的选择具有指导意义。如果结合多普勒超声心动图检查，可以准确地确定夹层内膜破口的位置，基本上替代了有创性心血管造影检查。④心血管造影检查：属有创检查，具有潜在危险，过去曾是诊断胸主动脉瘤的金标准，随着无创影像诊断技术的发展，已较少应用。临床上在怀疑有冠心病时，才选择心血管造影检查，以明确诊断。

鉴别诊断 ①纵隔肿瘤：早期无症状，在常规 X 线检查时，显示纵隔影增宽，易与升主动脉瘤相混淆，曾有不少病例术前诊断为纵隔肿瘤而开胸，术中才明确诊断为升主动脉瘤。近年来，随着彩色超声心动图，螺旋 CT 和 MRI 逐渐普及，容易做出鉴别诊断，这种误诊已少见。②主动脉夹层：两者影像上有相似之处，但主动脉夹层往往有突发病史，呈撕裂样或刀割样疼痛，有濒死感，如不及时治疗，病情常迅速恶化而死亡，超声心动图、CT 和 MRI 检查可提供鉴别诊断。

治疗 升主动脉瘤是一种不可逆性血管病变，自然预后极差。16 世纪，医学史上对主动脉瘤已有描述，直到 20 世纪 40 年代才通过动物实验做血管切断，端端吻合获得成功奠定了血管瘤切除与缝合方法的基础。1956 年库利（Cooley）和德贝基（DeBakey）都成功进行了升主动脉瘤切除同种异体血管替换术。近年来体外循环技术的进步和人造预凝血管的应用以及手术技术的进步，为主动脉外科提供了良好的条件，手术切除动脉瘤行人工血管替换术成为现代主动脉瘤外科治疗的首选，过去的动脉瘤包裹术和线

形切除术等已成为历史。所以无手术禁忌证的患者，一经确诊即应手术治疗。

预后　胸主动脉瘤自然预后不良，已确诊胸主动脉瘤未经治疗的患者，平均破裂时间仅 2 年，生存时间少于 3 年。病因不同，自然病程也有差异。马方综合征可加速动脉瘤的生长，并在较小直径（小于 5cm）时就形成主动脉夹层或破裂，特别是有家族史的患者，未治疗的马方综合征平均死亡年龄仅 32 岁。家族性动脉瘤患者的动脉增长率是正常人的 2 倍以上，主动脉夹层在同样直径与无夹层动脉瘤相比，主动脉夹层的增长率快 6 倍。梅毒性动脉瘤出现症状后，平均生存仅 6~8 个月，创伤性动脉瘤由于病因与病理的差异，如不积极治疗，易破裂致死。如果手术治疗，则其自然寿命可达正常人的水平。经诊断后的胸主动脉瘤未手术患者 1 年、5 年生存率分别为 60%~70% 和 13%~39%。

（孙立忠　郑斯宏）

shēngzhǔdòngmài tìhuànshù

升主动脉替换术（ascending aorta replacement）

用人工血管代替升主动脉的手术。适用于升主动脉瘤局限在升主动脉，未累及冠状动脉和头臂动脉开口，无主动脉瓣病变者。在全身麻醉，胸部正中切口，中度低温体外循环下，行升主动脉瘤切除，人工血管替换术。

手术适应证　①升主动脉瘤：直径大于 5.0cm，不论有无症状，均应手术治疗。②升主动脉直径不断扩大，增长率大于 1cm/年的患者应手术治疗。③升主动脉夹层：不论瘤体大小，均应手术治疗。④马方综合征或有遗传家族史（猝死或主动脉夹层）患者，

升主动脉瘤直径大于 4.5cm，应手术治疗。⑤主动脉瓣病变需行瓣膜替换时，米歇尔（Michel）报道主动脉根部直径大于 4.0cm 未处理，术后有 25% 的患者因根部扩大需再次手术。普伦格（Prenger）等报道主动脉根部直径大于 5.0cm，单纯换瓣，术后有 27% 的患者并发升主动脉夹层，因此多数学者主张升主动脉直径大于 4.5cm，应替换升主动脉。⑥假性动脉瘤：一经诊断，无论有无症状，均应手术治疗。

手术禁忌证　①高龄伴有重要脏器（肝、肾）功能不全，不能耐受体外循环者。②恶病质、痴呆患者。③不可逆性脑损害患者。

手术方法　全身麻醉，胸部正中切口，中度低温体外循环，经股动脉或右腋动脉，插入动脉灌注管，右房插二阶梯静脉引流管，右上肺静脉插左心引流管建立体外循环，并行循环时游离动脉瘤远端，鼻咽温降到 26~30℃，室颤时靠近无名动脉阻断升主动脉，纵行切开动脉瘤，经左、右冠状动脉开口灌注心脏停搏液，同时心脏表面置冰屑局部降温。

心脏停搏，清除瘤体内血栓，在冠状动脉开口上方约 1cm 处横断升主动脉，切除瘤壁，严防血栓进入左室和冠状动脉。选择相应口径的人工血管行替换术。用 3-0 或 4-0 聚丙烯线连续缝法行端端吻合，先吻合近心端，后吻合远心端，如动脉壁薄弱或有夹层，可在腔内垫一周人造毡片加固，吻合时先缝毡片，再从腔内向腔外缝自体动脉壁，最后缝合人工血管，可有效地防止出血。吻合远端时开始复温，吻合近完成时停左心引流，体外循环复温，远端吻合口打结前排气，也可经人工血管上扎粗针头排气，开放主动脉阻断钳，心脏多能自动复跳。如不能复跳，可电击除颤。循环稳定后，停止体外循环。此时，吻合口若有活动性出血，可缝合止血。针眼渗血，注射鱼精蛋白中和肝素后，热盐水纱布压迫止血，多数可止血，也可应用纤维蛋白原、凝血酶原复合物、血小板等止血药。止血后，安置心包，纵隔引流管，钢丝固定胸骨，逐层缝合切口，完成手术（图）。

手术疗效　近年来随着血管外科技术（包括预凝人工血管的

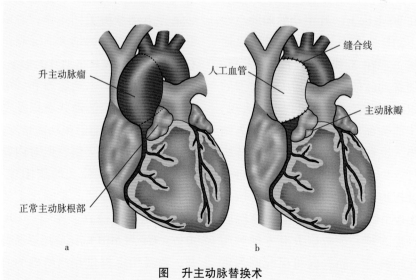

图　升主动脉替换术
a. 术前；b. 术后

临床应用，缝线质量的改进、麻醉、体外循环技术）的进步，升主动脉瘤手术死亡率明显下降，由过去的 10% ~ 15% 下降为 2%~9%。文献报道主要死亡原因为低心排血量综合征和肾衰竭，与手术死亡相关的危险因素有高龄（大于 70 岁）、主动脉夹层、心功能分级≥3、LVEF<35%、急诊手术、再次手术和合并有冠心病。术后患者心功能明显改善，1、5 和 10 年的生存率分别为 91.8%，84% 和 75%，取得了良好的临床效果。

（孙立忠 郑斯宏）

Huìtè shǒushù

惠特手术（Wheat procedure）

一种治疗升主动脉及主动脉瓣病变的手术。1964 年，惠特（Wheat）首次提出全升主动脉涤纶（dacron）人工血管替换和主动脉瓣机械瓣替换术，治疗冠状动脉开口以上的升主动脉瘤合并主动脉瓣反流的患者，即惠特手术。惠特（Wheat）报道为一位 57 岁梅毒性升主动脉瘤和主动脉瓣关闭不全的男性，成功进行了手术。

手术适应证 升主动脉瘤合并主动脉瓣病变，非马方综合征患者，常见动脉粥样硬化或主动脉二瓣化所致主动脉瓣狭窄或关闭不全伴冠状动脉开口以上升主动脉梭形动脉瘤，主动脉窦部基本正常，无明显扩张，左、右冠状动脉开口无明显上移。

手术方法 全身麻醉，双侧前胸部切口，经右第 4 肋床横断胸骨和左第 3 肋间进胸（近年来惠特手术都采用胸骨正中切口进胸，已很少采用惠特报道的双侧前胸部切口入路），肝素化常规建立体外循环，中度低温 20~25℃体外循环，鼻咽温降到 30℃，室

颤时靠近无名动脉阻断升主动脉，纵行切开动脉瘤，经左、右冠状动脉开口灌注心脏停搏液，同时心脏表面置冰屑局部降温，心脏停搏。沿主动脉瓣环上 5~8mm 切除主动脉瘤，仅保留左右冠状动脉开口处周围的半圆形窦壁，切除其余窦壁。然后切除主动脉瓣，保留瓣叶残边 2~3mm，用测瓣器测量瓣环，选择适合的机械瓣进行主动脉瓣置换，2-0 涤纶线间断褥式缝合。再选相应口径的人工血管行替换术，将相应大小的人工血管近心端修剪成相对应的波浪状，做近心端吻合，然后再做远端人工血管端端吻合，用 2-0 聚丙烯线连续缝法行端端吻合，先吻合近心端，后吻合远心端。吻合近完成时，体外循环复温到 37℃，左心和人工血管排气，开放主动脉阻断钳，心脏电击除颤复跳，窦性心律，循环稳定，血压平稳，常规停止体外循环。止血后，安置心包、纵隔引流管，钢丝固定胸骨，逐层缝合切口，完成手术。

惠特手术避免了冠状动脉开口的重建，手术技术相对简便，但存在两大问题。一是吻合口问题，吻合口是人工血管与菲薄而脆弱的主动脉壁，极易出血，特别是近心端出血难以控制，成为手术死亡的一大原因；二是遗留了有病变冠状动脉开口水平以下的部分窦壁，此处仍可继续扩张形成动脉瘤以至破裂，惠特手术在升主动脉瘤的治疗中应用已趋于减少（图）。

并发症 ①出血：主动脉外科手术出现吻合口活动性出血，广泛渗血早年是最常见和最危险的并发症，发生率为 5% ~ 25%，也是早年手术死亡的最主要原因。随着体外循环技术的发展，预凝

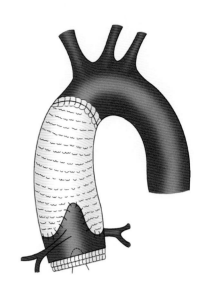

图 惠特手术

人工血管的应用，出血的发生率已降至 1% ~ 6%。治疗：吻合口活动性出血，应重新缝合止血，前侧壁在控制性降压情况下，容易缝合止血，如果是后壁，左冠状动脉吻合口不易显露的部位，应重新阻断主动脉，切开人工血管，从内侧缝合止血。广泛渗血，争取尽早脱离体外循环，补充血容量，中和肝素，恢复激活全血凝固时间（ACT）正常值，再给予凝血酶原复合物，纤维蛋白原和血小板等，吻合口表面热盐水纱布压迫止血，绝大多数渗血可止住。②恶性心律失常：主要指心室颤动，特别是顽固性室颤，是导致术后死亡的主要原因。孙衍庆报道 176 例大动脉手术中，死亡 18 例，有 11 例是术后恶性心律失常，占死亡患者的 60%。治疗：术中出现室颤，立即进行心表电击除颤，20~40 瓦秒/次，如除颤无效，立即经中心静脉给予肾上腺素 1~2mg，最大剂量可达 5~10mg。如仍无效，立即重新插管，辅助循环，适当放空心脏，同时给予利多卡因 100mg/次，胺

碘酮 300mg，首次剂量，并持续静点，预防室颤复发，同时纠正酸碱平衡和电解质紊乱。③低心排综合征。

手术疗效 近年来惠特手术死亡率明显下降，2004 年文献报道 133 例惠特手术，平均年龄 61±13 岁，手术死亡率 5%，手术死亡的原因是心力衰竭、感染、出血和呼吸衰竭。手术死亡率与高龄、术前心功能、感染性心内膜炎、再次手术、合并冠心病有关。

(孙立忠 郑斯宏)

zhǔdòngmài gōngbùliú

主动脉弓部瘤 (aortic arch aneurysm) 各种原因导致的主动脉弓部中层病变，引起主动脉全层扩张，造成的主动脉弓部向外不可逆性的扩张或膨出，形成的瘤样变。主动脉弓直径达到或超过正常部位的 1.5 倍。主动脉弓部的实体肿瘤非常罕见。按照动脉瘤壁结构的完整与否，可将主动脉弓部瘤分为真性动脉瘤和假性动脉瘤。真性动脉瘤的瘤壁结构完整，常呈囊状或梭状；假性动脉瘤实际上是动脉壁结构不完整后形成的血肿。

病因 与主动脉其他部位动脉瘤的病因相同。常见的有：主动脉壁中层变性，动脉粥样硬化，主动脉夹层，遗传性结缔组织病［如马方综合征 (Marfan syndrome)、洛伊-迪茨综合征 (Loeys-Dietz syndrome)、埃勒斯-当洛斯综合征 (Ehlers-Danlos syndrome) 等］，家族性主动脉瘤/夹层，外伤，非特异性动脉炎［如大动脉炎 (Takayasu arteritis)，白塞综合征 (Behcet syndrome)，巨细胞动脉炎等］，感染，心血管术后，先天性畸形等。

临床表现 一般而言，大多数真性动脉瘤患者早期是没有症状的。但随着瘤体的增大，会出现下述症状：疼痛，包括颈部和下颌疼痛。如果主动脉弓部瘤来源于主动脉夹层，或在主动脉弓部动脉瘤基础上发生夹层，那么疼痛的程度会非常剧烈。压迫症状：出现霍纳综合征（压迫交感神经节），吞咽困难（压迫食管），吸气性呼吸困难（压迫器官），声音嘶哑（压迫喉返神经），颜面部水肿（压迫上腔静脉）等。特别巨大的主动脉弓部瘤，应警惕有无气管软化或气管、食管瘘。主动脉弓假性动脉瘤往往伴有外伤史、医源性损伤史、主动脉手术史或主动脉弓基础病变（如穿通性溃疡）等，也有可能伴有血气胸等情况。有时，由于主动脉弓部瘤破裂或疼痛，会出现猝死或休克等症状。个别情况下，主动脉弓部瘤会在胸部或颈部表现为搏动性肿块。

诊断 胸部 X 线平片可能会出现上纵隔增宽等表现，但总体而言无特异性，不易和纵隔肿瘤相区别；还有的主动脉弓部瘤在胸部 X 线平片上没有阳性发现。CT 是诊断主动脉弓部瘤首选的影像学检查手段，特别是增强多排螺旋 CT，检查速度快，敏感性、特异性高，对患者要求不高，能进行三维重建，可从各个角度观察主动脉弓部及其主要分支血管病变。其缺陷在于要使用造影剂，可能会发生造影剂过敏和影响患者的肾功能。MRI 可提供和 CT 相同质量的影像学资料。尤其对造影剂过敏、肾功能不全的患者，MRI 不失为诊断主动脉弓部瘤的一个好办法。但是 MRI 对患者要求高，检查时间长，有时由于患者配合问题而影响影像质量。心血管超声 (UCG) 是非常好的心血管影像检查手段。但是对主动脉弓部瘤而言，UCG 的适用性较差。这是因为主动脉弓部位于上纵隔，受气管及肺的影响，对 UCG 的图像质量会产生较大干扰。主动脉弓造影：除了在主动脉腔内介入治疗中应用之外，一般不作为主动脉弓部瘤常规的影像检查手段。

治疗 包括基础治疗和手术治疗。前者一般包括卧床休息，控制疼痛，控制心率、血压，尽量避免增加胸压、腹压的动作等；后者包括开放性手术治疗和复合 (hybrid) 手术治疗。主动脉弓部瘤的手术指征见升主动脉瘤。对于遗传性结缔组织疾病导致的主动脉弓部瘤应该放宽指征，因其可能在主动脉弓部直径尚小时就发生破裂，斯文松 (Svensson) 等建议马方综合征患者主动脉横截面积 (cm^2) /身高 (m) ≥10 即为手术指征。假性动脉瘤应该尽快治疗，以免破裂危及生命。常见的主动脉弓部瘤的开放性手术治疗方法有半弓/次全弓替换和全主动脉弓替换。

近年来，由于主动脉腔内介入治疗的发展，对一些高龄、无法耐受开放性手术的患者，也可以采用复合手术。但一定要注意，由遗传性结缔组织疾病导致的主动脉弓部瘤不适宜复合手术。

(孙立忠 程力剑)

zhǔdòngmài gōngbù tìhuànshù

主动脉弓部替换术 (aortic arch replacement) 用人工血管替换病变的主动脉弓部血管的手术。主动脉弓部手术难度大，不仅对心外科医师的要求高；而且手术时间长、术中涉及脑、脊髓等重要脏器的保护，对体外循环、麻醉以及术后的重症监护的要求都很高，是主动脉外科里颇具挑战性的工作。

手术适应证　适用于主动脉弓部瘤、主动脉弓部夹层、主动脉弓部的先天性血管病变等。

体外循环方法　主动脉弓部替换术一般都在体外循环下完成。常见的动脉插管部位有股动脉、右腋动脉、无名动脉等。静脉插管可选择股静脉、右心房和上、下腔静脉。一般半弓/次全弓替换时，可以使用中度低温（26～31℃）或者浅低温（22～35℃）；而全主动脉弓替换时可使用深度低温（20～25℃）或极深度低温（<20℃）。

脑保护　包括术前评估、术中和术后保护策略。术中和术后的主要保护手段有低温、选择性脑灌注、术中人工血管充分排气、药物、CO_2 充填术野、冰帽、神经系统监护等。需要注意的是，降温、复温过程中注意要均匀降温、复温，水箱温度、血温、鼻咽温和膀胱/直肠温之间总的温差最好不要超过 6～7℃；如果仅在深低温、停循环下手术，那么中心温度最好控制在 20℃ 以下，脑电波完全静止时实施手术方为安全，而且停循环时间最好不要超过 45 分钟，否则容易增加术后神经系统并发症的发生率。如果采用逆行性选择性脑灌注，静脉灌注压最好不要超过 40mmHg，否则容易导致脑水肿。采用顺行性脑灌注法要注意患者有无头臂血管变异，正确选择动脉插管部位，灌注压维持在40～60mmHg。有条件的单位可考虑术中同步实施脑血流和脑氧饱和度监测，条件稍差的单位应实施颈静脉球血氧监测。除少数单位仍坚持使用逆行性选择性脑灌注外，多数医院都倾向于采用顺行性选择性脑灌注法来进行术中脑保护。

手术方法　包括以下几种。

近端半弓/次全弓替换　适用于主动脉弓近端病变，远端完好者。手术方法类似升主动脉替换。患者取仰卧位，一般选择股动脉插管，如果需要进行远端开放性吻合，可选择右腋动脉或无名动脉插管。正中开胸后游离主动脉弓近端及头臂血管。采用浅低温或中度低温。一般选用直或单分支的涤纶血管，将主动脉弓近端病变切开至相对正常位置，人工血管远端修剪合适，与主动脉弓近端行端端吻合，一般使用 4-0 聚丙烯线连续全层缝合，有时可以使用 3-0 或 5-0 的聚丙烯线连续全层缝合。吻合完成后注意排气，减少气栓和其他栓子发生的可能性。

全主动脉弓替换　全主动脉弓替换有两种重建方式。①岛状吻合法（en bloc 法）：患者取仰卧位，游离需要插管的动脉，一般都选用右腋动脉插管，也可选择不同的动脉插管部位。正中开胸后游离头臂血管及主动脉弓部，游离完成后，全身肝素化（3～4mg/kg），建立体外循环并降温至深度低温或极深低温。到达预定目标温度后，远端停循环，阻断所有头臂血管，开始选择性脑灌注。沿主动脉弓长轴方向切开主动脉弓，将所有头臂血管开口处的主动脉弓顶游离成一块血管岛（图 1），与人工血管行端侧吻合，重建头臂血管完成后，充分排气，恢复大脑血供。这种方法在欧美比较流行，主要优点是手术时间短，方法简便。但是存在几个问题：a. 头臂血管岛可能会发生瘤变。b. 吻合完成后如果吻合口后壁出血，则止血困难，可采用腔内岛状吻合法加以解决。c. 有一定的局限性。如果头臂血管开口处有破口或夹层，或头臂血管受夹层累及等情况，此法就不适用。②利用四分叉血管行全主动脉弓替换：亚洲地区特别是日本和中国大陆地区比较常用。游离血管及建立体外循环过程同主动脉弓岛状吻合法。到达目标温度后，阻断并切断头臂血管（如头臂血管受累，可适当多切除一部分），缝扎左锁骨下动脉残端，利用四分叉人工血管重建主动脉弓部，先将四分叉血管远端主干与降主动脉吻合，完成后开放远端，利用其中的 10mm 直径的分支血管恢复远端灌注。然后利用 8mm 直径分支血管先和左颈总动脉吻合，

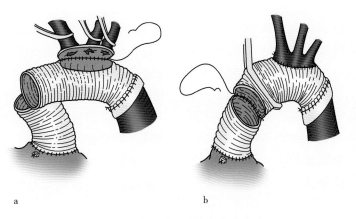

a　　　　　　　　　　b

图 1　全主动脉弓替换岛状吻合法

完成后排气开放，恢复双侧大脑供血后开始均匀复温。接着将四分叉血管近端主干与升主动脉行端端吻合，排气后开放，复苏心脏，恢复搏动性血流，然后依次重建左锁骨下动脉和无名动脉（图2）。此法下半身停循环时间短，适用于各种类型的主动脉弓部病变，病变清除彻底，术中止血方便。但西方国家医师认为该法存在操作比较复杂、体外循环时间长、非搏动性血流脑灌注时间等长缺点。

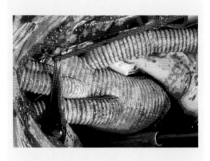

图2　四分叉血管全主动脉弓替换术

复合手术　有部分主动脉弓病变患者由于种种原因，比如高龄等，无法耐受开放性主动脉弓替换手术，可选择复合手术。主动脉弓复合手术包括两个部分：头臂血管转流术和主动脉弓覆膜支架腔内隔绝术。头臂血管转流有很多种方式有：升主动脉→头臂血管转流和头臂血管之间的转流。头臂血管之间的转流常见的有右颈总动脉→左颈总动脉→左锁骨下动脉转流，右腋动脉→左腋动脉转流，左颈总动脉→左腋动脉转流，右腋动脉→左颈总动脉→左腋动脉转流。这些转流手术的原则就是利用人工血管建立解剖外旁路，保障大脑和上肢的血供，同时为锚定区不足的主动脉弓部提供足够的锚定区，便于

覆膜支架的释放和固定。在覆膜支架释放前还需要注意，有些没能在近端结扎的转流靶血管其根部必须要封堵，以免发生内漏，使手术失败。复合手术可以Ⅰ期完成，也可以分期完成。但要注意，如果在头臂血管之间转流的情况下分期完成复合手术，间隔时间不能太长，否则转流血管会很快闭塞，起不到转流的作用。复合手术创伤小，手术时间短，给高龄、不能耐受开放性手术的患者提供了治疗方法。但是复合手术的长期疗效还不确定，尤其对于遗传性结缔组织疾病导致的主动脉弓病变和非特异性动脉炎患者不能采用本法。一般而言，能耐受开放性手术的患者还是应该尽量选择开放手术。

其他术式　主动脉弓替换的手术方法中还有一些其他术式，比如"arch first技术"和近年来出现的带分支支架的支架血管主动脉弓替换术。①先做弓部（arch first）技术：是由库丘科斯（Kouchoukos）等倡导，患者取平卧位，左胸垫高20°～30°，从第4前肋间双侧开胸，横断胸骨，同时显露整个主动脉弓和胸降主动脉，选用1根长直血管，用岛状吻合法先替换主动脉弓；主动脉弓替换完成后，同时阻断主动脉弓两端先恢复大脑灌注，然后再替换远端病变的胸主动脉，替换完成后恢复远端血流灌注，最后重建升主动脉完成手术。此法主要针对同时累及主动脉弓和胸降主动脉的弥漫性主动脉瘤或夹层瘤变，先重建主动脉弓，尽早恢复了大脑血供，并且Ⅰ期手术就能完成从主动脉根部到至横膈平面的胸降主动脉的替换，避免了二期手术。该术式创伤巨大，对呼吸系统的干扰非常大，库丘科

斯（Kouchoukos）报道，术后1/4的患者都发生了呼吸系统并发症。②带分支支架的支架血管主动脉弓替换术：随着主动脉支架血管的发展，日本和中国都开展了一些带分支支架的支架血管全主动脉弓替换术。该手术主要优点在于支架血管的分支血管内都带有支架，手术过程中将这些带支架的分支血管植入相应的头臂血管内，这样就避免了逐一吻合这些头臂血管，降低了主动脉弓手术的难度。但从日本学者的报道来看，该术式的内漏发生率较高，应该严格掌握手术适应证。

手术疗效　主动脉弓部替换术已经成为非常成熟的手术，治疗效果良好：国外文献报道的全主动脉弓替换术，患者平均年龄60～70岁，早期总死亡率为7.61%，脑卒中发生率为7.79%；国内报道全主动脉弓替换术，患者平均年龄40～50岁，早期死亡总率为4.81%，脑卒中发生率为9.11%。

（孙立忠　程力剑）

xiàngbí shǒushù

象鼻手术（elephant trunk procedure）治疗广泛主动脉瘤的一种手术。在行全弓替换时选择口径大小合适的人工血管（直径26～28mm，长约20cm），先向管腔内翻入8cm，然后将此血管送入降主动脉瘤腔内约10cm，近心端反折部用3-0 prolene与降主动脉近心端连续吻合，固定在主动脉壁上，远端在降主动脉腔内游离，因形状类似象鼻而得名。象鼻手术为广泛的胸主动脉瘤提供了较好的手术方法，为二期手术提供了简便的方案，成为一种标准的手术方式。但在近20年的应用中发现了一些缺点，象鼻（人工血管）在胸降主动脉腔内容易

扭曲、梗阻，甚至出现周围血栓，造成远端栓塞；等待二期手术期间的死亡等问题，心外科医师都在探讨一期手术的解决方案。T形切口或双侧前胸切口下行全胸主动脉替换术虽然是广泛胸主动脉瘤的一种治疗方法，但由于创伤大，手术操作复杂，仅在很少的医学中心开展。随着主动脉腔内修复术的进步，1996年日本的寸土（Suto，音译）等首先进行了正中开胸全主动脉弓替换加术中支架降主动脉植入术（stented elephant trunk procedure），2003年命名为硬支架象鼻技术（frozen elephant trunk technique），近年来得到了推广，并有替代传统象鼻手术成为治疗广泛胸主动脉瘤标准术式的趋势。这种手术是心血管手术和主动脉腔内修复术的结合，减少了手术操作的复杂程度，使部分患者避免了二次手术。2003年孙立忠教授也研制了术中自膨式支架血管（支架象鼻），并进行主动脉弓替换加支架象鼻手术（命名为Sun手术），治疗广泛的胸主动脉瘤和急、慢性A型主动脉夹层，取得了良好的手术效果。

手术适应证　升主动脉、主动脉弓和降主动脉均有瘤样病变的广泛胸主动脉瘤（图1）。

手术方法　①传统的主动脉弓部替换术加象鼻手术（图2）：胸部正中切口进胸，经腋动脉或股动脉和右房插管建立体外循环，先游离主动脉弓部和头臂血管，开始体外循环，降温至28～30℃，阻升主动脉，升主动脉根部插针灌注心脏停搏液，降温至鼻咽温20～22℃时，头低位，停循环，开放阻断钳，头臂血管和上腔静脉阻断，进行选择性或逆性灌注脑保护，在左锁骨下远端1cm横

断降主动脉，选择适当口径的人工血管（直径26～28mm，长约20cm），先向管腔内翻入8cm，然后将此血管送入降主动脉腔内约10cm，近心端反折部用3-0 prolene与降主动脉近心端连续吻合，固定在主动脉壁上，远端在降主动脉腔内游离形式"象鼻"。完成后将内翻的人工血管拉出，3支头臂动脉开口处剪成椭圆形片，拉出部分人工血管与头臂血管片对应部位也剪成相应大小的椭圆孔，用3-0 prolene连续吻合从术者远端开始，先缝后壁，再缝前壁。完成人工血管与头臂血管开口处的吻合，吻合完成后，弓部排气，阻断人工血管，恢复循环，复温，人工血管近心端与升主动脉或升主动脉的人工血管相吻合，完成象鼻手术。术后定期复查，如降主动脉瘤继续扩大，可在一期手术后3～6个月行二期手术，进行降主动脉替换术。②主动脉弓替换加降主动脉支架植入术：基本方法同上，分别阻断头臂动脉后，开放升主动脉阻断钳，切开主动脉弓，如有主动脉夹层，探查真腔、假腔及内膜破口，在左锁骨下动脉远端横断主动脉，如显露欠佳，可在左颈部动脉和左锁骨下动脉之间横断，向降主动脉内（或真腔内）植入直径26～30mm带支架的人工血管，支架近端人工血管与横断的降主动脉近心端用3-0聚丙烯线连续吻合，吻合完成后再行主动脉弓替换术。也可选用四分叉人工血管行主动脉弓部替换术，降主动脉植入带支架的人工血管后，降主动脉近心端、支架近端人工血管与四分叉血管主干远端吻合，而后通过一灌注分支插入动脉灌注管，排气后在四分叉人工血管上

分别阻断人工血管分支，恢复降主动脉循环，再依次完成左锁骨下动脉，左颈总动脉和无名动脉与相应分支的吻合，吻合一支开放一支，尽快恢复上肢和头部循环，待静脉血氧饱和度大于85%时开始复温，将分支人工血管主干近端与升主动脉做端端吻合，升主动脉排气后，复温到鼻咽温28℃，心脏复苏，常规停止体外

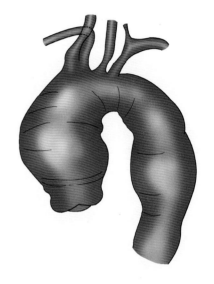

图1　广泛胸主动脉瘤

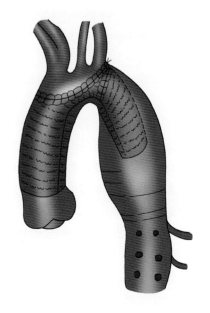

图2　象鼻手术

循环。止血后，放置心包，纵隔引流管，钢丝固定胸骨，逐层缝合切口，完成手术。

并发症 ①脊髓缺血和截瘫：是象鼻手术后的灾难性并发症，严重影响患者的生活质量。文献报道的截瘫发生率差异很大，在主动脉弓和象鼻手术后为1%～10%。治疗：脑积液引流降低脑积液压力，增加脊髓灌注压，改善脊髓供血。应用脱水剂，大剂量皮质激素。神经营养药物，高压氧治疗。功能康复，瘫痪肢体、膀胱、直肠功能的锻炼。中医治疗：针灸、按摩等。②急性肾衰竭：是胸主动脉瘤术后常见的并发症，在大动脉手术的发生率可高达13%～18%，术前有肾功能不全或肾病史，术后的发生率可高达32%。治疗：维持良好的血流动力学稳定和足够的血容量。继续应用利尿剂，小剂量多巴胺3～5ug/kg。出现水钠潴留或充血性心力衰竭，代谢性酸中毒，尿素氮大于60～80mg/dl，血肌酐高于6～8mg/dl，应尽早透析。预防性透析，无需严格限制入量和饮食，保持每天足够的营养和液体量，每天2500～3000ml液体，能量2000～2500kcal，有利于患者的康复和治疗。连续性肾脏替代治疗（continuous renal replacement therapy，CRRT）是1960年斯克里布纳（Scribner）提出的治疗概念，经过几十年的发展已经成为急性肾衰竭的有效治疗方法。也有学者将这一技术称为连续性血液净化（continuous blood purification，CBP），与血液透析相比，具有如下优点：血流动力学稳定，溶质清除率高，对重症心脏术后不能耐受血液透析的患者，有良好的耐受性，极少发生低血压和低灌注。连续、缓慢、等渗性超滤有利于血浆再充盈，肾素血管紧张素系统稳定，细胞外液渗透压稳定。清除体内多余水分和炎症介质，可满足患者摄入大量液体，为营养支持治疗及静脉用药提供了充足的保障。目前，据国外大的医学中心报道，CBP治疗已占重症急性肾衰竭治疗的80%～90%，患者肾功能恢复率到92.3%，血液透析组仅59.4%。

手术疗效 2008年岛村（Shimamuva，音译）等报道126例（平均年龄达67.8岁）主动脉弓替换加术中支架象鼻手术的患者，围术期死亡率仅3.2%，并发症脑卒中发生率5.6%，脊髓损伤发生率6.3%（截瘫3例，暂时性轻瘫5例），平均随访时间60.4±36.5个月，1、5、8年生存率分别是81.1%，63.3%和53.7%。孙立忠报道的500例急慢性A型主动脉夹层行主动脉弓替换加术中支架象鼻术，围术期死亡率3.6%。一过性脑损害发生率11.4%，截瘫发生率1.8%，呼吸功能不全发生率（呼吸机辅助呼吸时间大于48小时）10.2%，脑梗死3%，急性肾衰竭2%，临床效果良好。

（孙立忠 郑斯宏）

xiōngjiàngzhǔdòngmàiliú

胸降主动脉瘤（descending thoracic aortic aneurysm） 左锁骨下动脉至膈肌上的胸主动脉部位发生的动脉瘤。分为真性动脉瘤、假性动脉瘤和夹层动脉瘤等几种。

病因 依次为中层退行性病变、老年主动脉病变、主动脉夹层、马方综合征（Marfan syndrome）、埃勒斯－当洛斯综合征（Ehlers-Danlos syndrome）、感染、大动脉炎（Takayasu arteritis）以及创伤。

临床表现 大部分胸降主动脉瘤的患者可以长期没有症状，但瘤体进行性扩大时，将出现不同的症状。据统计首诊时约50%患者没有症状，半数患者在明确诊断时有不同的症状。常见症状有背部、肋部或腰部疼痛，多为钝痛或刺痛。上述疼痛多为持续性，可因呼吸运动或体力活动而加剧。

诊断 主要包括影像学检查和实验室检查。

影像学检查 包括CT、MRI、超声及主动脉造影等。CT检查是胸降主动脉瘤的首选检查方法，可显示动脉瘤的部位和范围，大血管分支和邻近脏器的影像，同时可显示矢状面、冠状面、斜位与三维图像。与CT扫描相比，MRI成像可以更清楚地从内膜和周围的组织中区分出动脉与静脉，并进行血流定量，精确度接近传统的血管造影。超声检查有助于评价主动脉瘤的形态与范围，可以广泛应用，费用较低，移动方便；但因其影像被肺组织重叠，诊断意义不大。主动脉血管造影可以确定动脉瘤的范围，血管分支的病变。缺点是大量造影剂的使用可引起肾脏损害，且导管置入后引起的附壁血栓脱落形成栓塞的危险。

实验室检查 包括血常规、尿常规、血脂、生化检查等。诊断价值包括：①协助明确胸主动脉瘤的性质、原因。如感染性动脉瘤可见白细胞增高、血培养阳性；梅毒性主动脉瘤的血清学检查阳性。②了解动脉瘤对全身主要脏器的累及情况，如肾动脉受累，尿检可见尿蛋白、大量红细胞等。③了解患者全身情况，如电解质、血糖、血气等情况，以确定是否适合手术治疗。

治疗 手术治疗是胸降主动脉瘤的主要治疗方法。其中动脉瘤切除、人工血管替换是主要的手术方式。胸主动脉瘤一旦明确诊断，如果直径大于50mm，无论有无症状，只要无手术禁忌证，均应及早进行手术治疗。胸主动脉瘤手术创伤大、风险高、并发症多，因此，在选择手术指征时，还要考虑：①患者年龄及一般情况，心、肺、脑、肝、肾等重要脏器功能情况，有无糖尿病、慢阻肺等严重慢性病。评价患者能否耐受手术。②胸主动脉瘤的部位，主要分支受累情况，有无动脉瘤破裂。③患者多为老年人，应充分考虑到患者的心理状态，家庭和社会关系等问题。严重的心、肺、脑、肝和肾功能不全，经非手术治疗无明显改善，全身情况极差者为手术禁忌证。此外，介入治疗即主动脉腔内修复术也是治疗胸降主动脉瘤尤其是降主动脉夹层的有效方法，但仍处于临床应用的早期阶段，尚需积累经验，逐步完善。

（孙立忠 李海洋）

xiōngjiàngzhǔdòngmài tìhuànshù
胸降主动脉替换术（descending thoracic aortic replacement）

用人工血管替换胸降主动脉的手术。是治疗主动脉瘤最有效的方法。胸主动脉瘤一旦明确诊断，直径大于50mm，无论患者有无症状，只要无手术禁忌证，均应及早进行手术治疗。

手术方法 首先根据瘤体累及范围选择切口，充分暴露术野，必要时可通过去除相应的肋骨以扩大术野；仔细游离主动脉，游离时应尽量靠近主动脉壁。注意鉴别并保护迷走神经、膈神经及左侧喉返神经，避免损伤肺动脉及食管。手术方式根据动脉瘤的位置及累及范围而定。利用血管阻断钳阻断血流，远端阻断钳应尽量阻断在与近端阻断钳相近的位置，以保存最多的肋间动脉血供。纵切瘤体前壁，清除血栓，缝闭瘤体内的肋间动脉开口（最多只能闭合前4对），在动脉瘤颈部，置换相应口径的人工血管。人工血管与主动脉近端应用3-0或4-0聚丙烯线连续缝合。如果自体组织薄弱，可于腔内垫毡条。近心端缝合完毕以后，如果需要，可将远端阻断钳向远端移位，并纵向扩大主动脉切口。远端吻合需要明确第6及第7胸椎以下的肋间动脉的位置及通畅情况。远端胸主动脉尽量斜行横断，以保存远端的肋间动脉。人工血管亦应剪成斜面与主动脉吻合，吻合方法同上。缝合将要完成时，开放远端阻断钳，排气打结。如病变累及全胸降主动脉，近端人工血管移植同上，胸8以下肋间动脉必须保留，其方法有：缝闭前4对肋间动脉开口，将以后各对肋间动脉开口处胸主动脉剪去前壁，保留带有肋间动脉开口处的后壁，将其重新缝合成为直径1~1.5cm管道，与人工血管一分支吻合，恢复脊髓灌注；或用电刀将低位肋间动脉及其周围主动脉壁游离为片状，同时拉直人工血管，在面向肋间动脉的部分开窗，使用3-0或4-0聚丙烯线与人工血管吻合（图）。此后，停止体外循环，应用鱼精蛋白中和肝素。

并发症 胸主动脉瘤手术创伤大、风险高、并发症多。主要并发症包括：①截瘫：胸降主动脉手术中需要阻断主动脉血流，不但增加左心负担，而且可引起远端重要脏器如脊髓、肝、肾等器官的缺血，尤其是脊髓组织，

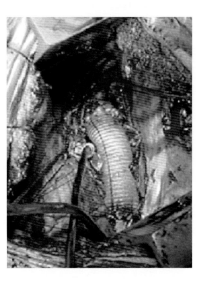
图 胸降主动脉替换术

最易受缺氧的损伤。脊髓的缺血损伤和术后截瘫是降主动脉手术后的灾难性并发症。文献报道，术后截瘫发生率4%~32%。主要原因是主动脉阻断时间过长以及瘤体大主动脉移植的范围广泛。深低温停循环（deep hypothermic circulatory arrest，DHCA）可以有效地降低神经系统和内脏缺血损伤的发生率。应用保护性的转流方法，重视肋间动脉的重建，可显著降低此并发症。②肾衰竭：胸主动脉瘤术后肾衰竭的发生率为2.8%~10.5%。多因术中肾动脉缺血与再灌注损伤所致。保护措施是术中下半身转流灌注，维持充足的灌注压和流量，术后避免使用肾毒性药物等。③术后出血：胸降主动脉瘤与胸内纵隔周围组织发生粘连或血管吻合不确切引起的吻合口出血，术后止血相当困难。预防措施为尽量少分离瘤体与周围组织的粘连，能够阻断即可，切开瘤体（破瘤而入）做腔内人工血管吻合，然后把瘤壁适当修剪后，缝合包绕人工血管。

（孙立忠 李海洋）

fùzhǔdòngmàiliú

腹主动脉瘤 （abdominal aortic aneurysm，AAA）

腹主动脉局部或弥漫扩张达正常段直径的50%及以上，或腹主动脉病变部位直径（横径或前后径）在3cm及以上的动脉瘤（图）。

分类 依据解剖结构，腹主动脉瘤分为真性动脉瘤（动脉壁全层变薄扩张）、假性动脉瘤（动脉壁由于锐性或钝性创伤，造成动脉壁全层破损，血液自此破口流出而被主动脉邻近的组织包裹而形成血肿，血肿边缘渐渐机化形成瘤体外壁）和夹层动脉瘤（血流经主动脉内膜破口进入主动脉中层，将主动脉壁一分为二并向腹主动脉长轴方向延展，动脉壁因而薄弱扩张），其中真性动脉瘤发病率占95%以上。依据病变累及部位，腹主动脉瘤又分为两大类：①肾动脉水平以上的高位腹主动脉瘤，可累及肾动脉、肠系膜上动脉和腹腔干，如果累及胸主动脉则称为胸腹主动脉瘤。②肾动脉水平以下的腹主动脉瘤称为肾下型腹主动脉瘤，必定累及肠系膜下动脉，还可累及双髂动脉，占总体发病率95%以上。通常所指的腹主动脉瘤说的就是肾下型腹主动脉瘤。

病因及发病机制 目前病因还不十分清楚，动脉硬化、马方综合征（Marfan syndrome）、埃勒斯-当洛斯综合征（Ehlers-Danlos syndrome）（Ⅳ型）、感染、创伤以及某些遗传倾向等都与腹主动脉瘤的发生密切相关，临床上常见的危险因素有吸烟、高血压、高脂血症、长期便秘以及慢性阻塞性肺疾病等，各种因素引起腹主动脉壁的弹力纤维和胶原纤维断裂、变性、坏死、减少，进而导致动脉壁变薄扩张，形成动脉瘤。

病理生理 由于动脉血流压力冲击，使动脉瘤逐渐扩大，并可压迫邻近器官，甚至侵蚀腰椎或向体表膨出，成为搏动性肿块。在膨大的瘤部，血流减慢，形成涡流，可产生附壁血栓。根据拉普拉斯（Laplace）定律，管壁的负载压力与瘤体的半径成正比。瘤体的直径越大，则其破裂的危险性越大。据统计，根据腹主动脉瘤直径，12个月内腹主动脉瘤破裂风险率分别为：40～49mm为1%；50～59mm为1%～11%；60～69mm为10%～22%；>70mm为30%～33%。

临床表现 腹主动脉瘤多见于男性，男女之比为（7～10）:1，平均年龄60岁以上。多数患者无任何自觉症状，偶尔患者自己或被医师检查发现位于脐周部有搏动性肿块，有的患者诉偶有腹痛或腹胀不适。当腹痛明显并涉及腰背部时，提示动脉瘤已压迫或侵蚀邻近组织。如腹痛突然加剧，往往是动脉瘤破裂的先兆或已破裂。瘤体破裂是腹主动脉瘤的致命并发症，先形成腹膜后血肿，继而破向腹腔，患者因失血性休克而死亡。腹主动脉瘤还可破入十二指肠形成主动脉十二指肠瘘引起消化道大出血。也可破入下腔静脉形成主动脉-腔静脉瘘。几乎所有腹主动脉瘤内都有附壁血栓，血栓可机化、感染或脱落。血栓脱落可引起远端的动脉栓塞。

诊断与鉴别诊断 结合临床症状和体征，通过B型超声和CT检查，腹主动脉瘤的诊断并不困难。具有高危因素的中老年人定期体检有助于早期发现较多临床上无任何症状，而瘤体尚小的腹主动脉瘤患者。但腹主动脉瘤有时需与胰腺肿瘤、后腹膜肿瘤、后腹膜纤维化、肠系膜淋巴结结核及腹主动脉伸长迂曲等相鉴别。胰腺肿瘤或后腹膜肿瘤可有矢状向传导的搏动感，而腹主动脉瘤则有膨胀性搏动感；伸长迂曲的腹主动脉常位于腹中线的左侧，易推动，而腹主动脉瘤位于脐周中线并向两侧扩张，瘤体较固定。B超、CT和MRI等检查均有助于区分鉴别。

（孙立忠）

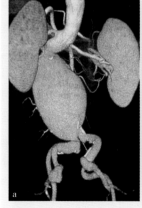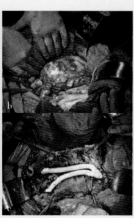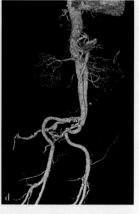

图　腹主动脉瘤

a. 腹主动脉瘤CT影像；b. 腹主动脉瘤；c. 腹主动脉瘤切除并人工血管替换；d. 术后腹主动脉复查CT影像

fùzhǔdòngmài tìhuànshù

腹主动脉替换术（abdominal aortic replacement）

用人工血管替换病变的腹主动脉的手术。

手术适应证 ①有腹痛、腰背痛或伴有泌尿系、消化道症状的（破裂前期）或破裂性腹主动脉瘤。②影像学检查动脉瘤直径大于5cm。4～5.0cm直径的腹主动脉瘤应半年随诊1次，若动脉瘤直径半年增加0.5cm；4cm直径以下的动脉瘤，6周增加0.7cm或1年增加1.0cm者。③动脉瘤附壁血栓脱落引起远侧动脉栓塞并有缺血症状者。④并发腹主动脉瘤肠瘘、腹主动脉瘤下腔静脉瘘或动脉瘤感染者。

手术禁忌证 ①心、肺、肾、肝、脑功能不全，不能耐受手术，或半年内发生心肌梗死者。②同时患有恶性肿瘤或其他致命性疾病，预计患者生存期不超过两年者。

手术方法 腹主动脉瘤切除、人工血管移植术预期的效果都是防止破裂并保持动脉的通畅。手术方法是动脉瘤切除加人工血管或自体血管移植。动脉瘤不是肿瘤，动脉瘤切除也不是真正的切除，或者说仅仅是形态上的消除肿块，而瘤壁无需切除，实际上是在阻断动脉瘤近远端血流后，打开瘤壁，在腔内做血管移植或跨过病变部位做旁路移植以恢复动脉的通畅。动脉修补仅适用于假性动脉瘤的部分病例，用于创伤性动脉瘤效果较好，感染性动脉瘤的动脉破口附近的动脉由于炎症、水肿和变性已失去正常结构和强度，单纯修补术后有可能破裂复发。

切口选择 腹主动脉瘤切除、人工血管移植术多数选择经腹入路。可取腹部正中纵行切口，或者取左侧或者右侧腹膜外入路完成。经腹腔切口显露方便、快捷，但是术后由于上腹部创口疼痛抑制呼吸运动，发生呼吸道感染和衰竭的概率比较大。脐上或者脐下的横行切口虽然比较费时间，术后肺部并发症的概率却比较小。左侧腹膜外切口显露肾动脉上下方的主动脉都很满意. 但是难显露右侧髂动脉和肾动脉，操作时需将所有内脏柔和地牵拉向右侧。若需要显露内脏，可以随时切开腹膜。一部分血管外科医师认为此入路术后所需输液量比较少，肺部并发症和肠梗阻的发生率都比较低。有腹部手术史、结肠造口、马蹄肾、炎性腹主动脉瘤、可能做肾动脉上方吻合口或者内膜切除以及其他特殊需要等，可经腹膜外入路。

经腹途径 剖腹后迅速触摸和显现腹主动脉，以证实腹主动脉瘤的诊断。然后全面探查肝、胆、胰及胃肠，如发现伴有原先未估计到的病变，则视其性质而决定动脉瘤手术是否进行。如为晚期恶性肿瘤或急性感染性疾病，应终止手术。显露瘤体近端的腹主动脉，游离动脉瘤远端两侧髂总动脉的前和内、外侧壁，以备置阻断钳。瘤体内注射肝素20～40mg，用无损伤血管阻断钳于动脉瘤近侧肾动脉远侧阻断动脉瘤血供，纵行切开动脉瘤体前壁，去除附壁的血栓和动脉硬化斑块，从瘤腔内缝扎出血的腰动脉和骶正中动脉开口。瘤颈部主动脉做前半周环状切断，双侧髂总动脉同样处理，保护髂总静脉。取合适的直型或分叉型人工血管进行移植，采用双头针3-0聚丙烯线做连续外翻端端缝合。同样方法用双头针5-0聚丙烯线做人工血管右髂支与右侧髂总动脉吻合，主动脉钳重新钳闭，完成吻合并打结。缓慢松开和取除主动脉、髂总动脉阻断钳，同时将阻断钳呈切线位置，置于另一髂支的基部，以恢复缝合下肢的血流。同样方法将人工血管另一支与左侧髂总动脉吻合。

经腹膜后途径 取左肩抬高45°～60°，而臀部相对水平的体位，多采用自脐与耻骨联合中点沿腹直肌外侧缘向上延伸至第11或12肋间的切口（图）。由于脾脏较肝脏易于游离，一般采用左侧切口显露。如需显露右髂动脉，切口下端可延伸至右下腹，或另行右下腹切口显露。肾动脉下腹主动脉瘤可经肾前间隙显露腹主动脉，而邻近肾动脉或肾动脉上的腹主动脉瘤可采用肾后间隙途径。右髂动脉可在打开瘤体后插入球囊导管阻断。人工血管移植同经腹膜途径。吻合后如无法确定肠道血供状况，可打开腹膜观察。

腹主动脉瘤破裂的急诊处理 腹主动脉瘤破裂如果不及时手

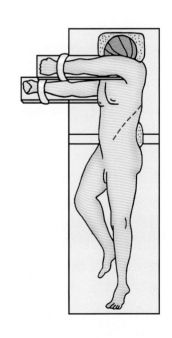

图 经腹膜后途径体位和切口

术近期病死率几乎100%。一旦确断，必须立即手术。手术时已经陷入失血性休克的患者，即使手术成功，术后心、肾、肺和脑等脏器并发症的发生率也远较选择性手术的患者高，生存率仅在60%左右。年龄和其他合并症不是动脉瘤破裂急诊手术的绝对禁忌证。腹主动脉瘤破裂急诊手术的关键是立即通过输血输液进行抗休克治疗，同时尽快完善术前准备，第一时间送入手术室手术，而手术的关键同样是解剖和控制瘤颈近端的腹主动脉。来得及进手术室的患者的出血基本上是限于腹膜后，手术步骤与选择性手术相同。如果血肿非常广泛，无法显露瘤体近端腹主动脉，应先经过小网膜腔显露和控制膈下腹主动脉，然后大胆解剖肾下腹主动脉并用动脉钳控制，再移除膈下的动脉钳。由于血肿已经将主动脉壁与后腹膜分离，游离动脉瘤的步骤反而比较容易。

肾上型腹主动脉瘤的手术治疗　如腹主动脉瘤累及至少一侧肾动脉且瘤体上极仍位于膈肌以下者，称为肾动脉上腹主动脉瘤，临床上占腹主动脉瘤不足5%。但由于手术操作复杂，死亡率较高（4%～10%）。手术指征以瘤体直径为判断标准时，应较肾动脉下腹主动脉瘤大1cm。手术多采用克劳福德（Crawford）法。一般取左侧腹膜后途径切口或正中切口，经肾后间隙显露腹主动脉，必要时可打开膈肌以利显露。近端阻断部位视瘤体上极的位置及腹主动脉硬化程度而定：如瘤体未累及肠系膜上动脉，且肾动脉与肠系膜上动脉间的腹主动脉无严重硬化表现，则可于此处阻断腹主动脉，否则应阻断在腹腔干上方。如瘤体累及腹腔干及肠系膜上动

脉时，应在完成近端吻合口后，剪取包括腹腔动脉、肠系膜上动脉及右肾动脉开口的腹主动脉补片回植于人工血管上，然后再将左肾动脉单独回植于人工血管。对于位置较低的肾动脉上腹主动脉瘤，可斜向阻断于右肾动脉下方，仅需回植左肾动脉。近端吻合完成后，应将阻断钳移至肾动脉下方的人工血管上，再行远端腹主动脉或髂动脉吻合。肝、小肠及肾一般能耐受30～45分钟的缺血时间。术中可用冰盐水灌注肾动脉及肠系膜上动脉以减少脏器的缺血损伤。由于近端阻断位置较高，术中血流动力学有较大波动，故对麻醉的要求较高。

术后处理　①密切注意腹部体征变化，以及时发现内出血。注意观察下肢颜色、温度变化，检查足背、胫后动脉搏动之强弱，预防下肢动脉栓塞。②及时检查肝肾脑功能，发现异常，及时处理。③腹主动脉重建后，因动脉口径粗大，血流速度快，手术后一般不用抗凝血药物、抗血小板药物和溶血栓药物。④应用广谱抗生素至体温、血象正常3天停用。⑤术后卧床（平卧）1周，翻身时躯干应保持平衡，避免躯干扭曲而撕裂吻合口。卧床期间留置导尿管，下床活动后再拔除。1个月内避免剧烈活动，防止吻合口撕裂。⑥持续胃肠减压，避免腹胀。补充营养，每日热卡在35kcal/kg以上，复查血象、肝功等纠正贫血及低蛋白血症。术后一般禁食至少3天，待排气后进少量流质，7天后逐渐恢复正常饮食。同时可给予增加胃肠动力药物和调节肠道菌群药物。

并发症　腹主动脉替换术的常见并发症有出血、感染、周围脏器损伤、多脏器功能衰竭、下

肢动脉缺血、乙状结肠缺血、吻合口假性动脉瘤、心脑血管缺血性损害等。

手术疗效　腹主动脉瘤手术治疗对于大多数腹主动脉瘤患者是安全的。目前报道的择期手术围术期死亡率为0.9%～2.5%不等。

（孙立忠）

xiōngfùzhǔdòngmàiliú

胸腹主动脉瘤（thoraco-abdominal aortic aneurysm）

自左锁骨下动脉以远，至髂动脉分叉范围内，特别是扩张累及膈肌水平及其附近的主动脉瘤。

病因及发病机制　动脉壁中层的退行性变和夹层是胸腹主动脉瘤的两个主要病因。而前者包括非特异性的主动脉壁中层退行性变，和先天性结缔组织病变（如马方综合征、埃勒斯－当洛斯综合征，其主动脉壁中层先天薄弱）。此外，大动脉炎、主动脉缩窄、感染也可以导致胸腹主动脉瘤。通常把动脉瘤的病因归结为动脉硬化。虽然临床上动脉瘤和动脉硬化经常并存，但实质上动脉瘤首先是由于年龄的增长，主动脉壁中层的弹性蛋白断裂，胶原纤维纤维化，动脉壁的完整性和强度遭到削弱。加之内膜硬化，使整个动脉壁发生退化，进而引起主动脉扩张，甚至破裂。主动脉夹层是由于主动脉内膜撕裂后，血流冲入主动脉壁，使动脉壁内外层剥离而形成真假腔。薄弱的外膜则容易瘤样扩张，甚至破裂。穿透性主动脉溃疡和壁内血肿是两种特殊的情况。穿透性主动脉溃疡是动脉壁内膜的动脉硬化斑块破裂形成溃疡，进而穿透主动脉壁。可进一步发展成为主动脉夹层。壁内血肿是主动脉壁内血肿，而内膜完整。壁内血肿若不

断累积，有可能发展为主动脉夹层。假性动脉瘤多见于胸部钝器伤后，或者是胸腹主动脉的手术或主动脉缩窄介入治疗的并发症。

病理分型 根据胸腹主动脉瘤扩张累及的范围，克劳福德（Crawford）将胸腹主动脉瘤分为五型。①Ⅰ型：累及胸降主动脉全程，肾动脉以上。②Ⅱ型：累及胸腹主动脉全程。③Ⅲ型：累及远端胸主动脉（T_6 平面以下）及腹主动脉全程。④Ⅳ型：累及腹主动脉全程，包括内脏动脉（膈肌平面以下）。⑤Ⅴ型：累及下段胸降主动脉（T_6 平面以下），肾动脉以上（图）。

临床表现 胸腹主动脉瘤患者通常无任何症状。帕内东（Panneton）和奥利耶（Hollier）报道约43%的胸腹主动脉瘤患者无症状，其中大部分患者是在进行不相关的影像学检查时偶然发现；但是在破裂前仍然有各种各样的临床表现。帕内东和奥利耶报道的57%有症状患者中，9%的患者动脉瘤已经破裂，其最常见症状是两侧肩胛骨之间的背部疼痛。而其他患者的主要症状之一是压迫症状。如果主动脉裂孔处的动脉扩张，压迫周围组织会引

起前后心痛；如果动脉瘤压迫气管或支气管会引起喘鸣，咳嗽，咯血；如果压迫食管，会引起吞咽困难，消化道梗阻，消化道出血；弓远端的动脉瘤压迫喉返神经会引起声嘶；此外胸椎和腰椎受压也会引起背痛，同时引起脊柱不稳。另一个主要症状是神经系统症状，由于肋间动脉或脊髓动脉血栓栓塞导致截瘫或下肢轻瘫，这在急性主动脉夹层的患者中最常见。另外，动脉瘤远端的脏器或肢体的栓塞也是较常见的症状。

诊断与鉴别诊断 ①CT能够合成矢状位，冠状位的图像，还可构建三维立体影像，提供动脉瘤的大小、范围、毗邻关系，分支情况等信息，以利于制订治疗方案，是当前诊断动脉瘤的首选手段。但它存在造影剂肾毒性，和放射线辐射的缺点。②磁共振血管造影（MRA）也可为动脉瘤诊断提供可靠的依据，无肾毒性和放射性，但检查时间长，某些急性患者不能耐受；价格昂贵；对身体内有金属植入物的患者是禁忌。血管造影由于需要大量造影剂，增加了肾毒性；导管的操作增加了血栓脱落栓塞和夹层破

裂的可能性，在动脉瘤的诊断中退居次要地位。但在一些特殊情况下，如需要了解冠状动脉情况，处理分支血管，无创检查不能提供详细信息或存在禁忌，考虑应用介入或复合手术治疗时，可采用这一方法。

治疗 主要治疗方法是手术，主动脉腔内修复和复合手术。治疗方法的选择主要取决于动脉瘤本身的病理情况，以及患者对手术的耐受性。用常规的手术方法切除病变的主动脉，置换人工血管，重建重要脏器的血供。该方法效果明确，是治疗胸腹主动脉瘤的最主要手段；但该方法创伤大，手术风险高，国内只有少数医疗机构可以开展。

主动脉腔内修复术 即介入治疗，具有创伤小，近期死亡率和并发症发生率低的优点，适用于Stanford B型夹层，外伤性，霉菌性等病变范围相对局限的胸腹主动脉瘤，以及动脉瘤急性破裂的抢救。特别是对于术前心、肾等功能异常，或老年等手术耐受性差的患者。适合的病理解剖结构是主动脉腔内修复成功的关键。瘤颈锚定区过短，主动脉过度成角，广泛的血栓形成，动脉壁严重钙化、狭窄，慢性夹层真腔过小，病变累及分支广，马方综合征等都是腔内修复的禁忌证。此外，主动脉腔内修复术的远期结果还不清楚。临床上已遇到一些介入治疗的患者支架两端出现假性动脉瘤，或者瘤体继续扩大，需外科手术的病例。

复合手术 适应证介于外科手术和介入治疗之间。但由于胸腹主动脉瘤的病情复杂，涉及的内脏分支血管多，因此，复合手术在腹主动脉瘤的治疗中应用较少。

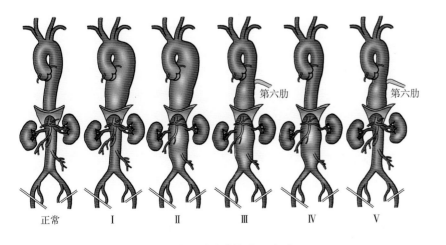

正常　　Ⅰ　　Ⅱ　　Ⅲ　　Ⅳ　　Ⅴ

图　胸腹主动脉瘤的病理分型

预后 随着手术技术的成熟与完善，胸腹主动脉瘤手术的围术期死亡率在 3% ~ 15%；5 年生存率可达 60% ~ 74%。造成术后早期死亡的主要原因包括心力衰竭、急性心肌梗死、出血以及神经系统并发症等。远期死亡的主要原因包括心力衰竭、新发动脉瘤破裂、再次大动脉手术、肾衰竭及呼吸衰竭等。胸腹主动脉瘤患者存在其他节段动脉新发动脉瘤的风险。此外由于动脉壁薄弱，吻合口处的动脉壁可能形成假性动脉瘤。为避免这些潜在危险导致的致命事件，建议患者每年复查 CT 或 MRA，以期及时发现病变，择期手术治疗。

（孙立忠 白 涛）

xiōngfùzhǔdòngmài tìhuànshù

胸腹主动脉替换术 (thoracoabdominal aortic replacement)

用人工血管置换病变的胸腹主动脉的手术。

手术适应证 对于无症状的患者，手术与否主要取决于动脉瘤的直径。当动脉瘤的直径超过 5cm 或动脉瘤直径每年增长超过 1cm 时，建议患者择期手术。对于存在结缔组织缺陷的患者，如马方综合征，要放宽手术指征。然而对于存在症状的患者即使没有达到上述指标，由于临床症状通常提示动脉瘤破裂的风险，特别是突发的新的疼痛症状往往是破裂先兆，因此要尽快完善术前检查，紧急手术。慢性主动脉夹层导致的脏器缺血也是胸腹主动脉手术的指征。同时对于急性主动脉夹层基础上发展的胸腹主动脉瘤，由于存在破裂倾向，需要进行抢救手术。

手术禁忌证 由于手术创伤极大，因此，高龄，或有重要脏器功能不全，心脏及升主动脉近端病变需要治疗而不能耐受手术的，都是手术禁忌。此外，动脉瘤急性破裂通常没有抢救的机会。对于出血暂时局限的，由于开胸减压后会造成致命性的大出血，因此也是手术禁忌。

手术方法 包括以下几种。

左心转流胸腹主动脉替换术 经胸腹联合切口进胸，首先游离弓降部降主动脉（图1）。然后在动脉瘤近端套阻断带。全身肝素化，经左下肺静脉和左侧股动脉插管建立体外循环。也可以选用左心房和瘤体远端降主动脉插管。左心转流后于瘤体的近端和远端分别置阻断钳。于瘤颈处横断降主动脉，纵行剖开瘤体，清除腔内血栓或游离内膜片。缝扎开放的肋间动脉。选择适当直径的人工血管，行降主动脉近端与人工血管端端吻合。吻合完毕将近端阻断钳移至人工血管，从而检查近端吻合口有无出血。确认腹腔脏器分支，应用左心转流选择性持续氧合血灌注腹腔干和肠系膜上动脉。间断行肾脏灌注。同时重建下位肋间动脉。将近端阻断钳移至肋间动脉吻合口以远，恢复脊髓血供。此后依次重建腹腔各动脉分支，恢复腹腔脏器供血。最后完成人工血管远端与降主动脉远端的端端吻合。开放阻断钳，恢复下肢供血。

应用四分叉血管深低温分段停循环胸腹主动脉替换术 胸腹联合切口充分显露全胸腹主动脉。动脉灌注采用单泵双管。肝素化后，经左侧髂总静脉和髂外动脉分别插入二阶梯静脉管和动脉插管建立体外循环。经心尖或肺静脉安放左心引流，并行循环，降温。选择适当直径的四分叉人工血管（图2）。待鼻咽温降至 20~18℃，直肠温降至 26~24℃，头枕冰帽，减体外循环流量至全流量一半。于肺门水平阻断降主动脉，上半身停循环，自左锁骨下动脉开口远端横断主动脉。连续缝合完成主动脉近端与四分叉人工血管主血管端端吻合。近端

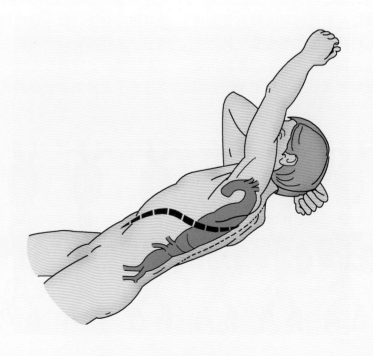

图1 手术采用胸腹联合切口

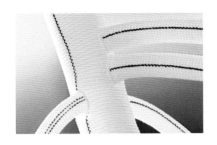

图2 术中使用的四分支人工血管

吻合完成后，将另1根动脉插管插入四分叉血管10mm分支血管，阻断人工血管主血管和其他3根分支血管，充分排气后，开放该灌注管，恢复上半身灌注。逐步恢复全流量。于腹腔动脉近端阻断降主动脉。纵行切开阻断钳近端瘤体，清除血栓或夹层内膜片，切除多余瘤壁。将有肋间动脉开口的胸降主动脉和腹主动脉上段重新缝合成一管道，再与四分叉血管的8mm分支端端吻合，充分排气后，开放该分支，恢复脊髓供血。体外循环流量减至全流量一半，阻断髂外动脉插管，下半身停循环。切开余下瘤体。确认腹腔脏器分支。将腹腔干动脉，肠系膜上动脉，右肾动脉开口游离成岛状血管片，与主血管远端吻合。将左肾动脉单独与另一8mm分支血管端端吻合。充分排气，开放主人工血管，8mm分支血管，恢复腹腔脏器供血。将人工血管的1支10mm血管与左髂总动脉行端端吻合。开放左髂外动脉动脉插管，阻断灌注人工血管的动脉插管。将该10mm分支血管与右髂总动脉端端吻合。

常温下非体外循环胸腹主动脉替换术　胸腹联合切口充分显露全胸腹主动脉。肝素化，经左侧髂总静脉插入静脉管以备输血。

准备好人工血管后阻断左髂总动脉，将人工血管的1根10mm分支血管与左髂总动脉端侧吻合。阻断该分支血管，开放髂动脉。于左锁骨下动脉以远弓降部置近端阻断钳，于瘤颈处以远置远端阻断钳。胸以下停循环。于两把阻断钳之间横断降主动脉。连续缝合，行降主动脉近端与四分叉血管主血管端端吻合。阻断四分叉血管主血管远端及其余3个分支，充分排气后，开放吻合口近端阻断钳，和连接髂动脉的分支血管，恢复全身循环。于腹腔干动脉近端阻断降主动脉。于阻断钳近端横断腹主动脉，并纵行切开瘤体，清除血栓或夹层内膜片，切除多余瘤壁。将有肋间动脉开口的胸降主动脉和腹主动脉上段重新缝合成一管道，再与四分叉血管的8mm分支端端吻合，充分排气后，开放该分支，恢复脊髓供血。于髂动脉分叉上方阻断腹主动脉。于左肾动脉后方纵行切开余下瘤体。清除血栓或血管内膜片，确认腹腔脏器分支。将腹腔干动脉，肠系膜上动脉，右肾动脉开口游离成岛状血管片，与主血管远端吻合。排气后，开放四分叉主血管，恢复上述脏器的血供。将左肾动脉单独与另1根8mm分支血管端端吻合。充分排气后，开放该分支血管，恢复左肾供血。分别阻断双侧髂动脉，切断髂动脉。将另1根10mm分叉血管与右髂动脉端端吻合。排气后开放右髂动脉，恢复右下肢血流。随后连续缝合左髂动脉近端。

并发症　①截瘫：胸腹主动脉替换术的截瘫发生率为3.6%。其中以Ⅱ型病变最多见，为6.3%。患者也可由于重建的肋间动脉血栓形成，或为止血，术中

应用大量止血药物导致迟发截瘫。截瘫的治疗措施包括脑脊液引流，降低脊髓蛛网膜下腔的压力，给予激素治疗，应用甘露醇脱水治疗。避免低氧血症和贫血。保持较高的血压，以维持肋间动脉的灌注压。若是肋间动脉血栓形成导致的截瘫，可给予低分子肝素抗凝治疗。②肺损伤：胸腹主动脉瘤通常会压迫肺脏，并与之紧密粘连。因此在游离动脉瘤的过程中会造成肺损伤。而且在手术过程中反复牵拉，挤压肺组织也会造成肺内组织损伤，引起肺出血，甚至导致窒息。由于动脉瘤的压迫，很多患者术前就存在肺不张，而且可能已经发生实变，肺功能受损。再加上手术打击，术后很多患者在48～72小时或更长时间之内会出现低氧血症，呼吸机带管时间延长。此外，这些患者术后呼吸道分泌物增加，同时由于伤口长咳嗽无力，常引起气道阻塞，二氧化碳潴留，或肺部感染。③肾衰竭：也是常见的并发症之一。胸腹主动脉替换术后，需要透析治疗的肾衰竭发生率可达5%～15%。很多患者患有多年的高血压，动脉硬化，术前肾功能不全。并且高龄也是术后肾衰竭的高危因素。④出血：胸腹主动脉替换术手术创面大，肝素化后，术中渗血多。若是采用深低温停循环，患者的凝血机制受到很大影响，给止血带来很大挑战。同时胸腹主动脉瘤的患者主动脉壁通常很脆弱，术后的高血压有可能使缝线切割动脉壁造成严重的甚至是致命的出血，以及假性动脉瘤。腹腔出血可能会因为肠道挤压住引流管，引流不畅，而变得隐蔽。往往要结合血色素的降低，肠道麻痹，过度胀气等腹部临床症状综合判断。一

且发现有严重的术后出血，应立即开胸开腹探查。⑤肠麻痹：患者开腹后48~72小时，通常出现肠麻痹。若长时间腹胀得不到缓解，会对呼吸功能，伤口愈合，以及营养产生不利影响。过度腹胀甚至引起肠道菌群转移，造成感染。因此术后常规胃肠减压，禁食水，绑腹带。必要时留置肛管排气，温盐水或甘油灌肠，也可应用针灸等治疗帮助肠道功能恢复。患者生命体征允许，应尽早下地活动。⑥感染：是致命的并发症。由于手术创伤大，患者术后抵抗力低下，很容易并发全身感染或呼吸道感染。此外由于术后患者卧床时间长，伤口容易受压，导致伤口感染。因此术后应加强护理，采取各种方法积极预防感染。⑦食管损伤：属于较罕见的并发症，但是其预后极其凶险。在慢性动脉瘤的患者，由于瘤体扩张，压迫食管，血管壁与食管壁之间粘连，再加上长期的动脉瘤压迫，食管壁变薄，在分离过程中很容易误伤，而且不易发现。一旦发生食管损伤，应充分引流，胃肠减压，禁食水，加强营养支持。待急性期过后，二期修补。⑧脑并发症：严重动脉硬化的患者，钳夹主动脉弓和锁骨下动脉有可能造成动脉硬化斑块脱落，导致脑部栓塞。另外，深低温停循环的患者，由于开放近端，动脉瘤的附壁血栓脱落和气栓是造成脑血管意外的常见原因。⑨心脏并发症：合并有原发心脏病变，但急于先行胸腹主动脉手术的患者容易发生。加强围术期心血管用药，积极预防。但更重要的是，在条件许可的情况下，尽可能先行心脏或升主动脉手术。

(孙立忠 白 涛)

quánzhǔdòngmàiliú

全主动脉瘤（entire aortic aneurysm） 瘤体累及全程主动脉，即累及主动脉根部、升主动脉、主动脉弓部、胸降主动脉直至腹主动脉分叉处的动脉瘤。约占主动脉瘤的4%。克劳福德（Crawford）报道4170例主动脉瘤患者，其中全主动脉瘤占165例。与单纯胸主动脉瘤修复手术相比，手术风险高，神经系统并发症多。全主动脉瘤是心血管外科医师最棘手的挑战，需替换主动脉根部、升部、主动脉弓部、降主动脉和腹主动脉，术中需保护多个重要器官，手术风险大，死亡率及并发症发生率均很高。

病因、病理及发病机制 全主动脉瘤表现为全程主动脉瘤样扩张，其发病机制尚不明确。可能与主动脉退行性变，遗传性结缔组织病〔如马方综合征（Marfan syndrome）、洛伊-迪茨综合征（Loeys-Dietz syndrome）、埃勒斯-当洛斯综合征（Ehlers-Danlos syndrome）、特纳综合征（Turner syndrome）和多囊肾〕及炎性疾病（如大动脉炎，即川崎病）等有关。其高发危险因素为先天性遗传性结缔组织病及慢性主动脉夹层假腔的持续扩张。一般认为，中层（弹性蛋白、胶原）与外膜（胶原）共同维持主动脉壁的完整性。由于遗传或后天性因素的作用，导致平滑肌细胞凋亡及合成细胞外基质减少，弹性蛋白和胶原蛋白降解，由于弹性蛋白丢失引起，血管中层减弱导致主动脉扩张，由于胶原重塑导致主动脉壁增厚。当胶原蛋白和（或）弹性蛋白功能障碍，主动脉壁不能耐受动脉张力，便导致动脉瘤。

遗传性结缔组织病 马方综合征是最常见的先天性遗传性结缔组织疾病。马方综合征的病因主要是FBN-1基因突变（亦有TGFBR2基因突变）导致的细胞外基质微丝蛋白缺陷，进而导致弹性蛋白的异常；影响骨骼、心脏、肌肉、韧带和结缔组织。当胶原蛋白和（或）弹性蛋白功能障碍，主动脉壁不能耐受动脉张力，主动脉扩张，导致动脉瘤。与马方综合征相比，洛伊-迪茨综合征（Loeys-Dietz syndrome）发病年龄更小，病情进展迅速，是以TGF-β受体突变为特征的遗传性结缔组织病，导致下游细胞因子TGF-β表达增多，引起胶原表达增多，弹性蛋白减少及摆列紊乱。

慢性主动脉夹层 部分全程主动脉瘤与慢性主动脉夹层有关。①慢性Stanford A型主动脉夹层：未经手术治疗的少部分急性A型夹层可转变为慢性夹层，原发破口未闭合，或部分A型夹层患者仅进行升主动脉替换，主动脉弓及其远端还存在破口，这两种情况均可导致假腔持续开放，假腔压力增高，引起主动脉假腔持续扩张而发展为全程主动脉瘤。②慢性B型主动脉夹层同时合并主动脉弓近端主动脉瘤：部分B型主动脉夹层患者经积极保守治疗，症状缓解，转变成为慢性夹层，假腔持续开放是主动脉瘤形成的重要因素，同时主动脉弓及其近端由于多种原因也存在主动脉瘤样扩张，进而导致全程主动脉扩张。

大动脉炎 又称川崎病，是炎性动脉疾病。指主动脉及其主要分支的慢性进行性非特异的炎性疾病，一般引起多处动脉闭塞，年轻女性多见，其确切机制尚不明确。病理主要表现为外膜和中膜外层炎性和瘢痕改变，内膜增厚，纤维化，进而导致动脉壁增厚，引起动脉管腔狭窄、闭塞，少部分患者表现为动脉扩张。主动脉瘤样扩张较少见，最常见的累及部位是胸降主动脉和胸腹主动脉，部分全主动脉瘤患者与大动脉炎有关。

临床表现 主动脉瘤患者早期多无症状，部分患者由于体检、其他原因行胸部 X 线或计算机断层成像（CT）时发现。随着主动脉扩张瘤体增大，患者可表现为疼痛或压迫、牵拉或侵蚀毗邻器官组织症状。①疼痛：一般表现为慢性持续性的与瘤体部位相关疼痛，如主动脉弓部巨大瘤体可导致颈部或颌部疼痛，巨大胸降主动脉瘤可导致背部、肩胛骨和（或）左肩部疼痛。疼痛性质改变提示瘤体积迅速增大或主动脉破裂征象。突发的急性胸背腹疼痛同时伴有低血压，应该高度怀疑主动脉瘤破裂。②压迫症状：左侧喉返神经受压引起声带麻痹可导致声嘶，常见于巨大主动脉弓或降主动脉动脉瘤。瘤体压迫气管支气管可导喘鸣、呼吸困难或咳嗽。食管受压可致吞咽困难；上腔静脉受压可致水肿或淤血；十二指肠受压可有饱腹感。③侵蚀症状：主动脉瘤破入心包可引起心包填塞症状。瘤体累及气管或支气管时，可引起咯血。破入食管可引起呕血或胃肠道出血症状。④其他症状：肋间动脉和脊髓动脉堵塞可致截瘫或轻瘫，动脉粥样硬化斑块栓塞可致相应器官对应症状。主动脉瘤体征无特征性，一些体征与瘤体累及部位有关。

马方综合征患者和其他一些遗传性疾病有其特异性体征。①胸部体征：当动脉瘤侵犯主动脉瓣环、主动脉根部扩张或升主动脉扩张，可致主动脉瓣关闭不全，可出现主动脉关闭不全的体征。患者发生左心衰竭或肺水肿时，可出现相应的体征。②腹部体征：患者常因查体时发现腹部搏动性肿块而就诊。髂静脉受压可致下肢水肿，精索静脉受压可致静脉曲张，输尿管受压可致肾盂积水、肾盂肾炎及肾功能不全等，压迫分支血管（下肢血管、肾动脉及肠系膜动脉等）可引起相应的症状。

诊断与鉴别诊断 ①CT 检查：即可明确诊断，可快速准确诊断主动脉瘤。CT 可显示主动脉全程的病变部位、大小、累及范围程度、主动脉壁的病理改变以及主动脉分支及其开口是否受累及程度；同时还可显示主动脉周围毗邻结构关系，如肠系膜上动脉、肾动脉、腹膜后腔及脊柱等，并排除胸腔与腹腔其他脏器病变。增强多排螺旋 CT 是主动脉瘤首选的影像学检查。但 CT 不能反映心脏和主动脉瓣的结构与功能。②超声心动图检查：能较准确地显示主动脉根部病变及程度：主动脉瓣启闭程度、主动脉内径大小；心脏瓣膜受累情况及心功能，是选择主动脉根部手术方式的重要参考依据。因而，超声心动图经常与 CT 或磁共振成像（MRI）联用，检查主动脉根部、心脏及瓣膜的结构与功能。③MRI 检查：在诊断主动脉疾病的准确性、敏感性和特异性方面等同或在某些方面优于 CT 检查。优势在于避免使用碘剂和接触 X 线，缺点是检查时间长、费用高且对受检者有一定限制（如体内或体表不能有金属异物），其实际应用受到限制。④多排螺旋 CT：随着多排螺旋 CT 等无创检查的广泛应用，主动脉造影已不再作为主动脉瘤的常规诊断手段，但在主动脉瘤、主动脉夹层的介入治疗中还常被应用。

治疗 全主动脉替换术的指征主要考虑以下几方面：主动脉瘤直径、病理类型、基础条件及全身状况。对全程主动脉瘤样扩张的患者，如主动脉直径超过 5cm，应考虑行全主动脉替换术。采用分期或一期全主动脉替换术主要的决定因素包括：①患者全身状态，心、肺、肝、肾功能。②手术及再手术风险考虑。③患者病理特征。④对无瘤样扩张的主动脉部分，如存在主动脉瓣反流或主动脉分支堵塞的症状，也应该考虑行全主动脉替换。对采用全主动脉替换的患者，采用分期还是一期全主动脉替换术，取决于以下因素：①伴有巨大胸降主动脉瘤的患者，为避免二期胸腹主动脉替换术的操作困难和一期手术后残余主动脉瘤破裂风险。②患者存在一期手术后残余主动脉瘤破裂的高危因素，如马方综合征或其他结缔组织病。③患者存在一期手术后身体条件恶化倾向，如患者全身条件允许，心、肺、肝及肾功能经受全主动脉替换术手术创伤。否则，建议行支架象鼻分期全主动脉替换术。有手术指征的患者均应行手术治疗，采用一期或分期全主动脉替换术，可避免主动脉破裂导致的死亡。随着手术技术和相关技术的发展，对手术经验丰富的中心，可取得满意的临床疗效。手术方法及效果见全主动脉替换术。

（孙立忠 齐瑞东）

quánzhǔdòngmài tìhuànshù

全主动脉替换术（entire aortic replacement） 用人工血管替换全部主动脉的手术。是主动脉外科最复杂的手术，需多器官保护和外科、麻醉、体外循环及术后监护的协调配合，是心脏外科医师目前面临的最大挑战之一。根据主动脉病变特点和外科医师个人经验和能力，可分期或一期完成全主动脉替换术。

分期全主动脉替换术 根据主动脉替换分期次数，可将分期全主动脉替换术分为多次分期全主动脉替换术和二期全主动脉替换术。

多次分期全主动脉替换术 指经过二次以上完成的主动脉全程替换。一般首次或二次手术时主动脉病变的远端或近端主动脉尚未达到外科修复指证，随访时残存主动脉瘤样扩张，需替换残存主动脉。至 1989 年克劳福德（Crawford）报道全主动脉替换术53 例，其中多次分期全主动脉替换术为 19 例。这种手术方式较为被动，一部分患者由于残存主动脉破裂死亡，因而一般采用二期全主动脉替换手术。

二期全主动脉替换术 指首先替换主动脉根部至主动脉弓部，二期替换胸腹主动脉或首先替换胸腹主动脉，二期完成主动脉根部至主动脉弓部替换术。如病变主要位于主动脉弓近端，则先替换主动脉弓近端；如病变主要位于主动脉弓远端，则先一期替换胸腹主动脉。一般采用一期替换主动脉根部至主动脉弓部，同时处理心脏瓣膜病变和冠状动脉疾病；二期替换胸腹主动脉。其优点是胸骨正中切口术后恢复快，能够快速完成二期胸腹主动脉替换，从而迅速替换全程主动脉，避免患者等待二期手术时由于残存主动脉的破裂而死亡。①二期非象鼻全主动脉替换术：博斯特（Borst）采用象鼻手术行二期全主动脉替换术前，一般采用分期方法替换全程主动脉治疗全主动脉瘤。替换先后顺序取决于并发症、瘤体大小及其相关症状。一般一期替换主动脉根部至主动脉弓部，二期替换胸腹主动脉。二期非象鼻全主动脉替换术缺点是二期阻断主动脉弓远端操作困难，游离左肺动脉处胸降主动脉时易出血，且出血量大，难以控制；替换胸腹主动脉时还需采用深低温停循环。②传统象鼻全主动脉替换术：鉴于二期非象鼻全主动脉替换术行二期手术时操作困难，1983 年博斯特（Borst）提出象鼻手术完成二期全主动脉替换术。方法是 I 期经胸骨正中切口行升主动脉和主动脉弓部替换的同时，将一段人工血管（即象鼻）漂浮于降主动脉中。左侧切口行 II 期胸腹主动脉手术时，只需中度或浅低温将远端人工血管直接与 I 期手术置入的象鼻远心端行端端吻合即可。优点是：a. 避免 II 期手术主动脉弓降部的直接游离，减少肺动脉、食管和喉返神经损伤。b. 二期手术吻合象鼻远端容易，吻合时间短，减少了主动脉阻断时间，降低器官缺血性损伤。c. 无需阻断主动脉弓远端，无需采用深低温停循环，降低脑中风和脊髓损伤的发生率。如主动脉病变以胸腹主动脉为重，可采用反向象鼻手术，即左侧胸腹主动脉替换术的同时，近端人工血管反折，二期近端主动脉弓手术时拉出人工血管，进行主动脉近端操作。象鼻手术的缺点是：手术后"象鼻"血管周围形成的血栓以及"象鼻"随血流摆动，可导致重要脏器栓塞甚至截瘫等严重并发症。对慢性夹层，由于真腔狭小，软"象鼻"非但不能使降主动脉真腔扩大，反而会引起真腔内血流阻塞，加重脏器缺血。而且一期和二期手术间隔难以确定，间隔时间长，一部分患者在等待再手术时由于主动脉瘤破裂而死亡，间隔时间短，患者病情还未完全恢复。间隔时间应考虑是否存在主动脉瘤破裂的危险因素如马方综合征（Marfan syndrome）、主动脉瘤体直径等，分期手术间隔如身体状况允许，可 4 周后完成二期手术。③支架象鼻全主动脉替换术：为避免"象鼻"随血流摆动的缺点，卡托（Kato）等首次采用支架象鼻手术（stented elephant trunk procedure），即软象鼻远端植入支架，治疗累及胸降主动脉瘤和主动脉夹层。随后哈韦里奇（Haverich）和孙立忠分别作了进一步改良。哈韦里奇改良支架象鼻与 Kato 支架象鼻相似，仅是支架长度略有增加，无支架的人工血管部分植入后会发生扭转。孙立忠改良支架象鼻与以上的支架象鼻有明显区别，人工血管全程内衬支架，两端留有 1cm 的人工血管做缝合，便于一期近端和二期远端手术。采用支架象鼻全主动脉替换术与传统象鼻全主动脉替换术相比，操作方便，再手术时避免了经第 4 肋间和第 7 肋间同时切断两根肋骨的风险；支架象鼻的远端容易触摸，远端钳夹阻断方便；如支架象鼻段主动脉夹层假腔未闭合或存在假腔，无需处理；且支架象鼻远端与人工血管吻合非常容易。临床结果也表明，采用支架象鼻全主动脉替换术，手术操作简单，临床结果满意。

一期全主动脉替换术 是主动脉外科最复杂的手术。包括主动脉根部、升部、弓部、胸降部和腹主动脉的替换和修复（图），涉及人体所有重要器官的保护，如心脏、脑、脊髓、肺、肾和肝。手术时间长，创伤巨大，术后并发症和死亡率非常高。一期全主动脉替换术体现主动脉外科技术与心肌、脑、脊髓、肺和腹腔脏器保护的完美结合和综合运用，任何一个环节的失误均可导致整个手术的失败。马西莫（Massimo）和克劳福德（Crawford）最早开展一期全主动脉替换术。随后斯文松（Svensson）报道一期全主动脉替换术。近年来，其他几个心脏中心也相继报道了单一病例的一期全主动脉替换术。2004 年，孙立忠在国内首先成功开展一期全主动脉替换术。

器官保护 脑保护是全主动脉替换术的关键环节。可顺行单侧脑灌注或双侧脑灌注。一般采用经腋动脉单侧脑灌注：①单侧脑灌注可避免钳夹钙化或动脉粥样硬化的主动脉壁，避免头臂动脉钳夹和插管。②经腋动脉插管可行体外循环和顺行选择性脑灌注。脊髓保护也是手术的关键，采用深低温进行脊髓保护，主动脉管道肋间动脉成形术恢复脊髓血运，即将包括有肋间动脉开口

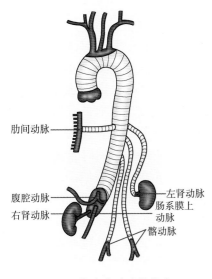

图 一期全主动脉替换术

的主动脉壁修复成形，缝制成直径为 1.5~2.0cm 的主动脉管道，与一人工血管分支相连，这样所有肋间动脉血供可通过成形的肋间动脉管道迅速恢复。为降低主动脉成形管道瘤样扩张，新的主动脉管道直径约为 1.5cm。由于采用深低温行脑和脊髓保护，常规采用深低温停循环保护腹腔脏器。为缩短深低温持续时间，采用四分叉人工血管行胸腹主动脉替换。当一个侧支吻合完成后，即可开放阻断钳，血供可立即得到恢复。

手术方法 手术均在全身麻醉深低温停循环顺行选择性脑灌注下进行。一般经左股动、静脉或髂外动、静脉插管建立体外循环，并行降温。深低温停循环后，经腋动脉行选择性脑灌注。右上肺静脉置入左心吸引管。采用胸骨正中切口与左侧胸腹联合切口。经第 4 肋间先行左外侧切口，显露降主动脉近端；经第 7 肋间行左外侧胸腹联合切口显露胸降主动脉中段直至腹主动脉髂动脉分叉处，再行胸骨正中切口显露主动脉根部、升主动脉以及主动脉弓。根据实际情况，降升温时行根部修复。鼻咽温降至 20℃ 时，阻断头臂动脉及胸降主动脉中段，上半身停循环。下半身经左侧股（髂）动脉持续灌注。经腋动脉顺行选择性脑灌注，四分叉人工血管重建主动脉弓，吻合次序为左颈总动脉、无名总动脉和左锁骨下动脉。主动脉弓重建完成后，经灌注分支直接灌注，阻断人工血管两端，恢复头臂动脉灌注。采用四分叉人工血管分段阻断技术重建胸腹主动脉。弓部重建完成后，将阻断钳移至腹腔干动脉开口近端，切开主动脉直至腹腔干开口近端，将四分叉人工血管

远端经主动脉瘤腔拉入胸腔。缝闭第 1~4 对肋间动脉开口，第 5~12 对肋间动脉开口对应处残余的主动脉壁成形为新的直径为 1.5 左右的主动脉管道，与四分叉人工血管的一分支端端吻合，排尽气后恢复脊髓灌注。左侧髂动脉灌注管，下半身停循环。纵行切开腹主动脉，缝闭腰动脉开口。将腹腔动脉、肠系膜上动脉及右侧肾动脉开口剪成一共同血管片（Carrel 血管片），与四分叉人工血管主支远端吻合，吻合完成后，恢复循环。将左肾动脉及两侧髂动脉分别与四分叉人工血管的分支行端端吻合，完成 1 支吻合后，开放 1 支血运循环。将肠系膜下动脉开口与右侧髂动脉分支血管行端侧吻合，完成吻合后，开放。每完成 1 个吻合口，就立即恢复该分支供血，尽量缩短腹腔脏器缺血时间。

手术疗效 2004 年 2 月~2008 年 7 月，北京安贞医院完成一期次全（7 例）或全主动脉替换术（15 例）共计 22 例。其中男性 17 例，女性 5 例，年龄 19~47 岁。慢性 A 型主动脉夹层合并广泛动脉瘤 15 例，主动脉根部瘤合并慢性 B 型主动脉夹层 5 例，主动脉根部瘤合并弓部和胸腹主动脉瘤 1 例，慢性 B 型夹层合并急性 A 型夹层动脉瘤 1 例。无术中死亡，术后早期死亡 1 例，死于多器官功能衰竭。术后发生脑梗 2 例，二次开胸止血 7 例。存活 21 例，随访 3~56 个月，平均 35.0±16.9 个月，情况良好，无晚期死亡。1 例全主动脉替换术同期行戴维手术的患者，术后 1 年因主动脉瓣反流行主动脉瓣替换术。手术结果、早期及中期随访疗效满意。

并发症 ①出血：术后出血

是一期全主动脉替换术最常见的术后并发症。术后出血原因多、复杂。其中深低温停循环与体外循环时间长是最主要两个基本因素。低温引起血小板功能失调，延长出凝血时间，增强纤溶活性。体外循环激活凝血和纤溶系统，诱发血小板功能失调。由于手术创面大，长时间体外循环致血小板及凝血因子严重消耗，肝脏缺血缺氧致凝血因子合成减少等因素，术中出血渗血严重，关胸止血困难。深低温与体外循环联合应用，更增加了术后出血和开胸的比率。为纠正纤溶系统和凝血系统失调，给予鱼精蛋白中和后应输注新鲜冰冻血浆、血小板及纤维蛋白原，停机后加强患者保温，均有利于止血。②肺损伤：呼吸衰竭是一期全主动脉替换术常见的并发症，常导致呼吸机辅助时间延长及气管切开。体外循环时间长、术中单肺通气及手术操作对肺的机械损伤、深低温停循环是导致呼吸功能衰竭的重要原因。因而，除术中操作时注意保护肺组织外，缩短体外循环时间、术后适当延长机械通气时间及给予呼气末正压通气，也有利于呼吸功能的恢复。③其他并发症：脊髓损伤是胸腹主动脉修复术最常见的术后并发症。采用主动脉管道肋间动脉成形术具有良好的脊髓保护效果。脑栓塞可能与直接插管导致栓子脱落有关，经腋动脉插管选择性脑灌注更有利于脑保护。

(孙立忠 齐瑞东)

zhǔdòngmài jiǎxìng dòngmàiliú
主动脉假性动脉瘤（aortic pseudoaneurysm） 主动脉壁全层结构破坏或者内膜中层破坏、仅残留主动脉外膜，血液溢出血管腔外，被周围组织包裹形成的瘤样结构。其动脉瘤壁已经没有完整动脉壁的三层结构，为动脉周围组织，或者仅残存主动脉外膜。

病因及发病机制 所有能造成主动脉壁结构破坏的因素，都有可能是主动脉假性动脉瘤的病因，包括外伤、感染、既往曾行心脏主动脉手术或者介入治疗、遗传因素、退行性变、免疫因素等。

病理生理 假性动脉瘤可压迫周围脏器，如气管、支气管、肺脏、食管、上腔静脉、无名静脉、喉返神经、颈交感神经节，出现相应的临床症状。假性动脉瘤腔内血流缓慢，极易形成附壁血栓，如附壁血栓脱落，可在血流冲击下堵塞远端主动脉分支血管，造成脏器或肢体缺血，甚至发生坏死。假性动脉瘤破裂的危险性很大，根据拉普拉斯（Laplace）定律，瘤壁承受的压力与血压和瘤体半径成正比，血压越高、瘤体越大，瘤壁承受的压力越大，假性动脉瘤破裂的可能性越大。假性动脉瘤一旦破裂，多数患者迅速发生出血性休克而死亡。

临床表现 多数患者早期无特异性症状，临床症状与发病原因有密切关系，可能因其他疾病就诊进行体格检查或影像学检查时偶然发现该病。随着假性动脉瘤增大，渐出现疼痛、压迫周围脏器的症状和体征。①疼痛：性质多为钝痛，有时为持续性痛，可随呼吸或体力活动而加剧。疼痛部位可随动脉瘤位置不同而各异。升主动脉或主动脉弓部动脉瘤可出现胸骨后或颈部疼痛。降主动脉动脉瘤可出现肩胛间区疼痛或左胸部疼痛。胸腹主动脉和腹主动脉的假性动脉瘤可出现背痛、腹痛。②压迫症状：主动脉

弓部假性动脉瘤可压迫气管、支气管而出现刺激性咳嗽、呼吸困难等症状，严重时可引起肺不张、支气管扩张、支气管和肺部感染等。压迫上腔静脉可出现上腔静脉阻塞综合征的症状：进行性头、面、上肢水肿，重者可波及颈部及胸背，皮肤呈紫红色，胸壁静脉曲张。弓部和峡部的动脉瘤可压迫喉返神经出现声音嘶哑、饮水反呛，压迫颈交感神经节可出现单侧瞳孔缩小、眼睑下垂、眼球内陷和颜面无汗等霍纳综合征（Horner syndrome）的表现。降主动脉动脉瘤可压迫食管出现咽下困难，晚期可破入食管、气管或支气管出现大量呕血、咯血，造成失血性休克或窒息而死亡。腹主动脉瘤可破入十二指肠，出现上消化道大量出血，导致死亡。③栓塞：可以发生脑、肾、腹腔脏器、肢体等不同部位的栓塞，出现相应的缺血、坏死症状。

诊断 早期体征不明显，渐出现压迫周围脏器的体征，如霍纳综合征、上腔静脉阻塞综合征、喉返神经受压的体征等。腹主动脉假性动脉瘤体检时可发现腹部搏动性肿块。脑、肾、腹腔脏器、肢体等不同部位的动脉栓塞时，体检可发现相应的体征。①胸部X线平片：可以发现纵隔增宽，气管、食管被推挤移位等现象。许多无症状患者是通过胸部X线平片偶然发现该病的。如假性动脉瘤破裂出血可表现胸腔或心包积液。外伤性可同时发现肋骨或脊柱骨折等。②主动脉CT血管成像：可精确评价主动脉假性动脉瘤的大小、部位、范围、生长速度等，对于手术时机、手术方法选择以及术后治疗效果的评价，也有其他检查手段所无法替代的价值。CT检查还可用于真性动

瘤、假性动脉瘤、主动脉夹层、主动脉壁间血肿、主动脉溃疡以及其他主动脉周围脏器肿瘤等的鉴别诊断。对于造影剂过敏或肾功能不全的患者，不适于选择 CT 血管成像检查。③MRI 检查：可以提供与 CT 类似的影像结果，可以不用造影剂，避免电离辐射。MRI 可以评价主动脉血流方向、速度和心肌功能。除确定假性动脉瘤大小、部位、范围、生长速度等外，明确假性动脉瘤的病因非常重要，应详细询问病史及查体，完善实验室检查，做出正确的病因诊断。

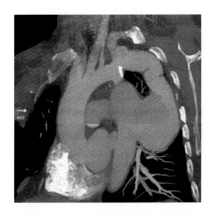

图 左锁骨下动脉-胸降主动脉转流人工血管远端吻合口假性动脉瘤的 CT

治疗 主动脉假性动脉瘤手术后心、肺、肾、脑等脏器并发症发生率相对较高，手术前评价这些脏器的功能非常必要。感染性或自身免疫性（白塞综合征）假性动脉瘤，应进行相应的抗感染或抗自身免疫治疗。

主动脉根部、升主动脉及主动脉弓部假性动脉瘤 此部位主动脉假性动脉瘤可见于既往曾行心脏、主动脉手术的患者，假性动脉瘤破口可发生在主动脉切口、主动脉插管部位、心脏停搏液灌注针头穿刺部位、冠脉旁路的近端吻合口处、主动脉-主动脉或主动脉-人工血管吻合口处等部位。由于上次手术造成的纵隔粘连以及假性动脉瘤形成的局部解剖变化，开胸过程很可能造成心脏、主动脉或假性动脉瘤破裂，发生大出血而威胁患者生命，开胸之前通过股动、静脉建立体外循环，在体外循环保护下进行开胸手术较为安全。初次手术的患者，可通过股动脉－右心房或右腋动脉-右心房建立体外循环。阻断升主动脉，心脏灌注停搏液或深低温（18℃）停循环下切除假性动脉瘤，再根据具体情况进行单纯破口修补或主动脉根部、升主动脉、主动脉弓部替换手术以及冠状动脉旁路移植手术。深低温停循环时应通过右无名动脉或合并左颈总动脉插管低流量脑灌注下手术，可避免脑细胞受损。主动脉弓部假性动脉瘤还可通过复合手术进行治疗，但治疗费用较高。根据假性动脉瘤位置一期先进行右颈总动脉或右腋动脉→左颈总动脉、左锁骨下动脉转流（假性动脉瘤仅限于左半弓）或开胸行升主动脉→右颈总动脉、升主动脉→左颈总动脉 Y 形转流。二期进行覆膜支架主动脉腔内修复术封堵主动脉弓部假性动脉瘤破口。对于少数建立复合手术室的医院，复合手术可一期完成。股动脉→头臂动脉转流由于易于受到体位变化影响头臂动脉血流，应尽量避免采用。

胸降主动脉假性动脉瘤 有四种手术方式可供选择：①胸降主动脉替换术。②胸降主动脉覆膜支架主动脉腔内修复术。③胸降主动脉术中支架植入术。④复合手术。

胸降主动脉替换术 适用于：①年轻、无其他脏器功能衰竭可以耐受手术的患者。②压迫气管、支气管、喉返神经、颈交感神经节、食管等，症状严重，需要解除压迫症状。③假性动脉瘤累及左锁骨下动脉，无法进行胸降主动脉覆膜支架主动脉腔内修复术。④感染性假性动脉瘤的患者。术中可以充分游离且阻断假性动脉瘤近端胸降主动脉者，可以通过股动静脉建立体外循环，分别阻断假性动脉瘤近远端胸降主动脉后，剖开并切除假性动脉瘤及所累及的胸降主动脉，应用人工血管完成近远端的吻合。假性动脉瘤较大或累及左锁骨下动脉，术中无法阻断假性动脉瘤近端胸降主动脉的患者，应通过股动静脉建立体外循环，深低温停循环下完成人工血管近端吻合，阻断假性动脉瘤远端胸降主动脉并恢复体外循环后进行人工血管远端吻合。如果假性动脉瘤累及胸 8 肋间动脉以下的胸降主动脉，在完成近端吻合口后应首先进行肋间动脉重建，减少脊髓缺血时间。

胸降主动脉覆膜支架主动脉腔内修复术 适用于无法进行胸降主动脉替换术，且假性动脉瘤距左锁骨下动脉大于 2cm 的非感染性假性动脉瘤。感染性假性动脉瘤和马方综合征（Marfan syndrome）患者不适宜进行胸降主动脉覆膜支架主动脉腔内修复术。

胸降主动脉术中支架植入术 适用于年轻、无其他脏器功能衰竭可以耐受深低温停循环手术，假性动脉瘤开口距左锁骨下动脉较近（小于 2cm），不适合进行胸降主动脉覆膜支架主动脉腔内修复术，且合并冠状动脉、心脏瓣膜等疾病需要同时进行手术治疗的患者。通过右腋动脉-右心房建立体外循环，降温过程中先进行冠状动脉旁路移植或瓣膜手术，深低温停循环低流量脑灌注下切开主动脉弓，直视下植入术中支架封堵假性动脉瘤破口。

复合手术　假性动脉瘤累及左锁骨下动脉或左颈总动脉，如患者年龄较大或合并其他脏器功能障碍，不适合开胸体外循环手术时，可进行复合手术，但治疗费用较高。一期先进行右颈总动脉或右腋动脉→左颈总动脉、左锁骨下动脉转流或开胸行升主动脉→右颈总动脉、升主动脉→左颈总动脉Y形转流。二期进行覆膜支架主动脉腔内修复术，封堵假性动脉瘤破口。对于建立复合手术室的医院，复合手术可一期完成。

腹主动脉假性动脉瘤　①肾上型腹主动脉假性动脉瘤手术：经胸腹联合切口第7肋间进胸，腹直肌旁切口经腹膜外游离至腹膜后腹主动脉周围间隙，切开膈肌贯通胸腹切口，暴露腹主动脉假性动脉瘤，分别阻断假性动脉瘤近远端，腹主动脉后剖开并切除假性动脉瘤，补片修补主动脉破口，或应用人工血管置换腹主动脉，并重建腹腔动脉、肠系膜上动脉和双肾动脉与人工血管的连接。②肾下型腹主动脉假性动脉瘤手术：经腹正中切口进腹，切开后腹膜暴露假性动脉瘤，分别阻断假性动脉瘤近远端，腹主动脉后剖开并切除假性动脉瘤，补片修补主动脉破口或应用人工血管置换腹主动脉。肾下型腹主动脉假性动脉瘤破口距离肾动脉大于2cm的患者，可进行覆膜支架主动脉腔内修复术。腹主动脉覆膜支架主动脉腔内修复术多用于年龄较大，或合并其他脏器功能障碍，不适宜开腹手术的非感染性假性动脉瘤患者，但覆膜支架主动脉腔内修复术不能解除假

性动脉瘤造成的压迫症状。马方综合征患者不适宜进行覆膜支架主动脉腔内修复术。

(孙立忠　李建荣)

wàishāngxìng zhǔdòngmài xiábù jiǎxìng dòngmàiliú

外伤性主动脉峡部假性动脉瘤 (traumatic aortic isthmus pseudoaneurysm)

外伤所致主动脉峡部动脉壁全层结构破坏或内膜中层破坏、仅残留主动脉外膜的动脉瘤。

病因及发病机制　胸部的急减速伤，如乘坐高速交通工具撞击固定物体时，由于动脉导管韧带和肋间动脉将胸降主动脉近段锚定于胸廓，头臂动脉固定于胸廓出口，则胸降主动脉近段和头臂动脉随胸廓减速，而主动脉弓远段及其腔内血液由于惯性作用继续向前运动，这种巨大的剪切力可以造成峡部附近的主动脉发生破裂。研究发现，造成主动脉破裂的剪切力约需要2500mmHg。主动脉外伤破口多见于动脉导管韧带近端，左锁骨下动脉开口以远1cm的范围内，也可见于左锁骨下动脉开口处。少数情况下，破口可扩展至左锁骨下动脉近端的主动脉弓。外伤性主动脉破裂可以是完全性的，包括主动脉外膜和纵隔胸膜都会发生破裂。如果剪切力较小，则主动脉破裂可以是不完全性的，纵隔胸膜甚至主动脉外膜可以保持完整。幸存的患者，如果没有进行手术，2周后主动脉周围的血肿开始液化，液化的血肿吸收或与主动脉交通，逐渐形成假性动脉瘤。

临床表现　既往曾有明确的外伤史，可能伴有身体其他脏器的损伤。部分患者可无明确特异性症状，胸部X线平片发现纵隔增宽，进一步行CT或MRI检查

确诊该病。部分患者有肩胛间区疼痛或左胸部疼痛，多为钝痛，有时为持续性痛。假性动脉瘤可压迫喉返神经出现声音嘶哑、饮水反呛；压迫颈交感神经节可出现单侧瞳孔缩小、眼睑下垂、眼球内陷和颜面无汗等霍纳综合征（Horner syndrome）的表现；压迫食管出现吞咽困难，晚期可破入食管、气管或支气管出现大量呕血、咯血，造成失血性休克或窒息而死亡。

诊断　外伤后逐渐出现肩胛间区或左胸部疼痛，部分患者出现霍纳综合征、喉返神经受压等体征。胸部X线平片可以发现纵隔增宽，气管、食管被推挤移位等现象。主动脉CT造影（图）及MRI检查可精确地评价主动脉假性动脉瘤的大小、部位、范围、生长速度等，对于手术时机、手术方法选择以及术后治疗效果的评价，具有其他检查手段无法替代的价值。

治疗　见主动脉假性动脉瘤。

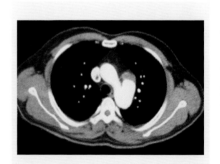

图　外伤性主动脉峡部假性动脉瘤CT表现

(孙立忠　李建荣)

gǎnrǎnxìng zhǔdòngmài gēnbù jiǎxìng dòngmàiliú

感染性主动脉根部假性动脉瘤 (infected aortic root pseudoaneurysm)

主动脉根部感染性心内膜炎侵蚀局部组织，在主动

脉内血流的冲击下导致的假性动脉瘤。

病因及发病机制 主动脉根部感染性心内膜炎的易感因素为：①心脏结构异常：最常见者为先天性主动脉瓣二瓣化畸形，还包括退行性钙化性主动脉瓣狭窄、结缔组织病性主动脉瓣关闭不全、风湿性心脏瓣膜病。以上心脏结构异常导致心腔内出现喷射性血流，造成心内膜损伤。②既往主动脉瓣人工瓣膜置换术：主动脉瓣人工瓣膜置换术后感染性心内膜炎的发生率为 0.2~1.4/100 患者·年，约 1.4% 发生于术后 1 年之内。人工机械瓣常出现缝合环感染，生物瓣感染可出现于瓣叶或缝合环，同种瓣和自体肺动脉瓣感染出现部位与自身主动脉瓣相同。③菌血症：拔牙、洗牙、口腔冲洗等口腔科手术、各种介入手术、静脉毒品注射等均为菌血症的常见原因，细菌定植于损伤的心内膜，最终导致感染性心内膜炎。感染性心内膜炎可造成主动脉瓣叶损毁，并可扩展至主动脉瓣环和周围组织形成主动脉根部脓肿。脓肿还可破入心包腔或心腔。主动脉根部结构破坏，在主动脉内血流、血压的作用下发生破裂，可形成主动脉根部假性动脉瘤。主动脉根部感染性心内膜炎还可造成冠状动脉和体循环动脉感染性栓塞，患者常出现脑梗死、脑出血以及肝、脾、肾、肢体等脏器感染性动脉瘤、梗死、脓肿形成。

临床表现 患者除假性动脉瘤常见的疼痛和压迫症状外，还合并有心内膜炎的常见症状。①低热、不适：患者常误认为感冒，口服抗生素治疗 1 周左右症状缓解，停药几天后症状复发。②出现心脏杂音或原有心脏杂音性质改变，患者可出现主动脉瓣关闭不全和心力衰竭。③脾大。④病程较长的的患者可出现杵状指趾。⑤皮肤、黏膜改变：皮肤淤斑，眼底出血，指（趾）甲下线状出血，指（趾）端皮下疼痛性小结节［奥斯勒结节（Osler node）］。⑥大的赘生物造成的栓塞症状：心肌梗死、脑卒中、肝脾等其他脏器栓塞。

诊断 除确定假性动脉瘤大小、部位、范围、生长速度等外，确定病因为感染性非常重要。血培养有助于确定致病菌种类和选择抗生素。超声心动图有助于感染性心内膜炎的诊断。经食管超声心动图的准确率高于经胸超声心动图。超声心动图可发现小至 1~2mm 的心内膜赘生物，但对于机械瓣膜置换术后的感染性心内膜炎，由于声影的影响，诊断准确率较低。超声心动图对于瓣周脓肿和瓣周漏有确诊价值。

治疗 诊断为感染性心内膜炎的患者，在抽血进行血液细菌培养之后，应立即开始抗生素经验治疗。近期有泌尿系统、结肠手术史的患者，应选择对革兰阴性菌有效的抗生素；有口腔科手术史的患者，应选择针对厌氧菌有效的抗生素；静脉药瘾者应选择对金黄色葡萄球菌和表皮葡萄球菌有效的抗生素。血液细菌培养明确致病菌种类和敏感抗生素后，应及时调整抗生素治疗。确诊感染性主动脉根部假性动脉瘤后应尽早手术，一般在有效抗生素使用 5 天后进行手术。如患者出现脑血管并发症，手术风险明显增加，应进行头部 CT 或 MRI 检查，以明确缺血性抑或出血性中风，可能的话，一般在缺血性中风 2 周后、出血性中风 4 周后进行主动脉根部手术。手术通常在股动脉－股静脉或股动脉－右心房插管体外循环下进行。升主动脉阻断后，切开主动脉根部，冠状动脉直接插管灌注心脏停搏液进行心肌保护。彻底清除假性动脉瘤和主动脉根部感染组织，包括主动脉瓣叶、瓣环、人工瓣膜，甚至主动脉瓣－二尖瓣纤维连接、二尖瓣、左房顶、室间隔、右心房壁等。上述部位产生的缺损，应用自体心包或其他人工材料进行修补，采用带瓣管道进行主动脉根部置换术，合并有冠状动脉栓塞的患者应进行冠状动脉旁路移植手术。有采用同种主动脉带瓣管道进行主动脉根部置换术，可利用同种主动脉瓣－二尖瓣纤维连接修复主动脉瓣－二尖瓣纤维连接部位的缺损。败血症患者在术中和术后可能由于凝血机制障碍发生出血，可给予纤维蛋白原、凝血因子复合物、血小板或新鲜血浆等；如果有房室传导阻滞，应植入起搏器；术后应该警惕多脏器功能衰竭、脑血管并发症、其他脏器转移性脓肿等的发生，给予及时治疗。

（孙立忠　李建荣）

Báisàizōnghézhēng jiàngzhǔdòngmài jiǎxíng dòngmàiliú

白塞综合征降主动脉假性动脉瘤（descending aortic pseudoaneurysm in Behçet syndrome）

白塞综合征所致降主动脉壁全层结构破坏或内膜中层破坏、仅残留降主动脉外膜的假性动脉瘤。白塞综合征是一种自身免疫性血管炎综合征，可累及皮肤、眼、口腔黏膜、外生殖器、心血管系统、骨骼肌肉系统、神经系统而出现相应的症状。1937 年，土耳其胡卢西·贝赫切特（Hulusi Behçet）首先发现。白塞综合征存在特殊的地理分布——日本、朝鲜、中国、伊朗及地中海国家，又称丝绸之路病。在心血管系统可表现为心包炎、冠状动脉狭窄或动脉瘤、心肌炎、心肌病、瓣膜病变、心内膜炎或心腔内血栓形成、主动脉及其分支动脉瘤、肺动脉瘤，静脉血栓等。白塞综合征累及降主动脉可引起假性动脉瘤。

临床表现　除主动脉假性动脉瘤常见症状外，患者应同时伴有或曾经出现白塞综合征的典型临床表现。①复发性口腔溃疡：是诊断白塞综合征的必要条件。口腔溃疡通常是白塞综合征的首发症状，几年之后才陆续出现其他症状。白塞综合征口腔溃疡的形态和部位与普通口腔溃疡类似，但创面更大、疼痛更严重，迅速由扁平的溃疡进展为大的创面。白塞综合征口腔溃疡可以单个出现，也可成批出现，消退后不留瘢痕。溃疡常见部位为舌、唇、牙龈和颊部黏膜，也可位于腭、咽和扁桃腺等处黏膜。口腔溃疡可分为小溃疡（直径小于 10mm，较浅，周围有红斑晕包围，治愈后不留瘢痕），大溃疡（形态与小溃疡类似但直径更大，疼痛严重，持续时间更长，治愈后可能留有瘢痕），疱疹样溃疡（上百个小的、痛性溃疡反复成批出现，可以融合成片）。口腔黏膜破损可继发口腔溃疡发生。②生殖器溃疡：72%～94% 的患者曾出现生殖器溃疡，生殖器溃疡在形态上与口腔溃疡类似，但治愈后常遗留瘢痕。男性患者，溃疡常发生于阴囊，阴茎溃疡不常见。患者常伴有附睾炎，尿道炎不是白塞综合征的典型症状，此点可以与莱特尔综合征（Reiter syndrome）相鉴别。女性患者，溃疡常见于阴唇、阴道和宫颈，可致性交困难。男女性患者均可出现腹股沟、肛周和会阴溃疡。③眼睛疾病：白塞综合征患者中 30%～70% 会出现眼睛病变，10%～20% 的患者以眼睛疾病为首发症状，男性患者眼睛受累发生率更高，症状更严重。眼睛疾病通常是双侧的，患白塞综合征 2～3 年内发生。典型病理改变为慢性、复发性、双侧性前后葡萄膜炎。白塞综合征特征性眼睛病变为前葡萄膜炎伴前房积脓，炎性渗出物在前房中形成明显的细胞层，但此种改变仅见于 1/3 的患者。接近 25% 的患者可合并后葡萄膜炎和视网膜脉络膜炎，导致视力丧失。患者还可出现虹膜睫状体炎、巩膜炎、角膜炎、玻璃体积血、视神经炎、视网膜静脉闭塞和视网膜新生血管形成等。结膜炎非常罕见。④皮肤病变：80% 的白塞综合征患者可出现多种皮肤病损。常见病损为结节性红斑，女性患者尤为如此。结节性红斑常见于下肢，愈合后留有色素沉着区。血栓性浅静脉炎也很常见，可与结节性红斑相混淆。患者还可出现丘疹脓疱性病损和痤疮样结节，此种病损与青少年痤疮类似，但分布更广，可见于手臂、面部、躯干和臀部。⑤变态反应：白塞综合征患者可特异性地发生皮肤变态反应——小创伤引起皮肤高反应状态。正规的皮肤变态反应试验为无菌条件下皮内刺入 20 号针头，不需要注入盐水，48 小时内出现红斑样无菌性丘疹为阳性（针刺反应阳性）。组织学检查发现，局部出现中性粒细胞和淋巴细胞浸润，程度不等的血管周围渗出。皮肤变态反应是白塞综合征唯一的特异性表现，60% 的中东患者该反应阳性，但在朝鲜族和高加索人患者中，阳性率仅为 15% 和 5%。⑥关节疾病：2/3 的白塞综合征患者可出现关节病变。少数患者以关节病变为首发症状。常见表现为非侵蚀性、非致畸性、非水肿性膝、踝或腕关节痛，组织学检查可发现关节液存在中性粒细胞和单核细胞，伴有小血管炎。

诊断　除确定假性动脉瘤大小、部位、范围、生长速度等外，正确诊断白塞综合征非常重要。诊断白塞综合征尚缺乏特异性实验室检查，主要依靠临床标准。1990 年，白塞综合征诊断国际研究组制定了白塞综合征的诊断标准（表）。在做出白塞综合征诊断之后，还应明确患者是否处于白塞综合征的活动期。如在患者血沉和 C 反应蛋白升高的时期进行手术或介入治疗，则有动脉破裂

表　白塞综合征诊断国际研究组诊断标准

复发性口腔溃疡	医师发现或患者自述有小的、大的或疱疹样口腔溃疡，至少每 12 个月发作 3 次
伴有以下任意两项	
复发性生殖器溃疡	医师发现或患者自述有生殖器阿弗他溃疡或瘢痕
眼部病损	前、后葡萄膜炎或裂隙灯检查发现玻璃体内细胞；眼科医师发现视网膜脉管炎
皮肤病损	医师发现或患者自述有结节性红斑、假毛囊炎或丘疹脓疱性的皮损；或医师发现未进行皮质类固醇治疗的成年患者存在痤疮样结节病变
变态反应试验阳性	由医师在 24～48 小时读取结果

运用以上标准时，应排除其他可能的病因

或形成假性动脉瘤的风险。

治疗 手术治疗或介入治疗见主动脉假性动脉瘤。术前和术后应进行正规的药物治疗，将血沉和C反应蛋白控制在正常范围之内。常用药物包括：肾上腺糖皮质激素、秋水仙碱、硫唑嘌呤、环孢素、干扰素、抗肿瘤坏死因子等。

(孙立忠 李建荣)

zhǔdòngmài jiācéng

主动脉夹层（dissection of aorta）

主动脉壁内膜和中层撕裂形成内膜撕裂口，使中层直接暴露于管腔，主动脉腔内血液在脉压的驱动下，经内膜撕裂口直接穿透病变中层，将中层分离形成夹层的疾病。是一种病情凶险、进展快、死亡率高的急性主动脉疾病。

病因 各种原因导致主动脉壁退变或中层弹力纤维和平滑肌病变是主动脉夹层形成的内因（表），而主动脉腔内血流动力学变化（如高血压）是形成的外因。①主动脉壁中层胶原及弹力纤维蛋白退行性变，即所谓的囊性中层坏死，被认为是首要易患因素，约20%的急性主动脉夹层患者有

囊性中层退行性变。罕见的有主动脉的动脉炎，特别是巨细胞动脉炎，常并发主动脉夹层。②马方综合征（Marfan syndrome）是急性主动脉夹层形成的一个重要因素，20%~40%的马方综合征患者发展为急性主动脉夹层，而马方综合征占主动脉夹层的6%~9%。主动脉根部夹层和破裂以及慢性主动脉瓣关闭不全是马方综合征患者死亡的主要原因。最近研究证实马方综合征患者原纤维蛋白合成障碍，原纤维蛋白是构成主动脉壁中层内弹力组织最重要成分。这种异常是由于基因缺陷所致。例如特纳综合征（Turner syndrome）、努南综合征（Noonan syndrome）和埃勒斯-当洛斯综合征（Ehlers-Danlos syndrome）是典型的基因紊乱性疾病，常常发生主动脉夹层。③主动脉瓣二瓣化畸形常常伴发急性主动脉夹层。拉森（Larson）和爱德华兹（Edwards）研究证实主动脉瓣二瓣化畸形患者急性主动脉夹层的发病率是三瓣叶患者的9倍。这样高的发病率可能是主动脉瓣二瓣化畸形患者主动脉先天发育异常所致。④主动脉缩窄常常伴发

急性主动脉夹层，体循环动脉压增高可能是引起主动脉夹层最危险的因素。这些患者常常伴主动脉瓣二瓣化畸形和升主动脉发育异常等危险因素。⑤妊娠后期主动脉夹层发病率增高，其关系还无法解释，可能与妊娠后期血容量、心排血量增加及血压增高有关。一些报道主动脉夹层与年轻人吸毒品有关。⑥升主动脉扩张（管径大于5.0~5.5cm）常伴发主动脉瓣二瓣化畸形、主动脉瓣环扩大（有或无马方综合征）或主动脉瓣膜置换术，可增加主动脉夹层发生危险。⑦主动脉直接创伤也可引起主动脉夹层。医源性创伤也是导致主动脉夹层的原因之一，如动脉插管（包括各种动脉造影、介入治疗和主动脉内球囊反搏）。⑧主动脉壁内血肿可能是主动脉夹层的先兆病变或特殊类型，是主动脉夹层的病因之一。科尔（Core）提出主动脉壁内滋养血管自发破裂形成主动脉壁内血肿，从而导致主动脉壁强度减弱，最终内膜撕裂发展成典型的主动脉夹层。他的假说得到了广泛接受。另外，动脉粥样硬化是否是主动脉夹层诱发因素仍有争议。多数主动脉夹层患者中层退行性变的程度比同龄人程度大。年龄增长和高血压似乎是最重要的两个因素。⑨除上述因素外，主动脉腔内血流动力学变化是主动脉夹层形成的最重要的原因。在临床上70%~90%主动脉夹层患者伴有高血压或高血压病史。临床和实验研究证明，血流动力学变化（如主动脉腔内压力、管壁压力、切应力、血流速度和方向等）在主动脉夹层发生和发展方面起着非常重要而复杂的作用。

发生机制和病理生理 包括

表 主动脉夹层的病因和危险因素

先天性主动脉疾病	获得性主动脉疾病
主动脉瓣二瓣化畸形	动脉粥样硬化
结缔组织疾病	糖尿病
主动脉缩窄	脂质代谢异常
血管型埃勒斯-当洛斯综合征	高血压
家族性动脉环发育异常	肾脏疾病
家族性动脉夹层	医源性因素
马方综合征	心导管检查
血管性疾病	主动脉或瓣膜手术
白塞综合征	其他因素
巨细胞性动脉炎	吸毒或可卡因药物
梅毒性主动脉炎	长期吸烟
多发性大动脉炎	妊娠

以下几方面。

内膜撕裂口 主动脉夹层始于内膜撕裂口。内膜撕裂口存在是诊断先决条件。内膜撕裂口多数发生在主动脉腔内流体动力学压力最大或变化最大的管壁处，即升主动脉（窦上数厘米）外右侧壁或降主动脉近端（左锁骨下动脉开口以远）的动脉韧带处。主动脉腔内血液经内膜撕裂口将中层分离形成夹层，夹层沿主动脉壁纵向和环形扩展，扩展范围可局限或广泛，广泛者可自升主动脉直至腹主动脉分叉处。典型的夹层为顺向剥离，即从近端内膜撕裂口处向主动脉远端扩展，但有时也会从内膜撕裂口逆向剥离。夹层环形撕裂通常占主动脉管腔周径的 1/2～2/3；少数主动脉管腔环形撕裂。极罕见的急性 Stanford A 型主动脉夹层伴内膜套叠，即升主动脉内膜呈环形撕裂和断裂，断裂内膜在血流推动下，向升主动脉远端或主动脉弓方向移动形成内膜套叠。10%～20% 的内膜撕裂口位于主动脉弓部，夹层可逆向升主动脉和顺向胸降主动脉进展。少数内膜撕裂口位置更远，发生于胸降主动脉或腹主动脉。主动脉壁中层分离后被血液充盈形成一个假腔，即所谓的双腔主动脉。剪切力可以导致主动脉夹层中远段内膜片进一步撕裂形成内膜再破口，为假腔内血流提供出口，从而降低假腔内压力。通常内膜再破口发生在主动脉分支血管处或附近，一至数个不等。

假腔持续扩张和真腔 受压变窄或塌陷是主动脉夹层最重要、最基本的病理生理改变。真腔和假腔之间的内膜和部分中膜构成内膜片（扩张假腔囊壁由薄的内膜片和外膜构成），假腔血液常常破入心包、胸腔（通常左胸腔），偶尔也可破入腹腔。即使未发生破裂出血，也可由于流体压力变化假腔内血液通过薄弱的中膜和外膜外渗，形成纵隔或心包血肿。通常随着时间推移，假腔逐渐扩张，受累的主动脉管径明显增大，形成主动脉夹层动脉瘤。通常主动脉和假腔呈弥漫性扩张，但也可形成局限性动脉瘤，甚至破裂出血。偶尔假腔可部分或完全性血栓化，甚至消失。假腔可能由于血液的充盈而进一步扩张，引起内膜片突入真腔内，使主动脉真腔受压变窄或塌陷，并累及主动脉各分支血管，甚至导致脏器缺血或梗死改变，特别是冠状动脉、头臂动脉、脊髓动脉和腹腔脏器血管（如腹腔动脉、肠系膜上动脉、左右肾动脉）及双髂总动脉。如果真腔明显受压变窄引起分支血管缺血，称为动力性缺血，即狭窄或闭塞的分支血管是真腔供血。应用外科手术、覆膜支架植入术和开窗术可降低假腔压力，使受累分支血管部分或完全恢复血流缓解脏器缺血。如果受累分支血管完全血栓性闭塞或完全由假腔或真假腔同时供血，称为静力学缺血。静力学缺血患者可能会出现以下几种临床情况：①在急性期出现不同程度脏器缺血症状，如脑卒中、截瘫、肠坏死和下肢缺血等，严重者需急诊手术治疗或介入治疗。②大部分静力学缺血患者，外科手术、覆膜支架植入术和开窗术后，脏器缺血会得到相当改善，这主要是由于术后真腔扩大血流量增加所致。③部分静力学缺血患者的脏器缺血或分支血管灌注没有改善，甚至脏器缺血加重或分支血管灌注下降。这些可以解释少数患者在手术治疗和介入治疗术后出现截瘫。

临床表现 包括以下几方面。

血流动力学变化 在急性期，主动脉夹层死亡率或猝死率极高，其血流动力学变化非常复杂。部分患者可表现为不同程度的低血压症状，其主要原因是：①假腔破裂出血导致失血性休克或假腔内血液不同程度渗漏到主动脉周围或胸腔。②假腔破裂出血进入心包导致心包积液或急性心包填塞。③夹层累及冠状动脉导致急性心肌梗死或急性心室颤动。④夹层累及冠状动脉或主动脉瓣重度关闭不全，导致急性充血性左心衰竭。急性期后一些患者低血压状态可能有一定好转，为患者进一步治疗创造了有利机会；但部分患者假腔内血液进一步渗漏到主动脉周围或胸腔，导致循环血量进一步减低或血流动力学状态进一步恶化。一些患者急性期后血流动力学状态好转或变平稳，几小时、几天或数年没有再发生假腔内血液急性渗漏或破裂出血。约 38% 的患者的两上肢血压及脉搏不一致，此为夹层累及或压迫无名动脉及左锁骨下动脉，这可以造成所谓的假性低血压，甚至可能造成不必要的升压和扩容治疗。少数患者急性期没有明显血流动力学变化和临床症状，而被漏诊或误诊。假腔内血液慢性渗漏或破裂出血引起纵隔血肿和（或）胸腔积血，压迫周围组织可引起如声音嘶哑、吞咽困难和上腔静脉综合征等症状。引起肺炎和肺不张，出现不明原因发热和呼吸困难等症状。高血压或有高血压史也是急性主动脉夹层最常见的临床表现之一，特别是 Stanford B 型主动脉夹层患者 80%～90% 有高血压。在斯皮特尔（Spittell）等报道的 236 例主动脉夹层患者中，80%伴有高血压。因血压升高可能会进一步扩大夹层撕裂范围或增加假腔内血液急性渗漏或破裂出血的危险，控制患者血压是急性期治疗主动脉夹层的重要措施之一。

疼痛　胸背部剧烈疼痛是急性主动脉夹层最常见的临床症状，占74%~90%。无心电图ST-T改变的胸部或（和）背部等处剧烈不缓解的疼痛，是急性主动脉夹层最常见的首发症状（部分患者疼痛不显著，考虑与起病缓慢有关），疼痛一般位于胸部的正前后方，呈刺痛、撕裂痛、刀割样痛。常突然发作，很少放射到颈、肩、手臂，这一点常可与冠心病鉴别。国外学者对急性主动脉夹层患者的疼痛进行分析，95%患者有疼痛表现，而其中85%为突发，64%患者表现为刀割样疼痛，有撕裂痛表现者有51%。73%位于胸部，53%伴背痛，30%伴腹痛。升主动脉及主动脉弓部夹层以前胸痛为主，降主动脉夹层以胸背痛为主。疼痛的另一特点为放射性，通常与夹层扩展方向一致，当疼痛向腹部甚至大腿放射时，则提示夹层向远端撕裂。

脏器缺血　主要分支血管受累导致脏器缺血是主动脉夹层最重要病理生理改变之一，其临床表现是：①夹层累及冠状动脉开口可导致急性心肌梗死或左心衰竭，患者可表现典型冠状动脉综合征，如胸痛、胸闷和呼吸困难，心电图ST段抬高和T波改变。根据文献报道约38%的急性主动脉夹层患者，早期被误诊为急性冠状动脉综合征、肺栓塞和其他胸肺疾病。②夹层累及无名动脉或左颈总动脉可导致中枢神经症状，3%~6%的患者发生脑血管意外。当夹层影响脊髓动脉灌注时，脊髓局部缺血或坏死可导致下肢轻瘫或截瘫。③夹层累及一侧或双侧肾动脉可有血尿、无尿和严重高血压，甚至急性肾衰竭。④夹层累及腹腔动脉、肠系膜上及肠系膜下动脉，可表现为急腹症及肠坏死等。偶尔腹腔动脉受累引起肝脏梗死或脾脏梗死。⑤累及下肢动脉可出现急性下肢缺血症状，如无脉、疼痛等。患者呈痛苦病容，重症者有休克表现，神情淡漠，四肢潮凉、苍白，少尿或无尿，但血压多可在正常范围。四肢动脉双侧颈动脉搏动可不对称，血压可有差别，有主动脉瓣关闭不全者于主动脉瓣听诊区可闻舒张期杂音，腹部亦可听到血管杂音。慢性期患者多有胸、背、腹部隐痛。病史中多有急性发病过程。

诊断　影像学检查的主要目的有：①明确有无急性主动脉夹层，即做出定性诊断。②如果主动脉夹层诊断明确，需进一步评价夹层累及主动脉的范围，即明确主动脉夹层的分型。③明确主动脉夹层内膜破口或再破口（内膜出口）的大小、位置和数量。如果诊断Stanford B型主动脉夹层，需测量内膜破口与左锁骨下动脉开口的距离和远端主动脉弓部管径。④测量受累主动脉最大管径、真腔和假腔的管径，明确主动脉有无扩张及程度，真腔和假腔的大小、形态，真/假腔比值，假腔内是否完全血栓或部分血栓形成。⑤主要分支血管受累情况，包括冠状动脉、头臂动脉、腹腔动脉、肠系膜上动脉、肾动脉和四肢动脉是否受累，明确有无脏器梗死或灌注减低。⑥如果诊断Stanford A型主动脉夹层，需测量主动脉瓣环、窦和窦管交界管径，明确主动脉瓣膜和窦是否受累、有无主动脉瓣关闭不全及程度或马方综合征。⑦评价左心功能情况。⑧明确有无其他并发症，如心包积液、胸腔积液、主动脉破裂和动脉瘤等。

影像学检查的主要包括以下几种。①心电图检查：无特异性，有主动脉瓣关闭不全的患者，可出现左室肥厚或高电压。动脉粥样硬化患者可同时显示有冠心病、心肌缺血或损伤的证据。②胸部X线平片：许多无症状的患者是在胸部X线平片检查时发现纵隔影增宽，主动脉与升主动脉影增大和（或）主动脉弓迂曲延长。如果有主动脉瓣关闭不全，心脏影常有不同程度的增大。③超声心动图：二维或三维超声心动图可显示升主动脉的形态，是否有夹层，内膜破口位置，主动脉瓣和二尖瓣的结构，瓣叶活动状态以及左心室的大小和收缩舒张功能情况。④CT和MRI检查：CT与MRI临床应用逐渐普及，成为辅助检查诊断主动脉夹层的主要手段。两者均可提供相当精确的心脏大血管的形态学变化，可显示夹层累及范围、破口位置、脏器灌注情况、左室、主动脉瓣以及头臂血管的情况，是无创性诊断主动脉夹层最可靠的方法之一，对手术方式的选择具有指导意义。⑤心血管造影检查：属有创检查，具有潜在危险性，存在需要准备和操作时间长等不足之处。随着无创影像诊断技术的进展，已很少作为主动脉夹层的首选检查。

治疗　包括药物治疗和手术治疗。

药物治疗　适当的药物治疗不仅是主动脉夹层的非手术治疗方法，同时也是手术前、术后处理的重要手段。一旦确诊为急性主动脉夹层，甚至高度怀疑主动脉夹层而伴有高血压时，即应当给予适当的药物治疗，以控制血压和心排量，防止主动脉破裂和夹层继续发展。对症镇静镇痛，镇咳，控制左心衰竭。卧床，保持大便通畅，纠正水电解质失衡及调整好营养。在药物治疗过程中对患者进行持续监护，包括神志、四肢动脉压和脉搏、中心静脉压、尿量、心电图及胸、腹部体征等。

手术治疗 手术适应证包括：①Stanford A 型主动脉夹层，均应在确诊后急诊手术。②Stanford B 型主动脉夹层急性期手术治疗效果与药物治疗大致相同，且截瘫发生率及死亡率较高。如破口与左锁骨下动脉距离大于 1.0cm，即适合介入治疗。对不适合介入治疗的 Stanford B 型急性主动脉夹层应采用积极的药物治疗，出现以下情况任何之一均应急诊手术：有主动脉破裂征象（大量胸腔积血，出血性休克）；有主动脉破裂倾向者（药物治疗不能控制高血压，疼痛不能缓解，主动脉直径短期内迅速增大）；重要脏器供血障碍。慢性期患者，如主动脉直径不断增大，或有局限隆起，而不适合介入治疗者也应采用手术治疗。

预后 主动脉夹层的自然预后极差。急性 A 型主动脉夹层由于发病急、病情危重和手术技术复杂及难度较大，院内死亡较高，死亡率差异较大，为 9% ~ 33%。急性 Stanford B 型主动脉夹层早期死亡率明显低于 A 型，且保守治疗和手术结果无明显差别。血管腔内覆膜支架植入术治疗的并发症发生率国内外报道差异较大（0 ~ 75%），影响并发症发生率的主要因素有患者的全身状态和病变的复杂程度、不同厂商支架和操作者的经验，其后者更为重要。主动脉夹层支架治疗的并发症主要包括：①支架植入失败，包括支架移位、支架远端位于假腔或骑跨于真腔和假腔之间。②内漏。③中风和缺血性脊髓损伤造成的截瘫及下肢麻痹。③动脉瘤形成。④入路血管损伤（入路血管撕裂、医源性逆撕夹层、动脉切口缝合处血栓形成及狭窄等）。⑤切口感染、缝线肉芽肿。各项并发症中，以内漏、脊髓损伤及动脉瘤形成的后果最为严重。

预防 对于有主动脉疾病家族史的患者应积极控制血压，定期复查。

（孙立忠　刘宁宁）

DeBakey fēnxíng

DeBakey 分型（DeBakey classification）

德贝基（DeBakey）根据主动脉夹层部位对其病变进行的分型。共分三型（图）。DeBakey Ⅰ 型：内膜破口位于升主动脉近端，夹层累及升主动脉和主动脉弓，范围广泛者，可同时累及胸降主动脉和腹主动脉；De-Bakey Ⅱ 型：内膜破口位于升主动脉，夹层范围局限于升主动脉；DeBakey Ⅲ 型：破口位于左锁骨下动脉开口以远，升主动脉和主动脉弓未受累，夹层范围局限于胸降主动脉者为 Ⅲa，夹层广泛，同时累及腹主动脉者为 Ⅲb。部分 DeBakey Ⅲ 型夹层可向主动脉弓和升主动脉逆向撕裂，被称为逆撕型 DeBakey Ⅲ 型。分型意义：De-Bakey Ⅰ 型和 Ⅱ 型夹层的首选治疗方法为手术治疗。DeBakey Ⅲ 型夹层的治疗方法为保守治疗或介入治疗。降主动脉明显扩张或出现并发症时，才考虑手术治疗。

（孙立忠　刘宁宁）

Stanford fēnxíng

Stanford 分型（Stanford classification）

按主动脉夹层发生的部位和范围进行的分型。凡夹层累及升主动脉者均为 A 型，包括 DeBakey Ⅰ 型和 DeBakey Ⅱ 型夹层；夹层仅累及胸降主动脉为 Stanford B 型，即 DeBakey Ⅲ 型。但 DeBakey Ⅲ 型逆撕累及主动脉弓为 Stanford B 型，而同时累及升主动脉为 Stanford A 型（图）。分

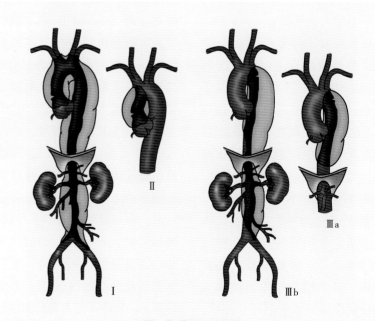

图　DeBakey 分型

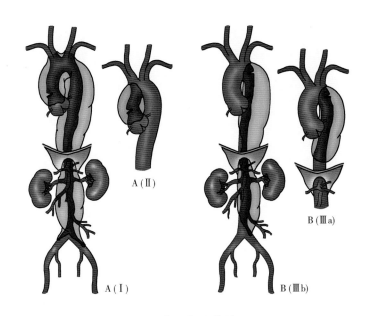

图 Stanford 分型

型意义：Stanford A 型夹层的首选治疗方法为手术治疗。Stanford B 型夹层的治疗方法为保守治疗或介入治疗。降主动脉明显扩张或出现并发症时，才考虑手术治疗。

（孙立忠　刘宁宁）

Sūnshì xìhuà fēnxíng

孙氏细化分型（Sun refinement classification）

孙立忠总结十余年治疗主动脉夹层的经验，提出的一套系统定性和定量的细化分型。传统的主动脉夹层的分型，不完全适合中国的国情，只简单描述了破口的位置和夹层累及的范围，不能精确反映病变程度，只能粗略指导治疗，不能准确地指导手术方式的选择和判断预后。在临床工作中迫切需要一套系统、详细的分型方法指导具体工作。

分型　分为 Stanford A 型主动脉夹层和 Stanford B 型主动脉夹层。

Stanford A 型主动脉夹层
①根据主动脉根部病变情况：分为 A1、A2、A3 型。并据此规范近心端主动脉的处理方法（图 1）。夹层剥离的远端范围不影响此分型。A1 型：窦部正常型。窦管交界和其近端正常，或仅有一个主动脉瓣交界撕脱，无明显的主动脉瓣关闭不全。A2 型：主动脉根部轻度受累型。主动脉窦部直径小于 3.5cm，夹层累及右冠状动脉导致其开口处内膜部分剥离或全部撕脱，有 1 个或 2 个主动脉瓣交界撕脱导致轻-中度主动脉瓣关闭不全。A3 型：主动脉根部重度受累型。窦部直径大于 5.0cm；或 3.5～5.0cm，但窦管交界结构因内膜撕裂而破坏，有严重主动脉瓣关闭不全。②根据主动脉弓部病变情况：分为 C 型、S 型。C 型：复杂型。符合下列任意一项者：a. 原发内膜破口在弓部或其远端，夹层逆行剥离至升主动脉或近端主动脉弓部。b. 弓部或其远端有动脉瘤形成（直径大于 5.0cm）。c. 头臂动脉有夹层剥离。e. 病因为马方综合征（Marfan syndrome）。f. 内膜套筒样剥脱。S 型：单纯型。原发内膜破口在升主动脉，不合并 C 型的任何病变。③根据实际情况排列组合：如 A1C 型。
弓部无内膜剥离的病例，即 DeBakey Ⅱ 型夹层为 S 型；弓部有内膜剥离的按下述方法分型。

Stanford B 型主动脉夹层
①根据主动脉扩张（≥4.0cm）的部位：将其分成 B1、B2、B3 型（图 2）。B1 型：降主动脉近端型。主动脉无扩张或仅有降主动脉近端扩张，中-远段直径接近正常。B2 型：全胸降主动脉型。整个胸降主动脉都扩张，腹主动脉直径接近正常。B3 型：全胸降主动脉、腹主动脉型。胸降主动脉和腹主动脉都扩张。②根据主动脉弓部有无内膜撕裂累及：分为 C 型、S 型。C 型：复杂型。内膜撕裂累及左锁骨下动脉及远端主动脉弓部。S 型：单纯型。远端主动脉弓部未受累，夹层位于左锁骨下动脉开口远端。③根据实际情况排列组合如 B1C 型。
近端内膜剥离的范围决定 C、S 分型，远端范围无影响。

临床意义　包括以下几方面。

Stanford A 型主动脉夹层　手术是 Stanford A 型夹层的有效治疗手段。Stanford A 型夹层的病变范围广泛，影响多脏器的供血。术前明确的定性和定量诊断至关重要。Stanford A 型主动脉夹层的细化分型（图 1）描述了病变的范围和程度，为准确迅速地判断手术时机和制定手术方案，提供了量化指标，明显降低了手术死亡率、并发症发生率和再手术率。①手术时机的选择：理论上，Stanford A 型夹层均应在确诊后急诊手术。在中国受地域、技术和经济条件的制约，并非所有病例均能得到及时的治疗。A1 型夹层患者病情较缓，因为不合并主动脉瓣关闭不全和心肌缺血，可在各项准备相对完善的情况下进行手术。A2 和 A3 型夹层易出现急性左心衰竭和冠状动脉受累导致的急性心肌缺血等并发症，应急

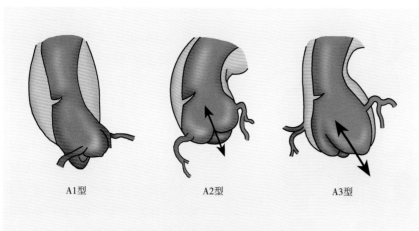

图 1　Stanford A 型主动脉夹层的孙氏细化分型

A1 型：窦管交界及近端正常型；A2 型：累及冠状动脉开口和（或）轻中度主动脉瓣关闭不全；A3 型：窦管交界及近端严重受累型

诊手术。②主动脉根部处理方法的选择：Stanford A 型夹层的病变广泛且复杂，术前的精确诊断有利于外科医师和相关科室的准备，从而降低死亡率。A1 型主动脉夹层仅行升主动脉及其远端替换即可，无需行主动脉瓣或窦部的复杂手术。A2 型夹层应根据其主动脉窦部受累的程度、主动脉瓣反流量大小和外科医师的技术水平和经验选择不同的手术方式。如果窦部病变较轻，主动脉瓣少量反流，可进行窦部成形+主动脉瓣交界悬吊术；如果窦部病变偏重，主动脉瓣有少-中量反流，外科医师有丰富的手术经验，可进行部分主动脉窦部替换+主动脉瓣成形术或戴维手术；如果主动脉瓣有中-大量反流，医师的经验有限，应采用主动脉根部替换术（本托尔手术）。③主动脉弓部处理方法的选择：升主动脉+部分主动脉弓部替换术操作相对简单，手术时间短，术后并发症发生率和死亡率相对较低；全主动脉弓部替换术可以完全切除病变的升主动脉和主动脉弓部，再次手术的可能性降低，但是手术操作复杂、手术时间较长，手术的并发症发生率和死亡率均较高。急性 A 型夹

层进行单纯升主动脉替换术，术后远端假腔持续存在的病例占 50%~70%，而假腔与并发症的发生和再次手术密切相关。20%~25% 的 A 型夹层病例原发破口位于主动脉弓部及以远的部位，即使位于升主动脉，手术中主动脉内膜的损伤和吻合的部位也可能成为术后假腔的新破口。马方综合征患者在主动脉根部替换术后，再出现夹层和瘤样扩张的可能远远高于其他疾病，是主动脉夹层再次手术的主要危险因素。所以应争取在首次手术时进行全主动脉弓部替换术，这样可以降低再手术率，也可以降低再次手术的难度，减少因再次正中开胸导致的并发症。象鼻手术可以避免远端吻合口的针孔漏血，提高远端假腔闭合率，降低再手术率。Stanford A 型夹层的细化分型中，依据主动脉原发内膜破口的位置、主动脉弓部是否扩张、头臂血管是否受累和病因是否为马方综合征，将其分为复杂型（C 型）和单纯型（S 型）。C 型应进行全主动脉弓部替换术+象鼻技术，再次手术的可能性小。而 S 型应选择升主动脉+部分主动脉弓部替换术，有再次手术的可能，其手术

方式仍有待进一步改进。④初步判断预后：A1 型夹层近期死亡率和并发症发生率低，长期预后较好，术后无需服用抗凝药物。A2 型夹层的治疗较复杂，操作难度大，对外科医师的技术要求高，绝大多数病例可以保留自身主动脉瓣，术后无需服用抗凝药，避免了抗凝相关并发症，患者的生活质量明显提高。如果病例选择不合理，有因主动脉根部和瓣膜的病变而再次手术的可能。本托尔手术需长期抗凝，生存质量相对较差，但可以避免针对近端主动脉病变的再次手术。S 型手术相对简单，长期效果较好，但有再次手术的可能。C 型夹层如单纯进行部分弓部替换术，长期效果不佳，进行全弓替换术+象鼻手术操作复杂，神经系统并发症多，围术期风险大，但术后假腔闭合率高，长期效果好。

StanfordB 型主动脉夹层　①介入治疗：保守治疗无并发症的 B 型夹层的早期死亡率为 10%，发病后第 1 年的死亡率为 20%，长期随访中因主动脉扩张形成动脉瘤需要手术治疗的比例达 20%。国外报道，腔内覆膜支架植入术是治疗有并发症的 B 型夹层的有效手段，对于术前状况很差的夹层病例，介入治疗的中期随访结果优于单纯保守治疗和手术治疗。腔内覆膜支架植入术应遵循患者的具体解剖学特点。其适应证首先是主动脉弓部和左锁骨下动脉的开口未受累及（S 型）。如果破口与左锁骨下动脉的距离过近，腔内覆膜支架植入术后出现椎动脉缺血的可能性增加，严重者可能威胁生命，术后出现内漏的可能性也增加。第 2 个适应证是降主动脉没有动脉瘤形成（细化分型的 B1 型）（图2）。如果降主动

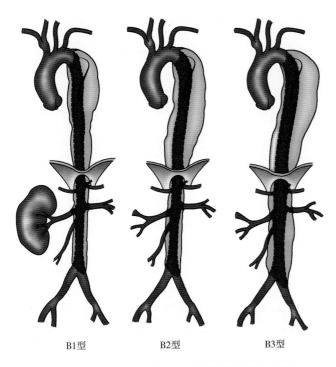

B1型　　　　B2型　　　　B3型

图 2　Stanford B 型主动脉夹层的孙氏细化分型

脉直径明显扩大，可降低术后假腔内血栓化的概率，同时增加内漏发生的可能。无论是在急性期还是在慢性期，只有 B1S 型的病例才适合介入治疗。②手术治疗：包括以下几方面。a. 手术方式：目前对无并发症的 B 型夹层的手术指征存在较大争议。中国的 B 型夹层患者青壮年居多，预期寿命长，诊断明确后应积极治疗。早期手术可以避免降主动脉的广泛扩张，缩小手术的范围。B1 型夹层：对于不符合腔内覆膜支架植入术指征的 B1C 和 B1S 型病例，可进行部分胸降主动脉替换术或部分胸降主动脉替换术+远端支架植入术。B2 型夹层：部分胸降主动脉替换+远端血管成形术适用于慢性夹层。B3 型夹层：应选择全胸降主动脉+腹主动脉人工血管替换术。b. 体外循环方法的选择：脊髓缺血损伤和截瘫是降主动脉手术后的灾难性并发症。文献报道在高危病例中神经系统并发症发生率高达 30%~40%。常温

阻断的操作简单，但是安全时限短。股-股转流和左心转流可以降低血循环的温度，但是需要在主动脉上阻断，不能提供无血的手术视野。深低温停循环（DHCA）可以有效地降低神经系统和内脏缺血的损伤。在 DHCA 下进行降主动脉的手术，不仅可以避免游离主动脉的近心端和在正常主动脉上阻断，还可在无血的视野中辨认和切除主动脉的真假腔间的内膜，适用于主动脉近端无法阻断，或广泛的胸降主动脉、胸腹主动脉病变，或术后有可能发生脊髓缺血的病例。虽然 DHCA 可以降低术后各器官缺血损伤的可能，但需要延长体外循环时间，术后肺部和凝血相关的并发症发生率明显升高。BC 型和 B3 型病例均需在深低温停循环下进行手术。

（孙立忠　刘宁宁）

Sūnshì shǒushù

孙氏手术（Sun procedure）

由孙立忠首创的全主动脉弓替换术加支架象鼻植入术。应用四分

叉人工血管在选择性脑灌注下完成全主动脉弓部替换，术中支架象鼻植入胸降主动脉。2003 年起孙立忠等应用支架象鼻手术替代改良的象鼻手术，术中支架象鼻较传统象鼻更容易植入，进一步简化了手术过程；支架人工血管象鼻可作为远端吻合口的内衬，减少术后出血；支架的支撑作用可以提高远端假腔闭合率。目前此术式被公认为是治疗累及主动脉弓和降主动脉扩张性病变的标准术式。

手术适应证　①Stanford A 主动脉夹层中的 C 型。原发破口位于主动脉弓和降主动脉的 A 型夹层；主动脉弓部瘤样扩张的 A 型夹层；头臂血管严重受损的 A 型夹层；马方综合征（Marfan syndrome）合并 A 型夹层；内膜套筒样剥脱的 A 型夹层。②累及主动脉弓部的 B 型主动脉夹层。③马方综合征或有家族主动脉疾病史的 B 型主动脉夹层。④累及主动脉升弓降部的胸主动脉瘤。

手术方法　①切皮前准备：与常规体外循环手术不同，孙氏手术需要左侧上下肢同时穿刺测压，右侧颈内静脉置三腔中心静脉导管。患者仰卧位，上胸垫高，颈部处于伸展位，皮肤消毒铺巾的方法同冠状动脉旁路移植术，但铺巾后需留出腋动脉和股动脉游离插管的范围。②游离右侧腋动脉：右侧锁骨下自锁骨中内 1/3 交点表面皮肤向外做垂直于身体长轴的切口，长 6~8cm，钝性分离胸大肌，将其深部的胸小肌用甲状腺拉沟拉向外侧，先游离出腋静脉并套带，必要时需结扎该静脉上缘的 1~2 个分支，将腋静脉牵向下方，腋动脉即位于腋静脉的后上方。将腋动脉游离约 3cm，结扎该段的分支，近远端分

别套带备用，注意游离腋动脉时，勿损伤其周围的臂丛神经。③开胸和头臂血管游离：正中开胸同常规体外循环手术，但上缘的皮肤切口达胸骨上窝或向上偏向左或右，有时切口需延伸至颈部，劈胸骨时一定要轻柔，胸骨牵开后，切除残余胸腺，并游离于左侧无名静脉并套带。将左无名静脉提起并向下拉，即可进一步游离出其下方的无名动脉、左颈总动脉和左锁骨下动脉。该过程最好是在肝素化前完成。④建立体外循环：游离出头臂血管和主动脉弓前后壁后，肝素化，动脉泵管常规选用单泵双管，其中1根经腋动脉插管建立体外循环，而另1根用作股动脉插管或人工血管灌注管插管。右心房插二阶梯引流管，如需行右房切开，则插上下腔引流管，左心引流的途径可经右上肺静脉或主肺动脉。⑤主动脉近端的处理：降温至心跳停，无名动脉近端阻断主动脉，剖开近端主动脉，清除假腔内的血栓，经左、右冠状动脉开口直接灌注停搏液。主动脉近端的处理主要取决于其病理改变。对于主动脉窦直径大于5.0cm的患者，应视主动脉瓣病变，进行主动脉根部替换或保留主动脉瓣的根部替换；主动脉直径介于4.0～5.0cm者，应尽量先进行窦成形和主动脉瓣成形，必要时可进行主动脉瓣替换和部分主动脉窦替换；主动脉窦直径小于4.0cm应保留主动脉窦，主动脉瓣成形或替换。术前即有右冠状动脉缺血证据、术中探查右冠状动脉开口明显受累者，可缝闭右冠状动脉开口，进行右冠状动脉的旁路移植。在处理主动脉近端的过程中，当鼻温降至20℃时，暂停近端操作，开始主动脉弓和降主动脉的

处理。⑥主动脉弓替换和支架象鼻植入：鼻温至20℃，头低位，手术野中吹入 CO_2，以排除其内的空气，分别阻断三支头臂血管，同时经右腋动脉行选择性脑灌注，剖开主动脉弓，横断3支头臂血管，左锁骨下动脉近端4-0聚丙烯线缝闭，选择适当型号的支架象鼻，经主动脉弓远端口植入降主动脉真腔，修剪多余的主动脉弓组织，使其边缘与支架象鼻近端的人工血管平齐。选择直径与支架象鼻相当的四分叉人工血管，其主血管远端与带支架象鼻的降主动脉吻合，3-0聚丙烯线全周连续缝合，动脉泵管的另一端插入人工血管灌注分支，灌注恢复下半身循环，将对应的头臂血管分支先与左颈总动脉吻合，5-0聚丙烯线连续缝合，排气开放后开始复温，随后将人工血管主血管近端与主动脉近端吻合，4-0聚丙烯线连续缝合，恢复心脏循环，再吻合左锁骨下动脉分支，最后吻合无名动脉分支。⑦主动脉近端吻合：在保留主动脉根部的患者，于窦管交界上方0.5～1cm处横断主动脉，与四分叉人工血管近端吻合，3-0聚丙烯线连续缝合。对根部替换的患者在完成根部手术后将两人工血管端端吻合，4-0聚丙烯线连续缝合。⑧复苏及脱离体外循环：完成全部的血管吻合后，经充分排气开放主动脉阻断钳，心脏电击复跳，鼻温至37.5℃，肛温至35℃即可缓慢撤离体外循环，复温过程中检查各吻合是否有活动性出血并缝闭，停机后立即准备血液回收。⑨术中和术后止血：撤离体外循环机明确无活动性出血后，即按肝素和鱼精蛋白1∶1.5的比例快速中和，同时快速应用1个治疗单位的血小板，必要时应用新鲜血浆，

迅速恢复患者的凝血功能。对吻合口针眼出血，应用纱布压迫和补片包裹的方法往往能达到止血目的；对近远端吻合口的出血，上述方法无效时，应在包裹吻合口后与右房分流。⑩关胸：与常规体外循环术后基本相同，但在闭合胸骨前要摆放好头臂血管，避免扭曲、打折和受压。

并发症 ①出血：术后出血直接威胁患者生命，特别是远端吻合的出血。原因主要与手术技术有关，如没有缝到真正的夹层外膜，操作不当导致主动脉撕裂，游离时外膜损伤等，过长的体外循环时间或者术前凝血功能差，也增加术后出血的机会。针对处理措施包括全层缝合，解剖清楚，操作轻柔等从而消除外科因素导致的出血并发症，应用支架象鼻已明显减少远端出血的机会。另外良好的术后处理也减少出血，常规快速注入1∶1.5鱼精蛋白，紧随后即应用血小板和血浆，使凝血功能快速恢复至正常水平。术后常规应用洗血球机也可减少血液成分的丢失。对于一些难以控制的出血，也可以选择瘤壁包裹后与右房分流的方法。②神经系统并发症：随着深低温停循环和选择性脑灌注技术的应用，该并发症已明显减少，孙氏手术脑并发症的发生率为5%，一过性神经系统并发症的发生率为13%。术后处理包括：常规一次甲泼尼龙静脉注射 10mg/kg；甘露醇脱水 125ml/次，每6小时1次，直至患者清醒；应用脑神经营养药；并给予对症支持疗法等。③截瘫：的截瘫发生率为0～3%。术中可用脊髓诱发电位监测，术后患者无特殊应让其尽早苏醒，观察双下肢的运动情况，对于术后胸液少，总量不超过500ml/6小时的

患者，给予肝素 0.5mg/kg，6 小时 1 次，以延缓假腔内血栓的形成。术后出现截瘫后，应提高组织灌注压力，并尽早行开窗和脑脊液引流，将脑脊液压力控制在 $10cmH_2O$ 左右。④支架象鼻梗阻或植入假腔：表现为上下肢压差，支架象鼻远端组织脏器灌注不良，现在常规术中同时测量上下肢血压，如出现上下肢压差大于 40mmHg 或无尿，下肢缺血等，无论术中或术后，应尽早行上半身至下半身的人工血管转流术。对于支架植入假腔经转流效果不好，或者假腔快速扩大者，应紧急手术治疗。

（孙立忠　刘宁宁）

zhījià xuèguǎn zhíshì xiūfùshù

支架血管直视修复术（vascular stent open repairment）

在深低温停循环选择性脑灌注下，胸降主动脉近端直视植入支架人工血管，支架型人工血管近端与降主动脉缝合一周。此术式扩展了累及左锁骨下动脉的 B 型夹层的手术。便于一期治疗 B 型夹层合并心脏病的病例。术中支架象鼻较传统象鼻更容易植入，进一步简化了手术过程；支架人工血管象鼻可作为远端吻合口的内衬，减少术后出血；支架的支撑作用可以提高远端假腔闭合率。

手术适应证 ①累及主动脉弓部的 B 型主动脉夹层（BC 型）。②合并心脏病，主动脉根部或升主动脉病变的 B 型主动脉夹层。③累及主动脉弓降部的胸主动脉瘤。

手术方法 ①切皮前准备：左侧上下肢同时穿刺测压，右侧颈内静脉置三腔中心静脉管。患者仰卧位，上胸垫高，颈部处于伸展位，皮肤消毒铺巾的方法同冠状动脉旁路移植术，但铺巾后需留出腋动脉和股动脉游离插管

的范围。②开胸和头臂血管游离：正中开胸同常规体外循环手术，但上缘的皮肤切口达胸骨上窝或向上偏向左或右，有时切口需延伸至颈部，劈胸骨时一定要轻柔，胸骨牵开后，切除残余的胸腺，并游离于左侧无名静脉并上带。将左无名静脉提起并向下拉，即可进一步游离出其下方的无名动脉、左颈总动脉和左锁骨下动脉。该过程最好是在肝素化前完成。③建立体外循环：根据升主动脉是否有病变决定动脉插管位置。如升主动脉正常可与升主动脉插管，停循环时将动脉管插入无名动脉行选择性脑灌注。游离出头臂血管和主动脉弓前后壁后，肝素化，动脉泵管常规选用单泵双管，其中 1 根经升主动脉插管建立体外循环，而另 1 根备用，必要时用作股动脉插管。右心房插二阶梯引流管，如需切开右心房则插上、下腔引流管，左心引流的途径可经右上肺静脉或主肺动脉。④支架象鼻植入：鼻温至 20℃，头低位，手术野中吹入 CO_2，以排除其内的空气，分别阻断三支头臂血管，同时经无名动脉行选择性脑灌注，剖开主动脉弓，选择合适直径的支架象鼻植入胸降主动脉，注意辨别真假腔。3-0 或 4-0 聚丙烯线全周连续缝合支架近端与胸降主动脉近端，缝合主动脉弓切口，4-0 聚丙烯线连续缝合，排气开放后开始复温，恢复心脏循环。⑤复苏及脱离体外循环：经充分排气开放主动脉阻断钳，心脏电击复跳，鼻温至 37.5℃，肛温至 35℃即可缓慢撤离体外循环，复温过程中检查各吻合是否有活动性出血并缝闭，停机后即准备血液回收。⑥术中和术后止血：撤离体外循环机明确无活动性出血后即按肝素和鱼精蛋白

1:1.5 的比例快速中和，同时快速应用 1 个治疗单位的血小板，必要时应用新鲜血浆，迅速恢复患者的凝血功能。对吻合口针眼出血应用纱布压迫和补片包裹的方法往往能达到止血目的。

并发症 ①出血：原因主要与手术技术有关，如没有缝到真正的夹层外膜，操作不当导致主动脉撕裂，游离时外膜损伤等，过长的体外循环时间或术前凝血功能差，也增加术后出血的机会。针对处理措施包括全层缝合，解剖清楚，操作轻柔等从而消除外科因素导致的出血并发症，应用支架象鼻已明显减少远端出血的机会。另外良好的术后处理也减少出血，常规快速注入 1:1.5 鱼精蛋白，紧随后即应用血小板和血浆，使凝血功能快速恢复至正常水平。术后常规应用洗血球机也可减少血液成分的丢失。②神经系统并发症：随着深低温停循环和选择性脑灌注技术的应用已明显减少。术后处理包括：常规一次甲泼尼龙静脉注射 10mg/kg；甘露醇脱水 125ml/次，每 6 小时 1 次，直至患者清醒；应用脑神经营养药；对症支持疗法等。③截瘫：据报道截瘫的发生率为 0~3%，术中可用脊髓诱发电位监测，术后患者无特殊应让其尽早苏醒，观察双下肢的运动情况，对于术后胸液少，总量不超过 500ml/6 小时的患者，用肝素 0.5mg/kg，6 小时 1 次，以延缓假腔内血栓的形成，术后出现截瘫后，应提高组织灌注压，并尽早行开窗和脑脊液引流，将脑脊液压控制在案 $10cmH_2O$ 左右。④支架人工血管梗阻或植入假腔：表现为上下肢压差，支架象鼻远端组织脏器灌注不良，现在常规术中同时测量上下肢血压，如出

现上下肢压差大于 40mmHg 或无尿，下肢缺血等，无论术中或术后应尽早行上身至下半身的人工血管转流术。对于支架植入假腔经转流效果不好，或者假腔快速扩大者，应紧急手术治疗。

(孙立忠　刘宁宁)

fùmó zhījià zhǔdòngmài qiāngnèi xiūfùshù

覆膜支架主动脉腔内修复术

(transcatheter covered stent endovascular aortic repairmen, TEVAR)　经股动脉植入覆膜支架，即以覆膜支架封闭原发内膜破口，并扩张真腔，压缩假腔，从而促使主动脉重构，达到防止破裂，改善远端缺血分支血管血供目的的手术。

手术适应证　TEVAR 的临床适应证与开胸手术的适应证相似，主要用于复杂夹层及临床症状难以控制的夹层，具体包括：①夹层破裂或具破裂倾向。②血流动力学不稳定。③腹部脏器或下肢缺血。④胸痛反复发作、难以控制的高血压。⑤主动脉直径大于 5cm，或随访增大 0.5cm/6 个月。除临床适应证外，主动脉夹层 TEVAR 还有其自身的影像学适应证，包括：①锚定区正常主动脉直径≤40mm。②髂股动脉无高度扭曲或弥漫狭窄，股动脉直径大于支架输送系统直径。③腹腔主要分支起自假腔时附近需存在较大再破口。④覆膜支架远端锚定区内膜片要完整。

手术禁忌证　TEVAR 无绝对的禁忌证，但以下因素不适合介入治疗，包括：①需封堵左锁骨下动脉开口，右椎动脉发育差或大脑动脉基底环不完整。如需做腔内修复术，则应同时做烟囱手术或杂交手术。②覆膜支架远端锚定区内膜片不完整。③腹部主要血管分支完全由假腔供血，附近无较大再破口。④原发破口位于腹主动脉主要分支开口附近。

手术方法　①暴露并穿刺一侧股动脉，送入 5F 猪尾导管；行标准全主动脉造影，包括升主动脉、降主动脉、腹主动脉和髂动脉，必要时行头臂动脉造影，进一步了解病变特点。②穿刺左上肢动脉（桡动脉或肱动脉），送入 5F 刻度猪尾导管至升主动脉，以便覆膜支架释放前、后造影，并作为左锁骨下动脉开口的标记。③精确测量左锁骨下动脉开口部位主动脉直径，按放大 10% ~ 15%选择覆膜支架。④替换入加硬导丝。⑤切开一侧股动脉，阻断后通过加硬导丝送入覆膜支架到病变部位。⑥经左上肢动脉插入的猪尾导管行主动脉左前斜位造影，准确定位，覆膜支架两端锚定区（覆膜支架两端带膜部分距夹层破口的距离）长度需>15mm。⑦控制血压水平于 100mmHg 左右，快速退出输送鞘管，释放覆膜支架。⑧重复主动脉造影，观察支架形态、附壁情况及有无内漏。⑨缝合股动脉。全部操作在肝素化（100 U/kg）下进行。

注意事项　①应确保操作始终在真腔内进行：由于夹层除原发破口外，常存在多个再破口，导管导丝及输送鞘有进入假腔的风险，主动脉分段造影法，即经一侧股动脉送入猪尾导管，依次进行腹主动脉和髂动脉，降主动脉，升主动脉的分段造影，有助于确保猪尾导管始终位于主动脉真腔，而后通过交换导丝送入的覆膜支架输送系统亦始终位于真腔。②覆膜支架的选择：覆膜支架直径应比近端锚定区血管直径大 10% ~ 15%，过小易导致内漏及覆膜支架移位，过大则导致内膜受损、新破口形成及覆膜支架贴壁不良而内漏。③覆膜支架的定位：经左上肢动脉置入导管可作为左锁骨下动脉开口的标志，防止误封堵，同时可用于覆膜支架释放前造影，便于精确定位。④覆膜支架释放应快速、准确、中途不停顿，从而避免覆膜支架打褶不贴壁及在血流的冲击下向远侧移位；释放过程中尽量避免推拉覆膜支架调整位置，以免损伤内膜。⑤覆膜支架释放前应一过性降低血压，以免覆膜支架释放时在血流冲击下移位，一般将收缩压降低至 100mmHg，不同于多数学者将血压降低至 60mmHg 左右，有利于避免由于血压降得过低导致脑血管并发症的发生。⑥如覆膜支架贴壁不良、狭窄，使用球囊扩张时，应避免扩张覆膜支架近端的裸支架部分及过度扩张，以免损伤内膜形成新破口。⑦建立左肱动脉至股动脉的"轨道法"：一些病例因腹主动脉远段、髂股动脉受累，真腔完全或接近闭塞，从股动脉不易进入真腔时，可自左上肢动脉送入长导丝，建立左肱动脉-降主动脉-腹主动脉-髂动脉-股动脉的真腔轨道，从而确保覆膜支架从真腔送入。⑧术前及术后 2 天常规抗生素预防感染，术后无需抗凝治疗。术后需长期药物控制血压。⑨术后随访方法：出院前、术后 1 个月、6 个月、1 年、每 1~2 年定期行临床及主动脉增强 CT 复查。

并发症　TEVAR 的一些重要并发症，包括逆行性 A 型夹层、急性缺血性脑卒中、覆膜支架导致的新破口等，一旦发生，不仅影响疗效，甚至危及患者生命。

逆行性 A 型夹层（retrograde type A dissection，RTAD）　主动脉夹层 TEVAR 后，升主动脉继发

夹层（B 型夹层转变为 A 型夹层），破口位于覆膜支架近端，内膜片逆行剥离累及至升主动脉。RTAD 临床表现与 A 型夹层相同，常表现为突发胸痛，难以控制的高血压，累及头臂动脉可引起头晕、视物模糊、昏迷等症状。一旦发生，常危及患者生命，需急诊手术干预。RTAD 发病原因尚不明确，考虑为多种危险因素作用结果，导致 RTAD 的危险因素包括：①主动脉壁病变：各种主动脉壁病变进展，导致中膜薄弱，如马方综合征、主动脉粥样硬化及溃疡等，特别是近端锚定区的病变，在覆膜支架压力作用下，易形成新的内膜破口，进而发展为 RTAD。部分文献认为急性期夹层，内膜及主动脉壁存在水肿、炎症等反应，较脆弱，此时行 TEVAR，易形成 RTAD。②术中操作不当：术中需使用的加硬导丝、支架输送系统硬度高，存在损伤内膜的风险，特别是主动脉迂曲导致输送系统通过困难时，反复操作，甚至暴力操作而损伤内膜；另外，术中因内漏反复球囊扩张覆膜支架，特别是裸支架部分，以及覆膜支架部分释放后仍牵拉或推送覆膜支架以调整其位置时，均可造成动脉壁损伤。③覆膜支架相关因素：a. 覆膜支架选择过大，目前普遍认为夹层支架不宜选择过大，既往覆膜支架选择多采用主动脉瘤的标准，即支架直径较近端锚定区主动脉直径放大 10%~20%，多采用 10%~15% 的放大率。b. 近端裸支架部分：应用于临床的主动脉直筒型支架近端第一节多为裸支架，向外张开，可提供更大的张力，在避免支架移位的同时，不影响左锁骨下动脉的血供。但过强的张力也增加了内膜损伤的风险，研究显示

RTAD 破口往往位于裸支架顶端，考虑与此处张力过大又无覆膜保护有关。c. 直筒型支架的设计与主动脉弓部的曲度不适应：主动脉支架的设计更适合用于降主动脉瘤，多带有一纵梁，而 B 型夹层的原发破口多位于弓降部，覆膜支架需置入弯曲的主动脉弓部远段，覆膜支架恢复伸直状态的特性使其对主动脉弓降部大弯侧产生较大压力，特别是在覆膜支架两端，而纵梁加大了这种压力，易导致局部内膜损伤。因此，一些措施有利于减少 RTAD 的发生：严格把握介入治疗适应证，马方综合征不宜采用 TEVAR，如必须使用，应选择近端不带裸支架的覆膜支架；尽量避免急性期介入治疗；术中避免反复球囊扩张覆膜支架，尤其禁止扩张裸支架部分；覆膜支架一旦释放，避免再推拉调整位置；覆膜支架直径选择不宜过大。

覆膜支架导致的新破口　术中不当操作或在覆膜支架的张力作用下，支架近端或远端可形成新的内膜破口，进而可导致内漏、溃疡、假性动脉瘤等，有时支架远端内膜片被完全撕裂，覆膜支架末端滑入假腔，使假腔获得大量血流灌注而明显扩张、真腔塌陷。该并发症可于覆膜支架置入后即刻发生，亦可发生于围术期或随访期，国内外报道较少。逆行性 A 型 AD 虽多继发于支架近端新内膜破口的形成，大部分属于该并发症，但由于累及升主动脉，病情危重。其发生原因尚不明确，其中支架本身的因素在新破口的形成过程中起重要作用。首先，降主动脉直径自近端起逐渐减小，如覆膜支架两端直径相同，根据弓降部、降主动脉近端直径选择的支架，其远端直径相

对局部降主动脉过大，易造成管壁损伤、新破口形成，特别是在高血压、主动脉瓣病变导致升主动脉、弓降部相对降主动脉明显增宽，以及使用过长的覆膜支架或使用 2 枚覆膜支架时，覆膜支架最远端的相对放大率往往大于 20%，甚至可超过 60%，更易在支架远端形成新破口。其次，覆膜支架不适应弓部曲度，其恢复伸直状态的特性及纵向连接条的设计，造成支架两端主动脉弓大弯侧张力过大而损伤内膜。除支架因素外，支架两端锚定区内膜片是否完整、动脉壁是否有病变与新破口的形成亦有一定关系。覆膜支架两端新破口形成后，可再次行 TEVAR，置入 CUFF 或另一枚支架，隔绝破口。对于支架近端破口应积极治疗，以免进展为逆行性 A 型夹层。根据经验，支架的直径一般与原支架相同即可，如在支架以远再次置入支架，最好选择渐细设计的覆膜支架，以免远端张力过大，再次形成内膜破口。

急性缺血性脑卒中　埃格布雷希特（Eggebrecht）等对 609 例夹层 TEVAR 患者的荟萃分析显示，发生率为 1.9%~2.6%。导致该并发症的原因主要包括：①操作导丝、导管以及覆膜支架输送的过程中，致有病变的主动脉弓部或头臂动脉开口粥样斑块脱落，血栓形成并脱落，气栓等，均可以导致脑栓塞。②覆膜支架覆盖左锁骨下动脉开口，以延长近端锚定区，导致左锁骨下动脉急性闭塞，引起左侧大脑后动脉及椎基底动脉供血区脑梗死。覆膜支架释放过程中，向前移位，覆盖左颈总动脉甚至无名动脉开口，导致相应供血区急性脑梗死。③术中血压降得过低或低血压时

间过长，或患者本身合并脑血管病变，引起急性缺血性脑卒中术中肝素化、操作轻柔、规范左锁骨下动脉的处理方法，有利于减少该并发症。

截瘫 是主动脉手术后灾难性的并发症，TEVAR后截瘫的发生率明显低于传统外科手术，是其主要优势之一。但覆膜支架置入特定部位时仍存在脊髓损伤、甚至截瘫风险。根据文献TEVAR截瘫的发生率为 $0.8\% \pm 0.4\%$。其产生原因主要与支架覆盖了部分肋间动脉开口，造成根最大动脉（adamkiewicz artery，AKA。肋间动脉的分支）急性缺血有关。但覆盖adamkiewicz动脉是否一定会引起截瘫尚有争议，部分学者报道即使adamkiewicz动脉起源的肋间动脉被支架覆盖，一些患者术后CT检查adamkiewicz动脉仍清晰显影，考虑与侧支循环代偿有关。一些措施有利于避免截瘫的发生，包括：①覆膜支架尽量避开AKA的常见起源部位（ $T_8 \sim L_1$ ）。②尽量缩短降主动脉覆膜支架覆盖长度，避免覆盖过多的肋间动脉或腰动脉。③避免覆膜支架同时封闭左锁骨下动脉（发出椎动脉及脊髓前动脉）及AKA。④选择合适尺寸的覆膜支架、规范操作，避免覆膜支架向远侧移位，误封重要血管分支开口，影响AKA的血供。随着影像技术的飞速发展，CTA及MRA对AKA的检出率明显提高，术前仔细观察AKA起源及血供情况有利于避免术后截瘫的发生。目前，对TEVAR后脊髓损伤的处理经验较少，主要借鉴传统外科手术继发截瘫的处理方法，包括脑脊液引流（降低脑脊液压力）、扩容或使用缩血管药物适当地升高血压（增加脊髓血供），大剂量糖皮质激素（减轻脊髓水肿）、巴比妥盐（降低脊髓代谢率）。

内漏 是TEVAR最常见的并发症，是指由于各种原因导致假腔未被完全隔绝，仍有血流灌注。内漏发生后，假腔难以完全血栓化，可导致假腔瘤样扩张、夹层破裂等并发症。内漏按照时间可分为即时内漏和迟发内漏。内漏可分成Ⅰ~Ⅳ型。Ⅰ型：指支架近、远端内漏，为各种原因导致的覆膜支架与管壁贴附不紧密，血流沿覆膜支架与管壁之间的缝隙进入假腔；或者由于假腔血栓化收缩和真腔扩大后，覆膜支架与内膜片之间的解剖关系发生改变，覆膜支架进一步扩张后短缩发生相对性移位或变形，从而裸露内膜破口；或者由于操作、覆膜支架的张力、压力等原因损伤、撕裂内膜形成新破口或原有破口增大超出覆膜支架隔绝范围形成内漏。Ⅱ型：指反流性内漏，即假腔与分支动脉相通，来源于分支动脉的血流反流入假腔。Ⅲ型：指覆膜支架本身破裂或者连接处的内漏。Ⅳ型：指覆膜支架覆膜渗漏或其他原因，主要与覆膜的材质有关，即可能由于金属支架与人工血管间的长期摩擦而造成血管破裂，或血管针孔粗大造成渗漏等。最重要的是Ⅰ型内漏，排除操作失误，其发生的危险因素包括：主动脉弓角度锐利、锚定区过短、破口大、小弯侧破口、假腔大等，均可造成覆膜支架的贴壁不良而导致Ⅰ型内漏。内漏处理：术中发现中大量的Ⅰ型内漏，应及时处理。主要采用球囊扩张及置入另一短覆膜支架消除，由于球囊扩张覆膜支架会增加局部内膜损伤的风险，多采用近端置入覆膜支架。另外由于少量内漏术后多可自行吸收（与支架在腔内的塑形，附壁改善有关），术中无需即刻处理，但需密切影像随访，特别是对假腔巨大的患者，当内漏引起假腔增大时，应尽早处理。对于分支动脉反流者，除了调整凝血机制促使其自闭外，还可经假腔进行栓塞。对于覆膜支架损毁、人工血管破裂、人工血管针孔漏血，均可在内漏位置再次经腔内置入另一个覆膜支架。

覆膜支架移位及塌陷 由于夹层远侧真腔常常受压而狭窄，覆膜支架选择往往按近端锚定区（无病变处血管）直径放大 $10\% \sim 15\%$，故夹层TEVAR中覆膜支架不易移位。另外覆膜支架本身也设计了一些结构，如支架近端第一节裸支架呈花瓣样向外张开，可提供更大的张力；一些覆膜支架两端有倒刺等，均可防止其移位。但如果选择覆膜支架过小，在主动脉血流的冲击下，仍存在覆膜支架移位、造成大量内漏的可能。一旦发生，则需再次进行TEVAR。另一方面，现有主动脉直筒型覆膜支架置入发育细小的主动脉（<23mm）时，存在塌陷的可能。同样，如果主动脉弓小弯侧没有足够的长度，在弓部置入覆膜支架时，覆膜支架近端亦存在塌陷的可能。

其他并发症 ①移植术后综合征：指TEVAR后，非感染因素所致的机体过多炎症反应。常表现为发热（<38℃）、白细胞轻度增高。②肾功能不全：多由于夹层累及肾动脉，特别是双肾动脉均起自假腔时，TEVAR术后，假腔血流灌注减少，导致肾动脉血供明显减少所致。

B型主动脉夹层TEVAR的围术期主要并发症明显低于传统外科手术，但中远期存在迟发内漏、新破口形成、逆行性 A 型夹层等重要并发症，远期疗效需进一步的对照研究。改进覆膜支架、定期影像随访，及早发现处理并发症，对于改善预后具有重要意义。

（孙立忠　黄连军）

zhǔdòngmài fùhé shǒushù

主动脉复合手术（aortic hybrid precedure）

手术和介入相结合治疗主动脉疾病的方法。主动脉扩张性疾病包括真性动脉瘤、假性动脉瘤和夹层动脉瘤，这类疾病主要有两种手术方法：开放手术和覆膜支架腔内修复术。开放手术需要开胸、开腹或胸腹联合切口，在体外循环和深低温停循环下进行，手术时间长创伤大，有较高的死亡率和神经系统并发症的发生率，而腔内修复术无需开胸开腹，手术时间短创伤小，死亡率和神经系统并发症的发生率均明显下降。但当该类疾病影响到主动脉重要分支的开口时，简单的腔内修复术就无法实施。但通过开放手术的血管分支转流+腔内修复的复合（hybrid）技术，可以极大地扩大腔内修复术在临床上的应用范围。

手术适应证　①一般情况差，不能耐受体外循环和（或）深低温停循环手术。②头臂血管与动脉瘤之间没有理想锚定区，支架释放后会封闭头臂血管。③腹主动脉重要分支在动脉瘤内，支架植入后会影响腹部重要脏器的供血。④真性动脉瘤和假性动脉瘤往往不会成角、钙化且具有足够长的锚定区，更适合复合手术。

手术禁忌证　①头臂血管受累严重，患者处于昏迷状态。②腹部重要脏器受累，如出现肠坏死等。③马方综合征（Marfan syndrome）、埃勒斯－当洛斯综合征（Ehlers-Danlos syndrome）和洛伊－迪茨综合征（Loeys-Dietz syndrome）等结缔组织病为相对禁忌证。④重要分叉血管无法游离，不能血流转流的患者。

手术方法　包括以下几种。

主动脉弓的复合手术　对于主动脉弓不同节段的病变，可采用不同的血流转流技术和不同的入路植入覆膜支架。出于腔内修复术对锚定区进行定义的需要，对胸主动脉进行了分区：0 区从窦管交界至无名动脉起始部远端；1 区从无名动脉起始部远端至左颈总动脉起始部远端；2 区从左颈总动脉起始部远端至左锁骨下动脉起始部远端；3 区为主动脉峡部（距左锁骨下动脉起始部远端 2cm）；4 区为主动脉峡部以远的胸降主动脉。

锚定区位于 0 区的手术方法　对于累及所有弓上动脉开口，锚定区在 0 区的复合手术，公认的术式是弓上动脉去分支化，使用分叉人工血管行升主动脉到无名动脉、左颈总动脉和左锁骨下动脉的转流。头臂血管转流的方法很多，主要有用两分叉人工血管，连接升主动脉与无名动脉和左颈总动脉，然后将左锁骨下动脉结扎或采用直人工血管将左锁骨下动脉与分叉人工血管吻合；或采用直人工血管行升主动脉到无名动脉的转流，再在该人工血管上吻合两分叉人工血管，连接左颈总动脉和左锁骨下动脉。在转流手术完成之后，可立即完成覆膜支架植入术。覆膜支架植入的入路有两种：①主动脉顺行支架置入方法。②经股动脉逆行支架置入方法。

锚定区位于 1 区的手术方法　覆膜支架如果需要锚定在 1 区，则需要行左颈总动脉转流，而左锁骨下动脉是否需要转流，则需要根据患者解剖结构的不同而定。可以采用直人工血管通过右颈总动脉和左颈总动脉之间的旁路完成，另一种方法是把左颈总动脉移植到头臂干上，而最常采用分叉人工血管将右腋动脉的血液分流供应左颈总动脉和左腋动脉。在转流手术完成之后，就可以进行覆膜支架植入术。

锚定区位于 2 区的手术方法　主动脉扩张性病变累及左锁骨下动脉附近的区域时，覆膜支架植入时可能需要部分或者完全封闭左锁骨下动脉开口。对于年轻患者、左力手患者和有腹主动脉瘤手术史的患者，或者造影时发现威利斯（Willis）环不完整的患者，应该考虑预防性左锁骨下动脉转流术，以避免神经系统并发症。如果需要行左锁骨下动脉转流，一般采用左颈总动脉和左腋动脉之间的旁路完成，或者行右腋动脉和左腋动脉之间的旁路手术。在转流手术完成之后，就可以进行覆膜支架植入术。

累及腹主动脉重要分支的复合手术　为了挽救一些无法耐受传统开放性手术治疗的累及腹主动脉重要分支的动脉瘤患者，可通过复合手术的方法治疗该疾病。一期开腹手术，将内脏动脉移位于主动脉瘤远端或者髂动脉，吻合完成后结扎内脏动脉起始处；二期或同期行腔内修复术。胸腹主动脉瘤 Crawford 分型，Ⅰ 型：病变累及胸降主动脉全程，肾动脉以上；Ⅱ 型：病变累及胸腹主动脉全程；Ⅲ 型：病变累及远端胸主动脉（第 6 胸椎平面以下）及腹主动脉全程；Ⅳ 型：病变累及腹主动脉全程，包括内脏动脉（膈肌平面以下）；Ⅴ 型：病变累及下段胸降主动脉（第 6 胸椎平面以下），肾动脉以上。可根据动脉瘤具体类型采用不同的内脏动脉转流技术。①Ⅰ型胸腹主动脉瘤的手术方法：对于Ⅰ型胸腹主动脉瘤，如果肾动脉上方有足够的远端锚定区，那么只要重建腹腔干动脉和肠系膜上动脉即可。转流方法一般均采用在正常腹主动脉上吻合两分叉人工血管，两端分别与腹腔干动脉和肠系膜上动脉吻合即可。而如果没有足够的远端锚定区，腹腔内四个重要分支均需重建。转流方法很多主要有在正常腹主动脉上吻合两分叉人工血管，一根人工血管重建腹腔干动脉和左肾动脉，另一根重建肠系膜上动脉和右肾动脉。还有在正常腹主动脉上吻合三分叉人工血管，两根分别重建左右肾动脉，另一根重建腹腔干动脉和肠系膜上动脉。其他方法还有在正常腹主动脉上吻合两分叉人工血管，分别重建左右肾动脉后，再选用两根直人工血管吻合在分叉人工血管上重建肠系膜上动脉和腹腔干动脉。在转流手术完成之后，如有条件则同期行覆膜支架植入术，也可等待患者恢复后二期行支架治疗。②Ⅱ型、Ⅲ型、Ⅳ型胸腹主动脉瘤的手术方法：对于Ⅱ型、Ⅲ型、Ⅳ型胸腹主动脉瘤，四根腹腔重要分支均需要重建。由于腹主动脉受累，因此需要将人工血管吻合在髂动脉上，转流的方法基本同上。一般采用双侧髂动脉转流方法。对于Ⅳ型胸腹主动脉瘤，还可以在腹腔干上方的正常腹主动脉位置吻合人工血管来重建腹腔重要分支的动脉。转流完成后同期或二期行覆膜支架植入术。

并发症　复合手术后的并发症主要是手术的并发症和支架植入所产生的并发症。①出血：复合手术出血并发症很少。如有小的出血，不要轻易采用止血材料填压，因为动脉出血填塞效果不佳，且易感染或在局部形成假性动脉瘤。术后及时全面检查凝血机制，如果是因为血小板或凝血因子缺乏而产生的出血，应用血液制品及抗凝药物可有效地改善凝血功能。②内漏：是腔内修复术后特有的主要并发症。按发生的时间内漏可分为原发性（术中或术后30天内发生）和继发性（术后30天后发生），按漏血来源可分四种类型。Ⅰ型：因覆膜支架与自体血管无法紧密贴合而形成内漏，包括近端和远端接口。Ⅱ型：漏血来自侧支血管血液的反流，包括肋间动脉、腰动脉、肠系膜下动脉、骶中动脉、髂内动脉等。Ⅲ型：因覆膜支架自身接口无法紧密结合或人工血管破裂而形成内漏。Ⅳ型：经覆盖支架的人工血管编织缝隙形成的渗漏。术后发现持续不愈的Ⅰ、Ⅲ型内漏多需积极治疗，措施仍以二期通过介入技术放置延长覆膜支架为宜。Ⅱ型内漏多能自愈，但当发现Ⅱ型内漏引起瘤体扩张时应积极治疗，措施包括介入栓塞反流血管、瘤腔穿刺放置填充物、应用腹腔镜行反流血管夹闭及手术结扎反流血管等。③急性血栓形成：术后发生急性血栓形成的主要原因是血液流出道不畅和术后未给适当的抗凝治疗。术后如果出现急性血栓形成应立即取栓并以其他血管腔内、腔外技术处理以恢复患侧血供。对无法取栓者应行血管旁路术恢复患肢血供。④神经系统并发症：术后并发症以神经系统并发症最为严重。支架覆盖范围超过 T_6 平面会大大增加截瘫的风险。为了增加脊髓的血液灌注，需要维持较高的平均动脉压与较低的脑脊液压力。如果患者出现截瘫，则平均动脉压宜升至 100mmHg，并且给予甘露醇和激素治疗。

（孙立忠　陈雷）

fèidòngmàiliú

肺动脉瘤（pulmonary artery aneurysm）　各种原因导致的肺动脉壁膨出的疾病。肺动脉瘤是一种非常少见疾病。1947 年德特林（Deterling）和克拉格特（Clagett）发表文献报道 100 年间，109571 例尸检中发现 8 例肺动脉瘤，发生率约 0.007%。据估计每 14000 例尸检中发现 1 例肺动脉瘤。位于主肺动脉者占 89%，位于肺动脉分支者占 11%。

病因　先天性心脏病占发病率的 50% 以上，多为左向右分流畸形合并肺动脉高压，如动脉导管未闭、室间隔或房间隔缺损等，以及肺动脉瓣缺如；结缔组织病变，如马方综合征、白塞综合征；肺动脉高压，特发性病因［特发休斯-思道文（Hughes-Stovin）综合征］；感染（真菌性动脉瘤，梅毒，结核病）以及外伤。特发性肺动脉干瘤是非常少见的临床疾病。

临床表现　多数患者出现非特异性症状，如呼吸困难，胸痛或咳嗽。胸骨左缘第 2 肋间闻及响亮的收缩期杂音。肺动脉瘤可能的并发症包括：破裂，夹层，肺动脉栓塞，压迫气管、支气管、上腔静脉或喉返神经。破裂和夹层是威胁生命的严重并发症。

诊断与鉴别诊断　有些患者胸部 X 线平片提示肺动脉扩张。超声心动图（经胸或经食管）、MRI、CTA 可确诊肺动脉瘤。肺动脉造影被认为是诊断的金标准。应与其他原因导致肺动脉继发性扩张的疾病相鉴别诊断。

治疗　关于肺动脉瘤的治疗

尚有争议。有生命危险的肺动脉瘤，如严重咯血或瘤体巨大；真菌性、白塞综合征或心外科术后并发症导致的肺动脉瘤破裂可能性大者，均应积极手术治疗。有学者认为肺动脉瓣反流或狭窄导致右心室大小和功能的变化速度决定手术时机，而不是瘤体的大小。有学者认为特发性肺动脉瘤相对良性，生存率较高，可以保守治疗。

治疗肺动脉瘤的术式有很多种，如动脉瘤成形术、动脉瘤切除、涤纶修补术、自体心包替换术等。动脉瘤成形术操作简单，手术时间短，但是保留了病变组织，有复发的可能性，尤其是合并肺动脉高压或其他心脏畸形者。对于有动脉壁病变的肺动脉瘤推荐行动脉切除，人工血管替换术。右室流出道重建的方法和材料在心儿科已报道很多，如无瓣膜的膨体聚四氟乙烯（高泰克斯，Gore-Tex）或涤纶血管，同种管道，猪主动脉血管和牛颈静脉。因肺动脉瘤的发病率低，治疗有争议，尚缺乏肺动脉瘤外科治疗的指南。公认的手术指征是巨大肺动脉瘤；如果合并肺动脉瓣反流，应同时矫治。

预后　相关报道较少。桑木（Kuwaki，音译）等报道，如果没有左向右分流的先天心脏畸形或肺动脉高压，除个别病例外，即便未进行手术治疗，这类患者预后仍相对较好，随访 1~7 年未见并发症。

（孙立忠　刘宁宁）

fèidòngmài shuānsè

肺动脉栓塞（pulmonary embolism, PE）

以各种栓子阻塞肺动脉系统为其原发病因的一组疾病或临床综合征。包括肺血栓栓塞症（pulmonary thromboembolism, PTE）、脂肪栓塞综合征、

羊水栓塞、空气栓塞等。PTE 为 PE 最常见的类型，占 PE 的绝大多数（>90%），通常所称的 PE 即指 PTE。PTE 为来自静脉系统或右心的血栓阻塞肺动脉或其分支所致的疾病，以肺循环和呼吸功能障碍为其主要的临床和病理生理特征。引起 PTE 的血栓主要来源于深静脉血栓形成（deep venous thrombosis, DVT）。PTE 常为 DVT 的并发症。DVT 与 PTE 为同一疾病过程在不同部位、不同阶段的两种表现形式，两者共属静脉血栓栓塞症（venous thromboembolism, VTE）。西方国家 DVT 和 PTE 的年发病率分别为 1.0‰ 和 0.5‰，在美国，PTE 成为第三大死亡原因，年新发病例数超过 60 万。由于 PTE 发病和临床表现的隐匿性和复杂性，欧美国家对 PTE 的漏诊、误诊率达 70%。中国尚无准确的 PTE 发病率的流行病学资料，国家"十五"肺栓塞规范化诊断和治疗攻关课题提示，中国 PTE 的发病率较高，并且存在大量漏诊。19 世纪 40 年代著名的病理学家菲尔绍（Virchow）首次提出肺动脉内的血凝块来源于静脉血栓，并提出血栓形成的三个基本要素，即血流淤滞、血管壁损伤和血液高凝状态。众多致病因素最终通过这三个要素而导致深静脉血栓形成，血栓脱落顺血流经右心进入肺动脉，导致肺动脉堵塞，即 PTE。未经治疗的 PTE 死亡率高达 30%，而诊断明确并经过积极治疗，PTE 患者的死亡率可降至 2%~8%。

（任 华）

jíxìng fèidòngmài shuānsè

急性肺动脉栓塞（acute pulmonary thromboembolism）

各种来自静脉系统的栓子堵塞肺动脉或其分支，引起肺循环和呼吸

功能障碍的临床和病理生理综合征。

病因　绝大多数的肺栓塞患者都可能存在疾病的易发因素，仅 6% 找不到肺血栓栓塞的诱因。危险因素包括：①常见的先天性危险因素有：遗传性抗凝血酶-Ⅲ（AT-Ⅲ）缺乏症、遗传性蛋白 C 缺乏症、活化的蛋白 C 抵抗（APC-R）、遗传性蛋白 C 缺乏症、凝血酶原基因 G20210A 变异、先天性纤溶异常等。②静脉血栓栓塞症的获得性危险因素主要来自于创伤、外科原因和某些内科疾病。因此，在近期手术或因严重疾病住院的患者最为常见。在美国，住院患者静脉血栓栓塞症的发病率是一般人群的 200 倍。各种危险因素可以单独或共同作用，使患者血液滞留、血液高凝状态或静脉壁血管内皮损伤导致静脉血栓栓塞症的发生（表）。

病理生理　肺动脉及其分支被血栓栓子堵塞后，通过机械阻塞和神经体液因素的作用导致肺动脉压力升高、右心功能不全和体循环低血压等一系列循环系统改变，以及通气血流比例失调、肺萎陷、肺不张和肺梗死等呼吸病理生理变化。其严重程度不仅取决于栓子的大小和数量、栓塞的部位和程度、多发性栓子的递次栓塞间隔和血栓的溶解速度等栓塞相关因素，同时还受患者神经体液反应状态和栓塞前基础心肺功能条件的影响。临床上将急性肺栓塞分级为大面积和非大面积 PTE，是根据肺栓塞是否引起严重的血流动力学改变为评判标准，而不是以栓子的大小为依据来判定的。

PTE 对肺循环的影响　栓子堵塞肺动脉后，机械阻塞作用和神经反射、体液因素引起肺动脉

表　静脉血栓栓塞症的获得性危险因素

创伤/骨折	克罗恩病（Crohn disease）
髋部骨折	充血性心力衰竭
脊髓损伤	急性心肌梗死
外科手术	恶性肿瘤
疝修补术	肿瘤静脉内化疗
腹部大手术	肥胖
冠状动脉旁路移植术	因各种原因长期卧床
脑卒中	长途航空或乘车旅行
肾病综合征	口服避孕药
中心静脉插管	狼疮抗凝作用
慢性静脉功能不全	绝经后雌激素替代治疗
吸烟	真性红细胞增多症
妊娠/产褥期	巨球蛋白血症
血小板黏滞度增高	植入人工假体
血小板异常	高龄

收缩，肺循环阻力增加，当肺动脉压达到 40mmHg 时，可发生急性右心衰竭，当肺血管床面积被阻塞 40%～50% 时，平均肺动脉压（MPAP）达 40mmHg，右心室充盈压增加，心排血指数下降；肺血管床面积 50%～70% 被阻塞，出现持续的严重的肺动脉高压；阻塞大于 85%，出现肺动脉"断流"，右心后负荷急剧升高，体循环压力急剧下降，导致猝死。PTE 中，血管活性物质血栓素 A_2（TXA_2）和 5-羟色胺（5-HT）释放增加，强烈收缩肺动脉。

PTE 对心脏的影响　PTE 造成肺血管床面积减小，右心室后负荷增加，急性期右心室腔扩大；当慢性栓塞性肺动脉高压时，右心室代偿性增生肥厚；当右心房压力高于左心房压力，部分患者可出现卵圆孔重新开放及右向左分流，部分静脉血经卵圆孔进入左心及体循环，缓解体循环淤血状态，但静脉血进入体循环，加重了低氧血症，同时静脉系统的血栓也可以经卵圆孔进入体循环，造成脑、肾等重要脏器栓塞，引起所谓矛盾性 PTE。肺循环阻塞使经肺血管床血流减少，左心前负荷减少，心脏排血量明显下降，血压下降。右心室压力明显增高，右心室腔扩大，可压迫室间隔向左移动，可影响左心室功能。左心排血量减少使冠状动脉供血减少，PTE 体液因素可导致冠状动脉痉挛，加之低氧血症和心肌耗氧量增加，引起心脏供血不全。由于低氧和心脏扩大，心房壁张力增高可出现各种心律失常。

PTE 对体循环的影响　血压下降，体循环淤血，矛盾性 PTE。

PTE 对肺功能的影响　主要表现为肺血流阻塞引起的肺泡无效腔量增大，通气/血流（V/Q）比例失调；由于神经体液因素引起的气道痉挛；由肺泡表面活性物质减少引起的肺萎陷和肺不张；由缺氧、缺血因素引起的肺梗死。

分类　主要有以下两种分类方法。

根据临床表现分类　PTE 可分为四种临床类型。①急性肺源性心脏病：突然发作的呼吸困难、濒死感、发绀、右心功能不全、低血压、肢端湿冷等，常见于突然栓塞两个以上肺叶的肺动脉的患者。②出血性肺不张和肺梗死：突然发作的呼吸困难、胸痛、咯血、胸膜摩擦音和胸腔积液。③不能解释的呼吸困难：栓塞面积相对较小，为提示无效腔量增加的唯一症状。④慢性反复性肺血栓栓塞：起病缓慢，可有间断发作性呼吸困难，但多较轻或被误诊，发现较晚，主要表现为重症肺动脉高压和右心功能不全，是一种进行性发展的临床类型。

根据患者的呼吸循环功能状态分类　可以将 PTE 分为两种类型。①大面积 PTE：临床上以休克和低血压为主要表现，即体循环收缩压 <90mmHg，或较基础值下降幅度 ≥40mmHg，持续 15 分钟以上，须除外新发的心律失常、低血容量或感染中毒症所致的血压下降。②非大面积 PTE：不符合以上大面积 PTE 标准的患者。此型患者中，一部分患者的超声心动图表现有右心室运动功能减弱或临床上出现右心功能不全表现。

临床表现　既往有静脉血栓栓塞病史、易栓因素。PTE 的临床表现多样化，而且缺乏特异性，从临床上完全没有症状和体征到出现严重休克，甚至死亡。按照病理生理改变所累及的器官系统不同，PTE 主要有以下三个临床表现。①肺栓塞及梗死：是 PTE 最常见的临床表现类型。主要是肺动脉阻塞造成的通气血流比例失调、气道痉挛、肺萎陷、肺不张和肺梗死所致的临床表现，包括突发性呼吸困难、喘息、咯血和胸膜炎性疼痛等。查体可见发绀、哮鸣音、局限性细湿啰音、胸膜炎和胸腔积液的相应体征。②肺动脉高压和右心功能不全：主要为肺循环阻塞所致的肺动脉高压和右心功能不全所致的临床表现，表现为体循环淤血，如水肿、肝区肿胀疼痛等，查体可见下肢或全身不同程度的水肿、颈静脉怒张、右心扩大、P₂>A₂，三尖瓣收缩期反流性杂音和肝大压痛等。突然出现往往提示病情较重，栓塞面积较大。③体循环低灌注：主要是肺循环阻塞和左室功能障碍引起的临床表现，表现为晕厥、心绞痛样胸痛、休克和猝死等。一般提示栓塞面积较大，病情危重、预后差。

诊断 PTE 多为急性发病，恶化或缓解较快，即使是慢性反复性 PTE，也往往以急性发作为首诊症状。病史特别要注意既往静脉血栓栓塞病史、易患因素。PTE 并不是一个容易诊断的疾病，除了提高诊断意识、综合分析患者的临床表现外，确定诊断尚有赖于影像学检查。

PTE 的疑似诊断 所有临床疾病诊断的开始，PTE 的临床疑似诊断包括：①常见易患因素。②临床特征性表现。③常规辅助检查。④D-二聚体。⑤超声心动图及下肢静脉超声检查。

PTE 的确定诊断 PTE 的确定诊断主要依靠临床影像学技术，没有影像学的客观证据，就不能诊断 PTE：①CT 肺血管造影（CTPA）。②核素肺通气/灌注显像。③磁共振肺血管造影（MRPA）。④肺动脉造影。

辅助检查主要包括以下几种。①血气分析：典型的急性 PTE 患者多表现为低氧血症、低二氧化碳血症和肺泡-动脉氧分压差 $P_{(A-a)}$ O_2 增大。通过检测 $P_{(A-a)}$ O_2、动脉二氧化碳分压（$PaCO_2$）以及计算生理无效腔/潮气量（V_D/V_T）等指标，在鉴别 PTE 方面具有积极意义。一般情况下，$P_{(A-a)}$ O_2 >20mmHg、$PaCO_2$ < 35mmHg、V_D/V_T >40%，结合病史和临床表现应

高度怀疑 PTE。②血浆 D-二聚体：对 PTE 诊断的敏感性达 92%～100%。但其特异性较低，仅为40%～43%。动态监测 D-二聚体含量的变化，有助于 PTE 病情的判断和疗效的观察。应用不同方法测定的 D-二聚体的正常值有所不同，目前多数医疗单位用 ELISA 法测定，以<500μg/L 作为排除 DVT 的界定值。③心电图检查：与 PTE

相关的心电图改变有很多，包括肺型 P 波、心律失常（窦性心动过速、房扑、房颤、房性心动过速和房性期前收缩等）、非特异性 ST 段/T 波改变、右侧胸前导联 T 波倒置、QRS 波群电轴右偏、S₁Q₃或 S₁Q₃T₃征、右束支传导阻滞等，其最常见的表现形式为 S₁Q₃T₃征、电轴右偏、右束支传导阻滞和 T 波倒置（图 1，图 2）。

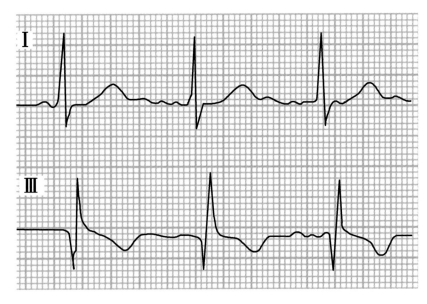

图 1 急性肺血栓栓塞症的 S₁Q₃T₃征象

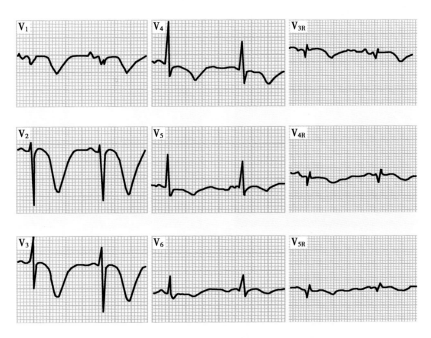

图 2 急性肺血栓栓塞症胸前导联 T 波改变

④心脏超声检查：急性 PTE 的直接征象是在肺动脉内观察到血栓回声，但在经胸壁的超声心动图检出率极低，在应用经食管超声心动图（TEE）可使主肺动脉及其分支内肺动脉血栓的检出率大大提高。其诊断 PTE 的敏感性为 97%，特异性为 88%，阴性预测值为 91%，阳性预测值为 96%。急性 PTE 使右心后负荷骤然增大，出现一系列急性肺源性心脏病的表现，是超声心动图诊断 PTE 的间接征象，包括右心室扩大、右心室壁运动幅度明显减低、室间隔向左心室侧平直移位或凸出、肺动脉主干内径扩张、下腔静脉吸气变化率减小等。急性肺源性心脏病彩色和频谱多普勒可检测到三尖瓣关闭不全和（或）肺动脉瓣关闭不全。⑤胸部 X 线平片：可提供 PTE 非特异的间接征象，如肺动脉高压、右心扩大、区域性肺血管纹理稀疏、肺内三角形阴影等。⑥ CT 检查：CT 肺动脉显影（CTPA）可显示肺动脉主干及其分支管腔内情况。PTE 在 CTPA 中的直接征象有（图 3，图 4）：肺动脉管腔充盈缺损、管腔完全性梗阻、管腔中心的充盈缺损（漂浮征）、管腔不规则、血栓钙化，其中漂浮征为急性 PTE 的征象。PTE 的间接征象，包括马赛克征、基底近胸膜，尖端指向肺门的三角形阴影（肺梗死）、近端肺动脉扩张、右心房扩大。CTPA 对 PTE 诊断的敏感性平均为 90%，特异性平均为 92%，由于其安全、无创、准确，近年来在 PTE 的诊断上有取代"金标准"肺动脉造影的趋势。⑦肺动脉造影：选择性肺动脉造影是将导管前端放置在主肺动脉或左、右肺动脉，快速注入碘造影剂，行肺动脉影像记录。造影不但可以显示肺血栓栓塞的部位、范围、程度，同时可以得到血流动力学资料，被公认为 PTE 诊断的金标准（图 5）。肺动脉造影受到高度重视还因为它不仅是一个诊断过程，同时也是介入治疗的重要途径。选择性肺动脉造影主要用于疑难病例的鉴别诊断：a. CT 等无创检查不能确诊的疑难病。b. CT、V/Q 显像结果与临床资料有矛盾、而临床高度怀疑肺栓塞者。c. 拟行介入治疗者。d. 需要血流动力学资料者。肺动脉造影诊断 PTE 的主要征象：a. 腔内充盈缺损。b. 血管完全阻塞。c. 外周血管缺支，出现枯枝现象。d. 未受累及的血管增粗、扭曲。e. 肺实质期灌注缺损。f. 肺动脉分支充盈及排空延迟。g. 中心肺动脉增宽，段以下肺动脉分支变细。肺动脉造影诊断 PTE 的准确率可达 95%。DSA 对段以上大支肺动脉栓塞的诊断率达 85%～90%，用超选肺动脉造影技术对亚段肺栓塞检出率达 30%。⑧ MRI 检查：可以通过造影增强磁共振肺动脉造影和磁共振肺灌注图像技术诊断 PTE。⑨放射性核素肺显像：肺通气/灌注（V/Q）显像相结合（图 6），PTE 时，局部区域肺灌注减少或缺失，而肺通气大致正常。当两个或两个以上肺段的大部分（≥75%）V/Q 不匹配、1 个肺段的大部分（≥75%）和两个或两个以上肺段部分（25%～75%）V/Q 不匹配、4 个以上肺段部分（25%～75%）V/Q 不匹配，PTE 高度可能；当 1 个肺段大部分（≥75%）和 1 个肺段部分（25%～75%）V/Q 不匹

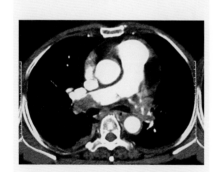

图 3　CTPA 显示肺动脉主干增粗，右肺动脉干内管腔完全梗阻，左肺动脉充盈缺损

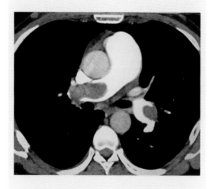

图 4　CTPA 显示肺动脉主干增粗，右肺动脉干内和左下肺动脉内充盈缺损，沿动脉管壁有造影剂通过，提示血栓在动脉内为游离状态

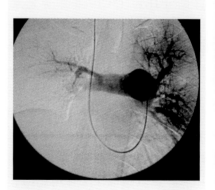

图 5　肺动脉造影提示，大部分右肺动脉和左下肺动脉未显影

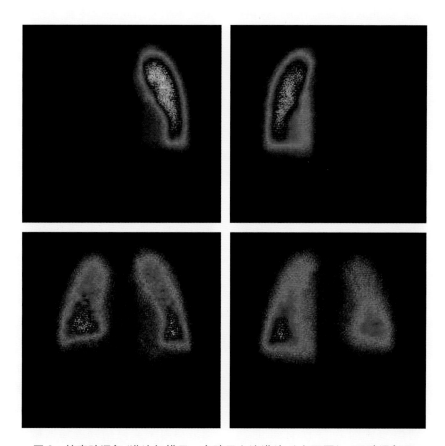

图6　核素肺通气/灌注扫描示：右肺无血流灌注（上两图），双肺通气正常（下两图）

配、1~3个肺段部分（25%~75%）V/Q不匹配、1个肺段V/Q不匹配，胸部X线平片正常，PTE中度可能。

治疗　包括非手术治疗、下腔静脉干扰性治疗和急性PTE的手术治疗。

非手术治疗　包括以下几方面。

一般处理与呼吸循环支持　①急性肺动脉血栓栓塞患者应绝对卧床，给予必要的生命体征监测和对症处理，避免下肢过度屈曲等类似的运动、避免用力大便，以防下肢血栓再次脱落形成新的危及生命的肺栓塞。②低氧血症的患者使用鼻导管或面罩吸氧，必要时进行机械通气治疗。循环衰竭是急性肺动脉栓塞的主要死亡原因之一，急性大面积肺栓塞导致死亡的患者，多发生在症状发生后1小时内。虽然溶栓和肺动脉血栓摘除术是有效治疗急性肺动脉栓塞的方法，但必须在急性大面积肺动脉栓塞早期应用循环支持疗法，为溶栓及其他治疗赢得时机，为最终抢救成功创造条件。③急性肺动脉栓塞应用正性肌力药物可以使心排血量增加、体循环血压升高、增加右心室做功。但对于大面积肺栓塞患者，仅用缩血管药物并不能改善患者的血流动力学状态。④对于急性肺动脉栓塞所致的急性循环衰竭，小、中剂量多巴胺可以维持或提高心排血量和体循环血压。多巴酚丁胺可以增加心排血量达35%。肾上腺素具有收缩血管、增加右心室灌注、正性肌力作用，有临床验证报告，持续静脉应用$1\mu g/(kg \cdot min)$肾上腺素，急性肺动脉栓塞患者的血流动力学及

氧合状态达到改善，具有较好的临床效果。⑤对于急性大面积肺动脉栓塞，使用选择性血管扩张剂较为合理。前列腺素E_1有较强的扩张肺血管的作用。而最为理想的选择性肺血管扩张剂是一氧化氮（NO），吸入50ppm的NO可以降低肺动脉高压，不伴有体循环低血压和动脉氧合降低。

抗凝治疗　是肺动脉血栓栓塞症的基本治疗方法，最常用的药物是肝素和华法林。抗凝治疗能使非大面积急性肺动脉栓塞症的患者症状改善，病死率小于5%，严重出血并发症仅为溶栓治疗者1/4。

抗凝治疗能预防血栓的形成，但不能直接溶解业已形成的血栓。抗凝治疗的适应证是不伴有肺动脉高压及血流动力学障碍的急性肺动脉栓塞，非近端肢体DVT，对于临床或实验室检查高度怀疑肺动脉栓塞而尚未确诊者，无抗凝治疗禁忌，均应立即开始抗凝治疗。抗凝治疗的主要禁忌证：活动性出血、凝血机制障碍、严重的未控制的高血压、严重肝肾功能不全、妊娠前3个月及产前6周、亚急性细菌性心内膜炎、心包渗出、动脉瘤、消化道溃疡。但当确诊急性肺动脉栓塞时，上述情况大多属相对禁忌证。抗凝治疗方案：静脉泵入普通肝素，或皮下注射低分子肝素，然后过渡为口服华法林。普通肝素采用静脉持续泵入，首剂负荷量80 IU/kg（或5000~10000 IU），继之以18 IU/(kg·h)的速度泵入，然后根据APTT调整肝素剂量；肝素亦可采用静脉间断滴注，5000 IU，q4h，或7500 IU，q6h静脉滴注；间断皮下注射，一般先静脉推注3000~5000 IU，然后按250 IU/kg q12h间断皮下注射。

普通肝素用药原则应快速、足量和个体化，尽快在最初 24 小时内使 APTT 达到正常对照值的 1.5～2.5 倍。低分子肝素皮下注射吸收完全、生物利用度高（>90%）、生物半衰期长、有较好的可预测的剂量-效应关系、血小板减少性出血的发生率低、一般不需监测凝血指标。推荐剂量：依诺肝素钠 100 IU/kg，q12h，共用 10 天；那曲肝素钙 0.6ml，q12h，共用 5 天。华法林首剂 3～5mg 口服，维持量 1.5～3mg/d，根据国际标准化比值（INR）调整用量，使 INR 达到 2.0～3.0。

溶栓治疗 急性大面积肺动脉栓塞病情危重，是溶栓治疗的绝对适应证。急性次大面积肺动脉栓塞若无禁忌证也可列为溶栓治疗的适应证。溶栓治疗的绝对禁忌证包括，活动性内出血、近 2 个月内自发性颅内出血、颅内或脊柱创伤或外科手术。相对禁忌证包括，10～14 天内的大手术、分娩、2 个月内的缺血性脑卒中、10 天内的胃肠道出血、15 天内的严重创伤、1 个月内的神经外科和眼科手术、难以控制的重度高血压（收缩压>180mmHg，舒张压>110mmHg）、近期曾进行心肺复苏、血小板计数<$100×10^9$/L、妊娠、细菌性心内膜炎、严重肝肾功能不全、出血性疾病。溶栓治疗时间窗为 14 天以内，症状发生后 14 天之内溶栓，其治疗效果好于 14 天以上者，而且溶栓开始时间越早治疗效果越好。临床上常用的治疗肺动脉栓塞的溶栓治疗药物有，链激酶（SK）、尿激酶（UK）、和重组组织型纤溶酶原激活剂（rt-PA）。

2000 年美国食品和药物管理局（Food and Durg Administration，FDA）批准的肺动脉栓塞的溶栓治疗方案及中华医学会呼吸病学分会推荐中国肺动脉栓塞溶栓治疗方案：SK 负荷量 250000 IU/30min，继以 100000 IU/h，持续 24 小时；UK 负荷量 4400 IU/kg，10 分钟静脉注射，继以 4400 IU/（kg·h），持续 12～24 小时；rt-PA 100mg/2h。或用 2 小时溶栓方案：20000 IU/kg 持续静脉滴注 2 小时；rt-PA 50～100mg 持续静脉滴注 2 小时。

SK 或 UK 治疗期间不能同时应用肝素。所有溶栓治疗方案结束后都应继续抗凝治疗。出血是溶栓治疗的主要并发症，发生率一般在 20% 左右。特别需要指出的是，当有下肢深静脉血栓（DVT）存在时，进行溶栓治疗要特别慎重，因为溶栓有可能使 DVT 松动、脱落，造成再次肺栓塞，故急性肺动脉栓塞合并 DVT 的患者，在溶栓治疗前建议先安放下腔静脉滤器。

下腔静脉干扰性治疗 引起肺栓塞的栓子 95% 来自下肢深静脉和盆腔静脉，下腔静脉干扰性治疗可以防止脱落栓子的转移，从而大大降低肺栓塞的发生。下腔静脉干扰性手术的方法很多，主要有以下几种。①下腔静脉结扎法：可以完全中断下腔静脉血流，防止小血栓的转移。方法多采用腹膜内方式，游离出下腔静脉后，在肾静脉远端用粗丝线结扎下腔静脉，并将两侧精索静脉或卵巢静脉分别结扎，中断血流，以防止术后栓子脱落进入肺动脉。②下腔静脉折叠法：可以部分中断下腔静脉血流，以防大型栓子脱落转移。方法多采用间断缝合，游离出下腔静脉后，在肾静脉远端用丝线横向间断缝合，间隔约为 3mm，将下腔静脉分隔为 4～5 个大小相等的间隙，使血流通过。③下腔静脉内滤器置入：随着血管内介入技术的提高，下腔静脉干扰性治疗更多采用下腔静脉内滤器置入，滤器种类多种多样，可以选择在溶栓治疗前、肺动脉栓塞取栓术前、术中或术后安放。下腔静脉内滤器在预防肺栓塞有良好的效果。

急性 PTE 的手术治疗 只有大型肺栓塞伴有休克，经过积极抗休克治疗仍无好转者，才考虑手术治疗，这类患者占 2%～3%。急性肺动脉栓塞肺动脉栓子切除术的指征一直有所争议，有人认为只要经肺通气/血流扫描和肺动脉造影证实的大块肺栓塞，肺血流灌注扫描显示超过 75% 肺动脉床被栓塞，经溶栓、抗凝、应用血流动力学支持药物等最大限度抢救数小时，休克仍持续顽固存在，这时应当积极在体外循环下将肺动脉内的大量栓子取出。见肺动脉血栓清除术。

（任 华）

fèidòngmài xuèshuān qīngchúshù

肺动脉血栓清除术（removal of the pulmonary artery thrombosis） 肺动脉大块血栓栓塞危及生命时紧急外科取栓的救治措施。急性大块肺动脉栓塞可导致猝死，患者存活时间几分钟至数小时。1968 年，皮斯科-杜比恩斯基（Pisko-Dubienski）报道，37% 的患者在发病后半小时内死亡。1977 年，波特（Porter）报道，在死亡病例中 50%～60% 的患者在半小时以内死亡。这些患者即刻治疗应当包括全身肝素抗凝、静脉溶栓、强心、维持血压、保持水电解质平衡，经过以上措施，大多数患者可以得到缓解。但当大面积 PTE 引起急性右心衰竭、溶栓治疗不能缓解并危及生命时，需要手术治疗。

早在 1908 年，特伦德伦堡（Trendelenburg）就试图为 3 例患者行肺动脉栓子切除术，最长生存 37 小时，患者最终死于手术造成的乳内动脉出血。1924 年，基施纳（Kirschner）首次成功地进行肺动脉栓子切除，患者长期存活。1957 年，福舒尔特（Vosse-chult）报道 43 例直接肺动脉栓子切除，仅 7 例存活。1960 年，艾利森（Allison）在全身低温（20℃）下短暂停止循环，开胸阻断上、下腔静脉，切开肺动脉取出栓子成功。1961 年，夏普（Sharp）在体外循环机辅助下进行肺动脉栓子切除术。同年晚些时候库利（Cooley）进行了相似的手术，这一技术被普遍采用。

手术适应证 急性肺动脉栓塞肺动脉血栓清除术的指征一直有所争议，有学者认为只要有经肺通气/血流扫描和肺动脉造影证实的大块肺栓塞，肺血流灌注扫描显示超过 75% 肺动脉床被栓塞，经溶栓、抗凝、应用血流动力学支持药物等最大限度抢救数小时，休克仍持续顽固存在，这时应当积极在体外循环下将肺动脉内的大量栓子取出。手术适应证：①诊断明确并危及生命者，血流动力学不稳定，如右心衰竭、休克等。②大面积 PTE，肺动脉主干或主要分支全部堵塞。③有溶栓禁忌证，或溶栓及其他治疗方法疗效不满意者。④右房、右室内有大量血栓，或血栓有脱落危险者。

手术方法 手术在全麻、体外循环的辅助下进行，采用正中切口，经主动脉及上、下腔静脉插管常规建立体外循环，如术前检查确认右心房内有血栓，应直接在上、下腔静脉插管，阻断上、下腔静脉，阻断升主动脉后，主动脉根部灌注冷停搏液，心肌保护。也可单纯阻断上、下腔静脉，在心脏不停搏的状态下取栓。切开肺动脉主干探查，或根据术前影像学检查（CTPA、肺动脉造影）血栓定位，切开相应的肺动脉干，用镊子或吸引器取出栓子。为了尽可能将栓子取净，术中可以将 Fogarty 取栓导管通过肺动脉切口分别插入各肺动脉分支，打起水囊后，向近端牵拉；或者剪开纵隔胸膜，挤压双肺，使远端肺动脉内的栓子移向中心肺动脉，然后用血管钳、镊取出，或者用吸引器吸除。右心房内的栓子，应切开右房将其取出，并同时通过三尖瓣探查右心室。血栓清除后，用 5-0 聚丙烯线连续缝合肺动脉切口。心脏复跳，脱离体外循环辅助，关胸。

术后监护 由于急性肺栓塞手术是在比较危重的情况下所采取的紧急救治措施，因此患者术前往往都有较顽固的休克、各器官低灌注；在手术中，体外循环虽然能够保证各器官的灌注，但其灌注压力并非生理性的脉动血流，而是平流，术后较常出现肾功能不全和缺血性脑损伤，应当注意保护肾脏和脑。一般急性肺栓塞血栓清除术后，较少出现再灌注肺损伤。因此，呼吸治疗不像在慢性肺动脉栓塞术后那样强调，采取一般的呼吸支持即可。在术后 4~6 小时，外科出血的风险减小后，应用抗凝药物防止肺动脉切口附近的血栓形成，一般肝素用量 100mg/12h，使 APTT 延长至正常值的 1.5~2 倍，24 小时后可以服用华法林、阿司匹林。

手术疗效 急性肺动脉栓塞肺动脉血栓清除手术死亡率较高，一般在 50% 左右，手术死亡的主要原因是脑死亡、心力衰竭、再次肺动脉栓塞等。手术死亡率与术前患者的循环状态有关，术前发生休克者，手术死亡率约为 42%；而术前未发生休克者，手术死亡率明显降低（18%）；术前发生心脏停搏者，手术死亡率高达 60% 以上；而术前未发生心脏停搏者，手术死亡率降低至 20% 左右。由于急性肺动脉栓塞首选的治疗措施为抗凝、溶栓和循环支持。因此，循环状态稳定的患者一般很少能够接受手术治疗，而接受手术治疗的患者均为循环不稳定等风险较大者，导致手术死亡率偏高。另外，术前和术后即刻进行下腔静脉干预性手术（如安放下腔静脉滤器等）可以减少由于术后再次肺栓塞造成的死亡。手术存活的患者，大多数可以恢复正常活动能力，很少残留持续性肺动脉高压，术后的肺动脉造影、肺通气/血流显像、CTPA 均可恢复正常。

（任 华）

mànxìng fèidòngmài shuānsè

慢性肺动脉栓塞（chronic pulmonary thromboembolism） 在深静脉血栓形成（DVT）基础上继发一次或反复多次肺动脉血栓栓塞，且长期不能缓解或进行性加重，发展成肺动脉高压。通常提及的慢性肺动脉栓塞一般与慢性栓塞性肺动脉高压（chronic thromboembolic pulmonary hypertension，CTEPH）为同义语。其形成机制是急性肺血栓栓塞症（PTE）发生后，由于纤维蛋白溶解功能缺陷或是未得到及时有效的治疗，肺血管中血栓溶解不完全，肺血管中出现部分再通、机化，继发血栓形成，并在肺动脉内逐渐延伸，最终导致肺动脉高压，临床上出现呼吸功能不全、低氧血症和右心衰竭。CTEPH 的发病率尚不清楚，认为是少见病，在尸检中的发病率为0.15%~0.38%。

临床表现 多数患者有DVT病史，常见的临床症状：①渐进性活动后呼吸困难和活动耐力下降（92%~97.2%）：是CTEPH最常见的症状。②劳力性胸痛（25%~38.9%）：一般为疾病的后期表现。③晕厥：可能为严重肺动脉高压、左心前负荷减少、心排血量减少所致。④咯血（28%~51.4%）：肺动脉阻塞导致支气管动脉侧支循环大量开放所致。⑤疲劳和气短（25%~47.2%）：提示病变晚期。可见肺动脉高压和右心功能不全征象。病变早期在肺动脉瓣听诊区闻及第二心音亢进（59%~97.2%），部分患者背部可闻及血管杂音（30%~45%），可能肺动脉部分阻塞或血栓再通导致涡流有关；颈静脉怒张（10%~38.9%）、肝大（27%~45.8%）、双下肢水肿（41.7%）、发绀（4%~47.2%）和杵状指（2%）等。

诊断 CETPH的临床表现缺乏特异性，很容易发生误诊和漏诊，应结合病史、临床表现和实验室检查结果进行综合分析。临床上如考虑到肺血管病变的可能，应确定肺动脉高压的存在和程度，寻找致病原因。辅助检查常可见到有非特异的表现，血气分析的特点通常是低氧血症、低碳酸血症和呼吸性碱中毒；心电图通常表现为右心室肥厚、电轴右偏、ST-T改变和肺性P波等特征；胸部X线平片可见局部肺血流减少、肺动脉扩张及右心房、右心室增大。心脏超声检查可见右心房和右心室扩大、三尖瓣反流、心室间隔向左移位、左心室腔缩小。CETPH特征性改变为右心室壁增

厚。这些检查结果有高度的诊断提示意义。一旦临床疑诊，应选择放射性核素通气灌注显像（V/Q）、CTPA等检查手段进一步明确诊断，右心导管和肺动脉造影仍为诊断肺动脉高压和PTE的金标准。①核素V/Q显像：可表现为不同程度的一个或多个肺段灌注缺失，与通气显像不匹配。②CT肺动脉造影（CTPA）：直接征象：肺动脉腔内充盈缺损，包括部分充盈缺损、附壁充盈缺损、完全堵塞，肺动脉纤细、腔内灌注减低、不均匀。间接征象：肺窗马赛克征及梗死灶，肺动脉增粗、右心室增大。③右心导管和肺动脉造影检查：右心导管测压和选择性肺动脉造影同时进行，静息肺动脉平均压>20mmHg、活动后肺动脉平均压>30mmHg，可以确立肺动脉高压的诊断。慢性肺动脉血栓栓塞肺动脉造影表现与急性PTE不同，慢性PTE可显示部分血栓栓子溶解后机化和再通时复杂影像。

鉴别诊断 由于CTEPH的发病率较低，而且缺乏特异的临床表现，故在国内外均存在很高的误诊率。CTEPH特别要注意与原发性肺动脉高压、慢性缺氧性肺动脉高压、先心病导致的肺动脉高压、风湿性心瓣膜病、冠心病、心肌病及心肌炎、其他原因引起的右心功能不全、肺血管占位性病变及肺部其他疾病相鉴别。

治疗 包括非手术治疗、介入治疗和手术治疗。

非手术治疗 CTEPH的非手术治疗往往是姑息性的，包括：①抗凝治疗：可防止在肺栓塞的基础上继发新血栓形成和再发肺栓塞，并可能促进部分血栓溶解、再通。常用的药物为华法林，口服华法林可以防止肺动脉血栓的

再形成和抑制肺动脉高压的进一步发展。使用方法：3.0 mg/d，根据INR调整剂量，维持INR在1.5~2.5，疗程6个月以上。②血管扩张剂：可降低肺动脉压力，临床上可试用钙拮抗剂、酚苄明等，也可服用抗血小板聚集药物双嘧达莫、小剂量阿司匹林等。对远端肺小动脉有栓子阻塞，应用血管扩张剂可取得较好效果。③右心衰竭的治疗：有明显右心衰竭时可以应用强心药、利尿药或血管紧张素转换酶抑制剂（ACEI）。

介入治疗 ①腔静脉滤器置入：慢性肺栓塞患者可由于DVT反复脱落而出现PTE急性发作，使业已形成的CTEPH加重；对于准备针对慢性肺栓塞进行干预治疗，如肺动脉内膜剥脱术或肺动脉旋磨去栓、高压球囊肺动脉血管成形的患者，同时发现存在DVT，为防止DVT脱落，导致再发PTE，可于腔静脉内放置滤器，拦截脱落的血栓进入肺动脉。根据在腔静脉内放置时间的长短，分为临时性滤器和永久性滤器。临时性滤器一般在放置后10~15天取出。放置滤器后一般均需抗凝治疗。②高压球囊血管成形术：作为治疗CTEPH手术治疗的补充，用于无肺动脉血栓内膜剥脱术手术指征的患者。

手术治疗 ①肺动脉血栓内膜剥脱术：适用于CTEPH，且血栓栓子位于肺动脉近端。由于停留在肺动脉内的血栓栓子与肺动脉内膜发生炎症反应，并形成粘连，手术需连同肺动脉内膜一并切除，恢复肺动脉血流、肺动脉压力减低、右心后负荷减轻、肺通气/灌注失衡被纠正，临床症状得到改善。近几年，手术死亡率已降至5%~7%，并获得较好的

中远期效果，成为治疗 CTEPH 的主要手术方法。②肺移植：用于终末期 CTEPH 患者的治疗，及广泛的远端肺小动脉栓塞的患者。

（任 华）

fèidòngmài xuèshuān nèimó bōtuōshù

肺动脉血栓内膜剥脱术（pulmonary thromboendarterectomy）

通过病变部位肺动脉内膜剥除将存留在肺动脉内的陈旧机化血栓清除，恢复肺动脉血流的手术。由于停留在肺动脉内的血栓与肺动脉内膜发生炎症反应并形成粘连，因此，要将血栓彻底清除干净并保持肺动脉内壁光滑，防止术后再在原地形成血栓，就强调手术中进行血栓切除及肺动脉内膜剥脱。肺动脉血栓内膜剥脱术后，肺动脉血流通畅、肺动脉压力减低、右心后负荷减轻、肺通气/灌注失衡被纠正，临床症状得到改善，但也会带来由此而引起的严重术后并发症，甚至可以导致患者死亡。首例用肺动脉内膜剥脱术治疗慢性肺动脉血栓栓塞是艾利森（Allison）于 1958 年完成的。1963 年，辛德（Synder）经右侧开胸成功地完成了肺动脉血栓内膜剥脱术。1964 年，卡斯特曼（Casteman）在术中采用体外循环辅助。

手术适应证 ①慢性血栓栓塞性肺动脉高压（CTEPH）的诊断确立，无论患者的临床症状严重与否，只要没有明确的绝对禁忌证，临床判断患者能够耐受体外循环，就应当积极手术治疗。②从解剖学的角度讲，术前应当通过 CT 肺动脉造影（CTPA）估计血栓位于手术可及部位，栓子主要累及主肺动脉、叶和段肺动脉，肺动脉栓塞面积达到 50% 以上。③肺血管阻力（PVR）大于 300 dyne/（s·cm^{-5}）。④NYHA 心功能分级 Ⅲ～Ⅳ 级。

手术禁忌证 ①弥漫的远端的小肺动脉内的栓塞，外科医师应用手术器械经常规手术入路，包括正中经胸骨切口或后外侧切口，不能达到栓子部位，无法将其取出。②在慢性肺动脉栓塞的基础上近期又有急性肺动脉栓塞发生，造成右心衰竭急性加重的情况。其判断标准主要依据临床症状和超声心动图检查，如果患者在近期内突然出现呼吸困难加重、双下肢水肿加重、肝淤血加重，就要高度警惕在慢性肺动脉栓塞的基础上，新的栓子脱落造成急性肺动脉栓塞，此时心电图可以出现动态变化，超声心动图提示右心室由慢性肺动脉栓塞的典型改变：右心室壁增厚、右心室内径轻大、右心室射学分数尚好；转变为急性肺高压的表现：右心室内径明显增大、右心室壁变薄、右心室射血分数明显降低。如果此时手术，风险明显增大，急性右心衰竭的发生率极高，死亡率增加。应对措施是积极溶栓或抗凝治疗，尽可能纠正或改善右心衰竭，待肺动脉栓塞转为慢性期，超声心动图提示右室壁增厚，右心腔缩小，再行肺动脉血栓内膜剥脱术。③严重的阻塞性或限制性通气障碍。既往将这一项列为唯一肺动脉血栓内膜剥脱术的禁忌证，主要由于严重的阻塞性或限制性通气障碍本身就可以导致肺心病、右心衰竭，其远端肺小动脉变细受压，肺动脉血栓内膜剥脱术可以解除近端由血栓栓塞造成的肺动脉阻塞，但解决不了肺气肿造成远端肺小动脉的病变。因此，在此类患者肺动脉血栓内膜剥脱术的效果有限。但只要在肺动脉栓塞（PTE）发生前，患者的慢性阻塞性肺疾病

（COPD）未导致呼吸衰竭，就能从肺动脉血栓内膜剥脱术中获益。④高龄、其他伴随疾病、肥胖、肺血管阻力（PVR）大于 1100dyne/（s·cm^{-5}），都将增加肺动脉血栓内膜剥脱术的风险，但不是绝对禁忌证。

手术方法 包括以下几方面。

术前准备 ①常规术前检查：特别是心脏相关的检查，如合并瓣膜病变、心内分流，做好瓣膜置换或心内分流修复的准备。50 岁以上的患者，要常规进行冠状动脉造影，了解冠脉情况。②纠正右心衰竭：在急性右心衰竭的情况下手术，死亡率成倍增高，故不主张立即手术。另外急性右心衰竭的发作可能预示又有新的肺栓塞发生，其判断主要依据超声心动图动态观察，如果超声提示右心室腔径线增大、右心室壁变薄，则新的急性肺栓塞的可能性极大。此时应当按急性肺栓塞来处理，溶栓和抗凝，待右心衰竭症状好转或超声提示右心室腔经线缩短、室壁增厚，再考虑手术。肺动脉栓塞在未解除肺动脉梗阻前很难通过保守治疗完全纠正右心衰竭，但使患者术前状况稳定，是手术成功的保证。③肺动脉栓塞的患者 60% 左右有明确的 DVT 史。为了防止在治疗过程中下肢静脉血栓脱落发生反复肺栓塞，应当安放下腔静脉滤器。同时，为了预防肺动脉内的血栓继续增长、扩大，术前应用肝素抗凝。④为了相对可靠地评估、对比肺动脉血栓内膜剥脱术术前、术后的临床效果，应当采集患者的术前临床资料，如患者活动能力评价（6 分钟步行试验、登楼试验）、NYHA 心功能分级、呼吸困难评分等，以便在术后随访过程中，对患者各方面的恢复情况

有一个量化的对比指标。⑤签署各种医疗文件，包括手术志愿书、准备在手术中进行肺活检的知情同意书等。

麻醉　常规静脉诱导，气管内插管全身麻醉。常规置放桡动脉留置针监测动脉压；安放中心静脉插管监测中心静脉压；安放Swan-Ganz导管测定术前心排血指数（CI）、肺动脉压（PAP）、肺血管阻力（PVR）等。在深低温低流量和停循环期间，要注意脑保护，应用冰帽或在颈部大血管周围放置冰袋；同时静脉给予甲泼尼龙25~30mg/kg，分别在停循环前和恢复循环后分两次注入。在麻醉过程中，建议全程应用前列腺素 E_1 2~10ng/（kg·min），有条件的还可以在麻醉气体中加入 NO，其目的是解除、缓解肺动脉痉挛，扩张肺动脉。心脏复跳后，根据情况适当辅以血管活性药物，帮助心脏恢复。有报道认为，围术期血管活性药物可能加重术后肺再灌注损伤，增加围术期死亡率。

在体外循环减辅助流量和复温的过程中，呼吸辅助应当逐渐调整到正常水平，如果患者出现较严重的肺水肿，除了要尽可能吸净气管内的血性液体外，还要把呼气末正压通气（PEEP）增加至8~10cmH₂O，调整吸气和呼气时相比到1∶1，延长吸气时间，甚至反比呼吸。

手术步骤　包括正中开胸肺动脉血栓内膜剥脱术和后外侧开胸肺动脉内膜剥脱术。

正中开胸肺动脉血栓内膜剥脱术　①采取劈开胸骨正中切口，全身肝素化，常规建立体外循环。鼻温降至30℃左右时，阻断上、下腔静脉和升主动脉，心肌保护，脑保护。在上腔静脉外侧或主动

脉和上腔静脉之间显露右侧肺动脉主干（图1），在游离右肺动脉和纵隔胸膜反折时，要注意紧贴肺动脉侧，避免损伤膈神经；左侧肺动脉及其叶动脉分支显露较容易（图2）。②沿肺动脉走行方向纵行切开肺动脉，肺动脉内血栓就能显露。剥离层面应当是肺动脉内膜与纤维板之间。分离层面表浅，血栓不易取净。而剥离层面过深，可能造成远端肺动脉壁薄弱甚至撕裂（图3）。③一般来说，近端血栓为红血栓或混合性血栓，比较脆，很难完整取出，应用卵圆钳或熊掌镊将近端血栓分次取净；远端的血栓多为白血

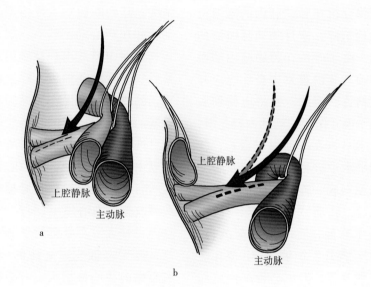

图1　显露右肺动脉干的方法

a. 将上腔静脉和升主动脉牵向左侧，在上腔静脉和右纵隔胸膜之间显露右肺动脉；b. 在升主动脉和上腔静脉之间显露右肺动脉

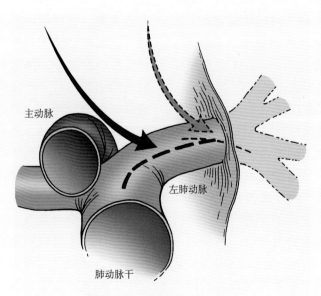

图2　左肺动脉干切口的选择

将心脏牵向右侧，沿肺动脉主干显露左肺动脉干，切口视血栓的部位略有不同，一般在左肺动脉干近左侧纵隔胸膜处纵行切开，这样术中比较容易从腔内见到各段动脉的开口

栓，与肺动脉内膜粘连紧密，可以通过用剥离子分离，用血管钳或手术镊拉拽，将远端的血栓及其肺动脉内膜一并拉出，其形态为白色树枝状（图4，图5）。将远端肺动脉内的血栓取出后，有较大量鲜红的血液从远端支气管动脉和肺动脉之间的交通支回灌，这说明远端的血栓已经取净；但由于血液回灌，使原本就很小的术野充满血液，影响到其他叶级肺动脉的取栓。此时，应当减低灌注流量，甚至可以停循环，直到术野干净为止，在完成一支叶级肺动脉血栓内膜剥脱后，立刻恢复循环，在需要完成另一支肺动脉血栓内膜剥脱时，再应用低流量或停循环技术，每次停循环时间最好在10~15分钟，间隔恢复循环时间15~20分钟，总停循环时间最好不要超过40~50分钟。停循环期间注意脑保护。④用6-0聚丙烯线连续往复缝闭肺动脉切口，同时逐渐体外循环复温。此时，可以经右心房切口探查右心房和房间隔，15%~20%的患者由于肺动脉高压引起卵圆孔开放，一般缝合1~2针，关闭开放的卵圆孔；发现右心房内血栓应当清除；对于三尖瓣轻度关闭不全，可以不予处理，术后多能恢复正常。⑤一般深低温后需要体外循环复温时间比较长，可以先开放上腔静脉和升主动脉，此时由于温度尚低，心脏的复跳可能不满意，但心脏恢复灌注，对减少阻断时间，帮助心脏清除代谢废物有积极的作用。⑥在心脏复跳后到完全脱离体外循环辅助前，应当反复多次检查肺动脉切口，如果发现有出血情况，应当及时修补。必要时，在补针后，用生物蛋白胶封闭。拔除体外循环插管后，发现肺动脉切口出血

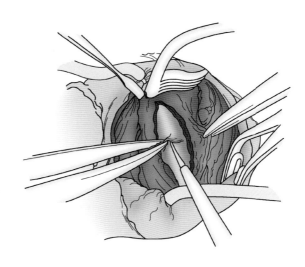

图3 慢性PTE肺动脉血栓内膜剥脱术的剥离层面在肺动脉内膜层和中层之间，层次过深有可能造成血管壁破损，层次过浅，血栓内膜剥离不完全

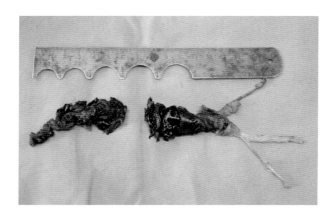

图4 慢性PTE

患者男性，43岁。因连续驾驶长途运输车40小时后出现右下肢肿胀，进行性呼吸困难加重2个月入院。诊为慢性PTE。肺动脉血栓内膜剥脱术中发现双侧肺动脉栓塞，近端为红血栓，中间为混合性血栓，远端为白血栓及肺动脉内膜

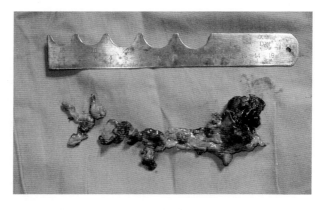

图5 慢性肺栓塞

患者女性，63岁。双下肢水肿、心悸、活动后气短3个月。诊断为慢性肺栓塞。肺动脉血栓内膜剥脱术中发现，右肺动脉干内血栓，近端为红血栓，其余为混合性血栓，远端为增厚的肺动脉内膜

处理较困难，尤其搬动心脏可能对血流动力学影响较大。⑦鱼精蛋白对抗肝素，使激活全血凝固时间（ACT）达到术前水平。

术中切开纵隔胸膜在肺动脉栓塞的相应肺段切取部分肺组织，术后病理检查可能提供对预后判断有助的形态学信息：①远端肺小动脉内是否有血栓，如果有血栓则表明，血栓为弥漫性、通过手术不可能取净，故术后肺动脉压的降低、肺循环阻力的降低、肺通气/灌注失衡的改善可能不会太满意。②远端肺小动脉内膜增厚，术后肺动脉压的降低也不会满意。其原理是肺循环受阻后，支气管动脉与肺小动脉之间的交通支开放，使动脉血灌流肺小动脉，随之压力也传导到肺小动脉，使其内膜增厚。

后外侧开胸肺动脉内膜剥脱术 ①对于单侧叶级以下肺动脉内血栓栓塞的患者，经过正中切口很难找到血栓部位，体外循环对这类患者的损伤亦过大，因此可以考虑经侧开胸，选择性肺动脉切开血栓内膜剥脱。②应用双腔气管插管，静脉复合麻醉，患侧经第5肋床后外侧切口进入胸腔。根据术前血栓定位，解剖相应的叶级肺动脉，一般上叶动脉在肺门上方游离，中、下叶动脉在叶间裂处游离，分别游离肺动脉近端和远端并套血管阻断带，以便在肺动脉内栓子切除后控制近端肺动脉出血，以及远端肺动脉或支气管动脉的回流。在阻断肺动脉之前，静脉应用肝素 $1\sim1.5mg/kg$。纵向切开肺动脉，用剥离子剥除肺动脉内机化的血栓和内膜，用阻断带控制出血，6-0聚丙烯线连续缝闭肺动脉，可以在肺动脉切口处喷洒生物蛋白胶，减少切口渗血，并用胸膜或

肺组织包盖肺动脉。术中持续应用前列腺素 E_1。最好在术中采用单肺通气，保证肺动脉的显露和操作时术野清晰，不受肺脏呼吸运动的干扰。血栓内膜剥脱后，有可能在相应肺叶或肺段出现再灌注损伤、肺水肿，可以对呼吸进行调整，增加 PEEP、调整吸气、呼气时相的比例，增加肺泡内压力，减轻肺泡内渗出。

主要手术并发症及治疗措施

慢性血栓栓塞性肺动脉高压患者在接受肺动脉血栓内膜剥脱手术后，除了有体外循环辅助、低温、停循环、麻醉、手术操作、心肌再灌注损伤等相关的诸多常见并发症外，其特殊的术后并发症主要有持续性肺动脉高压、再灌注肺水肿、再次肺栓塞和右心衰竭，这些并发症的出现，成为肺动脉血栓内膜剥脱术围术期主要致死原因。

术后持续性肺动脉高压 理论上，在肺动脉内血栓被切除后，肺动脉血流阻塞被解除，肺动脉压力应当有所降低，但在临床实践中，15%～20%的患者在肺动脉血栓内膜剥脱术后肺动脉降低幅度不明显。体外循环、麻醉、血管活性药物的应用等可以是术后早期引起一过性肺动脉高压的原因。持续性术后肺动脉高压与远端肺小动脉内的栓子未能切净有关；另外，在肺栓塞发生后，肺小动脉血流量减低，肺小动脉与支气管动脉之间的交通大量开放，主动脉的血流通过支气管动脉灌流栓塞远端的肺组织，但另一方面，动脉系统的压力也传导到肺循环系统，长时间承受动脉系统压力的肺小动脉就产生内膜增厚，管腔变小，当肺动脉血栓内膜剥脱术后，肺循环血流阻塞被解除，但业已形成的肺小动脉内膜增厚

则在短期内不能消除，从而形成肺动脉血栓内膜剥脱术后的持续肺动脉高压；肺动脉血栓内膜剥脱术后持续肺动脉高压产生的另一可能机制，当肺动脉梗阻突然去除后，大量的血液冲击远端肺小动脉，引起肺小动脉痉挛。术后持续性肺动脉高压，会使经受体外循环、再灌注损伤的右心室功能进一步受损；经过肺循环回流到左心的血液减少，从而不能维持正常血压和周身重要脏器的灌注压，严重的可造成死亡。术后一过性肺动脉高压可能通过解除诱因而使肺动脉压降低。对于前两种病因引起术后持续性肺动脉高压，从临床治疗上无能为力。通过术中肺活检给予的提示，远端肺小动脉内广泛栓塞，预后不佳；而肺小动脉内膜增厚，术后近期使肺动脉降低的可能性不大，但远期有望得到缓解。在临床上，能够处理的就是由肺小动脉痉挛引起的肺动脉高压，应用 PGE_1、吸入 O_2、NO、口服 ACEI、钙通道阻滞剂等措施，尽可能使肺动脉压力降低。

再灌注肺损伤 在剥除肺动脉的血栓内膜恢复循环流量后就可以出现，早期再灌注肺损伤的原理可能是，肺动脉梗阻解除后，较多量稀释的血液流入肺小动脉床，低渗和压力使液体渗入肺间质、肺泡，严重的患者在手术台上就可以有大量的淡血性液体从患侧的气管插管内涌出。术后24～72小时会出现由中性粒细胞介导的血管内皮损伤，表现为高渗出反应。再灌注肺损伤轻者可影响肺的气体交换功能，重的可引起肺泡广泛渗出，同时影响肺的通气和交换，甚至渗出液流到其他相对健康的肺内，造成严重后果。治疗上，类似于急性肺损

伤和急性成人呼吸窘迫综合征。①肺动脉血栓内膜剥脱术中，患者一定要用双腔气管插管，尤其是单侧肺栓塞的患者更应如此，这样术后一旦出现严重的肺水肿，可以通过双腔气管插管隔离患侧和健侧肺，可以避免患侧肺内的渗出液流到健侧，从而保证健肺的通气和换气功能。②呼吸治疗至关重要，增加 PEEP 至 $10 \sim 12cmH_2O$，延长吸气时间，调整吸气和呼气时相的比例，使吸气和呼吸平台时间之和等于或长于呼气时间，从而增加肺泡内压力，减少渗出。接受肺动脉血栓内膜剥脱术的患者，患侧和健侧肺的顺应性及所需呼吸辅助的条件不尽相同。故有人认为，在单侧肺栓塞或术后一侧再灌注肺损伤较对侧明显的患者，应当保留双腔气管插管，以保证相对正常肺的通气/换气功能，甚至分别应用两台呼吸机，根据不同侧肺的需求进行辅助呼吸。③支持治疗在纠正肺动脉血栓内膜剥脱术后再灌注肺损伤中也很重要，在保证足量前负荷的情况下，限制液体的入量；在维持循环稳定的前提下，适当应用利尿剂；足够的胶体输入（如白蛋白、血浆）提高血浆胶体渗透压；在预计要进行较长时间的呼吸辅助的患者，应当给予基础能量合剂，或经鼻饲管经胃肠道滴入营养素；加强呼吸道和气管插管的护理，避免出现相关并发症。④其他治疗还包括激素治疗、补充肺表面活性物质等。

术后再次肺栓塞 慢性 PET 患者均有一些"易栓"的病因。因此，在肺动脉血栓内膜剥脱术后防止再栓塞就显得十分重要。除了对有明确 DVT 的患者，术前必须安放下腔静脉滤器以外，术后积极抗凝也是十分重要的措施。

一般在手术后 $4 \sim 6$ 小时，患者没有明显外科出血的情况下，应用肝素，使 ACT 维持在 200 秒左右或 APTT 延长到正常值的 $1.5 \sim 2.5$ 倍，参考肝素用量：$100u/(kg \cdot 12h)$ 皮下注射或 $5 \sim 8u/(kg \cdot h)$ 静脉微量注射泵注入。术后 12 小时后可以经鼻饲管注入或口服华法林 $1.5 \sim 3mg$，根据凝血酶原时间和国际标准化比值（INR）调整用量，INR 控制在 $1.5 \sim 2$，一般华法林和肝素重叠应用 $48 \sim 72$ 小时，INR 满意后停用肝素。阿司匹林类药物是否应用存在争议，肺栓塞发生过程中虽然血小板参与较少，但 PTE 造成的肺动脉内壁粗糙是术后血小板聚集、肺动脉内血栓形成的温床，故应当给患者服用阿司匹林类药物，保护血小板，防止肺动脉内血栓形成。

手术疗效 ①手术死亡率：肺动脉血栓内膜剥脱手术死亡率各家报道不一，在 $8.7\% \sim 24\%$。1999 年，加利福尼亚大学圣地亚哥分校（UCSD）报道 1049 例，手术死亡率为 9.2%。PVR 大于 $1100dyne/(s \cdot cm^{-5})$、术后肺动脉压降低不满意、肺血管阻力下降幅度 $<50\%$、术后严重的肺再灌注损伤、术后再栓塞是造成 PTE 手术死亡的主要原因。另外 PTE 手术死亡的危险因素还包括高龄、严重的伴随疾病、严重右心衰竭、NYHA 心功能 IV 级、重度肥胖、体外循环时间过长等。②术后的血流动力学改变：肺动脉血栓内膜剥脱术后，肺动脉内的血栓被取出，解除了肺动脉内的梗阻，故平均肺动脉压降低，右心室后负荷降低，右心房、右心室腔减小，室间隔反向运动消失；肺循环血流通畅，肺血管面积增加，经肺静脉回流到左心的血量增加，

使左心室的前负荷增加，心排血量增加。这些血流动力学改变在肺动脉血栓内膜剥脱术后数小时内即可发生，远期改善更明显。美国圣地亚哥（San Diego）医学中心报道了 $1994 \sim 1997$ 年 457 例肺动脉血栓内膜剥脱术前、术后的血流动力学指标的比较和 47 例肺动脉血栓内膜剥脱术后 $6 \sim 24$ 个月导管检查的资料，结果表明肺动脉血栓内膜剥脱术给患者带来了近期和远期满意的血流动力学结果。同样，肺动脉血栓内膜剥脱术改善了肺血管床的血流灌注，肺通气/灌注更趋于合理，从而改善了肺的换气功能，临床上表现为静态动脉血氧分压和氧饱和度升高，核素肺通气/灌注扫描中原灌注缺失区域恢复灌流。北京协和医院和北京朝阳医院报道，肺动脉血栓内膜剥脱术前患者的静息不吸氧状态下动脉血氧分压（PaO_2）平均为 $59.1mmHg$，术后增加至 $87.6mmHg$，氧饱和度（SaO_2）由 88% 增加至 95%。另外有一个值得注意的现象，即肺动脉血栓内膜剥脱术后肺脏的原灌注缺失区恢复血流，而原正常血流灌注区的血流却有减少，这种术后肺血流灌注的重新分配现象，可能与肺远端小血管重塑、原阻塞的血管床开放、阻力降低有关。③手术效果评价：肺动脉血栓内膜剥脱术后心功能得到明显改善，根据 UCSD 随访结果，肺动脉血栓内膜剥脱术后 1 年，约 93% 的患者从术前心功能 NYHA III $\sim$ IV 级恢复到 NYHA I $\sim$ II 级。临床症状减轻、活动能力增强。UCSD 患者从 PTE 术前平均 6 分钟步行 25.7 米，增加到术后 163 米；登楼试验从术前的平均 0.82 层，增加到术后 3.91 层，其中有 7 人与常人无差异。在肺动

脉血栓内膜剥脱术前，患者静息状态下需要吸氧占 76.8%，术后近期降至 17.9%，术后远期 90% 患者不需要吸氧。肺动脉血栓内膜剥脱术后患者的生活质量明显提高，在 56 位患者术后 1 年工作情况调查显示，18 位已经能够重返工作岗位，12 位找到新工作，26 位从事家务，其中退休者和志愿者工作术前、后无差异。肺动脉血栓内膜剥脱术后生活质量改善还表现在疾病相关的住院和急诊就诊减少。肺动脉血栓内膜剥脱术后近期和中期生存率有所提高，UCSD 随访 308 例，平均 3.3 年，6 年生存率为 75%。

（任 华）

mànxìng shènchūxìng xīnbāoyán

慢性渗出性心包炎 （chronic exudative pericarditis）

心包渗液超过 3 个月的心包疾病。

病因及发病机制　慢性渗出性心包炎通常为非特异性的，但可因结核杆菌、真菌或新生物引起。在住院患者中大量心包渗出的最常见原因为转移性肿瘤如癌肿（特别是肺癌或乳腺癌）、肉瘤（特别是黑色素瘤）、白血病、淋巴瘤。胸腔肿瘤直接扩散亦可发生。心包的原发性间皮瘤是少见的。肿瘤侵犯心包时可有浆液性或血性渗出，可为局限性或广泛性；如为广泛性可发生心包填塞而妨碍心脏功能。

病理生理　心包渗出液 50ml ~ 1L（正常 <25ml）。心包渗液量少，但产生快，或产生慢而量多，或由于纤维化、钙化或新生物使心包顺应性减低，均可限制心室在扩张期的充盈。在此情况下，左室舒张末期压决定于心包的渗出量和心包增厚的程度。心室，心房和静脉床的舒张压数值接近，通常为 13 ~ 32mmHg。发生体循环

静脉淤血，过多体液从毛细血管漏出，有体位性水肿，后期出现腹水。周围组织淤血的体征较肺淤血明显，而症状明显的肺水肿不常见。但心包积液呈逐渐发展，即使 >1L 可不产生填塞症状，因为心包可伸展以适应之。

临床表现　劳累后呼吸困难常为最早期症状，是由于心排血量相对固定，在活动时不能相应增加所致。后期可因大量的胸腔积液、腹水将膈抬高和肺部充血，以致休息时也发生呼吸困难，甚至出现端坐呼吸。大量腹水和肿大的肝脏压迫腹内脏器，产生腹部膨胀感。

诊断与鉴别诊断　患者有腹水、肝大、颈静脉怒张（吸气时更加扩张，心脏舒张期凹陷）和静脉压显著增高等体循环淤血体征，而无显著心脏扩大或心瓣膜杂音时，应考虑慢性渗出性心包炎。如再有急性心包炎的病史，心脏搏动减弱，听到舒张早期额外音，脉压变小，奇脉和下肢水肿。X 线检查发现心包钙化和心电图发现 QRS 波群、T 波和 P 波改变，常可明确诊断。进一步可做计算机 X 线断层显像和磁共振成像检查有无心包增厚，用以鉴别限制型心肌病。个别不典型病例需进行右心导管检查。

治疗　只要临床表现为心脏进行性受压，用单纯心包渗液不能解释，或在心包渗液吸收过程中心脏受压重征象越来越明显，或在进行心包腔注气术时发现壁层心包显著增厚，或磁共振成像显示心包增厚和缩窄，如心包感染已基本控制，就应及早争取手术。

预后　进行彻底的心包剥脱术，大部分患者可获满意的效果。少数患者因病程较久，有明显心

肌萎缩和心源性肝硬化等严重病变，则预后较差。

（乔晨晖）

xīnbāo chuāncìshù

心包穿刺术 （pericardiocentesis）

借助穿刺针直接刺入心包腔的诊疗技术。其目的是引流心包腔内积液，降低心包腔内压，是急性心包填塞症的急救措施；通过穿刺抽取心包积液，做生化测定，涂片寻找细菌和病理细胞、做结核杆菌或其他细菌培养，以鉴别诊断各种性质的心包疾病；通过心包穿刺，注射抗生素等药物，进行治疗。

手术适应证　常用于判定积液的性质与病原；有心包填塞时，穿刺抽液以减轻症状；化脓性心包炎时，穿刺排脓、注药。

手术方法　术前作普鲁卡因皮试。向患者说明穿刺目的，消除紧张情绪，必要时给镇静剂。患者取半卧位，检查血压和心率，并做记录。选择穿刺部位：①剑突下与左肋缘相交的夹角处。②左侧第 5 肋间，心浊音界内侧 1 ~ 2cm 处。常规皮肤消毒，打开穿刺包及无菌手套，协助医师穿刺。术者铺巾，局麻后，持穿刺针并用血管钳夹紧胶管按选定部位及所需方向缓慢推进。当刺入心包腔时，感到阻力突然消失，并有心脏搏动感，即固定针头，助手协助抽液。抽液完毕，若需注入药物，将事先准备好的药物注入后拔出穿刺针，局部盖以纱布，用胶布固定。

注意事项及并发症　严格掌握适应证。因此术有一定危险性，应由有经验医师操作或指导，并应在心电图监护下进行穿刺，较为安全。术前须进行心脏超声检查，确定液平段大小与穿刺部位，选液平段最大、距体表最近点作

为穿刺部位，或在超声显像指导下进行穿刺抽液更为准确、安全。术前应向患者做好解释，消除顾虑，并嘱其在穿刺过程中切勿咳嗽或深呼吸。术前半小时可服地西泮 10mg 与可待因 0.03g。麻醉要完善，以免因疼痛引起神经源性休克。抽液量第一次不宜超过 200ml，以后再抽渐增到 300 ~ 500ml。抽液速度要慢，过快、过多，使大量血液回心可导致肺水肿。如抽出鲜血，立即停止抽吸，并严密观察有无心包填塞出现。取下空针前夹闭橡皮管，以防空气进入。术中、术后均需密切观察呼吸、血压、脉搏等的变化。并发症包括死亡、心脏病发、心壁破穿、肝脏受损、气胸及严重出血。

（乔晨晖）

xīnbāo zàokǒu yǐnliúshù

心包造口引流术（pericardial incision drainage）

切除部分心包的治疗方法。心包渗出持续存在，经心包穿刺并不能有效阻止心包填塞的发生，传统的处理方法是进行心包造口引流术。

手术适应证 需反复多次心包刺抽液或心包内注药的心包积液，常见病因有急性非特异性心包炎、结核性心包炎、化脓性心包炎、肿瘤性心包炎、心脏损伤后综合征。

手术方法 局麻，或肋间神经阻滞加局麻，亦可用静脉麻醉，但要避免用易致血压下降的麻醉剂。①体位：斜卧位。②切口：沿左第 5 肋软骨做 5cm 横切口，切除肋软骨约 4cm，自肋床进入心前区。若有胸膜覆盖，应将其向左推开。③做心包牵引线：将心包前的疏松结缔组织推开，显露出水肿增厚的心包，在心包前壁做两个牵引线。④穿刺：在两牵引线间穿刺，如获积液，即证明确系心包前壁。⑤切开心包：在牵引线间切开心包，立即将吸引器伸入心包腔内吸引脓液，以免溢出。吸尽积液后用手指伸入心包内，向四周探查，分开所有纤维素隔，剥离附着于心包或心表的纤维素块，并将其掏出。⑥切除部分心包：在不扩大胸壁切口的条件下，尽可能将前壁的心包切除（用电刀切可同时止血，如不用电刀，则应将心包血管缝扎），下缘应将前壁心包完全切掉达膈肌处，使心包腔与前纵隔自由交通，没有阻隔。⑦置引流管：于前纵隔置一软胶皮引流管，管内径不小于 0.8cm，剪 1 ~ 2 个侧孔，于剑突与左肋弓间切一小口后拉出。注意引流管不是放在心包腔内，而是放在与心包自由交通的前纵隔内，以免刺激心脏。⑧缝合切口：缝合引流口后用结扎线固定引流管。将切口分两层缝合，即肌肉为一层，皮下组织与皮肤为另一层。缝合肌肉后要彻底冲洗伤口最后再缝合皮肤（图）。

注意事项 严格掌握适应证。

术中注意事项 ①如胸膜破损，应尽量修复。②彻底分开心包内纤维素隔，清除纤维素，冲洗心包腔和前纵隔。③切除心包前壁时要彻底止血，要边止血边切除。④引流管的侧孔必须处于患者半卧位时的最低位。

术后处理 ①保持引流管通畅，如果为纤维素所阻塞，可用吸引器吸引、冲洗，甚至可以更换引流管。②拔管指征：a. 体温和白细胞正常。b. X 线及超声波检查，证明前纵隔及心包内没有积液征。c. 肝不大，静脉压不

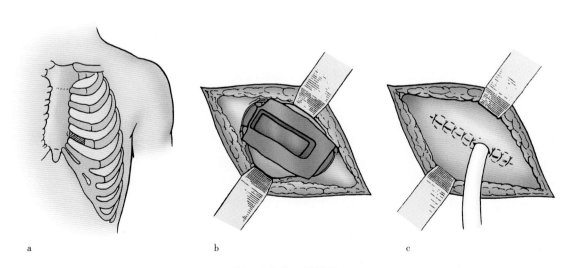

图 心包造口引流术
a. 切除肋软骨；b. 切除部分心包；c. 置引流管行闭式引流

高。d. 引流量减少达每天不超过10ml，拔管之后可改为开放引流，之后每3~4天退出引流管1~2cm，直到完全拔除。③术后可能大量利尿，应防止水与电解质的平衡紊乱，尤其要充分补钾。

并发症 包括死亡、感染、气胸及严重出血。

(乔晨晖)

jīngpí qiúnáng xīnbāo zàokǒushù

经皮球囊心包造口术（percutaneous balloon pericardiotomy）

经皮穿刺球囊扩张致心包造口的治疗方法。某些恶性疾病的患者，如果发生心包转移时，常常会伴有心包积液或心包填塞的表现。常用的治疗方法包括药物治疗、心包开窗术和心包穿刺术。药物治疗的效果差，心包积液容易反复发生；开窗术的疗效好，但是创伤大、复发率高，而且需要在全身麻醉的情况下进行，对恶性疾病患者而言，应尽可能避免全麻。经皮球囊心包造口术的治疗效果和开窗术的治疗效果相类似，且损伤要小得多，可以替代心包开窗术。经皮球囊心包造口术是在无菌的条件下，经X线透视或超声引导穿刺，采用经皮剑突下路径进入心包腔，通过导丝送入猪尾导管，注入显影剂显示心包壁层后拔出导管，将球囊扩张导管沿导丝送入心包腔直达导丝的顶端。部分扩张球囊后逐渐后退，直到球囊的腰部到达心包壁层。充盈球囊直到其腰部消失，随后拔出球囊，送入猪尾导管并引流心包液。在引流液小于10ml/d时，可以拔出引流导管。此过程在局部麻醉的条件下进行，并预防性应用抗生素，而且大多数患者都可以耐受此项操作。常见并发症，包括感染发热、气胸和胸腔积液。为预防并及时发现

并发症，除注意无菌操作和预防性应用抗生素以外，在操作开始前、结束后24小时以及结束后1个月、2个月、3个月、6个月时复查胸部X线平片。对预期寿命不长、伴有心包积液或心包填塞表现的恶性疾病的患者，经皮球囊心包造口术是缓解其心包积液或心包填塞症状的安全有效的治疗措施。

(乔晨晖)

xīnbāo qiēchúshù

心包切除术（pericardiectomy）

切除部分心包的治疗方法。

手术适应证 ①化脓性心包炎在脓液稠厚，引流不畅，心表面粘连和肉芽形成时，有形成缩窄性心包炎趋势者。②有少数急性非特异性心包炎反复发作，胸痛剧烈以致长期病残，有发生缩窄性心包炎可能者。③心包渗液反复积聚，如用透析治疗的尿毒症性心包炎者。

手术方法 一般采用左胸前外侧切口，可将心包前部和左侧部分切除。右侧心包暴露较差，如未形成缩窄，可将心包向左牵拉，推开右侧胸膜反折部，即可满意地切除右侧大部分心包，以消灭死腔和解除心脏压塞。部分病例心表面肉芽增生压缩心脏，剥脱肉芽组织甚为困难，且易渗血与出血；此时可将肉芽组织纵横交错切开直达心外膜，亦能取得较为满意的结果。

注意事项及并发症 ①麻醉诱导期易发生心搏骤停，要求平稳，避免缺氧，宜迅速插管，及时进行人工呼吸，避免麻醉和手术过程中发生低血压。术中应保证不发生低氧血症。除心电监测外，还要做血气分析监测。②剥离心包时难免压迫心脏，应避免过长时间的压迫，如出现频繁期

前收缩，应暂停操作，以免发生严重心律失常。③发现部分心包腔尚有积脓时，或心脏表面附着一层未机化的肉芽，应清除脓液、坏死物及尽可能耐心剥掉肉芽组织；亦可采取"#"形剥除，以免日后肉芽组织机化形成新的缩窄。④上腔窦有压迫，下腔入口处的纤维环，可用手指探入纤维环内保护下腔静脉后，将纤维环锐性剥离，然后将其切断，以松解对下腔静脉的压迫。⑤术中要适量补充失血，避免过量。液体输入要严格限制，避免液体负荷过度，导致左心衰竭。

(乔晨晖)

mànxìng suōzhǎixìng xīnbāoyán

慢性缩窄性心包炎（chronic constrictive pericarditis）

心包慢性炎症导致心包增厚、粘连甚至钙化（图），使心脏舒张、收缩受限，心功能减退，引起全身血液循环障碍的疾病。

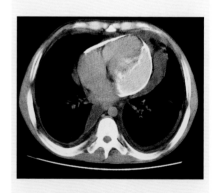

图　慢性缩窄性心包炎CT表现
显示心包钙化，心脏受压

病因及发病机制 主要病因是结核菌感染，其次是化脓性感染。外伤性及非外伤性心包积血引起缩窄性心包炎者约占10%。近年来，心脏手术后并发该病者有所增加。

病理生理 缩窄性心包炎主

要的病理生理变化是由于缩窄的心包限制双侧心室的正常活动。左心室舒张期间，心室内压快速升高，左、右心室回流血液受阻，静脉压升高，表现为颈静脉怒张、肝大、腹水、胸腔积液及全身水肿，有少数患者可出现脾大。腹水和周围水肿的程度不成比例是该病的一大特点。腹水产生的机制有以下三点：①肝静脉回流受阻。②膈肌面的心包粘连影响淋巴回流。③血浆白蛋白降低。

临床表现 50%患者发病是缓慢的，不自觉地出现症状，没有急性心包炎的发作史。常见的主要症状为呼吸困难、腹胀、周围水肿、疲劳无力及咳嗽。所有的患者都存在程度不同的呼吸困难，轻微体力活动即出现气短，严重者可表现为端坐呼吸。呼吸困难的原因多由于胸腔积液或者腹水伴膈肌升高引起肺容量减少所致。腹胀是由肝大、腹水及内脏淤血所致。肾血流量减少，体内水与钠潴留，产生周围水肿，多表现为踝部水肿。同时可存在心悸、疲劳无力、食欲减退及上腹部不适等症状。此外，咳嗽及心前区隐痛也较常见。患者呈慢性病容，面部水肿，浅静脉充盈，颈静脉怒张。

诊断与鉴别诊断 依据患者有呼吸困难、肝大、腹水、静脉压升高、脉压减小及奇脉，周围凹陷性水肿等临床表现，加上X线检查、心电图及超声心动图等辅助方法，一般可得出正确诊断。要与该病鉴别的疾病主要有以下几种。①充血性心力衰竭：既往心脏病病史，心脏增大，常可存在心脏瓣膜杂音，下肢水肿明显而腹胀相对较轻。应用利尿剂后静脉压明显下降。②肝硬化或肝静脉血栓形成的门静脉高压症：

均可有肝大和（或）腹水。依据临床症状及头部、上肢静脉压有无升高。③原发性心肌病、扩张性心肌病：患者体检可见心脏明显增大，心尖搏动向左移位，听诊二尖瓣或三尖瓣可有收缩期杂音。④甲状腺功能低下所致的心脏损害：患者可有相应的甲状腺功能低下表现和内分泌学检查证据。

治疗 手术是根本的治疗措施，切除缩窄的心包，以使心脏逐步恢复功能，见心包剥脱术。术后心功能的恢复依赖于：①选择适当时机手术，在纤维钙化形成之前较易剥离，同时心肌损害也较轻。②心包剥离的范围，是否能将双侧心室表面的增厚心包完全切除。手术宜在病情相对稳定的条件下实施。所以术前应进行充分、严格的非手术治疗。结核菌引起的缩窄性心包炎，应给予系统的抗结核药物治疗，在体温、血沉及全身营养状况接近正常或比较稳定后实施手术。

预后 缩窄性心包炎已有显著的临床症状者，经过一段时间的治疗及休息而无好转，其自然预后多不良。

（乔晨晖）

xīnbāo bōtuōshù

心包剥脱术（pericardial stripping operation） 切除增厚、粘连的心包的治疗方法。是慢性缩窄性心包炎的根本的治疗措施。切除缩窄的心包，术后心功能的恢复依赖于：①选择适当时机手术，在纤维钙化形成之前较易剥离，同时心肌损害也较轻。②心包剥离的范围，是否能将双侧心室表面的增厚心包完全切除。

手术适应证 手术指征为慢性缩窄性心包炎，心包纤维增厚或钙化，出现临床症状，患者能

耐受手术者。如全身情况差，需要积极进行非手术治疗，待能承受手术后再行手术治疗。危重病例经非手术治疗仍不见改善，可考虑进行抢救性手术，但有较大之危险性。对伴有活动性肺结核或全身性结核感染者，应正规抗结核治疗，病情稳定后再行手术。另有一种慢性渗出性心包炎，心包腔长期有渗出液积聚，压迫心脏，心包增厚，有些部位有粘连，形成包裹积液，经药物治疗和反复穿刺抽液不见效者，也应做心包剥脱术。对于合并心内畸形须同期矫正者，重症缩窄性心包炎患者和术中出现意外情况不能控制者，可在体外循环下行心包剥脱术。

手术禁忌证 高龄、患有严重心血管或肺部疾患、病程长且已发生不可逆的肝脏与肾脏损害和心肌萎缩，不能耐受手术者。

手术方法 ①麻醉：常用的麻醉方法为气管内插管和全身麻醉，一般采用静脉强化麻醉。②手术入路：a. 胸骨正中劈开切口。此径路可良好暴露两侧心室、上下腔静脉及右房面，但切除左外侧和后方心包较困难。此径路可迅速建立体外循环，在心肺转流下充分切除心包（图）。b. 左胸前外切口。对心前区和左心室暴露良好，尤其对左心室压缩为主者易于彻底解除。适用于放射线照片显示心包增厚不太偏重于右侧，心脏向右移位不显著者。但对下腔静脉显露较差，如下腔静脉入口有严重缩窄环存在，为使下腔静脉显露满意，必要时可横断胸骨，沿胸膜外延长右胸切口。切口自左腋前线经第4或第5肋间，可伸延至胸骨右缘5～8m处，切断和缝扎双侧胸廓内动、静脉，剪开右侧肋间肌但保留右

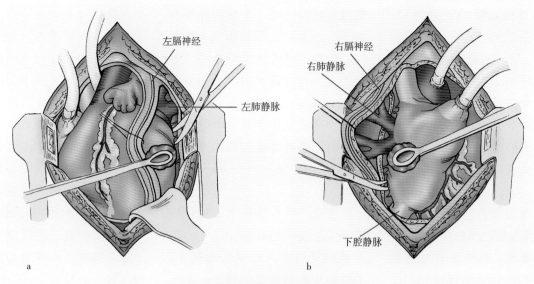

左膈神经

左肺静脉

右膈神经

右肺静脉

下腔静脉

图　体外循环下充分切除增厚心包
a. 左侧心包切除；b. 右侧心包切除

侧胸膜不破。此切口不仅对左膈神经后区、心脏基底部大血管显露良好，对右心房和下腔静脉的显露也不差。单侧开胸，失血少，对呼吸功能影响小，此切口目前应用较为广泛。c. 经双侧第4肋间横断胸骨切口。虽对心脏显露良好，但对胸壁组织损伤范围太大，术后渗血较多，影响呼吸功能较大，恢复较慢，不宜采用。③心包切除的范围　原则上心包切除必须彻底，包括左、右心室、心脏的左右侧、心脏的基底部和膈面，左侧应包括膈神经后方部分直至肺静脉根部，右侧应解除上、下腔静脉入口的束缚，尤其是下腔静脉穿过膈肌处的纤维环。但应根据患者全身情况、术前心功能及术中循环功能变化而定。最低限度必须松解左、右心室和心尖部，如果能达此范围，临床症状当有明确改善。下腔静脉松解不满意，术后腹水和下肢水肿的消退往往不显著。术中监测下肢静脉压指导下腔静脉入口缩窄的松解，术后疗效确切。④心包剥离顺序心包剥离原则上应按先

左心室、后右心室、先流出道、后心室、再流入道的顺序进行，以免出现肺水肿或心脏膨胀。⑤心包切除：寻找心包剥离的正确解剖分界面至关重要，心包显露后，一般先从左心室开始剥离，以两把组织钳将心包夹起，用刀在其中间做一小切口，小心逐渐深入。一般在心包与心肌之间往往有一平面存在，抵达该平面时便可见到心脏搏动，心肌因束缚松解而向外突出，红色的心肌与白色的心包可辨认出，不难找到解剖分界。待分出正确的解剖分界后，便可循此剥离，粘连较疏松时，可用花生米钳或手指进行钝性分离，着力点应在心包侧，剥离过程操作要轻柔。如果单从一点迅速推进而深入，容易撕裂心肌引起出血，故分离界面推进应平行且力量需平均。沿一方面分离至相当距离，应即十字形切开心包，将切开的心包牵开，在直视下再分离较为安全。剥开的心包不必急于切除，以备心肌撕破大量出血时，可利用此心包瓣覆盖在撕破处，周围缝合即能止

血。在心室前面和房室交界处分离时，应注意避免损伤冠状血管及其分支。分离至心耳时，常因嵌入瘢痕组织难分开而易撕破心肌，应加倍小心。下腔静脉周围心包粘连甚厚，缩窄甚紧时，在其前方沿膈面将增厚层切开至缩窄环，再仔细将环切断，然后分开下腔静脉。如分离面不清，切勿冒险剥离，应适可而止。心包内炎性组织机化程度参差不同，机化良好者易于剥脱，有肉芽组织或呈干酪样病变，甚至有形成钙化灶而嵌入心肌之内者，强行剥离易撕破局部心肌，会造成大量出血。此时可以绕道而过，或将剥离困难的心包孤立地遗留下来。对于心脏表面大片植入性之瘢痕组织和结核性肉芽等确实无法剥离时，可将增厚的心包进行多处交错切开，以改善心脏受压情况。在心外膜与增厚心包之间的局限性积液或脓腔，须将腔内的心外膜层移除，以减少继发瘢痕化的机会。

注意事项及并发症　①开胸前低血压：由于心脏长期压缩，

循环障碍，心肌功能受损，可因麻醉剂对心肌的抑制及麻醉诱导插管过程的不良影响，引起严重低血压与缺氧；一旦发生应立即找出原因所在，及时予以纠正。并争取时间尽快开胸剥除左侧所能暴露的心包，待情况好转时再做进一步处理。②心肌破裂：病程长、心肌薄和粘连紧密时，易造成心肌破裂；有时植入性钙化斑块深入心肌，剥离时也有进入心腔的危险。出血不止，应肝素化建立体外循环，心脏排空后再修补。③心室颤动和心搏骤停：缩窄性心包炎患者发生低血压、缺氧和低血钾时，易导致室性心律失常。心脏表面的机械性刺激，尤其于分离心尖与膈面之粘连时，须较多地移动心脏，更易发生心室颤动或心搏骤停。当有频繁的室性早搏出现时，应暂时停止分离，并用2%普鲁卡因或利多卡因滴洒于心脏表面，以减低其应激性。如有心室颤动或心搏骤停发生时，应立即进行心脏按压与除颤，并静脉滴注利多卡因等药物，若上述措施无效，应毫不犹豫建立体外循环行心肺复苏。④冠状血管损伤：在游离过程中须密切注意冠状血管的解剖位置，注意前降支与回旋支之分布情况，分离前室间沟时，心包不要上提太多，以免前降支移位而误伤之，对辨认不清的组织，不要贸然做锐性分离。如遇冠脉分支或末端出血应予以缝扎止血；如冠状动脉的主支损伤，则要进行冠状动脉旁路移植术。⑤膈神经损伤：可引起反常呼吸而影响呼吸道分泌物的排出。因此在剥脱心包之前应将左膈神经连同心包膈动、静脉及部分壁层心包纤维板一并游离且加保护。⑥急性心力衰竭：心包剥脱后回心血量增加，而萎缩的心肌不能适应骤增的负荷，甚易造成急性心脏扩张和心力衰竭。⑦脏层心包缩窄：最不易剥除或松解的是脏层心包缩窄，往往见于渗出性慢性心包包裹积液伴有心包缩窄的病例，有时缩窄有数层，这种脏层缩窄如不剥除或松解，即使有薄层遗留未被剥除，将限制左室舒缩活动而使心排量下降，术后症状不减退，成为心包切除后再缩窄的主要原因。⑧下腔静脉缩窄：术中最好同时监测上、下肢静脉压。因为上腔静脉入口周围不易形成单独的环形缩窄，其背侧有右肺动脉跨过，两者之间有较宽的韧带和蜂窝组织隔开，不致形成对上腔静脉的环缩。如有病变，上腔静脉、升主动脉和主肺动脉往往被一个总缩窄环包裹，只要在升主动脉和主肺动脉之间纵行切开增厚的缩窄环，上腔静脉的束缚即可完全被解除，上肢静脉压可明显下降。上肢静脉压不能反映下腔静脉缩窄环是否彻底松解，所以要同时监测下肢静脉压。

（乔晨晖）

先天性心包缺损（congenital pericardial defect）

xiāntiānxìng xīnbāo quēsǔn

心包部分或全部未发育的先天畸形。是一种少见的先天性心包发育异常。男性多于女性，为3∶1。患者年龄为11~79岁。分为完全性和部分性两类。部分性心包缺损多于完全性心包缺损。左侧心包缺损多于右侧心包缺损。左侧心包缺损国外已有150例以上的报道，右侧心包缺损也有10例以上的报道。1977年，范普拉格（Van Praagh）等在心脏病患者尸检统计中为0.2%~0.3%。国内报道此病很少，偶见个案报道。

病因及发病机制　源于先天性心包发育异常，该病的发生和左侧Cuvier管有关。在正常胚胎发育过程中，左侧Cuvier管逐渐萎缩，构成左上肋间静脉的一部分，若其过早萎缩将使胸膜心包皱襞血液供应不良，使心包发育不全，产生大小不一的缺损。

病理生理　心包膜对生理并无重要意义，但心包对心脏有一定保护作用。如无心包膜，心脏容易扩大，心室腔充盈压增高时，可产生三尖瓣和二尖瓣反流。左心扩大时，心包可限制右心的回流，从而减轻肺水肿。胸部和肺部有感染时，心包对心脏有保护作用。心包还可缓冲心脏搏动对肺部的冲击，并可保持心脏的最佳功能位置。心包切除后，X线检查可见心脏较术前稍大。1898年伯纳德（Bernard）指出，如无心包膜，心内压力增加到1个大气压，可发生心脏破裂。有心包膜时，要增加到1.75个大气压，才会发生心脏破裂。当心包大部分缺损时，对心脏活动和血流动力学不造成影响。心导管检查时，各心腔压力都在正常范围。1944年，龙卡（Ronka）等将动物心包完全切除发现对动物体力活动并无影响。但部分心包缺损达到一定大小时，可造成心室脱出，形成嵌顿引起左心室功能损害，造成血流动力学影响，甚至发生绞窄，使左心室出现供血障碍。赛伊特·皮埃尔（Sait Pierre）等报道的200例中，有5例因左心室嵌顿导致死亡。

临床表现　大多心包缺损患者通常无症状，少数可出现某些非特异性症状。其中最常见的症状为胸部不适，偶可出现呼吸困难、头晕和晕厥。左侧心包部分缺损可因在缺损处发生一部分心脏的嵌顿疝而危及生命。右侧部分心包缺损异常罕见，可伴有吸气时右胸痛，是由于右房或右室疝，或肺疝进入心包腔。胸骨左缘可闻及Ⅰ～Ⅲ级收缩期杂音，此杂音可能与易变的心脏产生湍流有关。左侧心包完全缺损时，心尖搏动可向左移位。1/3 的病例尚可合并其他先天性畸形，如动脉导管未闭、房间隔缺损、先天性二尖瓣狭窄、法洛四联症等。

诊断与鉴别诊断 该病无特征性症状和体征，诊断依据超声心动图证实左心室轮廓有局限性膨出和心包回声衰落，放射性核素楔入可明确诊断。1995 年，康诺利（Connolly）等总结了 10 例患者的超声心动图特征为不正常的超声窗（10/10）、心脏高变动性（9/10）、异常的室间隔运动（8/10）和心脏摇摆运动（7/10）。心导管造影检查仅在合并其他需行手术治疗的先天性心血管畸形时实施。肺动脉造影时若出现左房浑浊化，或左心耳轮廓超出心脏左缘，提示发生左房或左心耳疝。胸痛者需与心绞痛鉴别。胸部 X 线平片示左心缘上部突出，需与肺动脉扩张、左心耳动脉瘤、二尖瓣疾病、房间隔缺损及左肺门淋巴结增大等鉴别。

治疗 心包小缺损或完全性缺损，一般不需要手术治疗。部分心包缺损者，出现症状和有猝死的可能性，伴有左房耳通过缺损处绞窄的证据时，需施行手术治疗。手术方式有左心耳切除、粘连松解、心包成形或扩大缺损。

预后 该病预后良好，若无部分心脏病出或嵌顿等并发症者，可以无症状而享有正常寿命。但心包部分缺损者，常可引起心脏部分病出或嵌顿，严重者可致猝死。

（乔晨晖）

xīnbāo nángzhǒng

心包囊肿（pericardial cyst）

发生于心包的一种先天性纵隔囊肿。又称间皮囊肿、心包旁囊肿、胸膜心包囊肿、纵隔水囊肿或纵隔单纯性囊肿等。囊肿与心包腔隔绝，如果经蒂与心包腔相通，则称为心包憩室。心包囊肿、憩室为一少见的疾病。

病因及发病机制 尚未完全明了。多数学者认为，心包囊肿是在胚胎时期，胚胎头端及两旁中胚层侧板有些间隙出现，如果这些间隙中的一个未与其他间隙融合，而独立存在，即发育成心包囊肿。如果部分融合留有蒂与心包腔相通，则形成心包憩室。

病理生理 病变可发生于心包任何部分，甚至在上纵隔心脏基底部，但以右侧心膈角最常见。囊肿大小不一，薄而透明，囊内液体澄清如水或为淡黄色透明液。液体量一般在 30ml 以内，少数可达 1000ml。其结构为单房或多房性囊壁，外壁为疏松结缔组织，内壁为单层的间皮或内皮细胞。

临床表现 大多数患者无自觉症状，为其他各种原因的查体偶然发现，仅少数患者有胸部不适症状，如胸痛、胸闷或胸部胀满。如病变较大压迫心脏，可出现心悸、气短或心力衰竭等表现。有的患者可因劳累或体位改变而症状加重。查体多无阳性发现，如囊肿位于升主动脉和上腔静脉之间，可出现上腔静脉综合征。

诊断 ①胸部 X 线平片：心包囊肿、憩室均可表现为由纵隔突向肺野的圆形或椭圆形阴影，边缘光滑清晰，密度淡而均匀，无分叶；少数有壳状钙化，心缘部囊肿可见泪滴状表现。侧位片可见阴影全貌。②胸部透视：心包憩室因与心包腔相通，当患者

深呼吸或变动体位时，液体往返于憩室与心包腔内，有时透视下可见肿物的大小和形态有改变。③心包穿刺注气：憩室内可见气体。

鉴别诊断 含液性支气管肺囊肿继发感染与心包囊肿继发感染在 X 线上很难鉴别，但是心包囊肿无呼吸道症状，如咳脓臭痰等，是为主要鉴别点。表皮样囊肿一般好发部位偏高，基本限于前纵隔，当侵犯肺与支气管相通时，可咳出皮脂样物或毛发。诊断性穿刺亦可抽出土黄色、棕褐色或白色透明等皮脂样物。心血管造影可以除外心脏膨胀瘤或动脉瘤。CT 或超声波检查，可有助于对心包脂肪垫、胸腺瘤、膈肌肿瘤等疾病相鉴别。

治疗 心包囊肿、憩室容易误诊，而且肿瘤增大可出现压迫症状或继发感染，一般主张手术治疗。如心包憩室蒂粗短又无明显症状，并且术前诊断明确者，可保守治疗观察。位于前纵隔较小病变可采用前外侧切口肋间进胸，减轻手术创伤；较大病变或位于后纵隔的囊肿，以采用后外侧切口为宜。术中尽量防止囊肿剥破，尤其对继发感染的心包囊肿，应仔细保护术野，以防污染；对囊肿游离较困难者，应先减压再行切除；对囊肿钙化增厚与心肌粘连紧密者，不必勉强追求整个剥离，以免损伤心脏引起大出血。

预后 一般囊壁与胸膜轻度粘连，容易剥离，手术安全性高，预后极佳。

（乔晨晖）

xīnbāo zhǒngliú

心包肿瘤（pericardial tumor）

心包肿瘤非常罕见，原发性良性心包肿瘤有脂肪瘤、分叶状纤维性息肉、血管瘤和畸胎瘤。原

发性恶性心包肿瘤为间皮细胞瘤和肉瘤，常浸润组织。继发性肿瘤，直接从胸腔内扩散累及心包，最常见的是支气管肺癌和乳腺癌。

病因 包括以下几种。

原发性心包肿瘤 原发性心包恶性肿瘤罕见。以间皮瘤多见，其次为良性局限纤维间皮瘤、恶性纤维肉瘤、血管肉瘤、脂肪瘤和脂肪肉瘤、良性和原发性恶性畸胎瘤。

心包转移肿瘤 癌肿转移途径有：①纵隔恶性肿瘤扩散和附着到心包。②肿瘤小结由血行或淋巴播散沉积于心包。③肿瘤弥漫性浸润心包。④原发性心包肿瘤，心包膜局部浸润，大多数病例心外膜和心肌不受累。

病理生理 心包原发性肿瘤可能从胚胎残余发展而来，包括畸胎瘤（最常见）、心包囊肿、脂肪瘤、血管瘤、平滑肌纤维瘤等良性肿瘤。心包继发肿瘤远较原发性肿瘤多见。其中以体内诸器官恶性肿瘤转移到心包为常见，如乳腺癌、霍奇金病、白血病和恶性黑色素瘤等；恶性肿瘤直接蔓延到心包，常见为支气管肺癌、乳腺癌、纵隔恶性肿瘤（精原细胞瘤、胚胎原性癌、嗜铬细胞瘤等）。

临床表现 早期无症状，晚期症状有胸部疼痛、发热、干咳和气短。体征上，较早期有心包摩擦音，以后心包渗液，出现心包填塞。症状有颈静脉怒张、脉压减小、心音减弱、肝大，病情迅速加重。

诊断与鉴别诊断 根据反复发作心包渗液特别是血性渗液而缺乏炎症性病变的病史和症状，X线检查心影轮廓异常，局部呈不规则的突出或结节状，结合心脏超声检查一般可做出诊断。如心包穿刺液中检出肿瘤细胞则可确诊。身体其他部位有原发肿瘤而伴发心包渗液症状者应考虑继发性心包肿瘤。

治疗 分良性肿瘤和恶性肿瘤的治疗。

良性肿瘤 早期手术切除，晚期和心脏大血管粘连，使手术切除困难，或不能全部切除。心包良性肿瘤通常有完整的包膜。可沿着边缘做锐性或钝性分离，一般先从容易分离的部位入手。仔细分离结扎通向肿瘤的血管，将肿瘤与周围组织分离开来。在分离过程中注意识别和避免损伤重要的血管和神经。若肿瘤生长入心包腔与房室壁心肌组织紧密粘连不要强求将肿瘤全部切除，可留置与心肌粘连部分之肿瘤组织，以避免损伤心肌或心房壁而造成大出血。手术完毕纵隔和心包腔放置引流管。

恶性肿瘤 广泛不能切除者，可采用：①剑突下心包引流术：排除心包积液，缓解心脏受压症状。②心包内滴注射胶体磷酸铬，减少心包渗液。③放射疗法：需经组织学确定为上皮细胞和淋巴细胞，放疗后可暂时缓解症状。④化学疗法：有局部心包腔内注射噻替派和全身静脉滴注环磷酰胺、丝裂霉素和长春新碱等，达到抑制恶性细胞生长。首先应争取手术切除，以后加用其他综合治疗，可达到一定疗效。

预后 手术治疗恶性肿瘤是一种较快的暂时性的治疗措施。肿瘤性心包积液根据患者具体情况而定，治疗目的是减轻症状，改善生活质量。

（乔晨晖）

xīnzàng chuāngshāng

心脏创伤（cardiac trauma）

各种直接或间接暴力作用所致的心脏结构破坏。又称心脏损伤。在伤因谱中，战时以火器伤及冲击伤为主；和平时期以机械伤和交通事故为主。90年代以来，交通事故所致的心脏创伤已跃居首位，且常合并多发伤，具有一定的隐蔽性，易漏诊。近些年来，随着介入导管技术的迅猛发展，由于各种治疗不当所致的医源性损伤的比例也大幅度上升，已成为心脏创伤的第二位原因。心脏创伤通常伤情危重，多伴有严重的复合伤，许多伤者在来院之前已死亡。此外，心脏贯透性损伤和心脏闭合性损伤的治疗和预后截然不同。因此，早期正确而迅速的诊断，及时有效的急救处理对抢救伤者生命、提高抢救成活率及患者预后都具有重要的意义。曾有多家医疗机构报道，许多来院时生命体征已消失的患者经积极有效的急救治疗后重获生命。心脏创伤占全部胸外伤的2%~3%。通常，将上界起自锁骨、下界至肋弓、两侧外界为锁骨中线的区域称为心脏损伤危险区，在此区域内心脏最易受到各种原因所致的开放性或闭合性损伤。以往国内多采用闭合性、开放性来分类心脏创伤，现今心脏创伤通常分为心脏贯透性损伤和心脏闭合性损伤。后一种分类法较符合两者在致伤机制、病理改变、处理原则和预后上的根本区别。

（蒋树林）

xīnzàng guàntòuxìng sǔnshāng

心脏贯透性损伤（penetrating cardiac trauma）

强力、高速、锐利的异物穿透胸壁或它处进入心脏所致的损伤。少数因胸骨或肋骨骨折断端猛烈移位穿刺心脏或其他原因引起。高速异物通常指枪弹、弹片、尖刀等高速锐利的异物穿透胸壁伤及心包、心脏所致。这在战时尤为多见，平时也有见到。这类损伤常与胸部、腹部外伤同时存在，是心脏贯透性损伤最常见的原因。断端猛烈向内移位穿透心脏引起的损伤多是由交通事故或工业事故所致。其他原因所致的心脏贯透性损伤包括心导管检查、介入性心脏治疗、心包穿刺及食管异物等，均可造成心脏贯透性损伤。心脏贯透性损伤是难以准确估计的，很多重症患者在就诊前已死亡。只有50%的刀伤和15%～20%的枪伤患者能抵达医疗机构抢救。心脏贯透性损伤包括心脏穿透伤、冠状动脉穿透性损伤、心脏内异物存留及假性室壁瘤等，一般均可见到体表损伤，临床上可见心包填塞及休克等征象。若同时伴有收缩期心脏杂音则要注意有无房室间隔损伤或瓣膜损伤，若出现连续性心脏杂音则要注意有无冠状动静脉瘘等。仔细观察体表损伤及分析损伤弹道行径，同时迅速完善胸部X线平片、超声等必要的辅助检查，对心脏贯透伤的诊断及评估有无其他合并伤是非常重要的。

（蒋树林）

guānzhuàngdòngmài chuāntòuxìng sǔnshāng

冠状动脉穿透性损伤（penetrating coronary artery wounds）

枪弹或锐器所致的冠状动脉损伤。造成损伤远端冠状动脉供血不足，是心脏损伤的一种特殊类型。冠状动脉穿透性损伤往往与心脏损伤同时存在，其损伤机制也与心脏贯透性损伤相同。冠状动脉穿透性损伤引起远端冠脉供血不足，造成心肌缺血或梗死，心功能明显受抑制或伴心律失常。此外，冠状动脉穿透性损伤使冠脉破裂出血可致心包填塞或失血

性休克。临床上冠状动脉穿透性损伤可表现为心肌供血不足、心肌梗死、心包填塞或出血性休克内出血征象。冠状动脉穿透性损伤在临床上很难与一般的心脏穿透伤相鉴别，心电图显示与损伤冠脉相应部位心肌缺血和心肌梗死图形，可提示冠脉损伤，但往往需在开胸探查后才能确诊。冠状动脉损伤可试行用6-0聚丙烯线进行修复，如冠脉已经断裂则应行冠脉旁路移植术。

（蒋树林）

xīnzàng yìwù

心脏异物（cardiac foreign bodies）

异物存留在心脏，在临床上较为少见。在战时，多为盲管性火器伤所致。在平时工业及交通事故也有发生，而经由外周血管移入心脏的异物则很少见。

病因及发病机制 系心脏贯透性损伤中致伤物未能及时取出，遗留在体内形成。最常见为盲管性火器伤，子弹或弹片存留于心肌或心包内；少数为异物自周围静脉被血流带到心脏所致；异物穿透食管进入心脏者罕见。

病理生理 心脏异物存留既能引起心肌破溃出血、感染和栓塞，也可引起与心脏穿透伤一样的变化。

临床表现 ①急性期：与心脏穿透伤相同，主要为心脏压塞、失血性休克等症状。异物自周围静脉入血者还可伴有肺栓塞或周围动脉栓塞。②慢性期：金属异物被腐蚀可产生化学性损伤；并发感染可引起化脓性心包炎、心肌脓肿等；心包腔内异物被组织包裹、纤维化可致缩窄性心包炎。③部分患者因异物存在可产生沉重的思想负担，引起严重的神经官能症。

诊断与鉴别诊断 根据胸部

外伤的病史（特别是盲管伤病史），患者的临床表现及胸部X线平片异物影像，定性诊断不难做出，但准确的定位诊断则较难，须借助多体位X线平片、CT、二维超声心动图等帮助定位。对有游走倾向或非金属的异物，术中的食管超声意义更大。

治疗 异物摘除是唯一有效的方法。

治疗原则 应根据异物的大小、存在部位、有无症状、摘除难易等予以综合考虑。①通过检查能见到的异物均应及早手术取出。②如患者状态允许，手术在伤后1周，心肺功能和创伤性反应恢复后进行。③摘除异物时，如出现严重的心律失常或大出血，异物摘除有困难时，不应强求摘除。④插入心腔的异物在未开胸或做好止血措施前，不可盲目拔除，以免造成大出血死亡。⑤异物有游走倾向者，需在手术室摆好体位后，再次做定位检查。⑥心包内局部粘连和感染灶所在处可作为寻找心脏异物的引导。

治疗方法 依据异物的位置，手术摘除的难易可分采取体外循环辅助下直视取物或非体外循环辅助下闭式取物两类。①非体外循环辅助下闭式取物：适用于位于心壁或潜入心肌内的异物摘取，房、室腔浅部较易摘取的异物也可采用此法。切开心包，探查异物，位于房室壁腔内的异物可自同侧心耳预置荷包缝线，插入示指，触及异物后将其顶在心脏游离壁。对准异物所在部位的房壁或室壁周围预置褥式止血牵引线或荷包缝线，在缝线间做一切口，送入异物钳，取出异物同时收紧缝线退回示指，缝合心脏切口（图）。②体外循环辅助下直视取物：适用于心室腔内的深部

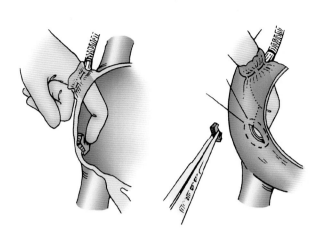

图 房、室腔浅部异物摘除法

异物或同时合并心内结构损伤的异物摘取。其具体手术方法与正常体外循环下直视手术方法相同。

（蒋树林）

jiǎxìng shìbìliú

假性室壁瘤（ventricular pseudoaneurysm）

心肌破裂形成的包裹性血肿。多因心脏穿透伤所致，可在创伤后不久形成。早期为同心肌裂孔相通的搏动血肿，其周围由心包和凝血块围绕，最后由纤维组织增生使血肿局限并与心腔相通，血肿周围的结缔组织即形成假性室壁瘤的瘤壁。由于假性室壁瘤的瘤壁是由纤维结缔组织和心包组成，因而有高度破裂的危险。假性室壁瘤临床经过比较隐匿，如果伤后患者度过一段相当平静的生活后突然出现急性心包填塞、休克及猝死者，应首先考虑假性室壁瘤破裂的可能。X 线检查显示有心影或纵隔阴影增宽，应高度警惕外伤性假性室壁瘤的形成。心电图可出现 S-T 段，T 波改变。超声心动图可显示心室腔与假性室壁瘤相交通。一旦发现假性室壁瘤形成，应及时手术切除假性室壁瘤，修补破损心肌。一旦破裂大出血必须紧急剖胸抢救。

（蒋树林）

xīnzàng bìhéxìng sǔnshāng

心脏闭合性损伤（closed cardiac trauma）

机体受钝性外力作用造成的系列心脏损伤的统称。又称钝性心脏伤。占胸部闭合性心脏损伤的 10%~20%，因缺乏明确的体表创口，故常易导致临床漏诊。造成心脏钝性损伤的种类及程度与心脏所处的生理状态和外力的强度及作用方式都有关。如当心脏处于舒张末期时，心室充盈而瓣膜正处于关闭状态，此时来自外界的暴力最容易造成心脏破裂及瓣膜的损伤；再如作用于前胸壁的一般暴力可能仅造成心肌的轻微挫伤，而车祸时则可能因心脏被挤压于胸骨和胸椎之间造成心脏破裂。但在临床上，心脏损伤发生时，常同时是几种暴力共同作用的结果：①暴力直接经胸骨传递到心脏。②车轮碾压过胸部，心脏被挤压于胸骨和胸椎之间。③腹部或下肢突然受暴力打击，心血管内压力骤然升高。④高速的人体突然减速，由于惯性作用和扭转应力而损伤。⑤爆炸时高压气浪冲击伤。根据损伤的部位不同，闭合性心脏损伤可分为心包损伤、心肌挫伤、心脏破裂、冠状动脉损伤及心内

结构（如房室瓣、主动脉瓣、房室间隔）的损伤，某些患者在恢复过程中，还可以形成外伤性室壁瘤。

（蒋树林）

xīnbāo sǔnshāng

心包损伤（pericardial trauma）

来自外界的暴力造成心包膜的损伤。心包损伤在心脏创伤中最为常见，但单纯的心包损伤十分少见。1958 年，帕姆利（Parmley）对 546 例闭合性心脏损伤的尸检显示，其发生率仅为 3.3%（18 例）。较小的心包裂伤仅可造成血心包或急性心脏压塞，心包大的撕裂伤则可造成心脏脱位或心包内膈疝。

病理生理 单纯的心包小裂伤或合并少量心包积液的患者可无明显的临床症状，少数可有一过性心包摩擦音或喀喇音，如心包内出血较多时，可因心包腔内压力迅速上升而出现急性心脏压塞征象。

临床表现 患者表现为与估计出血量不相符的循环衰竭症状，典型的贝克（Beck）三联征（心音遥远、收缩压低、中心静脉压高）仅见于 35%~40% 的患者中，若奇脉出现则是急性心脏压塞的特征性表现。心包破裂最大的危险是心脏自心包破口脱出而形成心脏嵌顿。此类破口常位于心脏基部，膈神经前上方或后方，因受嵌顿环限制，心脏的舒缩功能严重受限，心脏脱位导致颈静脉回流不畅及动脉排出障碍，故患者病情危重，常致猝死。也有部分心包损伤的患者受伤之初无明显症状，但在伤后几周可出现缓慢的心包渗液甚至慢性心脏压塞。心包积血的患者如未经彻底引流，晚期可形成慢性缩窄性心包炎。

诊断与鉴别诊断 对心包积

液的患者，X 线检查意义有限。如可见心包内液平或胸腔、纵隔内积血，则提示内出血较多。心脏嵌顿疝在胸部 X 线平片上表现为心脏轮廓外周有局部隆起的阴影，与某些室壁瘤也很难鉴别。心包积血的心电图仅表现为窦性心动过速、低电压、ST-T 改变等非特征性改变。二维超声心动图可见心包内有液性暗区，心搏幅度减弱，心包腔内纤维素样物沉积可确诊。心包穿刺抽液则兼具诊断和治疗的意义（图）。

治疗 较轻的心包挫伤或小的裂伤无需手术治疗；对单纯心包裂伤造成心脏压塞者，可先采用心包穿刺引流或剑突下心包开窗术；大的心包裂伤出现心脏压塞或出血性休克时，应紧急手术；心包破裂伴心脏疝出时应紧急手术，松解造成心包嵌顿的心包破口，尽早还纳心脏。

（蒋树林）

xīnjī cuòshāng

心肌挫伤（myocardial contusion） 因钝性暴力造成的无原发性心脏破裂或心内结构破坏的心脏损伤。是闭合性心脏挫伤中最

常见的一种。文献报道的发病率相差悬殊，占胸部闭合性损伤的 9%～76%。

病理生理 病理改变的程度和范围变异很大，从心外膜下或心内膜下的点片状出血性淤斑到大块心肌出血和透壁性心肌坏死不一。光镜下的特点与心肌梗死酷似，均表现为间质的出血、水肿、肌纤维溶解伴心肌肌节的坏死。部分挫伤心肌在纤维化、瘢痕形成后可形成外伤性室壁瘤。但病变范围与冠状动脉分支无相关性是其与心肌梗死的最大区别。

临床表现 心肌挫伤的临床表现差异很大，轻者可无明显症状或仅表现为心悸、气短、一过性的胸骨后疼痛，有时胸前区疼痛可延至数小时至数周出现。严重的心肌挫伤则可发生酷似心绞痛的心前区疼痛，可向左肩背放射，但不能为冠脉扩张药所缓解。同时伴有胸痛、呼吸困难，大面积心肌挫伤可出现心源性休克或心力衰竭。

诊断与鉴别诊断 心电图是诊断心肌挫伤一项快速而有效的一种方法，但缺乏特异性。窦性

心动过速、室性早搏、阵发性房颤是最常见的心律失常。此外，还可出现 ST 段抬高，T 波低平、倒置等颇似心肌梗死的心电图。胸部 X 线平片意义不大，有时可见胸腔积气积液或胸骨、肋骨骨折。超声心动图特别是食管超声是一项较为理想的诊断手段。影像上可见心肌挫伤区心壁变薄，搏动减弱和节段性室壁运动异常，射血分数下降，有时可探到心包积液征象。心肌酶学特别是 CK-MB 是诊断心肌细胞损伤的一项敏感指标。希利（Healay）等发现，胸部外伤后，如 CK-MB ≥ 200U/L 时，100% 发生了心肌损伤。但研究证实，肌肉损伤也可以释放 CK-MB，故其确诊意义有待商榷。心肌肌钙蛋白（cTnT、cTnI）是诊断心肌细胞损伤的最敏感、最特异的指标，它具有在血中出现时间早，灵敏度高，特异性强以及持续时间长等优点。一般认为正常人 cTnT 的浓度为 (0.18 ± 0.1) μg/L，cTnI 正常值 <3.1μg/L，超出正常值上限即有诊断意义。

治疗 心肌挫伤主要采用非手术疗法。患者卧床 2～4 周，严密监护，对症处理，应注意迟发性心脏破裂的及缩窄性心包炎的形成。迟发性心脏破裂发生时应紧急手术；形成室壁瘤或缩窄性心包炎时，可择期手术。

（蒋树林）

guānzhuàngdòngmài sǔnshāng

冠状动脉损伤（coronary artery injury） 由于直接或间接原因导致冠状动脉的栓塞、闭塞或破裂。可分为冠脉血栓形成与闭塞、冠状动脉破裂及冠状动脉瘘 3 种。

病理生理 最常损害的冠状动脉为左冠脉前降支及右冠状动脉（图）。闭合性室间隔穿孔多位

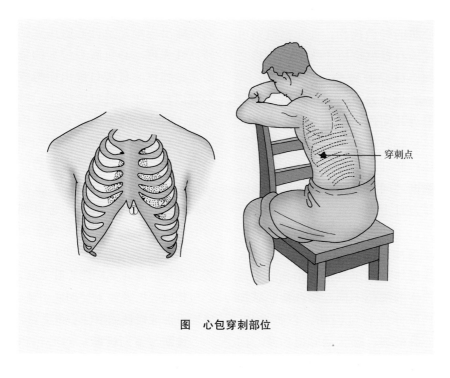

图 心包穿刺部位

穿刺点

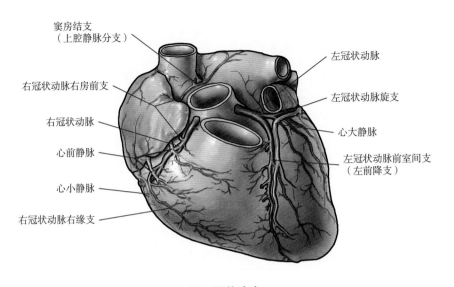

图　冠状动脉

于肌部间隔，常伴有心肌挫伤及心内结构的损伤。瓣膜损伤的发生率依次为主动脉瓣、二尖瓣、三尖瓣。主动脉瓣损伤多表现为瓣叶撕裂或交界部撕脱，房室瓣的损伤多表现为腱索和乳头肌的撕裂或瓣叶穿孔。

临床表现　冠状动脉破裂常合并严重的心肌挫伤或心脏破裂，临床上主要表现为心脏压塞和（或）失血性休克。外伤性冠状动脉血栓形成的临床表现则极似冠心病，急性心肌梗死。可出现心前区的压榨性疼痛，向左肩背部放射。

诊断与鉴别诊断　ECG 可出现 ST 段抬高，T 波倒置及病理性 Q 波。冠状动脉造影检查有助于确诊。冠状动脉心腔瘘则可在受伤后心前区闻及特征性的连续性心脏杂音，超声心动图和冠脉造影可明确瘘口位置。

治疗　冠状动脉破裂者一经诊断，应急诊手术；冠状动脉血栓形成者可急诊行 PTCA+ST，如介入治疗失败或合并心脏破裂者应急诊性冠状动脉旁路移植术；冠状动脉瘘若无明显心功能不全，可于伤后 2~3 个月手术。否则，

应尽早手术。冠脉破裂可先采用 6-0 聚丙烯线进行修补，如修补失败或冠脉已断裂，需行冠脉旁路移植术。冠状动脉瘘可根据病情进行冠脉结扎或修补术。

（蒋树林）

wàishāngxìng xīnzàng pòliè
外伤性心脏破裂（traumatic cardiac rupture）
各种原因造成的心脏壁结构完整性的破坏。是最严重的钝性心脏伤。

病因及发病机制　据 1986 年卡尔霍恩（Calhoom）报道，在美国高速公路上因车祸死亡的 5 万人中，闭合性心脏破裂伤约占 5%。帕姆利（Parmley）尸检统计，闭合性心脏损伤中约 64% 的伤者死于心脏破裂。钝性心脏损伤多见于房、室的游离壁（图），

右房破裂也可见于上、下腔入口处相对的固定部位。除原发性的心脏破裂伤外，因心脏伤口堵塞的凝血块脱落或心肌挫伤软化灶坏死穿孔还可导致继发性心脏破裂，进行性的心内膜、心肌撕裂亦可引起迟发性心脏破裂。

病理生理　心脏破裂是心脏损伤中最为严重的情况，是导致患者死亡的常见原因。心脏游离壁是破裂的多发部位，左、右心室及右房发生破裂的概率相等，约为 27%，左房破裂相对少见。心脏破裂可发生于损伤同时，也可发生于受伤后 1~2 周，延迟性心脏破裂是严重心肌挫伤后心肌坏死所致。主要表现为伤后立即发生出血性休克或急性心脏压塞，迟发者则在病情相对稳定后骤然出现胸痛、休克等症状。

临床表现　心脏破裂多病情严重，需根据病史和临床表现迅速做出诊断。一般说来，患者如出现下列情况，提示心脏破裂：①严重的低血压和低血容量的临床表现和创伤程度不成比例。②对输血、输液无反应，血压不回升，伤情不改善。③尽管安装有胸管引流，胸腔引流出大量积血，仍不能减轻血胸的征象。④尽管充分补液，代谢性酸中毒仍得不到纠正。⑤低血压伴中心静脉压升高或颈静脉饱满。

诊断与鉴别诊断　心脏损伤

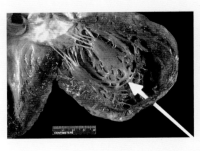
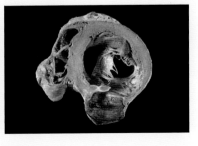

图　心脏破裂

多合并其他部位的复合伤，诊断时必须全面而仔细，忙而不乱，才不致顾此失彼，造成重大合并伤的漏诊。

治疗 心脏破裂一经诊断，立即手术。

（蒋树林）

wàishāngxìng shìjiàngé pòliè

外伤性室间隔破裂（traumatic ventricular septal rupture） 外力的挤压所致的室间隔直接撕裂。也可继发于室间隔的严重挫伤，坏死穿孔形成。临床上，房、室间隔都可破损，但以室间隔破裂更为重要且多见。

病理生理 破孔较小，分流量不大的轻伤患者可无心血管系统的症状或主诉，更多患者则有心悸、胸闷、气短等表现；如破孔较大，分流量多时，则早期可能引起急性左心功能不全，出现呼吸困难、端坐呼吸，咳血性泡沫痰，可能伴有严重的心律失常，甚至休克。晚期则可因心力衰竭而死亡。

临床表现 同先天性室间隔缺损一样，外伤性室间隔穿孔也可在胸骨左缘第3、4肋间听到粗糙的收缩期杂音，并可伴有细震颤。

诊断与鉴别诊断 胸部X线平片及心电图的诊断均无特异性，二维超声心动图可见室间隔连续性中断，左右室腔扩大，挫伤区房室壁搏动减弱。彩色超声多普勒检查则可确定分流量的大小和穿孔的部位及数目，可作为确诊依据（图）。

治疗 小的外伤性室间隔破裂，分流量小，血流动力学稳定者，应观察3~6个月，看能否自行闭合；6个月后仍不能闭合者可择期手术。较大的室间隔破裂，若病情允许，应争取在伤后2~3个月手术；若患者出现进行性心力衰竭，应尽早手术。外伤性室间隔破裂需在全麻、体外循环下进行。因其破口多在室间隔肌部，故多采用右心室切口。如破口不大且边缘纤维化良好，可用3-0无创线带垫片直接间断褥式缝合；如破口较大，也可选用合适的涤纶片做间断褥式缝合；需急诊修

复的室间隔破裂，因创口边缘处于创伤水肿期，故修补时进针可适当远离创口。注意术后随访，观察有无残余分流发生。

（蒋树林）

bànmó sǔnshāng

瓣膜损伤（heart valve rupture） 各种原因导致的瓣膜结构完整性的破坏。闭合性心脏创伤可引致心脏瓣膜破裂。舒张期心腔充满血液时，强烈的钝性暴力最易引致心脏瓣膜破裂。因外伤导致的主动脉瓣损伤、房室瓣损伤与其他原因所致的瓣膜病在症状、体征、诊断方面并无大的差异。所不同的是，因外伤所造成的瓣膜关闭不全病变发生迅速，心肌缺乏代偿适应的过程，故更容易发生急性心功能不全。瓣膜损伤多发生在心室舒张期，以主动脉瓣破裂，三尖瓣腱索或乳头肌断裂居多，后产生瓣膜关闭不全，反流而可导致心力衰竭。根据心杂音和超声心动图可做出诊断，多需施行瓣膜成形术或瓣膜替换术。房室瓣或主动脉瓣破裂后，若分流量较小，病情稳定，可待创伤反应消退后手术较安全；若出现急性或进行性心功能不全，应尽早手术。对主动脉瓣损伤，除少数瓣膜交界撕脱病例可行交界成形术，多数需行瓣膜置换术。二尖瓣的损伤，则需根据损伤的严重程度综合考虑是行修补术还是瓣膜置换术。一般说来，三尖瓣更倾向于采用成形术，如自身修复有困难还可采用自体心包片修补。

（蒋树林）

wàishāngxìng shìbìliú

外伤性室壁瘤（traumatic ventricular aneurysm） 心肌挫伤或冠脉损伤后，损伤区域心肌坏死变薄，为纤维组织取代并向外突

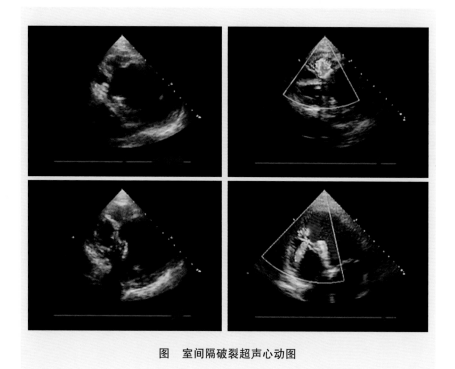

图 室间隔破裂超声心动图

出，或为心肌撕裂后，血液流出心脏外，被心包和（或）周围纵隔组织包绕，心腔与心外血肿相交通所形成的一种病理改变。以左室多见，亦可见于右心室或心房，甚至双心室均可发生。

病理生理 从病理上划分，外伤性室壁瘤可分为真性室壁瘤和假性室壁瘤两类。前者瘤壁为变薄或纤维化心肌；后者瘤壁仅含心包及心包外组织，无心肌纤维。

临床表现 为闭合性心脏损伤的结果。早期表现与一般的心脏创伤并无不同，经抢救复苏或在随访过程中又出现胸闷、心悸、气短并进行性加重。胸部检查可见心界扩大，心尖搏动弥散。大的室壁瘤在心前区可闻及收缩期杂音和第二心音分裂，并可同时伴有心功能不全的征象。

诊断与鉴别诊断 胸部 X 线平片可显示心影扩大（图），膨出。心电图如 ST 段持续抬高不回落应考虑室壁瘤的诊断。二维超声心动图和心血管造影则可确定诊断。

预后 闭合性心脏损伤的预后与心脏损伤的严重程度和抢救是否及时关系密切。较轻的心肌挫伤预后较好，恢复后可不留任何后遗症。严重的心肌挫伤则可因心律失常或进行性心力衰竭造成近 20% 的患者死亡。心脏破裂则多数在入院前已死亡，入院后的死亡率也高达 35%～50%。因此，加强入院前的救治和转运，改善手术和抢救条件，做好术后管理是提高此类患者成活率的重要手段。此外，因部分病例在伤后数月或数年尚可发生迟发性并发症，故对于所有闭合性心脏伤的病例，都应做长期的随诊观察。

（蒋树林）

xiōngnèi dàxuèguǎn sǔnshāng
胸内大血管损伤（thoracic great vessels trauma）

主动脉及其三大分支、腔静脉及肺动静脉的损伤。作用于其上的各种直接暴力（如刀刺伤、枪弹伤等）或间接暴力（如高空坠地、车祸中的突然减速等）均可造成其正常结构的破坏。因大血管粗，血容量多，动脉压高，合并胸腔破裂时胸腔负压加重出血，这些因素均可导致患者因致命性的大出血而迅速死亡。此外，心包内的主动脉或腔静脉破裂还可造成患者的急性心脏压塞。发生胸内大血管破裂的患者多数到达医院时已经死亡，仅 10%～20% 的患者可在死亡前送达医院。近些年来，随着急诊急救水平的提高，其抢救成功率有所改善，但也仅为 10%～20%。

（蒋树林）

zhǔdòngmài pòliè
主动脉破裂（aortic rupture）

外伤造成主动脉壁的全层或部分断裂。多为致命性急性创伤。平时多见于胸部钝性伤，战时多为穿透伤。

病因及发病机制 穿透性损伤多因锐器的刺入或枪弹的穿透所致，可能伤及胸内的各个血管；闭合性损伤的机制则较复杂，以主动脉峡部（占 60%～80%）和升主动脉（占 10%～20%）损伤为主（图 1）。

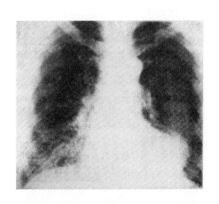

图 左心室室壁瘤后前位 X 线平片

治疗 外伤性室壁瘤患者若无明显的心力衰竭，心律失常或周围动脉栓塞，可于伤后 2～3 个月手术，否则应尽早手术。同冠心病，心肌梗死所致的室壁瘤处理。

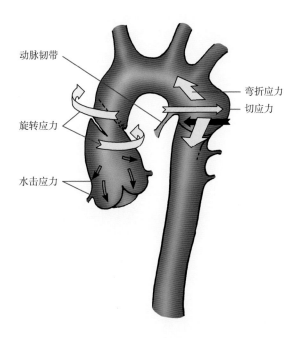

图 1 闭合性心脏创伤中的损伤机制

病理生理 在主动脉的损伤中，贯透伤的分布缺乏一定的规律性，闭合性损伤则以峡部为主，其次是升主动脉，主动脉弓、降主动脉及主动脉的多发性损伤均少见。损伤的裂口多呈横形，大小不一，严重者可完全离断，这部分患者常因急性大出血而迅速死亡。损伤的胸内大血管如位于心包外（如升主动脉、主动脉弓及其分支、降主动脉），则临床上主要表现为胸腔大出血，其病理生理改变同一般的失血性休克。也可有部分患者发生主动脉内膜及中层的破裂而外膜未破。如损伤位于心包内，则其病理生理改变同一般的急性心脏压塞。部分贯透伤的患者伤后尚可发生各种内瘘，发生主动脉-腔静脉瘘的患者，如瘘口较小，则对循环影响较小，如瘘口较大，则局部可出现大量的左向右分流，致使：①上腔静脉压迅速升高，随后右房压升高，上下腔静脉回流受阻。②体循环血容量不足，经压力感受器调节，反射性心率增快。③大量含氧高的动脉血分流入静脉，周围组织乏氧，经化学感受器调节，反射性心率增快。④舒张压下降，冠脉灌注减少。其最终的结果是动脉压不断下降，进行性的心功不全。发生主动脉-肺动脉瘘的患者则可因大量主动脉血分流入肺动脉，致使早期肺小动脉压反射性增高，形成动力性肺高压；如治疗不及时，则可出现肺小动脉内膜增厚，中层肌肉纤维化、增生，管腔变小，形成阻力性肺高压。

临床表现 胸内大血管损伤的临床表现与血管的破口大小，管腔内压力，破裂部位，血管破口是否与外界或胸腔相通以及是否合并心脏及其他器官的损伤都

有关系，临床以急性失血性休克、急性心包压塞和局部压迫症状为主。

主动脉及其分支的损伤 ①贯透性胸主动脉损伤：如损伤破口位于心包腔外，临床上主要表现为急性失血性休克症状，出血可积存于纵隔、胸腔或沿胸壁切口流出。损伤位于心包腔内且破口较大的患者，临床多因急性心脏压塞而死亡。如破口较小或破口不畅，或形成了内瘘经及时处理，患者可能会获得生存机会。内瘘以主动脉-右室瘘最多见，其次是主动脉-肺动脉瘘。临床主要表现为心前区连续性杂音、震颤、脉压增大等，如不及时手术，患者常很快出现充血性心力衰竭。②闭合性胸主动脉损伤：损伤最常见于主动脉峡部及升主动脉，如破口贯透全层，在峡部的损伤多导致失血性休克，升主动脉处的损伤则表现为急性心脏压塞。如损伤仅造成内膜及中层的破裂，而外膜完整，则可形成外伤性夹层动脉瘤。其突出表现是剧烈的胸背痛，其次是呼吸困难和休克。破口在升主动脉的夹层动脉瘤可剥离至胸主动脉全部甚至腹主动脉，而破口在峡部的夹层则一般仅向远端剥离。根据夹层的剥离范围，可分别压迫头臂动脉分支、冠状动脉、肾动脉或肋间动脉开口，从而在临床上出现脑乏氧、心绞痛或心肌梗死，无尿或下肢瘫痪，所造成的主动脉瓣关闭不全还可引起急性左心衰竭。如患者能够渡过急性期，破裂血管周围尚可形成假性动脉瘤，压迫周围的喉返神经、气管或食管，引起声嘶、咳嗽、咯血或吞咽困难。另一种常见的损伤是降主动脉断裂，除有压迫和失血外，动脉断端内膜及中层内翻，影响远侧血

液供应，可出现头颅高血压，而下肢动脉搏动减弱，部分患者可在心前区或肩胛区听到收缩期杂音。因远端缺血所致截瘫及无尿少见。

主动脉弓及其分支损伤 较少见，多为贯透性损伤。闭合性损伤多因升主动脉夹层动脉瘤波及。除出血和压迫症状外，多表现为同侧颈动脉和（或）桡动脉搏动减弱或消失。

诊断与鉴别诊断 胸部X线检查可出现纵隔阴影增宽或伴左侧气胸，气管向右移位；经股动脉逆行主动脉造影可见造影剂溢出主动脉管腔外，可显示主动脉及其分支的破裂情况；心脏彩超能了解纵隔、胸腔、心包内积血情况，是诊断胸内大血管破裂的金标准，不仅能明确损伤的部位、范围、程度，对手术方案、手术径路的选择也有指导意义。如患者病情允许，应尽量实施。

治疗 对疑有主动脉及其分支损伤的者，如患者入院时已呈休克或濒死状态，应立即手术予以开胸止血及心脏复苏；病情相对稳定者，可进行必要的检查明确病情后择期手术。

升主动脉损伤 损伤多位于心包内，患者常因急性心脏压塞而迅速死亡。先行股动静脉转流以建立体外循环。正中开胸，切开心包清除积血。探查破口，发现后指压止血。对主动脉前壁的小切口，可在指压止血的基础上，用4-0带垫片的无创线直接缝合（图2）；对后壁的破口，则需在停搏后仔细进行修补；破口大无法直接缝合时，可用人工血管片修补；如损伤累及血管全周，则应行人造血管移植术。

降主动脉损伤 损伤一般位于主动脉峡部，选择作后外侧切

口。在左膈神经前切开心包，由远及近游离升主动脉、主动脉弓、弓降部，在左锁骨下动脉近侧主动脉上和锁骨下动脉上各绕一阻断带，再在血肿远端的降主动脉上绕一阻断带，已备控制出血。在血肿上下方各夹一把阻断钳阻断主动脉。切开血肿，探察主动脉破口，根据破口的不同情况采取不同的手术方法：①破口较小，估计可在 30 分钟内完成修复者，可在常温下予以直接缝合修补。②降主动脉损伤严重或完全横断者，需修补或人造血管移植者，为防止阻断时间过长引起下肢及脊髓缺血性损伤，则要在升主动脉-降主动脉或左室-降主动脉外转流辅助下进行。先游离并阻断破口远近段的胸主动脉和左锁骨下动脉近段端，近侧用 3-0 无创线在升主动脉或左室无血管区预置 2 针荷包线并套入橡皮管，插入预充有 1000 单位肝素等渗盐水的转流管。收紧荷包线；远端选择血肿远端的降主动脉，用同样的方法插管，排除管道内积气，

开放外转流管，将破口远近端降主动脉钳闭，切开血肿，将胸主动脉予以清创修剪后，根据不同情况选择直接对端吻合或人工血管置换。外转流的优点是操作方便，无须全身肝素化和体外循环，对存在合并伤者，可防止加重出血，但上下半身血流控制不易平衡，需持续监测上下肢血压。在外转流建立有困难时，如无合并损伤，也可以考虑在体外循环辅助下行修复手术（图 3，图 4）。

主动脉及其三大分支的损伤
①主动脉弓的损伤：选择胸骨正中切口，经股动脉和无名动脉（或右锁骨下，右腋动脉）插管，建立体外循环，游离血肿远近端主动脉及主动脉三大分支，并预置阻断带，心跳停止后全身降温至 20℃ 左右，钳闭血肿远近端主动脉，并阻断三大分支。体外循环开始。其中选择性持续微容量泵脑灌注〔5~10ml/(kg·min)〕，可保证手术过程中大脑的血液供应，防止脑损伤，躯干包括脊髓由股动脉泵血提供。修复或置换

主动脉弓，排气后逐渐开放循环，待循环稳定后撤循环止血，关胸（图 5）。②无名动脉及锁骨下动脉损伤：无名动脉损伤应将胸骨正中切口向颈部延长，充分游离破口近端的无名动脉，远端的右锁骨下动脉及右颈总动脉，在升主动脉和远端颈总动脉间行外转流（方法同升主动脉-降主动脉外转流的建立），阻断破口上下端动脉后，行破口缝合或人工血管片修补或大隐静脉（也可用人工血管）置换术（图 6）。锁骨下动脉损伤可采用同侧第 3、4 肋间前外侧切口，远端损伤需加颈部切口。显露、游离破裂处远端及近端锁骨下动脉并阻断，根据破口情况性直接缝合，自体静脉或人造血管修补术。

（蒋树林）

chuāngshāngxìng dòngmàiliú
创伤性动脉瘤（traumatic aortic aneurysm） 主动脉在外力作用下造成的一种病理改变。外伤时主动脉断裂仅累及内膜和中层，主动脉外膜尚保持完整，在高压

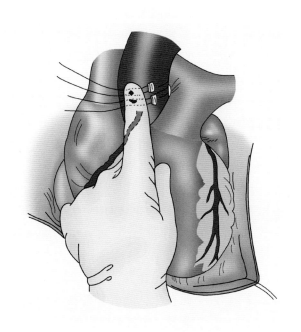

图 2　升主动脉前壁破裂的缝合

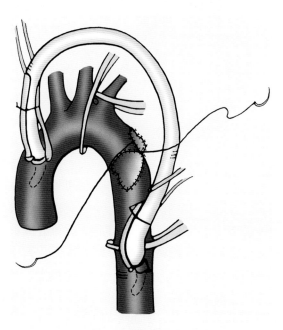

图 3　升主动脉-降主动脉外转流下降主动脉修补术

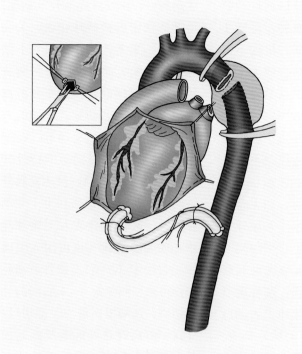

图4　降主动脉-左室外转流下降主动脉修补术

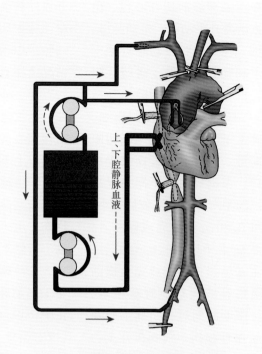

图5　主动脉弓手术体外循环的建立

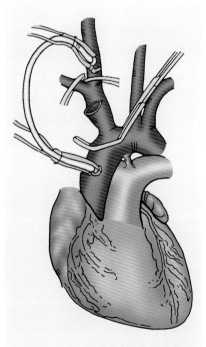

图6　外转流下无名动脉修补术

的血流冲击下，中层与外膜之间尚可进一步向远近段剥离而形成慢性创伤性动脉瘤。

病因及发病机制　创伤时的暴力传导到胸主动脉，引起主动脉破裂的病因和发病机制与主动脉破裂相同。

病理生理　创伤性暴力使主动脉管腔内压力突然升高，致使主动脉内膜和中层首先断裂，外膜及其被覆纵隔组织尚完整，能够承受主动脉压力而形成主动脉瘤样扩张。当外膜无法承受主动脉压力时，可造成主动脉破裂大出血。

临床表现　创伤性动脉瘤形成时可有胸背疼痛、胸闷和不同程度的休克。动脉瘤部位不同亦可有局部压迫症状，压迫食管引起下咽困难，压迫喉返神经引起声音嘶哑，压迫气管引起呼吸困难等。

诊断与鉴别诊断　X线检查可见纵隔阴影增宽；心脏超声可见主动脉瘤的位置、大小及与附近血管关系；胸部CT示主动瘤的形态、大小以及邻近组织器官受压情况。MRI检查是一种迅速、无创且可靠的检查，对胸主动脉伤，特别是夹层动脉瘤的诊断可与主动脉造影相媲美。可清晰地显示内膜的破口，夹层撕裂的范

围，以及与周围组织的毗邻情况，如有心包积血、血胸、气胸等，也可一并显现。

治疗　一旦疑诊为创伤性动脉瘤，应尽快行手术探查，切除瘤壁，修复主动脉缺损。多发生在主动脉峡部，少数病例由于夹层的形成可向远近端蔓延。取左后外侧胸部切口，股动脉-腔静脉是建立体外循环，阻断瘤体上下端动脉后，切开瘤体，探查主动脉破口，破口小可直接缝合；破口大有动脉壁缺损时，可以人工血管修补；完全横断时，可修整破口后行人工血管或同种主动脉移植术（图）。

（蒋树林）

qiāngjìngmài sǔnshāng

腔静脉损伤（vena cava injury）　以贯透性及医源性损伤多见，多合并心脏及动脉的损伤。近些年，随着导管技术的大规模普及，下腔静脉损伤进一步增多。

病因及发病机制　腔静脉在心包内行径很短，所以单纯的腔

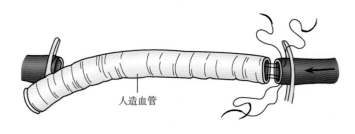

图　人工血管移植

静脉损伤少见，多是由于腔静脉比较固定，当心脏在致伤瞬间急剧移位，腔静脉未能协同运动而被撕伤。

临床表现　心包内的静脉损伤也主要是表现为心脏压塞征象，难以与心脏损伤区别。心包外的腔静脉损伤，除小的破口可因凝血块堵塞或形成血肿而停止外，大的破口同样可导致失血性休克。此外，上腔静脉与主动脉之间的内瘘还可导致短时间内心功不全的发生。

治疗　腔静脉损伤的术前诊断非常困难，凡对疑及此类大血管损伤者应及时手术探查。采用胸骨正中切口或右前外侧切口，显露腔静脉裂口后先指压止血，应用无创钳钳夹部分血管壁或采用带有侧孔的导管行内分流法修补腔静脉损伤（图）。小破口可直接缝合；不能直接缝合者，修复破口后行端端吻合术；缺损过长不能直接吻合时，可选用自体静脉或自体心包移植修补。

（蒋树林）

fèidòngmài sǔnshāng

肺动脉损伤（pulmonary artery injury）　肺动脉主干主要位于心包内，处于低压系统并受到心包的保护，钝性伤很少引起肺动脉损伤，外伤性肺动脉破裂主要为胸部贯透伤造成。常合并心脏损伤。

病理生理　因肺动脉干被心包包被，故损伤后主要表现为急性心脏压塞。

临床表现　肺动脉损伤的临床表现不特异，很难与心脏损伤区别，主要临床表现为休克、大量咯血、呼吸困难。

治疗　疑有肺动脉破裂且有血流动力学障碍者，应尽早手术探查。手术修复是唯一有效的治疗方法。胸骨正中切口，显露肺动脉破口，指压止血。单纯前壁裂口可在指压止血的基础上以 4-0 聚丙烯线或带垫片的无创线直接予以修补；如损伤位于后壁或贯透前后壁，则需迅速建立体外循环，心脏停搏后切开肺动脉修补破口。

预后　胸内大血管损伤的治疗效果与损伤的部位，损伤的程度，治疗是否及时，有无其他器官损伤的都有密切的关系。一般说，破口较小或形成内瘘者，获救的机会较大，否则，80%～90% 的胸主动脉破裂的患者在送抵医院时已经死亡；急性期的纵隔血肿或慢性期的假性动脉瘤如经适当的手术处理，预后较为满意，否则 3 周内大出血死亡率高达80%；腔静脉损伤，上腔静脉的死亡率远高于下腔静脉。据 1974 年马托克斯（Mattox）报道，上、下腔静脉损伤的死亡率分别为40% 和 17%。手术时，应尽量采用自体心包或静脉修补。据 1970 年哈伊莫维奇（Haimovici）的报道，上腔静脉的远期通畅率远高于下腔静脉，人工血管的远期通畅率则较差。

（蒋树林）

xīnzàng zhǒngliú

心脏肿瘤（cardiac tumor）　生长在心腔或心肌的肿物。

分类　分为原发性心脏肿瘤和继发性心脏肿瘤。

继发性心脏肿瘤　较原发性心脏肿瘤更为常见，约是原发心脏肿瘤的 40 倍，由人体其他脏器的恶性肿瘤转移至心脏的肿瘤，其原发灶最常见于肺部。由于切

图　内分流下上腔静脉破裂修补术

除风险大且远期效果不良，不适于心脏外科手术切除。手术治疗通常只是处理心包填塞或诊断性病理检查。

原发性心脏肿瘤 比较少见，其发病率为 0.17%～0.19%。1559 年，里尔多·科隆博（Realdo Colombo）首次报道了原发心脏良性肿瘤的尸检病例。1934 年，首次生前诊断原发心脏肿瘤，该患者因心电图异常和淋巴活检诊断为心脏肉瘤。在体外循环临床应用之前，只有散在、少数心脏肿瘤切除的报道。1936 年，贝克（Beck）首次报道成功切除右室表面畸胎瘤。1951 年，莫尔（Mauer）成功切除左室脂肪瘤。1954 年，克拉福德（Crafoord）第一次在体外循环下成功切除了左房黏液瘤。随着心脏超声诊断检查的发展，大多数心脏肿瘤得以诊断，加之体外循环的广泛应用和手术安全性的提高，心脏原发肿瘤手术病例明显增加。目前，原发心脏良性肿瘤手术虽然仍属少见，

但并不罕见。手术近远期效果良好。但恶性心脏肿瘤的手术治疗，效果尚不令人满意，术后平均生存 2 年左右。成人原发心脏肿瘤中，良性为 75%，黏液瘤多见（表 1）；恶性占 25%，其中 75% 为肉瘤。儿童原发性心脏肿瘤，90% 为良性肿瘤，横纹肌瘤多见（表 2）；10% 为恶性肿瘤，其中 95% 为肉瘤。

临床表现与诊断 心脏肿瘤与其他器官肿瘤不同的是，其对患者的影响不仅取决于其组织来源，更决定于肿瘤的位置和大小，以及对于血流动力学的影响。所以原发性心脏肿瘤缺乏特殊的典型症状，临床表现复杂：如肿瘤阻塞导致血流受阻的症状、体征；肿瘤浸润性生长引起心律失常、猝死；侵犯心外膜引起心包积液甚至填塞；瘤组织碎片或附着血栓脱落引起栓塞等。经胸、经食管超声心动图是主要诊断方法。心脏 CT、MRI 对于诊断恶性心脏肿瘤有很大帮助。

治疗 心脏肿瘤的手术方法根据肿瘤的部位与范围决定。良性肿瘤应尽可能彻底切除，必要时同期处理受侵的瓣膜，冠状动脉等结构。肿瘤巨大，切除困难可行自体心脏移植手术。如心肌广泛侵袭、严重心功能不全，只能行心脏移植。恶性心脏肿瘤，完全切除肿瘤仍然是目前相对有效的方法，化疗作用有限，放疗帮助不大，总的预后仍不理想，未来生物治疗可能是其发展方向。

（吴 信 黄志雄）

xīnzàng niányèliú

心脏黏液瘤（cardiac myxomas） 原发于心腔内最多见的一种真性肿瘤。最常见的心脏原发肿瘤，占原发性心脏肿瘤的 50%。常见的发病年龄为 30～60 岁，平均 50 岁，儿童少见。女性多于男性，男女之比为 1：（1.7～4）。最常见的生长部位是左心房，约占心脏黏液瘤的 75%。通常位于卵圆窝周围的房间隔。约 20% 的心脏黏液瘤生长在右心房，少数位于左右心室，罕见位于房室瓣或半月瓣表面。绝大多数（94%）为单发肿瘤，不合并其他脏器病变，切除后很少复发，复发率仅为 1%～3%。黏液瘤综合征是严重基因缺陷的表现之一，多发生于 40 岁以下，平均年龄 28 岁。男性多见，具有家族性。其特征是肿瘤的不典型生物学行为，包括多发心脏黏液瘤（45%）、非常见部位（左心房以外心腔）生长（38%）、手术切除后复发率高（12%～22%）。这些综合征通常合并皮肤蓝痣、着色斑病，外周肿瘤和内分泌肿瘤。黏液瘤综合征包括：①雷姆（LAME）：着色斑病、心房黏液瘤、黏膜黏液瘤、蓝痣。②内姆（NAME）：痣、心房黏液瘤、黏液样神经纤维瘤、

表 1　成人原发心脏良性肿瘤

	发病年龄	比例（占原发心脏肿瘤的%）	最常见的生长部位
黏液瘤	30~60 岁，平均 50 岁	50%	左心房
脂肪瘤	绝大多数发生于成人	10%	左心室和右心房
乳头状弹力纤维瘤	40~80 岁，平均 60 岁	8%	二尖瓣及主动脉瓣
血管瘤	任何年龄，成人多见	2%	右心室、左心室
淋巴瘤	13~90 岁，平均 60 岁	1.3%~2%	右心房
嗜铬细胞瘤	13~85 岁，平均 40 岁	1%	左心房

表 2　儿童原发心脏良性肿瘤

	发病年龄	比例（占原发心脏肿瘤的%）	最常见的生长部位
横纹肌瘤	胎儿及 1 岁以内	60%	心室壁或室间隔
畸胎瘤	胎儿及 1 岁以内	19%	主、肺动脉根部
纤维瘤	0~56 岁，平均 13 岁	16%	左室游离壁和室间隔

雀斑。③卡尼综合征（Carney syndrome）：心脏、皮肤和乳房黏液瘤、着色斑病、蓝痣、内分泌失调、睾丸肿瘤。

病理 黏液瘤多是圆形或椭圆形，外表光滑或略呈分叶状，有蒂附着，可移动。黏液瘤起源于心内膜，由心内膜下多能间充质干细胞分化而来。长大后向心腔内突出，一般不侵及内膜下深层结构。大多数瘤蒂附着处短而宽，呈相对紧密的息肉样，不易自发性碎裂。少数瘤体为绒毛状或乳头状，结构松散，呈凝胶状，易脱落导致栓塞。黏液瘤多呈白色、微黄色或褐色，表面可附有血栓。切面上可见出血、囊肿形成或坏死等多种表现。黏液瘤直径：0.6~12cm，平均5.7cm。大多数黏液瘤生长迅速，但生长速度可变，有时甚至出现生长停滞。平均重量为50~60g。常见的单发黏液瘤和黏液瘤综合征的黏液瘤在组织学改变上无差异。

临床表现 典型的三联征是充血性心力衰竭（心内血流阻塞所致）、栓塞和非特异性全身症状。多数患者有以上一种或多种表现，少数（20%左右）患者可无症状，仅在体检或超声心动图检查时无意发现。①全身症状：30%的患者会有轻重不等的非特异性全身症状，包括体重减轻、发热、畏寒、疲倦、嗜睡、关节疼痛、皮肤淤斑等。其他少见的表现，包括雷诺现象、肌肉疼痛、红疹、杵状指等。黏液瘤综合征的患者可有内分泌失调的表现。②血流阻塞：50%患者有心内血流受阻的表现，与肿瘤的大小与活动度有关。活动度大的肿瘤可导致相关体位的症状。左房黏液瘤常导致二尖瓣口狭窄，表现为肺淤血或心衰所致的呼吸困难、

端坐呼吸等。少数大的黏液瘤可影响二尖瓣关闭而产生二尖瓣反流。右房黏液瘤可导致三尖瓣口狭窄，表现为右心衰竭、静脉压升高、肝大、腹水、坠积性水肿等。大的黏液瘤完全堵塞二尖瓣口或三尖瓣口，可导致心搏骤停。心室黏液瘤罕见，常发生于黏液瘤综合征的患者。大的心室黏液瘤可导致流出道梗阻：左室黏液瘤相当于主动脉瓣狭窄或主动脉瓣下狭窄；右室黏液瘤类似于右室流出道梗阻或肺动脉瓣狭窄。③栓塞：是黏液瘤第二常见表现，见于30%~40%的黏液瘤患者。最常见的栓塞部位是中枢神经系统，可导致暂时或永久性的神经功能异常。体循环栓塞的其他部位，包括冠状动脉、视网膜动脉、肠系膜动脉、肾动脉及髂动脉、股动脉等。大面积的脑梗死或心肌梗死可造成患者死亡。右心黏液瘤可出现肺动脉栓塞，导致肺动脉高压、急性肺栓塞，甚至骤死。④心律失常：20%的黏液瘤有心律失常表现，可能是心房扑动或心房颤动。⑤感染：并发感染较为少见，表现为感染性心内膜炎。感染增加了体循环栓塞的机会，需急诊手术切除。左房黏液瘤听诊时可听到类似二尖瓣狭窄的舒张早期隆隆样杂音，其特点是杂音随体位变化而改变。右心房黏液瘤在胸骨右下缘可听到类似三尖瓣狭窄的舒张期杂音。少数可听到肿瘤扑落音。

诊断 根据黏液瘤患者的临床表现、体查，结合心电图、胸部X线检查，特别是超声心动图所见常可明确诊断。①实验室检查：可能有以下指标的异常：白细胞增多、血沉增快、贫血、血小板减少、C反应蛋白增高等。②胸部X线检查：多无特异性，

左房黏液瘤可有心脏增大，肺淤血等表现。部分右房黏液瘤可能有肿瘤钙化影。③心电图检查：非特异性，可有心律失常、心房扑动或心房颤动等。④超声心动图检查：是诊断黏液瘤的最佳方法，具有很高的敏感度和特异性。经食管超声心动图可进一步明确肿瘤的大小、位置、活动度、附着点等，尤其更利于发现小的黏液瘤（1~3mm）。⑤心脏CT与MRI检查：大多数心脏黏液瘤可经超声心动图明确诊断，不需要行心脏CT和MRI检查。增强心脏CT及MRI检查可用于诊断不确定、怀疑黏液瘤恶变或较大的黏液瘤需进一步明确空间形态和比邻结构。

治疗 手术切除心脏黏液瘤是唯一有效的治疗手段。心脏黏液瘤可阻塞瓣膜开口导致急性心力衰竭或心搏骤停，瘤栓脱落可造成体循环或肺循环栓塞。因此，一旦确诊，应及早手术治疗。

预后 心房黏液瘤手术死亡率小于5%，20年生存率可达85%。单发黏液瘤手术后复发率仅为1%~3%。黏液瘤综合征因其肿瘤的不典型生物学行为，具有较高的手术切除后复发率（12%~22%）。因此，对这类患者术后必须长期随访。

（吴 信 黄志雄）

xīnzàng niányèliú qiēchúshù

心脏黏液瘤切除术（resection of cardiac myxoma） 摘除心脏黏液瘤的治疗方法。

手术适应证 心脏黏液瘤可阻塞瓣膜开口导致急性心力衰竭或心搏骤停，瘤栓脱落可造成体循环或肺循环栓塞。因此，一旦确诊，应及早手术治疗。

手术方法 通常采用平卧位。因急性心功能不全不能躺平时，

可半卧位。麻醉诱导时，如发生肿瘤阻塞瓣口，应立即变换患者体位，改为头低脚高位或向右侧转动体位，同时给予血管活性药物维持适当的心率、血压。需注意黏液瘤患者多为高凝状态，术中肝素用量常加倍，注意检测ACT，必要时输新鲜冰冻血浆。

左房黏液瘤切除 ①胸部正中切口，经升主动脉及上、下腔静脉插管建立体外循环。操作过程中，尽量减少对心脏的触动以防瘤栓脱落造成栓塞。②建立体外循环后，并行降温至鼻温32℃，阻断升主动脉，心脏灌注含血心肌保护液，经右上肺静脉插入左心引流管。升主动脉未阻断前，切忌插左心引流管，以防瘤体脱离造成体循环栓塞。③心脏停搏满意后，切开右心房。如黏液瘤的蒂或基底部附着于卵圆窝，可见卵圆窝附近的房间隔存在局部纤维组织增生。在此处用7×17编织线褥式缝合1针进行牵引，找出肿瘤附着处与正常房间隔的分界，距肿瘤附着处1cm左右，沿肿瘤附着处四周，用电刀切开正常全层房间隔，完整取出肿瘤。如肿瘤较大，可向上或（和）向下扩大房间隔切口，务必保证取出肿瘤的完整。④肿瘤取出后，一方面在体外检查肿瘤完整性；另一方面，仔细探查左心房其余各房壁，四个肺静脉开口，左心耳，二尖瓣叶及瓣下结构，左心室腔有无多发黏液瘤或残余细碎肿瘤组织。如肿瘤从瓣叶剥除，必须检查房室瓣有否完整，同时测试瓣膜关闭功能。然后，用大量生理盐水冲洗左心房和左心室。如房间隔缺损小，可直接缝合；如缺损大，用自体心包片修补，也可用涤纶片或牛心包片修补。⑤如肿瘤附着于左房顶或左房后

壁，切开右房后，经房间隔切口，显露肿瘤，距肿瘤边缘1cm左右，沿肿瘤基底部四周，用电刀全层切开左房壁，完整切除肿瘤。如上所述，一方面检查肿瘤是否完整，另一方面检查左房、左室内有无多发或残余肿瘤，冲洗左心房、左心室。用自体或牛心包片修补房壁缺损。缝合必须仔细，否则，心脏复跳后左房顶或后壁出血很难止血。⑥充分左心排气，开放主动脉阻断钳，心脏复跳后，并行复温。肛温达35℃以上，心脏辅助充分，血流动力学稳定后，逐步调整，停止体外循环。中和鱼精蛋白，彻底止血，逐层关胸。⑦左房切口可选择经房间沟或左右心房联合切口，阜外心血管病医院通常采用经右房-房间隔切口。

右房黏液瘤切除 ①胸部正中切口。通常经升主动脉及上、下腔静脉直接直角插管建立体外循环。术中最好放置经食管超声，对选择合适静脉插管部位很有帮助。如瘤体靠近上腔静脉入口，可选用颈静脉与下腔静脉插管；如瘤体靠近下腔静脉入口，则选择上腔静脉与股静脉插管。操作过程中，尽量减少对心脏的触动以防瘤栓脱落造成栓塞。②建立体外循环后，并行降温至鼻温32℃，阻断升主动脉，心脏灌注含血心肌保护液。心脏停搏满意后，切开右心房。明确肿瘤附着部位与正常房间隔或右心房壁的分界，距肿瘤附着处1cm左右，沿肿瘤附着部位四周，用电刀切开正常全层房间隔或右心房壁，完整取出肿瘤。③肿瘤取出后，一方面在体外检查肿瘤完整性；另一方面，仔细探查右心房其余各部位，上、下腔静脉开口，右心耳，三尖瓣叶及瓣下结构，右心室腔有无多发黏液瘤或残余

细碎肿瘤组织。同时经肿瘤切除后的房间隔缺损或切开的房间隔探察左心房各部分、二尖瓣及瓣下结构、左心室。直接缝合或用补片修补房间隔或右房壁缺损。补片多用自体心包，也可用牛心包。然后，用大量生理盐水冲洗右心房和右心室。④充分左心排气，开放主动脉阻断钳，心脏复跳后，并行复温。肛温达35℃以上，心脏辅助充分，血流动力学稳定后，逐步调整，停止体外循环。中和鱼精蛋白，彻底止血，逐层关胸。

心室黏液瘤切除 通常经由房室瓣显露，必要时可切开房室瓣前瓣以暴露肿瘤，待肿瘤切除后重新缝合。偶尔小的流出道肿瘤可经半月瓣切除。心室黏液瘤只需切除瘤体基底部心内膜和浅层心肌，不需要切除室壁全层。术中需仔细探查其他心腔以排除多发性肿瘤。

术后处理 与其他体外循环心内直视手术相同。呼吸机辅助通气，适当地运用血管活性药物，术后早期防止液体补充过量，以免导致急性左心衰竭及肺水肿。

并发症 手术并发症多是体循环或肺循环栓塞，栓子主要来源于肿瘤碎片脱落。栓塞不仅造成栓塞部位功能障碍，还可造成肿瘤细胞种植。手术操作时加以注意，多能避免此并发症的发生。

手术疗效 黏液瘤切除术的近期和远期疗效都较满意，手术死亡率小于5%，极少复发，复发率仅为1%～3%。

（吴 信 黄志雄）

xīnzàng rǔtóuzhuàng tánlìxiānwéiliú

心脏乳头状弹力纤维瘤（cardiac papillary elastic fibroma，CPF） 原发性良性心脏肿物。是第三常见的心脏良性肿瘤。占原

发性心脏肿瘤的 8%。绝大多数（77%～90%）起源于心脏瓣膜，是最常见的心脏瓣膜肿瘤；其余非瓣膜内膜起源部位可见于室间隔左室面、左室壁、右室流出道、右心房、房间隔、乳头肌、腱索、下腔静脉欧氏瓣、升主动脉等。绝大多数为单一肿瘤，多发心脏乳头状弹力纤维瘤的发生率为8%。发生于房室瓣与半月瓣的概率相等，生长于主动脉瓣占44%，二尖瓣占35%，三尖瓣占15%。因此，左心瓣膜是 CPF 最常见的生长部位。其发生机制尚不明确，大多数可能是获得性病变。CPF 的特征病理是由无血管的乳头瘤构成，外表覆以单层内皮细胞。大体外观像花一样，从一条中央茎杆上发出多条乳突状叶，通过一短蒂连于心内膜。切下标本浸于生理盐水中可显示典型的海葵状。肿瘤大小不一，大多数小于1cm。CPF 多见于成年人，最常见于 40～80 岁，平均发病年龄为 60 岁。55% 为男性。患者通常没有症状，但由于左心瓣膜是最常见的生长部位，并且肿瘤易脱落，因此，可造成脑动脉、冠状动脉、肠系膜动脉及肢体动脉的栓塞。临床表现为一过性脑缺血或中风、心绞痛、心肌梗死、心力衰竭、腹腔脏器缺血、猝死等。生长于三尖瓣的 CPF 可因肺动脉栓塞出现肺梗死。超声心动图检查可见：小的（<1.5cm）、活动的、带蒂的、回声均匀的瓣膜或心内膜肿块，且随心动周期扑动。瓣膜功能多正常。三维超声心动图、MRI 及螺旋 CT 更有助于 CPF 的诊断。有症状的 CPF 一经确诊，均需要手术切除。无症状、小的、不活动的右心 CFP，可密切随诊。如变大、变活动或出现症状，及时手术；无症状、大的、活动的

左心 CFP 也是手术切除的指征，以免发生猝死或危及生命的栓塞。累及瓣膜的 CFP，在彻底切除肿瘤的前提下，尽可能多地保留瓣膜。手术切除 CFP，可获得满意的近远期效果，目前尚无术后复发的报道。

（吴　信　黄志雄）

xīnzàng héngwénjīliú

心脏横纹肌瘤（cardiac rhabdomyoma）

伴有骨骼肌分化的心脏原发性肿瘤。是婴幼儿和儿童最常见的原发心脏肿瘤。占此年龄阶段原发心脏肿瘤的 60% 以上，大多数发生于 1 岁以内。心脏横纹肌瘤与结节硬化症密切相关，50%～60% 的结节硬化症患者会出现心脏横纹肌瘤，而51%～86% 的心脏横纹肌瘤患者合并结节硬化症。结节硬化症是一种显性常染色体缺陷的遗传性疾病，其特征性表现有智力低下、癫痫、皮脂腺瘤和多脏器错构瘤。心脏横纹肌瘤的病理表现为多发的、实质性的、边界明显的、白色、分叶状结节。多起源于心室壁或室间隔，在心肌内生长或由蒂连于室壁或凸向心室腔，约30% 起源于心房壁。如生长在房室节区，形成类似折返旁路，导致预激综合征。临床表现取决于肿瘤的数目、大小和部位。妊娠20 周后常规的超声检查如发现多个心脏肿块，应高度警惕胎儿心脏横纹肌瘤。出生后，可能无任何症状，或仅为无症状的心脏杂音，也可表现为肿瘤引起的房室瓣或半月瓣血流阻塞导致的心力衰竭、低心排血量、各种心律失常，甚至猝死。超声心动图检查可见实质性、强回声团块，常位于室壁心肌内或室间隔，可突向心腔。如为小的多发肿瘤，超声心动图表现为弥漫性心肌增厚。

MIR 更能精确显示肿瘤范围及微小肿瘤。根据患者发病年龄，临床表现，结合超声心动图和 MIR 检查常可做出诊断。如有结节硬化症的临床表现，诊断更明确。心脏横纹肌瘤是一种良性错构瘤，不会进行性生长或恶变。其自然病程也有了明确的认识，不管合并结节硬化症与否，心脏横纹肌瘤都可自行消退；发病越早，自行消失的概率越大；完全消失多发生在出生后头 4 年。有鉴于此，手术治疗只适合于房室瓣或半月瓣血流阻塞和难治性心律失常所致危及生命的血流动力学不稳定的状况。即便是因为累及重要心内结构不能完全切除，残余的肿瘤也有可能自行消失，手术远期结果良好。

（吴　信　黄志雄）

xīnzàng zhīfángliú

心脏脂肪瘤（cardiac lipoma）

由成熟脂肪细胞构成的包膜完整的良性肿瘤。心脏脂肪瘤占原发心脏肿瘤的 10% 左右。绝大多数发生于成年人，无性别差异。可发生于心脏任何位置，但左心室和右心房是最常见的部位。约50% 起源于心内膜下，25% 来自心外膜下，另外 25% 起自心肌。绝大多数是单发肿瘤，少数也可能多发，常合并结节硬化症或先天性心脏病。大多数患者没有症状。起源于心外膜的脂肪瘤，可压迫心脏、冠状动脉或侵及心肌，产生心功能不全、心绞痛；心内膜下脂肪瘤可产生心腔内血流受阻、瓣膜功能不全或体循环栓塞；心肌内和间隔内脂肪瘤可引起各种快速心律失常、传导阻滞以及心力衰竭。心电图和胸部 X 线检查常无特异性表现，超声心动图可发现固定不动的回声肿块。CT 和 MRI 检查可精确显示肿瘤的大小，

位置和毗邻情况。更重要的是，依据 CT 的脂肪衰减值（≤−50 Hounsfield 单位）或 MRI 的脂肪特征性信号强度，常可明确诊断脂肪瘤。脂肪瘤生长缓慢，无症状的患者可先密切随访。有症状的心脏脂肪瘤，应尽早手术，以避免发生不可逆心力衰竭或猝死，手术远期效果良好。

（吴　信　黄志雄）

xīnzàng jītāiliú

心脏畸胎瘤（cardiac teratoma）　原发性心脏肿物。是一种少见的心脏肿瘤。1890 年，杰奥（Jeol）首次报道。至 2004 年，累计约 60 例。多见于婴幼儿，发生率为 5/10 000～6/10000。是胎儿、新生儿及婴幼儿期第二常见原发性心脏肿瘤。常为单一的，包膜完整的，有蒂连于心脏的肿瘤。与心脏相连的部位多为主动脉和肺动脉根部、右心室和右心房，比较少见的部位是左心房、左心室和上腔静脉。肿瘤大小不一，小的心包内畸胎瘤偶见于大龄儿童和成人，无症状；相当于心脏大小，甚至大于心脏 3 或 4 倍的肿瘤多见于新生儿及婴幼儿，常合并大量心包积液，表现为心包填塞、呼吸窘迫、缺氧和发绀。经超声心动图，心脏 CT 或 MRI 检查明确诊断后尽早手术。近年随着产前检查的普及，心包内畸胎瘤可在妊娠 20 周后做出诊断。胎儿心包内畸胎瘤主要诊断依据是超声发现大量心包积液和心包内多叶状、囊性肿块。大量心包积液和大的肿瘤可以导致胎儿心包填塞，最终出现胎儿全身水肿症，甚至死胎。此时，需要妇产科、新生儿心内科和小儿心脏外科多学科协作，先行胎儿心包穿刺，减轻心包填塞，再决定分娩方式。胎儿出生后如出现呼吸窘迫，应立即气管插管，机械辅助呼吸；尽快手术切除肿瘤，心包内畸胎瘤的蒂多连于主动脉根部，很少连于心肌。因此，手术多不需体外循环。手术的近期和远期效果均良好。对于肿瘤切除不彻底或肿瘤含未成熟胚胎成分的患儿，术后应长期随诊。

（吴　信　黄志雄）

xīnzàng xiānwéiliú

心脏纤维瘤（cardiac fibroma）　原发性心脏肿物。是儿童第三常见的心脏良性肿瘤。约 1/3 发生于 1 岁以内，80% 以上发生于 12 岁以下的儿童，15% 见于成年人。发病年龄 0～56 岁，平均 13 岁。无性别差异。纤维瘤是单一、质地坚硬、灰白色、边界清楚但无包膜的肿瘤。约 25% 肿瘤中央有钙化。大多数纤维瘤发生左室游离壁和室间隔，呈壁内生长，也可见于右心室，心房壁或其他心内结构。肿瘤通常较大，直径 2～10cm。1/3 的患者无症状，多因胸部 X 线平片心影增大或发现心脏杂音，进一步检查确诊。虽然纤维瘤在生物学上是良性肿瘤，但因其侵及周围正常心肌或心室内传导组织，临床常表现为心力衰竭、室性心律失常，甚至猝死。心电图多为 T 波或 ST 段改变等非特异性表现，也可见室性心律失常。胸部 X 线检查常表现为心影增大，少数可见肿瘤内钙化影。超声心动图检查可见一大的回声强度不一的团块，受累心室壁运动减弱。CT 和 MRI 检查有益于进一步明确诊断，同时评估手术完整切除的可能性。有症状的患者必须手术，如能完整切除可获得治愈的满意效果；即便是因为重要心脏结构受累（冠状动脉等），只能行肿瘤大部分切除，也能获得较好的远期结果。巨大心脏纤维瘤合并顽固性心力衰竭或难治性室性心律失常，可以考虑心脏移植。无症状的患者可以随诊，但一些学者考虑到这类患者存在猝死可能，主张手术切除肿瘤。

（吴　信　黄志雄）

xīnzàng xuèguǎnliú

心脏血管瘤（cardiac hemangioma）　原发性心脏肿物。是一种极为少见的原发性心脏肿瘤，占原发性心脏肿瘤的 2%。至 2007 年，文献报道不到 100 例。组织学上可分为三类：海绵状血管瘤（由多个扩张、壁薄的血管组成），毛细血管瘤（由小的毛细血管组成），动静脉型（由发育不良的动静脉构成）。同一血管瘤可以包含两种以上组织学成分，常见的是血管瘤同时兼有海绵状血管瘤和毛细血管瘤的组织学结构。心脏血管瘤可生长在心脏和心包的任何部位。分析 56 例心脏血管瘤，其中 36% 生长在右心室，34% 在左心室，23% 在右心房，其余生长在房间隔和左心房。任何年龄均可发生，女性稍多于男性。大多数患者无症状，在行心脏检查时偶尔发现。症状取决于血管瘤的生长部位和大小，可以造成心室流出道梗阻、瓣膜反流、栓塞及心包积液等。患者多有劳力性呼吸困难，亦可表现为心律失常、胸痛、右心衰竭、心包填塞，甚至猝死；体查、化验、心电图及胸部 X 线检查常无特征性表现。心脏超声和 CT 检查常可解剖诊断心脏肿瘤。MRI 显示的多血管影或冠状动脉造影显示的毛刷状血管影可提示肿瘤的性质为血管瘤。但大多数是切下的肿瘤标本送检才做出血管瘤的病理诊断。最有效的治疗方法是彻底切除心脏血管瘤，可以获得良好的长期结果。血管瘤可能自行消退，因此，对于无症状，血管瘤范围广泛，累及心脏的重要结构，手术预期风险太大的患者，可以选择随诊观察。

（吴　信　黄志雄）

xīnzàng shìgèxìbāoliú

心脏嗜铬细胞瘤（cardiac pheochromocytoma/paraganglioma）

起源于交感神经系统嗜铬细胞的心脏肿瘤。心脏嗜铬细胞瘤是最少见的原发心脏肿瘤，占原发性心脏肿瘤的1%。迄今为止，文献报道不到60例。心脏嗜铬细胞瘤是一种较大的无明确分界的滋养血管丰富的肿瘤，通常肿瘤的最大径为2~14cm。大多数位于左心房，少见部位包括右心房、房间隔、左心室、主动脉（和肺动脉）根部、左房室间沟、右室流出道等。多见于成年人，发病年龄13~85岁，平均40岁。35%~50%的心脏嗜铬细胞瘤分泌儿茶酚胺，5%的患者有远处骨质转移。患者通常具有典型的嗜铬细胞瘤症状：难以控制的高血压、头痛、心悸、面部潮红。其他临床表现有乏力、消瘦、发热、心律失常、心绞痛或急性心肌梗死、心力衰竭等。少数患者无症状。生化检验的异常可提示嗜铬细胞瘤的诊断：24小时尿去甲肾上腺素、香草扁桃酸浓度明显升高；血去甲肾上腺素、肾上腺素含量显著增加。^{131}I-碘苄基胍（MIBG）或^{111}铟-二亚乙基三胺五乙酸-五奥曲肽核素显像有助于嗜铬细胞瘤的定位诊断。MRI能清楚显示肿瘤部位和与周围结构的关系。冠状动脉造影可明确有无粥样硬化、与肿瘤的关系及有无肿瘤滋养血管。心脏嗜铬细胞瘤诊断明确需手术切除，能完全消除症状。手术风险包括嗜铬细胞瘤所致的高血压危象和肿瘤丰富的滋养血管所致的出血。术前常规应用α、β受体阻断剂控制血压；术中全层切除肿瘤侵及的心房壁、房间隔、心室壁、主动脉、肺动脉，甚至冠状动脉，然后仔细进行心脏结构的重建。巨大肿瘤切除困难时可采用自体心脏移植方法，如肿瘤切除后心脏重要结构无法重建或重建后心室功能难以维持循环则需心脏移植。

（吴　信　黄志雄）

xīnzàng línbāliú

心脏淋巴瘤（cardiac lymphoma）

原发性心脏肿物。通常为结节外非霍奇金淋巴瘤。心脏原发性淋巴瘤（primary cardiac lymphoma，PCL）是指肿瘤仅位于心脏或（和）心包的结节外非霍奇金淋巴瘤，是一种很少见的心脏肿瘤。占原发心脏肿瘤的1.3%~2%。PCL组织学：80%以上为弥散性大B细胞淋巴瘤，少数为T细胞或伯基特（Burkitt）淋巴瘤。免疫功能正常人群，PCL罕见。至2005年文献报道不到100例。右心房是PCL最常见的生长部位，约占2/3；其次是右心室、左心室、左心房、房间隔、室间隔。多数为成年人，发病年龄13~90岁，平均60岁。男女之比2:1。症状无特异性，早期诊断困难。临床常表现为心包积液、心力衰竭、房室传导阻滞，也可表现为晕厥、胸痛、心肌梗死、上腔静脉阻塞综合征、猝死等。超声心动图可见心脏内圆形、分叶状团块，常有心包积液。CT、MRI及核素扫描可进一步明确心脏占位病变。但PCL病理学诊断必须依赖于心包积液的细胞学检查和经皮心导管心内膜活检或外科切下组织活检。PCL能否早期诊断决定患者预后，延迟诊断是目前PCL治疗效果不佳的主要因素。80%以上PCL为弥散性大B细胞淋巴瘤，对化疗敏感，及时、足量、规则的化疗或结合放疗可提高患者3年生存率；PCL造成危及生命的血流动力学障碍时或诊断不明确需要组织活检时，可行手术治疗，彻底或部分切除肿瘤，挽救生命或明确诊断，指导治疗。临床应用自体外周血干细胞移植治疗PCL，获得初步效果，期疗效有待进一步观察。

（吴　信　黄志雄）

xīnzàng ròuliú

心脏肉瘤（cardiac sarcoma）

原发性心脏恶性肿物。原发性心脏恶性肿瘤中75%为肉瘤。1973~2006年文献报道117例。肉瘤以其组织来源最多见的是血管肉瘤（37%），其次是恶性纤维组织细胞瘤（MFH，24%），平滑肌肉瘤（9%），横纹肌肉瘤（7%），未分类肉瘤（7%），其他肉瘤（16%）。其细胞学类型主要有两类。①梭状细胞肉瘤：多见的有血管肉瘤、横纹肌肉瘤、MFH和黏肉瘤等。横纹肌肉瘤和MFH多见于婴儿和儿童，血管肉瘤多见于成年人。②圆细胞肉瘤：主要包括网状细胞肉瘤和淋巴细胞肉瘤。肉瘤可发生于心脏任何部位，80%的血管肉瘤生长于右心房；MFH、平滑肌肉瘤、黏液肉瘤、骨肉瘤、未分类肉瘤多见于左心房。心脏肉瘤具有高度恶性，进展迅速的特点，能很快侵犯心脏结构全层，并且较早发生远处转移，主要向肺脏和骨骼转移。出现症状至死亡大约几周到2年，平均生存6~12个月。出现症状时已有26%~42.8%的患者存在远处转移，死亡时75%都已发生转移。肿瘤的生长方式不尽相同：有的向心腔内生长，基底部较宽，少数有蒂，可阻塞三尖瓣口及上下腔静脉入口，引起血流受阻的征象及腔静脉阻塞综合征；有的向心脏外生长，侵犯心外膜，出现血性心包积液；也有的既向心肌内浸润，同时也向心内外生长。平均发病年龄 39～44 岁，很少发生于婴幼儿和儿童。临床表现多种多样，没有特异性，主要与肉瘤生长部位、瘤体大小及肉瘤侵犯的范围有关。可能出现心腔内血流阻塞或瓣膜功能不全、局部侵袭导致心律失常或心包渗出、体循环或肺循环栓塞。全身表现：呼吸困难、低热、消瘦等。呼吸困难是最常见的症状（60%），其次是胸痛（28%）、充血性心力衰竭（24%）、发热（14%）、肌肉疼痛（10%）、栓塞（5%）和全身症状：虚弱、低热、贫血。由于临床表现无特异性，常常延误诊断，从出现症状到确诊的时间多为 4～16 个月。胸前超声心动图，特别是经食管超声心动图是一种方便、快速、经济的诊断心脏肿瘤的手段。肉瘤在超声心动图检查具有以下特点，有助于区别于黏液瘤：不起源于房或室间隔、可突向肺静脉、多个回声团块、左房附着部较宽、半固体特性。CT 检查可以明确心肌侵袭、心脏受压、心包和大血管是否受累；同时可评估有无远处转移。MRI 检查可进一步提供肉瘤的解剖部位、比邻情况。诊断原发性心脏肉瘤时，必须明确有无远处脏器转移。心包积液细胞学检查或心包活检常常准确性不高。术前经静脉心导管心内膜活检可以明确肉瘤的组织学病理诊断，对治疗具有重要指导意义。心脏肉瘤恶性程度高，进展迅速；加之临床表现不典型，常常延误诊断，目前治疗效果很不理想。手术彻底切除肉瘤是目前的主要

治疗手段。单纯化疗的心脏肉瘤平均生存时间在 1 年内，而彻底切除肉瘤的患者平均生存时间是 24 个月。对于心室肌肉广泛受侵，切除后不能重建的患者，可选择心脏移植，但效果也不理想，平均生存时间仅为 18 个月。彻底切除肉瘤，辅以细胞学为基础的化疗，可能是延长患者生存时间的一种方法，有待临床实践的进一步验证。

（吴 信 黄志雄）

géxià zhǒngliú yòuxīnfáng kuòsàn

膈下肿瘤右心房扩散（infradiaphragmatic tumor right atrium diffusion）

腹腔和盆腔的恶性肿瘤，向静脉内扩散，形成癌栓，通过下腔静脉，达到右心房。最常见的是肾细胞癌，其次是肾上腺癌、肝癌、子宫癌和肾母细胞瘤。肾细胞癌是最常见的肾实质恶性肿瘤，5%～15% 的肾细胞癌可能侵犯下腔静脉，形成下腔静脉内癌栓；约 1% 的肾细胞癌，其静脉内癌栓可以经下腔静脉达到右心房。对于临床或 B 超检查提示肾细胞癌合并下腔静脉癌栓者，应行 MRI 检查，明确是癌栓还是血栓，静脉壁是否受侵，以及癌栓在下腔静脉的上、下界限。肾细胞癌合并右心房癌栓形成，如没有肾脏局部淋巴结侵犯或远处转移，肾细胞癌根治术及彻底切除癌栓是最有效的治疗方法。手术需要泌尿外科和心脏外科医师协作完成，采用正中胸腹联合切口、深低温，停循环的方法。首先由泌尿外科行肾细胞癌根治术。然后，心脏外科医师经主动脉和右心房插管建立体外循环并降温，当鼻温降至 18℃，阻断升主动脉，心脏灌注停搏液。心脏停搏满意后，停止体外循环，拔除右心房插管，切开右心房及下腔静脉，

彻底清除右心房、下腔静脉内的癌栓，受侵的心房壁或静脉壁一并切除，直接缝合或用自体心包片修补切口。右心房再插管，开始恢复体外循环并复温。此技术的优点是提供了一个无血的手术野，能彻底清除癌栓，减少癌细胞扩散和肺动脉栓塞的发生；不需要广泛游离下腔静脉，从而避免了致命性大出血的发生。肾细胞癌经静脉右心房癌栓，只要没有出现局部和远处扩散，根治性肾切除及同期彻底清除癌栓，预后良好，5 年生存率达 55%～75%。其他膈下肿瘤右心房扩散也可行原发癌根治术及同期清除癌栓，包括肝癌、肾上腺癌及宫颈癌，可获得较好疗效。

（吴 信 黄志雄）

lèi'áixìng xīnzàngbìng

类癌性心脏病（carcinoid heart disease，CHD）

类癌瘤分泌的生物活性物质（5-HT 等）通过血液循环所引起心内膜和瓣膜的病变。多见于右侧心内膜和瓣膜受损，常表现为三尖瓣关闭不全和肺动脉瓣病变及继发的右心衰竭；左侧心内膜和瓣膜受损少见。

病理 心内膜和瓣膜的表面可见特征性白色类癌斑块，斑块由平滑肌细胞、心肌成纤维细胞及弹力组织构成。斑块常位于右心房和右心室的心内膜、瓣叶和瓣下结构：腱索和乳头肌的表面，下腔静脉、肺动脉、冠状静脉窦及冠状动脉亦可见斑块。三尖瓣增厚、卷缩、僵硬、粘连，可致三尖瓣关闭不全；少数因三尖瓣环增生的纤维组织收缩，导致三尖瓣狭窄。肺动脉瓣亦可见同样的病理改变，导致肺动脉瓣关闭不全或狭窄。10%～15% 的类癌瘤，多是支气管类癌，可累及左侧心内膜和瓣膜，形成白色类癌

斑块，导致二尖瓣关闭不全。

临床表现 类癌性心脏病早期症状多不明显，尽管右侧心脏瓣膜病变严重，但心功能仍可维持在 NYHA 心功能分级 I 级。随着 CHD 的进展，最终出现右心衰竭的症状和体征，包括劳力性呼吸困难、肝大、踝部水肿和活动耐量下降。体检时胸骨左缘常可听到三尖瓣反流的收缩期杂音和肺动脉瓣狭窄的杂音。CHD 如出现心功能 III 或 IV 级症状，常提示预后不良，平均生存时间不超过 11 个月。极少数患者可有二尖瓣关闭不全、限制型心肌病、心包积液或发绀的表现。

诊断 CHD 是类癌综合征的表现之一，如患者出现面颈部皮肤阵发性潮红、顽固性腹泻和支气管痉挛时，应高度怀疑类癌综合征的可能，半数以上类癌综合征患者存在不同程度的 CHD 病变。根据 24 小时尿 5-HIAA 浓度和超声心动图的特征性表现，常能明确 CHD 的诊断。①实验室检查：转移性类癌肿瘤摄取色氨酸，转化成 5-色氨酸（5-HT），5-HT 在肝脏内被单胺氧化酶降解为5-羟基吲哚乙酸（5-HIAA），95% 以上的 5-HIAA 随尿液排出体外。正常人 24 小时尿 5-HIAA 浓度 $<50\mu mol/L$，类癌综合征患者 24 小时尿 5-HIAA 浓度明显升高，类癌综合征合并 CHD 时，患者 24 小时尿 5-HIAA 浓度是正常人的 10 倍以上。②心电图检查：正常占 30%～50%。可有 ST 段改变、QRS 波低电压、窦性心动过速等非特异性表现。③胸部 X 线检查正常占 50%。可有心脏增大等非特异性表现。④超声心动图检查：典型的超声心动图表现是三尖瓣及瓣下结构、肺动脉瓣增厚，活动幅度减少；瓣叶卷缩，固定，

瓣口呈半开状；右房、右室扩大。常见三尖瓣中、重度关闭不全，可合并三尖瓣狭窄。肺动脉瓣以关闭不全多见，亦可见肺动脉瓣狭窄。⑤心脏 MRI 与冠状动脉 64 排 CT 检查：心脏 MRI 检查能更清楚地显示三尖瓣和肺动脉瓣的结构和功能，同时可精确评价右心室功能；如超声心动图观察肺动脉瓣不满意时，必须行 MRI 检查。冠状动脉 64 排 CT 可以评估冠状动脉病变情况。

治疗 类癌很少能治愈，但切除原发类癌瘤、肝脏部分切除或肝动脉栓塞控制肝转移病灶、运用生长抑素类似物（奥曲肽），明显改善了类癌瘤的预后，许多患者可存活多年。尽管如此，类癌综合征累及心脏，其生存时间因右心衰竭明显缩短。因此，对于类癌转移累及心脏的患者，应积极行瓣膜手术。对于三尖瓣结构明显改变，重度关闭不全，右室腔扩大，即使右心功能处于代偿期，也应手术替换病变三尖瓣。如合并肺动脉瓣病变，更应尽早手术，手术方式以三尖瓣和肺动脉同时替换为佳。早期手术不仅可降低围手术期死亡率，而且明显延长生存时间。瓣膜置换术后中位存活时间是 6 年，最长达 11 年。CHD 是一种少见病，临床缺乏大组不同种类人工瓣膜手术的比较研究。20 世纪 90 年代以前，生长抑素类似物（奥曲肽）尚未广泛应用，生物瓣替换术后，类癌瘤产生的生物活性物质可明显破坏生物瓣膜，导致生物瓣早衰。那时运用机械瓣较多。但机械瓣需要终生抗凝，而这类患者常有肝功能不全，术后出血概率增加；同时三尖瓣位机械瓣有每年 4% 的人工瓣栓塞率。因此，机械瓣也不是理想的人工瓣膜。近年来，

由于生长抑素类似物（奥曲肽）的常规应用，加之肝动脉栓塞控制肝转移病灶，明显降低 CHD 患者血液中生物活性物质浓度，生物瓣的应用增多。生物瓣最大优点是避免了终生抗凝，明显降低出血和人工瓣栓塞的发生率，有利于再次手术干预。因此，人工瓣的选择应根据患者个体情况而定，综合考虑出血、预期寿命及将来需要采取的干预措施等。

（吴 信 黄志雄）

xīnlǜ shīcháng
心律失常（arrhythmia） 心律起源部位，心搏频率与节律以及冲动传导等任一项的异常。心脏起搏传导系统包括窦房结、结间束、房室结、房室束（希氏束）左右束支及其分支以及浦肯野纤维网。窦房结位于右心房上腔静脉入口处，是控制心脏正常活动的起搏点，窦房结的冲动经前、中、后三条结间束传导至房室结，向前延续成房室束（希氏束）。房室束先发出左束支后分支，再分出左束支前分支，本身延续成右束支，构成三条系统（图）。

病因及发病机制 临床上引起心律失常的原因很多，主要有包括以下几方面。①各种器质性心脏病：如先天性心脏病、冠心病、心脏瓣膜病、心肌炎、心包炎、心肌病、心内膜炎等，由于心脏的窦房结和传导系统受病变的侵害，很容易发生心律失常。②神经、内分泌系统调节紊乱，水、电解质失衡：心脏的神经和内分泌系统调节紊乱、心脏的离子平衡失调等，因而常常诱发心律失常的发生。③药物的影响：比如非保钾利尿药、洋地黄类药物、肾上腺素、去甲肾上腺素、异丙肾上腺素、多巴胺、多巴酚丁胺、氨力农和米力农等。即使

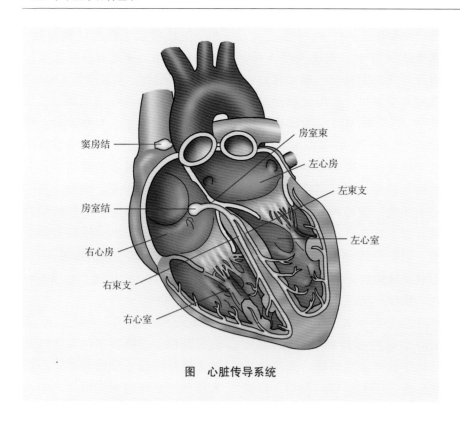

窦房结

房室束

左心房

房室结

左束支

右心房

左心室

右束支

右心室

图　心脏传导系统

是抗心律失常药物本身也有致心律失常的作用，如果应用不当，也能介导心律失常，甚至死亡。④全身性或其他系统疾病：如神经系统疾病、内分泌系统疾病、代谢疾病、创伤、手术、心脏导管检查等都可以引起心律失常的发生。⑤情绪激动、惊吓、忧郁、饮酒、饮浓咖啡等会发生窦性心动过速或期前收缩。

病理生理　心肌细胞分两种类型：一类是具有收缩功能的心肌细胞；另一类是具有特殊功能的心肌细胞，它具有产生和传导电激动的性能，这类特殊的心肌细胞称为起搏细胞。心脏的传导系统由负责正常冲动的形成与传导的特殊心肌细胞构成，包括窦房结、结间束、房室结、房室束、左右束支以及浦氏纤维网等几个部分。心律失常发生的机制可分为冲动形成异常，冲动传导异常或两者兼而有之。

冲动起源异常　冲动起源异常可分为自律性机制和触发活动。①自律性机制：自律性是指心肌细胞自发产生动作电位的能力。窦房结、心房传导束、房室交界区和房室束、浦肯野系统细胞均具有高度的自律性。在正常的情况下，心脏窦房结的自律性最高，控制着整个心脏搏动的节律，其他部位为潜在起搏点，均被抑制，并不能发挥起搏作用。当窦房结细胞的频率降低或者潜在起搏点兴奋性增高时，窦房结对其他起搏点的抑制作用被解除，潜在起搏点发挥起搏功能，产生异位心律。冲动起源异常如发生在窦房结，可产生窦性心律失常，发生于窦房结以外的节律点，则产生异位节律。②触发活动：触发活动是指心脏的局部出现儿茶酚胺浓度增高、低血钾、高血钙与洋地黄中毒时，心房、心室与房室束、浦肯野纤维在动作电位后产生除极活动，称为后除极。若后除极的振幅增高并达阈值，便可引起反复激动。

冲动传导异常　①传导障碍：心脏传导系统本身的病变或外来因素的影响，例如某些药物、神经、体液、电解质等均可引起传导障碍。其中包括传导减慢、传导阻滞、递减性传导、单向阻滞、单向传导和不均匀传导。冲动传导异常在临床上常表现为各种传导阻滞，分为窦房结性、房性、房室性及室内性阻滞。②折返激动：是所有的快速性心律失常最常见的发生机制。正常心脏，一次窦性激动经心房、房室结和心室传导后消失。当心脏在解剖或功能上存在双重的传导途径时，激动可沿一条途径下传，又从另一途径返回，使在心脏内传导的激动持续存在，并在心脏组织不应期结束后再次兴奋心房或心室，这种现象称为折返激动。

分类　包括按病理生理和按临床心率变化分类。

按病理生理分类　包括冲动起源异常所致的心律失常和冲动传导异常所致的心律失常。

冲动起源异常所致的心律失常　①窦性心律失常。窦性心动过速、窦性心动过缓、窦性心律不齐、窦性停搏、窦房阻滞。②异位心律。a. 被动性异位心律：逸搏（房性、房室交界性、室性）；逸搏心律（房性、房室交界性、室性）。b. 主动性异位心律：期前收缩（房性、房室交界性、室性）；阵发性心动过速（室上性、室性）；心房扑动、心房颤动；心室扑动、心室颤动。

冲动传导异常所致的心律失常　①生理性：干扰及房室分离。②病理性：窦房传导阻滞、心房内传导阻滞、房室传导阻滞、心室内传导阻滞（左、右束支及左束支分支传导阻滞）。③房室间传导途径异常：预激综合征。

按临床心率变化分类　临床上，心律失常可按其发作时心率的快慢分为快速性和缓慢性两大类。此种分类方法较为简便，实用。

快速性心律失常 ①期前收缩。a. 房性期前收缩。b. 房室交界性期前收缩。c. 室性期前收缩。②心动过速。a. 窦性心动过速。b. 室上性：阵发性室上性心动过速；非折返性房性心动过速；非阵发性交界性心动过速。c. 室性：室性心动过速（阵发性、持续性）；尖端扭转型；加速性心室自主心律。③扑动和颤动。a. 心房扑动。b. 心房颤动。c. 心室扑动。d. 心室颤动。④可引起快速性心律失常的预激综合征。

缓慢性心律失常 ①窦性。a. 窦性心动过缓。b. 窦性停搏。c. 窦房阻滞。d. 病态窦房结综合征。②房室交界性心律。③心室自主心律。④引起缓慢性心律失常的传导阻滞。a. 房室传导阻滞：一度、二度（Ⅰ型、Ⅱ型）、三度。b. 心室内传导阻滞：完全性右束支传导阻滞、完全性左束支传导阻滞、左前分支阻滞、左后分支阻滞、双侧束支阻滞、右束支传导阻滞合并分支传导阻滞、三分支传导阻滞。

临床表现 表现为一种突然发生的规律的或不规律的心悸、胸痛、眩晕、心前区不适感、憋闷、气短、手足发凉和晕厥，甚至神志不清。有少部分心律失常患者可无症状，仅有心电图改变。严重时可产生晕厥、心源性休克，甚至心搏骤停而危及生命。

诊断 临床上最常规的听诊，可以对下列心律失常做出诊断：①窦性心律不齐、窦性心动过速、窦性心动过缓。②期前收缩。③心房颤动和心房扑动。但是，听诊判断心律失常仍有它的局限性，在临床上有些心律失常是无法用听诊器发现的，如预激综合

征、一度房室传导阻滞、室内传导阻滞等。心电图诊断心律失常简便易行准确，目前尚无其他方法与之相比。在心电图操作过程中，须注意由于技术误差引起的假性心律失常。如肌肉颤动引起的基线出现一系列快速、不规律的细小芒刺样波动，使心电图图形失常甚至无法辨认，容易误认为心房颤动波，这种情况多是由于被检查者精神过分紧张，或因寒冷肌肉未能松弛，或电极板与皮肤接触太紧，产生肌肉颤动所致。在描记心电图的过程中，由于患者的手脚或身体移动，可造成基线不稳，甚至波形异常，易误诊为异位心室搏动，实际是由于肢体移动造成的伪差。

（吴信 李巅远）

xīndòng guòhuǎn

心动过缓（bradycardia） 心脏病变引起搏动异常变慢的病理现象。正常人心跳次数是 60～100 次/分，小于 60 次/分就称为心动过缓。

病因及发病机制 窦性心动过缓的发生系由于窦房结起搏细胞 4 相上升速度减慢、最大舒张期电位负值增大阈电位水平上移等，使窦房结自律性强度降低所致。主要是由于迷走神经张力过高所致。①生理性：正常人，特别是长期参加体育锻炼或强体力劳动者，可有窦性心动过缓。睡眠和害怕也会引起一时性心动过缓。再如一些手法压迫眼球、按压颈动脉窦、呕吐、血管抑制性晕厥等，可引起窦性心动过缓。②药物性：β 受体阻断剂、利血平、胍乙啶、吗啡、洋地黄、奎尼丁、利多卡因、胺碘酮、维拉帕米、新斯的明、麻醉药等，可引起窦性心动过缓。③全身性疾病：甲状腺功能减退、阻塞性黄

疸、颅压增高、某些感染如钩端螺旋体病、伤寒、流行性感冒、传染性单核细胞增多症、白喉恢复期、垂体功能迟钝、高血钾、碱中毒、食管憩室、抑郁症、都可引起窦性心动过缓。④心脏血管性疾病：急性心肌梗死，慢性缺血性心脏病，窦房结炎症、心肌炎、心内膜炎、心包炎侵及窦房结，窦房结动脉的血栓、扩张、炎症，某些心肌病如淀粉样变性，法洛四联症或大血管转位术后，微生物累及心脏，出血进入窦房结，家族性窦性心动过缓，累及心脏抑制中枢或加速中枢的中枢神经系统疾病等，均可导致心动过缓的发生。

临床表现 多数窦性心动过缓，尤其是神经性因素（迷走神经张力增高）所致者心率在 40～60 次/分，由于血流动力学改变不大，所以可无症状，也无重要的临床意义。如果不是显著的窦性心动过缓，则心动过缓另一方面的意义是可减少心肌耗氧量，增加心肌休息时间心室充盈良好，因此心脏每搏输出量增加可代偿心率减少，故每分钟的心排血量并无减少。但当心率持续而显著减慢，心脏的每搏输出量又不能增大时，每分钟的心排血量即减少，冠状动脉、脑动脉及肾动脉的血流量减少，可表现气短、疲劳、头晕、胸闷等症状，严重时可出现晕厥，冠心病患者可出现心绞痛。这多见于器质性心脏病。心率持续而显著减慢还使室性异位节律易于产生，器质性心脏病患者，尤其是急性心肌梗死患者容易发生因为急性心肌梗死时细胞外液的钾离子浓度增高，细胞膜电位负值减少，心室异位起搏点易于发生自动舒张期除极，易于发生室性期前收缩或室性心动

过速由于心动过缓心肌细胞复极的时间不一致，相邻细胞间电位不等而易产生电位差，这也可引发异位心律。如心动过缓心室率过于缓慢同时有器质性心脏病基础时，可出现头晕、晕厥、心绞痛等并发症。

诊断 窦性心动过缓心电图特征表现在以下几个方面：①P波是窦房结发出的窦性P波，P波顺序出现，P波在Ⅰ、Ⅱ、aVF、V$_3$~V$_5$导联中直立，在aVR导联中倒置。②出现P波频率小于60次/分，一般在40~60次/分。③P-R间期大于0.12秒。窦性心动过缓时T波振幅常偏低，Q-T间期较一般为长，U波有时突出。④窦性心动过缓心电图特征还表现在常伴有窦性心律不齐。

鉴别诊断 心动过缓应与以下几种心律失常鉴别。

二度窦房阻滞 当发生2∶1、3∶1窦房阻滞时，心率很慢，类似窦性心动过缓。两者可依据下列方法鉴别，经阿托品注射或体力活动后（可做蹲下、起来运动），窦性心动过缓者的窦性心率可逐渐加快，其增快的心率与原有心率不成倍数关系；而窦房阻滞者心率可突然增加一倍或成倍增加，窦房阻滞消失。

未下传的房性期前收缩二联律 未下传的房性期前收缩P'波，一般是较易识别的。当P'波重叠于T波上不易分辨时，可被误认为窦性心动过缓。其鉴别点为：①仔细观察可发现TP'混合波与其他T波的形态是不同的。②可从T波低平的导联上寻找未下传的P'波。③心电图描记时可加大电压（增益）：走纸速度增至50~100毫秒，重叠于T波的P'波可显露。

2∶1房室传导阻滞 由于未

下传的P波可重叠于T波中，T波形态发生增宽、变尖、切迹、倒置、双向等变化，或者误为此P波为u波而被忽略，而误认为窦性心动过缓。其鉴别点为：①仔细观察可发现TP混合波与其他T波的形态是不同的。②心电图描记时可加大电压（增益），走纸速度增至50~100毫秒，重叠于T波的P波可显露。③注射阿托品或改变心率后，则重叠于T波中的P波可显露，并可与u波相区别。

房性逸搏心律 较少见。其P'波形态与窦性心律的P波明显不同，但如果房性逸搏点位置接近窦房结时，则其P'波与窦性P波在形态上不易区别。其鉴别要点为：①房性逸搏心律通常持续时间不长，运动或者注射阿托品可使窦性心率加快、房性逸搏心律消失。②房性逸搏心律规则，而窦性心动过缓常伴有窦性心律不齐。

治疗 ①对窦性心动过缓者均应注意寻找病因，大多数窦性心动过缓无重要的临床意义，不必治疗。②在器质性心脏病（尤其是急性心肌梗死）患者，由于心率很慢可使心排血量明显下降而影响心、脑、肾等重要脏器的血液供应，症状明显，此时应使用阿托品（注射或口服），甚至可用异丙肾上腺素静脉滴注应根据心率快慢而调整剂量，以提高心率。亦可口服氨茶碱。③对窦房结功能受损所致的严重窦性心动过缓的患者，心率很慢、症状明显，甚至有晕厥发生、药物治疗效果欠佳者，需要安装永久性人工心脏起搏器，以防突然出现窦性停搏。④对器质心脏病伴发窦性心动过缓又合并窦性停搏或较持久反复发作窦房阻滞而又不出

现逸搏心律、发生过晕厥或阿-斯综合征、药物治疗无效者，应安装永久性人工心脏起搏器。⑤由颅压增高、药物、胆管阻塞、伤害等所致的窦性心动过缓，应首先治疗病因，结合心率缓慢程度以及是否引起心排血量的减少等情况。适当采用提高心率的药物。

预后 窦性心动过缓的预后与心率快慢及基础心脏状态有关。如心率40~60次/分，血流动力学改变不大，且无严重的器质性心脏病，则其无明显症状，预后良好；如心率慢且有严重的器质性心脏病，心脏每搏排血量不能代偿性增大，则每分钟的排出量减少，冠状动脉、脑及肾血流量减少，就会出现气短、心前区疼痛、头晕等症状，严重时可出现晕厥。这种情况多见于急性下壁心肌梗死、心脏功能低下等，预后较差。若心率低于40次/分时，心排血量明显降低，预后不良。在急性心肌梗死时，心率慢的本身有助于室性异位心律的发生。

(吴 信 李巅远)

wánquánxìng fángshì chuándǎo zǔzhì

完全性房室传导阻滞（complete atrioventricular block） 房室传导系统某部分的传导能力异常降低，所有来自心房的激动都不能下传而引起的完全性房室分离。又称三度房室传导阻滞。完全性房室传导阻滞的发生机制是房室交接区的病理性绝对不应期极度延长，占据了全部心动周期。所有的心房激动均落在了房室交接区的绝对不应期内，使心房激动全部受阻在交接区而不能下传至心室。心室则由房室交接区或心室起搏点所控制，形成房室交接区逸搏心律或室性逸搏心律，或是房室传导系统因手术损伤或先天畸形而发生解剖上房室传导

的中断，导致完全性房室传导阻滞的发生。

（吴信　李巅远）

xiāntiānxìng wánquánxìng fángshì chuándǎo zǔzhì

先天性完全性房室传导阻滞

（congenital complete atrioventricular block） 所有来自心房的激动都不能下传而引起的完全性房室分离的先天性疾病。1910年，莫奎（Morquio）首次报道了先天性完全性房室传导阻滞，并注意到其有家族性，并与阿-斯综合征和猝死有关。1921年，首次注意到在胎儿期有完全性房室阻滞（心率为40~80次/分）。先天性心脏阻滞发生率是活婴的1/2.5万，这比儿童患先天性心脏病的发生率高0.4%~0.9%。先天性完全性房室传导阻滞，多数与先天性心脏病并存，与房室结、房室束及其束支发育不全或存在缺陷有关。先天性完全性房室传导阻滞约有50%伴发其他先天性心脏病发生的原因是房室结发育不全，未能与结间束连接；发育不全的房室束未能连接房室结；房室束或束支部分缺如。在大部分心脏病患者群中，完全性房室传导阻滞的阻滞部位用QRS波的宽度及心内心电图可以判定，如果逸搏心律的QRS波窄（小于0.12秒），则其阻滞部位约48%发生在房室结，约52%发生在房室束。约有6%心肌梗死的患者出现房室传导阻滞。当QRS宽超过0.12秒时，阻滞部位80%发生在房室束或束支。当合并复杂的心脏畸形、逸搏心律的QRS波宽大畸形及Q-T间期延长者，提示预后不良。先天性完全性房室传导阻滞患者大部分无症状。但也有一部分患者日后可出现晕厥而需安置起搏器，少数可发生猝死。逸搏点对阿托品的反应和房室交接性逸搏恢复时间有助于估计患者可能出现的症状及预后。

（吴信　李巅远）

wàikē wánquánxìng fángshì chuándǎo zǔzhì

外科完全性房室传导阻滞

（surgically induced complete atrioventricular block） 由于心脏手术，心导管检查和导管消融等医源性损伤所致的完全性房室传导阻滞。其中也包括心脏手术后心肌瘢痕形成造成的完全性房室传导阻滞。约有10%的病例阻滞可在房室束，逸搏点常位于束支-浦肯野纤维内，频率<40次/分，且不恒定，QRS波常宽大畸形。这种损伤常是不可逆的，需要安置起搏器。手术治疗主动脉瓣病变和室间隔缺损时，容易损伤房室束，其术后完全性房室传导阻滞的发生率较高。原有左束支阻滞的患者，在进行右心导管检查时，可由于产生右束支阻滞而导致完全性房室传导阻滞。在大多数病例心导管所致的束支损伤是暂时的，数小时后即可恢复。射频或直流电消融治疗快速性心律失常时，当导管消融靠近房室结时，同样可产生完全性房室传导阻滞。大部分外科完全性房室传导阻滞通过激素，兴奋传导，减少心肌水肿等治疗能转为窦性心律，如完全性房室传导阻滞经药物治疗4周，未见进一步改善者，需要安置永久性起搏器。

（吴信　李巅远）

yǒngjiǔxìng xīnzàng qǐbó

永久性心脏起搏

（permanent cardiac pacing） 各种原因引起的不可逆的心脏起搏和传导功能障碍性疾病的治疗方法。常用于有症状的心动过缓患者。所谓有症状的心动过缓是指心室率缓慢致脑供血不足，可产生头晕、眩晕、黑朦及晕厥（短暂意识丧失）等；全身供血不足可产生疲乏、体力活动耐量降低、充血性心力衰竭等表现。传统的治疗方式为安装单腔、双腔起搏器。在心脏外科治疗中，永久心脏起搏特别针对由于心脏外科手术导致的外科完全性房室传导阻滞的患者。心脏起搏器是用一定形式的电脉冲刺激心脏，使之按一定频率有效地收缩的一种植入式电子装置，对心律失常的治疗康复有良好效果。心脏起搏器的类型有以下五种：固定频率型（1958年）、P波同步型（1963年）、心室按需型（1966年）、房室顺序按需型（1969年）及全能型（1977年）。全能型可根据心脏的工作情况自动选择和更换发送脉冲的方式，可自动适应各种心动过缓。20世纪80年代心脏起搏器向轻量化、小型化、长寿命发展，目前其厚度可达10mm，重量仅40g，寿命10年，并且增加体外程控调节和参数遥测功能。90年代心脏起搏器向综合型发展，即不仅有起搏功能，而且有除颤和抗心动过速功能，还具有丰富的程控与遥测功能。将人工心脏起搏系统（脉冲发生器和电极导线）植入到人体内，经电极导线将脉冲发生器的电流引入心脏，刺激心脏兴奋，继而收缩产生搏动，恢复泵血功能。起搏系统主要有单心腔（仅起搏心房或心室）和双心腔（顺序起搏心房和心室）两种起搏方式，前者简单经济，后者更具生理性。心脏起搏器早期主要治疗缓慢心律失常，如病窦房结综合征（严重窦性心动过缓、窦房传导阻滞、窦性静止、心动过缓过速综合征）、房室传导阻滞（高度或完全性及二度房室传导阻滞、持续或间歇性室内三分支传导阻滞或有症状的室内两支传导阻滞者）等。随着起搏技术的发展，起搏器治疗范围进一步扩大，目前起搏器治疗肥厚性梗阻型心肌病、三腔起搏器治疗扩张型心肌病充血性心力衰竭、埋藏式心脏复律除颤器治疗顽固性快速心律失常都具有很好的临床疗效。起搏器手术具有手术切口小、无痛苦、不开胸，安全可靠。安装起搏器不仅能减少和避免心脏事件的发生（晕厥、心力衰竭、猝死），而且改善心律失常患者的生活质量。起搏器安装手术大部分由心内科医师施行，通常在局麻下进行。方法是将电极导线从手臂或锁骨下方的静脉插入，在 X 线透视下，将其插入预定的心腔起搏位置，固定并检测。然后在胸部埋入与电极导线相连接的起搏器，缝合皮肤，手术即可完成（图）。但部分患者由于内科安装术后出现严重的并发症，患者切口不愈合等情况下，可在心外科的帮助下，剑突下小切口或肋间小切口，将起搏导线缝于膈肌或者左室流出道，安放永久性起搏器。

（吴　信　李巅远）

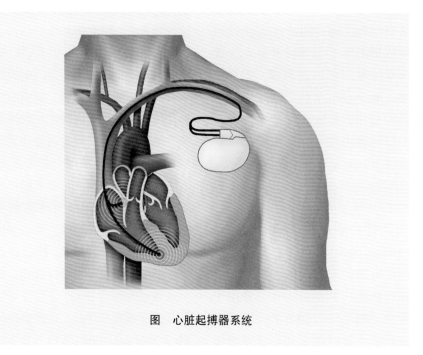

图　心脏起搏器系统

línshíxìng xīnzàng qǐbó

临时性心脏起搏 （temporary cardiac pacing）

短时间人工控制心率的方法。临时性心脏起搏分为两种，一种是心内科适用于急需心脏起搏治疗，经静脉心腔内起搏是由颈内静脉、左锁骨下静脉或股静脉穿刺，在 X 线监测下或紧急情况下在床边非 X 线监测下将导管电极头端送至右心室尖部肌小梁处，测得心腔内心电图 QRS 波呈 rS 型且 ST 段弓背向上抬高时，将导管电极尾端连接临时起搏器进行起搏。注意起搏器输出电流高于起搏阈值 2～3 倍，较为安全。放置时间不超过 3 个月。另一种少数患者来不及经静脉插管时也可经胸壁起搏。心脏起搏器（图 1，图 2）置于体外而起搏，有时还可应用双腔临时心脏起搏器，主要是房室顺序性起搏，但没有心房感知。双腔临时心脏起搏对顽固性室性心动过速或急性心肌梗死后患者建立最佳血流动力学状态，可能有益。心外科面临的是另外一种情况，儿童患者：室间隔缺损、法洛四联症、右室双出口等修补术后；

成人患者：主动脉瓣、二尖瓣置换、冠状动脉旁路移植术（CABG）术后患者心率慢（<60 次/分），心律失常（包括房室传导阻滞、节性心律、心房颤动等）情况时。可预防性安放临时起搏导线。临时性起搏导线一般为单腔起搏，导线为两根，一根安放于右室流出道表面，另一根安放于心底膈肌表面或者右室流入道表面，让两根间有 5cm 以上的间隔，形成电刺激回路。同时要固定好两根导线，避免两根导线发生触碰，形成短路。针对婴幼儿的患者，单腔起搏不利于血流动力学的稳定，所以有时要特异性安放双腔起搏导线。要安放四根临时起搏导线，两根安放于右心房，两根安放于右心室表面。形成房室顺序起搏，更有利于术后心功能的康复，血流动力学的稳定。一般外科安放的临时性心脏起搏，随着时间的延长，心室表面瘢痕阻滞的形成，输出电压会随之增大，敏感性下降。一般使用不超出 1 个月的时间。大多数在患者出院时，拔出起搏导线。如果起搏导线固定严密，拔出时困难，不要求完全拔出起搏导线，可沿根部剪断导线，残余部分留于体内，不会造成感染等并发症。

（吴　信　李巅远）

xīndòng guòsù

心动过速 （tachycardia）

成人每分钟心率超过 100 次。

分类　分生理性和病理性两种。

生理性心动过速　生理性心动过速是很常见的，许多因素都影响心率，如体位改变、体力活动、食物消化、情绪焦虑、妊娠、兴奋、恐惧、激动、饮酒、吸烟、饮茶等，都可使心率增快。此外，年龄也是一个因素，儿童心率往

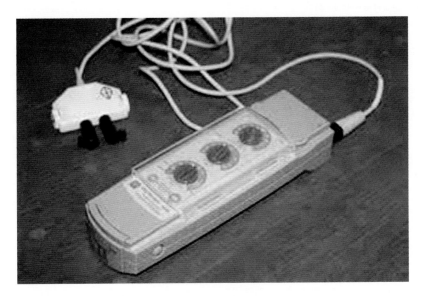

图 1 单腔临时起搏器

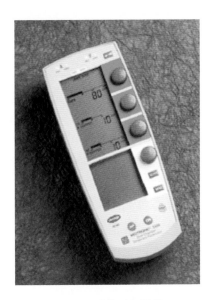

图 2 双腔临时起搏器

往较快。由于生理性心率过速相对病理性心率过速危害较小，所以保持良好的精神状态和生活习惯并经常参加适度的体育运动是最好的治疗方法。

病理性心动过速 可分为窦性心率过速和阵发性室上性心动过速两种。①窦性心动过速：特点是心率加快和转慢都是逐渐进行，一般每分钟心率不会超过140次，多数无心脏器质性病变，患者一般无明显不适，有时有心悸、气短等症状。②阵发性室上性心动过速：每分钟心率可达160～200次，以突然发作、突然停止为特征。可发生在心脏有器质性病变患者，也可发生在没有心脏器质性病变者。发作时患者突然感到心悸和心率增快，持续数分钟、数小时至数天，突然恢复正常心率。发作时患者自觉心悸、胸闷、心前区不适及头颈部发胀、搏动感。无心脏病者一般无重大影响，但发作时间长，每分钟心率在200次以上时，因血压下降，患者眼前发黑、头晕、乏力、恶心呕吐，甚至突然晕厥、休克。冠心病患者出现心动过速，会诱发心绞痛。

如果是持续性心动过速，则一定要查明原因，及早针对病因进行治疗。

常见引起窦性心动过速的疾病 ①甲亢：可有心动过速、心悸、出汗、失眠、食欲增加、体重减轻等。②发热、贫血。③心血管疾病：特别要注意心肌炎等。④自主神经功能紊乱：如β受体高敏症、更年期综合征等也可出现窦性心动过速。

治疗 ①有器质性疾病者，针对病因治疗。②对功能性心动过速，可用β受体阻断剂（如普萘洛尔、阿替洛尔）与镇静、抗焦虑药物（如地西泮等）治疗，可有效控制窦性心动过速。③加强体质锻炼，增强心脏功能，长期坚持可增强自主神经自主调节能力，使心律恢复正常。

现场急救 ①嘱患者大声咳嗽。②嘱患者深吸气后憋住气，然后用力作呼气动作。③手指刺激咽喉部，引起恶心、呕吐。④嘱患者闭眼向下看，用手指在眼眶下压迫眼球下部，先压右眼。同时搭脉搏数心率，一旦心动过速停止，立即停止压迫。效果不

佳，可以改换压左眼。千万不可用力过大，以免引起视网膜剥离。一般先采用第1种方法，如果效果不佳，可依次改换第2、第3、第4种方法，并同时口服普萘洛尔或普拉洛尔。如果上述办法不能缓解，患者头晕、出冷汗、四肢冰凉，应立即送医院救治。

（吴 信 李巅远）

yìwèi huò zìfāxìng fángxìng xīndòng guòsù

异位或自发性房性心动过速

（ectopic or automatic atrial tachycardias） 异位节律点兴奋性增高或折返激动引起的快速异位心律。根据异位节律点发生的部位，可分为房性、交界性及室性心动过速。房性心动过速是快速心律失常的常见类型。房速和心房扑动、心房颤动常合称为房性快速心律失常。房速起源于心房任一部位或与心房相连的解剖结构（如肺静脉、冠状静脉窦等），不涉及房室结。房速的频率多在120～220次/分，表现为短阵自限性、阵发持续性和持续无休止性心动过速。

病因 常见有慢性阻塞性肺

病、急性心肌梗死及其他心脏疾病，如风湿性心脏病、心包疾病、心肌炎、心肌病、先天性心脏病等。洋地黄中毒也是房速较为常见的病因之一。在慢性充血性心力衰竭、病态窦房结综合征、低氧血症、低钾血症及甲状腺功能亢进、心脏或胸腔外科手术后等情况下也可发生房速。近年来，先天性心脏病手术治疗后远期发生的房速和其他房性心律失常引起了极大的关注，其产生机制为房内折返激动，常见于房间隔缺损修补术及复合型先天性心脏畸形采用房坦手术、马斯塔德手术或森宁手术治疗后。心脏移植术后远期房性心律失常的发生率可高达50%，从窦性心律转变为心房扑动或心房颤动过程中，房速可反复发作。

治疗　包括以下几方面。

房性心动过速合并房室传导阻滞　心室率通常不太快，不会招致严重的学流动力学障碍，因而无须紧急处理。假如心室率达140次/分以上、由洋地黄中毒所致、临床上有严重充血性心力衰竭或休克征象，应进行紧急治疗。其处理方法如下。

洋地黄引起者　①立即停用洋地黄。②如血清钾不升高，首选氯化钾口服（半小时内服完5g，如仍未恢复窦性心律，2小时后再口服2.5g），或静脉滴注氯化钾（2g溶于5%葡萄糖液500ml内，2小时滴完）同时进行心电图监测，以避免出现高血钾（T波高尖）。③已有高血钾或不能应用氯化钾者，可选用利多卡因、普萘洛尔、苯妥英钠。心室率不快者，仅需停用洋地黄。

非洋地黄引起者　①洋地黄、β受体阻断剂、钙通道阻滞剂可用于减慢心室率。②如未能转复

窦性心律，可加用IA、IC或Ⅲ类抗心律失常药。③药物治疗无效时，亦可考虑作射频消融。

折返性房性心动过速　该型较为少见。折返发生于手术瘢痕，解剖缺陷的邻近部位。心电图显示P波与窦性者形态不同，PR间期通常延长。该型心律失常的处理可参照阵发性室上性心动过速。

紊乱性房性心动过速　该型亦称多源性房性心动过速。常发生于患慢性阻塞性肺疾病或充血性心力衰竭的老年人，亦见于洋地黄中毒与低血钾患者。心电图表现为：①通常有3种或以上形态各异的P波，PR间期各不相同。②心房率100~130次/分。③大多数P波能下传心室，但部分P波因过早发生而受阻，心室率不规则。该型心律失常最终可发展为心房颤动。治疗应针对原发疾病。肺部疾病患者应给予充足供氧、控制感染，停用氨茶碱、去甲肾上腺素、异丙肾上腺素、麻黄碱等药物。维拉帕米与胺碘酮可能有效。补充钾盐与镁盐可抑制心动过速发作。

手术切口折返性房性心动过速（incisional reentrant atrial tachycardia, IRAT）　心脏手术后并发的房速是一种特殊的类型。与心房手术造成的瘢痕有关，又称心房瘢痕折返性心动过速。IRAT可发生于各种心脏手术后，其中先天性心脏病手术修补后最易并发IRAT。心动过速的发生与手术瘢痕、补片或其他人工材料有关，围绕瘢痕或补片形成的大折返是IRAT的发生机制。先天性心脏病房间隔缺损修补、马斯塔德手术、森宁手术或房坦手术等术后最易发IRAT。此外，心房黏液瘤、心脏瓣膜置换、冠状动脉旁路移植术等术后也可发生IRAT。围绕右

心房侧壁瘢痕的折返激动是IRAT最简单的类型，多电极标测右心房前侧壁和隔侧壁可明确其诊断，在瘢痕的中心区域常可记录到双电位。由手术瘢痕向其附近的解剖结构（如下腔静脉）扩展的区域常常是IRAT的关键部位，或称为峡部，采用线性消融隔离峡部可终止折返而治疗IRAT。不同的心脏手术引起IRAT，其峡部可能不同，如房坦手术后，人工置入的管道与三尖瓣环或上腔静脉形成慢传导区，房间隔修补后其补片和三尖瓣环之间形成峡部。马斯塔德（Mustard）折叠术后，心房折叠片与冠状静脉窦之间形成峡部。临床上IRAT的标测远不像上述理论上推测的那么简单，即使是非常详细标测也难以标测整个折返环，进行拖带标测有助于确定峡部，亦即IRAT的关键部位。多数IRAT的折返过程十分复杂，如房坦手术后，常伴有右心房的明显扩张和广泛的瘢痕，标测中可发生多个复杂的折返环。IRAT常常共存典型的心房扑动，几乎所有的患者在消融治疗IRAT后，应对心房扑动的峡部进行线性消融。

（吴　信　李巅远）

fángshìjié zhéfǎnxìng xīndòng guòsù

房室结折返性心动过速（atrioventricular nodal reentry tachycardia）　房室结内折返激动引起的室上性心动过速。发生率占室上性心动过速30%~40%。多由房室结或房间隔下部结周组织所构成的折返环所致。

发病机制　由于房室结纵向分离，形成了快慢两条不同径路，均通过房室结。电生理检查中可见不连续的传导曲线。当激动在双径路内折返时，便发生心动过速。房室结内双径路的电生理特

征为快径路的传导速度快，有效不应期长；慢径路的传导速度慢，有效不应期短。

心电图 房室结折返性室上性心动过速心电图有以下特点：①心率大于 140 次/分，PR 间期均齐，QRS 波形为室上性心动过速图形，P′波几乎不可辨别，RP′≤0.12 秒。②由房性期前收缩、室性期前收缩或文氏点起搏时诱发。③心动过速诱发依赖于 AH 间期的临界延长。④逆行 P 波常隐没在 QRS 波内，或位于 QRS 波之后形成很长的 RP 时间。⑤刺激迷走神经可减慢或突然终止心动过速。

电生理学特点 ①心房程序刺激的联律间期与 AH 间期的关系呈不连续的曲线。②房室结内快径路传导速度快，不应期长；慢径路传导速度慢，不应期短。③心房程序刺激过程中 A1-A2 的联律间期缩短 10ms，伴以 A2-H2 间期突然延长 50ms 以上者，表明存在房室结内双径路。④房室结折返性心动过速的 AH 和 HV 间期不应期短于正常范围，VA 间期小于 120ms，在心室起搏时，VA≤

140ms，频率多在 180 次/分以下。⑤逆行心房颤动为房室束导联 Ae 领先绝不出现偏心现象。

治疗 房室结折返性心动过速常选用药物治疗或射频消融，但在下述情况下应考虑手术治疗：①药物治疗无效或射频消融术失败。②患者合并先天性心脏畸形和后天性心脏瓣膜病，需同时手术治疗。

冷冻消融法 胸骨正中切口显露心脏，常规建立体外循环。将心外膜电极缝在右心房和右心室，进行心房起搏，诱发和终止房室结折返性心动过速。切开右心房后，手持探查电极棒置于 Koch 三角的顶点确定房室束的位置。再建立心房起搏，在心脏搏动下监测房室间期。用直径 3mm 的氧化亚氮冷冻探头放置于冠状窦开口上缘的托达罗（Todaro）腱上，低温 -60℃，持续 2 分钟（图 1）。沿着托达罗腱 1、2、3、4 点向科赫（Koch）三角顶点房室束附近进行冷冻 2 分钟或产生暂时性传导阻滞，再在冠状静脉窦口下方，沿三尖瓣环做 5、6、7、8 点冷冻消融。在 7、8 点冷冻

时，往往出现房室间期延长，当冷冻病损接近房室结组织时，由于冷冻的物理作用，房室间期将呈直线延长，当房室间期延长至 200~300ms 时，很可能在之后几次心跳时出现三度房室传导阻滞。此时，立即停止冷冻，用温盐水冲洗冷冻点，通常在 2~3 次心跳周期内恢复房室传导，在 10~15 次心跳周期内恢复到接近正常水平。最后冷冻冠状静脉窦开口侧 9 点位，全部完成冷冻消融（图 2）。

手术切断法 开胸及标测步骤同前。经右房切口，做右心室尖部起搏或诱发房室折返性心动过速，标测最早激动部位，确定结周旁路位置，在房室束下方切开心内膜，在房室结周围细致地剥离。同时心电监测 AV 间期，当房室间期延长到 200~300ms 时，停止切割。再切开托达罗腱下缘，最后切开冠状静脉窦口内侧缘。用 5-0 聚丙烯线间断缝合切口（图 3）。

预后 尽管手术治疗房室折返性心动过速的时间尚短，但无论是冷冻消融或手术切割疗效都

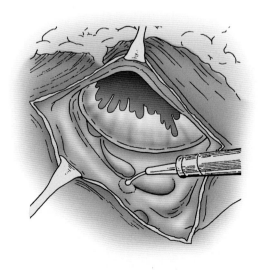

图 1　冷冻从冠状静脉窦口上缘开始

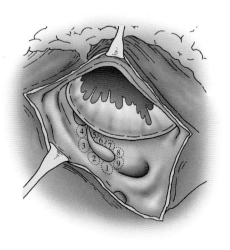

图 2　冷冻消融房室结周的步骤

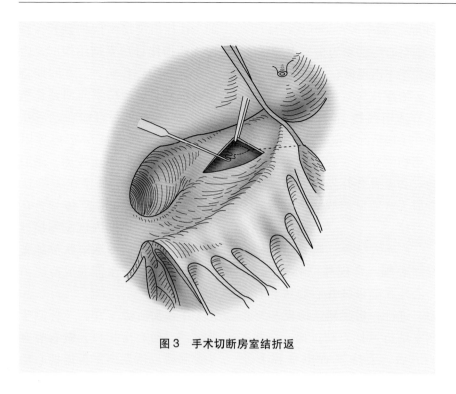

图3　手术切断房室结折返

显著。在考克斯（Cox）、吉罗东（Guiraudon）和罗斯（Ross）等的三组报道中，没有手术死亡。考克斯（Cox）等报道38例冷冻消融的患者，术后保持了正常的房室传导，并且电生理学检查没有诱发出房室结折返性心动过速；而吉罗东（Guiraudon）和罗斯（Ross）报道手术切割法治疗房室结折返性心动过速，术后永久性房室传导阻滞发生率和心动过速复发率很低。成功率达93%～96%，效果满意。

（吴　信　李巅远）

yùjī zōnghézhēng

预激综合征（preexcitation syndrome）　心房的激动沿正常传导系统下传在尚未到达心室肌之前，就通过异常的房室传导径路预先激动心室肌的临床综合征。1930年，沃尔夫（Wolff）、帕金森（Parkinson）和怀特（White）首次报道了11例具有短P-R间期、QRS波间期延长伴有起始部粗钝Delta（△）波、合并阵发性心动过速三大特征的心电图与临床表现，简称W-P-W综合征。这是预激综合征的一种最常见类型。预激综合征多发生于健康人，常有反复心动过速发作的病史。一般来说，预后良好，但也可因心室颤动而突然死亡。近几年来，由于射频消融的开展与推广，W-P-W综合征的手术治疗已非首选治疗手段。但在射频消融失败或难以治疗及合并其他心脏病需行手术矫治的情况下，仍需同时进行手术治疗。

发病机制　预激综合征的发生主要是由于在心房与心室之间除正常心脏房室传导系统以外，还存在一条或多条附加的异常传导径路，称为附加旁路。当心房冲动沿着正常传导系统下传尚未达到心室肌肉之前，部分或全部由附加旁路激活心室，使心室部分或全部心肌提前激动而引起室上性心动过速。心房冲动可沿附加旁路顺行性下传到心室。同样心室激动也可由附加旁路逆传到心房，引起心房肌的异常逆向激动而形成折返。产生严重的心律失常。W-P-W综合征就是建立在房室间除正常的传导系统外，还存在具有传导异常的肌肉桥或纤维化的心肌束的病理基础上。正常心纤维环是分开心房与心室的纤维组织。在发育早期，心纤维环上有小孔存在，在小孔中间有肌束穿过，连接心房与心室。在正常发育过程中，这些小孔逐渐闭合形成一个完整的纤维环，完全隔断了原有在小孔中的肌束。W-P-W综合征可能是由于胚胎学上的缺陷，纤维环上某些小孔未能闭合，使穿过房室环连接心房与心室的肌束继续残留，形成附加旁路所致。有的学者发现某些患者房室环纤维发生缺陷，可能有肌纤维从心房无阻挡地直接与心室肌相连，因此其他心脏疾患如：三尖瓣下移（Ebstein畸形）、二尖瓣脱垂、室间隔缺损、主动脉缩窄、冠心病、风心病、心肌病等也可能伴发W-P-W综合征。

分型　目前在组织学上已证实的附加旁路有肯特（Kent）束、詹姆斯（James）束和马海姆（Mahaim）纤维等（图1）。

肯特束　预激综合征大部分是由肯特束引起，它是跨越左或右房室沟的肌桥，由肯特束引起的预激综合征称W-P-W综合征。如肯特束的心室端终止于心室底的后中部，则提前的心室激动由后向前除极，故左、右心前导联QRS主波均向上（呈R或Rs）型，形成A型预激（图2a）。如肯特束连接右房与右室，其心室端终止于右室前侧壁，则提前的心室激动由右向左除极，故V_1～V_2QRS主波向下（呈QS型或rS型），V_5～V_6主波向上（R型），电轴多左偏，形成B型预激（图2b），如肯特束连接左房与左室，心室端终止于左室外侧，则激动由左向右除极，故V_1～V_2QRS主波向上（呈R型），V_5～V_6向下（呈Qr型），电轴右

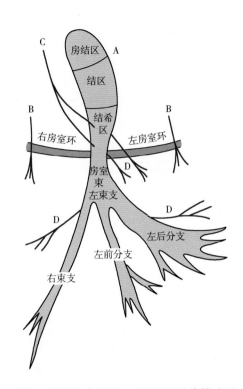

图 1　预激综合征附加旁路解剖分类模式图
A. 正常房室传导；B. 肯特束；C. 詹姆斯束；D. 马海姆束

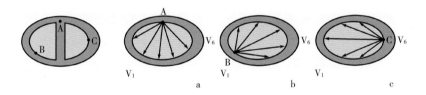

图 2　WPW 综合征时 Kent 束心室端的位置与心室除极向量
a. A 型；b. B 型；c. C 型

偏，形成 C 型预激（图 2c）。

詹姆斯束　正常后结间束的一个分支，连接着心房与房室结下部或房室束，又称房室结旁路束。由于心房激动越过房室结，但未到达心室肌，故 PR 间期缩短，无 Delta 波，QRS 时间正常。这类预激称为詹姆斯型预激或劳恩-加农-莱文（Lown-Ganong-Levine）综合征，简称 LGL 综合征。

马海姆纤维　是连接房室结、房室束或室束支到室间隔的肌束，故为附加结室连接或附加束室连接。由于心房激动仍通过房室结传导，故 PR 间期正常，但由于激动通过马海姆纤维，越过房室束与室束支，提前激动心室间隔，故引起 Delta 波和 QRS 间期延长。

近年来，心外膜标测和手术结果证明附加旁路除了主动脉-二尖瓣环处外，可以发生在房室环的任何部位。术前根据心电图、电生理学研究对附加旁路定位具有重要意义。因此 ABC 型和束支分类已不能满足临床需要而需采用解剖学定位的方法。西利（Sealy）为了使附加旁路定位方便，利于手术治疗，从房室沟水平，将心脏划分为四个区域：①左室游离壁。②后间隔。③右室游离壁。④前间隔。根据奥伦（Oren）等对 439 名患者进行的电生理学检查。55% 附加旁路位于左室游离壁；25% 在后间隔；14% 位于右室游离壁和 6% 在前间隔，多发性附加旁路的发生率为 5%～10%。

解剖基础　房室连接部位在手术治疗 W-P-W 综合征中是非常重要的解剖部位。房室连接又可分为两个部分：环连接部和非环连接部。环连接部包括二尖瓣环和三尖瓣环，非环连接部为附着于主动脉瓣下的与二尖瓣之间膜样间隔。二尖瓣环为附着于左房室孔边缘的纤维性组织，是心脏支架的一部分。三尖瓣环也是心脏纤维支架的组成部分。瓣环略呈三角形，其中一个角即相当于隔瓣前端与中心纤维体相连。二尖瓣环和三尖瓣环并不完全在一个平面上，三尖瓣环平面略低于二尖瓣环平面。只是在中心纤维体处两个房室瓣环相连接。三尖瓣隔瓣环向前横跨膜样间隔中部将膜样间隔分为两半即膜部间隔心房部分和心室部分。中心纤维体（又称右纤维三角）为连接于主动脉后瓣环，二尖瓣环、三尖瓣环之间的纤维和纤维组织。其前面为膜部间隔和左室流出道，尾部是托达罗（Todaro）腱与下腔静脉瓣延续。中心纤维体周围有房室结区的许多传导系纤维，房室束也由心房穿过中心纤维体进入心室。左纤维三角为主动脉左瓣环外侧与二尖瓣环相连接的纤维结构。在左右纤维三角之间的区域即二尖瓣与主动脉瓣膜样连接部分是房室沟水平唯一心房肌和心室肌不连续的地方。因此，在这一区域没有附加旁路通过。

在膜部间隔部位重要的解剖结构是科赫（Koch）三角（图 3）。

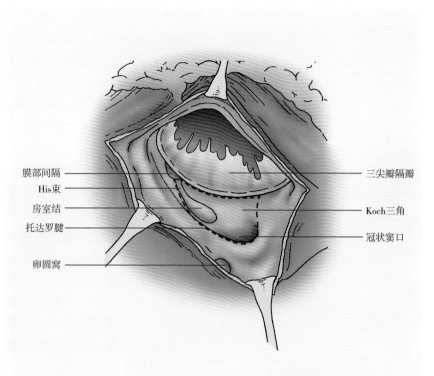

膜部间隔
His束
房室结
托达罗腱
卵圆窝

三尖瓣隔瓣
Koch三角
冠状窦口

图3　Koch 三角内房室结发出 His 束从膜部间隔后方进入心室

三角的下缘是三尖瓣隔瓣叶瓣环，上缘是托达罗腱，它从下腔静脉走向房间隔并附着于中心纤维体上，三角的基部大致为冠状窦左缘。科赫三角的顶点正对着膜部间隔。房室结在科赫三角内，房室结呈半圆形或三角形，从后向下跨越左右房，房室结发出的房室束走行于膜部间隔下方。心脏十字交叉区域和连接后间隔区域称为锥形脂肪区，锥体的顶部是右纤维三角，基底部是后十字交叉部的心外膜，锥体两侧是左、右心房，在右纤维三角处融合成房间隔。这个锥体间隙内含有脂肪、冠状动脉分支、冠状窦及来自于左右心室汇入冠状窦的心静脉支。对此结构的了解对处理后间隔的附加旁路十分重要。

(吴　信　李巅远)

fùjiā pánglù qiēduànshù

附加旁路切断术（interruption of accessory pathway）　切断附加旁路从而治疗预激综合征的手术。自 1968 年西利（Sealy）第 1

次手术治疗预激综合征至今，经过不断地发展，手术日趋安全；手术结果满意。

术前电生理学检查　①检查目的：a. 确定正常房室传导系统和附加旁路的功能。b. 诱发患者的临床心律失常和潜在的心律失常，明确其发病机制。c. 提供解剖定位。②检查方法：用四根多极电极导管起搏和记录心电活动。电极导管分别放于右房、右室。伊斯（His）束。冠状窦。分别在窦性心率、右房起搏和右心室尖起搏记录 12 导联心电图。根据预激中的 QRS 波形的特点可确定附加旁路的位置。③心电图特点：a. 短 PR 间期（<120 毫秒）。b. QRS 波起始的 Delta 波。c. 宽的 QRS 波（≥120 毫秒）。④继发性 ST-T 改变。根据 Delta 波、电轴、心前区 R 波变化可判断附加旁路在心室的左侧、左-后侧、后室间隔、右侧和前室间隔区。

手术适应证　W-P-W 综合征本身并不是手术的适应证，有下

列症状者需要做手术：①顽固室上性心动过速。特别是年轻患者发作频繁，对药物反应差或每次发作均难以控制，严重威胁生命，影响工作及生活或射频消融失败者。②在电生理检查时，心房起搏后，发生快速室律（＞200 次/分），特别是异常传导束的前向传导不应期短，有可能因房颤而诱发室颤者。③心血管病合并 W-P-W 需要做手术者，即使无症状，也应在术前做好诊断及电生理检查，以便手术中将异常通道切断，以免术后发生严重的心动过速。

手术方法　患者术中先行心脏心外膜标测，再次明确附加旁路的位置。术中心外膜标测附加旁路有两种方法：①人工标测：手持棒状或指环状探查电极，沿房室沟心房、心室侧滑动，棒状电极探查心脏前面及左右两侧，指环状电极探查心脏后面及膈面。②计算机标测：用可多达 54~128 个电极的袜状电极网套在心脏表面或用 21 个或 21 个以上双极电极的电极带围绕房室沟一圈，电极带上有两排电极分别与房室沟两侧的心房、心室紧密接触。W-P-W 综合征的手术术式根据手术进路的不同分为两种：经心内膜手术和经心外膜手术切断附加旁路。手术操作结束后，无论是经心内膜还是经心外膜手术都需要再行心外膜标测，鉴定附加旁路是否完全被切断，如果附加旁路没有切断或还有其他附加旁路存在，还需要重新定位再次手术。

经心内膜切断附加旁路术经心内膜手术切除附加旁路，需要切开心房，暴露心内膜。所以要常规插管，建立体外循环，阻断主动脉，经主动脉根部灌注停

搏液，在心脏停搏下操作。①左侧游离壁附加旁路切断术：切开右房，在卵圆窝外侧切开房间隔，显露二尖瓣。在二尖瓣环上 1～2mm，从左纤维三角起，逆时针方向至后室间隔止的范围内，于心外膜标测定位两侧各切开 1cm，切开左心房后壁。用镊子提起切开处的心内膜组织，向二尖瓣方向分离房室沟内的脂肪垫。将脂肪组织与心室肌完全分离开，一直分离到心外膜于心室交界处，对附着于左心室游离壁上的脂肪垫更要仔细分离，可用钝性神经拉钩切断切口内任何可疑的纤维组织。分离完心室侧后，再分离切口上缘的脂肪组织，直到心外膜与心房壁交界处（图 1）。用 5-0 的聚丙烯线连续缝合切口，关闭心房切口。②右侧游离壁附加旁路切断术：右心房做纵行切口，切开右房。在三尖瓣环上 1～2mm 处做切口，沿标测定位点两侧各切开 1 cm。如左室游离壁处理的方式一样，将切口下房室沟内的脂肪组织与右心室表面分离开。

切断切口内任何可疑纤维组织（图 2）。用 5-0 聚丙烯线缝合切口和右房切口。③后间隔附加旁路切断术：这个部位附加旁路的定位及手术较为困难。由于房室结和伊斯束位于该部位的科赫三角内，所以在手术切除较其他区域常见的并发症为完全性房室传导阻滞。因此术前做好安置永久性起搏器的准备，术中还要详细地进行心外膜标测以明确旁路的位置。在切开右房后，在科赫三角内做房室结和伊斯束的心内膜标测，以免术中误损伤。在科赫三角尖端膜部房间隔下缘处始，沿三尖瓣环上 2mm，逆行性切到右心房后游离壁以加强后间隔的显露。鉴别后锥型空隙内的间隔脂肪垫，将其与室间隔肌分离，向右侧分离到右室肌与心外膜交界处。向左分离直到左心室后上部的二尖瓣环，完全显露出后室间隔的顶部。从后侧将附着于中心纤维体上的脂肪组织全部分离下来，直到显露出二尖瓣环与中心纤维体的连接。在此间

隙要切断所有穿过后室间隔的组织。最后用 5-0 的聚丙烯线连续缝合切口和右房切口。④前间隔附加旁路切断术：切开右房，从室间隔膜部心房部上方，顺时针沿三尖瓣前瓣环上方 1～2mm，切至前瓣环中部。此切口可显露出肌部间隔的上部，此处为右室漏斗部和主动脉根部所在地。将脂肪和表浅的肌肉纤维从房间隔和三尖瓣环上分离开，直到右心室漏斗部。非典型的附加旁路即膜部间隔内的附加旁路的发生率较其他区域要高。它们走行于膜部间隔内，从膜部室间隔与肌部室间隔交界处的不同点进入室间隔肌肉中。非典型旁路不易手术切断，可采用心房膜部间隔和与心室附着处广泛冷冻消融的方法切断。

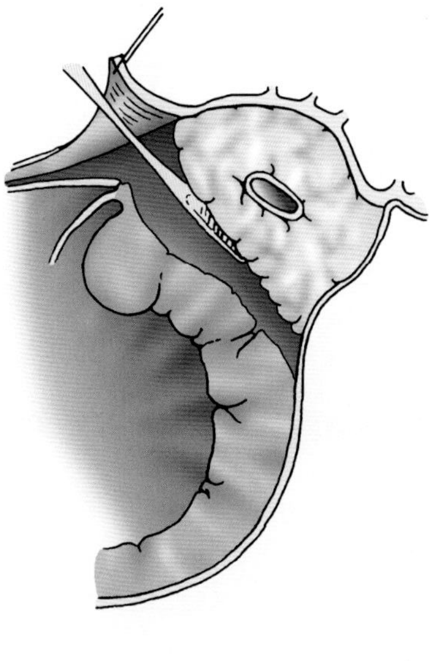

经心外膜切除附加旁路术

经心外膜入路切断附加旁路，所以它不需要进入心脏内操作，不需要建立体外循环，直接在搏动的心脏上进行手术，并可同时进行心电图监测。这样能很快地判断出是否准确地切除了附加旁路和在持续心电监测的条件下，更不易损伤正常的传导系统，心外膜技术比心内膜技术安全，手术时间短，更易被患者接受。①左侧游离壁附加旁路切断术：左侧房室沟不易显露，所以要用手指抬起心脏或用纱布垫起心脏。如果心脏不能耐受扭转，可建立体外循环辅助，但不需阻断主动脉及停搏心脏。在预激点处切开心外膜并向两侧延长。由于左侧不易显露，切口内锐性分离易伤及附近的冠脉血管，所以切口内分离脂肪宜用钝性分离，用钝性神经拉钩拉断可疑的纤维组织。将心外膜及心外膜下脂肪从左房壁上分离开。一直要分离到二尖瓣

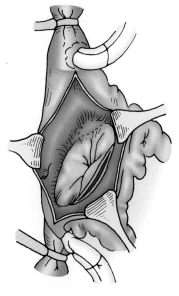

图 1　分离房室沟脂肪垫方向及
**　　　程度**

图 2　经心内膜切断右室游离壁
**　　　附加旁路的切口**

环上，目视或手指能触到二尖瓣环后，再向心室侧分离一部分脂肪，注意不要造成心房、心室穿孔和损伤冠脉系统。当到达心室肌，心电监测显示预激、逆行传导中止时，停止操作，心脏恢复原状（图3）。由于心外膜技术较心内膜技术准确性低，在分离后的房室沟内同时采用冷冻消融术，用直径1.5cm的冷冻探头，置于二尖瓣环上-60℃冷冻3分钟。注意避免对冠状动脉回旋支的冷冻损伤。②后间隔附加旁路切断术：助手用纱布抬起心尖部，暴露心脏后间隔区。在右冠状沟下缘切开心外膜，将右房室沟内脂肪垫分离，显露出右房室沟。仔细游离右冠及其分支，避免对它们的损伤。从该切口向左侧延长，右房、左室间的脂肪垫从心房、心室壁上分离下来。分离显露出左室后上连续部的肌肉，将上面所有的脂肪垫、纤维束及小的动脉穿入支清除干净。此处位置较深，大约有3~4 mm深，分离较为困难，但清除一定要彻底。再向左侧延伸分离到左房室间沟。分离结束后，用0.5cm直径的探头低

温至-60℃2分钟冷冻房室连接区，心电图监测一旦发生房室传导阻滞就应停止操作。如果附加旁路位于左后间隔，可结合左游离壁附加旁路切断术的办法处理。③右游离壁附加旁路切断术：右游离壁附加旁路手术技术与左侧有所不同：a. 右房室沟的显露比左侧显露佳，不需过度地搬动或牵拉心脏就可显露清晰。因此很少像左侧一样，因心脏不能耐受过度牵拉而采用常温下体外循环。b. 右侧房室沟内心脏静脉入右房的开口较多，手术切口不能像左侧那样切得较为整齐，要根据血管不同的位置而采用不同的进路。c. 脂肪垫附着于右房壁上较左侧紧密，分离时要细心。此外右侧心房、心室肌有时在三尖瓣环附近直接连接，形成一种肌肉折叠，成为附加旁路的潜在部位。所以在此情况下务必将心室肌从心房壁上分离下来，暴露出三尖瓣环。

并发症 ①心律失常：术后1周，要行电生理学检查，以检查附加旁路被切断情况。如果术后再次出现心律失常，说明附加旁路未被切断，只受到暂时性损伤，术后恢复异常传导；或多发性附加旁路只切断一部分；或隐匿性

附加旁路被激活。都应再次手术。②心脏传导阻滞：出现传导阻滞时，用临时性起搏器起搏心脏。冷冻消融引起的心脏传导阻滞往往是暂时性的，术后一段时间能恢复正常。如果术中伤及房室结和His束，引起永久性房室传导阻滞，则需要植入永久性心脏起搏器。

（吴 信 李巅远）

xīnfáng chàndòng

心房颤动 (atrial fibrillation, AF)

由心房主导折返环引起许多小折返环导致的房律紊乱。简称房颤（图）。是最常见的心律失常之一。几乎见于所有的器质性心脏病，在非器质性心脏病也可发生。

病因 绝大多数发生在有器质性心脏病的患者，其中以风湿性二尖瓣病变、冠心病和高血压性心脏病最为常见。亦可见于原发性心肌病、甲状腺功能亢进、慢性缩窄性心包炎和其他病因的心脏病。低温麻醉、胸腔和心脏手术后、急性感染及脑血管意外也可引起，少数可发生在洋地黄中毒及转移性肿瘤侵及心脏时。部分长时间阵发或持久性房颤患者，并无器质性心脏病的证据。又称特发性房颤。

图3 经心外膜切断左室游离壁附加旁路的方向及程度

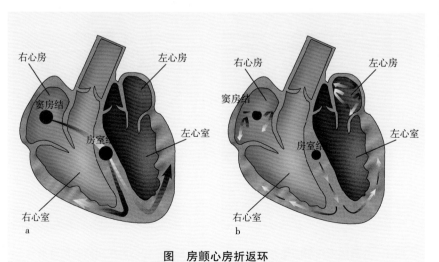

图 房颤心房折返环
a. 正常传导；b. 房颤折返激动

发病机制 目前有关房颤的发病机制主要有两种学说。①异常自律性学说：心房内一个异位起搏点以高频率反复发出冲动，发出的冲动如有规律，即形成房扑；如发出的冲动不规则，或心房内多个异位起搏点同时活动，互相竞争，则形成房颤。②环行运动或多处微型折返学说：由于生理或病理原因使心房肌不应期长短差别显著时，冲动在房内传导可呈规则或不规则的微型环形折返，分别引起房扑和房颤。

临床表现 可有心悸、胸闷与惊慌。心室率接近正常且无器质性心脏病的患者，可无明显症状。但发生在有器质性心脏病的患者，尤其是心室率快而心功能较差时，可使心搏量明显降低、冠状循环及脑部血供减少，导致急性心力衰竭、休克、昏厥或心绞痛发作。风心病二尖瓣狭窄患者，大多在并发房扑或房颤后，活动耐量明显降低，并发生心力衰竭，严重者可引起急性肺水肿。房扑或房颤发生后还易引起房内血栓形成，部分血栓脱落可引起体循环动脉栓塞，临床上以脑栓塞最为常见，常导致死亡或病残。房颤主要是心律完全不规则，心音强弱不等；心室率多快速，120~180 次/分。当心室率低于 90 次/分或高于 150 次/分时，节律不规则可不明显。排血量少的心搏不能引起桡动脉搏动，因而产生脉搏短绌（脉搏次数少于心搏次数），心率愈快则脉短绌愈明显。

诊断与鉴别诊断 ①房颤应与其他不规则的心律失常鉴别：如频发期前收缩、室上性心动过速或房扑伴有不规则房室传导阻滞等。心电图检查可以做出诊断。房颤伴完全性束支传导阻滞或预激综合征时，心电图表现酷似心室性心动过速。仔细辨认房颤波以及 R-R 间距的明显不规则性，有利于确诊房颤。②房颤伴频率依赖性心室内传导改变与室性异位搏动的鉴别：个别 QRS 波群畸形有时难以做出鉴别。下列各点有利于室性异位搏动的诊断：畸形的 QRS 波群与前一次心搏有固定配对间距，其后且有较长间歇；V1 单相或双相型 QRS（非 rSR′型）波群，V5S 或 rS 型 QRS 波群。以下各点有利于频率依赖性心室内传导改变的诊断：心室率偏快，畸形的 QRS 波群与前一次心搏无固定间距，大多为一个较长的 R-R 间距后第一个提早的 QRS 波群，其后无长间歇；V1rSR′型 QRS 波群，V6 中有小 Q 波；同一导联上可见不同程度的 QRS 波群增宽。

治疗 主要包括药物治疗、电复律、介入治疗和手术治疗。

药物治疗 优点是简便易行，只需遵从医嘱服药即可。药物治疗多作为电复律或射频消融术等的辅助治疗方法，必须在医师指导下精确调节药物使用方法以发挥疗效同时避免毒副作用。然而单纯服药根治房颤的成功率非常低，尤其是对于持续性和永久性房颤，单纯药物恢复窦性心律几乎无效。

电复律 使用除颤仪和胸部体表的电极片，通过发放直流电流电击心脏达到恢复窦性心律。此项操作需要患者住院进行，一般不单独作为房颤治疗方法使用。对于伴有其他心脏疾病、病史较长、持续性房颤、心脏扩大和老年患者其成功率较低。

介入治疗 最为常用的方法是在 X 线照射下进行导管射频消融。应用特殊导管经静脉插入心脏内，通过仪器记录将其送到可能存在的房颤发生部位，通过热能消除房颤传导路径。其好处是在创伤较小的情况下能够一定程度上提高恢复正常的窦性心律的成功率，阵发性房颤可以达到 60%~80%，而持续性和永久房颤效果仍然很差。缺点是要预先用仪器检测可能房颤发生的部位，而且要在放射线下进行操作，不能精确定位和消融点的紧密连接，手术时间长。导管可以达到的心脏内的区域有限，不能达到整个需要消融的区域，因此成功率较低，费用也较昂贵。而且房颤的复发率较高，有一部分患者需要二次甚至多次手术，只有少数医疗中心开展此项工作。

手术治疗 目前根治房颤最为有效的方法。常用的是改良迷宫手术和微创消融手术两种。患者需要在手术台上接受开刀治疗。其优点是恢复并维持正常的窦性心律的成功率非常高，阵发性房颤患者达到 90% 以上，持续性和永久性房颤可以达到 80%。缺点是会延长其他手术（如换瓣、旁路移植术等）的时间，创伤较大。

（吴　信　李巅远）

mígōng Ⅲ shǒushù

迷宫Ⅲ手术（maze Ⅲ procedure） 为打断心房内的折返径路而实施的治疗心房颤动的一种手术。近年房颤重新成为关注的热点和最活跃的研究领域之一。流行病学研究表明房颤发生率约 0.8%，其发生有明显的年龄依赖特性：60 岁及以上的人群中发病率为 4%，70 岁以上为 7%。中国是一个人口大国，人口老龄化越来越严重，房颤患者将会越来越多。

发展过程 考克斯（Cox）等发现心房内的解剖开口处（包括上下腔静脉开口、肺静脉开口、卵圆窝、左右心耳入口和冠状静脉窦开口）易形成折返径路，其不断变化极不稳定，进而诱发房颤。因此治疗房颤的手术必须打断所有可能形成折返的潜在通路，同时各切口或损伤带之间应无足够大的空间来形成折返。1989年，考克斯（Cox）应用迷宫手术治疗慢性房颤。迷宫手术对双房均进行切开、缝合，以期打断潜在的折返路径，并使窦房结的电活动沿一定的路线传到房室结，这条路径曲折复杂如蜿蜒的迷宫。迷宫术自临床应用以来一直是治疗房颤的最有效方法。迷宫手术经历了三个阶段：1991年迷宫Ⅰ问世后，手术后6个月随访发现，窦房结变时功能丧失、左房失功以及完全房室传导阻滞发生率增加。从而发现迷宫Ⅰ有两大缺陷：最大运动试验时不能产生相应的窦性心动过速，其原因可能是右房顶横切口损伤了上腔静脉前方的窦房结快速冲动起源区，造成左房功能不全。考克斯（Cox）等对迷宫Ⅰ手术进行了改进，迷宫Ⅱ较好地保护了窦房结功能，但术中需要横断上腔静脉，操作更复杂，手术难度进一步增加。随后进一步改进为迷宫Ⅲ手术，其被认为是手术治疗房颤/房扑的理想方法。迷宫Ⅲ手术保全了Bachman束，改善了左、右心房之间的及时电传导而改善了左房功能，又方便操作。临床已基本废弃左心房隔离术和回廊手术，迷宫Ⅲ手术应用较多。

手术适应证 ①顽固性心房颤动经药物治疗无效。②合并其他心脏疾患需要同时手术治疗。

手术禁忌证 ①同时合并其他复杂心律失常的心肌病患者。②左心房明显增大，心功能Ⅳ级并合并肝肾功能损害者。③病窦综合征，三度房室传导阻滞及传导系统退行性变者。

手术方法 迷宫手术切除两侧心耳，保留窦房结到房室结的主要传导通道，同时隔离肺静脉区，并在心房内造成多个传导盲区，从而达到下述3个目的：①完全切断造成房颤持续和发展的电折返通路。②控制心房异位起搏点。③使窦性激动与整个心房同步，以保持心房的排血功能（图）。手术步骤：①常规升主动脉、上、下腔静脉插管，建立体外循环。在体外循环转流前，要将上、下腔静脉和主动脉与上腔静脉之间的心房顶完全分离出来。经横窦将主动脉和肺动脉拉向左侧，显露右肺动脉与左心房顶部之间的解剖凹陷部分，分离该处到左上肺静脉汇入左房处。尽可能地完全分离房间沟。分离下腔静脉并完全切开下腔静脉和右下肺静脉间的心包组织。最后将主动脉与肺动脉完全游离。②切除右心耳，在该切口外侧中点纵行切开右心房长2cm，在该切口对侧做一横切口直达房间隔顶部。完成上述操作后，心脏灌注冷心停搏液，心脏停搏。③行左房切口，具体为左心房做一切口，跨过房间隔向左侧经左心房顶部延伸。切开房间隔经卵圆窝至托达罗（Todaro）腱。在此处做一带垫片褥式缝合，防止房间隔切口撕裂。孤立肺静脉，经房间隔做左心房切口，向下延伸至下腔静脉后的左心房直达其后下壁。此时经房间隔切口，在肺静脉和二尖瓣之间切开左心房后下壁，绕过左下肺静脉，经左肺静脉和左心耳之间的左心房后壁向上延伸，直至原有的左心房顶部横切口，4-0聚丙烯线连续缝合环形切口，经左心房横切口直至左、右下肺动脉之间。④切断左心房后下壁传导径路。从左和右下肺静脉间中点的肺静脉切口下缘向下做垂直切口，直达二尖瓣环。切开左心房后壁，将房室沟在此处所有的心肌纤维切断。此处切割或冷冻消融环绕冠状静脉窦壁的心房传导纤维。⑤孤立肺静脉，从右和左下肺静脉之间中点连续缝合到二尖瓣环切口，并继续缝向房间隔。将心脏牵向左侧，经房间隔切口，将两下肺静脉之间的缝合线连续缝合，绕经下腔静脉后到房间沟的左心房切口，以后将和上方左心房横切口绕经上腔静

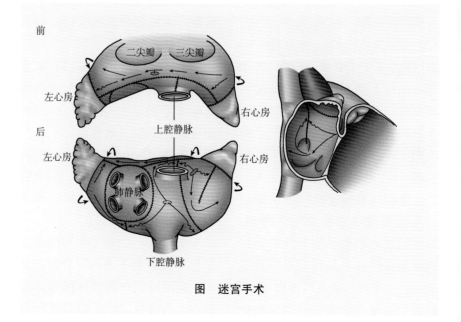

图　迷宫手术

脉后方到房间沟左心房切口缝合线会合和结扎，以闭合左心房切口。⑥切除左心耳，闭合剩余左心房切口，左心排气，开放主动脉。⑦心脏复跳后，从右心房纵切口上缘根部垂直向上腔静脉前壁切开，以避免窦房结的激动向右心房顶部传导。以后在右心房内从上腔静脉后壁上方作右心房后切口，并向下延伸到下腔静脉前方。右心房后切口与原有右心房侧壁纵切口之间保留1.5cm的心肌桥，使窦房结的激动经此桥到达心房。经房内向下延伸右心房后切口，经冠状静脉窦后方到离三尖瓣环2mm处，防止损伤右冠状动脉。用小圆刀剥离房室间沟脂肪垫，向下到三尖瓣环，也可在三尖瓣环处冷冻消融。然后用3-0聚丙烯线从三尖瓣环连续缝合切口至下腔静脉。在闭合右心房切口时，常规应用2cm×1cm心包片扩大上腔静脉，避免该处狭窄。术终安放心脏起搏导线。

并发症 ①心脏传导阻滞：原因为窦房结或其动脉损伤。考克斯（Cox）医师随访3个月111例患者，2例为术中窦房结损伤（2%），其余31%心脏起搏的病例术前即为病窦。所以术中应采用保护窦房结功能措施，禁忌直接压迫、冷冻或切割损伤窦房结或其供血动脉，右心纵切口向上延伸至上腔静脉后侧以防止伤及窦房结。发生严重的房室传导阻滞时，临时心脏起搏或安放永久性心脏起搏器。②房颤复发：原因可能是折返环小得足以在缝合线之间形成，从而导致房颤的复发。Cox迷宫手术后发生房性心律包括房扑和房颤占47%，一旦发生房性心律失常，能延长心房不应期的抗心律失常药物能终止该心律失常。③术后水钠潴留：迷宫手术或改良

迷宫手术心房切口多，血液中心钠素下降，易于水潴留（5%~36%），重则表现为肺水肿，胸腔积液，灌注肺。术后常规用呼气末正压通气（PEEP），补胶体，控制入量，强心利尿。④出血：考克斯（Cox）报道再开胸率为6%，双层连续缝合左房杯状切口是一有效措施，另外关胸前严密止血。

手术疗效 迷宫手术虽然复杂，心房切口多，但手术效果较为满意、长期效果满意。术后心房运输功能被保留了。恢复正常心脏血流动力学的特性，并缓解了血流在左心房的滞留，从而去除了将来血栓形成的危险。因此迷宫手术缓解了房颤所伴随的所有3个危害——不规则心跳、血流动力学损害和血栓形成。迷宫Ⅲ手术能达到75%~100%的房颤消除率。术后左房<40mm者容易恢复并保持窦性心律，术前房颤时间长、左房容积大、心胸比大者术后不易消除房颤。迷宫Ⅲ手术是房颤消除的金标准，但由于其复杂、费时及并发症问题，人们一直在寻找可以替代的其他能量来消除房颤。这种能量消融方法应比迷宫手术的"切断+缝合"的过程更容易和快速。主要包括以下几种能量形式：低温、射频、微波、超声和激光。这种能量消融方法成功的关键是应能形成不可逆的透壁损伤。

（吴信 李巅远）

gǎiliáng mígōng shǒushù

改良迷宫手术（modified maze procedure）

为简化操作提高疗效而改进的迷宫手术。心房颤动，即心房呈无序激动和无效收缩的房性节律，是人群中发病率较高的一种心律失常，栓塞是房颤的致死致残的最主要的并发症。

发展过程 1987年考克斯

（Cox）等在大量动物试验的基础上，设计了一种能阻断在心房内发生的所有巨折返环从而消除房颤的手术方法，称为迷宫手术。迷宫手术经历了由（Ⅰ~Ⅲ）型的不断改良，其基本原理是造成一条能使窦房结的冲动（兴奋波）到达房室结的通路以驱动心室，还必须提供给这条主要通路的多个盲径以使电冲动能兴奋所有心肌。每条分割线均需发挥阻断周围心肌组织可能发生的潜在折返。因此每条切口必须做到精细的定位，以避免心肌组织出现微折返，同时亦保留房室同步和术后心房传输功能。但迷宫术复杂、需开胸、手术时间长、术后并发症多，还难以推广。电生理研究表明，绝大多数阵发性房颤和一部分持续性和慢性房颤为局灶性机制。局灶性房颤异位灶的分布呈高度集中的趋势，其最主要的分布部位为肺静脉（见于90%以上的患者），其中又以上肺静脉居多。局灶性房颤肺静脉起源的解剖学基础可能与肺静脉外有心包肌包绕组成的心肌袖有关。腔静脉界嵴、冠状静脉窦和心房其他部位也存在异位灶发放冲动。夺获心房形成单个房性期前收缩或短阵房性心动过速，诱发房颤。此为改良简化手术提供了重要的理论依据，为切割手术线路的设计提供了方向。肺静脉口周围的手术处理，有效地解决90%异位兴奋灶形成局灶房颤的可能。经典迷宫术式的复杂性限制了它的广泛应用，为了简化手术，人们对原来的术式进行了改良。改良主要体现在两个方面：①减少手术切口。②用其他能源消融心房壁代替物理切开。临床使用的能源包括射频、微波、冷冻、激光、超声等。其中除了冷冻外，其他四种能源

均为通过热能造成损伤。临床以射频、微波及冷冻应用最为广泛。

手术适应证 孤立性房颤并非一种致命的心律失常，药物治疗虽不能治愈房颤，但由房颤所致的症状和并发症却能够得到控制，而且近年来基于迷宫手术而发展起来的心导管介入方法也不断完善，在治疗孤立性房颤方面取得了较好的效果。因此对于孤立性房颤患者施行外科手术应相当慎重。当慢性房颤合并需要手术的器质性心脏病时，外科手术的同时运用迷宫手术治疗房颤则是易于被医师和患者所接受的。瓣膜性心脏病常并发慢性房颤，国内外关于慢性房颤合并瓣膜疾病时行迷宫手术的报道很多。考克斯（Cox）通过对 83 例迷宫手术合并瓣膜手术的评估，认为在同时行瓣膜手术时，Ⅲ型迷宫手术也是安全、有效的。因此，多数学者倾向于在行瓣膜手术时，同时施行迷宫手术治疗合并的慢性房颤。其具体的手术适应证为：①年龄应小于 70 岁。②房颤史在 1 年以上或有栓塞病史。③药物治疗无效并有严重症状。④心室功能正常。⑤心房内径大于 60mm。⑥容易治愈的瓣膜疾病。

手术方法 迷宫手术的改良：①单侧迷宫手术。对二尖瓣疾病所致的慢性房颤单行左侧迷宫手术可取得较好的效果。利用 32 导联网标侧系统对 10 例风湿性二尖瓣疾病合并慢性房颤的患者进行了心外膜标侧，10 例均出现源于左房规律的大折返扑动波，而右房仅 2 例间断出现扑动波但瞬间即变成复杂细密的颤动，故大多数风湿性二尖瓣病所致的慢性房颤，左房为电驱动持续房颤的主宰。在二尖瓣疾病合并的慢性房颤中，左心耳基底部和偏向左肺

静脉侧的左房后壁区域 FF 间期最短，说明其不应期最短，在房颤的维持中起重要作用；手术隔离这些区域可以使绝大多数患者恢复窦性心律。图伊内堡（Tuinenburg）等报道了 13 例二尖瓣手术同时施行左侧迷宫手术。与单纯二尖瓣手术相比，其平均增加了 33 分钟主动脉阻断时间和 46 分钟体外循环时间，随访 13 例患者中 10 例（77%）恢复窦性心律。瓣膜疾病仅限于三尖瓣，房间隔缺损或埃布斯坦畸形通常合并慢性房颤，左房大小及厚度是正常的，不太可能引起房颤，而右房负荷加重，应是维持房颤的主宰。12 例埃布斯坦畸形及 1 例房间隔缺损合并的慢性房颤或房扑，在根治畸形的同时施行右侧迷宫手术，术后平均随访 4 个月，均恢复窦性心律。沙夫（Schaff）等报道了 42 例单纯三尖瓣疾病合并慢性房颤，行三尖瓣修补或置换术，同时行右侧迷宫手术，仅 3 例术后发生房性心律失常，而且均可用药物控制。单侧迷宫手术的成功表明不同疾病中房颤的电生理机制也有差别，虽然均由于心房内存在多个大折返环的综合结果，但各种疾病中激动折返的起源和传播路径迥然不同。一般来说，病变严重和扩大的一侧心房在房颤的产生和维持中起主导作用，对其行单侧迷宫手术也可取得满意疗效。②新技术应用。改良迷宫手术的另一方向是应用冷冻、热凝、微波或射频等方法代替部分甚至全部心房切口，这样可缩短手术时间并减少并发症。冷冻是其中应用最为广泛的方法：1 个双探针的心脏冷冻外科系统包括 2 个盛有 N O 的汽缸，汽缸压力维持在 720 psi 以上，其探针尖部温度可迅速降至-60℃，应用时

应在局部心肌保持 2 分钟，两探针同时应用，彼此紧靠，这样既可减少一半时间，又可避免遗留缝隙。考克斯（Cox）于 1999 年 9 月对 2 个患者进行了非体外循环下的Ⅲ型迷宫手术，用线状的冷冻取代通常的心房切口，2 个患者术前均为多年的持续房颤，术后均转为窦性心律。2000 年，小堺（Kosakai，音译）等报道了 366 例迷宫手术，用冷冻代替了部分心房切口，这种切割和冷冻相结合的迷宫手术使 80% 的患者重建窦性心律。盖塔（Gaita）等报道了 32 例慢性房颤合并瓣膜疾病的患者在进行瓣膜手术的同时，运用冷冻方法进行左侧迷宫手术，即用线状的冷冻连接 4 个肺动脉口和二尖瓣后叶的瓣环，冷冻步骤仅需要（20±4）分钟，无术中和围术期并发症，术后早期 32 例患者中 25 例（78%）恢复窦性心律。随访 1 年 90% 的患者维持窦性心律，92% 的患者可见明显的左房和右房收缩。冷冻区域的心房组织活检显示心肌细胞核和细胞质变性. 为不可逆损伤. 冷冻区没有存活的心肌细胞而且其损伤贯穿心壁全层由于冷冻导致心肌细胞坏死，但并不影响胶原纤维，所以损伤区将由致密的纤维组织形成瘢痕，避免了破裂或扩张的趋势。另外冷冻也保持了心内膜的完整，从而减少了血栓形成和栓塞的危险除冷冻外，也有人用热凝、射频或微波代替心房切口。国内文自力等报道了 18 例用电热凝代替左心房切口进行迷宫手术。18 例均存活，随访 4~46 个月，其中 14 例（77.7%）恢复窦性心律。应用射频进行迷宫手术，窦性心律重建率为 88.9%。利用射频或微波进行左房迷宫手术可以将术中心肌缺血时间控制在 20

分钟之内。现以房颤射频消融术为例，介绍改良迷宫手术步骤。

心脏停搏下的手术路线 适用于需要体外循环下进行心脏手术的患者，如二尖瓣置换等。

左房隔离步骤（图1）①右侧肺静脉的环状消融（斜窦口进，横窦口出。需要分离的部位分别是下腔静脉与右下肺静脉之间和右上肺静脉与右肺动脉之间，注意切勿伤及肺动脉）。②切断马歇尔（Marshall）韧带（具体位置在左心耳的后方，左肺动脉与左上肺静脉之间可以看到）。③左侧肺静脉的环状消融。④右侧和左侧肺静脉消融环的连线（如切开房间沟，可直接钳夹左房顶部做连线，如果切开房间隔，可经左房引流口处置入钳夹，在左房后壁做连线）。⑤右下肺静脉至二尖瓣环的消融线，注意避免伤及冠状动脉回旋支（如切开房间沟，可直接在切口下方做到二尖瓣环的连线，如果切开房间隔，可经左房引流口处置入钳夹，在左房后壁做至二尖瓣环的连线。因此，如果用房间隔路径，术中可以把左房引流管的位置适当下移，可放在右上、下肺静脉交叉的地方，或者放在右下肺静脉）。⑥左上肺静脉与左心耳间的消融线（从左心房内部做，一个钳夹放在左心耳内，一个钳夹放在左上肺静脉内，左心耳内的钳夹不

要太深，因为左心耳尖部靠近冠脉回旋支）。⑦从心内缝闭左心耳。

右房隔离步骤 ①右房的横切口或者右心耳斜向右下的纵行切口。②切口右侧或下端至下腔静脉的消融线。③切口右侧或下端至三尖瓣环的消融线，注意避免伤及右冠（这条消融线要在右房前壁做）。

心脏不停搏下的手术路线适用于不需要体外循环进行心脏手术的患者，如非体外循环下冠状动脉旁路移植术（OPCAB）等。①做右侧肺静脉的环状消融线，如肺静脉粗大，可分别做右上及右下肺静脉的单独隔离。

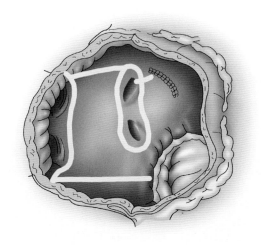
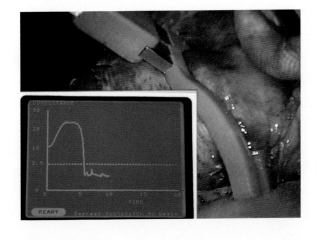
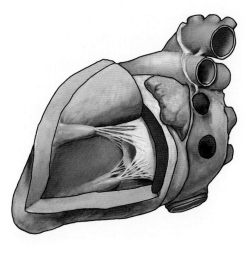
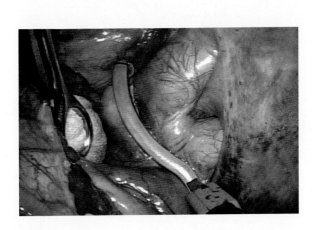

图1 左房隔离及钳夹部位

②切断马歇尔韧带。③做左侧肺静脉的环状消融线，如肺静脉粗大，可分别做左上及左下肺静脉的单独隔离。④闭合左心耳，之前要确保安全。

微创手术治疗的手术路线（Wolf Mini-Maze） 适用于单纯性或持续性房颤患者。①两侧分别做，一般先做右侧。②左侧卧位，做右第7肋间腋前线及锁骨中线2个约1cm大小的切口，第3肋间锁骨中线一个长约4cm左右的器械口（具体切口位置根据医生习惯及患者身体状况不同可有变化）（图2）。③分离右侧肺静脉，做右侧肺静脉的环状消融线，如肺静脉粗大，可分别做右上及右下肺静脉的单独隔离。④更换体位，左侧切口同前。⑤切断马歇尔韧带。⑥分离左侧肺静脉，做左侧肺静脉的环状消融线，如肺静脉粗大，可分别做左上及左下肺静脉的单独隔离。⑦用切割缝合器切除左心耳，在切除之前要确认左心耳夹闭的完整与安全。

房颤术后胺碘酮的用法：介于国内患者多数病史较长，左房较大，建议术后常规应用胺碘酮。时间3~6个月，可根据患者复查情况及窦性维持情况决定。术后心律不慢（>60次/分），开始应用胺碘酮，如发生房颤可静脉推注，也可以口服服用3~6个月，可根据术后复查的结果决定服药时间的长短。术前如果应用地高辛控制心率，效果良好，术后可以继续使用，如果术后改为胺碘酮，则要停用地高辛，不建议地高辛和胺碘酮同时使用。

（吴信 李巅远）

shìxìng xīndòng guòsù

室性心动过速（ventricular tachycardia） 起源于希氏束分叉处以下的3~5个以上宽大畸形QRS波组成的心动过速。3个或3个以上成串的室性搏动，室率≥120次/分。

病因 可由心脏手术、心导管检查、严重心肌炎、先天性心脏病、感染、缺氧、电解质紊乱等原因引起。但不少病例其病因不易确定。

临床表现 ①轻者可无自觉症状或仅有心悸、胸闷、乏力、头晕、出汗。②重者发绀、气短、晕厥、低血压、休克、急性心力衰竭、心绞痛，甚至衍变为心室颤动而猝死。③快而略不规则的心律，心率多在120~200次/分，心尖区第一心音强度不等，可有第一心音分裂，颈静脉搏动与心搏可不一致，偶可见大炮波。④基础心脏病的体征。

治疗 室性心动过速的治疗有两个方面，即终止室速的发作及预防复发。首要问题是决定应对哪些患者给予治疗。除了β受体阻断剂外，目前尚未能证实其他抗心律失常药物能降低心脏性猝死的发生率，况且抗心律失常药物本身亦会导致或加重原有的心律失常。因此，对于室速的治疗，一般遵循的原则是：无器质性心脏病者发生非持续性室速，如无症状及晕厥发作，无需进行治疗；持续性室速发作，无论有无器质性心脏病，均应给予治疗；有器质性心脏病的非持续性室速亦应考虑治疗。

药物治疗 ①利多卡因静脉注射。②普鲁卡因胺静脉注射。③溴苄胺静脉注射。④胺碘酮静脉注射。⑤普罗帕酮静脉注射。⑥如心电图示室速由R-on-ST段性室性期前收缩引起可先用维拉帕米5~10mg静脉注射。⑦由洋地黄中毒引起的室速可选用苯妥英钠和钾盐治疗。⑧如系青壮年，无明显原因，常以活动或情绪激动为诱因，可获得明显疗效。但某些抗心律失常药物在预防室性心动过速复发和降低心脏性猝死方面的作用不明显，甚至有害，尤其是对于器质性心脏病合并室性心动过速患者，不宜选用。

直流电复律 在室性心动过速发作时，给予直流电复律，多数情况下可使室性心动过速立即终止。在室性心动过速伴有急性

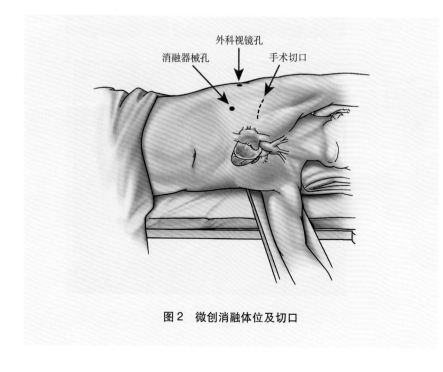

外科视镜孔
消融器械孔
手术切口

图2 微创消融体位及切口

血流动力学障碍如低血压、休克、急性心力衰竭或严重心绞痛发作时应该作为首选措施。

经导管射频消融术　可成功治疗室性心动过速，是目前比较理想的治疗手段。消融治疗对无器质性心脏病的室性心动过速，如特发性左心室或右心室室性心动过速有非常好的效果，成功率在 90%~95%。

埋藏式心脏复律除颤器（implantable cardioverte defibrillator, ICD）　ICD 是埋藏在体内可以自动识别室性心动过速和室颤，而用电除颤等方法终止室性心动过速及室颤的装置，对持续性室性心动过速，特别是有猝死高危险的室性心律失常者有良好疗效，可改善患者的预后，尤其对于器质性心脏病合并明显心功能不全的患者，ICD 治疗的患者获益更大。

对多形性室速伴 QT 间期延长者，如为先天性因素，则首选 β 受体阻断剂，禁忌Ⅰa、Ⅰc 及Ⅲ类药物和异丙基肾上腺素。而后天性因素所致者，可选用异丙肾上腺素，必要时可试用利多卡因。

（吴　信　李巅远）

tèfāxìng shìxìng xīndòng guòsù

特发性室性心动过速（idiopathic ventricular tachycardia, IVT）

不伴有明确的器质性心脏病，亦排除了代谢障碍、电解质异常和长 QT 间期综合征等促心律失常因素的室性心动过速。占室性心动过速发生率的 10% 左右。

病因　该病病因不明。曾对 IVT 患者进行心内膜心肌活检发现部分患儿有轻微的心肌炎或心肌病改变认为是亚临床型心肌炎。部分 IVT 患者的 VT 发作由于精神因素或运动诱发，可能因交感-副交感神经系统平衡失调引起有的

报告 IVT 呈家族性发病，可能与遗传有关。电生理研究其发病机制可能为浦肯野纤维网微折返或触发活动。

临床表现　可发生在各年龄组儿童和青少年。报道最小年龄为 1 岁。上呼吸道感染、运动或精神紧张抑郁等精神因素常为诱发因素，无明显诱因时亦可发生。发作可表现为突发突止，有轻度的心悸、心前区不适等症状，不伴晕厥、休克等；亦可表现为持续性发作，依据时间长短不一可出现心悸、胸闷、头晕，甚至晕厥、休克及心力衰竭，但总的而言耐受性较好。

治疗　主要取决于室速发作的频繁程度及症状的严重程度。如果症状相对较轻而较少发病，就不一定需要治疗。治疗包括药物治疗及射频消融治疗。

药物治疗　①发作时的治疗：起源于右心室流出道的 IVT，首先通过瓦尔萨尔瓦（Valsalva）动作或按摩颈动脉窦的方法提高迷走神经张力。如果无效可以选用腺苷、三磷腺苷、维拉帕米、利多卡因、胺碘酮静注。如果室速已持续了较长时间，并产生了大量儿茶酚胺产物时，可以选用胺碘酮或索他洛尔。②长期药物预防治疗：对起源于右心室流出道的 IVT。几乎所有抗心律失常药物都有一定效果，β 受体阻断剂的有效率为 25%~50%，维拉帕米和硫氮䓬酮的有效率为 20%~30%，β 受体阻断剂和钙通道阻滞剂联用可增强疗效。如果无效可换用Ⅰa 或Ⅰc 类药物。

射频消融治疗　IVT 的射频消融成功率高，根据 2000 年全国经导管射频消融术（RFCA）治疗快速心律失常注册的统计结果，特发性室速 RFCA 的成功率为

92.7%。凡是临床确诊的 IVT 症状明显、反复发作、药物不能有效预防发作及出现明显循环干扰者均为 RFCA 的适应证。成功的关键在于精确的心内膜标测，标测的方法有激动标测、起搏标测及一些新的三维标测技术。因右心室流出道范围局限，且可根据体表心电图将其定位于较小范围，故最适宜采用起搏标测，如标测到至少 11 个导联以上的 QRS 形状（包括 QRS 波幅度、形态、切迹）与自发性室速相同，比寻找到早的心内膜激动时间更为重要，是成功消融的靶点。对于左心室特发性心动过速，起搏标测和激动顺序标测均可确定消融靶点，但多数电生理学者采用激动标测。激动标测包括浦肯野电位、舒张晚期电位和最早激动时间。有效靶点处浦肯野电位较 QRS 波起点提前多在 20ms 以上，并且较 H 电位明显提前（见于室速起点远离伊斯束者）或稍提前（见于室速起点邻近伊斯束者）。临床研究证实，标测不到上述电位时，标测最早激动时间同样可获得良好的效果。激动标测局部电位提前与起搏标测 12 导联中多数导联图形一致。两者相结合能准确地标测绝大多数 IVT 的起源点。

（吴　信　李巅远）

yángpízhǐyàng yòuxīnshì

羊皮纸样右心室（parchment right ventricle）

右心室先天性发育不良所致的右心室病变。又称尤尔畸形（Uhl anomaly）。形态学上表现为右心室壁极薄，病理上表现为：右心室游离壁心肌完全缺如，心内膜和心外膜层直接相对。该病应是一种先天性大体心脏结构异常，多数患者并无家族史。流行病学男女比例约为 1.3：1，发病年龄常见于婴

儿和儿童，临床表现为充血性心力衰竭，常并发恶性室性心律失常，但由于运动诱发的死亡比较少见。

诊断 此病早期可能仅有右心室的轻度改变，故诊断较困难，影像学检查如心脏超声心动图或心室造影也常无异常发现。心内膜心肌活检的特异性很高，但敏感性很低，活检组织标本常取自于室间隔，而右心室发育不良的病变很少累及这个部位。MRI是较有希望的诊断工具，可发现右心室的结构异常、形态学特征，特别是脂肪组织的浸润性改变，同时可检测右心室的功能改变。但MRI诊断的敏感性和特异性也有待进一步评价。而且很多放射科医师并不认识该病，所以即便有阳性发现，也不能诊断。比较常见的情况是电生理医师碰到右室室性心律失常患者，特别是非流出道部位起源时会怀疑该病。三维电解剖标测右室心内膜激动间期是明确右心室发育不良的一个有力佐证。

治疗 ①内科治疗：通常采用对症治疗，对心律失常者可使用各种抗心律失常药物。有报道将电刺激法动态心电图及运动试验相结合，判断药物治疗该病的有效率依次为：索他洛尔（83%）、维拉帕米（50%）、胺碘酮（25%）、β受体阻断剂（29%）。亦有学者认为，胺碘酮或胺碘酮与其他抗心律失常药物联合使用，是预防室性心动过速复发的最有效药物。②导管消融：有报道该病伴室性心动过速者在心内膜标测下寻找室速起源部位，行射频消融治疗，可控制室性心动过速发作，但要考虑其被称为羊皮纸心，即因其部分右室菲薄，射频易致右室穿孔。③埋藏式心脏复律除颤器（implantable card-ioverte defibrillator，ICD）：对有晕厥发作史，或经抗心律失常药物治疗无效的持续性室性心动过速等高危患者，ICD植入能有效终止所有室速是一种能改善该病长期预后的有效治疗手段。④手术治疗：有报道对反复室性心动过速发作，用抗心律失常药物治疗无效的患者可采用手术治疗。即先行心外膜标测，确定出现延迟心室动作电位的部位，在此基础上做一处或多处的右心室壁部分切除术但手术的远期疗效仍有待进一步观察。⑤心脏移植：为内科治疗无效的最终治疗方案。当患者进入终末期心力衰竭以及出现难治性致命性室性心律失常患者可考虑行心脏移植治疗。

（吴　信　李巅远）

QTjiānqī yáncháng zōnghézhēng

QT间期延长综合征（long QT syndrome）

有遗传倾向，以心室复极延长（QT间期延长）为特征、易发生尖端扭转性室速、室颤和心源性猝死的一组临床综合征。又称长QT间期综合征。心电图上表现为QT间期延长、T波和（或）U波异常、期前收缩后的代偿间歇及心率减慢时易于发生尖端扭转型室性心动过速（tor-sade de pointes，TdP）。临床表现以晕厥、搐搦或猝死为特征的临床综合征。QT间期延长综合征可以是先天性，也可以是获得性。先天性QT间期延长综合征是一种由基因缺陷引起复极异常的遗传性心脏病，获得性QT间期延长综合征是指由药物、心脏疾病、心力衰竭、心肌缺血、心动过缓等，或者代谢异常等因素引起的以可逆性QT间期延长伴TdP发作的临床综合征，其中药物性QT间期延长综合征最常见。

分类 QT间期延长综合征分为遗传性（先天性、肾上腺依赖性）和获得性（间歇依赖性）两类。遗传性（先天性）QT间期延长综合征包括：①罗马诺-沃德综合征（Romano-Ward syndrome，R-W综合征）：常染色体显性遗传。②耶韦尔-朗格-尼尔森综合征（Jervell-Lage-Nielson syndrome，J-L-N综合征）：常染色体隐性遗传，可伴感觉性神经性耳聋。③有些病例是散发性。已明确遗传性QT间期延长综合征是由于编码离子通道蛋白的基因异常所致。

临床表现和诊断 主要特征是心电图QT间期延长，伴有反复的晕厥、抽搐发作，甚至猝死。QT间期延长综合征患儿发作期表现为室性心动过速，心室颤动或心室停搏，也是晕厥和猝死的原因。室性心动过速通常为TdP。发病者多见于幼儿和青少年。晕厥发作多数在情绪激动或运动应激时发生。亦可因游泳、大的响音（唤醒钟、门铃、雷、电话及手枪声音）为契机而发生。

治疗 遗传性QT间期延长综合征和获得性（间歇依赖性）QT间期延长综合征治疗。

遗传性QT间期延长综合征的治疗 治疗原则：防止心律失常引起的晕厥或猝死。治疗包括生活管理（生活应有规律，对运动后诱发的晕厥者，应适当限制运动，避免使用延长QT间期的药物）和特异性治疗。特异性治疗：包括以下几项：①β受体阻断剂：目前QT间期延长综合征的首选治疗为β受体阻断剂。其抗心律失常作用与其抑制触发心律失常机制有关。②起搏器（bradycardia pacing）治疗：睡眠-心动过缓诱发晕厥者应安装起搏器，心动过速时可缩短Q-T间期。③左侧颈胸交感神经节切断术（left cardiac sympathetic denervation，LCSD）：β受体阻断剂无效或有禁忌证者可采用。LCSD可减少局部去甲肾上腺素释放，从而阻止交感神经触发恶性室性心律失常的作用。④埋藏式心脏复律除颤器（ICD）：上述治疗无效或反复晕厥发作和心脏停搏复苏后可置入ICD。⑤基因亚型：指引治疗。

获得性（间歇依赖性）QT间期延长综合征治疗　获得性QT间期延长综合征的原因主要为药物诱发，电解质紊乱和心动过缓，故治疗原则应包括去除诱因和消灭长间歇。治疗包括：①纠正或解除病因，如药物诱发者停药，电解质紊乱引起者则应及时纠正。②消灭长间歇后TdP时可提高基础心率，可缩短QT间期而改善心室复极不平衡。可用异丙肾上腺素以 $0.05 \sim 0.5 \mu g/(kg \cdot min)$ 静脉滴注，亦可用阿托品。最有效的治疗是快速心房或心室起搏。如有严重心动过缓（完全性房室传导阻滞、病态窦房结综合征），可考虑安装心脏起搏器，使心率调整在90次/分以上。③禁用IA、IC及Ⅲ类抗心律失常药，可试用IB类药。④静脉补钾、补镁（电解质紊乱所致）。⑤持续发作者，以直流电击终止发作。

（吴　信　李巅远）

quēxuèxìng shìsù shìchàn

缺血性室速室颤（ventricular tachycardia and ventricular fibrillation）

心肌缺血导致的发生在房室束分叉以下的束支、心肌传导纤维、心室肌的快速性心律失常，或心室发放的兴奋很迅速而没有规律。患者除心律失常外，大多数并有其他冠心病症状：心绞痛、心肌梗死、心功能不全等。

病理解剖和电生理基础　心肌梗死患者的梗死部位可形成瘢痕组织，在瘢痕及其周围组织中可见岛状或片状存活心肌。瘢痕中纤维收缩可使存活心肌发生缺血和形态改变。这种异常的几何形状和残留的缺血因素使该部的冲动传导明显延迟，形成折返环，这是导致持续室性心律失常的病理基础。形成室壁瘤的患者，最易激动部位在室壁瘤周围，即瘢痕组织与正常心肌交界处。病理学上可见心内膜明显增厚并纤维化。起源部位可见不同厚度的心肌纤维束被覆盖在增厚的心内膜下。在存活的心肌纤维束中有2/3可发现蒲肯野纤维和工作心肌，另外1/3患者仅见普通心室肌，存活的蒲肯野纤维超微结构正常，而所有存活的普通心肌细胞均明显异常，可表现为变性、萎缩或肥大。

冠心病的室性心律失常　冠心病伴有室性心律失常是导致猝死的主要原因，在猝死的人群中调查，发现大多数有广泛的冠状动脉血管性病变。尽管目前常用切除室性心律失常起源部位，但冠状动脉旁路移植术本身也有重要的意义。因为缺血往往是引发室性心律失常的主要原因，所有心肌再血管化有利于预防和防止室性心律失常的发生。结合运动试验可将室性心律失常分为3种类型：①室性期前收缩（premature ventricular complex，PVC）和非持续性。②急性缺血性。③劳累性室性心律失常。PVC和非持续性室性心律失常通过运动平板试验常可诱发，劳累性非持续性室性心律失常尽管可以准确预测猝死，但在预测价值方面并不优于冠状动脉的病理和左室射血分数。心律失常抑制试验（CAST）证明药物治疗PVC死亡率很高，可能药物副作用加重了其自身死亡率。劳累诱导的PVC经常发生于冠状动脉旁路移植术后。最近的研究显示劳累诱导的PVC虽然在冠状动脉旁路移植术后发作明显增加，但死亡的危险性并未增加。急性缺血引起的室性心律失常很少发生。劳累也可诱发缺血性室性心律失常，可发现明确的导致心律失常起源的缺血区域，这些心肌区域参与折返机制。

室性心律失常的手术治疗　单纯的室壁瘤切除术对室性心律失常疗效不理想，但这些患者常需手术治疗。目前手术有3种。①心内膜环形心室肌切断术：即在心内膜下环行切断心室肌使局部心肌中血流明显减少，局部缺血消除了心肌内的电激动，从而改变局部传导性能和局部折返条件，抑制心律失常的发生。②心内膜切除术：在心电标测的指导下，切除导致心律失常的起源区即纤维化组织与正常心肌交界处心肌的微折返环。③冷冻消融术：通过冷冻损伤，造成永久性传导阻滞。④以上方法并用。无论是哪种手术方式，都不可能切除所有部位的异位起源区，手术治疗即要考虑疗效又要考虑手术风险。应根据病变情况选择手术。手术适应证：①持续或频发室性心律失常。②不稳定心绞痛伴室性心律失常。③室壁瘤导致充血性心力衰竭。④室性心律失常药物不能控制。⑤致命性室性心律失常发作经抢救，有进一步治疗可能的患者。⑥缺血性心脏病曾发生心室颤动。手术禁忌证：①术前电生理学检查，程序性电刺激不能诱发和终止室性心动过速。②心律失常表现为非持续性多形性室性心动过速、自律性室性心动过速和原发性心室颤动。③左室功能不良，并有低心排血量。④心外膜探查不能测得延迟电位或延迟激动。⑤急性心肌梗死4~6周不宜手术。

完全或部分环形心内膜心室肌切断术 完全环形心内膜心室肌切断术切断心律失常的区域和正常心室肌的联系并在其交界区形成一道纤维屏障。中断异常兴奋的传导。正中切口开胸，常规建立体外循环。切开室壁瘤正中，暴露心室内纤维组织。沿心内膜纤维组织与正常心肌组织之间的界面环形半透壁切断心室肌。最初的临床结果表明，该手术对室性心律失常治疗有效。广泛的室壁切断会导致左室功能异常。奥斯特梅耶（Ostermeyer）等在此基础上，改进了手术方案。他们在术中心电标测下采用了部分环形心内膜心室肌切断术。部分环形心内膜心室肌切断术与导致心律失常的病变区域有关，手术第一步应进行术中心电标测。常温体外循环下，切开前壁室壁瘤显露左室。在窦性心律下标测心内膜。随后由程序性电刺激诱导室性心律失常。在室性心律失常下再行心电标测。约30%的患者术中不能诱导出稳定的室性心律失常。与吉罗东（Guiraudon）的完全环形心内膜心室肌切断术基本相似，部分环形心内膜心室肌切断术同样较深地切开心内膜下心肌。虽然切开范围只限于左室内部分，大多数位于室间隔方向，但要环绕异位心律失常起源组织。不适合切开或切断术的区域，可采用冷冻消融的方法。切口用2-0聚丙烯线连续缝合，左室切口正常缝合，如有适应证，同时行冠状动脉旁路移植术（图）。部分环形心内膜心室肌切断术明显优于完

全环形心内膜心室肌切断术，其术后左室心功能不全和充血性心力衰竭的发生率明显低于完全环形心内膜心室肌切断术。

心内膜切除术 通过程序性电刺激诱导室性心律失常试验提示室性心律失常的原理是再折返节律机制。再折返环主要由于发生在心肌梗死区域或室壁瘤区域附近不均匀性组织损伤所致。折返环3~5cm^{2}大小，大多数位于心内膜下层。因此，电生理学基础为外科提供了理论依据：破坏这种心内膜下折返环。①标测定位：标测电极经股动脉逆行送入左心室，再由静脉将导管电极送至右心室尖部，刺激不同的部位，诱发室性心动过速，经标测电极记录心内膜发生心动过速的发源位置（多在QRS波群起始前20~80ms）。②手术步骤：正中切口，常规开胸及体外循环准备。将两个电极分别缝在右房和右室游离壁上，进行心外膜标测。标测时可不阻断升主动脉，灌注压维持在60mmHg。保持心脏搏动。

先标测窦性心律时的情况，然后诱发室性心律进行标测和定位，找出心内膜最先激动的范围，再重新阻断升主动脉，切除异常电活动区域的心内膜，切口深达2~3mm。如果标测过程发生室颤，则在体外循环下继续完成心外膜标测，然后再阻断主动脉。切开左室，如合并室壁瘤，则纵行切开瘤壁，从室壁瘤的上边界顺时针方向移动电极探头进行标测。沿室壁瘤组织边缘切除纤维瘢痕及室壁瘤组织直到正常的心内膜为止。如果异常病灶在乳头肌或二尖瓣环附近，不可能作彻底的切除，可辅以冷冻方法。冷冻至-70℃，持续2分钟。手术完毕重复心内膜标测，确定病灶是否已切除。按常规方法闭合左室切口，并在右房、右室及左室各留置两枚心外膜电极以备术后行电生理检查。经心内膜切除术后，2/3的患者术后程序性电刺激试验诱导不出室性心律失常。加入抗心律失常药物治疗，90%以上的患者不再发作室性心律失常。

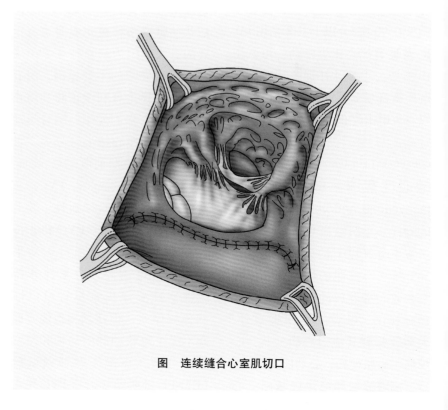

图 连续缝合心室肌切口

冷冻消融术 冷冻外科能在正常和瘢痕组织之间产生广泛和明确的分界区。冷冻消融能诱导心肌纤维的退化，但不损坏胶原纤维框架结构。慢性瘢痕由致密的纤维组织构成，没有破裂和扩展的趋势。大多数试验和临床报道采用有限和分散的冷冻消融。正中切口开胸，术中行心内膜和心外膜心电标测，心电标测在常温体外循环下完成，不延迟到体外循环后 1 小时。左室切口进入左室，前壁室壁瘤离室间隔 1cm 切开。切除室壁瘤正中部位的纤维组织。仔细清除心室腔内的血栓。后壁室壁瘤沿室间隔和后乳头肌右侧切开。15mm 冷冻探头沿心内膜纤维组织分界-60℃冷冻 2 分钟，每一点要重叠以达到连续彻底的环形冷冻消融。常规缝合左室。如有适应证，行冠状动脉旁路移植术。

并发症 ①低心排血量综合征：室性心律失常术中和术后死亡的主要原因为泵衰竭。死亡率与术前心脏衰竭程度和手术切除了有活力的心肌等因素有关。尤其是完全环形心内膜心室肌切断术对左室结构和功能的损伤较大。一旦发生首先药物治疗，必要时采用 IABP 治疗。②心律失常：心脏传导阻滞可为一过性和永久性损伤，永久性损伤时需安置永久性心脏起搏器。③乳头肌损伤；有时心内膜切除术中发生乳头肌切断，必要时行二尖瓣置换术。

（吴　信　李巅远）

máicángshì xīnzàng fùlǜ chúchànqì zhírùshù

埋藏式心脏复律除颤器植入术（implantable cardioverte defibrillator implantation）
将自动除颤装置植入体内的手术。这种设备会通过电脉冲或者电击来协助控制一些可能致命的心律失常，如室速或室颤，这些严重的心律失常会导致心搏骤停。

埋藏式心脏复律除颤器（implantable cardioverte defibrillator, ICD） 心脏电系统任何部分的问题都会导致心律失常。心律失常表现为心动过速、心动过缓或心律不规则。心脏内电信号的故障会引起心律失常。埋藏式心脏复律除颤器通常利用电脉冲或电击来治疗发生于心室的致命性的心律失常。当发生室性心律失常时，心脏就会失去高效泵血的能力，患者在数秒之内就会昏倒。如果数分钟内不加以治疗，患者可能就会死亡。为了避免死亡，这种症状必须马上通过对心脏电击进行治疗。这种治疗又称除颤。埋藏式心脏复律除颤器上都会伸出几根导线，而这些导线另一端是可以连接到心脏腔室的电极。这样埋藏式心脏复律除颤器就可以持续地监控患者的心律。当埋藏式心脏复律除颤器检测到患者的心室内出现心律失常时，就会对心脏释放出电流脉冲来恢复其正常的心跳。如果这样不能使患者恢复正常的心律，或者患者的心室开始出现颤动（而不是有力正常的收缩），埋藏式心脏复律除颤

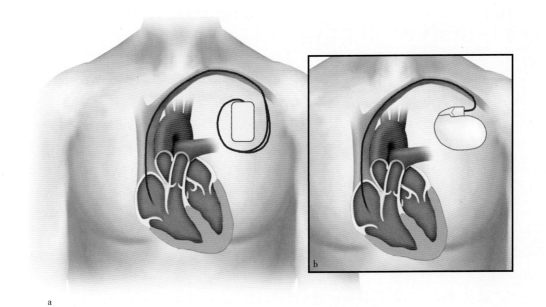

图　心律转复除颤器与心脏起搏器的比较

a. 显示了胸腔上部植入性心律转复除颤器通常的大小和植入位置。而其一端有电极的连线通过胸腔上部的静脉插入心脏；b. 显示了胸腔上部双极心脏起搏器通常的大小和植入位置，而一端有电极的连线也是通过胸腔上部的静脉插入心脏

器就会对心脏释放出高能量的电脉冲（电击）来达到除颤的目的。埋藏式心脏复律除颤器不但体积比心脏起搏器要小，其他方面也有不同的地方。比如，心脏起搏器只能释放出低能量的电脉冲，所以一般用于症状较轻的心律失常（比如仅发生于心房内的心律失常）。大多数新型的埋藏式心脏复律除颤器既具有心脏起搏器的功能，也拥有普通埋藏式心脏复律除颤器的功能。

手术适应证 ①非一过性或可逆性原因引起的室性心动过速（简称室速）或心室颤动（简称室颤）所致的心脏骤停，自发的持续性室速。②原因不明的晕厥，在电生理检查时能诱发有血流动力学显著临床表现的持续性室速或室颤，药物治疗无效、不能耐受或不可取。③伴发于冠心病、陈旧性心肌梗死和左心室功能不良的非持续性室速，在电生理检查时可诱发持续性室速或室颤，不能被 I 类抗心律失常药物所抑制。

术前准备及要求 ①应有一组从事心血管介入治疗的专业队伍，术者应是熟练掌握起搏器安置技术和有丰富临床经验的心内科医师，还应有熟悉 ICD 使用的工程技术人员和有经验的护士配合。②手术间：ICD 的埋置必须在无菌条件下进行，专用导管室或手术间是比较理想的手术环境。③器械：a. 体外除颤器：要求除颤性能良好。在 ICD 埋置术中诱发室性心动过速或（和）心室颤动（VT/VF）时，若发现电极导线位置不合适、起搏系统工作有问题（如导线与脉冲发生器连接不正确或机器本身性能故障）、患者机体反应不佳以及除颤阈值高等情况，致 ICD 不能终止 VT/VF，

必须立即进行体外除颤。b. 血氧和血压监测：为随时了解患者血流动力学变化，对重要的生命体征进行动态监测十分必要。监测指标以血氧饱和度为佳，做动态血压监测亦可。c. 心电图机或多导生理记录仪：随时观察和记录患者的心率和心律变化，以便及时处理。d. 体外除颤分析仪：该仪器具有 ICD 功能，并能程控 ICD 参数、进行电生理检查、诱发 VT/VF、测试除颤阈值、记录心电图等，是埋置 ICD 时不可缺少的。e. 起搏分析仪：ICD 具有像起搏器一样的起搏功能，在电极导线固定后，需进行起搏和感知阈值测试。④药品：必须备齐心肺复苏、心律失常等抢救药品。亦应充分准备不同类型的电极导线，如弹簧电极板、片状电极等，以备不时之需。在整个手术过程中应保持静脉通畅，静脉内最好保留细塑胶管，这样，即使血流动力学状态恶化，也能有供抢救的静脉通道；同时也可避免患者因躁动而致输液针头刺破静脉。

手术方法 埋置 ICD 对麻醉的要求不同于安装心脏起搏器，除了充分局麻外，还应辅以适当的静脉麻醉。但麻醉不宜太深，手术开始前给予少量镇静、镇痛剂，如哌替啶、非乃根、地西泮等以减轻患者恐惧心理和制作囊袋时的疼痛。当需要诱发 VT/VF和进行除颤阈值测定时，可给予异丙酚或咪达唑仑。切忌使心率增快的兴奋剂。早期系采用开胸埋置心外膜电极导线，其手术创伤大、并发症多；后来所用经静脉埋置的心内膜电极导线极大简化了手术操作。

经胸外科手术方式 手术切口有数种可酌情选用。随着治疗室性快速心律失常的非药物治疗

方法增多，就某一患者而言埋置ICD 可能只是种种措施中的一种。手术方法的选择与患者的病史和是否需要同时进行心血管手术很有关系。假如只是单纯埋置 ICD可作剑突下或左肋下切口，这不仅手术创伤小，而且左室可清楚暴露。对既往做过心脏外科手术或埋置 ICD 同时需要进行其他心脏手术的患者，宜采取左侧开胸或胸骨正中切口，这既可缩短手术时间，又可减少术后并发症的发生。早期的 ICD 电极有四种类型：①片状电极。②心肌螺旋电极。③弹簧电极。④双极心内膜电极。四种电极组成两种工作方式：①全部经胸方式：两个片状电极组成一对，用于除颤放电和感知 QRS 波群；一对心肌螺旋电极用于感知频率。此种方式的电极埋置，全部通过开胸完成。②部分经胸、部分经静脉方式：经静脉的弹簧电极与一个经胸的心外膜片状电极组成一对，用于除颤放电和感知 QRS 波群；另一个经静脉双极心内膜电极用于感知频率。通常将阳极置于上腔静脉，阴极置于心尖部心外膜处。这种方式因需开胸和静脉插入导线，操作不如前种方式方便。

经静脉方式 ①静脉选择：ICD 的电极导线较起搏器的导线粗，一般选锁骨下静脉穿刺，用12F 扩张管、套管送入电极导线。为不影响患者上肢活动和避免肌电干扰、误感知，多采用左侧锁骨下静脉途径。穿刺点应选择锁骨中点，不宜太偏内侧，以避免导线在狭窄的锁骨与第 1 肋骨间的间隙通过而受挤压，甚至折断。②电极固定：ICD 电极导线有两个电极比较粗，操作方便，容易越过三尖瓣固定于右室心尖部。将直指引钢丝头端塑成 45° 的弯

曲，以使电极导线顺利地通过三尖瓣；再换成直指引钢丝操纵电极导线使其头端固定于右室心尖部。电极导线固定的位置关系到ICD能否感知心动过速和有效除颤。③囊袋制作：使用的ICD可像起搏器一样埋于胸前，不过脉冲发生器体积仍较大，最小者容积也达45ml，重量不低于90g。为防止皮肤受压而产生破溃，多采取肌肉下埋置，切口可选在胸三角区或锁骨下静脉下缘5~8cm处。切开皮肤和皮下组织，暴露胸大肌，将胸大肌和胸小肌进行钝性分离（不剪断肌肉），彻底止血，做一适合脉冲发生器大小的囊袋，以脉冲发生器可完全埋入为度。在切口以下彻底止血，防止渗血和发生血肿。对肥胖、皮下组织丰满的患者，亦可在皮下制作囊袋。

术后观察 埋置ICD后，应该进行24小时持续心电监测，了解心律和心率的变化，并观察伤口有无渗血。术后第2天应该用体外除颤分析仪进行电生理检查，诱发VT/VF，观察ICD的治疗效果。这一点实际上很难做到。但至少应进行一次起搏阈值和各项参数的测试，如果各项参数没有太大变化、阈值低，说明电极导线固定位置良好，据此可推测ICD具有很好的抗心动过速起搏和除颤功能。

并发症的预防 良好的手术环境，规范的手术操作和术前停用一切抗凝药可以防止渗血、血肿、感染和电极移位的发生。DFT测试的次数不宜过多，特别对心功能不全的患者更要注意，以免因除颤次数多而发生血流动力学变化。对术后出现过心律转复的患者，应立即用体外程控仪调出储存的信息，了解心动过速

的性质、发作次数、ICD治疗效果和是否需要调整参数。

（吴 信 李巅远）

féihòuxíng gěngzǔxìngxīnjībìng

肥厚型梗阻性心肌病（hypertrophic obstructive cardiomyopathy，HOCM）

主动脉瓣下肌部室间隔非对称性肥厚，肥厚肌块向左室腔凸出，多伴有收缩期二尖瓣前向运动（systolic anterior motion，SAM），导致左室流出道动力性狭窄，左室排血受阻的疾病。又称特发性肥厚性主动脉瓣下狭窄（idiopathic hypertrophic subaortic stenosis，IHSS）。是肥厚型心肌病（hypertrophic cardiomyopathy，HCM）的常见类型。肥厚型心肌病是复杂和比较常见的遗传性心脏病，人群发病率为0.2%（1：500），其中，约有30%的患者存在左室流出道梗阻。1869年，病理学家利乌维尔（Liouiville）与阿洛波（Hallopeau）首次记载了HOCM的病理改变。1958年，蒂尔（Teare）首次准确描述了一组经尸检证实的心肌病，表现为室间隔肥厚和心肌纤维排列紊乱，并称为心脏非对称性肥厚。1964年，菲克斯（Fix）首先报道二尖瓣前叶导致梗阻，继之SAM征被心脏造影所证实。随着

超声这一无创检查技术的应用，易于检出该病的两个明显标志——非对称性室间隔肥厚和收缩期二尖瓣前向运动，发现该病是心肌病中的常见类型。

病理解剖

室间隔 典型病例，以室间隔基底部肥厚最严重，肥厚的肌肉突向左室腔，少数突向双侧室腔，二尖瓣开放时前叶游离缘部位为突出的最高点，并逐渐向主动脉瓣环和心尖部延伸（图1）。二尖瓣前叶游离缘相对应的心内膜表面常有纤维瘢痕附着，这是由于心脏舒张期二尖瓣前叶快速开放与肥厚的室间隔碰击所致。有时室间隔肥厚最突出部位位于室间隔中部，心脏收缩时肥厚的乳头肌紧靠室间隔，造成左室中部肌性狭窄，形成两个左室腔。肥厚也可位于室间隔后部或心尖部。偶见全部室间隔均匀性增厚。

室间隔和二尖瓣的动力性形态改变 与主动脉瓣口固定性狭窄不同，肥厚型梗阻性心肌病左室流出道狭窄是可变的，在典型的室间隔肥厚病例，梗阻位于左室流出道下部和二尖瓣前叶游离缘之间，当心室收缩时，二尖瓣前叶突然向室间隔运动，于收缩晚期又迅速回到二尖瓣关闭位置，

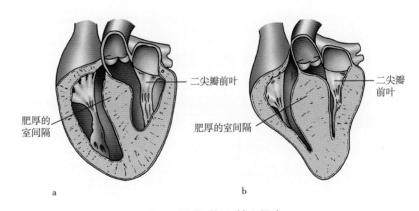

图1 肥厚型梗阻性心肌病

a. 心脏舒张期；b. 心脏收缩期

这是 HOCM 的一个特征。这种现象加重了左室流出道梗阻程度，称之为 SAM 征。形成 SAM 征的机制可能是：①由于左室腔压力显著高于左室流出道，当心室收缩时，急速血流通过左室流出道，在狭窄下方形成低压腔，吸引本已前移的二尖瓣进一步向前移动，即所谓文丘里（Venturi）效应。②肥厚型梗阻性心肌病的二尖瓣前叶增宽，乳头肌向前移位、与室间隔或游离壁融合，使二尖瓣前叶前移，乳头肌肥大，乳头肌直接与瓣叶相连等，以上因素造成血流方向异常，异常血流冲击二尖瓣使其移向室间隔，即所谓推拉效应。前移的二尖瓣使左室流出道狭窄加重。

左室游离壁 梗阻性 HOCM 比非梗阻性 HOCM 的左室游离壁肥厚更明显，以前侧壁和心尖部为著，而左室后壁在各种类型的 HOCM 增厚都不明显。因此，所谓不对称性肥厚，是以室间隔最厚部位与左室后壁靠近心底部作对比，≥1.3∶1 即为室间隔肥厚。这种改变是非特异性的，某些先天性心脏病也具有这种改变。有少数病例 HOCM 为对称性的，左室后壁局限性肥厚而室间隔正常的情况罕见。

左室腔 左室腔变小，甚至当病程晚期出现心衰时，心腔也是小的，心脏收缩期呈 S 形。当肥厚心肌位于左室中部，左室腔呈哑铃形。当肥厚心肌位于心尖部时，心腔下半部可以闭塞。在疾病的晚期，心室可以扩张，这可以是透壁性心肌梗死的结果，或者是疾病本身进展所致。左室心肌变薄表示预后不良，伴发的心力衰竭很难治愈。

二尖瓣 在肥厚型梗阻性心肌病，二尖瓣比正常心脏离室间隔近，二尖瓣前叶可有增宽、冗长、松弛、腱索延长、乳头肌肥大、融于室壁、移位，以上这些均可导致 SAM 征，二尖瓣前叶边缘增厚，这可能是 SAM 征的结果。二尖瓣环在收缩期缩小比正常更明显，这一"荷包绳"作用使二尖瓣叶形成折叠。二尖瓣前叶前移可以导致二尖瓣收缩中期或晚期反流。二尖瓣反流程度与左室流出道压差有关。然而，也有病例虽然压力阶差很大，但无二尖瓣反流，偶尔，HOCM 患者的二尖瓣反流可由于腱索断裂、先天性畸形、风湿性心脏病所致。在年长的 HOCM 患者，常可见到二尖瓣瓣环钙化。

左房 由于左室顺应性差及二尖瓣反流，左房通常增大，房壁增厚，可导致房颤。

病理 该病表现为正常与病变心肌同时存在，病变心肌细胞异常肥大、短粗、变形，在心力衰竭的患者也可看到部分心肌萎缩。肌纤维排列紊乱而不平行，周围结缔组织增生，部分纤维化，是由肌纤维或肌束退行性变或坏死后替代性的纤维增生所致。这些改变是原发性的心肌细胞病变，而不是继发于心脏负荷过度。

病理生理 由于心肌肥厚，使心室舒张顺应性减低，同时心室腔缩小，心室充盈障碍，舒张期容量减少，舒张期压力增高，左房舒张末期压力增高及左房平均压增高，射血分数可达 80%~90%，晚期可出现充血性心力衰竭，这是由左室舒张功能与顺应性严重降低而引起。由于左室流出道梗阻，心室排血受阻，特别当心室收缩时，肥厚的室间隔更加突入左室腔，二尖瓣向前移位接近突出的室间隔，更加重了流出道梗阻。此时，左室收缩压增高，左室流出道与左室腔出现压力阶差，动脉压力曲线呈现双峰型，即在射血初期，血流通过梗阻轻的流出道，上升支迅速上升达顶峰，尔后由于收缩期间流出道发生梗阻，心室射血的速率骤降甚至停止，波峰下降，在收缩晚期再次上升，是由于二尖瓣前叶关闭，流出道梗阻缓解之故。左室流出道压力阶差，有下述两种情况：①静息梗阻：患者安静状态下左室流出道压力阶差≥30mmHg。②隐匿（潜在，激发）梗阻：患者安静状态下左室流出道压差<30mmHg，激发状态，压力阶差≥30mmHg。

临床表现 临床表现可发生于从婴儿到老年的任何时期。呼吸困难为最常见的症状，这与左室顺应性差、充盈受阻、舒张末期压力增高、肺淤血有关；心绞痛约占有症状患者的 75%，常因劳累诱发，持续时间长，对硝酸甘油反应不佳，这是由于肥厚的心肌需氧量增加，冠状动脉供血相对不足所致，也与舒张期充盈压升高有关；晕厥可发生在突然站立和运动后，是由于心律失常或左室流出道梗阻导致脑动脉供血不足所致；猝死主要原因是心律失常，常与剧烈运动和过度劳累有关，多发生于 30 岁以下、有阳性家族史者，有的甚至发生在婴儿期；心悸常为室性早搏和心房颤动所致；晚期可出现心力衰竭的症状。可有双峰脉搏。心尖搏动向左下移位，搏动强而有力，范围扩大；心脏收缩期杂音，杂音在胸骨左缘 3~4 肋间和心尖部明显，呈喷射性，分别向主动脉瓣区与左腋下传导，突然下蹲可使之减轻，甚至消失，瓦尔萨尔瓦（Valsalva）动作可使之加重，杂音的这些特征对于与其他病的鉴别诊断非常重要。

诊断与鉴别诊断 年轻患者出现气短和心绞痛症状，硝酸甘油不能使其缓解，患者有晕厥发作史，心脏收缩期杂音，心电图出现异常 Q 波，应考虑该病。超声心动图发现室间隔肥厚，室间隔与左室后壁之比>1.3∶1。二尖瓣前叶收缩期前向运动，可以明确诊断。HOCM 应与主动脉瓣狭窄、主动脉瓣下膜样狭窄、二尖瓣反流、冠心病心绞痛相鉴别。双峰脉、UCG 特征性改变、激发试验出现心脏杂音增强，为有意义的鉴别点。左室造影的特征性改变，压力阶差及压差部位，可进一步明确诊断。①心电图检查：多表现为左室肥厚，可出现异常 Q 波，还可有左房增大、束支传导阻滞、心房颤动、各种室性心律失常。②胸部 X 线平片：无特异性，心脏多呈中间型，肺纹理正常，出现心力衰竭时，可见肺淤血和间质性肺水肿。③超声心动图：为首选的影像诊断方法，可显示室间隔肥厚部位和程度，二尖瓣收缩期前向运动，左室流出道狭窄程度及压差大小，二尖瓣反流及其程度，瓣叶、腱索及乳头肌改变。可据此决定手术适应证和手术方式。另外还可见到左室腔变小，室间隔运动减弱，左室后壁运动正常或增强。④左心导管和左室造影：适用于对超声诊断有疑问，疑诊冠心病，同时做冠状动脉造影的患者，或做室间隔化学消融时，左心导管可测出左室体部与左室流出道之间存在压差，HOCM 压差的特征是具有易变性，同一患者可以在不同压差之间变动，无压差的病例通过激发试验可出现压差。左室舒张末压力及左房压力均增高，左房压力曲线示 α 波增大。主动脉波形表现为双峰型曲线，左室造影可显示肥厚的左心室肌在收缩早期导致左室腔内狭窄，在收缩期主动脉瓣下区呈倒锥体形，锥体的底部是主动脉瓣，前缘为肥厚的室间隔，后缘为二尖瓣前叶，锥体尖端为梗阻部位。左室体部由于肌肉过度收缩而几乎完全排空。⑤MRI 检查：可明确显示肥厚心肌的部位、严重程度和分布范围，并能显示心腔缩小、变形。可以对心室壁各部位进行测量，显示心室肌实际厚度。

治疗 首选药物治疗，药物治疗无效或不能耐受者，才应用其他疗法。

药物治疗 ①β 受体阻断剂：是治疗 HOCM 的一线药物，可减少心肌收缩力，减慢心率，增加心室容量，减低心肌氧耗量，减少心绞痛发作，增加心排血量；从而预防激发导致的左室流出道梗阻加重。②钙通道阻滞剂：是 β 受体阻断剂的替代药物，β 受体阻断剂无效或不能耐受，改用维拉帕米可缓解症状。维拉帕米的负性肌力作用，可减轻梗阻，增加心排血量。钙通道阻滞剂的扩血管作用可致流出道梗阻加重，因此，静息梗阻的患者应用时应慎重。③丙吡胺：是具有负性肌力作用的抗心律失常药，可减轻流出道梗阻。其抗胆碱样副作用可致口干、眼干、便秘、尿潴留。较强的负性肌力作用可致心排血量下降，心力衰竭者慎用。可作为 β 受体阻断剂和钙通道阻滞剂无效时的次选药。

手术治疗 疗效可靠。近年来一些有经验的心脏中心，手术死亡率几乎为 0，是治疗 HOCM 的金标准（见肥厚心肌切除术）。

经皮酒精室间隔消融术 该方法 1995 年首次报道，经皮穿刺置入导管至前降支的间隔支，注入纯酒精，造成局部间隔坏死变薄，消除流出道梗阻，血流动力学效果与肌切除术相当，但该方法受冠脉间隔支解剖的影响，也不适于有二尖瓣病变者，由于坏死心肌形成瘢痕，是否增加猝死危险未知，尚待观察。

起搏器治疗 几组临床试验表明疗效并不肯定，起搏治疗的优势是可以积极药物治疗而无需担心药源性心动过缓。

预后 肥厚型心肌病是一种复杂的心血管疾病。其临床病程不一，至少 25% 的患者可达到正常寿命（75 岁以上）。然而，一些患者的临床过程可能会受到不良临床事件的影响，主要原因是猝死，栓塞性脑卒中和心力衰竭。有心源性猝死高危因素者，植入自动除颤器，有预防作用。肥厚型梗阻性心肌病手术治疗，效果良好，生活质量和寿命与正常人群相似。

（吴 信）

féihòu xīnjī qiēchúshù

肥厚心肌切除术（hypertrophic septal myectomy） 切除室间隔肥厚心肌解除左室流出道梗阻的手术。是肥厚型梗阻性心肌病治疗的金标准。50 多年来，解除左室流出道梗阻的方法不断改进。1958 年，克莱兰（Cleland）施行了第 1 例肥厚心肌切开术，以解除左室流出道梗阻。几乎同时，柯克林（Kirklin）、莫罗（Morrow）、维格勒（Wigle）也开展了这种手术。1961 年，柯克林（Kirklin）及其同事报道经心室切口行心肌切除术。之后心肌切开术和心肌切除术不断改进，手术入径也经过左房、左室、右室及主动脉不同的尝试。莫罗（Morrow）改进了上述方法，经主动脉切口矩形切除肥厚心肌，该术式成为治疗肥厚型梗阻性心肌病的标准术式。近年来，随着对该病认识的加深，根据病情，对部分患者进行扩大的肥厚心肌切除术，或同时处理病变的二尖瓣叶或瓣下装置。

手术适应证 ①临床症状明显，非手术治疗效果不佳或对药物治疗不耐受，静息或激发后左室流出道压差≥50mmHg者，应手术治疗。②年轻的无症状或症状轻微伴有显著的左室流出道梗阻（静息压差≥75mmHg）者，可手术治疗。

手术方法 手术目的是解除左室流出道梗阻，有时除切除肥厚心肌外尚需同时处理二尖瓣，根据具体不同病变，采用以下不同方法：①单纯主动脉瓣下室间隔肥厚，行经典的室间隔肥厚心肌切除术，即莫罗（Morrow）手术。②室间隔肥厚位于中部、心尖部，乳头肌肥大或与瓣叶直接相连者，行扩大的室间隔肌肉切除术。③如伴有乳头肌融合、移位，加做乳头肌松解复位手术。④如伴有瓣叶增宽、冗长、松弛、腱索延长，加做瓣叶折叠成形术。⑤如伴有二尖瓣不可修复的病变，如风心病、先心病瓣膜病变，加做瓣膜替换术，或单纯瓣膜替换术。

升主动脉及右房插管建立体外循环，经右上肺静脉建立左心引流。鼻温降至30~32℃，阻断升主动脉。经主动脉根部灌注心脏停搏液。在主动脉根部作斜切口或横切口，切口上端平行主动脉，下端斜向无冠窦中点，至窦内3~4mm，用长拉钩牵开主动脉右冠叶，同时在心室中部外侧用纱布加压有助于显露。这时可看到二尖瓣前叶通常增厚，肥厚心肌最高点心内膜纤维性增厚，用压板伸向心尖，下压二尖瓣前叶和乳头肌，保护其免受损伤并有助于显露。用安装弯刀柄的10号刀片（或直刀柄安装弯刀片）做肥厚心肌切除。经典的莫罗（Morrow）手术，右侧切口在右冠瓣中点下（注意不可再向右，向右可损伤传导束）向心尖部伸展包括全部肥厚心肌，深度根据心肌肥厚程度而定。切口完成后，在其左方1cm处或在左、右冠瓣交界下，做另一平行切口，在瓣环下2~3mm做一连接两平行切口的横切口，切除切口间的肥厚心肌（图）。扩大的室间隔肌肉切除术为，完成上述操作后，用手触摸有否残留肥厚心肌，在室间隔后下部三角形切除肥厚心肌，此切口应离开膜部间隔1.5cm，以防三度房室传导阻滞，部分切除肥厚乳头肌，充分游离与室壁融合的乳头肌。一般可切除5~10g心肌。

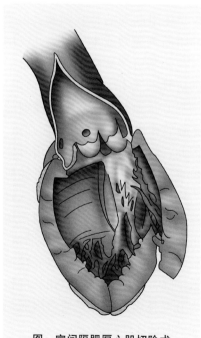

图 室间隔肥厚心肌切除术

用生理盐水冲洗左心腔，冲除心肌碎屑，以免造成动脉栓塞。以4-0聚丙烯线缝合升主动脉切口，排左心气，开放升主动脉阻断钳。

术中置食管超声，停体外循环机后评估左室流出道梗阻解除是否满意，如压差≥20mmHg，应重新转机。根据超声提供的信息，再次探查，消除残留梗阻。

手术并发症 ①房室传导阻滞：完全性房室传导阻滞发生率为1%~2%，当术前存在完全性右束支传导阻滞时，左束支损伤后可造成完全性房室传导阻滞，而左束支阻滞右束支正常者不影响生活质量。如发生三度房室传导阻滞，需安装永久性起搏器。②室间隔穿孔：原因为冠状动脉间隔支损伤，造成室间隔梗死，或肥厚心肌切除过深，一般多发生在术后，如听诊心前区有杂音，经超声证实后，要急诊手术修补。③主动脉瓣关闭不全：多发生于年龄小于6个月主动脉细小的患者，这可能与术中过度牵拉或刀、剪、镊子损伤主动脉瓣有关，也与切除心肌上缘太靠近主动脉瓣环有关。

（吴 信）

kuòzhāngxìng xīnjībìng

扩张性心肌病（dilated cardiomyopathy, DCM） 以心脏各心腔扩大，心脏收缩功能减弱为主要特征的心肌病。又称充血性心肌病。扩张性心肌病是心肌病中较常见的一种，男性发病频率高于女性，发病年龄主要集中于20~50岁，是导致充血性心力衰竭的常见原因之一。

病因及发病机制 病因及发病机制不明，但可能与下列因素有关。①心肌炎：病毒性心肌炎时心肌内出现炎性细胞浸润，心肌细胞骨架破坏，心肌细胞坏死，存活心肌细胞的代偿性肥大及间质的纤维化，部分患者最后形成扩张性心肌病。另外部分扩张性心肌病患者可检出多种抗心肌的自身抗体，外周血不同种类 T 细胞的数量比例发生变化，这些都可引起心肌细胞损伤。因此认为病毒感染后的体液免疫机制和细胞免疫机制在心肌病发病过程中可能发挥一定作用。其他病原体如细菌、真菌、寄生虫等所导致的心肌感染也可以演变为扩张性心肌病。②遗传因素：部分扩张性部心肌病患者其一级亲属也呈现某些扩张性心肌病的特征，提示家族遗传在部分扩张性心肌病中发挥一定作用。有些已经得到证实的遗传性疾病如卡恩斯-塞尔（Kearns-Sayre）综合征、迪谢内（Duchenne）肌营养不良、贝克（Becker）慢性进行性肌营养不良等也有扩张性心肌病的心脏改变。③营养因素：门脉性肝硬化患者并发该病者多于一般人群，生活贫困的居民发病率较高，这些都提示该病与营养因素有关。机体某些必需氨基酸或微量元素的缺乏，可能是发病因素之一。④酗酒：酒精可直接损伤细胞膜，破坏细胞内外离子分布，影响细胞器正常功能，改变心肌细胞的正常代谢，损伤收缩蛋白，另外大量饮酒还能够导致维生素缺乏加重心功能障碍。另外，妊娠、甲状腺疾病、慢性心动过速等也都是扩张性心肌病的病因。

病理及病理生理　四个心腔均扩张，心室壁可相对变薄、厚度正常或稍增厚，心尖变钝，状如牛心（图）。心内膜纤维组织增生，附壁血栓的机化后可出现斑块状心内膜纤维化。左右心室扩张，可致房室瓣口相对性关闭不全，血流反复冲击致房室瓣膜轻度增厚，冠状动脉正常，或有与患者年龄相适应的动脉硬化性病变，光学显微镜下可见程度不等

的心肌细胞肥大、伸长，胞质变性，收缩成分丢失，心肌间质的纤维化，部分病例出现淋巴细胞的浸润和心肌细胞的变性坏死。电镜下可见肥大的心肌细胞核增大，线粒体数目增多，核糖蛋白、糖原颗粒和肌原纤维增多，提示心肌细胞合成代谢旺盛。扩张性心肌病心腔明显扩张，心室壁增厚不明显，心室壁软弱，收缩无力，射血分值下降，搏出量减少。心腔内残余血量增多，心室舒张末期压力增高，肺血回流受阻，出现肺循环及体循环的淤血，房室瓣环增大引起的房室瓣关闭不全进一步增加循环淤血症状。心壁内张力增加，氧耗增多，心肌肥厚，心率加速导致心肌相对缺血，而心肌摄取氧的能力已达极限，因而可发生心绞痛，扩大的心腔中，有附壁血栓形成，因而动脉栓塞常见。由于心肌纤维化可累及起搏及传导系统，易引起心律失常。DCM 发展到充血性心

力衰竭阶段，神经内分泌过度激活，包括交感神经系统（SNS）、肾素-血管紧张素系统（RAS）和加压素，从而促进心衰恶化，内源性心房肽亦有激活，但在心力衰竭失代偿时不足以抵消 SNS 和 RAS 的作用。

临床表现　起病缓慢，可在心脏扩大多年后才出现临床症状，然后逐渐发展，出现心力衰竭症状。首先多出现左心衰竭症状，以进行性乏力及活动耐力下降、心悸、气短、端坐呼吸以及阵发性呼吸困难为主。病变晚期可同时出现右心衰竭，表现为肝大、水肿、少尿等。也有部分患者表现全心衰竭。部分患者出现胸部的隐痛或钝痛，但与心绞痛症状不同。心力衰竭导致心搏出量减少，部分患者由于大脑得不到充足的血液供应会出现头晕头痛甚至晕厥。心室壁搏动减弱会使心室内血液淤滞从而出现附壁血栓，这些血栓脱落可致肺、脑、肾、

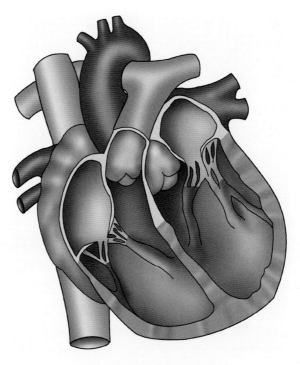

图　扩张型心肌病心脏形态

四肢动脉栓塞。心律失常较常见，以异位心律，尤其室性期前收缩多见，心房颤动发生率 10%～30%，也可有各种类型程度不等的传导阻滞。心律失常可能是患者唯一表现。患者可因心律失常或动脉栓塞而突然死亡。心脏扩大最多见，深吸气时可在剑突下触到心脏搏动，心尖搏动弥散且常向左移，叩诊心界扩大。右心功能不全时可见发绀、颈静脉怒张，可能肝大、下肢水肿，少数有胸腔积液、腹水。心率增快，可有心律不齐，心尖部第一心音减弱，可听到第三、四心音形成的奔马律。心尖部可听到相对性二尖瓣关闭不全带来的收缩期杂音。心力衰竭加重时杂音增强，心力衰竭减轻时杂音减弱或消失。

诊断 ①胸透及胸部 X 线平片：能发现心影扩大，心胸比常大于 50%。也可发现由肺静脉高压引起的胸腔积液。②心电图检查：可见各种类型的心律失常。常见的如窦性心动过速、房颤，室性心律失常，有时还会出现室内传导障碍和低压，另外心电图的低电压、ST-T 改变等也是常见的心电图改变，部分患者会出现病理性 Q 波。③超声心动图：显示四个心腔扩大，心室壁相对变薄，室间隔及室壁运动幅度减小，射血分数小于正常值。二尖瓣及三尖瓣因瓣环扩大出现反流，而瓣叶正常或轻微增厚，有时可见心室内附壁血栓。④心室造影：显示心腔扩大，弥漫性室壁收缩运动减弱，冠脉造影多显示冠脉血管正常。导管检查示左右心室舒张末压、左房压及肺毛细血管楔压增高。⑤心内膜活检：可见心肌细胞的肥大、增长，细胞变性，心肌间质纤维化等。

鉴别诊断 DCM 缺乏特异性的诊断指标，诊断的确立常采取排除其他器质性心脏病，且需与以下几种心脏病鉴别。①风湿性心瓣膜病：DCM 可有二尖瓣或三尖瓣关闭不全的杂音及左房扩大，易与风湿性心脏病混淆。前者心脏杂音在心力衰竭时较响，心力衰竭控制后，杂音减轻或消失，而后者在心力衰竭控制后，杂音反而明显，且常伴二尖瓣狭窄和（或）主动脉瓣杂音，超声心动图可显示瓣膜增厚挛缩钙化等病理改变。风湿性心脏病可有风湿热的病史。②心包积液：大量心包积液时，心界扩大。超声心动图检查可明确诊断。③冠心病：少数严重冠心病患者，心肌有多发性小梗死灶或因慢性缺血形成广泛的纤维化，心脏各腔室都扩大，有时难与 DCM 相鉴别。但冠心病可能有高血压、糖尿病等冠心病危险因素，发病年龄较扩心病要大，病变以左室为著，典型的心绞痛症状，阶段性的室壁运动异常，冠脉造影等可协助诊断。④心肌炎：病毒性或风湿性心肌炎在少数严重病例中可有明显的心脏扩大、奔马律、收缩期杂音等，与 DCM 酷似。一般而言，这种严重的心肌炎多属于急性期，但也可以延至数周至 2、3 个月，而 DCM 多属于慢性。详细询问有无上呼吸道感染病史，病毒血清试验有一定帮助，判断风湿活动的一些血清学检查可以提供一些依据。

治疗 首先应针对导致扩张性心肌病的基础疾病进行治疗。①一般治疗：戒烟戒酒，减少活动量，低盐饮食，控制血压，增加维生素摄入量，增加机体免疫力，预防呼吸道感染，合理应用镇静安眠药物，保证睡眠。②药物治疗：改善心肌代谢及营养药物，如 1，6－二磷酸果糖（FDP）、三磷腺苷、辅酶 Q 10、辅酶 A、细胞色素 C、维生素 C、B_1、B_6 等。针对心力衰竭的治疗：应用洋地黄类药物和利尿药物以及其他正性肌力药物，如多巴胺、多巴酚丁胺、氨力农和米力农等，扩血管药物及血管紧张素转换酶抑制剂，小剂量的 β 受体阻断剂及钙通道阻滞剂，针对出现的心律失常进行治疗。有采用激素干扰素等进行的免疫调节治疗及生长激素疗法的疗效尚处于验证阶段。③心脏再同步化治疗（cardiac resynchronization therapy，CRT）：对于有左束支传导阻滞且有心衰症状的患者可考虑心脏再同步化治疗，可使心室收缩同步化从而改善心脏收缩功能缓解症状。④自动除颤器：严重心律失常所导致的猝死是扩张性心肌病患者的主要死亡原因之一，对于高危患者自动除颤器的植入是适宜的。⑤辅助循环治疗：终末期扩张性心肌病患者在等待心脏移植供体过程中，药物治疗效果不佳者可使用主动脉内球囊反搏（IABP）、体外膜肺氧合（ECMO）等机械辅助手段作为心脏移植的过渡。⑥动力性心肌成形术：患者因某种原因无法进行心脏移植者或者无法使用其他心脏辅助装置的情况下可以动力性心肌成形术作为心脏移植前的辅助循环方式，由于效果不甚理想现已较少应用。⑦左室减容术及二尖瓣成形术：左室减容术即巴蒂斯塔（Batista）手术，因年龄太大不考虑做心脏移植或年龄太小心脏移植受限时，可行左室减容术。理论上认为部分切除左室游离壁后，能够减少左室容积，从而减小左室后负荷，减少左室耗氧量。但该治疗方式仍有很多问题仍处于探讨过程中。对于部分患者，通过二尖瓣成形来减少二尖瓣反流从而减少心脏的前负荷，也可以有一定的疗效。⑧心脏移植：是治疗终末期扩张性心肌病的最终的有效的治疗手段。

预后 影响扩张性心肌病预后的因素较多，不同患者病程会有较大区别，发展快者 1~2 年就会死亡，发展慢者也有存活 10 余年者。这主要取决于原始病因、心脏扩大和心力衰竭的程度、有无心律失常，栓塞等并发症。但总的说来，扩张性心肌病预后较差，病死率较高，以往认为症状出现后 5 年的生存率在 40% 左右，近年来随着上述综合治疗手段的应用预后已有明显改善。

（王水云）

xīnzàng yízhí de tìdài liáofǎ

心脏移植的替代疗法（alternatives to cardiac transplantation）

除心脏移植外治疗终末期心脏病的外科疗法。1967 年 12 月 3 日巴纳德（Barnard）完成了人类第 1 例原位心脏移植。经过多年的发展，目前，心脏移植是重症或终末期心力衰竭患者首选治疗方案。最新的器官共享联合网络（United Network for Organ Sharing, UNOS）数据显示，心脏移植后 1 年生存率为 88.3%，5 年生存率为 74.9%，10 年生存率为 56%。尽管如此，由于供体缺乏，大部分需要心脏移植的患者无法及时得到移植，迫使人们寻求其他治疗方法。这些非心脏移植治疗手段包括心室辅助、全人工心脏、干细胞移植、异种心脏移植、左室成形术、心脏再同步化治疗、部分左室切除术、动力心肌成形术、被动心肌成形术等。

心室辅助（ventricular assist，VA） VA 的临床应用开始于 20 世纪 60 年代，它是应用机械手段部分或全部替代心脏的泵功能。VA 按植入方式分为植入式和非植入式，前者较后者有诸多优点，如耗能少、抗血栓性能好、感染机会相对少。根据工作原理可分为搏动式和恒流式，前者与自然心脏工作原理相似，但无法完全植入体内，后者可永久性植入体内，但与自然心脏流体动力学差别大。经过多年的发展，目前 VA 的临床应用主要包括三个方面：①心室功能恢复的过渡治疗：如心脏术后低心排综合征。②心脏移植前的过渡治疗。③心脏移植的替代治疗：又称永久性心室辅助。正是由于 VA 在心脏移植前过渡治疗中的良好结果，使得 VA 可作为一种永久性心室辅助，用于治疗经标准药物治疗无效的重症心力衰竭患者和不能行心脏移植的患者。永久性心室辅助治疗的时机选择非常重要，当出现继发性的晚期器官功能障碍时风险明显增加，如果最大氧耗量 <14ml/（kg·min），可以考虑进行永久性心室辅助治疗。在 VA 的临床使用过程中可能出现相应并发症，包括出血、右心衰竭、血管栓塞、感染等。疗效方面，前瞻性随机临床试验 REMATCH 结果显示，对于老年、无机会接受心脏移植的终末期心脏病患者，VA 和最佳的药物治疗 1 年生存率分别为 52% 和 25%，2 年生存率分别为 23% 和 8%，前者明显优于后者。并且随着新一代 VA 的研制，生存率可能得到进一步的改善。

全人工心脏（total artificial heart，TAH） 对于 VAD 不能完全满足治疗需要的终末期心力衰竭的患者，可以选择 TAH，目前用于临床的包括 CardioWest TAH 和 Abiomed TAH。前者主要用于心脏移植过渡治疗，它最大的不足是拥有庞大的控制操作台，限制了患者离院治疗；后者是一种完全体内植入式 TAH，由小体积的外携式电池通过经皮无线传播给系统提供电能。在安全性方面，研究报道 CardioWest TAH 与双心室辅助和左心室辅助类似，并且 600 天生存率达到为 40%。同时，目前有限的临床资料表明 Abiomed TAH 似乎是末期双心室衰竭的一种有效终末替代治疗。

干细胞移植 心力衰竭的根本原因是心肌细胞功能的减退、死亡和数量减少，成人心肌细胞属于终末化细胞，已退出细胞增殖周期，其再生能力非常有限。基于干细胞能分化为心脏细胞、内皮细胞，随后替代损伤心肌的理论，认为干细胞移植可能改善终末期心力衰竭患者的心脏功能。胚胎干细胞作为一种全能干细胞，能分化成功能完整的心肌细胞，可以作为干细胞移植治疗心脏疾病的最佳选择，但其临床应用面临伦理纠纷。主要有骨骼肌成肌细胞和骨髓干细胞用于干细胞移植治疗心脏疾病研究。研究表明，骨骼肌成肌细胞移植到心脏并不能变成心肌细胞，不能与宿主心肌细胞形成电偶联，并且可能出现心律失常的风险。而数据显示骨髓干细胞移植是安全可行的。一部分临床研究已经表明在冠状动脉旁路移植术治疗缺血性心肌病时同期进行干细胞移植可以改善心功能，其具体机制尚无一致性结论，远期的临床结果需进一步证实。干细胞移植治疗扩张性心肌病现在主要应用于动物实验。总之，干细胞移植治疗尚无规范性治疗方案，并且有许多问题需要进一步研究，包括最佳的干细胞移植类型、数量、途径、时机等,因此,干细胞移植还不能作为一种心脏移植的替代治疗方法。

异种心脏移植 心脏移植不能广泛开展的最大制约因素是供体数量有限,而直接的解决方法就是采用异种移植。和同种移植不同的是,异种之间存在很大差异,负责组织排异的免疫系统将很容易识别出外来组织并产生强烈排斥导致移植失败。尽管如此,由于免疫抑制剂在不断研发,基因工程技术的发展,使异种移植获得了很大的突破。研究最多的是猪-非人类灵长类动物心脏移植。半乳糖 α-1,3 半乳糖抗原是引起猪-灵长类动物心脏移植发生超急性排斥反应的主要抗原。经过 α-1,3 半乳糖转移酶基因敲除的猪,不表达导致灵长类动物受体生成抗体的抗原靶标,阻止了超急性排斥反应,使得生存率几乎达到了 6 个月。此外,猪和灵长类动物凝血-抗凝系统的不匹配可能导致移植体血管内血栓形成引起移植失败。研究表明,利用转基因技术将人类的抗凝基因转入到猪可能会克服血栓形成问题。尽管如此,研究发现,虽然通过基因敲除后阻止了超急性排斥反应的发生,但由非半乳糖 α-1,3 半乳糖抗原靶标产生的抗体能导致体液排斥反应,而这些靶标具体是什么尚不清楚。应该说,从最初的尝试到大量的动物实验研究,异种心脏移植取得了长足的进展。但是,异种心脏移植成为一种常规临床移植方法还需要时间。

心脏再同步化治疗(cardiac resynchronization therapy,CRT) 重症心力衰竭患者经常出现心室间或心室内传导异常,从而导致心室收缩不同步,降低心脏工作效率,加重心力衰竭症状。CRT 即同时给予左心室和右心室电刺激,使心室同步收缩,从而改善心室收缩功能。数据显示对于宽大 QRS 波形、心室不同步收缩、窦性心律的重症心力衰竭患者,CRT 可以减轻症状和降低死亡率。CRT 可能改善部分正在等待心脏移植的患者的症状和预后。而对于因为禁忌证或其他原因不能行心脏移植而又具备 CRT 治疗适应证的患者,CRT 可以作为一种治疗选择。

左心室成形术(surgical ventricular restoration,SVR) 一定程度的心肌梗死后,心室发生重塑,继而扩张、球形变,左心室室壁应力增加,最终心室功能受损。SVR 通过去除梗死灶、恢复左心室形态、减小左心室容积阻止心室发生重塑,改善心室功能。SVR 一般同期进行冠状动脉旁路移植术,部分合并二尖瓣修复和置换。通过对心室、血管、瓣膜三者的修复,患者术后早期和远期预后令人满意。SVR 用来治疗重症缺血性心力衰竭患者时,梗死面积大小、非梗死心肌活性、心室扩张程度需要仔细评估。对于合适的终末期心脏衰竭患者,SVR 可以作为一种治疗手段。

部分左室心肌切除术 又称巴蒂斯塔手术(Batista operation)。开始于 20 世纪 90 年代中期,其主要目的是通过左心室减容,减少室壁应力,改善左心室泵功能,主要应用于扩张性心肌病患者,其术后早期死亡率较高,并且远期预后差,应用较少,但是部分扩张性心肌病患者可以从中获益。

动力心肌成形术 该手术方法是利用自体骨骼肌使衰竭的心脏重新获得收缩力。将患者自身的背阔肌转移并包绕在心脏上,利用埋植式心脏同步刺激器,经过一定时间的训练,起搏骨骼肌辅助心肌收缩,从而改善心室功能。由于临床疗效不佳,现在很少应用。

被动心肌成形术 由于发现动力性心肌成形术的患者,心脏功能的作用似乎来源于背阔肌对心室扩张被动性的限制,从而提出被动性心肌成形术。该手术目的是通过在双心室周围置入合成移植物以加固和功能性支持,缓解心室扩张。临床研究尚不能证实单纯的被动心肌成形术的治疗效果。现在仅在少数心脏中心开展。

(王水云)

bùfen zuǒshì xīnjī qiēchúshù

部分左室心肌切除术(partial left ventriculectomy) 通过切除左室部分心肌治疗扩张性心肌病的手术。又称巴蒂斯塔手术(Batista operation)。1995 年 7 月,巴西巴蒂斯塔(Batista)在美国纽约州布法罗总医院完成了第 1 例左心室部分切除术。1996 年,巴蒂斯塔(Batista)报道手术治疗终末期心力衰竭的手术结果。

手术原理 无室壁肥厚的左心室扩张会导致室壁应力明显增加,升高的室壁应力增加心室的机械负荷,当心室无法承受这种负荷时,心室将进一步扩张,形成恶性循环;同时,心室扩张使心室肌质量/心室容积明显下降,泵功能减弱。根据拉普拉斯定律,减少左心室容积将降低室壁应力,减轻心室机械负荷,改善心室泵血功能。巴蒂斯塔手术正是基于此而提出。该术式旨在通过切除扩张性心肌病患者的部分左心室侧壁心肌,减少左心室容积,恢复心室质量/容积,减小室壁应力，改善泵功能。通常合并二尖瓣处理。

手术适应证 接受巴蒂斯塔手术治疗的患者主要为不能进行心脏移植或不能被提供心脏移植的终末期心力衰竭的患者。这些患者中大多数为扩张性心肌病，病因包括特发性、缺血性、瓣膜性等，特发性者占大多数。

手术方法 手术在常温、体外循环、心脏不停搏下进行，从左心室心尖部做切口向心室基底部延伸，切开时探查心室腔，确定前、后乳头肌间距，切除前、后乳头肌间的心肌，二尖瓣可同时修复或置换，然后用 1-0Vicryl 线衬以牛心包条双缝合关闭心室切口。撤除体外循环前使用血管活性药物辅助循环。

并发症 术后常见的并发症为心力衰竭（18%）、出血（7%）、心律失常（5%）、肾衰竭（4%）、呼吸衰竭（4%）、感染（4%）等。

手术疗效 巴蒂斯塔手术后早期患者左心室射血分数增加，左心室容积减少，心功能改善。同时也有文献报道术后左心室每搏量，心指数无改善。有限单元数学模型研究表明，尽管巴蒂斯塔手术后左心室射血分数升高，但心脏泵功能下降。塞策（Setser）通过磁共振心肌标记技术发现，巴蒂斯塔手术后尽管患者的射血分数升高、左心室容积减少，但左室心肌的旋转及扭转进一步减弱，表明左室心肌的机械效能并没有得到改善。巴蒂斯塔手术后院内死亡率为 18.9%~27%，死亡主要原因为心源性休克和持续性室性心动过速。术后早期随访生存率为 63%~82%。远期随访结果：巴蒂斯塔（Batista）报道 2 年生存率为 55%；美国克利夫兰（Cleveland）心脏中心术后 1 年、

2 年免除事件发生生存率分别为 50% 和 37%；佛朗哥·塞雷塞达（Franco-Cereceda）等报道术后 3 年生存率为 60%，3 年心力衰竭免除率为 26%。可见，巴蒂斯塔手术后早期死亡率高，并且远期预后不良。进一步研究发现，远期预后不良的术前危险因素包括：肺动脉收缩压升高、最大活动量氧耗量减少、左房压升高、急诊手术、心室顺应性差、心肌细胞直径增加、左优势型冠状动脉。

术后早期的高死亡率和远期预后不良阻碍了巴蒂斯塔手术的常规开展。尽管如此，考虑到部分患者可以从该种术式中获得益处，所以，对于那些不能进行或无法获得心脏移植而不存在远期预后不良危险因素的患者似乎可以考虑巴蒂斯塔手术，或者作为心脏移植的过渡治疗。

（王水云）

dònglìxìng xīnjī chéngxíngshù

动力性心肌成形术 （dynamic cardiomyoplasty，DCMP） 应用自体背阔肌包裹心脏，在感知和刺激装置的刺激下使背阔肌与心脏同步收缩，以此来限制心力衰竭的心脏进一步扩张或增加心脏的收缩功能的手术。动力性心肌成形术是一种仍处于临床实验阶段的手术方式，其研究热潮出现于 20 世纪 80 年代中期到 90 年代中期。其应用对象设定为对药物治疗反应不佳的晚期心脏病或心力衰竭患者。但因其疗效等多方面存在较大争议，并未大范围应用于临床，截至在世界范围内共进行了 2000 余例手术。20 世纪 90 年代后期以后，这方面的研究已经逐渐减少。

手术原理 动力性心肌成形术治疗终末期心力衰竭的原理主要包括两方面：背阔肌（图）限

制心脏的进一步扩张和增加心脏的收缩功能。另外还有人认为新生血管生成，增加心脏的血液供应也是其机制之一。

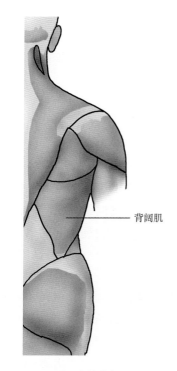

图　人体背阔肌

手术适应证 下列患者因某种原因无法进行心脏移植者或者无法使用其他心脏辅助装置的情况下可以列为动力性心肌成形术的候选对象：扩张性心肌病；冠状动脉无法重建、广泛心肌梗死伴有慢性心力衰竭和大室壁瘤的冠心病患者；急性心肌梗死有室壁穿孔可能时；需要做部分心肌切除的心脏肿瘤患者；缺血性心脏病心肌发育不良等。

手术方法 动力性心肌成形术是将患者的背阔肌游离出来，保留原来的供血血管和支配神经。通过左胸前壁第 2 肋间送入胸腔，包裹在心脏表面。背阔肌要连接中间介导的感知和刺激装置，该装置可以感知心脏的电活动和机械收缩后迅速向背阔肌发放电信号，使骨骼肌和心肌以同一节律

收缩。

并发症 由于背阔肌是普通的骨骼肌，有易疲劳性，这一点和心肌不同，因此在持续的收缩舒张后会出现骨骼肌疲劳，失去收缩功能甚至钙化变性，从而使手术失效。牵拉电灼等原因导致的缺血性肌瓣坏死，肌肉移入胸腔后呼吸衰竭，心力衰竭；肺脏通过肌肉进入胸壁的入口疝出到胸腔外。其他肩部及上臂活动受限等又不可避免会产生背阔肌钙化，无法保证远期效果。

手术疗效 骨骼肌和心肌虽然同为横纹肌但骨骼肌仍有易疲劳性，所以在经过长期的电刺激后，骨骼肌容易出现退行性变而失效。这种术式并没有在国际范围内得到认可和接受，也没有被写入心力衰竭治疗的指南。在国际范围内仅有少数心脏中心在无法使用其他终末期心力衰竭辅助方式时，才对患者进行动力性心肌成形术。这种手术的围术期并发症发生率较高，远期的主要问题仍是心力衰竭。

(王水云)

xīnnèimó xīnjī xiānwéihuà

心内膜心肌纤维化（endomyocardial fibrosis，EMF） 原因未明主要发生于热带地区的心内膜和心内膜下心肌纤维化病变引起心室难以舒张充盈的进行性限制性心肌病。又称戴维斯病（Davies disease）。1948 年，由戴维斯（Davies）在乌干达首先报道。该病广泛流行于撒哈拉以南的非洲地区：乌干达、尼日利亚、莫桑比克等。印度、斯里兰卡、巴西、欧洲、北美等也有报道。据估计患 EMF 超过 1200 万人；在莫桑比克流行区普通人群中发现 9% ~ 19.8%。该病占赤道非洲所有心脏死亡的 15% ~ 20%。中国最早由

北京协和医院病理系在 1965 年在病理检查中发现 1 例。在一些省市，如广东、广西、贵州、华北等地热带亚热带地区有散发病例报道。1983 ~ 1997 年国内发表的文献报道已达 87 例。男 49 例，女 38 例；平均年龄 28 ± 13 岁（范围 8 ~ 68 岁）。该病预后差，药物治疗无效，手术治疗是较好的选择。

病因及发病机制 病因不明。可能为：①感染学说：病毒、链球菌、丝虫病、疟原虫及锥虫或毒素、过敏源作用而发生超敏反应引起免疫损伤的结果。寄生虫、蠕虫、丝虫等可引起嗜伊红细胞增多症，该病与 EMF 关系密切。②自身免疫学说：96% 患者检测发现 IgG 抗心抗体阳性，58.9% 呈 IgM 阳性，和抗心肌球蛋白抗体升高。③营养不良学说：非洲以木薯为基本食物地区，木薯毒素在蛋白缺乏下可能在发病机制中有一定的作用。铈过量可刺激胶原合成，加速心脏坏死后的心内膜心肌纤维化过程。④洛夫勒（Löffler）心内膜炎是发病危险的因素，现已知血清素和嗜伊红细胞毒素可引起心内膜心肌损害。多认为热带地区 EMF（嗜伊红细胞不增多）和温带地区成纤维壁性心内膜心肌病（嗜伊红细胞增多）可能是同一种疾病，其病因可能是对变性的脱颗粒嗜伊红细胞免疫反应所致。含有碱性蛋白和嗜酸性阳离子蛋

白、X 蛋白和那些促使脱颗粒期间释放的其他物质具有细胞毒性引起心内膜肿胀，纤维素渗出，血栓形成和心内膜下心肌坏死。坏死的心内膜下心肌、心内膜及覆盖的血栓机化后形成纤维斑块。奥尔森（Olsen）提出该病三个阶段：出现症状 1 ~ 2 个月的患者为嗜酸性心内膜炎的坏死期、心内膜增厚和血栓形成期可持续 10 个月，在最终纤维化阶段与 EMF 完全相同。

解剖学改变 ①心脏肥大，心室腔可能扩张或缩小。右室型表现右房高度扩大，右室流入道缩短但流出道正常。②心内膜异常增厚可达数毫米，有时可见心内膜钙化纤维组织。常有数股延伸到心内膜下，往往侵入心肌壁内层的 1/3；引起心肌破坏及心室内膜乳头肌和肉柱进行性纤维化。病变主要侵犯心尖及流入道，增厚的心内膜在与流出道交界处常形成嵴样隆起，导致心腔变形缩小（图 1）。③房室瓣关闭不全、纤维化可累及乳头肌及腱索。④附壁血栓常见。中国资料表明

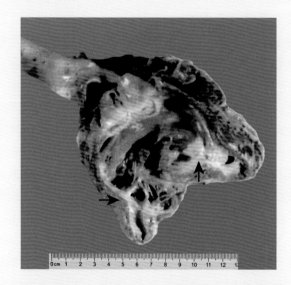

图 1 右室被纤维化组织分割成两部分，远侧小梁腔与流入道有 1cm 宽交通口，横箭头为嵴样隆起，竖箭头为纤维化的心内膜

48%累及双心室，12%单纯累及右心室。单独左室占其余病例的10%。临床上右侧病变更为常见。

病理生理 ①三尖瓣装置被侵犯及三尖瓣环扩大造成三尖瓣反流，大量血返回右房，造成静脉压升高流入肺动脉的血量减少，肺动脉压一般不高，后期发生右心功能不全。左室型可累及二尖瓣后叶，二尖瓣收缩期反流造成肺动脉高压，症状以左心功能不全为主。左右室受累以主要一侧为主。②附壁血栓脱落可造成栓塞系列表现。③心内膜增厚结果引起心室腔缩小，心脏收缩及舒张功能障碍，导致心室舒张末压增高，左室型肺高压表现明显。④病变侵犯房室束时传导功能障碍，引起心律失常。

临床表现 起病缓慢，无特征性表现，右室型 EMF 酷似缩窄性心包炎的表现，表现为劳力性气短，晚期患者有肝大、腹胀、水肿、发绀、颈静脉充盈及怒张等体征以右心衰竭表现为主。由于患者多合并心包积液，在体征上表现心脏扩大、奇脉、血压偏低，并有三尖瓣关闭不全。左心型为主者可有急性左心衰竭、咳嗽、呼吸困难、肺底啰音、猝死及二尖瓣关闭不全的系列症状。部分患者有心前区疼痛史。如有血栓脱落，右室型可有突发性胸痛、急性肺栓塞的表现，而左室型则有偏瘫、周围动脉栓塞症状。

诊断 ①提高对该病的认识和警惕性：由于该病症状无特异，密切结合临床、特别对有心包炎症状或嗜酸性粒细胞增多症的可疑患者应重视观察超声心动图心尖、心内膜有无病变。②超声心动图：是一较为普及的初检筛查手段，可动态检查室壁及心内膜早期改变、房室瓣，其中超声组

织定征检查对心内膜心肌纤维化的敏感性、特异性可达87%以上。右室型 EMF 表现：心房高度扩大，并有大小不等附壁血栓，心室流入道反射增强，有狭窄缩短，但流出道增宽，波动增强。心尖部闭塞，有时有膜样分隔，或心尖心腔变形（图2）。心包腔多有液性暗区。左室型：室间隔有矛盾运动、左室心尖闭塞。左室容量下降，左室舒张末压升高、二尖瓣前叶扑动良好，多有肺动脉高压。③X 线及心血管造影、CT 增强造影和 MRI 表现：其共同特点是：右室型表现肺野清晰，肺血管影减少，心包积液，腔静脉、心房扩大，右房血流缓慢及血栓导致的造影剂充盈缺损。右室舒张受限，心尖闭塞，流入道收缩变形，流出道扩张，并有强有力的搏动。三尖瓣反流信号。左室型则肺动脉阴影增大，肺淤血。左房轻-中度扩大，心尖圆钝及膈面不规则缺损，缩舒功能以舒张受限为主，二尖瓣反流。双室型则为两者病变综合，并以右心病变居多。MRI 可观察心内膜内膜面凹凸不平极低信号钙化灶，运动减弱的心室壁，电影 MRI 示二尖瓣反流，收缩期心房内有反流低信号区。④心内膜心肌活检：组织病理显示心内膜纤维增厚及玻璃样变，主要为胶原纤维不含弹力维，或仅有局限性弹力纤维增生，纤维化组织常成束状长入心内膜下心肌；心内膜深层有薄壁小血管增生。

鉴别诊断 在热带流行区诊断该病不困难，在散发地区该病需要注意与缩窄性心包炎、风湿性二尖瓣病变、埃布斯坦畸形（Ebstein malformation）、充血性心肌病等相鉴别。心内附壁血栓者有时易误诊肿瘤。

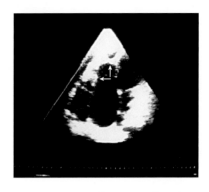

图2 同一患者。UCG 表现右心房巨大，右室心内膜纤维化增厚。向上箭头提示即将闭塞的右心尖小梁部腔隙

缩窄性心包炎 ①房室瓣反流杂音少有。②心影常表现正常大小或双心房扩大，心脏搏动减弱，UCG、X 线心包增厚、钙化在心包膜。③多有结核病史和胸腔积液。④MRI、CT 或心血管造影该病无流入道收缩变形、心尖闭塞。MRI 心包显示高强度增厚钙化信号。

埃布斯坦畸形 右室型 EMF 表现在症状上同该病极其相似，同样多有发绀、心包积液、肝大、腹水、心影增大。在 X 线平片表现相似。UCG 检查多易误诊为该病。鉴别要点：①埃布斯坦畸形三尖瓣隔瓣、后瓣下移明显。隔瓣与二尖瓣前叶室间隔上附着点超过2cm 或采用二尖瓣到心尖距离/三尖瓣到心尖距离的比值若大于1.8~3.2，诊断埃布斯坦畸形。EMF 无此表现。②埃布斯坦畸形无心尖闭塞改变。在心尖、流入道 MRI 在 T_2 上的加权影像上不出现高强度信号。③MRI 或 CTA、右室造影可判断三尖瓣下移程度还可观察该畸形的房化右室切迹。④心内膜心肌活检必要时可作为最后手段。

心脏肿瘤 有心内附壁血栓

者有时易误诊为心脏肿瘤，常见心房黏液瘤在舒张期向心室脱垂，在收缩期向心房顶运动，而附壁血栓运动较弱，UCG 鉴别较易。对其他如肿瘤鉴别要结合心内膜、心尖等变化综合判断。

治疗　内科无根治有效措施，EMF 患者诊断后平均存活时间 2～3 年。嗜伊红细胞增多症的预后取决于 EMF 的进程相关并发症，5 年死亡率约 30%。EMF 患者应首选手术治疗，完全切除纤维化组织后行房室瓣置换。中国自 1986 年 8 月首例 EMF 手术治疗成功，至今，已累计手术了 8 例。其中右室型 7 例，左室型 1 例。6 例术后能长期存活。该病手术死亡率约为 20%，国外报道手术后存活 10 年约 70%，术后存活 17 年为 55%。

（阎兴治）

xīnnèimó bōlíshù
心内膜剥离术（endocardectomy）　通过切除增厚的心内膜治疗心内膜心肌纤维化的手术。1971 年，杜博斯特（Dubost）在治疗心内膜心肌纤维化（EMF）时首先描述。1986 年，中国贵州省人民医院应用该手术为 1 例右室心内膜心肌纤维化手术成功。治疗目标是剥离并切除心腔内增厚的纤维化层。使被限制心肌充分解放以改善心肌舒缩功能。对所受腱索乳头肌纤维化引起关闭不全的房室瓣予以修复。不能进行修复或成形效果不好则进行切除并进行瓣膜替换术。

手术适应证　对于热带地区常见的 EMF（嗜酸细胞不增多）和温带地区多见嗜伊红粒细胞增多性限制性心肌病患者凡是因 EMF 影响了心脏正常舒张及收缩功能，并导致心功能不全者，需要采用心内膜剥离手术治疗。

心内膜心肌纤维化病变区损害的定位　通常热带流行区 EMF 病变左室型定位于左心尖，和二尖瓣后瓣叶下的左心室壁，增厚的纤维化心内膜缘在二尖瓣前叶下方卷曲。在心尖上方 2～3cm 左室壁上有一个高出邻近心内膜的明显的嵴样隆起，纤维化可侵犯部分流出道。右室 EMF 纤维化侵犯右心尖、三尖瓣隔、后叶下方右室壁右室流入道窦部小梁部病变明显，心尖上方亦有嵴样隆起，腱索乳头肌可被累及。

手术方法　包括右室型 EMF 和左室型 EMF 的手术方法。

右室型 EMF　全身麻醉下取胸骨正中切口。心包腔内多有中等量以上的草黄色积液，主动脉直径小，常为巨大的右房所遮盖。主动脉插管困难时，可选用股动脉插管。上下腔静脉插管需避开右房下可能有的附壁血栓。建立体外循环中度体温，采用右房直切口。检查并清除血栓及切除部分纤维化房壁。剥离并切除纤维化心内膜的方法包括顺行法和逆行法。①顺行法：a. 首先切除三尖瓣装置，再用小刀小心切开三尖瓣环下的纤维组织直至心肌，用镊和组织剪在纤维组织及心肌的分界面上锐性向心尖和后壁分离。其方法类似缩窄性心包炎的心包剥脱。可以将整个纤维壳剥离，一般认为心内膜切除要尽可能广泛，因部分剥脱在改善心室充盈方面是不满意的。穿入心肌的纤维索带应锐性切断，不能过分牵拉以免切穿心肌，造成心脏破裂。不能完整剥离心内膜时可在多处切除纤维组织，使心肌能够松解，使心脏心肌能够充分舒张。在右室三尖瓣环近前隔瓣交界处可保留 3～5mm 内膜以避开 His 束区域以免造成Ⅲ度房室传导

阻滞。b. 保留三尖瓣，右室流入道、右室小梁部心内膜剥脱：牵开三尖瓣瓣叶从接近三尖瓣瓣环开始切除心内膜，如果三尖瓣叶与周围区域融合或有粘连要尽量分离，用锐性剥离方法寻找发现切割平面后，以锐性和钝性相结合的方法切除增厚纤维化的心内膜内层，直达心室腔心尖，并确保保留的三尖瓣、腱索和乳头肌的活动性，切除覆盖进入小梁部入口的部分的膜性纤维组织。显露下方与此融合的肌肉组织。随后用拉钩拉开小梁部的腔，主要分离融合的小梁，使小梁内腔随之恢复。如有必要也可切除某些肌肉组织，注意不能穿透心室壁。对瓣叶和腱索完全融合到心室壁上的病例，游离三尖瓣及其装置成功后，施行三尖瓣重建术。②逆行法：特别在右室型 EMF 右房巨大，三尖瓣环扩张明显的患者较为适用。此类患者在清除血栓后，在心尖部位向右房室瓣口方向用手施以作用力，此时右室内部流入道黄白色的纤维化粗糙面即可通过三尖瓣口得到良好的暴露。选择在心尖中下部向心尖切开，充分切除增厚心内膜然后向三尖瓣方向逆行切除。如需切除房室瓣时乳头肌及其基底应一并切除，切除房室环结合部的纤维组织时前、隔瓣叶交界同样注意对伊斯（His）束保护。切除顺序是一般先心室后壁而后前壁；先右心后左心，同样注意传导束区的保护。

左室型 EMF　手术路径可选择：①经右房、房间隔切口，该切口适应各种类型 EMF，同时兼顾两侧心室病变且暴露良好，对扩大的右房壁切除减容方便。是较为常用方法。②平行于房间沟左房后壁切口。③如左心房巨大，

可经左房顶切口。④左房不大者且二尖瓣反流较轻，预计保留二尖瓣时，亦可施以左室局限切口，行单纯剥离切除。⑤采用平行于房室沟左房切口结合主动脉切口的途径，行心内膜纤维化剥脱术。在心内切除左室心尖部和左心室侧壁的纤维化心内膜较为困难或导致残留时，采用该方法视野显露良好，可切除全部左室及心内膜纤维化组织。从而避免了左室心尖切口出血、心律失常、心功能不全和晚期室壁瘤的形成。左室心内膜剥离方法同前所述。需切除心尖，左室后壁、前壁纤维化组织。有关切除范围，部分术者主张切除二尖瓣装置对完整切除纤维化组织是必要的。朱晓东认为左室内膜剥离应适度，因为左室内压力高，如过度剥离损伤的心肌，血液在压力作用下进入心肌间隙，有造成左室破裂的可能。剥离心内膜同缩窄性心外膜剥离一样，只要达到松解缩窄，恢复心脏舒缩功能的目的即可，不可过度剥离。

心内膜剥离术相关手术①房室瓣替换及成形术。心内膜剥离术后的房室瓣替换通常选择支架生物瓣，亦可选择机械瓣。瓣膜影响小者可施行房室瓣成形术。EMF双心室病变非主要的一侧可采用保留房室瓣，如左侧EMF合并功能性三尖瓣关闭不全，左心室行纤维化剥脱、二尖瓣替换术而三尖瓣可行瓣环成形术。右侧EMF为主者可行右室纤维化心内膜剥脱、三尖瓣替换、二尖瓣环成形术。②对右室EMF流入道纤维化钙化较重并合并右室流出道阻塞的患者，有人采用一个半心室修补的方式即选择心内膜剥脱、三尖瓣替换，双向腔-肺静脉分流术和单一心室修复。并认

为一个半心室修补为所选择的患者提供了较好的缓解效果，手术产生波动性肺血流和对心内膜纤维剥脱术后，右心室减压作用是有益的。

术后处理 术后给予加强监护：①心脏正性肌力药物，如多巴胺、多巴酚丁胺等及地高辛、利尿剂的应用，使用扩血管药减轻后负荷，避免血压大幅波动。②左室EMF心功能维护重要，有低心排血综合征可使用左心辅助装置协助度过危险期。③术后应用机械通气改善呼吸，纠治缺氧。④预防肾衰竭。⑤抗凝药物华法林，特别在瓣膜替换术的患者应终生应用，单独心内膜剥脱术后亦主张长期应用。以避免栓塞发生。

并发症 ①心脏传导阻滞：莫赖斯（Moraes）等报道30例患者，术后4例为一度右束支传导阻滞；5例完全性右束支传导阻滞，3例为暂时性，2例为永久性。梅特拉（Metras）报道20例手术患者，术后死亡4例，无1例发生房室传导阻滞。国内统计16例手术患者，由于注意到His束的保护，未发生三度房室传导阻滞。②术后发生瓣周漏、室间隔穿孔需再次手术者在15例手术患者中各发生1例。

手术疗效 手术死亡率约20%，存活的病例心功能均有不同程度的改善。施耐德（Schneider）报道一组手术病例10年生存率约70%。莫赖斯（Moraes）对83例心内膜剥脱术和房室瓣替换术或修复术在1977～1997年间的患者进行随访；所有患者术前的心功能为Ⅲ～Ⅳ级；结果68例（81.9%）手术后存活；4例（5.8%）纤维化原位复发，施行再次手术。6例（8.8%）EMF在

另外一侧心室复发，5例（7.3%）进行了再次手术。存活的24例（45%）心功能在Ⅰ～Ⅱ级，随访17年仍然存活。在考虑到手术死亡率后实际存活55%。

（阎兴治）

xīnzàng yízhí

心脏移植（heart transplantation） 将患者体内的原心脏取出，将捐赠者的心脏重新缝合到患者胸腔内的手术。可分为原位心脏移植术和异位心脏移植术。前者是把病心先切除，再在原位移植一颗心脏，后者是病心不切除，在身体的其他部位（多为右侧胸腔）再移植一颗心脏。

发展史 1967年12月，南非开普敦的巴纳德（Barnard）成功地进行了世界第1例人的原位心脏移植。从此世界各地有条件的医疗中心建立起了心脏移植实验室，开展心脏移植手术，在2～3年间全世界完成150例手术，但由于排斥、感染等原因，患者大多短期内死亡。直到1981年环孢素首次在斯坦福（Stanford）大学应用于心脏移植，获得良好效果，心脏移植重新复苏。1987年，美国将心脏移植列为常规手术。中国心脏移植手术起步较晚，于1978年完成第1例人体心脏移植手术，患者活存了109天。近年来中国心脏移植无论从数量上和质量上都有着长足的发展，仅2010年全国就完成138例原位心脏移植。

手术适应证 大多数的终末期心力衰竭（新指南D期）伴或不伴有室性心律失常，经系统完善的内科治疗或常规手术均无法使其治愈，预测寿命<1年的患者都有接受心脏移植的手术指征。其他脏器（肝、肾、肺等）无不可逆性损伤。患者及其家属能理

解与积极配合移植手术治疗。适合心脏移植的常见病症：①晚期原发性心肌病，包括扩张型、肥厚型与限制型心肌病，以及慢性克山病等；在中国心肌病目前无特效办法，是最适合行心脏移植的，且这些患者肺动脉压不易太高，如出现室性心律失常，则指征更强。②无法用搭桥手术或激光心肌打孔治疗的严重冠心病。冠心病在国外占比重较大，但中国此种患者年龄均较大，故目前所占移植比例较少。③无法用纠治手术根治的复杂先天性心脏病，如左心室发育不良等。④无法用换瓣手术治疗的终末期多瓣膜病者。⑤其他难以手术治疗的心脏外伤、心脏肿瘤等。⑥心脏移植后，移植心脏广泛性冠状动脉硬化、心肌纤维化者。

手术禁忌证 包括绝对禁忌证和相对禁忌证。

绝对禁忌证 ①全身有活动性感染病灶。②近期患心脏外恶性肿瘤。③肺、肝、肾有不可逆性功能衰竭。④严重全身性疾患（如全身结缔组织病等），生存时间有限。⑤供受者之间 ABO 血型不一致。ABO 血型相配是避免急性排斥反应的首要条件，符合输血原则即可，HLA 配型则不必严格要求。⑥肺动脉高压（pulmonary hypertension, PHT）作为终末期心力衰竭的严重并发症，被视为心脏移植的高危因素，增加围术期的死亡率，是当前心脏移植的一大难题。目前普遍认为经完善的非手术治疗后，测肺动脉平均压 >8.0kPa（60mmHg），肺血管阻力（PVR）>8Wood 单位是原位心脏移植的绝对禁忌证。如肺血管阻力过高，术后供心无法适应高肺血管阻力而导致右心衰竭甚至死亡。⑦血清 HIV 阳性者。

⑧不服从治疗或滥用毒品、酒精中毒者。⑨精神病及心理不健康者。⑩近期有严重肺梗死史。

相对禁忌证 ①年龄>65 岁者。年龄不是心脏移植的禁忌，大多数患者年龄在 30~65 岁，但近 20 年来 60 岁以上受体数量明显增多。有统计资料证明，60 岁以上受体心脏移植后的远期效果（排除非移植原因的死亡）与 60 岁以下组比较没有差异。近年的研究结果证明，高龄受体移植后可获得与非高龄受体近似的远期疗效。②陈旧性肺梗死。③合并糖尿病。④脑血管及外周血管病变。⑤慢性肝炎。⑥消化性溃疡病、憩室炎。⑦活动性心肌炎巨细胞性心肌炎。⑧心脏恶病质（如体质差、贫血、低蛋白血症、消瘦等）。

并发症 对于心脏移植其特殊的并发症首先便是急性排斥反应，常在术后 5~7 天即可发生，术后 3 个月内发生率最高，1 年后发生机会减小。如未能及时发现和正确处理，会导致广泛心肌坏死和心力衰竭，患者最后死亡，故早期诊断十分重要。但事实上要做到早期诊断，金标准是心内膜活检，但在中国每周做一次的心内膜活检并不现实，故综合判断显得非常重要。综合患者低热、乏力、厌食等非特异性症状及持续心电监护及血流动力学监测，以及胸部 X 线平片和心脏彩超提供的客观依据，可初步诊断而得到及时有效的处理。对中度以上急性排斥反应必须积极治疗。一般用甲泼尼龙冲击疗法，每天1000mg，静脉滴注，共 3 天。同时增加泼尼松口服剂量，如排斥反应消退，则其剂量逐渐减少。其次是感染，由于术后大量使用激素，造成免疫功能低

下，及各种有创监测手段，使得移植患者术后出现感染的概率大，且出现的时间早，并且感染的形式多样化，最常见的就是肺部感染及泌尿系统感染，故无菌操作及术后复查胸部 X 线平片、痰及尿培养等可预防和及时处理，尽量减少死亡率。一旦出现感染尤其是细菌性脓毒血症，查血培养，并根据药敏调整抗生素、早期应用广谱强效抗生素是十分重要的。心脏移植远期并发症是影响心脏移植远期生存质量的主要因素，常见的有慢性排斥反应、高血压病、冠状动脉粥样硬化性心脏病、高血脂、糖尿病、恶性肿瘤。其中，冠状动脉出现一种进行性同心内膜增生。这种增生可能在移植后 3 个月内发生。

手术疗效 心脏移植术日趋完善，在发达国家，已成为常规手术。全球至今已有 7 万余例的患者接受了该手术，手术成功率在 95% 以上，5 年生存率在 76% 以上，最长存活者达 30 余年。

（陈良万）

xīnzàng shòutǐ

心脏受体（cardiac recipient）处于终末期心力衰竭，已获得合适配型之供体心脏且准备接受移植的患者。

适合进行心脏移植的常见疾病 ①晚期原发性心肌病（包括扩张性心肌病、慢性克山病及限制性心肌病）：在中国心肌病是最常见的，因为无特效办法，且这些患者肺动脉压不宜太高，如出现室性心律失常，则指征更强。②经皮冠脉扩张术（PTCA）或冠脉搭桥术无法治疗的严重冠心病，这类患者的心脏冠状动脉狭窄往往十分严重。③无法用手术根治的复杂先天性心脏病。④无法用换瓣手术治疗的终末期多瓣膜病。

⑤顽固的严重致死性心律失常，内科治疗及体内植入除颤起搏器无效果者。⑥其他难以手术治疗的心脏外伤、心脏肿瘤、心脏移植后移植心脏广泛性冠状动脉硬化、心肌纤维化等。

受体的筛选条件 以上各类疾病的患者，在得到最恰当的非手术治疗后，心力衰竭未能控制，心功能（NYHA）仅为Ⅲ～Ⅳ级，估计1年生存率<50%或治疗后病情有所好转但预计寿命小于1年。其他重要脏器（肝、肾、肺等）无不可逆性损伤；患者及其家属能理解并积极配合移植手术；肺血管阻力<8Wood单位或用药后可以纠正至此水平以下者；ABO血型相配，符合输血原则（HLA配型不必严格要求）；已经安装机械循环辅助装置，心功能仍不能恢复者。

受体的术前准备 受体均为终末期心脏病患者，病情较重，故要加强护理，做好术前的生理及心理准备。术前受体心理素质粗略评估及全面的心理护理，同时做好家属的思想工作，签署同意手术书；检查方面，常规测肺动脉压力，如有肺动脉高压，应行右心漂浮导管检查；药物治疗方面，除了一般的强心、利尿、扩血管治疗外，强心药可考虑用小剂量多巴酚丁胺、米力农、氨力农等药，在加强利尿治疗过程中，特别要注意维持水电解质及酸碱平衡。术前需预防及时控制心律失常。必要时可考虑应用主动脉内气囊反搏（IABP）、人工心室机械辅助装置或全人工心脏等措施，以防治严重的心源性休克，作为过渡至获得供心进行移植手术。另外，心脏移植术前由于反复发作的心力衰竭，导致周身状态下降，肝肾等重要器官功

能发生改变，故常伴有营养不良，应该加强营养，进高蛋白质、低脂肪、富含维生素的易消化饮食。总之，尽量控制患者心力衰竭症状，等待供体配型成功，争取移植的机会。

受体心脏的切除 常规胸骨正中切口，劈开胸骨，游离胸腺，倒T字形打开心包并悬吊之。全身肝素化，行主动脉、上下腔静脉插管，建立体外循环，主动脉插管位置接近无名动脉起始部，上下腔静脉插管位置接近腔静脉入口处。靠近主动脉插管近心端箝闭主动脉，上下腔静脉阻断。沿右心房室沟处切开右心房，上延伸到右心耳基底部，下达冠状静脉开口处房间隔，将心脏转向右侧以便暴露左心房，沿左心房室沟向上切开左心房，超过左心耳基底部并达左心房顶部，下方切口延伸至右心房切口相连，沿左右心房交接处上方切断心房间隔。在肺动脉瓣环上方切断肺动脉，在主动脉瓣环上方切断主动脉，主动脉、肺动脉均应尽量保留足够长度，以便于吻合和修剪。至此，受者心脏已被切除。

（陈良万）

xīnzàng gōngtǐ

心脏供体（cardiac donor） 提供心源的个体。供心必须是一颗年轻健康的心脏，心脏已停止搏动是不能利用的，因为此时心肌已损害。故只能利用大脑死亡，而心脏还在搏动、血压正常的心脏作为供心。脑死亡患者虽然已经"死亡"，但其呼吸和血液循环可以稳定持续很长一段时间，在此期间医师可以在充分的准备之后仔细切除需要获取的器官，可想而知这样的器官质量会远远好于心搏已经停止的供体。1966年美国提出脑死亡是临床死亡的标

志。在1968年在第22届世界医学大会上，美国哈佛医学院脑死亡定义审查特别委员会提出了"脑功能不可逆性丧失"作为新的死亡标准，并制定了世界上第一个脑死亡诊断标准：①不可逆的深度昏迷。②自发呼吸停止。③脑干反射消失。④脑电波消失（平坦）。凡符合以上标准，并在24小时或72小时内反复测试，多次检查，结果无变化，即可宣告死亡。但需排除体温过低（<32.2℃）或刚服用过巴比妥类及其他中枢神经系统抑制剂两种情况。目前，中国尚未出台相关的法律，因此脑死亡法的制定迫在眉睫。

供体选择条件 一般认为男性应<40岁，女性<45岁（由于供体紧缺，只要无冠状动脉病变或心脏结构畸形，供体年龄可放宽至45～50岁）；供者与受者体重相差应在20%以内；对合并肺动脉高压者，推荐用超大供心；供者无心脏病史和可能累及心脏的胸外伤史；超声心动图与心电图检查结果正常，左心室射血分数>50%；瓣膜结构功能良好；心电图正常或者轻微的改变，没有心脏传导异常；无恶性肿瘤、糖尿病、高血压、冠心病、败血症；血清学检查没有乙型肝炎、丙型肝炎、艾滋病等传染病；心功能正常，无超过6小时的低血压，无长时间的心跳骤停，无心内注药等情况；供受者ABO血型必须一致；受体血清淋巴毒试验<10%或群体反应性抗体百分比（PRA）<10%，最高不超过15%；预计供心总缺血时间不超过6小时。

供心保护方法 为保持离体心脏的活力或至少避免不可逆的损伤，有两种措施：①降低器官的温度，以降低其代谢。②人工

供给必需的营养物质和能量物质，以维持最低的代谢水平并不断排除代谢废物。心脏保存方法主要有以下五种：①单纯低温保存：这是目前比较常用的一种保存方法。将4℃的灌洗液以一定高度借重力（或有压力的）快速灌入冠状动脉系统内，使该器官的温度迅速而又均匀地下降到10℃以下，然后浸泡于0～4℃的保存液中，直到移植。②低温高压氧保存：在单纯低温保存的基础上，加用一个高压氧环境。③连续灌注保存：将灌注液泵入冠脉系统，供应代谢物质和清除代谢废物，根据所用灌注液不同分为四种：a. 低温充氧液灌注保存：用低温充氧晶体液进行灌注降温，提供给心脏氧和营养物质。b. 低温微流量灌注保存：微流量（3～6ml/g）低温灌注。c. 氧合血停搏液连续灌注保存。d. 稀释血液连续灌注保存：用去白细胞和血小板的供体血液给心脏提供氧气和养料，可根据需要向血液内添加药品，使供体心脏在运输途中不断搏动，体外存活时间长达12小时。该系统在欧洲和美国已经进入临床试验阶段并取得了良好的临床效果，有望成为心脏保存的主要方法。④间断灌注保存：这是一种介于单纯低温保存和连续灌注保存的方法，即在保存期间断给予含有氧和营养物质的液体灌注保存的心脏。⑤深低温保存。

心肌保存液 主要有以下五种。

细胞内液型保存液 其特点是钠离子小于70mmol/L，钾离子浓度30～125mmol/L。优点是渗透压低，可以加入高浓度的非渗透剂，以及可以诱导心脏快速停搏；主要缺点是钾离子诱导细胞膜去极化，导致细胞内钙超载和损伤内皮细胞。

细胞外液型保存液 钠离子浓度大于或等于70mmol/L，钾离子浓度5～30mmol/L。优点是可以避免去极化损伤和与高钾相关的冠状动脉血管阻力增加；缺点是容易出现细胞内水肿。

血液和人造血液代用品 稀释血保存液中的红细胞具有血液流变学特征，有缓冲酸碱作用和氧自由基清除作用，所以稀释血保存液优于UW液；氟奴索和羟乙酸盐聚乙烯牛血红蛋白是能携带氧的人造血液代用品，实验证明它们有较好的心肌保护作用。

超极化保存液 超极化停搏使停搏心脏的膜电位保持在静息电位状态来实现。超极化心脏保存有着许多优点：①为心肌代谢提供更理想的条件。②避免去极化时出现损伤性离子流。③术中无电机械活动的静止期长。④能对左室收缩功能提供良好的保护。研究的有β受体阻断剂、尼可地尔、吡那地尔等。

保存液添加物 ①钙离子：保存液中含钙能防止钙反常，不含钙离子的保存液使心脏左室功能低下（约下降30%），保存液中含有大于1mmol/L的钙离子，供心存活效果较好。②抗渗透剂：甘露醇、乳糖醛酸盐、棉子糖和组氨酸已被认为具有良好的抗渗透作用，能防止细胞水肿。③能量底物：保存期间细胞内的ATP水平低于阈值，就会发生不可逆的挛缩。被研究较多的有二磷酸果糖（FDP）、腺苷、L-丙酮酸盐和L-谷氨酸。④抗氧化剂：抗氧化剂是否应该添加一直存在争论，一些学者认为抗氧化剂可能产生双重作用。研究发现，谷胱甘肽、甘露醇、组氨酸、L-精氨酸、别嘌醇、环氧化酶抑制剂、细胞因子抑制剂有比较肯定的抗氧化作用。⑤钠离子和氢离子交换抑制剂：抑制钠离子与氢离子交换，防止细胞内水肿和细胞内钙超载，具有保护心肌的功能。⑥血管紧张素Ⅱ的1型受体阻断剂：实验认为能够提高心室和心内膜的功能。⑦中草药。在大量的添加物中，抗渗透药物、能量底物和抗氧化剂在将来有可能被常规使用。

（陈良万）

gōngxīn de huòqǔ

供心的获取（procurement of donor heart） 摘取供体心脏的过程。心脏是最不耐受缺血的器官之一，所以供心的采取要尽量缩短时间。约20%围术期死亡是由于心肌保护不当，其主要原因是长时间的心肌缺血，导致左心射血分数降低，右心功能不全及正性肌力药物增加。

供心的切取 胸骨正中切口。剪开心包，肝素化（3ml/kg）。首先游离上腔静脉，在上腔静脉右心房入口以上约4cm处钳夹上腔静脉，近端结扎后切断。如在断端处有奇静脉入口，可以同时予以结扎。分离主动脉-肺动脉间隔后，于主动脉插入灌注针，与冷灌注管道相连接，如果需要连续灌注者，可先缝一荷包将灌注针固定。在贴近膈肌处阻断下腔静脉，等待心脏搏动10～20次排空心腔内血液后，在靠近无名动脉处阻断主动脉，灌注4℃冷停搏液，立即在下腔静脉阻断钳近端剪断下腔静脉，然后将心脏拉向左侧，剪断右上肺静脉，使左右心充分引流减压。心包腔内放置4℃冷盐水使心脏表面降温。灌注完毕后，术者左手伸入横窦，固定住心底部大血管，自主动脉阻断钳近端切断主动脉，于肺动脉分叉处切断肺动脉。在心包返折处分别剪断左肺上、下静脉，游离左心房后壁及上腔静脉入口处组织，在游离时注意防止窦房结的损害，最后剪断右肺上静脉残留部分及右肺下静脉。将切下的供心立即放入装有4℃生理盐水的无菌袋内，双层封闭后，放入盛有小冰块的保温箱内，立即运送。

供心的修剪 可在移植手术室内进行，也可以在供心切取后立即进行修剪。修剪步骤：①自下腔静脉口向右心耳方向剪开右心房壁全长的1/3~2/3，余下部分在吻合时根据具体情况再做延长。②探查有无卵圆孔未闭，如有将其闭合。③分离主动脉和肺动脉间的结缔组织，此时防止损伤冠状动脉，分离足够长度后剪齐血管断端。④4根肺动脉可按交叉方向剪开，也可将同侧肺上、下静脉纵行剪开，然后横行剪开左心房后壁。在修剪的过程中，供心一直浸泡在冷盐水内。在修剪结束后，再进行一次心肌保护液的灌注。

（陈良万）

yuánwèi xīnzàng yízhí
原位心脏移植（orthotopic cardiac transplantation）
切除患者自身有病变的心脏，将供心缝接在原位的手术。

病心的切除 患者按常规做术前准备和消毒铺巾。取前胸正中切口，锯开胸骨，在建立体外循环前，先要充分游离上腔静脉和主、肺动脉。目前常用的心脏移植技术有经典的斯坦福（Stanford）法和双腔静脉吻合法。前者较容易掌握，但近年来经过长期随访，已认为双腔静脉吻合法远期效果更优。因其对窦房结功能和对三尖瓣反流的影响较小。建

立体外循环要求上腔静脉插管采用弯头插管，聚丙烯线缝荷包，尽量高些，升主动脉插管尽量高。在体外循环全身降温至28~30℃，开始切除病心，右房切除在右心耳的基底部边缘开始，当切口逐渐接近房室沟时，切口通过房间隔上面进入左房顶部，深部的切口轻轻延至右房附加物的周围（将和心脏一起移走），然后回到房室沟，将切口往下，以上面同样的方式进入左房，接近冠状窦。连接房间隔的上下切口。主动脉与肺动脉尽可能接近地横切，在左房顶部切断肺动脉与主动脉，朝左右肺动脉的开口进行修剪，使之在分叉处形成一较宽的开口。最后将心脏移出患者的胸腔，准备移入供者的心脏。

供心的修剪 修心的全过程均在冰盐水中进行，缝闭或结扎套紧上腔静脉断端；从下腔向上向右朝右心耳剪开右心房，使右心房成一袖口；对角线剪开四个肺静脉开口，形成左房袖口。

供心的植入方法 常见的供心的植入方法有三种：标准法（经典法）、双腔静脉法与全心脏原位移植术式。三种术式各有其优缺点，其中标准法和双腔静脉法应用最广。

标准法（经典法） 供心的植入从左房袖口与受者残余左房部分开始，右边的缝线把供者左房壁与患者的房间隔相连，开始右房连接，肺动脉的连接用标准的端端连接方式以4-0聚丙烯缝线进行缝合。接口打上标志以便进行后来右室的排气，最后进行主动脉端端吻合。在牢固的缝合心脏之前，每个心腔内加入等渗的冰盐水，同时在缝好每根缝线之前，往心包里加入等渗冰盐水，以便获得移植过程中的低温。在

阻断钳移开之前，注意左心系统的排气。在主动脉先前放置好的荷包缝合处，放置一个排气针，利用强大的负压，同时向肺通气将气体从左室及右室排尽，然后打紧缝线。肺动脉缝合注意避免血管扭曲。放置普通的引流管以及起搏导线，常规关闭胸腔切口。解剖的多变性，比如永存左上腔孔或大动脉转位等需要特殊的移植技术。特点：操作方便，吻合口少（左房-右房-主动脉-肺动脉4个），速度快，术程短，吻合口漏血少。但近年有资料研究表明，按标准术式植入的心脏在解剖学和生理学上存在一些缺点，最终结果为术后左房、右房的几何结构改变，心房过大，易导致心律失常、房内血液滞留、血栓形成、房室瓣反流及双窦房结现象。

全心法 术野暴露差，操作不方便，技术难度大，吻合口多（左肺静脉-右肺静脉-上腔静脉-下腔静脉-主动脉-肺动脉6个），速度慢，术程较长，吻合口漏血多见。但是术后左房、右房的几何结构无明显改变，心脏的血流动力学影响小，心律失常、房内血液滞留、血栓形成及房室瓣反流等现象少见。

双腔静脉法 操作上要比全心脏原位移植法简单。因为减少了一个吻合口，减少了左房吻合口漏血的机会，术后右房、左房的几何结构无明显改变，具有全心脏原位移植的优点，避免了心房内血流紊乱及房室瓣反流。有报道称，该法可以更好地保护窦房结的功能，保持完整的右心房形态及血流动力学特点，从而减少术后房颤和二、三尖瓣反流的发生率。另外，它可给供者保留足够的肺静脉和部分左房壁，从

而可使供者同时提供心、肺两个器官，分别用于心、肺移植的患者，使供者的器官得到更充分的利用，挽救更多的患者。但是吻合口较多（左房-上腔静脉-下腔静脉-主动脉-肺动脉 5 个），速度稍慢，术程长，吻合口漏血多见。其手术操作方法除了左房吻合按标准法进行外，其余操作方法基本与全心脏原位移植方法相同。

(陈良万)

yìwèi xīnzàng yízhí

异位心脏移植（heterotopic cardiac transplantation）

保留患者自身有病变的心脏，而将供心与之并列缝接，供心成为患者的子心脏，可以做全心辅助或者左心辅助的手术。主要适应证为一些不适合进行心脏移植的情况，如供心过小不能负担全身循环功能，或者肺动脉压力处于临界高值，原位心脏移植有可能导致右心衰竭的情况。与原位心脏移植相比，异位心脏移植手术操作较为复杂，特别是需要对供、受者心脏进行保护，术后受者右胸腔的容积变小，影响了右肺的通气功能。因此，此类手术只占心脏移植的 1% 左右。但是，异位心脏移植也有自身的优点，在供心因排斥反应失去功能后，依靠受者自身的心脏还能维持循环，能提供等待合适供心的时间。下文介绍全心并列异位移植和左心并列异位移植两种方法。

全心异位心脏移植 建立体外循环，将供心放入右侧胸腔，沿受者的房间沟的下方与房间沟平行切开左心房壁，上达左心房顶，下达左心房底部。自左心房切口的后壁开始，绕左心房壁一周连续缝合左心房壁，自受者上腔静脉与右心房的交界偏后方，做纵行切口，吻合右心房，吻合主动脉，肺动脉由于长度的关系，需借用一段人造血管才能与受者肺动脉进行端侧吻合，一般先进行人造血管与受者肺动脉的吻合，然后进行与供心肺动脉的吻合，排气复苏首先排尽受者主动脉内的气体，然后排除供心内的气体。先开放受者腔静脉后，再开放受者主动脉，供心的冠状动脉经受者动脉血逆灌后复跳。

左心并列异位移植 麻醉、开胸和体外循环的建立同全心异位心脏移植术。结扎供心的上下腔静脉后，将供心放入受者的右侧胸腔，将供者肺动脉与受者右心房的吻合，供者左心房与受者左心房的吻合，供者主动脉与受者主动脉的端侧吻合。心脏排气、复苏等步骤也基本和全心异位心脏移植术相同。

(陈良万)

xīnfèi yízhí

心肺移植（heart-lung transplantation）

将病变心肺切除并将健康的同种心肺植入体内的手术。从 1946 年德米科霍夫（Demikhov）应用同种异体犬在交叉循环下施行心肺移植始至今已 60 多年。1968 年，美国赖茨（Reitz）等成功地完成了 17 例心肺移植，并且创立了心肺移植技术规范及手术操作程序。近年来，随着外科技术、器官保存技术及免疫制剂方案的改进，心肺移植已经成为治疗终末期心肺功能不全的有效方法。经过世界各国学者们的不断努力，心肺联合移植得到了迅猛的发展。

手术适应证 先天性心脏病继发肺动脉高压引起右向左分流的艾森门格综合征（Eisenmenger syndrome），肺血管阻力 >10Wood 单位。该病为心肺联合移植的首选适应证；复杂性先天性心脏病合并肺畸形，不能以常规心脏手术和单独心脏移植矫治者；原发性肺动脉高压继发严重心力衰竭；肺囊性纤维化或双侧支气管扩张所致肺脓毒性感染等；应用药物治疗无效的其他肺实质性病变并心功能不全，呈终末期心肺衰竭者。

手术禁忌证 包括绝对禁忌证和相对禁忌证。

绝对禁忌证 ①年龄 >50 岁。②合并不可逆的其他器官（如肝、肾、脑）严重损伤。③伴有全身性疾病。④活动性感染尤其是耐药性呼吸道感染。⑤恶性肿瘤。⑥精神病。⑦不能配合治疗。⑧胸腔手术史。⑨严重骨质疏松症。⑩长期辅助呼吸支持。⑪HIV 感染。⑫乙肝表面抗原（HbsAg）阳性。⑬丙型肝炎感染且活检证实有肝病变。⑭严重肥胖（>130% 标准体重）或恶病质（<70% 标准体重）。⑮应用皮质激素治疗（用量 >10mg/d）。

相对禁忌证 ①肺外组织的急性感染。②可控制血糖的糖尿病。③脑血管病。④肥胖（>130% 标准体重）。⑤近期活动性胃十二指肠溃疡。⑥应用类固醇激素治疗者。⑦戒烟数月的吸烟患者。⑧有酗酒或滥用药物史者。

手术方法 ①将供体心肺移至手术野后，于气管内采取标本送细菌培养。用小吸引管轻柔而彻底地吸除气管、支气管内的分泌物。将右肺通过受体右心房和腔静脉后方送入右侧胸腔；左肺通过受体左侧附有膈神经的心包片后方，送入左侧胸腔（图 1）。两侧胸腔内皆注入局部降温溶液，使两肺浸泡在降温溶液中，并用湿的大纱布垫加以覆盖，但应避

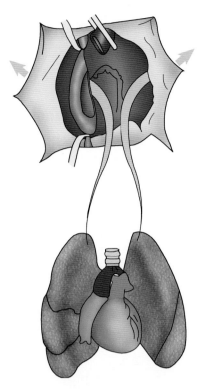

图 1 将供体的左右肺脏分别送入受体的左右侧胸腔

免液面过高,防止液体流入气管内。②先吻合气管。用 3-0 聚丙烯线将气管断端作连续对端缝合;从后壁开始缝起,再缝合两侧,至前壁打结。若两气管断端大小不均,可在气管膜部加以调整缝合。两肺轻轻地加以通气,在气管吻合口周围倒入生理盐水,观察有无漏气,将周围疏松结缔组织间断缝合几针,包盖气管吻合部(图 2)。③再吻合右心房。用 4-0 聚丙烯线将供、受体右心房开口做连续缝合(图 3),从后缘缝起,缝线应包括受体房间隔及左心房残余,缝至前缘中点打结。④最后用 3-0 聚丙烯线将主动脉断端做连续对端缝合(图 4)。术中经常用冰水对供体心肺做局部降温,左心耳插入一导管有助于减压和排气。⑤所有吻合完成后,吸除胸腔内积液,去除上下腔静脉的束带,开放主动脉阻断钳,排除心脏内积气,缝合左心耳插管口,继续维持心肺转流。维持时间依心肺器官缺血时间的长短而定,一般每缺血 1 小时延长转流时间 20 分钟。停止转流后,静脉滴入异丙肾上腺素,调整心率至每分钟 110 次左右。两侧胸腔内安置引流管,缝合胸壁各层。

心肺植入手术成败的关键在于:①防止术中难以控制的大出血。②预防膈神经损伤性麻痹。③防止气管吻合口裂开。

并发症 出血是早期主要并发症和死亡的原因之一;移植肺去神经使咳嗽反射消失,易肺不张;感染是 CHLT 早期死亡主要的原因,容易发生感染的主要原因包括移植肺去神经后丧失咳嗽反射、肺的淋巴回流中断、肺的纤毛自净和免疫功能失调(包括肺泡巨噬细胞功能受损);急性排斥是影响预后的重要原因之一,肺的排异反应较心脏排异反应常见。

手术疗效 心肺联合移植是治疗终末期心肺疾病的有效手段,但由于手术操作复杂,术后并发症多,围术期处理困难,其近期和远期疗效并不满意。截至 2006 年,国外报道约 3000 余例,1、3、5 年生存率分别为 62%、50%、和 42%。国内报道不足 20 例,现仍生存的仅几例。

(陈良万)

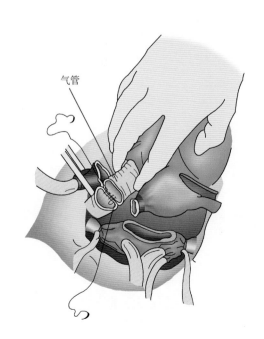

图 2 缝合气管

气管

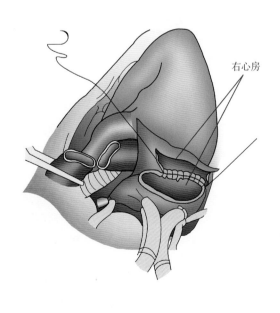

图 3 缝合供受体的右心房开口

右心房

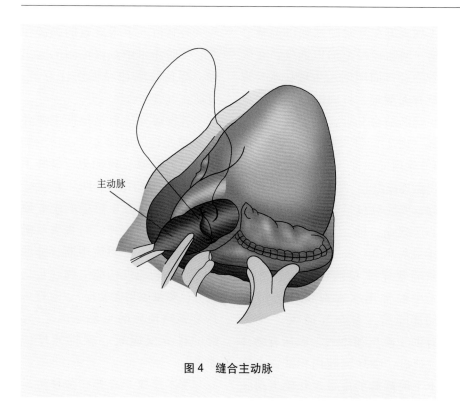

主动脉

图 4　缝合主动脉

xīnfèi shòutǐ

心肺受体 （heart-lung recipent）

进展期心肺功能不全以及肺部疾病患者，已获得合适配型之供体心肺且准备接受移植的患者。采用的一般标准是：①明显的心肺功能丧失，需要氧气吸入治疗，估计自然寿命在 6～12 个月。②反复发生晕厥。③有大咯血等其他威胁生命的并发症。④严重右心衰竭症状。⑤艾森门格综合征（Eisenmenger syndrome）患者。此外，年龄小于 50 岁，有稳定、广泛支持的经济社会环境，也应当在受体选择的考虑范围之内。

受体的手术前处理　移植前的重点工作是做好心、肺功能维持、营养支持和内科其他疾病的控制与治疗。肺功能的支持可采用氧疗、呼吸训练、控制肺部感染、胸部理疗，必要时可辅以人工辅助呼吸。心力衰竭患者除了常规的强心、利尿、扩血管三大举措外，必要时可应用人造心脏作为移植的过渡措施。术前营养支持极其重要，良好的营养状况是移植手术成功的必要条件。应鼓励患者高蛋白饮食。术前要有效地控制糖尿病和各种感染。

受体心肺的切除　切除受体病变心肺是心肺联合移植手术中最困难的一环。先切除心脏，再分别切除两肺，既有助于保护重要神经血管的显露和手术的进行。维持膈神经、迷走神经、喉返神经的完整，对于术后保存去神经肺的良好通气机制、恢复胃肠道功能、预防呼吸道异物吸入等都至关重要。艾森门格综合征患者，其纵隔和支气管上的侧支循环通常都极其丰富和脆弱，严密制止这些部位的出血，对于手术的成败亦极其重要。①患者取平仰卧位，两肩下垫一软枕，使胸部抬高。做胸骨正中切口，将胸骨向两侧牵开。切开两侧胸膜，进入胸腔，探查两肺，如有胸膜粘连，争取在肝素化前将所有这些粘连用电刀仔细分离，严密止血。切除胸腺脂肪淋巴组织，正中切开心包，注意避免损失膈神经。②肝素化后，靠近无名动脉插入

升主动脉供血管，经右心房外后侧插入上下腔静脉引流管，建立体外循环。收紧上下腔静脉束带，阻断升主动脉，开始完全转流，全身降温。在主动脉瓣交界平面切断主动脉，在主肺动脉中点切断主肺动脉。循房室沟切开右心房、房间隔和左心房，将左、右心耳连同心室一并切除，保留右心房一袖状开口，以备与供心右心房吻合。③用两把血管钳将左侧心包切缘向前向上提起，充分显示膈神经的走向。于膈神经之后约 3cm，紧靠肺静脉之前，在心包上做纵行切口，向下达横膈，向上至肺动脉水平，避免伤及靠近的迷走神经和膈神经，然后再将膈神经前约 3cm 的心包予以切除，如此便形成了一条阔带状心包片，膈神经及其血供均完好无损地保留其上，同样处理右侧的心包片和膈神经。应注意右侧膈神经较左侧者更为贴近肺门。④在残留的左心房后壁中央，经过斜窦做纵行切开，使其分成两半，将左右肺静脉分开。将左半侧的左心房残部及与之相连的左肺静脉向前提起，用刀将其与后纵隔的组织分离，并经带有膈神经的心包片下面，将其拉向左侧胸腔；分离时需注意切勿损伤紧靠其后的迷走神经和食管。切断左下肺韧带，将左肺向前向右牵拉至胸腔外，用电刀分离后胸膜反折，充分游离肺门。此时可发现几条粗大的支气管动脉，在艾森门格综合征患者尤为常见，均一一予以切断结扎。分离并切断左肺动脉主干，此时左肺只剩下左主支气管与身体相连。用钳闭器将左主支气管钳闭，于其远侧切断支气管，即可将左肺切除。⑤切除右肺时，与施行二尖瓣置换术一样，先在右侧房间沟后的左下肺上做纵行

切口。扩大切口，使右心房和右肺静脉完全分开。分离时切勿损伤房间隔，这部位的房间隔在心肺植入后将成为新右心房的后壁。用电刀将右肺静脉及残留的右半侧左心房后壁与后纵隔组织分离，并牵拉至右侧胸腔。注意保护其前方的膈神经和紧靠其后的迷走神经。当把肺脏向前牵拉时，迷走神经也可能同时被"吊"起，切勿损伤。切断右下肺韧带，将右肺向前向左牵拉至胸腔外，用电刀分离后侧胸膜，充分游离肺门，逐一切断结扎支气管动脉。在肺门部切断右肺动脉主干，将右主支气管钳闭后切断，即可将右肺切除。⑥游离并切除残留的主肺动脉和左右肺动脉残端。动脉导管韧带周围的一小段肺动脉壁则予以保留，以免损伤其邻近的左侧喉返神经。⑦将升主动脉略向左侧牵开，在其右侧可触及气管。用电刀分离气管前面的组织，显露隆凸部位的气管。用血管钳将左右钳闭的支气管残端向中、向前拉出，并向上游离至气管隆凸部位。注意避免过度分离气管周围的组织，以保留其血供。气管后方通常有粗大的支气管动脉应予以结扎。此时，应对胸腔后部的手术野进行彻底地止血，因将供体心肺植入后，这些部位的止血将极其困难。待供体心肺准备就绪后，临植入前，再靠紧隆凸上方将受体的气管切断，如此可减少气管切断后污染手术野的机会。⑧所有用于切断气管、支气管的器械均应当做已污染的处理，手术医师在植入供体心肺前，应更换手套。

（陈良万）

xīnfèi gōngtǐ

心肺供体 （heart-lung donor）

可用于受体的持续的非可逆的脑死亡患者的心肺器官。一般是钝性或者是穿透性颅脑损伤或者是上述原因引起的脑出血患者。由于肺脏对感染的易感性和易发生水肿的原因，在脑死亡或者颅脑损伤患者，维持正常的心肺功能状态较其他器官要困难得多。

供体的评价 对于供者的评价包括病史、物理检查、胸部 X 线平片、12 导联心电图、动脉血气分析、超声心动图、病原学检查（包括人类免疫缺陷病毒、乙肝表面抗原、丙肝病毒抗体、单纯疱疹病毒、巨细胞病毒、弓形虫等），还包括在切取供者心肺时的视诊和触诊。超声心动图检查心脏功能必须正常，供者必须不能有心脏病史及冠状动脉粥样硬化。供者年龄最好小于 40 岁，如年龄在 40~50 岁，除进行上述检查外，必须行冠状动脉造影，以排除明确的冠状动脉疾病。供者的胸部 X 线平片必须非常清晰，动脉氧分压（PO_2）在吸入氧浓度（FiO_2）是 30% 时要 >100mmHg；在 FiO_2 是 100% 时要 >400 mmHg。肺顺应性可通过测定吸气峰值压力进行评价，一般要 <30mmHg。供者在手术前一般还要进行支气管镜检查，支气管必须没有脓性渗出以及误吸现象。供者在手术前一般要给予广谱抗生素来预防感染。

供体的保存 供体的心肺保护，尤其肺保护是影响手术结果的关键因素之一。理想的器官低温灌注保存，应具备以下条件：①降低细胞代谢及缺氧性损害，有效防止低温所致的细胞水肿。②防止细胞内酸中毒。③有效防止低温灌注的细胞间质水肿。④防止氧自由基对细胞膜的损害。⑤提供能量基质，以提高细胞对缺氧的耐受性。

目前 HTK 液是公认最佳的心肌保护液，其安全时限可达 4~6 小时，低分子右旋糖酐液（LPD 液）是目前公认最佳的肺保护液。有学者认为葡萄糖可作为肺膨胀后的代谢物质，减轻肺组织损伤；前列腺素 E 则可扩张肺微循环，改善肺保护液分布，减少肺再灌注损伤。因而在液中加入葡萄糖、前列腺素 E、甲泼尼龙等，称为改良 LPD 溶液，可进一步提高肺动脉灌注的肺保护作用。

（陈良万）

xīnfèi huòqǔ

心肺获取 （procurement of donor heart-lung）

用于供体的心肺器官的摘取。心肺联合移植术（combined heart lung transplantation, CHLT）现已公认为是治疗终末期心肺疾病的有效方法。随着手术技术、器官保护及免疫抑制剂的有效应用，目前全球心肺联合移植术的手术量增加极为迅速。但由于供体来源匮乏，供体心肺的获取及保护更加成为手术成功与否的主要环节。因此，术中尽可能缩短心肺缺血时间、对供体心肺进行充分、彻底的灌洗以及完善的低温保护是手术应遵循的主要原则。供体心肺的获取供体须为志愿者，且无心肺疾患及其他器官重大疾病。目前最为常用的有以下两种方法。

肺动脉灌注低温保护液切取心肺 手术开始时经静脉给予甲泼尼龙 1g。做胸骨正中切口，将所有胸腺组织、心包（包括两侧膈神经）全部切除，上至主、肺动脉上方，下至横膈，后至左右肺门。解剖分离升主动脉、无名静脉和上、下腔静脉，分别套上一根纱带，切断结扎左无名静脉。将升主动脉和上腔静脉向两侧牵开，在两者之间稍做分离即可找到气管，在其尽可能高处套上一根纱带。注意保持气管隆凸上方和周围的血管淋巴组织。在左心房和隆凸之间这部分间隙组织中，含有对气管吻合后的愈合具有重要作用的侧支血管，避免分离破坏。于主肺动脉内安置 1 根输液插管，然后于静脉内注入肝素 3mg/kg。左右心房上方切断结扎上腔静脉，注意避免损伤窦房结。紧靠横膈用血管钳夹住下腔静脉，再钳之上侧将其切断。待心脏空虚后，立即夹住升主动脉上部，于升主动脉根部注入冷心脏停搏液 500~1000ml，同时经主肺动脉内的输液插管注入 4℃ 的改良 Collin 液（每升的 Collin 液中加入 $MgSO_4$ 6mmol，50% Glucose sol 65ml）。立即将左心耳切除，以便让从肺回流的液体流出，防止左侧心腔及肺血管膨胀。为了保证肺组织能充分冷却，注入的液体量至少为 10ml/（kg·min）以上，共 4 分钟，一般约需 4000ml。液体注入时中间应经过一 5μm 的过滤器过滤，压力以不超过 20mmHg 为宜。在整个注入过程中，麻醉机应维持肺部通气，以促进冷灌注液在肺组织内均匀分布，心肺表面同用冷 Ringer 溶液降温。灌注完毕，将心脏向上牵

开，暴露其后方的心包，靠近横膈将心包切开，夹住心包切缘向上牵拉，在食管前面间隙分离并扩大心包切口，直至肺静脉及左心房后方。切断左下肺韧带，扩大后胸膜切口，越过左肺门后方，向上至主动脉前面与先前心包切缘相汇合。切断的支气管血管应予结扎，分布至肺部的迷走神经分支逐一切断。在切断右下肺韧带，扩大后胸膜切口，切断结扎奇静脉。至此整个心肺只剩下气管和主动脉尚与供体相连。在无名动脉的起始水平切断升主动脉，荷包缝合心脏停搏液穿刺口。在距气管隆凸至少 5 个气管环的部位用一把阻断钳将气管夹住，在夹住气管时应使两肺保持约 50% 的膨胀，然后在钳之远侧将气管切断，即可将心肺做一整体切下。在整个过程中，应注意操作轻柔，切勿用力牵拉挤压肺脏，防止肺组织损伤。将切下的整体心肺置入一灭菌的盛有冰林格溶液的大盆中，注意切勿使液体进入支气管内。荷包缝合主肺动脉上的输液插管孔口，从下腔静脉断端的外后侧至右心耳的基底部做一弧形切口，以便和受体的右心房吻合，注意避免伤及窦房结区。用

冰盐水冲洗心腔。临植入前，再在隆凸上方 1~2 个气管环处将多余的气管切除。

体外循环下中心降温切取心肺 切开胸壁，充分显露和游离心脏及诸大血管后静脉注入肝素。于无名静脉起始部插入升主动脉供血管（也可经右股总动脉插入供血管），在无名静脉和上腔静脉交界处安置上腔静脉引流管，在靠近横膈处安置下腔静脉引流管。经左心耳插入左心减压管。开始体外循环，迅速降低循环血温，并相应地调整灌流量。一般要求循环血温降低至 4℃，中心温度降低至 10℃。要达到这个温度，所需时间因供体大小而异，一般需 15~45 分钟。在降温过程中同时游离心肺。当心脏发生室颤和支气管动脉切断后，要对上下腔静脉引流管加以适当处置，以促使静脉回心血液被动地流向右心室和主肺动脉，使肺降温。切取心肺的步骤同肺动脉灌注低温保护液切取心肺。用这种方法取得的心肺器官保存时间和主肺动脉灌注者相似，但据观察术后肺血管阻力较低，提示肺功能恢复优于主肺动脉灌注者。

（陈良万）

索　引

条目标题汉字笔画索引

说　明

一、本索引供读者按条目标题的汉字笔画查检条目。

二、条目标题按第一字的笔画由少到多的顺序排列，按画数和起笔笔形横（一）、竖（｜）、撇（丿）、点（、）、折（乛，包括丁乚く等）的顺序排列。笔画数和起笔笔形相同的字，按字形结构排列，先左右形字，再上下形字，后整体字。第一字相同的，依次按后面各字的笔画数和起笔笔形顺序排列。

三、以拉丁字母、希腊字母和阿拉伯数字、罗马数字开头的条目标题，依次排在汉字条目标题的后面。

五　画

六　画

条 目 外 文 标 题 索 引

R

内 容 索 引

说　明

一、本索引是本卷条目和条目内容的主题分析索引。索引款目按汉语拼音字母顺序并辅以汉字笔画、起笔笔形顺序排列。同音时，按汉字笔画由少到多的顺序排列，笔画数相同的按起笔笔形横（一）、竖（丨）、撇（丿）、点（丶）、折（乛，包括丁乚㇆等）的顺序排列。第一字相同时，按第二字，余类推。索引标目中夹有拉丁字母、希腊字母、阿拉伯数字和罗马数字的，依次排在相应的汉字索引款目之后。标点符号不作为排序单元。

二、设有条目的款目用黑体字，未设条目的款目用宋体字。

三、不同概念（含人物）具有同一标目名称时，分别设置索引款目；未设条目的同名索引标目后括注简单说明或所属类别，以利检索。

四、索引标目之后的阿拉伯数字是标目内容所在的页码，数字之后的小写拉丁字母表示索引内容所在的版面区域。本书正文的版面区域划分如右图。

a	c	e
b	d	f

A

阿博特（Abbott）　173d, 187f, 209d

阿尔弗雷德·布莱洛克（Alfred Blalock）　113a

阿库苏（Akutsu）　65d, 68f

阿拉日耶综合征（Alagille syndrome）　88f

阿卢伊（Alui）　158c

阿洛波（Hallopeau）　483d

阿洛卡（Aloka）公司　16d, 18b

阿尼奥莱蒂（Agnoletti）　118b

阿绍夫巨细胞　254d

阿绍夫细胞　254d

阿绍夫小体（Aschoff body）　254c

阿斯特利（Astley）　141d

埃伯特（Ebert）　51b

埃布斯坦畸形　139b, 493f

埃布斯坦（Ebstein）　139b

埃格布雷希特（Eggebrecht）　415f

埃克（Ecker）　219f

埃雷兹（Erez）　172b

埃利奥特森（Elliotson）　171a

埃木普雷泽（Amplatzer）　77a, 79a

埃木普雷泽（Amplatzer）隔膜封堵器　98f

埃乃托尼（Iannettoni）　202e

艾-荡综合征　250b

艾利森（Allison）　425a, 427b

艾森门格（Eisenmenger）　244b

艾森门格综合征（Eisenmenger syndrome）　244a

爱德华兹综合征（Edwards syndrome）　88d

爱德华兹（Edwards）　109e, 112c, 134f, 363d, 405d

爱德华（Edward）　141d

安德森（Anderson）　74f, 86b, 198c

安格利尼（Angelini）　3a, 81a, 325e, 337b

安坎尼（Ankeney）　328e

奥尔森（Olsen）　492e

奥格登（Ogden）　211d, 216e

奥利耶（Hollier）　393a

奥伦（Oren）　467e

奥斯勒结节（Osler node）　257b, 403c

奥斯特赫克（Oosthoek）　161d

奥斯特梅耶（Ostermeyer）　480a

B

巴茨（Bartz）　249a

巴蒂斯塔手术（Batista operation）　490f

巴蒂斯塔（Batista）　490f, 491b

巴顿（Patton）　179f

巴克尔（Backer）　172b, 206a

巴克利（Barcley）　216a

巴勒特·博伊斯（Barratt-Boyes）　152d, 179e, 196b

巴纳德（Barnard）　2d, 78c, 489b, 495e

巴特利特（Bartlett）　66f

白塞综合征降主动脉假性动脉瘤（descending aortic pseudoaneurysm in Beh çet syndrome）　403f

G

Z 值（Z value） 117c

希腊字母

阿拉伯数字

罗马数字

本卷主要编辑、出版人员

执行总编　谢　阳

编　　审　陈　懿

责任编辑　于　岚

索引编辑　陈振起

名词术语编辑　顾　颖

汉语拼音编辑　王　颖

外文编辑　顾良军

参见编辑　徐明皓

美术编辑　刘秀秀

责任校对　李爱平

责任印制　陈　楠

装帧设计　雅昌设计中心·北京